高级卫生专业技术资格考试用书

普通外科学

高级医师进阶

（副主任医师/主任医师）

（第2版）

主　编　刘文志　常庆勇

副主编　张　奇　曲　凯　冯　宁
　　　　崔佑刚　张　旭　薛　帆

编　者（按姓氏笔画排序）：

于　涛	孔祥余	牛　敏	王红微	王媛媛
付那仁图雅		刘　静	刘艳君	孙石春
孙丽娜	齐丽娜	吕怿南	宋万成	衣宇鹏
杜　鹏	李　东	李　瑞	李　瑾	张　彤
张　楠	张黎黎	聂　跃	侯燕妮	董　慧

中国协和医科大学出版社

图书在版编目（CIP）数据

普通外科学：高级医师进阶 / 刘文志，常庆勇主编. —2版. —北京：中国协和医科大学出版社，2020.1

高级卫生专业技术资格考试用书

ISBN 978-7-5679-1331-8

Ⅰ.①普…　Ⅱ.①刘…②常…　Ⅲ.①外科学-资格考试-自学参考资料　Ⅳ.①R6

中国版本图书馆CIP数据核字（2019）第148454号

高级卫生专业技术资格考试用书

普通外科学（第2版）·高级医师进阶

主　　编：刘文志　常庆勇

责任编辑：刘　婷　张秋艳

出版发行：**中国协和医科大学出版社**

（北京市东城区东单三条9号　邮编100730　电话010－65260431）

网　　址：www.pumcp.com

经　　销：新华书店总店北京发行所

印　　刷：三河市龙大印装有限公司

开　　本：787×1092　　1/16

印　　张：33.75

字　　数：780千字

版　　次：2020年1月第2版

印　　次：2022年1月第3次印刷

定　　价：132.00元

ISBN 978-7-5679-1331-8

前 言

近年来，医学科学飞速发展，临床上新理论、新技术和新方法不断出现。同时，高级技术资格考试制度逐渐完善，但考试用书却极其匮乏。为了加强临床医务人员对普通外科学知识的系统了解和掌握，提高医疗质量，同时也为了满足考生需要，我们组织了从事临床工作多年，在本学科领域内具有较高知名度的副主任医师职称以上的专家及教授，共同编写了此书。

本书内容紧扣高级卫生专业技术资格考试要求，根据大纲对专业知识"了解""熟悉""掌握""熟练掌握"的不同层次要求，详略得当，重点突出，及时地反映了普通外科疾病的新理论和新治疗，展示了普通外科领域的许多临床宝贵经验。全书共分22章，具体内容包括体液失调、外科输血反应及其并发症、外科休克、多器官功能障碍综合征、外科患者的营养支持、外科感染、器官移植、颈部疾病、乳房疾病、周围血管疾病、腹外疝、腹部损伤、腹膜/网膜与腹膜后间隙疾病、胃与十二指肠疾病、阑尾疾病、肠疾病与肛管疾病、肝脏疾病、门静脉高压症、胆管疾病、胰腺疾病、脾脏疾病和上消化道大出血。

本书内容具有实用性、权威性和先进性，是拟晋升副高级和正高级职称考试人员的复习指导用书。本书也适用于主治医师以上的高年资医师，可供普通外科医师、全科医师、急诊科医师及医学院校师生在临床实践中查阅参考。

限于编者知识面和写作水平，书中错误和疏漏之处在所难免，恳请广大读者批评指正。

编 者

2016年8月

目　录

第一章　体液失调

第一节　等渗性缺水

知识点1：等渗性缺水的概念　　　　副高：熟练掌握　正高：熟练掌握

　　等渗性缺水又称急性缺水、混合性缺水。是指细胞外液水分急剧丢失但不伴有钠离子浓度的变化，包括细胞外液丢失于体外（经过体表与体腔），以及细胞外液丢失于体腔之中而不再参与循环。常是血液或细胞外液的同步迅速丢失，所以不出现细胞外液中钠离子浓度和渗透压的变化，多合并循环低血容量甚至休克的表现。

知识点2：等渗性缺水的原因　　　　副高：熟练掌握　正高：熟练掌握

　　（1）胃肠道消化液的急性丢失：如大量呕吐、腹泻、肠瘘等。
　　（2）体腔或软组织内大量液体渗出：肠梗阻、急性腹膜或胸膜炎症、大面积烧伤、严重软组织感染（蜂窝织炎）。

知识点3：等渗性缺水的病理生理　　　　副高：熟练掌握　正高：熟练掌握

　　水、钠的急性丢失，造成细胞外液（包括血浆容量）迅速减少、肾脏血流量减少，引起肾素－血管紧张素－醛固酮系统兴奋，醛固酮分泌增加，导致肾远曲小管对钠的重吸收增加，伴随水的重吸收增加，细胞外液量代偿性增加。因血浆渗透压变化不大，初期细胞内液容量变化不大。但当细胞外液大量丢失时，细胞内液逐渐转移到细胞外，以维持血容量，以致引起细胞内缺水；同时，细胞外液容量明显减少可引起血压下降、休克乃至急性肾衰竭。

知识点4：等渗性缺水的临床特点　　　　副高：熟练掌握　正高：熟练掌握

　　（1）细胞外液水和钠同时成比例丢失，血清钠及细胞外液的渗透压水平正常。
　　（2）患者有尿少、厌食、恶心、乏力等症状，但口渴并不明显；还可表现为舌干燥、眼球下陷、皮肤弹性差。
　　（3）当体液在短期内迅速丢失达体重的5%，即丧失细胞外液总量的25%时，患者可出现脉搏细数、肢端湿冷、血压不稳或下降等血容量不足的表现；体液丢失达体重的6%～7%即可休克。常伴有代谢性酸中毒，大量丢失胃液则可伴发低氯、低钾性碱中毒。

知识点5：等渗性缺水的实验室检查　　　　　副高：熟练掌握　正高：熟练掌握

（1）血常规：血液浓缩红细胞计数、血红蛋白、血细胞比容均增高。

（2）尿检：尿钠减少或正常，尿比重增加。

（3）血清钠和血浆晶体渗透压：血清钠水平正常（135～145mmol/L），血浆晶体渗透压正常。

知识点6：等渗性缺水的治疗原则　　　　　　副高：熟练掌握　正高：熟练掌握

（1）尽可能去除或控制病因，减少丢失。

（2）补液量估算方法：①按临床表现估计：例如体重50kg，细胞外液丧失量占体重的5%，则补液量为3000ml等渗盐水或平衡盐溶液。②按血细胞比容计算：补等渗盐水量（ml）＝（血细胞比容测定值－血细胞比容正常值）÷血细胞比容正常值×体重（kg）×250。

（3）一般临床上先补给计算量的1/2～2/3，再加上每日氯化钠需要量4.5g及水2000ml。

（4）注意生理盐水中含Cl^-量为154mmol/L，明显高于血氯含量（103mmol/L），大量输注时有导致高氯性酸中毒的危险。因此，补液量较大时，应选用平衡盐溶液。

（5）尿量达40ml/h后，应及时补充钾盐。

（6）对已有周围循环衰竭者，除快速补充等渗盐水和平衡盐溶液外，还需补充胶体溶液。

第二节　低渗性缺水

知识点1：低渗性缺水的概念　　　　　　　　副高：熟练掌握　正高：熟练掌握

低渗性缺水又称慢性或继发性缺水、低钠血症。是指细胞外液水、钠离子同时丧失，但钠离子丢失的比例高于水分的丢失。细胞外液因钠离子浓度降低而导致渗透压下降，因此，患者往往脱水也没有明显的渴感，但因为细胞外液为低渗，水分向细胞内转移，容易造成细胞水肿，特别是脑细胞水肿，甚至危及生命。

知识点2：低渗性缺水的病因　　　　　　　　副高：熟练掌握　正高：熟练掌握

（1）体液丢失后只补充水分，未补充电解质或补充不足。例如，消化道液体长期慢性丢失，大量出汗，大创面慢性渗出。

（2）大量应用噻嗪类、依他尼酸（利尿酸）等排钠性利尿药，未注意补钠。

（3）长期慢性营养不良，引起重度低蛋白血症。

（4）颅脑外伤或肿瘤引起的抗利尿激素分泌异常综合征（SIADH）。

知识点3：低渗性缺水的病理生理   副高：熟练掌握   正高：熟练掌握

低渗性缺水的基本病理生理改变是细胞外液呈低渗状态，导致：

（1）血管升压素分泌和释放减少、尿量增加，一方面使细胞外液低渗状态得到一定程度的恢复，另一方面使细胞外液容量减少。

（2）若细胞外液低渗状态得不到纠正，则细胞外液向细胞内转移，使细胞外液容量进一步减少。细胞外液容量减少至一定程度，导致循环血量减少。因此，患者易出现休克（低钠性休克）。

（3）血容量减少刺激容量感受器致血管升压素分泌增加，使肾小管对水的重吸收增多，此时，由多尿转为少尿；同时，肾素–血管紧张素–醛固酮系统被激活，使肾小管对钠重吸收增加，并伴有氯和水重吸收增加，故尿钠、氯含量减少，乃至缺如。

知识点4：低渗性缺水的临床特点   副高：熟练掌握   正高：熟练掌握

（1）失钠多于失水，细胞外液低渗，细胞水肿，出现头晕、呕吐、淡漠、嗜睡、妄想、抽搐、昏迷等中枢神经系统症状。

（2）细胞外液量减少较显著，有效循环血量下降，脉搏细数，引起直立性低血压。

（3）尿 Na^+、Cl^- 明显减少，尿比重低，重度时尿量减少。

（4）无口渴症状。

知识点5：低渗性缺水的实验室检查   副高：熟练掌握   正高：熟练掌握

（1）尿检：尿 Na^+、Cl^- 显著降低，尿比重 < 1.010。

（2）血常规：血液浓缩，红细胞计数、血红蛋白、血细胞比容及血尿素氮（BUN）均升高。

（3）血清钠及血浆晶体渗透压：血清钠 < 135mmol/L，血浆晶体渗透压多 < 280mmol/L。

知识点6：低渗性缺水的临床分度   副高：熟练掌握   正高：熟练掌握

（1）轻度缺钠：血清 Na^+ 130～135mmol/L 或缺 Na^+ 0.5g/kg。患者常见乏力、头晕、手足麻木，但无口渴感。尿量正常或稍多，尿钠、氯减少，尿比重低。

（2）中度缺钠：血清 Na^+ 120～130mmol/L 或缺 Na^+ 0.5～0.75g/kg。除上述症状外，还有厌食、恶心、呕吐、视物模糊、站立性晕倒、脉搏细弱、血压下降。尿少，尿中几乎不含钠和氯。

（3）重度缺钠：血清 Na^+ < 120mmol/L 或缺 Na^+ 0.75～1.25g/kg。除有上述中度缺钠症状外，还有肌肉痉挛性抽搐、腱反射减弱或消失、表情淡漠、木僵乃至昏迷，常伴有严重休克、少尿或无尿。血尿素氮升高。

| 知识点7：低渗性缺水的治疗原则 | 副高：熟练掌握 正高：熟练掌握 |

（1）积极去除或控制原发疾病。

（2）补钠量估算方法：①按临床缺钠程度计算：如体重50kg，中度缺钠（按每千克体重缺氯化钠0.6g计算），补钠量为30g氯化钠。②按血钠浓度计算：补钠量（NaCl，g）＝［142-血钠测定值（mmol/L）］÷17×体重（kg）×0.60（女性为0.5）。

（3）一般临床上先补给计算量的一半，再加上每日NaCl需要量4.5g，其余一半的钠可在第2日补给。

（4）轻度和中度缺钠者可选用等渗盐水或5%葡萄糖盐水。例如，缺钠30g，先补一半即15g，再加生理需要量4.5g，当日共需补给氯化钠19.5g，则可用5%葡萄糖盐水2000ml补充。

（5）重度缺钠者已出现休克时，应予快速补充晶体溶液和胶体溶液，补充血容量，改善微循环，升高血压。接着静脉给予5%氯化钠溶液200～300ml，尽快纠正血钠过低，以升高血浆渗透压；然后根据计算所得的补钠量再予以调整，结合病情决定是否需要继续补充高渗盐水或改用等渗盐水。

（6）补液时还需补充每日生理需要量2000ml。

（7）细胞外液丢失量还可参考血细胞比容计算：补液量（ml）＝（血细胞比容测定值-血细胞比容正常值）÷血细胞比容正常值×体重（kg）×200。

（8）缺钠伴有酸中毒时，宜在补充血容量和钠盐的基础上予以纠正，可静脉滴注5%碳酸氢钠溶液100～200ml或平衡盐溶液。缺钠往往伴有缺钾，在尿量达40ml/h后注意补充钾盐。

第三节　高渗性缺水

| 知识点1：高渗性缺水的概念 | 副高：熟练掌握 正高：熟练掌握 |

高渗性缺水又称原发性缺水、高钠血症。是指细胞外液水分和钠离子同时损失，且失水的丢失比例高于钠离子的丢失。细胞外液因钠离子浓度的升高而导致渗透压升高，因此，患者常有明显的渴感。但由于细胞外液高渗，细胞内水分向细胞外转移，容易造成细胞膜及细胞器皱缩损伤，功能障碍。

| 知识点2：高渗性缺水的原因 | 副高：熟练掌握 正高：熟练掌握 |

（1）水分摄入不足：如口咽食管疾病或昏迷危重患者不能饮水，补充不足。

（2）水分丢失过多：高热或高温环境下大量出汗、烧伤暴露疗法、糖尿病致大量尿液排出均可导致大量水分丢失。

（3）摄入过量高渗液体：输注高渗盐水，管饲高浓度要素饮食或氨基酸型营养液。

知识点3：高渗性缺水的病理生理　　　　副高：熟练掌握　正高：熟练掌握

高渗性缺水的基本病理生理改变是细胞外液呈高渗状态，导致：

（1）下丘脑口渴中枢受刺激，患者出现口渴感。

（2）刺激下丘脑及神经垂体分泌和释放血管升压素（抗利尿激素），使肾小管对水的再吸收增加、尿量减少、尿比重增加。

（3）细胞内液中的水分转移至细胞外，造成细胞内脱水，脑细胞脱水可引起脑功能障碍。

知识点4：高渗性缺水的临床特点　　　　副高：熟练掌握　正高：熟练掌握

（1）失水大于失钠，细胞外液渗透压增高，继发细胞内缺水。

（2）口渴明显，皮肤黏膜干燥，脑细胞缺水致烦躁、谵妄、幻觉、昏迷。

（3）尿少，尿比重升高，体重减轻。

（4）循环系统失衡出现较晚。

知识点5：高渗性缺水的实验室检查　　　　副高：熟练掌握　正高：熟练掌握

（1）尿常规：尿比重升高（＞1.030）。

（2）血常规：外周血红细胞计数、血红蛋白含量及血细胞比容轻度升高。

（3）血清钠及短暂血浆晶体渗透压：血清钠＞150mmol/L，血浆晶体渗透压＞320mmol/L。

知识点6：高渗性缺水的临床分度　　　　副高：熟练掌握　正高：熟练掌握

（1）轻度缺水：口渴为主，无其他症状，缺水量占体重的2%～4%。

（2）中度缺水：表现为极度口渴、乏力、眼窝明显凹陷、唇舌干燥、皮肤弹性差、心率加快、尿少、尿比重增加（＞1.025）。缺水量占体重的4%～6%。

（3）重度缺水：除有上述症状外，可出现烦躁、谵妄、昏迷等脑功能障碍症状，血压下降乃至休克，少尿乃至无尿，以及氮质血症等。缺水量占体重的6%以上。

知识点7：高渗性缺水的治疗原则　　　　副高：熟练掌握　正高：熟练掌握

（1）积极治疗原发病，尽早解除缺水或失液病因。

（2）累积失液量计算：①经验法：补液量（L）＝体重（kg）×缺水量占体重的百分数；②公式法：补液量（ml）＝（实测血清钠-142）×体重（kg）×4（女性×3）。

（3）轻度失水者可口服补液；若患者不能口服或中、重度缺水者，则需静脉补液。

（4）初期补充5%葡萄糖溶液或0.45%氯化钠溶液，待血钠、尿比重降低后，可补充5%

葡萄糖盐水。补液速度原则上先快后慢，第1日补给计算量的1/2或2/3，其余第2日补完。同时应加上每日生理需要量及额外丢失液体。

（5）补液同时应注意监测血钠水平，并在血清钠恢复正常水平后适当补钠，尿量≥40ml/h后应同时补钾。

（6）纠正高钠不宜过快，血钠水平应在48～72小时内逐渐恢复正常，以避免细胞外液渗透压急剧降低导致急性脑水肿。

第四节　低钾血症

知识点1：低钾血症的病因　　　　　　　　　副高：熟练掌握　正高：熟练掌握

（1）钾摄入减少：消化道梗阻、昏迷、手术后较长时间禁食的患者，如果给其静脉内输入营养没有同时补钾或补钾不够，就可导致缺钾和低钾血症。

（2）钾排出过多

1）经胃肠道失钾：这是小儿失钾最重要的原因，常见于严重腹泻、呕吐等伴有大量消化液丧失的患者。剧烈呕吐时，胃液的丧失并非失钾的主要原因，大量的钾是经肾随尿丧失的，因为呕吐所引起的代谢性碱中毒可使肾排钾增多，呕吐引起的血容量减少也可通过继发性醛固酮增多促进肾排钾。

2）经肾失钾：这是成人失钾最重要的原因。引起肾排钾增多的常见因素有：①利尿药的长期连续使用或用量过多；②某些肾脏疾病；③肾上腺皮质激素过多；④远曲小管中不易重吸收的阴离子增多；⑤镁缺失；⑥碱中毒。

3）经皮肤失钾：汗液含钾只有9mmol/L。在一般情况下，出汗不致引起低钾血症。但在高温环境中进行重体力劳动时，大量出汗亦可导致钾的丧失。

（3）细胞外钾向细胞内转移：细胞外钾向细胞内转移时可发生低钾血症，但机体的含钾总量并不因此减少。①低钾性周期性麻痹：发作时细胞外钾向细胞内转移，是一种家族性疾病。②碱中毒：细胞内H^+移至细胞外以起代偿作用，同时细胞外K^+进入细胞内。③过量胰岛素：用大剂量胰岛素治疗糖尿病酮症酸中毒时，发生低钾血症。④钡中毒：引起钡中毒的是一些溶于酸的钡盐，如醋酸钡、碳酸钡、氯化钡、氢氧化钡、硝酸钡和硫化钡等。

知识点2：低钾血症的临床表现　　　　　　　副高：熟练掌握　正高：熟练掌握

轻度低钾可无任何症状。当血清钾＜3mmol/L时，即可出现症状。

（1）神经肌肉系统症状：最早表现为肌肉软弱无力；当血清钾＜2.5mmol/L时，可出现肢体松弛性瘫痪，腱反射迟钝或消失，严重时因膈肌、呼吸肌麻痹而出现呼吸困难。

（2）消化系统症状：食欲缺乏、纳差、恶心、呕吐、腹胀、肠麻痹。

（3）循环系统症状：因低钾引起心肌兴奋性、自律性增强，传导性降低，可出现心律失常、传导阻滞，严重时出现心室纤维颤动、心脏停搏。

（4）泌尿系统症状：慢性失钾可影响肾小管功能，对血管升压素不敏感，导致肾脏浓缩功能障碍，出现多饮、多尿、夜尿增多，严重时出现蛋白尿和颗粒管型。

（5）中枢神经系统症状：轻者神志淡漠、精神委靡；重者出现嗜睡、昏迷。

（6）对酸碱平衡的影响：低钾时，细胞内K^+移至细胞外，细胞外H^+移入细胞内，细胞内液H^+浓度增加，而细胞外H^+浓度降低，出现细胞内酸中毒和细胞外碱中毒并存。此外，因肾小管上皮细胞内缺钾，故排K^+减少而排H^+增多，出现代谢性碱中毒，同时排出反常性酸性尿。

知识点3：低钾血症的检查　　　　　　　　副高：熟练掌握　　正高：熟练掌握

（1）实验室检查：①血清钾＜3.5mmol/L即可确诊；②血气pH升高，碱剩余（BE）增加，CO_2CP升高，尿pH呈酸性；③尿钾＜20mmol/L多提示胃肠道失钾，尿钾＞20mmol/L多提示肾脏失钾。

（2）辅助检查：心电图表现为T波降低、变宽、双相或倒置，ST段降低，QT间隙延长，出现U波。

知识点4：低钾血症的治疗原则　　　　　　　副高：熟练掌握　　正高：熟练掌握

（1）急性低钾血症：应采取紧急措施进行治疗；慢性低钾血症只要血钾不＜3mmol/L，则可先检查病因，然后再针对病因进行治疗。

（2）补钾：应根据血钾水平而决定。①血钾在3.5～4mmol/L者不必额外补钾，只需鼓励患者多吃含钾多的食品，如新鲜蔬菜、果汁和肉类食物即可。②血钾在3.0～3.5mmol/L时，要根据患者具体情况确定是否补钾。如果患者过去曾患心律不齐、充血性心力衰竭、正在用洋地黄治疗的心力衰竭、缺血性心脏病和有心肌梗死病史者则应补钾。患者一般情况良好者可只鼓励吃含钾多的食品，或口服钾制剂。③血钾低于3.0mmol/L者则应补钾。轻症只需口服钾，以10%氯化钾为首选药。在口服钾制剂过程中应监测血钾。如果血镁低于0.5mmol/L，则应肌注50%硫酸镁。也可用10%的硫酸镁口服。重症患者（包括有心律不齐、快速心室率、严重心肌病、家族性周期性麻痹）应静脉滴注钾制剂，常用制剂也是氯化钾。在滴注过程中应监测血钾或用心电图监测。对合并有酸中毒或不伴低氯血症者宜补给31.5%的谷氨酸钾溶液20ml加入5%葡萄糖液中，缓慢静脉滴注，此时不宜用氯化钾。

（3）纠正水和其他电解质代谢紊乱：引起低钾血症的原因中，有不少可以同时引起水和其他电解质如钠、镁等的丧失，因此应及时检查，一经发现就必须积极处理。

知识点5：补钾的计算公式　　　　　　　　　副高：熟练掌握　　正高：熟练掌握

（1）弥补累积损失量需补充KCl（g）＝（期望值－实测值）×体重（kg）×2%。

（2）1g KCl＝13.4mmol K^+。

（3）常用KCl浓度为10%，每支10ml，即含KCl 1g。

第五节　高钾血症

知识点1：高钾血症的病因　　　　　　　　副高：熟练掌握　正高：熟练掌握

（1）钾摄入过多：少见。多为医源性，见于补钾过量、输大量库血、应用大量含钾药物等。

（2）肾脏排钾减少：①急、慢性肾衰竭伴少尿或无尿，为临床最常见、最重要的原因。②长期应用保钾利尿药及血管紧张素转换酶抑制剂。③致盐皮质激素减少的疾病，如肾上腺皮质功能减退症、双侧肾上腺切除等影响肾远曲小管排钾。

（3）细胞内钾释出或外移：见于重症溶血、大面积烧伤、创伤、中毒性感染、缺氧、休克、急性酸中毒、高钾性周期性麻痹、输注精氨酸等。

知识点2：高钾血症的临床表现　　　　　　副高：熟练掌握　正高：熟练掌握

（1）神经肌肉症状：血钾轻度升高，仅有四肢乏力、手足感觉异常、肌肉酸痛。当血清钾＞7.0mmol/L时，可出现松弛性瘫痪，先累及躯干，后波及四肢，最后累及呼吸肌，出现呼吸困难。

（2）心血管症状：血钾升高主要使心肌的应激性下降，当血钾＞7.0mmol/L时，可出现心率缓慢、传导阻滞等心律失常。严重时出现心室颤动、心脏骤停，其症状常与肾衰竭时存在。

知识点3：高钾血症的检查　　　　　　　　副高：熟练掌握　正高：熟练掌握

（1）实验室检查：血清钾＞5.5mmol/L即可确诊。

（2）辅助检查：心电图早期改变为T波高尖，P波下降；当血清钾＞8.0mmol/L时，P波消失，QRS波增宽，QT间期延长，严重时出现房室传导阻滞、心室颤动。但碱中毒常掩盖高钾血症和心电图改变，高镁血症可产生类似高钾血症的心电图改变，判断时要予以注意。

知识点4：高钾血症的治疗原则　　　　　　副高：熟练掌握　正高：熟练掌握

（1）积极治疗原发病。

（2）立即停止钾盐（包括药物及食物）的摄入。

（3）降低血钾：①促进钾进入细胞内：高渗（25%）葡萄糖溶液＋胰岛素（3～4g葡萄糖：1U胰岛素）；升高血pH：5%NaHCO₃溶液150～250ml静脉输注；②清除细胞外液中钾离子：阳离子交换树脂，口服或保留灌肠，40g，3～4次/日，配合20%甘露醇或山梨醇导泻。血液透析或腹膜透析。

（4）紧急对抗心律失常：①10%氯化钙20～30ml加入5%葡萄糖注射液中静脉滴注；②10%葡萄糖酸钙20ml静脉缓推，必要时重复；③紧急状态下氯化钙效果优于葡萄糖酸钙，但应注意静脉滴注，切忌直接静脉推注。

第二章　外科输血反应及其并发症

知识点1：非溶血性发热反应的概念　　　　　副高：熟练掌握　　正高：熟练掌握

非溶血性发热反应是最常见的输血反应，指与输血有关，但不能用任何其他原因解释的1℃或1℃以上的体温升高。其主要原因是体内产生抗白细胞或血小板抗体引起的免疫反应，一些细胞因子包括IL-1、IL-6、IL-8、TNF-α等起增强或协同作用。再次输血时可产生抗原抗体反应，引起发热；少见原因是输血器具带有的致热原所致。一般在输入100ml血后出现寒战、发热，体温可达39~40℃。皮肤潮红，无血压下降，无荨麻疹及呼吸道症状，约1小时后好转。

知识点2：非溶血性发热反应的诊断标准　　　副高：熟练掌握　　正高：熟练掌握

（1）较常见。多在输血后1~2小时内发生，出现发冷、寒战、发热、头痛、皮肤潮红及皮疹等症状。

（2）症状持续1~2小时后缓解，体温下降。

知识点3：非溶血性发热反应的治疗原则　　　副高：熟练掌握　　正高：熟练掌握

（1）减慢输血速度或停止输血，生理盐水保持静脉通路。

（2）给予解热镇痛药物或物理降温。

（3）予以抗组胺药物（异丙嗪25mg，肌内注射）。

知识点4：非溶血性发热反应的预防　　　　　副高：熟练掌握　　正高：熟练掌握

多次输血的患者应输不含白细胞和血小板的成分血，采血器和输血器严密消毒，输血过程无菌操作。

知识点5：过敏反应的概述　　　　　　　　　副高：熟练掌握　　正高：熟练掌握

过敏反应并不常见，其特点是输入少量全血或血浆时即出现症状，可危及生命。因患者体内完全或部分缺乏IgA，输入含IgA的血液制品刺激患者体内产生抗IgA抗体，再次输入含有IgA的血液可诱发输血反应。对于有过敏性输血反应史者要考虑抗IgA抗体的存在。

知识点6：过敏反应的诊断标准　　　　　副高：熟练掌握　正高：熟练掌握

（1）可早期发生。输入全血或血制品仅数毫升即可出现。

（2）表现为皮肤局限性或全身性瘙痒或荨麻疹。

（3）症状严重者可发生喉头水肿、哮喘、呼吸困难、神志不清，甚至休克。

（4）免疫电泳证明患者缺乏IgA，并有抗IgA抗体。

知识点7：过敏反应的治疗原则　　　　　副高：熟练掌握　正高：熟练掌握

（1）立即停止输血，生理盐水保持静脉通路。

（2）应用抗组胺药物，如苯海拉明25mg口服，或异丙嗪25mg肌内注射。

（3）糖皮质激素，如氢化可的松100~200mg静脉滴注。

（4）保持呼吸道通畅，必要时气管插管或切开。

（5）若有休克征象，立即应用肾上腺素深静脉注射或1:1000稀释后用周围静脉及皮下注射。

知识点8：过敏反应的预防　　　　　副高：熟练掌握　正高：熟练掌握

采血员选择无过敏史者，采血前4小时禁食，以免食物中含可使受血者过敏的致敏原；有过敏史者输血前口服苯海拉明25mg，或静脉滴注地塞米松5mg。

知识点9：急性溶血反应的原因　　　　　副高：熟练掌握　正高：熟练掌握

急性溶血反应是输血最严重的并发症，可引起休克、急性肾衰竭，甚至死亡。常见原因为误输ABO血型不匹配的红细胞所致，少数可能由于血液在输入前保存处理不当，如血液保存时间过长，温度过高或过低，血液受剧烈振动或误加入低渗液体致大量红细胞破坏所致。

知识点10：急性溶血反应的诊断标准　　　　　副高：熟练掌握　正高：熟练掌握

（1）最严重的输血并发症，典型症状于血输入10~50ml即可出现。

（2）腰背部疼痛，头痛，心前区压迫感，血红蛋白尿。

（3）严重者发生呼吸困难、寒战、高热、休克、急性肾衰竭、弥散性血管内凝血。

（4）手术中患者表现为伤口渗血与低血压。

（5）再次核对并复查受血者与所输血液的血型。

（6）重新交叉配血试验，包括盐水、媒介质和抗人球蛋白试验。

（7）抽取静脉血，观察血浆色泽变化，若变为粉红色提示溶血。

（8）观察出现症状后的第一次尿颜色，如果出现茶色尿和酱油色尿，再测定血浆游离血红蛋白。

知识点11：急性溶血反应的治疗原则　　　　副高：熟练掌握　　正高：熟练掌握

（1）立即停止输血，生理盐水维持静脉通路，保留血液标本。

（2）抗休克治疗：应用糖皮质激素，代血浆制剂扩容，血管活性药物，维持血压。

（3）保护肾功能：碱化尿液，促使血红蛋白结晶溶解，酌予 5% $NaHCO_3$；血压稳定前提下，给予呋塞米冲击利尿，也可用 20% 甘露醇；严重肾功能衰竭时可行腹膜或血液透析治疗。

（4）防治弥散性血管内凝血。酌情应用肝素、AT-Ⅲ 及抑肽酶等制剂。

（5）严重溶血反应，应尽早换血治疗。

知识点12：迟发性溶血反应的概述　　　　副高：熟练掌握　　正高：熟练掌握

迟发性溶血反应主要是输入未被发现的抗体导致继发性免疫反应引起，可引起全身炎症反应综合征，多发生在输血后 7～14 天。

知识点13：迟发性溶血反应的诊断标准　　　　副高：熟练掌握　　正高：熟练掌握

（1）不明原因的发热，贫血。

（2）可伴有黄疸，血红蛋白尿，血红蛋白减少。

（3）反应严重者，可出现体温升高或下降，心律失常，白细胞溶解及减少，血压升高或外周阻力下降，甚至休克、呼吸衰竭、急性呼吸窘迫综合征致多器官功能障碍综合征等。

（4）血红蛋白轻度减少，胆红素轻度增加。

（5）间接抗球蛋白试验阳性。

知识点14：迟发性溶血反应的治疗原则　　　　副高：熟练掌握　　正高：熟练掌握

（1）输血前严格交叉配血。

（2）受血者采取血样标本时间应在输血前 48 小时内。

（3）反应严重者参考急性溶血治疗处理。

知识点15：细菌污染反应的原因　　　　副高：熟练掌握　　正高：熟练掌握

细菌污染反应较少见，但后果严重。常见致病菌为革兰阴性杆菌，可在 4～6℃ 的血液冷藏期内迅速繁殖；有时也可为革兰阳性球菌或所谓的"非致病菌"，因毒性小，可能只引起一些类似发热的反应。发生原因：①采血或输血时无菌技术不严、操作不规范；②保存液、输血用具等消毒不严格或消毒后放置时间太长；献血员有化脓性病灶；③血液在室温中放置时间太长或输血时间太长等。

知识点16：细菌污染反应的诊断标准　　　　副高：熟练掌握　　正高：熟练掌握

（1）致病菌多为革兰阴性菌，其内毒素使患者在输血后迅速出现感染性休克和/或弥散性血管内凝血。

（2）剧烈寒战，高热，呼吸困难，烦躁不安，发绀，腹痛。

（3）可出现血红蛋白尿，甚至急性肾衰竭。

（4）剩余血行细菌培养或涂片可见细菌。

知识点17：细菌污染反应的治疗原则　　　　副高：熟练掌握　　正高：熟练掌握

（1）立即停输污染血液，生理盐水维持静脉通路。

（2）抗感染、抗休克治疗，抑制炎性反应。

（3）防治急性肾衰竭与弥散性血管内凝血。

知识点18：循环负荷过大的常见病因　　　　副高：熟练掌握　　正高：熟练掌握

循环负荷过大常见于心功能低下、老年、幼儿及低蛋白血症患者，由于输血速度过快、过量而引起急性心力衰竭和肺水肿。

知识点19：循环负荷过大的诊断标准　　　　副高：熟练掌握　　正高：熟练掌握

（1）剧烈头痛，呼吸困难，发绀，咳嗽，咳粉红色泡沫样痰，心率快，不能平卧。

（2）颈静脉怒张，中心静脉压高而血压正常，双肺底湿性啰音。

（3）X线胸片示双肺门增宽，肺水肿表现。

知识点20：循环负荷过大的治疗原则　　　　副高：熟练掌握　　正高：熟练掌握

（1）立即停止输血，停止或减慢液体摄入。

（2）患者半坐位，下肢下垂，四肢轮扎止血带，暂时减少回心血量。

（3）吸氧，酌予吗啡镇静、镇痛。

（4）强心（去乙酰毛花苷注射液0.4mg静脉滴注），利尿（呋塞米20～40mg静脉滴注），酌予血管扩张剂。

（5）必要时行血液超滤。

知识点21：酸碱平衡失调的概念　　　　副高：熟练掌握　　正高：熟练掌握

大量快速输血时，不同的病情可产生不同的电解质、酸碱平衡紊乱，正确的判断有赖于及时的血气分析和电解质检测。由于抗凝剂枸橼酸钠转化成碳酸氢钠，大量输血可引起碱中毒。因库存血中钾离子浓度升高，大量快速输血在理论上可引起高钾血症，从而造成代谢性酸中毒。

知识点22：酸碱平衡失调的诊断标准   副高：熟练掌握   正高：熟练掌握

（1）血pH降低，酸中毒，血钾升高。
（2）代谢性碱中毒，血钾降低。

知识点23：酸碱平衡失调的治疗原则   副高：熟练掌握   正高：熟练掌握

（1）根据血气结果给予相应对症治疗。
（2）酸中毒可酌予 $NaHCO_3$ 溶液，碱中毒则适量补充生理盐水或稀盐酸。

知识点24：出血倾向的病因   副高：熟练掌握   正高：熟练掌握

因大量失血而输入大量库存血液使血小板和部分凝血因子减少，其活性降低，从而导致凝血障碍。主要病因：①大量失血丢失血小板、凝血因子；②输入的库存血在保存期血小板及凝血因子已丧失功能及活性；③因失血引起低灌注或低容量休克，从而加重凝血功能的异常变化、纤维蛋白降解产物增加，甚至引起DIC。

知识点25：出血倾向的诊断标准   副高：熟练掌握   正高：熟练掌握

（1）皮肤黏膜出血点，血尿，消化道潜血阳性或出血。
（2）血小板减少。
（3）APTT（部分凝血活酶时间）延长。
（4）纤维蛋白尿及其他凝血因子减少。

知识点26：出血倾向的治疗原则   副高：熟练掌握   正高：熟练掌握

（1）大量输血时（＞800ml）宜补充钙（10%葡萄糖酸钙10～20ml），预防枸橼酸盐中毒。
（2）及时补充凝血底物，一般每输全血3～5U，应补充新鲜冷冻血浆（FFP）1U，或纤维蛋白原及凝血酶原复合物制剂。
（3）输血400～1500ml，应酌情补充血小板悬液。
（4）给予维生素K，增加内源性凝血因子生成。
（5）抑制纤溶。

知识点27：输血传播的疾病　　　　　　　　　　副高：熟练掌握　　正高：熟练掌握

（1）肝炎：发生率约2%，但多数无症状。混合血制品（如浓缩凝血因子）的肝炎发生率增加。固定献血者有肝炎时，其发生率也会增加。测定乙型肝炎表面抗原可筛出乙型肝炎携带者，但目前的输血后肝炎多为非甲非乙型肝炎。70%～80%的输血后肝炎可以通过检查丙型肝炎抗体检出。输血后肝炎应控制在0.5%以下。

（2）获得性免疫缺陷综合征（AIDS）：是一种严重的免疫系统缺陷。患者易发生感染，易患Kaposi肉瘤等少见肿瘤。本病通过被感染者的血液进行传播。筛选试验是检测该病毒的抗体，但在感染AIDS病的早期血中测不出这种抗体。

（3）其他疾病：梅毒、布鲁菌病、疟疾和巨细胞病毒感染均可通过输血传播。

知识点28：大量输入库血的并发症　　　　　　　副高：熟练掌握　　正高：熟练掌握

一次输血2500ml以上或24小时输血超过5000ml称为大量输血。由于血液在储存中的变化，当快速输入（12小时内）的库血量等于或超过患者的血量，可发生以下并发症。

（1）携氧能力下降：血液储存中2,3-DPG减少，血红蛋白对氧的亲和力增加，氧离曲线左移，在组织中氧不易释出。

（2）凝血缺陷：全血储存超过24小时，血小板及因子Ⅴ、Ⅷ的活性全部消失。因此除库血外，还应输入血小板和鲜冻血浆。

（3）体温过低：血液未经预温，大量输血后会很快发生体温过低、体温在30℃时易出现心律失常。输血时可将输血管浸入接近体温的水浴中预温，但不要对储血容器直接加温。

（4）代谢疾病：①高钾血症：由于库血中红细胞外钾增多，大量库血快速输入后可引起短暂的危及生命的高钾血症。因此，在需要大量输血时最好输用2～3天的鲜血，或者新鲜血与陈旧库血交替输用。②酸中毒和枸橼酸中毒：正常情况下，枸橼酸（输血所致）和乳酸（来自灌注不良之组织）可很快被代谢掉。当患者有血容量不足或休克，由于肝血流减少，这些物质的代谢减慢，可发生严重酸中毒。有人主张在大量输血时常规应用$NaHCO_3$，以减少pH变化。但必须谨慎。因为碱中毒与体温过低及2,3-DPG降低有协同作用，从而使氧离曲线左移，结果使组织的氧量减少。碱中毒还使钙离子水平降低，导致严重的心律失常。因此，血液碱化不宜常规进行，应用时要以血气分析结果为依据。③低钙血症：血液中过量的枸橼酸与钙离子结合，使血中钙离子水平下降，从而影响心肌功能。因此，也有人主张在输血时，与输血成比例地常规应用钙剂。注意，低体温时患者的心肌对钙离子极为敏感。按每升血用葡萄糖酸钙1.0g比较安全，但最理想的方法是根据钙离子的实测值指导补钙。

第三章　外科休克

知识点 1：休克的概念及外科休克的类型	副高：熟练掌握　正高：熟练掌握

休克是不同病因造成的以人体有效循环血量减少，进而引起组织低灌流和缺氧、细胞代谢紊乱和受损的综合征。外科休克常见类型为低血容量性休克（包括失血失液性休克和创伤性休克）、感染性休克，心源性休克、神经性休克和过敏性休克较少见。

知识点 2：休克不同时期的病理生理	副高：熟练掌握　正高：熟练掌握

各类休克共同的病理生理改变主要表现在微循环的改变，即有效循环血量减少及组织灌注不足；其临床表现也与微循环变化的对应关系较为明显。

（1）微循环收缩期（休克早期）：因循环血容量减少，反射性交感神经兴奋，儿茶酚胺类物质分泌增多，使内脏小动、静脉血管平滑肌和毛细血管前括约肌收缩，血液通过新开放的直接通路和动静脉短路流经静脉回心，这时外周血压尚正常，但微循环仍处于低灌注、缺氧状态。

（2）微循环舒张期（休克进展期）：微循环缺血、缺氧持续进展，酸性代谢产物堆积，这时细小动脉和毛细血管前括约肌对儿茶酚胺类的反应性降低而松弛，致使大量血液流入毛细血管网（微循环）滞留并使之扩张、麻痹，造成血液淤滞，此期，循环血量显著减少、血压下降，微循环缺氧更趋严重。

（3）微循环衰竭期（休克晚期）：此期血管内皮细胞肿胀，白细胞和血小板黏附，红细胞变形、聚集，加重血液淤滞，甚至引起弥散性血管内凝血（DIC）。若器官损伤不重，可恢复；否则会因严重功能衰竭而致死亡。

知识点 3：休克的临床表现	副高：熟练掌握　正高：熟练掌握

（1）休克代偿期：表现为精神紧张或烦躁不安、面色苍白、四肢湿冷、过度换气、心率增快、血压正常或稍高、脉压差缩小、尿量正常或减少。若处理不及时或不当，则进入抑制期。

（2）休克抑制期：表现为表情淡漠、反应迟钝或昏迷、面色苍白、发绀、出冷汗，脉搏细数或不可触及，浅表静脉萎陷，毛细血管充盈时间延长，心率多在每分钟100次以上，收缩压多在80mmHg以下或测不出，脉压小，少尿或无尿。当出现皮肤黏膜发绀加重、淤斑或消化道出血、进行性呼吸困难、血气分析有明显代谢性酸中毒和动脉血氧分压低于60mmHg时则表示病情可能已发展至弥散性血管内凝血（DIC）阶段。

知识点4：休克的诊断标准　　　　　　　　　　副高：熟练掌握　　正高：熟练掌握

①存在诱发休克的病因；②意识异常；③脉搏＞100次/分，细弱或不能触及；④收缩压＜80mmHg，脉压＜20mmHg，或在原有高血压基础上，收缩压下降30%以上；⑤四肢湿冷，皮肤苍白、发绀或出现花纹；⑥尿量＜30ml/h或无尿。凡符合①以及②③④中的2项和⑤⑥中的1项者，即可诊断为休克。

在很多情况下，低血压已经成为休克的代名词。事实上，血压变化只能反映心输出压力和周围阻力的变化，不能代表组织的灌流情况；只有失代偿时才出现血压下降。对于休克的诊断，血压变化有重要的参考价值，而脉压缩小是休克早期较为恒定的血压变化。

知识点5：休克的基本监测　　　　　　　　　　副高：熟练掌握　　正高：熟练掌握

（1）血压：血压是反映血容量、心排血量、外周血管阻力三要素的客观指标。视病情每15分钟至2小时测量1次，对严重休克者应使用监护设备连续监测。通常认为收缩压＜90mmHg、脉压＜20mmHg为休克的诊断标准。

（2）脉率：监测的意义及方法同血压。但脉搏细数的改变常在血压下降之前，改变的程度常与休克相平行。休克指数是指脉率/收缩期血压（以mmHg计）之比值。如比值为0.5，提示无休克；比值为1.0～1.5，提示休克存在；比值为2.0以上提示休克严重。注意应排除药物、发热等导致心跳加快的因素。

（3）尿量：是反映肾血流灌注情况的有用指标。留置导尿管监测每小时尿量，必要时测定尿比重。正常值为50ml/h以上。一般有效血容量减少20%时出现少尿（低于30ml/h），减少35%～40%多致无尿。尿少但比重增加，表示仍存在肾血管收缩或血容量不足；而尿少且比重降低则佐证肾功能不全。

（4）精神状态：主要是反映脑组织的血液灌流状况。意识淡漠或烦躁、头晕、视物模糊、直立性晕厥等提示循环血量不足。神志模糊或昏迷提示休克严重。

（5）皮肤温度、色泽：反映体表灌流状况。四肢皮肤苍白、湿冷、花斑状等提示休克严重。观察甲床或口唇的末梢循环状况，有助于判断微循环状态。

知识点6：休克的特殊监测　　　　　　　　　　副高：熟练掌握　　正高：熟练掌握

（1）中心静脉压（CVP）：正常值为5～10cmH$_2$O。CVP＜5cmH$_2$O，表示血容量不足；CVP＞15cmH$_2$O，提示心功能不全；CVP＞20cmH$_2$O，提示存在充血性心力衰竭。

（2）动脉血气分析：主要反映肺通气、换气功能和体液酸碱平衡的变化。动脉血PaO$_2$的正常值为80～100mmHg，主要反映肺的氧合功能；PaCO$_2$主要反映通气状况，正常值为36～44mmHg。pH为7.35～7.45。如pH降低，多为代谢性酸中毒。

（3）肺毛细血管楔压（PCWP）：反映肺循环阻力。正常PCWP＜12mmHg。肺水肿时，PCWP可超过30mmHg。补充血容量过多时，PCWP的升高比中心静脉压的升高更早且更敏感。用PCWP指导输液、使用血管活性药物或强心剂等时，应维持PCWP在14～18mmHg之间。

（4）心排血量（CO）和心脏指数（CI）：通过肺动脉插管和热稀释法，可测出CO和CI。成人CO的正常值为4～6L/min；CI为单位体表面积上的心排血量，正常值为2.5～3.5L/（min·m^2）。此外，还可按下列公式计算出总外周血管阻力（SVR）：SVR＝［（平均动脉压－中心静脉压）/心排血量］×80，正常值为100～130（kPa·s）/L。

（5）动脉血乳酸盐测定：为反映组织缺氧和灌流状况的参考指标。正常值为1～2mmol/L，血乳酸盐持续升高，提示预后不良。

（6）弥散性血管内凝血（DIC）检查：对疑有DIC的患者，应测定其血小板的数量和质量、凝血因子的消耗程度及反映纤溶活性的多项指标。当出现下列5项检查中有3项以上异常，结合临床上有休克及微血管栓塞症状和出血倾向时，便可诊断DIC。①血小板计数低于80×10^9/L；②凝血酶原时间比对照组延长3秒以上；③血浆纤维蛋白原低于1.5g/L或呈进行性降低；④血浆鱼精蛋白副凝（3P）试验阳性；⑤血涂片中破碎红细胞超过2%。

（7）氧供应及氧消耗：氧供应（DO$_2$）是指单位时间内机体组织所获得的氧量，氧消耗（VO$_2$）是指单位时间内组织所消耗的氧量。当VO$_2$随着DO$_2$相应升高时，提示此时DO$_2$不能满足机体代谢需要，需继续提高DO$_2$，直至VO$_2$不再升高为止。

（8）胃肠黏膜内pH（pHi）监测：pHi是组织氧合的可靠指标，能更好地判断预后。休克时缺血、缺氧可较早反映在胃肠黏膜的pH改变上。pHi测定是用间接方法：首先经鼻向胃内插入带半透膜囊腔的胃管，向囊腔注入4ml盐水，30～90分钟后测定该盐水中的PCO$_2$；同时取动脉血测出HCO$_3^-$和PaCO$_2$；然后将胃管内的盐水PCO$_2$与动脉血HCO$_3^-$置入下列公式算出pHi：

$$pHi = 6.1 + \log\left[（动脉HCO_3^-/10.33）\times 胃囊生理盐水PCO_2\right]$$；pHi的正常范围为7.35～7.45。

知识点7：休克的非药物治疗　　　　　副高：熟练掌握　正高：熟练掌握

（1）一般紧急处置：①尽快控制活动性大出血。②保持呼吸道通畅，必要时做气管插管或气管切开。给予氧吸入。③体位：头、躯干抬高20°～30°，以利呼吸，下肢抬高15°～20°以利血液回心，避免过多搬动。④适当保暖。⑤创伤患者可适当镇痛。

（2）补充血容量：开放2条以上输液通道，可静脉留置套针、静脉切开或中心静脉穿刺置管输液。要尽快恢复有效循环血量，除必须补足已丧失的血容量（包括全血、血浆和水电解质的丢失）外，还要充分考虑到开放的微循环所扣留的液体量。因此，所需的总液体量有时超过按临床表现所估计的液体损失量很多，故很有必要在中心静脉压等的监测下输注。在快速输入晶体液的同时做好输血准备，或选用血浆或血浆代用品以提高胶体渗透压。对大量失血者应输入部分全血。

（3）病因治疗：在有效血容量初步得以补充、休克有所纠正后，积极采用包括手术在内的措施治疗引起休克的病变；对非手术不能挽救的休克（如腹腔内大出血、急性梗阻性化脓性胆管炎），则应在抗休克的同时及早手术。

（4）纠正酸碱平衡紊乱：休克期较长的患者大多伴有酸中毒，应进行动态动脉血气分析检查来指导药物纠酸治疗，常用的碱性药物为5%碳酸氢钠溶液。同时，对血钾、血钙亦应密切监测，适时纠正。

（5）防治多器官功能障碍综合征：休克的主要死亡原因是最终发展是多器官功能障碍综合征，因此应密切监测各生命器官功能改变，及早采取有效措施给予支持、保护。

知识点8：血管收缩药的治疗　　　　　　　　副高：熟练掌握　　正高：熟练掌握

（1）多巴胺：①小剂量［0.5～2μg/（min·kg）］时，主要作用于多巴胺受体，使肾及肠系膜血管扩张，肾血流量及肾小球滤过率增加，尿量及钠排泄量增加；②小到中等剂量［2～10μg/（min·kg）］时，能直接激动β_1受体，并间接促使去甲肾上腺素自储藏部位释放，对心肌产生正性肌力作用，使心肌收缩力及心搏量增加，最终使心排血量增加、收缩压升高、脉压可能增大，舒张压无变化或有轻度升高，外周总阻力常无改变，冠脉血流及耗氧改善；③大剂量［10μg/（min·kg）以上］时，激动α受体，导致周围血管阻力增加，肾血管收缩，肾血流量及尿量减少。由于心排血量及周围血管阻力增加，致使收缩压及舒张压均增高。使用时应注意补充血容量，常用20～40mg加入250～500ml等渗葡萄糖溶液中静脉滴注，血压回升后，减慢滴速至逐渐停用。

（2）间羟胺：能兴奋α肾上腺素能受体的外周升压药。不仅可促使神经末梢释放去甲肾上腺素，并且直接作用于受体，导致血管收缩，外周阻力增加而使血压升高。升压效果比去甲肾上腺素稍弱，但较持久；有中等度加强心脏收缩力的作用。同时可增加冠脉流量，使心率稍减慢。由于对肾血流影响较去甲肾上腺素小，临床上常用其代替去甲肾上腺素，治疗各种休克早期、外科手术和脊椎麻醉引起的低血压。常用量2～10mg肌内注射或2～5mg静脉注射；也可用10～20mg加入5%葡萄糖溶液100ml，静脉滴注。

（3）去甲肾上腺素：主要激动α受体，对α_1和α_2受体无选择性；对β_1受体激动作用很弱，对β_2受体几乎没有作用；能兴奋心肌、具有很强的血管收缩作用，使全身小动脉与小静脉都收缩（但冠状血管扩张），外周阻力增高，血压上升，作用时间短。临床上，主要利用它的升压作用提高血压，保证对重要器官（主要是脑）的血液供应，治疗各种休克（出血性休克禁用）。小剂量静脉滴注时，由于心脏兴奋，收缩压升高，而血管收缩尚不剧烈，舒张压升高不多而脉压略增。大剂量时，因血管剧烈收缩，收缩压和舒张压升高，脉压变小，心率反射性减慢，组织的血液灌注量减少。常用量为0.5～2mg，加入5%葡萄糖溶液100ml内缓慢静脉滴注；停药时逐渐减量，以免血压突然下降。

（4）多巴酚丁胺：是选择性β_1受体兴奋药，对β_2受体和α受体作用较弱，对多巴胺受体则无作用。治疗量时其正性肌力作用强于正性频率作用；能增强心肌收缩力，增加心排血量，改善心泵功能；但对心率的影响较异丙肾上腺素弱，较少引起心动过速，对血压的影响小。与多巴胺不同，多巴酚丁胺并不间接通过内源性去甲肾上腺素的释放，而是直接作用于心脏。临床上，多用于心肌梗死后或心脏外科手术时心排血量低的休克患者，疗效优于异丙肾上腺素，且较安全；用于心排血量低和心率慢的心力衰竭患者，其改善左心室功能的作用优于多巴胺。常用量为2.5～10μg/（kg·min）。小剂量有轻度缩血管作用。

（5）垂体后叶素（加压素）：近年来，有研究发现脓毒性休克患者血中垂体后叶素水平异常降低，外源性补充垂体后叶素可以调节其在血中水平；故在应用多巴胺、去甲肾上腺素疗效欠佳时，可考虑加用小剂量（0.04U/min）垂体后叶素来提高血压，但作用时间短。食管-胃底静脉曲张破裂出血时，垂体后叶素是首选药物。

知识点9：血管扩张药的治疗　　　　　副高：熟练掌握　　正高：熟练掌握

（1）α受体阻滞剂：①酚妥拉明：其与去甲肾上腺素能神经递质和拟肾上腺素药竞争，发挥阻滞作用；有血管舒张作用，能显著降低外周血管阻力，增加组织血流量，改善微循环，改善内脏血流灌注；该药作用快，持续时间短；剂量为0.1～0.5mg/kg加于100ml液体中，静脉滴注。②酚苄明：其和酚妥拉明的作用相似，但维持时间较长，兼有间接反射性兴奋β受体的作用。能轻度增加心脏收缩力、心排血量和心率，同时能增加冠状动脉血流量，降低周围循环阻力和血压。作用可维持3～4天。用量为0.5～1.0mg/kg，加入5%葡萄糖溶液或0.9%氯化钠溶液250～500ml内，缓慢静脉滴注。③异丙肾上腺素：是人工合成的非选择性β受体兴奋药，对β_1和β_2受体均有较强大的激动作用，对α受体几无作用。异丙肾上腺素作用于心脏β_1受体，使心肌收缩力增强，心率加快，传导加速，心排血量和心肌耗氧量增加；作用于血管平滑肌β_2受体，使骨骼肌血管明显舒张，肾、肠系膜血管及冠脉亦不同程度舒张，血管总外周压力降低；其心血管综合作用的结果导致收缩压升高，舒张压降低，脉压变大。临床可用于感染性休克。常用量为0.5～1mg加于5%葡萄糖溶液200ml中，静脉滴注。因对心肌有强大收缩作用和容易发生心律失常，不能用于心源性休克。

（2）抗胆碱能药物：抗胆碱能药物可分为毒蕈碱受体（M受体）阻滞药和烟碱受体（N受体）阻滞药两类。M受体阻滞药分为选择性M受体阻滞药和无选择性M受体阻滞药两种。后者包括阿托品、颠茄、东莨菪碱和山莨菪碱（人工合成品为654-2）。临床上较多用阿托品、654-2治疗休克。654-2可对抗乙酰胆碱所致平滑肌痉挛使血管舒张，改善微循环；还可通过抑制花生四烯酸代谢，降低白三烯、前列腺素的释放而保护细胞，是良好的细胞膜稳定剂。尤其是在外周血管痉挛时，对提高血压、改善微循环、稳定病情效果较明显。应用时可在适当扩充血容量的基础上，每次10～20mg，每15分钟1次，静脉注射，直到临床症状改善。

（3）其他：硝普钠为一种速效和短时作用的非选择性硝基血管扩张药。在血管平滑肌内代谢产生一氧化氮，一氧化氮具有很强的舒张血管平滑肌作用；能同时扩张小动脉和小静脉，但对心脏无直接作用。静脉用药后可降低前负荷。静脉滴注后5分钟即可起效，停药后作用可维持2～15分钟。剂量为5～10mg加入100ml液体中，静脉滴注。长期使用者，需监测血硫氰酸浓度。

知识点10：强心药的治疗　　　　　　副高：熟练掌握　　正高：熟练掌握

强心药通常是指具有增强心肌收缩力的药物，又称正性肌力药。包括强心苷类（洋地黄类）与非苷类（非洋地黄类）药物。最主要的强心药为洋地黄类的强心苷。临床上最常用的毛花苷C，对心脏有高度选择性作用，对机体其他器官没有明显影响，基本作用是可增强心肌收缩力，减慢心率，减轻心脏负荷与降低心肌耗氧量。用法：适当扩充血容量使中心静脉压（CVP）≥15cmH$_2$O，同时存在心功能不全的情况下，可经静脉缓慢注射毛花苷C，首次剂量0.4mg，缓慢静脉注射，有效时可再给维持量，行快速洋地黄化（<0.8mg/d）。另外，非苷类的强心药多巴胺和多巴酚丁胺等也兼有强心功能。

休克时血管活性药物的选择应结合当时的主要病情，如休克早期主要病情与毛细血管前微血管痉挛有关；后期则与微静脉和小静脉痉挛有关。因此，应采用液体复苏辅以血管扩张药和/或血管收缩药配合治疗。如果需要维持重要器官灌注压，应在抓紧扩容的同时，可使用血管收缩药，注意控制使用的剂量和时间。例如：去甲肾上腺素0.1~0.5μg/（kg·min）和硝普钠1.0~10μg/（kg·min）联合静脉滴注，可增加CI 30%，减少SVR 45%，使血压升高到80mmHg以上，尿量维持在40ml/h以上。

知识点11：皮质激素和其他药物的应用　　　　副高：熟练掌握　　正高：熟练掌握

（1）皮质激素：可用于感染性休克和其他较严重的休克。其作用主要包括：①阻断α受体兴奋作用，使血管扩张，降低外周血管阻力，改善微循环；②保护细胞内溶酶体，防止溶酶体破裂；③增强心肌收缩力，增加心排血量；④增进线粒体功能和防止白细胞凝集；⑤促进糖异生，使乳酸转化为葡萄糖，减轻酸中毒。为了防止多用皮质激素后可能产生的不良反应，一般主张应用1~2次大剂量皮质激素，静脉滴注。

（2）其他药物：①钙离子通道阻滞剂，如维拉帕米、硝苯地平和地尔硫䓬等。具有防止钙离子内流、保护细胞结构与功能的作用；②吗啡类阻滞剂，如纳洛酮，可改善组织血液灌流和防止细胞功能失常；③氧自由基清除剂，如超氧化物歧化酶，能减轻缺血再灌注损伤中氧自由基对组织的破坏作用；④调节体内前列腺素，如输注前列环素以改善微循环；⑤休克时，细胞线粒体内ATP合成明显下降、能量生成减少，细胞缺乏能量，外源性ATP能够通过正常骨骼肌细胞膜，尤以缺血、缺氧致细胞膜通透性增强时药物进入更容易。

知识点12：失血性休克的概念　　　　　　　　副高：熟练掌握　　正高：熟练掌握

失血性休克是指各种原因致机体大量血液迅速流失于血管之外，引起循环血量减少而导致的有效循环血量与心排血量减少、组织灌注不足、细胞代谢紊乱和功能受损的病理生理过程。

知识点13：失血性休克的原因　　　　　　　　副高：熟练掌握　　正高：熟练掌握

失血性休克常见于严重外伤、大手术、消化性溃疡、食管曲张静脉破裂、妇产科疾病等所引起的出血。严重的体液丢失，如大面积烧伤、肠梗阻、剧烈吐泻等引起大量血浆或体液的丢失，导致有效循环血量的急剧减少，也可引发休克。

知识点14：失血性休克的病理生理学　　　　　副高：熟练掌握　　正高：熟练掌握

失血后是否发生休克不仅取决于失血的量，还取决于失血的速度。休克往往发生于快速、大量（超过总血量的20%）失血而又得不到及时补充的情况下。容量不足超越代偿功能，就会呈现休克综合病症。心排血量减少，尽管周围血管收缩，血压依然下降。组织灌注减少，促使发生无氧代谢，形成乳酸增高和代谢性酸中毒。血流再分布，使脑和心供血能得到维持。血管进一步收缩会导致细胞损害。血管内皮细胞的损害致使体液和蛋白丢失，加重低血容量。最终将会发生多器官功能衰竭。肠道黏膜对失血性休克引起的来源于肠道抗体的防御能力遭到损害，很可能就是肺炎和其他感染性并发症的重要发病机制。次致死量的失血对内毒素的攻击具有交叉耐受的能力，即次致死量的失血能对致死量内毒素的攻击产生保护作用。

知识点15：失血性休克的临床表现　　　　　副高：熟练掌握　　正高：熟练掌握

（1）休克代偿期：精神紧张或烦躁不安，皮肤和口唇苍白，手足湿冷，心率加快，脉压减小，呼吸浅快，尿量减少。

（2）休克抑制期：神志淡漠，皮肤苍白，口唇及肢端发绀，四肢厥冷，脉搏细数，血压进行性下降，皮下浅表静脉萎陷，毛细血管充盈时间延长，尿量减少。

（3）休克末期：意识模糊或昏迷，皮肤、结膜明显苍白发绀，四肢厥冷，脉搏触不清，血压测不到，浅表静脉严重萎陷，毛细血管充盈非常迟缓，少尿或无尿，常伴有反复出现的心律失常和重度代谢性酸中毒。

知识点16：失血性休克的临床分级　　　　　副高：熟练掌握　　正高：熟练掌握

根据机体的失血量，失血性休克可分为四级。

（1）Ⅰ级（失血0～15%）：无合并症，仅轻度心率增快；无血压、脉压及呼吸变化。

（2）Ⅱ级（失血15%～30%）：心率增快（＞100次/分）、呼吸加速、脉压下降、皮肤湿冷、毛细血管充盈延迟、轻度焦虑。

（3）Ⅲ级（失血30%～40%）：明显呼吸急促、心率增快、收缩压下降、少尿、明显意识改变。

（4）Ⅳ级（失血＞40%）：明显心率增快、收缩压下降、脉压很小（或测不到舒张压）、少尿或无尿、意识状态受抑（或意识丧失）、皮肤苍白或湿冷。

知识点17：失血性休克的实验室检查　　　　　副高：熟练掌握　　正高：熟练掌握

（1）血压：早期收缩压可以正常或有所升高，但脉压减小，进入休克抑制期后血压进行性下降，收缩压多＜90mmHg，脉压缩小。

（2）中心静脉压：下降，常＜5cmH$_2$O。

（3）尿量：减少，＜30ml/h。

（4）动脉血氧饱和度（SaO$_2$）：降低。

（5）血容量：复苏后血红蛋白降低，血细胞比容＜30%。而失液性休克补液后血红蛋白和血细胞比容无此变化。

知识点18：失血性休克的诊断和鉴别诊断　　　　副高：熟练掌握　　正高：熟练掌握

（1）诊断：根据病史，在继发于体内外急性大量失血或体液丢失，或有液体（水）严重摄入不足史的基础上，伴有休克的症状和体征，一般可迅速诊断失血性休克。CVP和PCWP测定有助于监测休克程度。

（2）鉴别诊断：注意与创伤性休克等其他类型的休克相鉴别。

知识点19：失血失液性休克的治疗原则　　　　副高：熟练掌握　　正高：熟练掌握

（1）一般处理：①采用平卧位或头和躯干抬高20°～30°，下肢抬高15°～20°的体位；②保持呼吸道通畅，吸氧；③保持患者安静，保暖。

（2）迅速止血：①迅速控制明显的外出血；②对肝、脾破裂及大血管损伤所致的内出血应尽快手术止血；③针对消化道大出血的病因采取紧急止血措施。

（3）迅速建立静脉通道，积极扩充血容量：①根据临床表现和监测结果评估不同程度休克时有效循环血量的丧失量，见下表；②休克的扩容总量应大于所估计的有效循环血量的丧失量；③扩容开始时输入速度应该较快，最初半小时内，对轻中度休克者应给予1000～1500ml，重度休克者给予2000～2500ml，以后根据患者情况和血压、中心静脉压及尿量等监测结果判断扩容效果并调整输入速度，见下表；④扩容以胶体为主，紧急时也可先用高渗盐水（7.5%或3%氯化钠注射液）暂时替代，估计失血量＞30%或血红蛋白低于70g/L时应输红细胞或全血。

脉搏、血压变化与失血量的临床估计

类　型	脉　搏	血　压	估计失血量（成人）
轻度休克	＜100次/分，有力	收缩压正常或下降，脉压缩小	＜20%（＜800ml）
中度休克	100～120次/分	收缩压70～90mmHg，脉压缩小	20%～40%（800～1600ml）
重度休克	脉搏细数或触不清	收缩压＜70mmHg或测不到	＞40%（＞1600ml）

CVP、血压变化与血容量的关系及处理原则

CVP	BP	原　因	处理原则
低	低	血容量严重不足	积极扩容，充分补液
低	正常	血容量不足	适当扩容补液
高	低	血容量相对过多或心功能不全	强心、纠酸、利尿、扩血管
高	正常	容量血管过度收缩	扩血管，限制输液速度
正常	低	血容量不足或心功能不全	进行补液试验*

注：*：补液试验：生理盐水250ml在5～10分钟内快速静脉输入，如果血压上升而中心静脉压不变，则提示血容量不足；如果血压不变而中心静脉压上升3～5cmH₂O，则提示心功能不全

（4）建立有效的监测措施：①基本监测：神志、脉率、呼吸频率、血压、中心静脉压、尿量；②有条件时还应监测心排出量（CO）、心指数（CI）、心率（HR）、平均动脉压（MAP）、血氧饱和度（SvO_2）、周围血管阻力（SVR）、肺动脉压（PAP）和肺毛细血管楔压（PCWP）等；③对于重度休克的患者还应监测心电图、血气分析、X线胸片、血液生化检查、血小板和凝血系统功能。

（5）纠正电解质和酸碱失衡。

（6）根据具体情况选择应用血管活性药物和强心药物。

知识点20：急性失血时的输血指征　　　　副高：熟练掌握　　正高：熟练掌握

血制品种类应根据失血的多少、速度和患者的临床表现确定。凡一次失血量低于总血容量10%（500ml）者，可通过机体自身组织间液向血液循环的转移而得到代偿。成人的平均估计血容量占体重的7%（或70ml/kg），当失血量达总血容量的10%～20%（500～1000ml），应根据有无血容量不足的临床症状及其严重程度，同时参照血红蛋白和血细胞比容（HCT）的变化选择治疗方案。患者可表现为活动时心率增快，出现直立性低血压，但HCT常无改变。此时可输入适量晶体液、胶体液或少量血浆代用品。若失血量超过总血容量20%（1000ml）时，除有较明显的血容量不足、血压不稳定外，还可出现HCT下降。此时，除输入晶体液或胶体液补充血容量外，还应适当输入浓缩红细胞（CRBC）以提高携氧能力。原则上，失血量在30%以下时，不输全血；超过30%时，可输全血与CRBC各半，再配合晶体和胶体液及血浆以补充血容量。由于晶体液维持血容量作用短暂，需求量大，故应多增加胶体液或血浆蛋白量比例，以维持胶体渗透压。当失血量超过50%且大量输入库存血时，还应及时发现某些特殊成分如清蛋白（白蛋白）、血小板及凝血因子的缺乏，并给予补充。还应特别关注钙离子和体温。

知识点21：失血性休克的预后　　　　　　副高：熟练掌握　　正高：熟练掌握

创伤失血是发生低血容量性休克最常见的原因。失血性休克病死率仍然较高，据国外资料统计，创伤导致的失血性休克死亡者占创伤总死亡例数的10%～40%；主要死因是组织低灌注以及大出血、感染和再灌注损伤等原因导致的多器官功能障碍综合征（MODS）。

临床研究的结果显示：DO_2、VO_1、血乳酸的水平和持续时间以及碱缺失水平与患者的预后密切相关。

知识点22：创伤性休克的概念及原因　　　　副高：熟练掌握　　正高：熟练掌握

创伤性休克是严重外伤或大手术造成血液或血浆丧失，并且由于胸部创伤的直接作用、血管活性物质的释放和神经-内分泌系统的反应进一步影响了心血管系统造成的休克。常见原因有胸腹联合损伤、复杂性骨折、挤压伤、大面积撕裂伤等。

知识点23：创伤性休克的病理生理学　　　副高：熟练掌握　　正高：熟练掌握

创伤可以引发以体液分布不均为基本变化的一系列病理生理改变。除损伤部位的出血、水肿和渗出，使循环血量大量减少外，受伤组织逐渐坏死或分解，产生具有血管抑制作用的蛋白分解产物，如化学介质、损伤因子、氧自由基、毒性物质等，引起组织灌注压不足、微血管扩张和管壁通透性增加，有效循环血量进一步减少，组织更加缺血、缺氧。另外，创伤性休克时机体的反应并不局限于对循环系统的调整，还涉及代谢、免疫、凝血等系统，疾病进展会发生全身炎症反应综合征（SIRS）或MODS。

知识点24：创伤性休克的临床表现　　　副高：熟练掌握　　正高：熟练掌握

从休克的角度来看，创伤性休克较失血性休克的临床表现并无特殊。但是，应该注意的是，创伤性休克与损伤部位、损伤程度和出血量密切相关。急诊时必须根据伤情迅速得出初步判断。对于重危伤员，切不可只注意开放伤而忽略极有价值的创伤体征。接诊医师尤其应该关注伤员的神志、呼吸以及致伤机制等。

知识点25：创伤性休克的分级　　　副高：熟练掌握　　正高：熟练掌握

美国创伤学会的脏器损伤分级（OIS）依据对损伤的解剖学描述，将脏器损伤分为 Ⅰ～Ⅴ级（个别脏器为Ⅵ级）。Ⅰ级为最轻伤，Ⅴ或Ⅵ级为最重伤。

知识点26：创伤性休克的特点　　　副高：熟练掌握　　正高：熟练掌握

（1）全血或血浆的丢失加损伤部位的内出血、渗出、水肿导致血容量减少。
（2）严重创伤容易感染，细菌及内毒素可加重休克。
（3）损伤组织坏死、分解可产生具有血管抑制作用的组胺、蛋白分解酶等炎性因子。
（4）多器官功能障碍综合征发生率较单纯低血容量性休克高。

知识点27：创伤性休克的诊断标准　　　副高：熟练掌握　　正高：熟练掌握

（1）患者有严重创伤病史，伴有休克的症状和体征，即可诊断。
（2）要反复仔细查体，甚至采用某些特殊检查，以避免遗漏不易发现的复合性损伤。
（3）及时发现感染及多器官功能损害等并发症。

知识点28：创伤性休克的辅助检查　　　副高：熟练掌握　　正高：熟练掌握

（1）实验室检查：由于创伤性休克患者出现DIC的时间较早，应该加强此方面的监测；其他方面的实验室检查与失血性休克相同。

（2）影像学检查：有助于提供创伤和致伤机制的信息，有条件者应该尽可能完善此方面检查。

知识点29：创伤性休克的治疗原则　　　副高：熟练掌握　正高：熟练掌握

（1）恢复并保持呼吸道的通畅，提供足够的肺换气条件：①迅速清除呼吸道内的异物和分泌物；②吸氧；③积极处理胸部创伤，如堵塞开放性气胸的胸壁伤口，发生张力性气胸时应用胸腔穿刺或闭式引流降低胸腔内压力；④必要时进行气管内插管或气管切开；⑤根据条件和具体情况进行呼吸机辅助呼吸。

（2）补充有效循环血量和调整心血管系统的功能：①根据临床表现和监测结果估计不同程度休克时有效循环血量的丧失量；②扩容首先采用电解质溶液，继以全血或浓缩红细胞；③当发生多发性创伤、大面积挤压伤和严重的开放性创伤时，扩容总量应超过估计丧失量的1倍以上；④当输入量达到估计丧失量的1.5倍时，如果血压仍不回升，应根据具体情况和监测结果选择应用血管活性药物。

（3）建立有效的监测措施。

（4）积极处理引发休克的原发创伤。

（5）预防和治疗电解质和酸碱平衡失调。

（6）预防和治疗感染：①常规应用抗生素，并根据细菌培养和药敏结果进行调整；②必要时可以使用免疫制剂；③充分引流伤口。

（7）预防和治疗可能并发的多器官功能障碍综合征。

知识点30：脓毒性休克的概念　　　副高：熟练掌握　正高：熟练掌握

脓毒性休克又称感染性休克、败血症休克。是指因病原微生物进入机体后，由微生物（包括细菌、病毒，立克次体、原虫与真菌等），特别是革兰阴性细菌的感染及其毒素等产物（包括内毒素、外毒素、抗原抗体复合物）所引起的脓毒病综合征伴休克。是微生物因子和机体防御机制相互作用的结果，决定感染性休克发展的重要因素是微生物的毒力、数量以及机体的内环境与应答。由内毒素引起的休克称内毒素性休克。

知识点31：脓毒性休克的流行病学　　　副高：熟练掌握　正高：熟练掌握

脓毒性休克多发于老年人、婴幼儿、慢性疾病、长期营养不良、免疫功能缺陷、恶性肿瘤以及手术后体力恢复较差的患者。脓毒性休克可发生于任何一种病原微生物感染。过去，革兰阴性菌菌血症约50%发展为休克；革兰阳性菌菌血症约25%发展为休克。近年来，革兰阳性细菌感染率增加，并与革兰阴性细菌感染率相近。约1/3的脓毒性休克查不到病原菌。

知识点32：脓毒性休克的病因　　　副高：熟练掌握　正高：熟练掌握

（1）病原因素：革兰阴性菌为常见致病菌，如肠杆菌科细菌（大肠埃希菌、克雷伯菌、肠杆菌等）、不发酵杆菌（假单胞菌属、不动杆菌属等）、脑膜炎球菌、类杆菌等，占脓毒性休克病因的70%~80%。革兰阳性菌，如葡萄球菌、链球菌、肺炎链球菌、梭状芽胞杆菌等也可引起休克。某些病毒性疾病，如流行性出血热，其病程中也易发生休克。另外，还有真菌引起的严重感染。

（2）宿主因素：老年人、婴幼儿、分娩妇女、大手术后体力恢复较差者，或伴有慢性基础疾病，如肝硬化、糖尿病、恶性肿瘤、烧伤、器官移植，以及长期接受肾上腺皮质激素等免疫抑制药、长期留置导尿管或中心静脉导管者为易患人群。

（3）外科常见病：急性腹膜炎、胆管感染、绞窄性肠梗阻、重症胰腺炎以及泌尿系感染等。

知识点33：脓毒性休克的病理生理学　　副高：熟练掌握　正高：熟练掌握

脓毒性休克发生机制是极为复杂的。目前认为，当机体抵抗力降低时，侵入机体或体内正常寄居的病原得以大量繁殖，释放其毒性产物，并以其为动因激活人体体液和细胞介导的反应系统，产生各种炎性介质和生物活性物质，从而引起机体一系列病理生理变化，使血流动力学发生急剧变化，导致循环衰竭。一般认为，G^-菌胞壁脂多糖（LPS）、G^+菌菌壁磷壁酸及肽糖酐、真菌的酵母多糖、金黄色葡萄球菌的毒素等可直接损伤组织细胞，引起细胞代谢和功能变化。

其病理生理改变主要有3个方面：有效循环血量降低、心血管抑制和全身性炎症反应。其中，血流动力学方面，由于细菌的毒素不同、作用不同，感染性休克的表现也各异。90%患者表现为高动力学型（高排低阻型）：心排血量正常或升高，外周血管扩张，阻力下降；10%晚期患者为低动力学型（低排高阻型）：心排血量下降，外周血管阻力增加。前者如不及时纠正，最终发展为低动力型。

知识点34：全身性炎症反应综合征的诊断标准　　副高：熟练掌握　正高：熟练掌握

全身性炎症反应综合征（SIRS）是由严重感染、烧伤、创伤、手术、胰腺炎以及缺血-再灌注等多种因素引起的机体内促炎-抗炎自稳失衡所致的、伴有免疫防御功能下降的、持续不受控制的全身性炎症反应。其诊断标准：具有以下两项或两项以上的体征：①体温>38℃或<36℃；②心率>90次/分；③呼吸>20次/分或$PaCO_2$<4.3kPa；④白细胞计数>$12.0×10^9$/L或<$4.0×10^9$/L或幼稚细胞>10%。SIRS不一定均由致病菌引起，许多非感染因素也可以引起SIRS。其中，伴有微生物存在或侵入正常活体组织而引起炎症者，称为感染；SIRS伴有严重感染时，称脓毒症。

知识点35：脓毒性休克的临床表现　　副高：熟练掌握　正高：熟练掌握

除原发疾病的临床表现外，多数患者有交感神经兴奋症状：神志尚清、烦躁、焦虑、神情紧张，面色和皮肤苍白，口唇和甲床轻度发绀，肢端湿冷；可有恶心、呕吐；心率增快，呼吸深而快，血压尚正常或偏低、脉压小；尿量减少。

随着休克发展，患者出现意识不清甚至昏迷、呼吸浅速、心音低钝、脉搏细数、表浅静脉萎陷；血压下降，收缩压降低至80mmHg以下；原有高血压者，血压较基础水平降低20%～30%，脉压小；皮肤发花；尿量更少，甚至无尿。

休克晚期，可出现DIC和MODS。

知识点36：脓毒性休克的辅助检查　　　　副高：熟练掌握　　正高：熟练掌握

（1）实验室检查：①血常规：白细胞计数大多增多，为（15～30）×10⁹/L，中性粒细胞增多，伴核左移现象。血细胞比容和血红蛋白增高为血液浓缩的标志。并发DIC时，血小板进行性减少；②病原学检查：抗菌药物治疗前，常规进行血（其他体液、渗出物）和脓液培养（包括厌氧菌和真菌）；分离出致病菌后做药敏试验。鲎溶解物试验（LLT）有助于内毒素的检测；③其他：血乳酸含量测定，有助于微循环障碍和预后情况的判定。其他同一般休克检查。

（2）影像学检查：有助于发现原发病灶和腔隙感染。

知识点37：毛细血管充盈时间的测定及临床意义　　　副高：熟练掌握　　正高：熟练掌握

（1）测定方法：患者取平卧位，使身体各部位基本与心脏处于同一水平。用手指压迫患者指（趾）甲或额部、胸骨表面、胫骨前内侧面等皮下组织表浅部位，片刻后迅速去除压力，观察按压局部皮肤颜色变化。

（2）结果判定：①撤除压力后，局部皮肤颜色由白转红的时间≤2秒为正常，试验阴性。②由白转红时间＞3秒，或呈斑点状发红为试验阳性，说明循环功能障碍。

（3）临床意义：①正常人阴性结果。②阳性见于各种原因的动脉血液循环障碍，如各种原因的休克、肢体动脉梗阻性病变等。③某一肢体阳性，其他肢体、部位阴性，提示该肢体动脉血液减少或中断，如脉管炎等疾病。

知识点38：脓毒性休克的诊断标准　　　　副高：熟练掌握　　正高：熟练掌握

（1）继发于严重感染的脓毒症或败血症逐渐加重引起组织低灌流和器官功能障碍时即成为感染性休克；常见的病因有：①腹腔内感染：如胆管感染、弥漫性腹膜炎；②大面积烧伤创面感染；③多发性创伤后感染或继发于手术的感染。

（2）感染性休克除具有休克的一般临床特点以外，还常伴有全身炎症反应综合征的表现。

（3）感染性休克可以分为冷休克和暖休克两种临床类型：①冷休克：又称低动力型休克、低排高阻型休克。临床特点：表现为四肢厥冷、末梢发绀、神志淡漠或嗜睡，皮肤苍白发绀，可伴有花斑，四肢湿冷，脉搏细数或触不清，脉压＜30mmHg，毛细血管充盈时间延长，尿量＜30ml/h；②暖休克：又称高阻力型休克、高排低阻型休克。临床特点：神志基本清楚，肤色粉红，脉无力，脉压＞30mmHg，毛细血管充盈时间＜2秒，平均每小时尿量超过30ml，右心导管检查示心排出量增多而周围血管阻力降低。

（4）应用B超、CT、X线摄片等方法有利于体内感染灶的定位。

知识点39：脓毒性休克的治疗原则　　副高：熟练掌握　正高：熟练掌握

（1）控制感染：①早期应用广谱抗生素，而后根据细菌培养和药敏结果进行调整；②及早处理原发感染病灶，彻底清除病变坏死的组织，充分引流；③必要时可以应用免疫制剂以帮助恢复和维持免疫功能。

（2）扩充血容量：①以输入平衡盐溶液为主，配合适量的胶体液、血浆或全血；②根据病因和休克程度决定扩容总量；③应根据具体情况及血压、中心静脉压和尿量等监测结果调整失液的量和速度。

（3）纠正代谢性酸中毒：感染性休克中，代谢性酸中毒发生早而重，可在补充血容量的同时，从另一途径输注5%碳酸氢钠溶液200ml，以后再根据血气分析结果补充。

（4）应用血管活性药物：在补足血容量、纠正酸中毒的基础上，通常需要使用一种或多种短效的拟肾上腺类药物，如去甲肾上腺素、多巴胺和多巴酚丁胺等。经研究表明，去甲肾上腺素联合多巴酚丁胺在改善全身氧输送的同时还能纠正组织缺氧，对于感染性休克的疗效较佳。山莨菪碱或东莨菪碱、阿托品等对感染性休克的微循环改善更为安全有效。山莨菪碱，0.01～0.03mg/kg，每10～30分钟静注1次直至病情好转，一般6～8次。多巴胺或多巴酚丁胺20～40mg加入250ml液体中静脉滴注，能增加心排血量及降低外周阻力。心功能有损害者可用毛花苷丙治疗。

（5）肾上腺皮质激素的应用：临床上多主张糖皮质激素大剂量短期使用，如地塞米松1～3mg/kg，加入5%葡萄糖溶液中静脉滴注，一次滴完。一般只用1～2次。

知识点40：心源性休克的临床表现　　副高：熟练掌握　正高：熟练掌握

心源性休克典型表现发生在急性心肌梗死和重症心肌炎后，也可继发于其他各类心脏疾患的急性发病，其临床表现与其他休克相似。但值得注意，原有高血压者，虽收缩压未＜90mmHg，但比原血压下降80mmHg或＞30%以上、脉压小，具有心功能下降指标，心脏指数（CI）每分钟＜2.2L/m^2，肺动脉楔压（PAWP）＞18mmHg。伴高乳酸血症和重要脏器灌注不足临床表现：如皮肤湿冷、苍白或发绀、脉搏细弱、尿量减少（＜20ml/h）。肺梗死所致心源性休克，表现为起病急剧、剧烈胸痛、咳嗽、咯血、气急、可在1小时内死亡。心脏压塞引起者病情发展快，有低血压、脉压小、奇脉、心音遥远微弱、心率过快、肝肿大、肝颈反流阳性、心电图有ST-T改变，但无Q波等。

知识点41：心源性休克的鉴别诊断　　副高：熟练掌握　正高：熟练掌握

（1）休克伴呼吸困难：在心源性休克并发左心衰竭、肺水肿时可出现严重气急，但需注意与急性呼吸窘迫综合征（ARDS）鉴别。后者常因创伤、休克、感染等引起肺泡表面活性物质破坏，透明膜形成，肺顺应性下降，肺泡功能低下，气体弥散功能障碍。肺内通气与血流比率失调，肺分流增加，引起进行性低氧血症和极度呼吸困难。但能平卧，肺X线表现肺门变化不大，周边明显。ARDS晚期气管内有血浆样渗出物，PAWP不高。

（2）休克伴DIC：心源性休克发展至晚期也可导致继发性DIC，但一般DIC常出现在感染性或创伤性休克。血液凝血机制障碍等情况不出现在心功能不全、心排量减少，需注意鉴别。

（3）休克伴昏迷：心源性休克引起脑灌注减少，脑缺氧、脑水肿、脑细胞功能受损时，患者可出现烦躁不安，易激动，但很少发生昏迷。若昏迷出现较早者，应考虑颅内疾病（如脑膜炎、脑炎、脑血管意外、脑外伤等）或其他病因（如严重水、电解质失衡，血糖高或低、肝、肾衰竭，血浆渗透压异常改变等）。

（4）休克伴心电改变：心源性休克最常见于急性心肌梗死（AMI），故有其特异性心电图改变，包括异常Q波、ST-T演变和严重心律失常。但值得注意，老年AMI临床不典型表现和心电图无异常改变常可遇到。注意鉴别心肌炎、心肌病亦可有相应ST-T心电改变，心脏压塞或炎症有低电压、ST抬高T波高耸或倒置。电解质失衡中常见的低钾、镁，其心电改变明显，如U波高或交替电压、Q-T（U）延长，室速、扭转型室速等。其他休克引起心电改变多为继发。

（5）休克合并心功能改变：休克本身为严重循环障碍，但就其血流动力学改变而言，心源性休克始终存在心功能不全处于低排血量，而外周血管呈现收缩状态，四肢厥冷，脉细。而感染性休克合并低血容量时，心排量可不下降，心音不减弱，不遥远，无病理性第三、第四心音，奔马律以及各种病理性杂音，较少发生急性肺水肿。心肌酶谱（CK-MB、AST、LDH同工酶）与心肌钙蛋白检查有利于鉴别。

（6）休克伴有消化道出血：心源性休克由于胃肠缺血缺氧所致急性胃肠黏膜病变而出血，但量小。而消化道疾病出血量＞800ml才有休克表现，故必然有黑便或呕血，注意二者鉴别。

知识点42：心源性休克的急救与处理　　　　副高：熟练掌握　　正高：熟练掌握

绝对卧床休息、给氧、严防输液量过多，速度过快。剧痛时宜用罂粟碱、哌替啶、吗啡、曲马多等一般处理外，应同时采取如下措施：

（1）病因治疗：急性心肌梗死可行溶栓、冠脉置支架、活血化瘀等治疗。心脏压塞者及时行心包穿刺放液或切开引流，心脏肿瘤宜尽早切除。严重心律失常者，应迅速予以控制。

（2）血管活性药的使用：多巴胺、多巴酚丁胺、间羟胺等以提高血压、恢复生命器官的灌注为目的；而硝酸盐、酚妥拉明、硝普钠等扩张动、静脉，增大脉压并使黏附在微血管的白细胞脱落，改善微循环。由于降低体、肺动脉高压，有利于减轻心脏前、后负荷，解除支气管痉挛，提高肺通气量，纠正低氧血症，防止肺水肿。此外，酚妥拉明尚有增强心肌收缩力和治疗心律失常等作用，故联合使用，更为合理。但要注意两者合适比率，使其既能维持血压又要改善微循环。方法上两者宜用微泵分别输入，根据血压、心率等不断调整速度。

（3）控制补液量：鉴于心功能不全，肺脏受损，故成人每日液体量应控制1500ml左右，输胶体或盐水时速度宜慢。如中心静脉压（VCP）$\leqslant$10cmH$_2$O或肺小动脉楔压（PAWP）$\leqslant$12mmHg时，输液速度可略快。一旦VCP和PAWP明显上升则需严格控制输液速度，否则会发生心力衰竭肺水肿。

（4）强心苷类药：该药用于心源性休克其意见不一。在急性心肌梗死发病24小时以内原则不主张使用，其理由是梗死心肌已无收缩作用，未梗死部分已处极度代偿状态。强心苷应用不但未起到应有作用，反而增加心肌耗氧量，甚至发生心脏破裂的严重并发症。出现心力衰竭、肺水肿时亦主张用小剂量、分次应用，否则易过量中毒。目前临床趋向多用血管扩张药和非洋地黄正性肌力药物。

（5）肾上腺皮质激素：在急性心肌梗死中一般认为宜少用或不用激素，一旦出现心源性休克仍需采用，但剂量宜小，使用时间宜短。否则影响梗死心肌愈合，加重心功能不全，易造成心脏破裂。

（6）心肌保护药：能量合剂和极化液，对心肌具有营养支持和防止严重快速心律失常作用。而1,6-二磷酸果糖（FDP）在心源性休克中，具有一定外源性心肌保护作用。

（7）机械辅助循环：急性心肌梗死心源性休克患者药物治疗无效时，应考虑使用机械辅助循环，以减轻左室负担及工作量，同时改善冠状动脉及其他重要器官的血液灌注。其方法有多种，包括部分心肺转流术、人工心脏、主动脉内气囊反搏术。尤其左室机械辅助装置，为心源性休克救治开辟的另一途径。

（8）中医中药：祖国医学"真心痛""厥心痛"的描述，此症有手足厥寒而通身出冷汗，严重者手足青至节，且发夕死，夕发旦死，与现代医学急性心肌梗死心源性休克表现相似。救治上主张宣痹通畅，芳香温通，活血化瘀，辨证论治。目前临床应用麝香保心丸、救心丹、参附汤、生脉散、四逆汤等，均有一定疗效。尤其人参，在心源性休克治疗上有较理想作用。丹参、川芎注射液不但具有活血化瘀功效，且具有清除氧自由基和保护细胞线粒体功能，适合此症应用。

知识点43：过敏性休克的病因　　　　　　副高：熟练掌握　　正高：熟练掌握

过敏性休克是一种十分严重的变态反应，在临床实践中常有所见。一旦发现，若不及时正确地进行抢救，严重者可在10分钟内死亡，应引起高度警惕。

本病绝大多数为药物所引起。据国内资料统计，引起的药物有百余种，其中90%为青霉素所致。实际上致病药物可能更多，应该引起足够的重视。发病年龄以20～40岁青壮年居多，但老年及小儿患者亦可发生。

一般认为，致敏药物以肌内或静脉注射引起过敏性休克的机会较多，口服次之。局部用药量少，但经常接触致敏药物亦可发生。青霉素不论肌内注射、口服、皮下注射、皮内试验、滴眼、滴耳、滴鼻、漱口、阴道子宫颈用药、牙龈黏膜注射以及婴幼儿注射青霉素后的眼泪或尿液污染母体皮肤等均有发生过敏性休克。

过敏性休克除血清生物制剂外，与药物的剂量常无绝对关系。在机体敏感性增高的情况下，即使很小剂量也可发生严重的变态反应。曾有报道，用青霉素皮试即可发生过敏性休克，说明小剂量也不是绝对安全的。但药物剂量过大或疗程过长，可增加发生反应的机会。

知识点44：过敏性休克的临床表现　　　副高：熟练掌握　　正高：熟练掌握

在用致敏药物后，一般呈闪电样发作，常在15分钟内发生严重反应，少数患者可在30分钟甚至数小时后才发生反应，所谓迟发反应。早期临床表现主要为全身不适，口唇、舌和足发麻，喉部发痒，头晕眼花、心慌、胸闷、恶心、呕吐、烦躁不安等。随即全身大汗、脸色苍白、唇部发绀、喉头阻塞、咳嗽、支气管水肿及痉挛、气促、四肢厥冷，亦可有皮肤弥漫潮红和皮疹、手足水肿，部分有垂危濒死恐怖感觉。严重者昏迷及大小便失禁等。体格检查可见球结膜充血，瞳孔缩小或散大，对光反应迟钝，神志不清，咽部充血，心音减弱，心率加快，脉搏微细难以触及，血压下降，严重者测不出。有肺水肿者，双下肺可闻及湿啰音。休克患者经抢救苏醒后常感觉周身无力，或有头痛及精神不振。

知识点45：过敏性休克的急救与处理　　　副高：熟练掌握　　正高：熟练掌握

病情的严重程度，与发生反应时间的早晚有密切关系。发生反应时间越早则病情越严重，有时来不及抢救而死亡。若事先能有准备，做到分秒必争。凡遇药物过敏性休克患者，必须立即停用致敏药物，测量血压和触摸脉搏及观察呼吸等，立即注射肾上腺素、糖皮质激素、升压药、脱敏药等，休克常能得到及时的恢复。发现患者必须就地抢救，不可搬动，身体平卧。目前常用药物有以下几种：

（1）肾上腺素：发现过敏性休克时，立即静脉注射肾上腺素，小儿每次用1/1000浓度0.01～0.02ml/kg，成人用0.5～1mg，也可在原来注射药物处肌内注射，以减少致敏药物的吸收，同时又有抗过敏作用。肾上腺素的作用短暂，如首次注射后不见效果，可考虑10～15分钟内重复注射。

（2）肾上腺皮质激素：对抗过敏及升高血压甚为有效。每次可用地塞米松10～20mg肌注或静脉推注，甲泼尼龙100～300mg静脉注射。

（3）升压药：常用间羟胺10～20mg、多巴胺20～40mg静注或肌注。如上述治疗后血压仍不回升者，则可用去甲肾上腺素1mg稀释10ml静注，或用2～4mg去甲肾上腺素加入5%葡萄糖盐水250ml静脉滴注。但切勿肌内注射、皮下注射，以免注射局部发生缺血而坏死。

（4）脱敏药：可用异丙嗪（非那根）25～50mg肌注或静注，还可用阿司咪唑（息斯敏）、赛庚啶和钙盐等。

（5）氧气吸入：对病情严重的病例，对纠正低氧血症改善呼吸衰竭有良好的效果。

（6）输液问题：由于外周血管麻痹扩张，血容量不足，输液量加大加快，有利于改善全身及局部循环的作用，同时促进过敏物质的排泄，一般开始滴注1000ml的5%葡萄糖盐水。如患者有肺水肿表现则应减慢输液速度及改为糖盐水，以免加重病情。或给予右旋糖酐及代血浆，快速输注以后按实情补充。

（7）其他：休克改善后，如血压仍波动者，血管活性药持续静滴维持。如患者有血管神经性水肿，风团及其他皮肤损害者，可每天口服泼尼松20～30mg，分次用药。抗组胺类药物，如阿司咪唑（息斯敏）10mg，每天1~2次或氯苯那敏（扑尔敏）4mg，每天3次日服。注意补充维生素C，同时对患者应密切观察24小时，以防过敏性休克再次发生。

知识点46：过敏性休克的预防   副高：熟练掌握   正高：熟练掌握

（1）避免滥用药物，强调医师应严格掌握用药原则，根据适应证用药，避免滥用药物，是预防药物过敏性休克的重要措施。

（2）询问过敏史：应用药物前必须询问有无过敏史，如荨麻疹、哮喘、湿疹、药疹及过敏性鼻炎等。如有过敏史，使用药物时应提高警惕。对某种药物已有变态反应，则禁止再用。

（3）皮肤过敏试验：对于青霉素已规定在用药前须做皮肤过敏试验。有过敏史者，先行划痕试验，如为阴性，再改做皮内试验。普鲁卡因、抗毒血清及碘油剂等均应用过敏试验。

（4）提高警惕，加强观察：很多药物都有发生变态反应的可能，故对注射药物后的患者，应留在观察室20~30分钟，以防意外发生。对有过敏史者尤应注意。

（5）预防第二次休克：有些患者以前已发生过敏性休克，由于未引起注意，以致有少数患者发生第二次休克，甚至死亡。因此，必须确诊致病的药物名称，在病历卡最醒目处注明。并告知患者和家属，或者发给过敏性休克登记卡，嘱患者以后看病时持卡，以供医师参考。

第四章　多器官功能障碍综合征

知识点1：多器官功能障碍综合征的概念　　　　副高：熟练掌握　　正高：熟练掌握

多器官功能障碍综合征（MODS）是指机体遭受严重感染、创伤、休克及大手术等急性损伤后，同时或序贯出现2个或2个以上器官功能障碍。MODS既不是独立疾病，也不是单一脏器的功能障碍，而是涉及多器官的病理生理变化，是一个复杂的综合征。MODS的发病基础是由感染性和非感染性疾病导致的全身炎症反应综合征（SIRS）。

知识点2：MODS的病因　　　　　　　　　　　副高：熟练掌握　　正高：熟练掌握

（1）严重损伤：如创伤、烧伤及大手术后失血、缺水，在有或无感染的情况下均可发生MODS，约占MODS病例的50.5%。

（2）感染：约70%的MODS系由感染引起，特别是严重的腹腔内感染（如重症胰腺炎、梗阻性化脓性胆管炎、绞窄性肠梗阻、急性腹膜炎等）所引起的败血症，其致病因素主要为内毒素。

（3）休克：严重休克，特别是休克晚期。

（4）其他：心脏、呼吸骤停复苏术后。急性药物或毒物中毒，大量输血或输液，呼吸机应用失当，肢体、大面积的组织或器官缺血-再灌注损伤等。若原有慢性器官病损（冠心病、肝硬化、慢性肾病等）或免疫功能低下及营养不良等病理因素，则MODS发病更易、更重。

知识点3：MODS的发病机制　　　　　　　　　副高：熟练掌握　　正高：熟练掌握

MODS的发病机制尚未完全阐明，基本的认识是众多的炎症细胞在数十种炎性介质、因子的引导下，引发细胞-细胞间的过度免疫反应，即被激发的效应细胞产生对各种器官靶细胞的细胞毒作用，以引起组织、器官的损伤与障碍。机体在遭受严重致病因素的侵袭后所激发的剧烈防御性免疫反应，一方面可起稳定自身的作用，但另一方面也可起损害自身的作用。所以MODS实质上可视为一个失控的全身自我破坏性炎症反应过程。参与MODS发病的炎症细胞主要有中性粒细胞、吞噬细胞、内皮细胞及血小板等；与MODS发病有关的主要炎性介质有白介素-1（IL-1）、肿瘤坏死因子（TNF）、白三烯、前列环素等。但败血症休克以及由它导致的MODS中，致死的主要原因是内毒素。

MODS的临床表现很复杂，个体差异很大，从MODS中各脏器障碍发生的频度来看，发生率最高的是肺功能障碍，其次是胃肠及肾功能障碍，因器官功能障碍程度、机体的反应性、化验指标特异性等因素而有很大差异。

目前，MODS的诊断标准不统一，临床可根据具体情况选择标准完整的MODS诊断依据，包括诱发因素、SIRS和多器官功能障碍三个方面。①存在严重创伤、休克、感染、复苏延迟、急性胰腺炎、大量坏死组织存留或自身性免疫疾病等诱发MODS的病史或征象；②存在SIRS或败血症的表现及相应的临床症状；③存在2个以上系统或器官功能障碍的表现。其中诱发因素通过仔细的询问病史和查体不难获得，而如何早期准确地判断是否存在SIRS和器官功能障碍则成为MODS早期诊断的关键。

临床上MODS有两种类型：①速发型：是指原发急症在发病24小时后有两个或更多的器官系统同时发生功能障碍，如ARDS+急性肾衰竭（ARF），ARDS+ARF+急性肝衰竭（AHF），弥散性血管内凝血（DIC）+ARDS+ARF。此型发生多由于原发病为急症且甚为严重。对于发病24小时内因器官衰竭死亡者，一般只归于复苏失败，而不作为MODS。②迟发型：是先发生一个重要器官或系统的功能障碍，如心血管、肺或肾的功能障碍，经过一段较稳定的维持时间，继而发生更多的器官、系统功能障碍。此型多见于继发感染或存在持续的毒素或抗原。

1995年全国危重病急救医学学术会议标准主要内容：

（1）呼吸衰竭：R＞28次/分；PaO_2＜6.7kPa；PCO_2＞5.89kPa；PaO_2/FiO_2≤200mmHg；$P_{(A-a)}DO_2$（FiO_2 1.0）＞200mmHg；X线胸片显示肺泡实变≥1/2肺野（具备其中3项或3项以上）。

（2）肾衰竭：除外肾前因素后，出现少尿或无尿，血清肌酐、尿素氮水平增高，超出正常值1倍以上。

（3）心力衰竭：收缩压＜80mmHg，持续1小时以上；CI＜2.6L/（min·m^2）；室性心动过速；室颤；Ⅱ度房室传导阻滞；心脏骤停复苏后（具备其中3项或3项以上）。

（4）肝功能衰竭：总胆红素＞34μmol/L；肝酶较正常升高2倍以上；凝血酶原时间＞20秒；有或无肝性脑病。

（5）DIC：血小板100×10^9/L；凝血酶原时间和部分凝血酶原时间延长1.5倍，且纤维蛋白降解产物增加；全身出血表现。

（6）脑功能衰竭：Glasgow评分低于8分为昏迷。

MODS是动态发展过程，是一个器官从功能正常到代偿性功能变化，再到失代偿性功能异常。为早期诊断和正确防治，应采用器官功能评分标准进行动态诊断。Marshall 等人提出了 MODS 评分标准（见下表）。通过对大量外科 ICU 病例的追踪观察研究，其涉及 6 个主要的器官系统，每个器官或系统的评分分为 5 个等级。0 分预示死亡率＜5%，4 分预示该器官或系统出现严重的功能障碍且死亡率＞50%。但仅根据衰竭器官的数量评估预后并不可靠。因受累器官的不同结合会导致不同的预后。

MODS的评分标准

系 统	参 数	评 分				
		0	1	2	3	4
呼吸	PaO_2/FiO_2 率*	＞300	226~300	151~225	76~150	≤75
肾	血浆肌酐（μmol/L）	≤100	101~200	201~350	351~500	＞500
肝	血浆胆红素（μmol/L）	≤20	21~60	61~120	121~240	＞240
心血管	PAR**	≤10.0	10.1~15.0	15.1~20.0	20.1~30.0	＞30.0
血液	血小板计数	＞120	81~120	51~0	21~50	≤20
神经	Glasgow 评分	15	13~14	10~12	7~9	≤6

注：*：PaO_2/FiO_2 率：动脉血氧分压和氧摄入分数比。其中，PaO_2：动脉血氧分压（mmHg）；FiO_2：氧摄入分数。
**：校正压力下的心率（PAR）＝心率×（右房压力/平均动脉）

知识点7：MODS 的预防和处理　　　　副高：熟练掌握　　正高：熟练掌握

（1）积极治疗原发病：无论是否发生 MODS，为抢救患者的生命，原发病应予以积极治疗。只有控制原发病，才能有效防止和治疗 MODS。否则，必然使病情加重、恶化。如大面积的创伤，及时清创、及时补充体液、防止感染，就容易防止可能出现的肾功能障碍。

（2）重点监测患者的生命体征：生命体征是最容易反映患者器官或系统变化的征象，如果患者呼吸快、心率快，应警惕发生心、肺功能障碍；血压下降肯定要考虑周围循环衰竭。对可能发生 MODS 的高危患者，应进一步扩大监测的范围，如中心静脉压、尿量及比重、肺动脉楔压、心电图改变等，可早期发现 MODS。

（3）防治感染：鉴于外科感染是引起 MODS 的重要病因，防治感染对预防 MODS 有非常重要的作用。对可能感染或者已有感染的患者，在未查出明确感染微生物以前，必须合理使用广谱抗生素或联合应用抗菌药物。对明确的感染病灶，应采取各种措施使其局限化，只要可能，应及时做充分的外科引流，以减轻脓毒症。如急性重症胆管炎、弥漫性腹膜炎等，应积极做胆管和腹腔引流。当发热、白细胞明显升高、但没有发现明确感染灶，应做反复细致的全身生理学检查，反复做血培养，采用能利用的各种辅助检查寻找隐藏的病灶。维持各种导管的通畅，加强对静脉导管的护理，有助于防止感染的发生。

（4）改善全身情况和免疫调理治疗：急症患者容易出现水电解质紊乱和酸碱平衡失调，外科患者常见是等渗性缺水、低渗性缺水和代谢性酸中毒，必须予以纠正。创伤、感染导致的低蛋白血症、营养不良也需要耐心纠正。除了补充人体血清蛋白以外，适时的肠外营养并逐渐视病情过渡到肠内营养可补充体内的消耗，并酌情使用生长激素能增加蛋白合成。

（5）保护肠黏膜的屏障作用：有效纠正休克、改善肠黏膜的灌注，能维护肠黏膜的屏障功能。尽可能采用肠内营养，可防止肠道细菌的移位。合并应用谷胺酰胺和生长激素，包含有精氨酸、核苷酸和 ω-3 多不饱和脂肪酸的肠内营养剂等，可增强免疫功能，减少感染性并发症的发生。

（6）及早治疗首先发生功能障碍的器官：MODS 多从一个器官功能障碍开始，连锁反应导致更多器官的功能障碍。治疗单个器官功能障碍的效果胜过治疗 MODS。只有早期诊断器官功能障碍，才能及早进行治疗干预，阻断 MODS 的发展。

知识点8：MODS 消化道出血的防治　　　　副高：熟练掌握　正高：熟练掌握

（1）预防措施：①常规应用 H_2 受体阻滞剂；胃肠减压抽空胃液和反流的胆汁，必要时应用抗酸药物以中和胃酸，使胃腔内 pH 维持在 4 以上；②慎用可以诱发急性胃黏膜病变的药物，如阿司匹林、肾上腺皮质激素等；③应用大剂量的维生素 A；④生长抑制激素的应用；⑤全肠外营养治疗或肠内营养治疗。

（2）出血治疗：①输新鲜血；②持续胃肠吸引；③给予抗酸药物、H_2 受体阻滞剂；④止血药；⑤用冰盐水洗胃有较好的止血作用；⑥有条件时可采用选择性动脉插管（胃左动脉、肠系膜上动脉）行垂体后叶素灌注疗法；⑦如经过积极非手术治疗后出血仍不止和/或合并有消化道穿孔，应迅速手术治疗。

知识点9：MODS 弥散性血管内凝血的诊断　　　　副高：熟练掌握　正高：熟练掌握

（1）突然发生的多部位自发性出血，常为皮肤黏膜出血，伤口及注射部位渗血，严重者可有肺、胃肠系统、泌尿系统等内脏出血，甚至脑出血。

（2）微血管栓塞：表现为指（趾）、鼻、颊及耳部发绀。

（3）微循环障碍：发病短期内出现低血压、休克，不易用原发病解释。

（4）实验室检查：血小板 $< 100 \times 10^9$/L 或进行性下降；血浆纤维蛋白原含量 < 1.5g/L 或进行性下降；3P 试验阳性或 FDP > 20mg/L；凝血酶原时间缩短或延长 3 秒以上，或者呈动态变化。

知识点10：MODS 弥散性血管内凝血的治疗　　　　副高：熟练掌握　正高：熟练掌握

（1）消除诱因、治疗原发病，如积极有效地控制感染，抗休克，纠正水、电解质紊乱及酸碱失衡等。

（2）无明显出血倾向者应及早使用肝素治疗：肝素钠一般剂量为 62.5～125U/kg，静脉滴注，20～60 分钟滴完，每 6 小时 1 次，以 APTT 延长 1.5～2 倍为度，若 APTT > 100 秒，出血症状加重则应减量或停用，严重时给予硫酸鱼精蛋白对抗，每 1mg 鱼精蛋白能对抗 1mg 肝素。采用小剂量肝素治疗（成人每天用量 600～1200U，加入葡萄糖溶液、血浆或低分子右旋糖酐内静脉滴注，或首次 3125U，以后每 4～6 小时 750U）则较安全，无须实验室监测。

停药应注意逐渐减量，不可骤停。

（3）抗血小板药物：用于轻型DIC或疑诊DIC而未肯定或处于高凝状态的患者。常用双嘧达莫（潘生丁）200～400mg/d，分3次口服，阿司匹林1.2～1.5g/d，分3次口服，后者多用于亚急性或慢性DIC，二者合用有协同作用。另外，亦可合用低分子右旋糖酐500ml/d静脉滴注。

（4）抗纤溶药物：有继发纤溶时要在足量肝素的基础上应用。常用药物有氨基己酸、氨甲苯酸（止血芳酸）、氨甲环酸（止血环酸）等。

（5）在肝素治疗的同时，可根据病情输新鲜全血、新鲜血浆、纤维蛋白原或浓缩血小板等以补充血小板和凝血因子。

知识点11：MODS的营养治疗　　　副高：熟练掌握　正高：熟练掌握

重症患者的营养治疗并不仅是营养素的补充，而是保护器官的结构与功能、推进各种代谢通路、维护组织与细胞代谢的根本措施，也是防止MODS发生与进展的重要手段。营养治疗要点包括：

（1）根据应激的严重程度提供相对足够的热量。如果热量不足会加重机体"自身相食"，热量过多也会加重机体代谢紊乱。

（2）总热量在7536～10467kJ选择。

（3）降低葡萄糖的输入和负荷，以免产生或加重高血糖，葡萄糖一般为500～600g/d。

（4）在非蛋白热量中，提高脂/糖比值，使脂肪供能达总非蛋白热量的50%～70%。

（5）提高蛋白质的摄入量[2.0～3.0g/(kg·d)]或氨基酸的输入量。热量与氮量的比以（100～150）：1为佳。

（6）病情允许时，尽量采用肠内营养途径。

知识点12：急性呼吸窘迫综合征的概念　　副高：熟练掌握　正高：熟练掌握

急性呼吸窘迫综合征（ARDS）是在严重感染、休克、创伤及烧伤等非心源性疾病过程中，肺毛细血管内皮细胞和肺泡上皮细胞损伤造成弥漫性肺间质及肺泡水肿，导致的急性低氧性呼吸功能不全或衰竭。ARDS不是一个仅限于肺部的疾病，而是SIRS在肺部的严重表现。作为连续的病理过程，其早期阶段为急性肺损伤（ALI），重度的ALI即ARDS。由于常继发MODS，病死率很高。使用统一的ALI/ARDS诊断标准，以便早期识别、预防和治疗。

ALI/ARDS以肺容积减少、肺顺应性降低、严重的通气/血流比例失调为病理生理特征，临床上表现为进行性低氧血症和呼吸窘迫，肺部影像学上表现为非均一性的渗出性病变。

知识点13：急性呼吸窘迫综合征的病因　　副高：熟练掌握　正高：熟练掌握

（1）直接原因：包括误吸综合征、溺水（淡水、海水）、吸入毒气或烟雾、肺挫伤、肺炎及机械通气引起的肺损伤。

（2）间接原因：包括各类休克、脓毒症、急性胰腺炎、大量输库存血、脂肪栓塞及体外循环。以全身性感染、全身炎性反应综合征、脓毒症时，ARDS的发生率最高。

| 知识点14：急性呼吸窘迫综合征的病理生理 | 副高：熟练掌握　正高：熟练掌握 |

非心源性肺水肿即漏出性肺水肿是ARDS特征性病理改变。由于各种诱发病因导致肺泡上皮细胞及毛细血管内皮细胞的损伤，使肺泡-毛细血管膜的通透性增加，体液和血浆蛋白渗出血管外至肺间质和肺泡腔内，形成非心源性肺水肿。引起肺泡-毛细血管膜通透性增加的原因较为复杂。中性粒细胞在急性肺损伤中可能起到重要作用。从ARDS患者的肺泡灌洗液中发现，中性粒细胞数量增加，中性粒细胞酶的浓度也增高。一些病原体及其毒素作为炎症刺激物激活体内的补体系统，促使炎性细胞及血小板等在毛细血管内形成微血栓。一些炎性细胞和内皮细胞可释放细胞因子和炎性介质，包括肿瘤坏死因子、白介素类、氧自由基、血栓素等，都可损伤毛细血管内皮细胞，破坏血管壁的通透性。一些游离脂肪酸及各种细胞碎片在肺血管内形成的微血栓，可直接损害血管壁，引起漏出性肺水肿。

肺表面活性物质的数量减少和活性降低是引起ARDS患者发生顽固性低氧血症和肺顺应性降低的重要原因。炎性反应、肺泡血液灌流不足、肺泡水肿及机械通气等，都可使肺表面活性物质减少和活性降低。结果使肺泡发生萎陷，肺功能残气量降低及广泛性肺不张。结果导致肺通气/灌流比例失调和肺内分流量增加，引起顽固性低氧血症。

ARDS的肺机械性能改变表现为肺顺应性降低。肺顺应性是反映肺组织的弹性特点，表示在一定压力下肺容量扩张的难易程度。ARDS患者由于肺间质和肺泡水肿、充血，肺表面活性物质减少引起肺表面张力增加，肺容量及肺功能残气量都降低，结果导致肺顺应性明显降低。在ARDS早期，肺容量降低和肺不张的发生是不平衡的，往往与患者的体位有关，低垂部位肺比较容易发生。

肺内分流量增加和通气/灌流比例失调都可引起低氧血症，但肺内分流量的增加是引起顽固性低氧血症的主要原因。肺功能残气量降低和广泛肺不张使肺容量明显降低，可减少至正常肺容量的1/2以下，死腔通气明显增加，加上通气/灌流比例失调，使静脉血得不到充分氧合，肺内分流量增加，导致低氧血症。在ARDS后期，由于死腔通气增加，可导致CO_2的排出障碍而引起CO_2潴留。

| 知识点15：急性呼吸窘迫综合征的临床表现 | 副高：熟练掌握　正高：熟练掌握 |

（1）初期：患者呼吸加快，有呼吸窘迫感但无明显的呼吸困难和发绀。肺部听诊无啰音；X线胸片除原有病变或损伤外一般无明显异常。此时的呼吸窘迫感，用一般的吸氧方法不能得到缓解，是值得注意的现象。发病后可有一过渡阶段，一般表现近似平稳，肺部病理学检查和X线摄片仍可无明显异常。实际上是心脏增加搏出量，对低氧血症起一定的代偿作用，而肺部病变尚在进展。

（2）进展期：患者有明显的呼吸困难和发绀，呼吸道分泌物增多，肺部有啰音；X线胸片有广泛性点、片状阴影。意识发生障碍，如烦躁、谵妄或昏迷，体温可升高，白细胞计数增多。此时必须行气管插管加以机械通气支持，才能缓解缺氧症状；同时需要其他治疗。

（3）末期：患者陷于深昏迷，心律失常，心搏变慢乃至停止。

知识点16：急性呼吸窘迫综合征的诊断　　　　副高：熟练掌握　正高：熟练掌握

根据临床表现诊断ARDS并不困难，但应强调及时发现，在损伤、感染等过程中密切观察患者的呼吸状态，发现呼吸频率超过30次/分、呼吸窘迫或困难、烦躁不安等症状，应及时做肺部X线摄片等各项检查，排除气道阻塞、肺部感染、肺不张、急性心力衰竭等常见诱因就可考虑ARDS。

（1）密切监测血气分析：动脉血气分析氧分压的正常值是80～100mmHg，ARDS初期临床症状不严重时，$PaCO_2$可降低至60mmHg，因为氧分压随吸入氧浓度增高而增加，故在判断呼吸功能时应以PaO_2/FiO_2表示呼吸衰竭程度，$PaO_2/FiO_2 < 300mmHg$作为ALI的诊断标准，$PaO_2/FiO_2 < 200mmHg$作为ARDS的诊断标准之一，动脉血气二氧化碳分压正常值为40mmHg，$PaCO_2$增高表示病情加重。

（2）呼吸功能监测：包括肺泡-动脉血氧梯度监测（$AADO_2$，正常值5～10mmHg）、死腔-潮气量之比（VD/VT，正常者0.3）、肺分流率（Q_S/Q_T，正常为5%）、吸气力正常者80～100cmH2O、有效动态顺应性正常为（EDC）100ml/100Pa、功能性残气量FRC正常者30～40ml/kg。$AADO_2$反映肺泡功能，用呼吸机时应以$AADO_2/FiO_2$的数值表示。VD/VT反映肺排出CO_2的能力，可以从$PaCO_2$及呼气CO_2分压测定推算，Q_S/Q_T反映肺血管变化对换气的影响，须经血流动力学监测结果推算，以上3项监测结果在ARDS时均增加，而吸气力、EDC、FRC均反映通气能力，在ARDS时降低。

（3）血流动力学监测：PICCO和Swan-Ganz漂浮导管对于临床监测患者的血流动力学变化具有很大的帮助，放置PICCO可以监测CI、CO及血管外肺水，置入Swan-Ganz漂浮导管，监测肺动脉压（PAP）、肺动脉楔压（PAWP）、心排血量（CO）、混合静脉血氧分压（PVO_2）等，了解有无左心房高压及缺氧程度等。

（4）其他：X线胸片显示双肺浸润，提示肺水肿，但早期肺野清晰并不能排除有肺水肿，必要时做胸部CT，确定肺部有无感染，关于中性粒细胞、补体、蛋白酶、细胞因子及其介质的生物化学和免疫学监测的临床价值还有待于确定。

知识点17：急性呼吸窘迫综合征的治疗原则　　　　副高：熟练掌握　正高：熟练掌握

（1）原发病的治疗：全身性感染、创伤、休克、烧伤、急性重症胰腺炎等是导致ALI/ARDS的常见病因。控制原发病，遏制其诱导的全身失控性炎症反应，是预防和治疗ALI/ARDS的必要措施。

（2）循环支持治疗：早期主张积极补充血容量，保证组织的灌流和氧供，促进受损组织的修复。但在晚期应限制入水量并适当用利尿药，以降低肺毛细血管内静水压，或许对减少血管外肺水和减轻肺间质水肿有利。应加强对循环功能的监测，最好放置Swan-Ganz漂浮导管，监测全部血流动力参数以指导治疗。

（3）呼吸支持治疗

1）氧疗：ALI/ARDS患者吸氧治疗的目的是改善低氧血症，使动脉氧分压（PaO_2）达到60～80mmHg。可根据低氧血症改善的程度和治疗反应调整氧疗方式。

2）无创机械通气（NIV）：当ARDS患者神志清楚、血流动力学稳定，并能够得到严密监测和随时可行气管插管时，可以尝试NIV治疗。若低氧血症不能改善或全身情况恶化，提示NIV治疗失败，应及时改为有创通气。

3）有创机械通气：①机械通气的时机选择：ARDS患者经高浓度吸氧仍不能改善低氧血症时，应气管插管进行有创机械通气。②肺保护性通气：由于ARDS患者大量肺泡塌陷，肺容积明显减少，常规或大潮气量通气易导致肺泡过度膨胀和气道平台压过高，加重肺及肺外器官的损伤。对ARDS患者实施机械通气时应采用肺保护性通气策略，气道平台压不应超过30～35cmH₂O。③肺复张：充分复张ARDS塌陷肺泡是纠正低氧血症和保证PEEP效应的重要手段。为限制气道平台压而被迫采取的小潮气量通气往往不利于ARDS塌陷肺泡的膨胀，而PEEP维持复张的效应依赖于吸气期肺泡的膨胀程度。目前临床常用的肺复张手法包括控制性肺膨胀、PEEP递增法及压力控制法（PCV法）。其中实施控制性肺膨胀采用恒压通气方式，推荐吸气压为30～45cmHg，持续时间30～40秒。④PEEP的选择：应使用能防止肺泡塌陷的最低PEEP，有条件情况下应根据静态P-V曲线低位转折点压力+2cmH₂O来确定PEEP。⑤自主呼吸：ARDS患者机械通气时应尽量保留自主呼吸。⑥半卧位：ARDS患者合并VAP往往使肺损伤进一步恶化，预防VAP具有重要的临床意义。机械通气患者平卧位易发生VAP。若无禁忌证，机械通气的ARDS患者应采用30°～45°半卧位。⑦俯卧位通气：俯卧位通气通过降低胸腔内压力梯度、促进分泌物引流和促进肺内液体移动，明显改善氧合。常规机械通气治疗无效的重度ARDS患者，若无禁忌证，可考虑采用俯卧位通气（推荐级别：D级）。⑧镇静、镇痛与肌松：机械通气患者应考虑使用镇静、镇痛剂，以缓解焦虑、躁动、疼痛，减少过度的氧耗。合适的镇静状态、适当的镇痛是保证患者安全和舒适的基本环节。临床研究中常用Ramsay评分来评估镇静深度、制订镇静计划，以Ramsay评分3～4分作为镇静目标。每天均需中断或减少镇静药物剂量直到患者清醒，以判断患者的镇静程度和意识状态。机械通气的ARDS患者应尽量避免使用肌松药物。如确有必要使用肌松药物，应监测肌松水平以指导用药剂量，以预防膈肌功能不全和VAP的发生。

4）液体通气：部分液体通气是在常规机械通气的基础上经气管插管向肺内注入相当于功能残气量的全氟碳化合物，以降低肺泡表面张力，促进肺重力依赖区塌陷肺泡复张。

5）体外膜氧合技术（ECMO）：建立体外循环后可减轻肺负担、有利于肺功能恢复。

（4）营养支持：多数ARDS患者都处在高代谢状态，营养支持应尽早开始，最好用肠道营养。能量的摄取既应满足代谢的需要，又应避免糖类的摄取过多，蛋白质摄取量一般为每天1.2～1.5g/kg。

（5）药物治疗：①肾上腺糖皮质激素。②非皮质醇类抗炎药物早期应用，方可奏效。③自由基清除剂和抗氧化剂（富露施）。④表面活性物质（PS）替代治疗。⑤免疫疗法：拮抗内毒素治疗、抗细胞因子治疗、杀菌性渗透增加蛋白。⑥沐舒坦用于ARDS治疗（大剂量，1g/d）。⑦促进肺脏合成和释放PS。⑧减少超氧化物阴离子及过氧化氢的释放。⑨减少多种炎症细胞及炎性介质的释放。

知识点18：急性肾衰竭的概念　　　　副高：熟练掌握　　正高：熟练掌握

急性肾衰竭（ARF）是由各种原因引起的急性肾功能损害及由此所致的氮质血症、水与电解质平衡紊乱等一系列病理生理改变。尿量突然减少时ARF发生的标志。成人24小时尿量少于400ml称为少尿，尿量不足100ml为无尿。但亦有24小时尿总量超过800ml，而血尿素氮、肌酐量进行性增高者，称为非少尿型急性肾衰竭。研究证明在肌酐轻度升高，或者是尿量早期减少的时候认识到肾功能的改变，及早给予干预和治疗，可以改善患者的预后及减少住院时间，故国际肾脏病协会及急救医学界将急性肾衰竭改为了急性肾损伤（AKI）。

知识点19：急性肾衰竭的病因与分类　　　　副高：熟练掌握　　正高：熟练掌握

肾衰竭时含氮复合物在血液内潴留，ARF的临床表现为氮质血症，根据不同病因和早期处理的差异通常将其分为三类。

（1）肾前性：各种原因的脱水、血容量减少、心排血量低下等灌注不足，均可引起可逆性肌酐清除率下降，常见的病因有大失血、休克、脱水等，早期肾本身尚未损害，属功能性肾功能不全，肾前性氮质血症是完全可逆的。若不及时处理，可使肾血流量进一步减少，发展成急性肾小管坏死，故应积极寻找发病原因，及时纠正肾低灌注状态，以避免发生肾实质性损害。

（2）肾后性：由于双侧输尿管或肾的尿液突然受阻而继发ARF。多见于双侧输尿管结石、前列腺肥大、盆腔肿瘤压迫输尿管等，在肾未发生严重实质性损害前，肾后性氮质血症也是完全可逆的，解除梗阻后肾功能可恢复。

（3）肾性：各种有毒物质的作用导致肾缺血和肾中毒等各种原因可引起肾本身病变，急性肾小管坏死是其主要形式，约占3/4，大出血、脱水、全身感染、血清变态反应等可造成缺血性肾小管上皮损伤，造成肾中毒的物质有氨基糖苷类抗生素如庆大霉素、卡那霉素、链霉素；重金属如铋、汞、铅、砷等；其他药物如造影荆、阿昔洛韦、顺铂、两性霉素B；生物性毒素如蛇毒、鱼胆等，有机溶剂如四氯化碳、乙二醇、苯、酚等。大面积烧伤、挤压伤、感染性休克、肝肾综合征等，即可造成肾缺血，又可引起肾中毒。

知识点20：急性肾衰竭的发病机制　　　　副高：熟练掌握　　正高：熟练掌握

（1）肾血流动力学改变：在肾缺血、肾毒素等因素作用下，通过一些血管活性物质，主要是内皮素、一氧化氮、花生四烯酸代谢产物、前列腺素和血管紧张素等，使肾血液灌注下降及肾内血管收缩，肾内血液发生重新分布，髓质缺血，特别是外层髓质，呈低灌注状态，肾小球滤过率（GFR）下降。GFR在不同平均动脉压下能自行调整，当平均动脉压下降至

60mmHg，则GFR下降1/2。肾灌注压力降低仅是ARF的起始因素。另外，氧自由基引起肾血流动力学的改变，与其种类、合成量及作用的血管部位有关。

（2）肾小管功能障碍：指各种因素所导致的肾小管上皮细胞损伤及其功能障碍。肾持续缺血或肾毒素引起肾小管上皮细胞损伤的机制有：①细胞能量代谢障碍及其所致的细胞内钙离子浓度明显增加，激活了钙依赖性酶如一氧化氮合成酶、钙依赖性细胞溶解蛋白酶、磷酸解脂酶A（PLA）等，导致肾小管低氧性损伤。②肾内炎性介质如细胞因子、黏附因子、化学趋化因子等的合成和释放所引起肾组织内的炎症反应。③具有细胞直接损害作用的氧自由基的产生等。此外，肾小管上皮在损伤后可诱发肾实质细胞的凋亡，引起其自然死亡。在这些综合因素的作用下，最终引起肾小管上皮细胞变性、坏死和脱落，发生肾小管堵塞和滤液返漏，成为ARF持续存在的主要因素。

脱落的黏膜、细胞碎片、Tamm-Horsfall蛋白均可在缺血后引起肾小管堵塞。严重挤压伤或溶血后产生的血红蛋白、肌红蛋白亦可导致肾小管堵塞。堵塞部位近端肾小管腔内压随之上升，继而肾小囊内压升高。肾小球滤过压接近或等于零时，肾小球即停止滤过。肾小管上皮细胞损伤后坏死、脱落，肾小管壁出现缺损区，小管管腔与肾间质直接相通，致使原尿液反流扩散至肾间质，引起肾间质水肿，压迫肾单位，加重肾缺血，使肾小球滤过率更低。

（3）肾缺血－再灌注损伤：肾缺血、缺氧导致细胞产生一系列代谢改变，最初为与缺血程度相关的细胞内ATP减少；若缺血时间延长，ATP迅速降解为ADP和AMP。AMP可进一步分解成核苷（腺苷和肌苷）等，弥散到细胞外，导致ATP合成原料的不足。若缺血时间更长，可造成线粒体功能不可逆的丧失，导致ATP的再生受损。细胞内ATP减少使各种依赖于ATP能量的离子转运发生障碍，细胞损害的酶被激活及细胞骨架蛋白破坏。这些因素导致细胞水肿、细胞内钙离子浓度升高、细胞内酸中毒及细胞损害，最终引起细胞功能障碍和死亡。

（4）非少尿型急性肾衰竭：发病机制目前仍不很清楚，有认为可能代表了肾小管损伤的一种较轻类型。由于肾小管上皮细胞变性坏死、肾小管堵塞等仅发生于部分的肾小管，而有些肾单位血流灌注量并不减少，血管并无明显收缩和血管阻力不高，此时就会出现非少尿型急性肾衰竭。

知识点21：急性肾衰竭的临床表现   副高：熟练掌握   正高：熟练掌握

（1）少尿（或无尿）期：此期是整个病程的主要阶段，一般为7～14天，最长可达1个月以上。少尿期越长，病情越重。

1）水、电解质和酸碱平衡失调：①水中毒：体内水分大量积蓄极易造成水中毒。严重时可发生高血压、心力衰竭、肺水肿及脑水肿，表现为恶心、呕吐、头晕、心悸、呼吸困难、水肿、嗜睡以及昏迷等症状。②高血钾：正常人90%的钾离子经肾排泄。少尿或无尿时钾离子排出受限，血钾升高的患者有时可无特征性临床表现，待影响心功能后才出现心律失常，甚至心搏骤停。高钾血症是少尿期最重要的电解质紊乱。③高血镁：正常情况下，60%镁由粪便排泄，40%由尿液排泄。在ARF时，血镁与血钾呈平行改变，高血镁可引起神经肌肉传导障碍，出现低血压、呼吸抑制、麻木、肌力减弱、昏迷甚至心脏停搏。④ARF时会发生血磷升高，有60%～80%的磷转向肠道排泄，并与钙结成不溶解的磷酸钙，影响钙的吸收，出现低钙血症。血钙过低会引起肌抽搐，并加重高血钾对心肌的毒性作用。⑤低血钠和低血氯：水潴留产生稀释性低钠血症和低氯血症，代谢障碍使"钠泵"效应下降，细胞内钠不能泵出，细胞外液钠含量下降；肾小管功能障碍，钠再吸收减少导致低钠血症，由于氯和钠是在相同的比例下丢失，低钠血症常伴低氯血症。⑥代谢性酸中毒：是急性肾衰竭少尿期的主要病理生理改变之一，并加重高钾血症。临床表现为呼吸深而快，呼气带有酮味、面部潮红、胸闷、气急、软弱、嗜睡及神志不清或昏迷，严重时血压下降、心律失常，甚至出现心脏停搏。

2）蛋白质代谢产物积聚：蛋白质的代谢产物不能经肾排泄，含氮物质积聚于血中，称氮质血症。如同时伴有发热、感染、损伤，则蛋白质分解代谢增加，血中尿素氮和肌酐升高更快，预后差。临床表现为恶心、呕吐、头痛、烦躁、倦怠无力、意识模糊，甚至昏迷。

3）全身并发症：由于急性肾衰竭所致的一系列病理生理改变以及毒素在体内的蓄积，可以引起全身各系统的中毒症状。尿少及体液过多，导致高血压、心力衰竭、肺水肿、脑水肿；毒素滞留、电解质紊乱、酸中毒引起各种心律失常和心肌病变；亦可出现尿毒症肺炎、脑病。由于血小板质量下降、各种凝血因子减少，毛细血管脆性增加，有出血倾向。常有皮下、口腔黏膜、牙龈、眼及胃肠道出血以及DIC。

（2）多尿期：在少尿或无尿后的7～14天，如24小时内尿量增加至400ml以上，即为多尿期开始。一般历时约14天，尿量每日可达3000ml以上。在开始的第1周，由于肾小管上皮细胞功能尚未完全恢复，虽尿量明显增加，但血尿素氮、肌酐和血钾仍继续上升，尿毒症症状并未改善，此为早期多尿阶段。待血尿素氮、肌酐开始下降，则病情好转，即进入后期多尿。

非少尿型急性肾衰竭24小时尿量为800ml以上，但血肌酐呈进行性升高，与少尿型比较其升高幅度较低。临床表现轻，进程缓慢，严重的水、电解质和酸碱平衡紊乱，胃肠道出血和神经系统症状均少见，感染发生率亦较低。

（3）恢复期：尿量逐渐恢复正常，3～12个月肾功能逐渐复原，大部分患者肾功能可恢复到正常水平，只有少数患者转为慢性肾衰竭。

知识点22：急性肾衰竭的诊断要点　　　　副高：熟练掌握　　正高：熟练掌握

（1）病史及体格检查：需详细询问和记录与ARF相关的病史，归纳为以下三个方面。①有无肾前性因素：如体液或血容量降低所致低血压、充血性心力衰竭、严重肝病等。②有无引起肾小管坏死的病因：如严重烧伤、创伤性休克、脓毒性休克、误输异型血、肾毒性药物治疗等。③有无肾后性因素：如尿路结石、盆腔内肿物、前列腺肿瘤等。

（2）尿量及尿液检查：①尿量：精确记录每小时尿量，危重患者尤其是昏迷患者需要留置导尿管收集尿液。②尿液检查：注意尿色改变，酱油色尿提示有溶血或软组织严重破坏，尿呈酸性。肾前性ARF时尿浓缩，尿比重和渗透压高；肾性ARF为等渗尿，尿比重在1.010～1.014。尿常规检查，镜下见到宽大的棕色管型，即为肾衰竭管型，提示急性肾小管坏死，对ARF有诊断意义；大量红细胞管型及蛋白提示急性肾小球肾炎；有白细胞管型提示急性肾盂肾炎。肾前性和肾后性ARF，早期阶段尿液检查常无异常或有红细胞、白细胞。

（3）血液检查：①血常规：嗜酸性粒细胞明显增多提示急性间质性肾炎的可能。轻、中度贫血与体液潴留有关。②血尿素氮和肌酐：若每日血尿素氮升高$3.6 \sim 7.1$mmol/L，血肌酐升高$44.2 \sim 88.4$μmol/L，则表示有进行性ARF，或有高分解代谢存在。③血清电解质：血钾浓度常升高，可> 5.5mmol/L，少数可正常或偏低；血钠可正常或偏低；血磷升高，血钙降低。④pH或HCO_3^-浓度：血pH常低于7.35，HCO_3^-浓度多低于20mmol/L，甚至低于13.5mmol/L。

（4）影像学检查：影像学检查主要用于诊断肾后性ARF。B超检查可显示双肾大小以及肾输尿管积水；尿路X线平片、CT平扫可发现尿结石影；如怀疑尿路梗阻，可做逆行尿路造影，输尿管插管既可进一步确定梗阻又有治疗作用。磁共振水成像可显示尿路梗阻部位及程度。X线或放射性核素检查可发现肾血管有无阻塞，确诊则需行肾血管造影，但应特别注意造影剂肾毒性。对老年人、肾血流灌注不足和肾小球滤过率减少者毒性更大，会加重急性肾衰竭。

（5）肾穿刺活检：通常用于没有明确致病原因的肾实质性急性肾衰竭，如肾小球肾炎、血管炎、溶血性尿毒症综合征、血栓性血小板减少性紫癜及过敏性间质性肾炎等。

知识点23：急性肾衰竭的RIFLE分级及AKI的AKIN诊断标准

副高：熟练掌握　　正高：熟练掌握

有研究发现35项关于肾衰竭的研究使用了35种急性肾衰竭的定义，众多的定义不便于临床应用，也使不同的研究结果难以比较，因此，统一ARF的定义变得很有意义。2002年，急性透析质量指导组（ADQI）制定了ARF的"RIFLE"分层诊断标准，将AKI分为5期：1期，风险（R）期；2期，损伤（I）期；3期，衰竭（F）期；4期，失功能（L）期；5期，终末期肾病（ESKD）期（见下表）。

急性肾衰竭的RIFLE分级

分　期	CFR标准	尿量标准
风险期	SCr×1.5，或CFR下降>25%	尿量<0.5ml/（kg·h），时间>6小时
损伤期	SCr×2.0，或CFR下降>50%	尿量<0.5ml/（kg·h），时间>12小时
衰竭期	SCr×3.0，或GFR下降>75%	少尿，尿量<0.3ml/（kg·h），时间>24小时；或无尿，时间>12小时
失功能期	持续ARF，即肾功能完全丧失>4周	
终末期肾病期	终末期肾病>3个月	

RIFLE标准可以预测ARF患者的病死率，但在诊断AKI的灵敏度和特异度方面缺乏足

够的临床实验支持。2005年，急性肾损伤网络（AKIN）于荷兰阿姆斯特丹制定了新的急性肾损伤（AKI）共识。AKIN共识仍然使用RIFLE分层诊断标准，但仅保留前3个急性病变期，且对分级标准做了调整（见下表）。

AKI的AKIN诊断标准

分　期	SCr标准	尿量标准
1期	SCr绝对升高，SCr≥26.4μmol/L；或相对升高，SCr较基础值升高50%以上	尿量<0.5ml/（kg·h），时间>6小时
2期	SCr相对升高，SCr较基础值升高200%~300%	尿量<0.5ml/（kg·h），时间>12小时
3期	SCr相对升高，SCr较基础值升高300%以上；或在SCr≥353.6μmol/L基础上再升高44.2μmol/L以上	少尿，尿量<0.5ml/（kg·h），时间>24小时；或无尿，时间>12小时

知识点24：急性肾衰竭的治疗原则　　　　副高：熟练掌握　　正高：熟练掌握

（1）少尿期治疗：治疗原则是维持内环境的稳定。

1）限制水分和电解质：密切观察并记录24小时出入水量，包括尿液、粪便、引流液、呕吐物量和异常出汗量。量出为入，以每天体重减少0.5kg为最佳，反映当日患者体内液体的平衡状态。以"显性失水＋非显性失水－内生水"的公式为每日补液量的依据，宁少勿多，避免引起水中毒。显性失水指尿量、消化道排出或引流量以及其他途径丢失的液体。非显性失水为皮肤及呼吸道挥发的水分，一般在600~1000ml/d。中心静脉压或肺动脉楔压监测能反映血容量状况。严禁摄入钾，包括食物和药物中的钾。血钠维持在130mmol/L左右，除了纠正酸中毒外，一般不需补充钠盐。注意补充适量的钙。

2）预防和治疗高血钾：高血钾是少尿期最主要的死亡原因。应严格控制钾的摄入，减少导致高血钾的各种因素，并采用相应的有效措施，如供给足够的热量、控制感染、清除坏死组织、纠正酸中毒、不输库存血等。当血钾>5.5mmol/L，应采用10%葡萄糖酸钙100ml、11.2%乳酸钠溶液50ml、25%葡萄糖溶液400ml，加入胰岛素20U，做24小时缓慢静脉滴注；当血钾>6.5mmol/L或心电图呈高血钾图形时有透析指征。亦可口服钙型离子交换树脂与钾交换，使钾排出体外。1g树脂可交换钾0.8~1.0mmol。每日口服20~60g可有效降低血钾，但起效所需时间长。将树脂混悬于25%山梨醇或葡萄糖液150ml中保留灌肠亦有效。

3）纠正酸中毒：通常代谢性酸中毒发展较慢，并可由呼吸代偿。在有严重创伤、感染或循环系统功能不全时，可发生严重酸中毒。当血浆HCO_3^-低于15mmol/L时，应予碳酸氢盐治疗。应控制所用的液体量，避免血容量过多。血液滤过是治疗严重酸中毒的最佳方法。

4）维持营养和供给热量：目的是减少蛋白分解代谢至最低限度，减缓尿素氮和肌酐的升高，减轻代谢性酸中毒和高血钾。补充适量的糖类能减少蛋白质分解代谢，体重70kg的患者经静脉途径补充100g葡萄糖可使蛋白的分解代谢由每日70g降至45g；补充200g葡萄糖则蛋白分解代谢降至每日20~30g。但再增加摄入量，蛋白分解代谢不再减少。鼓励通过胃肠道补充，不必限制口服蛋白质，每日摄入40g蛋白质并不加重氮质血症，以血尿素氮与肌酐之比不超过10：1为准。透析时应适当补充蛋白质。注意补充维生素。

5）控制感染：控制感染是减缓ARF发展的重要措施。各种导管包括静脉通路、导尿管等，可能是引起感染的途径，应加强护理。需应用抗生素时应避免有肾毒性及含钾的药物，并根据其半衰期调整用量和治疗次数。

6）血液净化：是ARF治疗的重要组成部分。血液净化对进行性氮质血症（血尿素氮＞36mmol/L）、高钾血症、肺水肿、心力衰竭、脑病、心包炎、代谢性酸中毒和缓解症状等均有良好效果。当血肌酐超过442μmol/L，血钾超过6.5mmol/L，严重代谢性酸中毒，尿毒症症状加重，水中毒出现症状和体征时，应及早采用血液净化措施。其目的为：①维持体液、电解质、酸碱和溶质平衡。②防止或治疗可引起肾进一步损害的因素（如急性左心衰竭），促进肾功能恢复。③为原发病或并发症的治疗创造条件，如营养支持、热量供给及抗生素应用等。

常用的血液净化分为三种：①血液透析：适用于高分解代谢的ARF，病情危重、心功能尚稳定、不宜行腹膜透析者。②连续性肾替代治疗：ARF伴血流动力不稳定和多器官功能衰竭时更适宜于应用此治疗方法；③腹膜透析：适用于非高分解代谢的ARF以及有心血管功能异常、建立血管通路有困难、全身肝素化有禁忌和老年患者。以上三种方法的原理、技术各不相同，其疗效和不良反应也不同，临床上针对不同的患者，选择不同的方法；对同一患者，由于病情的变化，必须及时调整血液净化治疗方案。

（2）多尿期的治疗：多尿初期由于肾小球滤过率尚未恢复，肾小管的浓缩功能仍较差，血肌酐、尿素氮和血钾还可以继续上升；当尿量明显增加时，又会发生水、电解质失衡，此时患者全身状况仍差，蛋白质不足，容易感染，故临床上仍不能放松监测和治疗。治疗重点为维持水、电解质和酸碱平衡，控制氮质血症，增进营养，补充蛋白质，治疗原发病和防止各种并发症。当出现大量利尿时，既要防止水分和电解质的过度丢失，还要注意因为补液量过多导致利尿期的延长。液体补充一般以前一天尿量的2/3或1/2计算，使机体轻度负平衡而不出现脱水现象。当24小时尿量超过1500ml时，可酌量口服钾盐，超过3000ml时，应每日补充3~5g钾盐。注意适当补充胶体，以提高胶体渗透压。

知识点25：急性肝衰竭的发病基础　　　　　　**副高：熟练掌握**　**正高：熟练掌握**

（1）病毒性肝炎：为急性肝衰竭（AHF）的常见病因，甲、乙、丙等各型肝炎病毒均可引起急性重型肝炎，以乙型肝炎病毒为最常见。肝炎病毒引起机体一系列免疫反应，导致大范围肝细胞坏死和库普弗细胞受损。

（2）化学物中毒：对肝有损害的药物有很多，如甲基多巴、乙硫异烟胺、吡嗪酰胺，吸入麻醉药如氟烷、非类固醇抗炎药等，可造成AHF和多个器官功能障碍，不宜用于慢性肝病及肝功能已受损的患者。肝毒性物质如四氯化碳、黄磷等，均可造成AHF。

（3）严重创伤、休克、严重感染：既往有肝硬化、阻塞性黄疸等肝功能障碍的患者易并发AHF，广泛性肝切除、门体分流术后可能并发AHF。

（4）其他：妊娠期（多在后3个月）、肝外伤、Wilson病及Budd-Chiari综合征等亦可发生AHF。

知识点26：急性肝衰竭的病理生理　　　　副高：熟练掌握　正高：熟练掌握

急性肝衰竭的典型病理改变是胆汁淤积，连续活检发现2～24小时肝细胞内脂质增加，中性粒细胞浸润；至9～14天，细胞内脂质减少，胆小管扩张，胆小管内含胆汁管型，伴腹腔感染时肝小叶充血，镜下有坏死灶；后期（21～99天）则为慢性炎症，表现为纤维化和胆管增生。

肝脏的很多生理功能中主要的是参与机体的物质代谢。急性肝衰竭时肝细胞坏死或呈弥漫性气球样变（水样变性），肝的合成、转输、储存、解毒等功能降低，并发氨基酸代谢障碍，血脑屏障功能紊乱、凝血系统障碍和低血压、低氧血症、酸中毒等全身症状。

知识点27：急性肝衰竭的临床表现　　　　副高：熟练掌握　正高：熟练掌握

（1）肝性脑病：肝衰竭时临床上出现以意识障碍为主的肝性脑病，表现为血氨增高，硫醇及短链脂肪酸增多，苯乙醇胺等生成，氨基酸比例失调。

（2）黄疸：伤后4～5天出现，而且很快加深，呈进行性加重，以血胆红素增高为表现。

（3）肝臭：肝衰竭时血中的硫醇增多，从肺中呼出，呼气常有特殊的甜酸气味（似烂水果味）。

（4）低血糖：肝衰竭时可发生低血糖。低血糖使脑功能受损，可促使昏迷的发生。

（5）高血糖：肝衰竭晚期可发生高血糖，这是由于肝脏不能摄取和利用葡萄糖所致。

（6）出血：肝合成各种凝血因子和纤维蛋白原减少，血小板数量减少，出现DIC或消耗性凝血，皮肤有出血斑点，注射部位出血或胃肠道出血等。

（7）并发其他器官系统功能障碍：常见有：①脑水肿：均发生在Ⅲ～Ⅳ度肝性脑病基础上，可加深昏迷、抽搐、呼吸不规则、血压升高、视盘水肿及脑疝。②肺水肿：主要是肺毛细血管通透性增加造成，呼吸加深加快，起初可引起呼吸性碱中毒，到后期可并发ARDS。③肾衰竭：尿减少和氮质血症。④发生或加重感染：原发性细菌性腹膜炎最常见，以大肠埃希菌为主，并可加重AHF的进程。

知识点28：肝性脑病的分级　　　　　　　副高：熟练掌握　正高：熟练掌握

肝性脑病的轻重程度可分为四级：Ⅰ级（前驱期）：表现为轻度兴奋或抑郁、情绪变化，语言不清，睡眠失规律，轻微震颤，脑电图无改变。Ⅱ级（昏迷前期）：上述症状加重，可有嗜睡和行为不自主，括约肌失控与震颤，脑电图有徐波。Ⅲ级（昏睡期和浅昏迷期）：表现为神志恍惚伴嗜睡，但尚可唤醒；语无伦次，精神明显错乱，震颤，脑电图出现δ波。Ⅳ级（昏迷期）：昏迷不醒，对各种刺激失去反应，无震颤，瞳孔散大、过度换气和循环障碍，脑电图出现δ波。

知识点29：急性肝衰竭的辅助检查　　　副高：熟练掌握　　正高：熟练掌握

（1）血清谷丙转氨酶（ALT）及谷草转氨酶（AST）增高提示肝细胞破坏、细胞膜通透性增加，它们是线粒体损伤的敏感标志，但发生弥漫的肝坏死时不增高。

（2）血胆红素增高，其值越高预后越差。

（3）血小板减少，白细胞增多。

（4）血肌酐和尿素氮增高，提示肾功能障碍。

（5）血电解质紊乱。

（6）酸碱失衡，多为代谢性酸中毒，早期可能有呼吸性或代谢性（低氯、低钾）碱中毒。

（7）出现DIC时，凝血时间、凝血酶原时间或部分凝血酶时间延长，纤维蛋白原减少，其降解物质（FDP）增多，优球蛋白可呈阳性。

知识点30：急性肝衰竭的治疗　　　　副高：熟练掌握　　正高：熟练掌握

（1）病因治疗：由毒剂、药物引起的AHF，要尽快清除毒性物质并积极进行解毒治疗。

（2）支持治疗：适量输入清蛋白。给予肝用氨基酸，并给予足够量的热能减少肝糖原的降解，促进肝糖原的合成，减少脂肪乳剂的应用；严重感染出血倾向的患者可输入凝血酶原复合物和纤维蛋白原，治疗原则是促进肝细胞的生长，降低AHF的病死率。

（3）降低血氨浓度：口服乳果糖以促进排软便，2～3次/天为度，也可灌肠。口服肠道抗菌药物，以减少肠内菌群。静脉滴注乙酰谷氨酰胺、谷氨酸或酪氨酸，以降低血氨。静脉滴注左旋多巴，可能有利于脑功能的恢复。

（4）保持各脏器和器官的功能：纠正酸碱失衡，碱中毒较常见，对患者危害大，重症碱中毒可静脉滴注0.1mmol/L稀盐酸或大剂量维生素C，并补充钾离子；注意抗感染治疗，意识障碍并有视盘水肿时需用甘露醇脱水治疗；呼吸加快、口唇发绀等可能为ARDS表现，应做血气分析和增加氧吸入、用呼吸机等；尿量过少时可适当应用利尿药。

（5）生物人工肝辅助治疗和肝移植：将患者的血液通过体外的动物肝灌流，或用活性炭等吸附作用和半透析作用（类似人工肾），以清除肝衰竭患者血中有害物质；还可行肝移植，这些疗法费用昂贵，尚未取得较成熟的经验，需继续研究。

知识点31：急性肝衰竭的预防　　　　副高：熟练掌握　　正高：熟练掌握

急性肝衰竭的病死率较高，应尽量预防其发生，用药时注意对肝的不良作用，实施创伤性较大的手术时，术前应注意患者的肝功能，尤其是对原有肝硬化、肝炎、黄疸、低蛋白血症等病变患者，要有充分的准备；麻醉应避免应用肝毒性药物，术中和术后要尽可能防止缺氧、低血压或休克、感染等，以避免损伤肝细胞，术后保持呼吸循环良好、抗感染和维持营养代谢。

第五章 外科患者的营养支持

知识点1：基础代谢和基础代谢率　　　　副高：熟练掌握　　正高：熟练掌握

基础代谢也称为基础能量消耗（BEE），指在空腹、清醒、安静状态下、适宜的气温（18～25℃）环境中，人体维持基本的生命活动而进行新陈代谢所消耗的热量。单位时间内人体每平方米体表面积所消耗的维持基础代谢的热能称为基础代谢率。

$$BEE（kJ）= 1kcal×体重（kg）×24（h）×4.184（kJ/kcal）$$

基础代谢每日所需氮量为0.12～0.2g/kg；非蛋白质热量：氮量＝628kJ：1g。

知识点2：健康活动男性成人的总能量消耗（TEE）公式
　　　　　　　　　　　　　　　　　　　　副高：熟练掌握　　正高：熟练掌握

健康活动男性成人的总能量消耗（TEE）＝基础能量消耗（BEE）＋消化过程耗能＋劳动或生活耗能（一般性工作计）。

知识点3：双重能源系统的概念　　　　　　副高：熟练掌握　　正高：熟练掌握

现代代谢支持概念认为，正处在应激状态的机体营养状态迅速恶化，由葡萄糖以无氧酵解方式供能，葡萄糖耐量明显下降，输注高浓度（＞25%）的葡萄糖溶液不仅达不到营养支持的目的，反而会由于血中促分解激素的增加、胰岛素阻抗的发生而致呼吸功能衰竭、淤胆和高血糖昏迷等严重并发症。为预防这些并发症，必须避免单纯依靠葡萄糖提供热量，应掺加脂肪乳剂提供总热量的30%～50%。由葡萄糖和脂肪乳剂两种主要能源底物提供热量的方法称为双重能源供应，也称为双重能源系统。

知识点4：葡萄糖的代谢要点　　　　　　　副高：熟练掌握　　正高：熟练掌握

（1）氧化供能：每克葡萄糖完全氧化产能16.7kJ（4kcal）。

（2）糖原的合成与分解：正常成人肝糖原约100g，肌糖原190～400g。肝糖原对饥饿时的血糖有调节作用，肌糖原只能在肌肉活动增加时被直接利用。禁食24小时，体内储存的糖原将全部耗尽。

（3）糖异生作用：机体可利用乳酸、甘油、丙酮酸、氨基酸等非糖物质在肝、肾等器官内转变为糖，以弥补糖的不足，并保证某些只能利用葡萄糖能量的重要器官的供能。

（4）糖代谢与胰岛素：糖代谢过程受胰岛素的控制，一般糖的利用率为5mg/（kg·min）。

知识点5：脂肪的代谢　　　　　　　　　　　　副高：熟练掌握　正高：熟练掌握

脂肪在小肠内受胆汁及脂肪酶的作用被水解成甘油及脂肪酸。长链脂肪酸被乳化成乳糜，经淋巴系统吸收；短链脂肪酸以非酯化的形式被直接吸收。脂肪的主要生理功能是氧化供能，每克脂肪氧化可供能37.7kJ（9kcal）。空腹时，体内脂肪氧化可提供50%以上的能量需要，禁食1~3天，85%的能量来自脂肪。脂肪还是构成生物膜的主要成分。亚油酸、亚麻酸及二十碳四烯酸为机体的必需脂肪酸。

知识点6：蛋白质的代谢　　　　　　　　　　　副高：熟练掌握　正高：熟练掌握

正常成人每日蛋白质的最低生理需要量为35~40g。机体处于分解代谢状态时，蛋白质的生理性或内生性丧失每日可达4g氮左右。蛋白质的含氮量为16%，亦即每克氮相当于6.25g蛋白质。按肌肉组织计，则每克氮相当于30g肌肉组织。人体每日所需热能的10%~15%来自蛋白质，每克蛋白质氧化仅能产生16.7kJ（4kcal）热量。

（1）必需氨基酸：赖氨酸、色氨酸、苯丙氨酸、蛋氨酸、苏氨酸、亮氨酸、异亮氨酸及缬氨酸，共8种。

（2）支链氨基酸：亮氨酸、异亮氨酸及缬氨酸在结构上存在相同的分支侧链，是唯一能在肝外代谢的必需氨基酸。

知识点7：体重　　　　　　　　　　　　　　　副高：熟练掌握　正高：熟练掌握

体重是评价营养状态的一项重要而又简便易测的指标，应每日测定1次。测定时应排除因水、钠潴留或脂肪存积而表现的体重增加，选用理想体重百分比和/或与平时（病前）体重的百分比更为可靠。

（1）理想体重百分比（IBW%）：IBW%正常值为90%~120%。

$$IBW\% = （实测体重/理想体重）\times 100\%$$

$$理想体重（kg）= [身长（cm）-100] \times 0.9$$

身长在165cm以下的男性，其理想体重为：理想体重（kg）= [身长（cm）-105] ×0.9。

（2）与平时（病前）体重的百分比：（实测体重/平时体重）×100%。

知识点8：肱三头肌皮褶厚度（TSF）测定　　　　副高：熟练掌握　正高：熟练掌握

TSF可间接反映人体脂肪的储存，宜每周测定1次。临床上常用百分比（TSF%）来反映脂肪储存程度。

$$TSF\% = （实测TSF厚度/TSF厚度理想值）\times 100\%$$

TSF测定方法：患者平卧，双臂在胸前交叉。也可取坐位，臂自然下垂。用卡尺以一定的夹力（$10g/mm^2$）捏住肩峰与尺骨鹰嘴连线中点处的上臂伸侧皮肤，测定此皮褶厚度。不同年龄TSF理想值有所差别，我国尚无群体调查的数据。暂可借用日本报道的平均理想值（男性8.3mm，女性15.3mm）。

知识点9：上臂中点肌肉周径（AMC）测定

副高：熟练掌握　正高：熟练掌握

AMC主要是判断骨骼肌量的变化，宜每周测定1次。

$$AMC（cm）= ［MAC（cm）-TSF（cm）］\times 3.14$$

上臂周径（MAC）测定方法：在测量三头肌皮褶厚度的姿势下，用卷尺测量上臂中点的周长。

临床常用AMC理想值百分比（AMC%）：$AMC\% = （实测AMC值/AMC理想值）\times 100\%$。成人AMC的理想值，男性为25.3cm，女性为23.2cm。

知识点10：肌酐/身高指数（CHI%）测定

副高：熟练掌握　正高：熟练掌握

CHI%可较客观地反映人体肌肉总量，可每1~2周测定1次。肾功能正常时，24小时尿肌酐排出量是恒定的。营养不良者尿肌酐排出的减少量与自身肌肉的丢失量呈正相关。

$$CHI\% = ［患者实测24小时尿肌酐量（mmol）/（同等身长健康人理想体重（kg）\times 肌酐相关系数）］\times 100\%$$

肌酐相关系数：男性8.2mmol/kg，女性6.4mmol/kg。

知识点11：血清清蛋白测定

副高：熟练掌握　正高：熟练掌握

血清清蛋白半衰期长达20天，只有较严重的蛋白质不足或营养不良持续较长时间时才显著下降。可每1~2周测定1次。

知识点12：血清转铁蛋白测定

副高：熟练掌握　正高：熟练掌握

血清转铁蛋白为肝脏合成的一种球蛋白，半衰期8天，其测定值能较早地反映内脏蛋白质储备量，但受缺铁的影响，可每周测定1~2次。血清转铁蛋白<2.0g/L，提示已存在营养不良。

知识点13：总淋巴细胞计数测定   副高：熟练掌握   正高：熟练掌握

总淋巴细胞计数（TLC）可由血常规报告中的白细胞总数乘淋巴细胞百分比获得。<$1.5\times$ 10^9/L（1500/μl）为异常。注意心力衰竭、尿毒症及使用免疫抑制剂均可使淋巴细胞减少。

知识点14：迟发型皮肤超敏反应测定   副高：熟练掌握   正高：熟练掌握

分别皮内注射两种抗原（结核菌素、白色念珠菌抗原、植物血凝素等），各0.1ml，观察48小时，硬结、红斑>5mm者为阳性。两项均呈阳性反应者表示细胞免疫有反应性。

知识点15：氮平衡试验   副高：熟练掌握   正高：熟练掌握

氮及热量摄入不足均可造成氮负平衡，氮平衡测定可动态反映蛋白质和能量平衡情况，常用于营养治疗过程中观察患者的营养摄入是否足够和了解分解代谢的演变。

氮平衡（g）＝24小时氮摄入量（g）－［24小时尿量（L）×尿尿素氮含量（g/L）+3g］

式中：3g代表每日经尿、肺、皮肤的非尿素氮丢失。每排粪便1次，此值加1g，以代表从粪便中丧失的氮。

知识点16：营养指标的正常值和营养不良的分级   副高：熟练掌握   正高：熟练掌握

营养指标的正常值和营养不良的分级

检查项目	正常值	营养不良分级		
		轻度	中度	重度
理想体重百分比	90%～120%	80%～90%	60%～80%	＜60%
与平时或病前体重比		80%～90%	60%～80%	＜60%
肱三头肌皮褶厚度	男>10mm	40%～50%	30%～39%	＜30%
	女>13mm			
上臂中点肌周长	男>20.2cm	＞80%	60%～80%	＜60%
	女>18.6cm			
肌酐/身高指数	＞1	＞80%	60%～80%	＜60%
血清清蛋白	＞35g/L	28～35g/L	21～27g/L	＜20g/L
血清转铁蛋白	2.0～2.5g/L	1.8～2.0g/L	1.6～1.8g/L	＜1.6g/L
淋巴细胞总数	＞1.5×10^9/L	（1.2～1.5）×10^9/L	（0.8～1.2）×10^9/L	＜0.8×10^9/L
免疫皮肤试验	＋	＋	－	－
氮平衡测定	－1～＋1g	－10～－5g	－15～－10g	＜－15g

知识点17：营养不良的分类及诊断　　　　　　　　　　副高：熟练掌握　正高：熟练掌握

（1）蛋白质营养不良：营养良好的患者患严重疾病时，因应激状态下的分解代谢和营养素的摄取不足，导致血清清蛋白、转铁蛋白减少。细胞免疫与总淋巴细胞计数也减少。但人体测量的数值（体重/身高、肱三头肌皮肤皱褶厚度、上臂肌围）正常，临床上易忽视，只有通过内脏蛋白与免疫功能的测定才能诊断。

（2）蛋白质-能量营养不良：患者由于蛋白质-能量摄入不足而逐渐消耗肌组织与皮下脂肪，是临床上易于诊断的一种营养不良。表现为体重下降，人体测量数值及肌酐身高指数均较低。但血清蛋白可维持在正常范围。

（3）混合型营养不良：是一种非常严重、危及生命的营养不良，患者由于长期营养不良而表现有上述两种营养不良的某些特征。骨骼肌与内脏蛋白质均有下降，内源脂肪与蛋白质储备空虚，多种器官功能受损，感染与并发症的发生率明显增高。

知识点18：NRS（2002）对于营养状况降低的评分及其定义
　　　　　　　　　　　　　　　　　　　　　　副高：熟练掌握　正高：熟练掌握

NRS（2002）总评分包括疾病严重程度评分、营养状态减低评分和年龄评分（若70岁以上加1分）三个部分的总和，其对于营养状况降低的评分及其定义：

（1）0分：正常营养状态。

（2）轻度（1分）：3个月内体重丢失5%或食物摄入为正常需要量的50%～75%。

（3）中度（2分）：2个月内体重丢失5%或前1周食物摄入为正常需要量的25%～50%。

（4）重度（3分）：1个月内体重丢失5%（3个月内体重下降15%）或BMI＜18.5或前一周食物摄入为正常需要量的0～25%。

注意：3项问题任一个符合就按其分值计算，几项都有以高分值为准。

知识点19：NRS（2002）对于疾病严重程度的评分及其定义
　　　　　　　　　　　　　　　　　　　　　　副高：熟练掌握　正高：熟练掌握

（1）1分：慢性疾病患者因出现并发症而住院治疗。患者虚弱但不需要卧床，蛋白质需要量略有增加，可以通过口服补充剂来弥补。

（2）2分：患者需要卧床，如腹部大手术后，蛋白质需要量相应增加，但大多数人仍可以通过肠外或肠内营养支持得到恢复。

（3）3分：患者在加强病房中靠机械通气支持，蛋白质需要量增加而且不能被肠外或肠内营养支持所弥补，但是通过肠外或肠内营养支持可使蛋白质分解和氮丢失明显减少。

知识点20：NRS（2002）评分结果与营养风险的关系

副高：熟练掌握　正高：熟练掌握

（1）总评分≥3分（或胸腔积液、腹水、水肿且血清蛋白＜35g/L者），表明患者有营养不良或有营养风险，即应该使用营养支持。

（2）总评分＜3分，每周复查营养评定。以后复查的结果如果≥3分，即进入营养支持程序。

（3）如患者计划进行腹部大手术，就在首次评定时按照新的分值（2分）评分，并最终按新总评分决定是否需要营养支持（≥3分）。

知识点21：饥饿时的代谢改变

副高：熟练掌握　正高：熟练掌握

饥饿是指人体摄入的营养物质（主要为热量和蛋白质）不能满足机体维持各种代谢要求的最低需要量，其主要临床表现是体重下降。成人可耐受的最大体重丢失为35%～40%，超过此值将引起死亡。

储存的脂肪和蛋白质是饥饿早期的主要能量来源，其中脂肪约占85%以上，表现为脂肪动员增强，糖原异生增强，肌肉释放氨基酸加速，组织对葡萄糖的利用率降低。创伤及手术后常遇到短期饥饿的患者，此时输入葡萄糖可防止体内蛋白质的糖原异生。每输入100g葡萄糖可节省50g蛋白质。

知识点22：应激时的代谢改变

副高：熟练掌握　正高：熟练掌握

（1）应激状态下，神经内分泌系统发生一系列反应，导致高合成代谢和高分解代谢、高血糖及胰岛素抵抗。

（2）处于各种应激状态的患者，如严重创伤、大手术、高位肠瘘、负荷肿瘤、化疗和放疗等病理状态下，其能量消耗为BEE的1.1～2.0倍，即所谓应激系数。

几种应激状态的热量应激系数

病　症	应激系数	总能量消耗
发热	1.2～1.4	BEE×（1.2～1.4）
中等手术	1.05	BEE×1.05
大手术	1.1～1.2	BEE×（1.1～1.2）
腹膜炎	1.05～1.20	BEE×（1.05～1.20）
败血症	1.20～1.50	BEE×（1.20～1.50）
长骨骨折	1.15～1.30	BEE×（1.15～1.30）
多处损伤	1.30～1.50	BEE×（1.30～1.50）
大面积烧伤	1.50～2.0	BEE×（1.50～2.0）

知识点23：营养支持与代谢支持的比较　　副高：熟练掌握　正高：熟练掌握

营养支持与代谢支持的比较

项　目	营养支持	代谢支持
对象	饥饿状态下的营养不良	应激状态下的代谢紊乱
目的	改善营养状态，保护器官的结构与功能	推进各种代谢通路，维护组织与细胞代谢
营养基质	葡萄糖为主	混合性
蛋白质	$1.0 \sim 1.5 g/(kg \cdot d)$	$2.0 \sim 3.0 g/(kg \cdot d)$
NPC：氮	628：1	≤418：1
脂肪占NPC百分比	30%～50%	50%～70%

知识点24：营养支持方法的选择依据　　副高：熟练掌握　正高：熟练掌握

　　营养支持的方法可分为肠外与肠内两大类。选择营养支持的依据是：①患者的病情是否允许经胃肠道进食，当有胃肠道穿孔、肠道炎性疾病、胆道感染时，为了使消化道休息，禁食本身也是治疗方法之一。②胃肠道的供给量是否可以满足患者的需要。③患者的胃肠功能是否紊乱，腹腔内疾病常影响胃肠道功能而不能进食。但腹腔外疾患（如感染）也常致胃肠道功能紊乱。患者不能经胃肠道进食或进食量很少。④患者有无肠外营养支持的禁忌。如心力衰竭、肾功能障碍等。

知识点25：营养支持方法的选择原则　　副高：熟练掌握　正高：熟练掌握

　　①肠外营养与肠内营养二者之间应优先选择肠内营养；②周围静脉营养与中心静脉营养二者之间应优先选用周围静脉营养；③肠内营养不足时，可用肠外营养加强；④营养需要量较高或期望短期内改善营养状况时可用肠外营养；⑤营养支持时间较长应设法应用肠内营养。

知识点26：营养支持的适应证　　副高：熟练掌握　正高：熟练掌握

　　凡患者存在营养不良、创伤或重度感染等病情，7天内无法正常进食者都可认为是营养支持的适应证。

　　（1）重度的系统性炎症反应，如大面积烧伤、闭合性颅脑损伤、严重多发伤、复合伤、重度脓毒血症等处于高分解代谢状态的患者。

　　（2）胃肠道功能障碍，如：①胃肠道梗阻：如食管、贲门和幽门的癌肿等梗阻性病变，高位小肠梗阻，新生儿胃肠道闭锁等。②高位胃肠道瘘：如食管和消化液经皮肤瘘口大量漏出，无法为小肠所吸收。③短肠综合征：如小肠广泛切除后，肠黏膜面积锐减致吸收不良。④肠道炎性疾病或术前准备时，如溃疡性结肠炎和克罗恩病活动期。⑤严重腹泻、顽固呕吐的患者。

（3）肿瘤患者化疗或放疗有严重消化道反应无法进食或进食不良者。

（4）急性坏死性胰腺炎的患者，往往需要较长时间禁食，并常伴有腹腔感染和胃肠功能低下。完全胃肠外营养（TPN）是综合治疗中不可缺少的组成部分。

（5）中、重度营养不良患者需接受影响消化道功能的治疗和手术的围术期应用。

（6）轻度肝、肾衰竭者，采用特殊配方的营养组合行 TPN 支持。

| 知识点27：肠外营养的适应证和治疗指征 | 副高：熟练掌握　　正高：熟练掌握 |

凡是营养不良或有营养不良可能，并且无胃肠道功能的患者，都是肠外营养治疗的适应证。普通外科临床常见的肠外营养治疗指征：①不能进食或不允许进食的疾病：术后至少有4～5天不能经口服或经鼻胃管进食、肠瘘（尤其是高位、高排肠瘘）、急性坏死性胰腺炎、麻痹性肠梗阻、长期昏迷者；②胃肠吸收功能极差，以致生命难以维持的疾病：短肠综合征、广泛性肠道炎性疾病（如 Crohn 病、出血性肠炎、溃疡性结肠炎）等；③高代谢所致的营养不足和免疫功能低下的疾病：大面积烧伤、严重创伤、多发性内脏损伤、败血症、弥漫性腹膜炎、全身复杂性大手术、器官移植（肝、脾、肾、心）。

| 知识点28：肠外营养的优点 | 副高：熟练掌握　　正高：熟练掌握 |

肠外营养中可调节补液配方，纠正体液丢失、电解质紊乱。避免可能出现的胃肠内营养并发症。肠外营养是可靠的提供营养的途径，能很快达到所需的热量、蛋白质量及比例，能短时间纠正营养不良的状况，相对方便，患者容易接收。

| 知识点29：肠外营养支持的基本原则 | 副高：熟练掌握　　正高：熟练掌握 |

肠外营养（PN）支持过程中应掌握下列基本原则：

（1）PN 的成分和特殊营养素的摄入必须根据患者的需求和代谢能力进行周密计划。

（2）完全肠营养支持（TPN）必须完全，即包括所有必需的营养素（氨基酸、碳水化合物、脂肪、水、电解质、维生素及微量元素），必须按需求量提供。

| 知识点30：肠外营养氮源的选择 | 副高：熟练掌握　　正高：熟练掌握 |

复方氨基酸溶液是提供生理性氮源的制剂。其营养价值在于供给机体合成蛋白质及其他生物活性物质的氮源，而不是作为供给机体能量之用。直接输注完整的蛋白质来供给患者营养支持的氮源是不可取的。

含有血液中的各种氨基酸，且相互比例适当的氨基酸制剂，称为平衡型氨基酸液。在选择氨基酸制剂时，应考虑氨基酸溶液所提供的总氮量必须充分满足患者的需要，混合液中必须含有8种必需氨基酸和2种半必需氨基酸，同时制剂中应提供多种非必需氨基酸。给手术创伤后应激患者输注含较高 BCAA 的复方氨基酸制剂可以补充外源性 BCAA，减少肌肉的分解；促进肝与器官蛋白质的合成，有利于机体从手术创伤中恢复；不增加肝的负担。

知识点31：肠外营养制剂　　　　副高：熟练掌握　　正高：熟练掌握

（1）葡萄糖：10%、25%、50%葡萄糖溶液。

（2）脂肪乳剂：①长链脂肪乳剂（LCT）：含油酸、亚油酸、亚麻酸，由16～20个碳原子构成碳链的三酰甘油，在营养支持中提供能量和必需脂肪，在代谢过程中需卡尼汀（肉毒碱）作为辅助因子才能进入细胞内的线粒体中。临床常用制剂为20%、30%英脱利匹特；②中链脂肪乳剂（MCT）：碳链由6～12个碳原子构成。其优点是不需卡尼汀参与而能迅速从血中清除并在肝细胞内氧化而生成酮体，为脑组织和肌组织提供能量；③混合脂肪乳剂：由LCT与MCT混合而成，如力能MCT（费森尤斯）、lipfondine（力保肪宁）的混合比例为1:1；④结构脂肪乳剂：将等摩尔数的长链三酰甘油和中链三酰甘油混合后在一定的条件下进行水解和酯化反应后形成的混合物，其中约75%为混合链三酰甘油，如力文（华瑞），结构脂肪乳供能均衡，患者耐受性好；⑤ω-3鱼油脂肪乳剂：具有高含量的单不饱和脂肪酸。用于创伤、败血症及危重患者，作为辅助治疗型药物调节重症患者的炎症反应，降低炎症反应程度，维持或重建内环境的稳定。

（3）氨基酸：目前临床上常用的氨基酸制剂7%凡命注射液、8.5%、11.4%乐凡命注射液每1000ml含氮量分别为9.4g、14g、18g。近年进入临床应用的力肽为临床营养领域多年重点研究的结晶，是丙氨酰-谷氨酰胺双肽溶液，20%的力肽100ml含20g N-（2）-L-丙氨酰-谷氨酰胺（8.2g丙氨酸和13.46g谷氨酰胺），弥补了TPN中谷氨酰胺的缺乏。

（4）电解质：10%氯化钾溶液、10%氯化钠溶液、10%葡萄糖酸钙溶液、20%硫酸镁溶液、5%碳酸氢钠溶液等。

（5）维生素：常用制剂有水乐维他，含9种水溶性维生素；维他利匹特，含4种脂溶性维生素。各种维生素含量均为日需要量。

（6）微量元素：安达美含9种微量元素的日需要量。有机磷制剂甘油磷酸钠（格力福斯）。

（7）胰岛素。

知识点32：肠外营养治疗参考配方　　　　副高：熟练掌握　　正高：熟练掌握

肠外营养治疗参考配方见下表，其中凡命可用乐凡命替代。

基本需要（围术期，一般放、化疗）

中心静脉输入		周围静脉输入	
营养剂	剂　量	营养剂	剂　量
20%英脱利匹	250ml	20%英脱利匹特	250ml
25%葡萄糖溶液	1000ml	10%葡萄糖溶液	1500ml

续　表

中心静脉输入		周围静脉输入	
营养剂	剂　量	营养剂	剂　量
7% 凡命	1000ml	7% 凡命	750ml
水乐维他	1支	水乐维他	1支
维他利匹特	1支	维他利匹特	1支
安达美	1支	安达美	1支
格力福斯	1支		
胰岛素	42U		
液体总量	2280ml	液体总量	2520ml
非蛋白热量	6276kJ	非蛋白热量	5858kJ
脂肪∶葡萄糖	1∶2	脂肪∶葡萄糖	1∶1.2
非蛋白热量∶氮	669∶1	非蛋白热量∶氮	653∶1

中等需要（大手术、强力化疗、感染并发症）

中心静脉输入		周围静脉输入	
营养剂	剂　量	营养剂	剂　量
20% 英脱利匹特	500ml	20% 英脱利匹特	500ml
25% 葡萄糖溶液	1000ml	10% 葡萄糖溶液	1000ml
7% 凡命	1500ml	7% 凡命	1000ml
水乐维他	1支	水乐维他	1支
维他利匹特	1支	维他利匹特	1支
安达美	1支	安达美	1支
格力福斯	1支	胰岛素	20U
胰岛素	42U	液体总量	3020ml
液体总量	3030ml	非蛋白热量	7950kJ
非蛋白热量	8368U	脂肪∶葡萄糖	1∶0.9
脂肪∶葡萄糖	1∶1	非蛋白热量∶氮	845∶1
非蛋白热量∶氮	594∶1		

高度需要（严重并发症、高流量瘘等高消耗状态）

中心静脉输入		液体总量：3030ml	
30% 英脱利匹特	500ml	非蛋白热量	10460kJ
50% 葡萄糖溶液	500ml	脂肪∶葡萄糖	1.5∶1
7% 凡命	2000ml	非蛋白热量∶氮	556∶1

续　表

中心静脉输入		液体总量：3030ml
水乐维他	2支	
维他利匹特	1支	
安达美	1支	
格力福斯	1支	
胰岛素	42U	

知识点33：全营养混合液的配制　　　　副高：熟练掌握　正高：熟练掌握

全营养混合液由葡萄糖、脂肪乳剂、氨基酸、电解质、微量元素、维生素、甘油磷酸盐、谷氨酰胺和水等组成。将所有物质按先后配制顺序灌入高分子材料制成的3L全合一营养袋中组成全营养混合液。

知识点34：肠外营养液的输注方法　　　　副高：熟练掌握　正高：熟练掌握

（1）持续输注法：将一天的营养液在24小时内均匀输入，由于各种营养物质同时等量输入，对机体氮源、能源及其他营养物质的供应处于持续均匀状态，胰岛素的分泌较为稳定，血糖不会因输入糖时多时少有较大波动；尤其对较长时间胃肠道不能利用、机体需要量增加、有较多额外丢失的患者，经中心静脉持续输注可保证机体对热量及代谢基质的需要，同时减少患者反复穿刺的痛苦。

（2）循环输注法：为临床广泛应用。是在12～18小时内将一天的营养液全部输注，其余时间可恢复活动，从而改善患者生活质量。在进行循环输注前，应计算热量、蛋白质和液体需要量及输注时间，输注速度应逐渐增加或减少，以防高血糖发生。如高血糖持续存在，则应延长输注时间，营养液中加入小剂量胰岛素，以控制快速输注所致的高血糖，若无效，仍应使用持续输注法。

知识点35：肠外营养的途径　　　　　　副高：熟练掌握　正高：熟练掌握

（1）中心静脉：因中心静脉的管径粗、血流速度快、血流量大，输入的营养液可很快被血液稀释而不致刺激血管壁，故不易产生静脉炎或形成静脉血栓。同时，中心静脉对输注液体的浓度和酸碱度的限制较小，并可在24小时内进行持续不断的输注，保证供给机体所需的热能和各种营养素。对较长时间不能利用其胃肠道而需长期TPN治疗者，或因有较多额外丢失、处于显著高代谢状态以致机体对营养物质的需求量大为增加者则宜采用中心静脉途径输液。常用静脉导管穿刺点有：①经锁骨下静脉：常用，易于活动和护理。②经颈外静脉：颈外静脉瓣膜多，导管不易置入。③经颈内静脉：较常用，转颈和贴敷料稍受限。④经股静脉：导管易感染，少用。⑤经外周静脉至中心静脉（PICC）：贵要静脉较头静脉宽，易置入，患者感觉较舒适，感染率低。⑥经外周静脉/中心静脉皮下埋置导管：用于肿瘤终末期患者。

（2）外周静脉：经外周静脉输注一般适用于预期只需短期（不超过2周）肠外营养支持的患者、接收部分肠外营养支持（输注营养素的量较少）的患者，以及肠外营养支持应用葡萄糖和脂肪乳剂双能源（特别是采用全合一营养液）的患者。外周静脉途径具有简便、并发症少且轻等优点。

知识点36：肠外营养的规范化应用　　　　副高：熟练掌握　　正高：熟练掌握

肠外营养规范化应用提倡应用全合一系统进行经中心静脉、外周静脉或外周-中心静脉进行输注：普通患者可选用即用型肠外营养袋，特殊患者可进行特殊个体化配液或多瓶输液。

肠外营养常采用的配方（氨基酸-葡萄糖-脂肪系统）全合一（AIO，3 in 1）系统指的是将所有肠外营养素混合在一个容器中，这样可使全天需要的营养、水、电解质、微量元素及维生素从一个袋子进行输注。该系统源于1972年法国Montpelier的Solassol和Joyeux介绍，其目的是为使肠外营养更方便，使每位患者用一个硅胶袋和一条输液管即可输注全部营养素。

知识点37：空肠造口的种类及适应证　　　　副高：熟练掌握　　正高：熟练掌握

空肠造口有两种手术方式，即空肠穿刺插管造口与空肠切开插管造口，可在原发疾病手术的同时附加完成，亦可单独施行。考虑到手术后患者的恢复和营养需要，下述患者在原发疾病手术治疗的同时宜施行空肠造口：①手术时有营养不良的患者；②重大复杂的上腹部手术后早期肠道营养输注；③坏死性胰腺炎；④需要剖腹探查的多处创伤患者；⑤准备手术后行放疗或化疗的患者；⑥食管、胃及十二指肠手术后备用性空肠造口，在发生吻合口瘘等并发症时用以维持营养。

知识点38：空肠造口喂养途径的优点　　　　副高：熟练掌握　　正高：熟练掌握

（1）较少发生液体饮食反流而引起的呕吐和误吸。

（2）EN支持与胃、十二指肠减压可同时进行，对胃、十二指肠外瘘及胰腺疾病患者尤为适宜。

（3）喂养管可长期放置，适用于需长期营养支持的患者。

（4）患者能同时经口摄食。

（5）患者无明显不适，机体和心理负担小，活动方便。

知识点39：肠外营养的护理与监测　　　　副高：熟练掌握　　正高：熟练掌握

（1）行中心静脉输注时应严格执行无菌操作规程，严密观察患者的生命体征与局部情况，了解患者有无胸闷、呼吸困难等，及时发现，及时处理。

（2）注意有无气栓、静脉炎、败血症等并发症的发生，输注过程中应加强巡视，有条件者可使用输液泵。

（3）每日更换输液管道1次，更换管道时，静脉导管与输液管连接处应用碘酊、酒精涂擦消毒；换输液管时，静脉导管一定要捏紧，防止空气进入血管。

（4）静脉导管入口周围应每日用碘酊、酒精消毒，并更换消毒敷料1次。发现敷料潮湿应及时更换，以防导管口感染。对导管入口处皮肤应定期做细菌培养。

（5）使用周围静脉输注时应每24小时更换输注部位，以减少对血管内皮的刺激，避免发生静脉炎。

（6）观察输液反应，如有发生，应首先考虑为静脉导管感染，即刻拔出导管及留残液做培养。

（7）根据计划应用持续输注或循环输注，按时按量均匀完成每日输液量，切不能过快。

（8）定期进行残液培养及监测血糖、肝肾功能、体重等，以掌握输注效果。

知识点40：中心静脉导管相关感染的概念　　　　副高：熟练掌握　正高：熟练掌握

肠外营养时最常见、最严重的并发症是中心静脉导管相关感染，包括导管的全身导管相关感染和局部感染。全身感染是导管所致的菌血症或败血症，局部感染是发生在置管部位或周围的软组织感染、腔隙感染或隧道感染。主要病因包括静脉导管置管时污染、穿刺点皮肤污染、输液操作导致导管污染、其他部位感染产生菌血症时细菌在导管部位定植等。

知识点41：导管相关性感染的临床表现　　　　副高：熟练掌握　正高：熟练掌握

（1）导管相关性全身感染表现为反复发作的寒战、高热、呼吸急促、低血压等全身感染症状，严重者可出现意识模糊，多数患者拔除导管后体温很快恢复正常。

（2）局部感染表现为导管穿刺部位或周围软组织红肿、疼痛；或置管腔隙或隧道红、肿、疼痛或伴有分泌物渗出。

（3）致病菌多为革兰阳性球菌，少部分为革兰阴性杆菌或真菌。

知识点42：导管相关性感染的诊断要点　　　　副高：熟练掌握　正高：熟练掌握

（1）临床上表现为菌血症或败血症等全身感染症状。但无明显感染病灶时，应怀疑导管相关性感染的存在。

（2）导管穿刺部位或周围软组织红、肿、疼痛，或置管腔隙或隧道红、肿、疼痛，或伴有分泌物渗出。

（3）实验室检查见白细胞及中性粒细胞增多。

（4）经导管抽取静脉血进行细菌及真菌培养阳性。

（5）拔除导管时剪取导管尖端及皮下段进行细菌培养阳性。

知识点43：导管相关性感染的治疗原则　　　　副高：熟练掌握　　正高：熟练掌握

（1）尽量选择单腔导管，维持一定输液速度并尽可能专管专用。

（2）穿刺置管、药液准备、输注和导管护理时应严格执行无菌操作，输注完毕用足量肝素盐水封管。

（3）局部穿刺点定期用络合碘消毒，每48~72小时换药1次。

（4）不推荐预防性使用抗生素，怀疑发生导管相关性感染时应拔除导管并进行血液和导管的规范培养。

（5）多数情况下拔管后体温很快恢复正常，选择抗菌药物应针对可能的致病菌及当地病原菌的耐药情况经验性用药，随后根据细菌培养和药敏结果调整。

知识点44：机械性并发症的概念　　　　　　副高：熟练掌握　　正高：熟练掌握

机械性并发症是指发生于中心静脉穿刺置管过程中的穿刺意外损伤，不同穿刺部位并发症种类和发生率不尽相同。锁骨下静脉和颈内静脉穿刺的并发症发生率为1%~4%，PICC穿刺置管并发症发生率较低，但出现浅表静脉炎和导管异位的发生率较高。

知识点45：机械性并发症的临床表现　　　　副高：熟练掌握　　正高：熟练掌握

（1）损伤胸膜肺尖致气胸或血胸，表现为剧烈胸痛或咳嗽，甚至呼吸困难，听诊呼吸音减低。

（2）损伤邻近动脉致局部血肿，有时引起纵隔血肿，产生纵隔压迫症状。

（3）穿透静脉误入胸腔可致营养液输入胸腔导致胸腔积液。

（4）损伤邻近神经可出现臂丛神经、膈神经、迷走神经或喉返神经损伤的相应症状。

（5）左颈入路穿刺偶有发生胸导管穿破的风险。

（6）PICC置管近端索条状皮肤发红，伴有触痛。

知识点46：机械性并发症的诊断要点　　　　副高：熟练掌握　　正高：熟练掌握

（1）近期有中心静脉置管或经外周静脉、中心静脉置管操作史。

（2）浅表静脉炎表现为PICC置管近端索条状皮肤发红，伴有触痛。

（3）中心静脉置管穿刺损伤胸膜、动脉、神经、误入胸腔等相应临床症状。

（4）影像学检查显示肺压缩、肋膈角消失、纵隔增宽等表现。

知识点47：机械性并发症的防治原则　　　　副高：熟练掌握　　正高：熟练掌握

（1）穿刺前纠正凝血功能障碍。

（2）选择合适的体位，穿刺时先用细针头定位，插管时采用J形头导丝引导技术。

（3）经导管回抽血液，确认在静脉内并排尽气体后连接输液通路并妥善固定导管。

（4）穿刺置管后应常规行X线检查，了解导管位置，并排除血胸、气胸。

（5）误穿入动脉应拔出导管并加压压迫5～10分钟。

（6）少量气胸（肺压缩＜20%）可在数日内吸收，无需处理；严重气胸、血胸、胸腔积液应行胸腔闭式引流。

（7）纵隔血肿、心脏压塞应立即行心包切开引流。

知识点48：血栓或栓塞并发症的概念　　副高：熟练掌握　正高：熟练掌握

在接受长期静脉营养治疗的患者中，与导管相关的静脉血栓形成是一种常见的并发症，血栓形成后可逐渐增大并脱落，造成血栓栓塞，严重栓塞时可导致患者死亡。血栓形成或药物、无机盐沉淀可致导管堵塞。在低血容量状态下，患者头高位深呼吸可造成明显的胸腔负压状态，若管路闭合不严，此时进行穿刺置管或更换管路接头等操作使空气进入血管可致空气栓塞。

知识点49：血栓或栓塞并发症的临床表现　　副高：熟练掌握　正高：熟练掌握

（1）导管堵塞致输液不畅。

（2）少量空气进入常无症状，大量空气进入中心静脉，患者表现为突发胸闷、喘憋、血压下降、心动过速，严重栓塞可致患者死亡。

（3）血栓栓塞常见为急性肺动脉栓塞表现，突发胸闷、胸痛、喘憋、血压下降、心律失常，严重栓塞可致患者死亡。

知识点50：血栓或栓塞并发症的诊断要点　　副高：熟练掌握　正高：熟练掌握

（1）长期接受静脉营养治疗病史或短时间内曾进行输液、更换导管护理、拔除导管等操作。

（2）患者突然出现胸闷、胸痛、喘憋、发绀、血压下降、心动过速、意识障碍等表现。

（3）急性空气栓塞患者的脉搏细弱、血压下降、瞳孔散大、心律失常，于心前区可以听到从滴嗒声至典型的收缩期粗糙磨轮样杂音，有时在颈静脉上可感到血管内气泡在手指下移动。

（4）急性肺栓塞患者可有呼吸频率加快、呼吸困难、发绀，听诊可闻及胸部干湿啰音、胸膜摩擦音、胸腔积液征等体征。

（5）急性肺栓塞心电图表现为心律失常，如房颤、右束支传导阻滞等；可见电轴右偏，明显顺时针方向转位；$S_1Q_{III}T_{III}$，T波改变，肺性P波。

（6）胸部X线片可见多发性浸润、胸腔积液、膈肌升高。

（7）CT肺动脉造影或肺动脉造影常可确诊。

知识点51：血栓或栓塞并发症的防治原则　　　副高：熟练掌握　正高：熟练掌握

（1）抗凝治疗可减少导管相关静脉血栓形成和血栓栓塞的风险。

（2）发现堵管后不宜用力推注冲洗，可试用溶栓药物冲洗，必要时更换导管。

（3）插、拔管时置患者于头低位，嘱患者平静呼吸，拔管后充分压迫穿刺部位，以密闭敷料覆盖防止空气栓塞。

（4）防止输液走空，及时封管；导管护理时要有防止接头脱开的保险措施。

（5）一旦导管内进入空气应使患者头低足高左侧卧位，及时经中心静脉抽吸，吸氧，严密观察循环变化，有条件可进行高压氧治疗。

（6）急性肺栓塞患者给予吸氧，低分子肝素或华法林抗凝，对于血流动力学不稳定的大面积急性肺栓塞患者可进行溶栓治疗或导管溶栓治疗。

知识点52：代谢性并发症的发生原因　　　副高：熟练掌握　正高：熟练掌握

代谢性并发症包括电解质紊乱、酸碱平衡失调、氮质血症等。其中最常见的是糖代谢紊乱，严重者可发生高糖高渗非酮性昏迷，其发生原因：①输入的总糖量或单位时间内输入的糖量过多；②患者原有糖尿病或隐性糖尿病，胰岛素分泌减少；③应激状态下体内糖原异生增加，并出现胰岛素抵抗现象；④应用肾上腺皮质激素，促进糖异生；⑤患者有肝脏疾病或肝功能障碍，体内糖的利用受限。高糖渗透性利尿将导致或加剧患者的内稳态失调，细胞内脱水是高糖高渗非酮性昏迷的主要病理生理改变。

知识点53：代谢性并发症的注意事项　　　副高：熟练掌握　正高：熟练掌握

患者在接受全胃肠外营养（TPN）支持时，特别是在手术创伤后应注意：①逐步调节输入液中葡萄糖的浓度和输入速度，监测血糖水平在4.4～6.7mmol/L；②改变能源的结构，以脂肪乳剂提供30%～50%的非蛋白能量；③加强临床监测，观察水、电解质的出入平衡状态，特别注意水、钠、钾的补充。及时纠正酸中毒；④按适当比例补充外源性胰岛素，促进葡萄糖的利用和转化；⑤当发现高糖渗透性利尿作用明显而采取相应措施不能逆转时，应停止输入高糖溶液。

知识点54：TPN引起肝损害和胆汁淤积的防治措施　副高：熟练掌握　正高：熟练掌握

①有效地控制感染，特别是腹腔感染；②降低TPN配方中非蛋白能量；③减少糖的供给；④尽可能恢复肠道营养；⑤给予外源性缩胆囊素（CCK）；⑥补充腺苷蛋氨酸。

知识点55：肠内营养的适应证和禁忌证　　　副高：熟练掌握　正高：熟练掌握

自然营养摄入不足，应首选肠内营养。实施肠内营养的必要条件是必须最少有100cm空肠或150cm回肠具备完整的消化吸收功能。

（1）适应证：主要包括胃肠道外疾病（围术期营养补充，烧伤与创伤，中枢神经系统疾病，肿瘤化、放疗的辅助治疗，心、肺疾病，肝、肾衰竭等）、胃肠道疾病（上消化道瘘、低位肠瘘、短肠综合征、炎性肠道疾病、胰腺疾病、结肠手术准备等）。

（2）禁忌证：①绝对禁忌证：顽固呕吐、肠梗阻、消化道大出血和血流动力学不稳定者。②相对禁忌证：腹泻、腹腔内感染、吸收不良综合征、重症胰腺炎及严重肠瘘。

知识点56：肠内营养的优点　　　　副高：熟练掌握　　正高：熟练掌握

肠内营养的营养物质经肠道和肝门静脉吸收，能很好地被机体利用。肠内营养可以改善和维持肠黏膜细胞结构和功能的完整性，维护肠道黏膜屏障，减少肠道细菌移位及肠源性感染的发生。另外，肠内营养通过刺激消化液和胃肠道激素的分泌促进胆囊收缩、胃肠蠕动，增加内脏血流，使代谢更符合生理过程，减少了肝胆并发症的发生率。肠内营养可单独应用，也可与经周围静脉或中心静脉的营养支持联合应用，以减少静脉营养的用量，减少并发症。同时肠内营养对技术和设备的要求较低，临床易于管理，费用低廉。

知识点57：肠内营养制剂的分类　　　　副高：熟练掌握　　正高：熟练掌握

根据肠内营养的组成，可将其分为要素制剂、非要素制剂、组件制剂和特殊治疗用制剂等四类。

（1）要素制剂：又称为化学成分明确制剂，是由单体物质如氨基酸或蛋白水解物、葡萄糖、脂肪、多种维生素和无机盐、微量元素等组成，既能为人体提供必需的热能和营养素，又无须消化即可直接或接近直接吸收和利用。

（2）非要素制剂：以整蛋白或游离大分子蛋白质为氮源，渗透压接近等渗，口感较好，适于口服，亦可管饲。具有使用方便、耐受性强的特点，适用于胃肠功能较好的患者。

（3）组件制剂：也称为不完全制剂。是仅以某种或某类营养素为主的肠内营养制剂，它可对完全制剂补充或强化；也可用2种或2种以上组件构成配方，以适合患者的特殊需要。主要包括蛋白质组件、脂肪组件、糖类组件、维生素组件和无机盐组件。

（4）特殊治疗用制剂：根据疾病的不同特点给予患者个体化的营养支持，如肝衰竭用制剂、肾病专用制剂、婴儿应用制剂等。

知识点58：临床常用的肠内营养制剂　　　　副高：熟练掌握　　正高：熟练掌握

临床常用的肠内营养制剂

制　剂	主要成分	热　量
安素	麦芽糖糊精，酪蛋白，植物脂肪	每罐400g，总热量7531kJ

续　表

制　剂	主要成分	热　量
能全素	水解玉米淀粉，酪蛋白，玉米油	每罐430g，总热量8368kJ
百普素	短肽链水解蛋白及氨基酸	每袋126g，总热量2067kJ
爱伦多	复合氨基酸	每袋80g，总热量1255kJ
能全力	麦芽糖糊精，酪蛋白，植物脂肪，大豆多糖纤维	每瓶500ml，总热量2092kJ
瑞素	酪蛋白，大豆蛋白，大豆油和椰子果油，麦芽糖糊精	每瓶500ml，总热量2092kJ
瑞高	同瑞素，但蛋白质、能量密度高	每瓶500ml，总热量3138kJ
瑞代（糖尿病专用型）	能量构成：糖占53%，脂肪占32%，蛋白质占15%；糖来源：70%腊质谷物淀粉，30%果糖	能量密度：3765kJ/L
瑞能（肿瘤患者专用）	50%以上脂肪供能	能量密度：5434kJ/L

其他：要素饮食制剂、合成低渣饮食、天然混合食物（搅拌、粉碎并混入消化剂）等，容量、浓度逐日增加，要求经3～4天适应期后达到全量

知识点59：肠内营养制剂添加物　　　　副高：熟练掌握　　正高：熟练掌握

随着对EN研究的进展，在EN时添加某些物质可减少长期EN的并发症。

（1）支链氨基酸：研究表明支链氨基酸能提供谷氨酰胺，富含支链氨基酸EN制剂，尤其适于肝性脑病患者。

（2）谷氨酰胺：是血浆和细胞内最丰富的氨基酸，是血管之间氮的载体。谷氨酰胺在肾脏产生、骨骼肌分解，是肠道细胞和淋巴细胞的主要代谢燃料，是分解代谢状态时所必需的。补充谷氨酰胺可减少细菌易位。

（3）精氨酸可刺激GH、卵泡刺激素、胰岛素、胰高糖素和胰岛素样生长因子（IGF）释放，是NO前体，能促进损伤后T淋巴细胞的增殖。

（4）核苷酸：在维持正常免疫功能中起着重要作用，缺乏时可抑制T淋巴细胞和IL生成，是DNA和RNA前体，在细胞分裂和蛋白质合成中起重要作用。

（5）纤维素在肠道内被细菌分解，是结肠黏膜营养的重要底物，能延缓葡萄糖的吸收，有利于肠道正常菌群生长。

知识点60：肠内营养物质的合理选择　　　　副高：熟练掌握　　正高：熟练掌握

选择肠内营养物质应考虑以下因素：①评定患者的营养状况，确定营养需要量，高代谢状态的患者应选择高能量类型的配方。②根据患者消化吸收能力，确定配方中营养物质的形式。消化功能受损（如胆道梗阻、胰腺炎）或吸收功能障碍（如广泛肠切除、放射性肠炎）的患者，可能需要简单、易吸收的配方（如水解蛋白、肽或氨基酸、低聚糖、低脂）；如消化功能完好，则可选择含完整蛋白质、多聚糖或较多脂肪的肠内营养配方。③应考虑肠内营养输入途径，直接输入小肠的营养液应尽可能选用等渗的配方。④应考虑患者对某些营养物

质过敏或不耐受，若患者出现恶心、呕吐、肠痉挛、腹胀等，又不能停止营养补充的患者，则宜改用肠外营养。

知识点61：肠内营养液的输注　　　　　　　　　副高：熟练掌握　　正高：熟练掌握

（1）配制原则：营养液应按无菌规则配制，当日配制，及时冷藏，当日用完。

（2）输入途径：①经胃肠道途径：包括口服及经咽造口、胃造口、鼻胃插管灌注。因胃容量大，对渗透压亦不甚敏感，故营养素可较粗放，输注亦较简便，适用于要素饮食、匀浆饮食、混合奶等的灌喂。缺点是较易引起反流及呕吐。对昏迷患者特别要防止误吸；②单纯经肠道途径：经鼻肠管或空肠造口灌注，为临床肠内营养最普遍使用的途径。其优点是避免了呕吐及误吸，可同时做胃十二指肠减压，适用于长期治疗的需要，允许同时经口进食。另外，患者心理负担也较小。

（3）输注方式：肠内营养输注喂养方式不同，包括持续、周期性、顿服以及间断的输注方式。其输注喂养方式主要取决于肠内营养管尖端所在部位（胃或空肠）、患者临床状况、对肠内营养耐受与否以及总体方便程度。建议使用肠内营养输注泵，以增加肠内营养耐受性，减少并发症。①持续24小时的输注喂养很慢，是住院患者开始应用肠内营养首选的方式，通常用于危重患者小肠直接输注肠内营养。②周期性的输注喂养，包括每天8～20小时的特殊时段持续喂养，通常在夜间输注，以鼓励患者白天经口饮食，通常也是输注至胃或空肠。③顿服输注喂养，犹如少食多餐，在特定间隔下，一般每天4～6次短时输入肠内营养。通常肠内营养快速输入胃里，但小肠途径不能耐受快速输注。④间断输注，如同顿服输注，但输注时间更长一些，可有助于耐受，但不建议用于小肠途径。

知识点62：肠内营养治疗的并发症与防治　　　　　副高：熟练掌握　　正高：熟练掌握

（1）喂养管并发症：导管放置不当，误入气管；深度不符合要求；硬质导管造成消化道穿孔等。严守操作规程，选用质地柔软、稳定性好的喂养管可防止此类并发症。

（2）呕吐与误吸：因呕吐导致的误吸常见于虚弱、昏迷患者。防治原则：①不用或慎用经胃肠途径的灌注；②密切观察喂养管的位置及灌注速率，床头抬高30°，避免夜间灌注，要经常检查胃充盈程度及胃内残留量，当胃内残留量达100～150ml时，应减慢或停止灌注。

（3）腹泻：为EN支持中最常见并发症。少数患者因腹泻而被迫停用EN，严重者可有脱水、肾前性功能损害，应引起高度重视。腹泻的原因有：①肠腔内渗透负荷过重；②小肠对脂肪不耐受；③饮食通过肠腔时间缩短，胆盐不能再吸收；④饮食中葡萄糖被肠内细菌转变为乳酸；⑤饮食被细菌或真菌污染致细菌性或真菌性肠炎；⑥营养液温度太低；⑦低清蛋白血症。腹泻通常发生于EN开始及使用高渗饮食时，临床上应对腹泻的原因保留评估，以避免遗留潜在的胃肠道疾患。腹泻通常易于纠正，输注的饮食应新鲜配制并低温保存，减低饮食浓度或放慢输注速度以及在饮食中加入抗痉挛或收敛药物，可控制腹泻。血清清蛋白有助于维持胶体渗透压，增加肠绒毛毛细血管吸收能力，血清清蛋白水平降低，可使绒毛吸收能力下降。引起吸收障碍和腹泻，可在EN的同时经静脉补充白蛋白。上述治疗无效的严重腹泻，应停止 EN。

（4）水、电解质失衡：脱水、高钠、高氯和氮质血症发生的原因主要是水的供应不足，也有因为摄入高钠饮食而肾的排钠功能不全所引起。高渗营养液引起腹泻后会加重脱水、高血钠，严重者可有发热、昏迷，甚至造成死亡。多数患者的高钠血症系缺水而非钠过多引起，防治方法为供给无溶质水，加强患者的监护，观察血液中电解质的变化及尿素氮的水平，严格记录患者的出入量。

（5）血糖紊乱：低血糖多发生于长期应用要素饮食而突然停止者，此类患者肠道已经适应吸收大量高浓度的糖，突然停止后，再加上其他形式的补充糖不够充分时，容易发生低血糖。缓慢停止要素饮食，或停用后以其他形式补充适量的糖，以防止发生低血糖。高血糖症主要发生于老年或胰腺疾病患者的使用过程中，偶尔可发生高渗性非酮性昏迷。对不能耐受高糖的患者，应改用低糖饮食或给予胰岛素、口服降糖药物加以控制，并加强监测。

第六章 外 科 感 染

第一节 概 述

知识点1：外科感染的概念　　　　　　　　　　　　副高：熟练掌握　正高：熟练掌握

外科感染常发生于创伤和手术之后，与体表皮肤和黏膜完整性的破坏紧密关联。常由一种以上的病原微生物引起，且多为内源性条件致病菌。大多不能自愈或单靠抗菌药物治愈，常需进行外科处理，如引流、清创、切除坏死组织等，否则病情会继续发展。外科感染除了发生于创伤或疾病的原发部位之外，还可以作为并发症发生于原发部位以外的其他组织或器官。

知识点2：外科感染的分类　　　　　　　　　　　　副高：熟练掌握　正高：熟练掌握

（1）按病菌种类和病变性质：①非特异性感染：亦称化脓性感染或一般性感染，占外科感染的大多数。常见有疖、痈、丹毒、急性淋巴结炎、急性乳腺炎、急性阑尾炎、急性腹膜炎等。致病菌有金黄葡萄球菌、溶血性链球菌、大肠杆菌、变形杆菌、铜绿假单胞菌（俗称绿脓杆菌）等，可由单一病菌导致感染，也可由几种病菌共同致病形成混合感染。病变通常先有急性炎症反应，继而形成局部化脓。②特异性感染：在致病菌、病程演变及治疗处置等方面与一般感染不同。结核、破伤风、气性坏疽、炭疽、念珠菌病等属特异性感染，引起感染的致病菌如结核杆菌、破伤风梭菌、产气荚膜梭菌、炭疽杆菌、白念珠菌等的致病作用不同于一般性感染的病菌，可以引起较为独特的病变。

（2）按病程区分外科感染：可分为急性、亚急性与慢性感染三种。病变以急性炎症为主，病程在3周以内的外科感染为急性感染，大多数非特异性感染属于此类。病程超过2个月或更久的感染为慢性感染，部分急性感染迁延日久可转为慢性感染。病程介于急性与慢性感染之间的称亚急性感染。亚急性感染除由急性感染迁延形成外，形成原因常与致病菌的毒力虽弱、但有相当的耐药性，或是与宿主抵抗力较弱等有关，如变形杆菌的泌尿系感染、白念珠菌病等。

（3）按发生条件归类感染：可按病原体的来源以及入侵时间区分。伤口直接污染造成的感染称原发性感染；在伤口愈合过程中出现的病菌感染称继发性感染。病原体由体表或外环境侵入体内造成的感染称外源性感染；由原存体内的病原体，经空腔脏器如肠道、胆管、肺或阑尾造成的感染称内源性感染。感染也可按照发生条件归类，如条件性（机会性）感染、二重感染（菌群交替症）、医院内感染等。

知识点3：外科感染的发生机制　　　　　　　　　副高：熟练掌握　正高：熟练掌握

（1）细菌污染：细菌感染是感染发生的前提，可来源于外界，就外科感染而言，内源性细菌污染占据主要地位。

（2）机体解剖屏障受损：①创伤和手术，尤其是进入消化道、呼吸道或女性生殖道的创伤和手术；②侵入性诊疗操作，如尿管、气管插管、中心静脉插管等；③胆管系统梗阻，如胆管系统梗阻引起胆管炎；④休克、缺血−再灌注、长期禁食和肠外营养损伤胃肠黏膜屏障，可导致肠源性感染；⑤全身麻醉后或昏迷患者误吸；⑥恶性肿瘤侵袭、破裂或溃烂等；⑦创伤或化、放疗导致机体免疫功能低下及局部防御功能减弱引起的感染。

（3）环境及其他因素：医院烧伤和监护病房是感染的高发区。医务人员的"带菌手"是接触传播的最重要因素，洗手是切断此类传播最有效的措施。

知识点4：外科感染的病理　　　　　　　　　　　副高：熟练掌握　正高：熟练掌握

（1）非特异性感染：病理变化是因致病菌入侵在局部引起急性炎症反应。致病菌侵入组织并繁殖，产生多种酶与毒素，可以激活凝血、补体、激肽系统以及血小板和巨噬细胞等，导致炎症介质的生成，引起血管扩张与通透性增加，白细胞和吞噬细胞进入感染部位发挥吞噬作用，单核−巨噬细胞通过释放促炎细胞因子协助炎症及吞噬过程。病灶内含活菌、游离血细胞及死菌、细胞组织的崩解产物，引发炎症反应的作用是使入侵微生物局限化并最终被清除，同时局部出现红、肿、热、痛等炎症的特征性表现。部分炎症介质、细胞因子和病菌毒素等还可进入血流，引起全身性反应。病变的演变与结局取决于病原菌的毒性、机体的抵抗力、感染的部位以及治疗措施是否得当，可能出现下列结果。①炎症好转：经有效药物的治疗，吞噬细胞和免疫成分能较快地制止病原体，清除组织细胞崩解产物与死菌，炎症消退，感染就可以治愈。②局部化脓：人体抵抗力占优势，感染局限化，组织细胞崩解物和渗液可形成脓性物质，积聚于创面或组织间，或形成脓肿。在有效的治疗下，炎症病变或小的脓肿可以吸收消退；比较大的脓肿破溃或经手术引流脓液后感染好转。局部肉芽组织生长，形成瘢痕愈合。③炎症扩展：病菌毒性大、数量多和/或宿主抵抗力明显不足，感染迅速扩展，病菌可定植于血液出现菌血症；机体对于感染的过度反应还可引起全身炎症反应综合征（SIRS）成为脓毒症，对宿主造成很大的损害。④转为慢性炎症：病菌大部分被消灭，但尚有少量残存；组织炎症持续存在，中性粒细胞浸润减少而成纤维细胞和纤维增加，变为慢性炎症。在人体抵抗力减低时，病菌可再次繁殖，感染可重新急性发作。

（2）特异性感染：此类感染的病菌各有特别的致病作用。①结核病的局部病变：由于致病因素是菌体的磷脂、糖脂、结核菌素等，不激发急性炎症而形成比较独特的浸润、结节、肉芽肿、干酪样坏死等。结核菌素可诱发变态反应。部分病变液化后可形成无局部疼痛、发热表现的冷脓肿；当有化脓性感染病菌混合感染时，则可呈一般性脓肿的表现。②破伤风和气性坏疽都呈急性过程：但两者的病变完全不同：破伤风杆菌的致病因素主要是痉挛毒素，因此引起肌强直痉挛。此病菌不造成明显的局部炎症，甚至可能不影响伤口愈合。气性坏疽的产气荚膜杆菌则释出多种毒素，可使血细胞、肌细胞等迅速崩解，组织水肿并有气泡，病变迅速扩展，全身中毒严重。③外科的真菌感染一般发生在患者的抵抗力低下时，常为二重感染，真菌侵及黏膜和深部组织。有局部炎症，可形成肉芽肿、溃疡、脓肿或空洞。严重时病变分布较广，并有全身性反应。

知识点5：外科感染的临床表现　　　　　　副高：熟练掌握　正高：熟练掌握

（1）局部症状：急性炎症有红、肿、热、痛和功能障碍的典型表现。体表与浅处的化脓性感染均有局部疼痛和触痛，皮肤肿胀、色红、温度增高，还可发现肿块或硬结；慢性感染也有局部肿胀或硬结肿块，但疼痛大多不明显；体表病变脓肿形成时，触诊可有波动感。如病变的位置深，则局部症状不明显。

（2）器官-系统功能障碍：感染侵及某一器官时，该器官或系统可出现功能异常，如泌尿系统感染时有尿频、尿急；肝脓肿时可有腹痛、黄疸；腹内脏器发生急性感染时常有恶心、呕吐等。

（3）全身状态：感染轻微可无全身症状，感染重时常有发热、呼吸心跳加快，头痛乏力、全身不适、食欲减退等表现。严重脓毒症时可有尿少、神志不清、乳酸血症等器官灌注不足的表现，甚至出现休克和多器官功能障碍。

（4）特殊表现：某些感染可有特殊的临床表现，如破伤风有肌强直性痉挛；气性坏疽和其他产气菌蜂窝织炎可出现皮下捻发音（气泡）；皮肤炭疽有发痒性黑色脓疱等。

知识点6：外科感染的诊断　　　　　　　　副高：熟练掌握　正高：熟练掌握

（1）临床检查：首先应认真询问病史和做体格检查，依据临床表现和检查结果得出初步诊断，然后选择必要的辅助检查手段进一步确诊。根据典型的局部症状和体征，位置表浅的化脓性感染诊断并不困难。波动感是诊断脓肿的主要依据，但应注意与血肿、动脉瘤或动静脉瘘区别。深部脓肿波动感可不明显，但表面组织常有水肿，局部有压痛，可有发热与白细胞计数增加，穿刺有助诊断。

（2）实验室检查：白细胞计数及分类是常用检测，总数大于$12×10^9/L$或小于$4×10^9/L$或发现未成熟的白细胞，提示重症感染。其他化验项目如：血常规、血浆蛋白、肝功能等，可根据初诊结果选择。泌尿系感染者需做尿常规与肾功能检查；疑有免疫功能缺陷者需检查淋巴细胞分类、免疫球蛋白等。病原体的鉴定：①脓液或病灶渗液涂片行革兰染色后，在显微镜下观察，可以分辨病菌的革兰染色性和菌体形态。②取脓液、血、尿、痰或穿刺液做细菌培养（包括需氧菌、厌氧菌和真菌）以及药物敏感试验，必要时重复培养。③采用免疫学、分子生物学等特殊检测手段明确病因，如结核、包虫病、巨细胞病毒感染等。

（3）影像学检查：主要用于内在感染的诊断。超声波检查可用以探测肝、胆、肾等的病变，还可发现胸腹腔、关节腔的积液。骨关节病变常需X线摄片；胸部病变可用X线透视或摄片；还可用以确定有无膈下游离气体，肠管内气液积存的情况。CT、MRI等可用以发现体内脓肿、炎症等多种病变，诊断率较高。

| 知识点7：外科感染的治疗 | 副高：熟练掌握　正高：熟练掌握 |

（1）急性外科感染的抗生素治疗：一般是在尚未获得细菌培养和药物敏感试验结果的情况下开始的，属经验用药。经验用药是在仔细分析病情，判断感染部位、性质和患者特点及可能的细菌种类的基础上精心选择用药。重症感染患者的经验治疗，应选用强有力的广谱抗生素作为起始治疗，阻止病情恶化。

（2）获得细菌培养及药物敏感试验结果后要重新审视原治疗方案，进行目标（针对性）治疗，同时坚持临床为主的治疗原则，密切观察临床反应，注意效果不好时是否存在必须进行干预的外科情况，必要时进行引流、清创等处理。

第二节　外科病毒性感染

| 知识点1：外科病毒性感染的病因与发病机制 | 副高：熟练掌握　正高：熟练掌握 |

外科病毒感染多属后期感染或继发于细菌感染之后，多数无特异临床表现，容易被细菌感染的表现所掩盖。目前较多见于以下几类情况。

（1）器官或组织移植后患者，由于术后常用免疫抑制剂，本来潜伏于体内的病毒得以激活、增殖与播散，也有来自移植的供体，如肾移植后的巨细胞病毒感染，并发的巨细胞病毒肺炎是肾移植后重要的死亡原因。

（2）危重与免疫功能抑制患者，大面积烧伤、白血病、淋巴瘤等在治疗过程中，或经过放射治疗、化学治疗后易患单纯疱疹病毒与巨细胞病毒感染。

（3）输血感染：病毒感染诊断难度较大，少数可根据病史和流行病学情况做出诊断，多数要取决于有无实验室条件与技术，包括病毒的分离、鉴定。

| 知识点2：外科病毒性感染的预防与治疗 | 副高：熟练掌握　正高：熟练掌握 |

多数病毒已潜伏机体内，预防的目的在于避免其从隐性感染发展为显性感染，关键措施是提高机体的免疫功能，如限制免疫抑制剂的使用。

目前，有效的抗病毒药物很少，原因是病毒只在细胞内增殖。常用药物包括：阻止病毒吸附、进入细胞等作用的药物，如金刚烷胺及其乙基衍生物；抑制病毒复制核酸的核苷类药，如阿昔洛韦类药或衍生物喷昔洛韦、伐昔洛韦等。此外，有干扰病毒抑制蛋白质作用的干扰素；对病毒有直接或间接抑制作用的中草药均在研究之中。

| 知识点3：狂犬病的概念 | 副高：熟练掌握　正高：熟练掌握 |

狂犬病又称为恐水病，是一种病毒引起的中枢神经系统急性传染病。狂犬病的病原体是一种嗜神经病毒，存在于患有狂犬病的动物唾液中，侵入人体后沿周围神经上行至脊髓和脑并在局部繁殖。

知识点 4：狂犬病的诊断标准　　　　　　副高：熟练掌握　正高：熟练掌握

（1）多因病兽咬伤（狗、猫多见）或新鲜伤口接触受染的动物唾液患病。潜伏期为 10 日至 1 年，一般为 30～50 日。

（2）前驱症状表现为发热、头痛、恶心、呕吐、吞咽困难、声嘶、烦躁不安等，继而发展为难以控制的躁动，大量流涎，喉部痉挛，声、光、风的刺激均可诱发痉挛。典型症状为见水或闻水声时出现痉挛。缺乏及时治疗与有力的全身支持，几日内可因窒息、衰竭、全身瘫痪而死亡。

（3）被动物咬伤后应着重检查动物，以便采取措施。对咬人动物进行关闭、观察，必要时可处死动物取其脑组织切片检查。

知识点 5：狂犬病的治疗原则　　　　　　副高：熟练掌握　正高：熟练掌握

（1）预防措施：捕捉野犬、管好家犬，并定期注射狂犬病疫苗是预防狂犬病的重要措施。

（2）伤口处理是关键：立即用 20% 的医用软皂彻底冲洗伤口，深部伤口可插入导管冲洗。最好用高效价的抗狂犬病血清在创口内与创口周围做局部浸润注射。伤口应敞开。

（3）接种疫苗：此病潜伏期长，及早接种疫苗可防止发病。

（4）被动免疫：注射人狂犬病免疫球蛋白或抗狂犬病马血清，最好在伤后 24 小时内注射，72 小时后无效。

（5）对症治疗：对症治疗包括使用镇静药（可参考破伤风治疗）；痉挛严重不能控制者可行气管切开、呼吸机控制呼吸；输血、补液、营养等支持治疗。

第三节　肠源性感染

知识点 1：肠源性感染的病因　　　　　　副高：熟练掌握　正高：熟练掌握

严重的创伤和外科疾病对机体而言是应激反应，应激性损害中胃肠道是一重要器官，除了应激性溃疡出血外，肠黏膜屏障功能一旦受损或衰竭，将成为微生物和其产物侵入的另一潜在的感染途径，轻者加重病情，重者可成为多器官功能障碍综合征的"启动器"。国内外一般用"细菌易位"或"肠源性感染"命名。目前已经证明，严重烧伤、肠梗阻、急性胰腺炎、失血性休克、肠移植等的肠源性感染发生率明显增高。

知识点 2：肠源性感染的发病机制　　　　副高：熟练掌握　正高：熟练掌握

（1）肠黏膜屏障机械损伤：肠黏膜是人体最大的黏膜面，膜表面和肠腔中聚集着无数的微生物，肠黏膜本身是一道严密的屏障，包括肠上皮细胞间的紧密连接可以阻止微生物及其产物的侵入，任何原因造成肠黏膜完整性的破坏，细菌、内毒素均可乘虚而入。创伤后肠黏膜的应激损害除神经内分泌因素外，与其缺血、缺氧再灌注的损害关系密切。

（2）肠内菌群失调：肠内菌群包含400多菌种，其中95%以上为厌氧菌。各菌群之间相互拮抗又相互依存，维持一个微生态的平衡。紧贴肠黏膜的称膜菌群，肠腔中游动的称腔菌群。膜菌群主要是厌氧菌，是肠黏膜重要的生物性屏障，如果厌氧菌数量减少，定植抗力下降，病原菌得以黏附定植于肠黏膜，就有可能向深部易位。微生态的失衡可促进肠源性感染的发生发展已经得到证实。

（3）免疫功能受抑：危重的外科患者多伴有免疫功能低下，包括细胞和体液的免疫功能，肠源性感染的病原菌主要是肠道内常住菌，感染的发生是宿主的易感性增加。现代研究认识到肠道本身也是人体最大的免疫器官之一，与肠源性感染关系密切的分泌型IgA释入肠腔内可以中和内毒素，包裹细菌，阻止细菌在肠黏膜表面黏附，是肠道抗感染的一道重要的免疫屏障。严重创伤后肠黏液中IgA含量的降低是促进肠源性感染的一个因素。

知识点3：肠源性感染的预防	副高：熟练掌握　正高：熟练掌握

因肠源性感染来自潜在的感染途径，临床表现不同于一般感染，故在临床上要明确诊断首先是医生认识到危重患者经常存在肠源性感染的威胁，预防即是外科医师在处理基础疾病需要避免或减少发生肠源性感染发生发展的相关因素，如休克是否能得到及时纠正、抗生素是否长时间使用、长期依赖于静脉全胃肠外营养等。

知识点4：肠源性感染的治疗原则	副高：熟练掌握　正高：熟练掌握

（1）抗生素的选用：治疗上首先是抗生素的选用，目前的经验是对于危重、肠源性感染高危的患者应早用、早停有效抗生素，避免一线、二线、三线选择的历程。有效抗生素的早期使用有防治肠源性感染的作用。

（2）营养治疗：营养支持方面不单纯依赖静脉营养，结合早期经口进食或以特制肠管喂养，可以避免肠道成为生理性死腔，改善门静脉、肠黏膜下血流量，增加分泌型IgA分泌，使血浆内毒素下降。肠道进食的另一优点是可以补充肠黏膜细胞更新必需的成分，如谷氨酰胺等。肠黏膜上皮细胞是维持肠道屏障功能的重要基础。

（3）肠道不吸收抗生素治疗：选择使用肠道不吸收抗生素抑制肠内潜在感染性细菌对于治疗肠源性感染的作用尚处于研究中。

第四节　全身性感染

知识点1：全身性外科感染的病因	副高：熟练掌握　正高：熟练掌握

导致全身性外科感染的原因是致病菌数量多、毒力强和/或机体抗感染能力低下。通常发生在严重创伤后的感染及各种化脓性感染，如大面积烧伤、开放性骨折、痈、弥漫性腹膜炎、胆道感染或尿路感染等。感染灶未能局限化，使大量毒力强的病原菌不断或经常侵入血

液循环，或是局部感染产生的炎症介质大量入血，激发全身性反应而引起脓毒症。

导致脓毒症的常见致病菌种类繁多，革兰阳性菌、革兰阴性菌、厌氧菌及真菌均可。

知识点2：全身性感染的诊断标准　副高：熟练掌握　正高：熟练掌握

（1）多有原发感染灶，起病多呈亚急性或慢性。

（2）有寒战、高热，体温呈弛张热型。血白细胞及中性粒细胞明显增多。

（3）常有体质衰弱、食欲差、恶心、呕吐、消瘦等症状。

（4）血培养在高热、寒战时可呈阳性，如为阴性可以重复培养。

（5）败血症是致病菌侵入血液循环，迅速繁殖并引起全身症状。

（6）脓毒症是指由细菌或其他致病微生物引发的全身性炎症，确诊需要有活跃细菌感染的确实证据（血培养不一定阳性）以及全身炎症（全身性炎症反应综合征）的临床表现。

（7）全身性炎症反应综合征（SIRS）的诊断：①机体有较重创伤或感染；②以下4项中符合2项：体温＞38℃或＜36℃；心率加速＞90次/分；呼吸加快＞20次/分或有过度通气致 $PaCO_2 \leqslant 32mmHg$；血白细胞＞$12.0 \times 10^9/L$ 或＜$4.0 \times 10^9/L$；③高血糖症及尿糖常为早期表现；④患者常可表现精神症状，如易激惹、焦虑、精神错乱、昏睡，偶有昏迷。

（8）严重脓毒症或严重全身性感染是指伴有某些器官功能障碍、灌注不足或低血压等，实际上包括了感染性低血压和感染性休克。

知识点3：菌血症、脓毒症、脓毒综合征的诊断依据　副高：熟练掌握　正高：熟练掌握

菌血症、脓毒症、脓毒综合征的诊断依据

疾病	诊断依据
菌血症	血培养阳性
脓毒症	临床有感染的证据
	全身炎症反应综合征的表现
脓毒综合征	血培养可阳性
	临床有脓毒症的依据
	合并器官灌注不足的任一表现

知识点4：脓毒症的临床表现　副高：熟练掌握　正高：熟练掌握

（1）骤起寒战，继以体温可达 40～41℃，或低温，起病急，病情重，发展迅速。

（2）头痛、头晕、恶心、呕吐、腹胀、面色苍白或潮红、出冷汗。神志淡漠或烦躁、谵妄和昏迷。

（3）心率加快、脉搏细速，呼吸急促或困难。

（4）肝脾可肿大，严重者出现黄疸或皮下出血淤斑等。

（5）在老年患者中，呼吸加快伴轻度呼吸性碱中毒及神志改变，是脓毒症的唯一征象。

知识点5：脓毒症的实验室检查　　　　　　　副高：熟练掌握　　正高：熟练掌握

（1）白细胞计数明显增高，一般常可达（20～30）×10^9/L以上，或降低、核左移、幼稚型增多，出现毒性颗粒。

（2）可有不同程度的酸中毒、氮质血症、溶血、尿中出现蛋白、血细胞、酮体等，代谢失衡和肝、肾受损征象。

（3）寒战发热时抽血进行细菌培养，较易发现细菌。

知识点6：脓毒症的诊断　　　　　　　　　　　副高：熟练掌握　　正高：熟练掌握

临床表现包括原发感染病灶、全身炎症反应及器官灌注不足三方面。如病情发展、感染未能控制，可出现脓毒性休克及急剧发展为多器官功能不全乃至衰竭。

诊断根据在原发感染灶的基础上出现典型脓毒症的临床表现，一般不难做出初步诊断。可根据原发感染灶的性质及其脓液性状，结合一些特征性的临床表现和实验室检查结果综合分析，可大致区分致病菌为革兰染色阳性或阴性杆菌。革兰阳性菌与革兰阴性菌鉴别见下表。但对原发感染病灶比较隐蔽或临床表现不典型的患者，有时诊断可发生困难。另外，对临床表现如寒战、发热、脉搏细速、低血压、腹胀、黏膜皮肤淤斑或神志改变，不能用原发感染病来解释时，也应提高警惕。对这类患者应密切观察和进一步检查，以免误诊和漏诊。

革兰阳性菌与革兰阴性菌鉴别

	革兰染色阳性菌脓毒症	革兰染色阴性菌脓毒症
主要致病菌	金黄色葡萄球菌	大肠杆菌、铜绿假单胞菌、变形杆菌
毒素	外毒素	内毒素
寒战	少见	多见
热型	稽留热或弛张热	间歇热，严重时体温低于正常
皮疹	多见	少见
谵妄、昏迷	多见	少见
四肢厥冷、发绀	少见	多见
少尿或无尿	不明显	明显
转移性脓肿	多见	少见
感染性休克	发生晚，持续时间短，血压下降慢	发生早，持续时间长
并发症	多见	少见
常见原发病	痈，急性蜂窝织炎，骨与关节化脓症	胆道、尿路、肠道感染、大面积烧伤感染

| 知识点7：全身性感染的一般疗法 | 副高：熟练掌握　正高：熟练掌握 |

　　卧床休息，给予营养丰富和易于消化的食物。如不能口服或口服不足，应静脉滴注葡萄糖溶液、电解质溶液和氨基酸溶液等，以补充热量、水分和氮，纠正电解质代谢失调和酸中毒。同时还应补给各种维生素，特别是维生素B、维生素C。必要时应反复输入新鲜血，一般每次200~400ml，以补充血容量，纠正贫血，增加血浆蛋白含量和免疫力。高热时，用物理方法或药物降温。此外，需加强护理，注意口腔卫生，经常为患者翻身，防止发生压疮；仔细检查有无转移性脓肿，及时发现及时做切开引流术。

| 知识点8：全身性感染的原发病治疗 | 副高：熟练掌握　正高：熟练掌握 |

　　全身感染要做好积极处理原发感染灶的治疗。例如，脓肿做切开引流术；急性腹膜炎、急性梗阻性化脓性胆管炎和绞窄性肠梗阻等手术治疗，以解除病因；切除伤口内已坏死和濒于坏死的组织，除去异物，敞开死腔和伤口，以利引流，以及拔除留置体内的导管等。

| 知识点9：全身性感染的抗菌疗法 | 副高：熟练掌握　正高：熟练掌握 |

　　一般可先根据原发感染灶的性质来选用抗菌药物，宜选用抗菌谱较广的抗菌药物或2种抗菌药物联合应用。以后再根据治疗效果、病情演变和病原菌培养及其敏感度的测定，调整抗菌药物的种类。外科医师要高度重视感染的病原学调查，不失时机、反复多次留取有关标本（渗出液、脓液、感染组织、血液等），尽早从经验性用药过渡到目标性用药。抗菌药物的剂量宜较大，疗程也应较长，一般在体温下降、临床表现好转和局部病灶控制1~2周后停药。对真菌性败血症，如病情许可，应停用原用的广谱抗菌药物或换用有效的窄谱抗生素，并开始全身应用抗真菌的药物，如两性霉素B、氟胞嘧啶、酮康唑等。纠正凝血异常和控制炎症反应：活化蛋白C（APC）能减少凝血酶原酶合成，抑制凝血酶产生，同时发挥抗凝和抗炎双重作用。

| 知识点10：全身性感染连续肾代替治疗（CRRT）的非肾衰竭性应用 |
| 副高：熟练掌握　正高：熟练掌握 |

通过超滤和吸附清除有害的炎症介质，从而减轻全身炎症反应，维持内环境的稳定。

| 知识点11：全身性感染的其他疗法 | 副高：熟练掌握　正高：熟练掌握 |

　　（1）冬眠疗法：可用于病情严重者。冬眠药物降温时以体温维持在36℃为宜。用药期间应严密观察患者意识、脉搏、血压、呼吸和肺部情况。疗程一般为1~2周。对伴有心血管疾病、血容量不足或呼吸功能不足者宜慎用或不用。

（2）激素：主要应用肾上腺皮质激素。可改善人体代谢，保护细胞免受缺氧和毒素的损害，稳定溶酶体，维持内环境的稳定，扩张周围血管和解毒。在重危患者中，早期应用有一定效果。应短期内用大剂量。由于肾上腺皮质激素有免疫抑制作用，使用时须和抗菌药物同时应用，以免感染扩散。

（3）血清和疫苗：常用丙种球蛋白、康复期血清等。

第五节　浅表软组织急性化脓性感染

知识点1：毛囊的炎症类别	副高：熟练掌握　正高：熟练掌握

毛囊开口于表面皮肤，在摩擦、外伤的条件下易于感染形成毛囊炎，根据毛囊炎发生的部位可分为浅表毛囊炎与深部毛囊炎，需考虑以下感染可能：

浅表毛囊炎	深部毛囊炎
细菌性毛囊炎	疖、痈
毛囊性脓疱疹	须疮
须部假性毛囊炎	囊肿型寻常型痤疮、聚合性痤疮
真菌（皮肤癣菌、念珠菌、马拉色菌）感染	革兰阴性菌性毛囊炎
寻常型痤疮	假单胞菌性毛囊炎
理化因素、药物引起的痤疮	真菌感染

知识点2：疖与疖病的概念	副高：熟练掌握　正高：熟练掌握

疖是金黄色葡萄球菌或表皮葡萄球菌侵入毛囊或汗腺，引起的单个毛囊及所属皮脂腺的急性化脓性炎症。全身多处同时或反复发生疖者称为疖病。

知识点3：疖的诱因	副高：熟练掌握　正高：熟练掌握

营养不良、贫血、慢性肾病、糖尿病、长期使用糖皮质激素以及免疫缺陷者如艾滋病是本病的促发因素。

知识点4：面部危险三角区的概念	副高：熟练掌握　正高：熟练掌握

面部危险三角区系指两侧口角至鼻根连线所形成的三角形区域。此区肌肉内走行面前静脉，面前静脉通过眼上、眼下、面深静脉与海绵窦相通。由于此区既无深筋膜，又缺乏静脉瓣，感染易迅速扩散至面前静脉发生血栓性静脉炎，经挤压后栓子可进入颅内，引起化脓性海绵状血栓性静脉窦炎，出现眼部及其周围组织的进行性红肿和硬结，伴有疼痛及触痛，并

伴有头痛、寒战、高热甚至昏迷，死亡率较高。

| 知识点 5：疖与疖病的诊断标准 | 副高：熟练掌握　正高：熟练掌握 |

（1）最初局部出现以毛囊及皮脂腺为核心的圆形硬结，伴有红肿、发热、疼痛及局部功能受限等症状，此后结节顶端出现黄白色脓点，破溃后有少量脓液。区域淋巴结可增大。

（2）常发生于易受摩擦和皮脂腺丰富的部位，如头、面、颈、背、腋下、腹股沟及会阴部等。

（3）单一疖肿一般无明显全身症状，但位于颜面危险三角区的疖肿在受到挤压后，容易并发海绵窦栓塞，引起颅内感染性败血症等严重后果；疖病常有发热、食欲不振等全身症状。

| 知识点 6：疖与疖病的治疗原则 | 副高：熟练掌握　正高：熟练掌握 |

（1）疖以局部治疗为主，有时需辅以全身抗菌药物。
（2）疖病一般需辅以抗菌药物及应用自体或多价疫苗治疗。
（3）早期未破溃时切忌挤压，局部可用热敷或药物外敷（如20%鱼石脂软膏等）。
（4）对已有脓头、尚未破溃者可以行切开引流，但面部疖应避免切开。

| 知识点 7：痈的概念 | 副高：熟练掌握　正高：熟练掌握 |

痈是指病原菌为金黄色葡萄球菌的多个相邻毛囊及其所属皮脂腺或汗腺的急性化脓性感染，或由多个疖相互融合而成。

| 知识点 8：痈的致病因素及病理过程 | 副高：熟练掌握　正高：熟练掌握 |

痈由金黄色葡萄球菌使多个邻近的毛囊发生深部感染，感染常从一个毛囊底部开始，沿深部阻力较小的脂肪组织蔓延至邻近的皮下组织和深筋膜，再向上穿入毛囊群而形成多个脓头，引起聚集性痈肿，其真皮与深筋膜间为致密纤维束，其周围的血管多有炎性栓塞，局部组织压力较高。常发生于贫血、营养不良、慢性肾病、糖尿病、低丙种球蛋白血症、长期使用糖皮质激素或严重的全身性皮肤病如剥脱性皮炎、天疱疮等患者。

| 知识点 9：痈的鉴别诊断 | 副高：熟练掌握　正高：熟练掌握 |

痈易与下列疾病进行鉴别：
（1）蜂窝织炎：局部呈弥漫性浸润性红肿，境界不清，炎症范围更广，表面无多个脓头。

（2）脓癣：常见于头发部，为毛囊性脓疱，形成片状红肿的痈状隆起，无溃破口，患处头发常易折断及拔出，且可找到真菌。

（3）项部硬结性毛囊炎：发生于项部，初为毛囊炎，多个聚集、融合形成增殖性硬结、瘢痕性斑块，无坏死，全身症状不明显。

| 知识点10：痈的诊断标准 | 副高：熟练掌握　正高：熟练掌握 |

（1）好发于皮肤韧厚的项、背部，有时也见于上唇和腹壁，常见于糖尿病患者与身体衰弱者。

（2）病变早期呈大片紫红色浸润区，高出体表，坚硬水肿，边界不清，剧痛。此后，中心部位出现多个脓栓，至破溃后呈蜂窝状，继而坏死、溃烂。

（3）常伴有畏寒、发热、头痛、乏力等全身症状，区域淋巴结增大、疼痛，可伴有急性淋巴结炎、淋巴管炎、静脉炎及蜂窝织炎。

（4）可见血白细胞及中性粒细胞增多。

| 知识点11：痈的治疗原则 | 副高：熟练掌握　正高：熟练掌握 |

（1）进行全身治疗，适当休息，加强营养。

（2）局部湿敷或药物外敷，配合局部理疗。

（3）应用抗生素治疗，通常首先选择抗革兰阳性球菌的抗生素，以后根据临床效果或细菌学检查进行调整。

（4）积极治疗合并的糖尿病或营养不良。

（5）切开清创通畅引流，切口采取十字、双十字或井字形，长度应超过炎症范围少许，深达筋膜，彻底清除坏死组织。

（6）若切除皮肤较多，待肉芽组织健康后，可考虑植皮。

| 知识点12：丹毒的概念 | 副高：熟练掌握　正高：熟练掌握 |

丹毒是指病原菌（常为β溶血性链球菌）自皮肤或黏膜微小破损处入侵，引起的皮肤及皮内网状淋巴管的急性炎症。

| 知识点13：丹毒的致病菌及继发因素 | 副高：熟练掌握　正高：熟练掌握 |

丹毒主要是由A族乙型溶血性链球菌侵入所致，多由皮肤或黏膜轻微外伤处侵入，也可由血行感染引起。足癣、小腿溃疡、瘙痒性皮肤病、皮肤皲裂、轻微摩擦或轻微外伤均可诱发。复发性丹毒系细菌潜伏于淋巴管内，每当机体抵抗力降低时即可复发。

| 知识点14：丹毒的鉴别诊断 | 副高：熟练掌握　正高：熟练掌握 |

丹毒需与下列疾病鉴别：

（1）接触性皮炎：有明显的刺激物及致敏原接触史，接触部位有丘疹、水疱、糜烂等，境界清楚，瘙痒明显，患者无全身症状。

（2）蜂窝织炎：感染部位浸润较深，可有深部化脓、红肿，境界不清，炎症中央红肿最著，破溃后可排出脓液及坏死组织。

（3）类丹毒：通常发生于手部，有屠宰或接触家禽、鱼类史。皮损为紫红色色斑，不化脓，一般不发生水疱；局部症状较轻，一般无明显全身症状，猪丹毒杆菌接种试验阳性。

知识点15：丹毒的诊断标准　　　　　副高：熟练掌握　正高：熟练掌握

（1）好发于面部及下肢，有反复发作的特点。

（2）局部表现为片状红疹，略高于皮肤，稍肿胀，局部有烧灼样痛，皮疹呈鲜红玫瑰色，与周围正常皮肤界限清楚，压之红色可消退，除去压力，红色很快恢复。病变皮肤可见水疱，一般不化脓，少见组织坏死。

（3）病变向周围蔓延较迅速，中心部位的红色逐渐消退，可伴有皮肤脱屑。

（4）区域淋巴结多增大、压痛。

（5）起病时可有头痛、畏寒、发热等症状；血白细胞及中性粒细胞可增多。

（6）丹毒反复发作可形成局部皮肤象皮肿。

知识点16：丹毒的治疗原则　　　　　副高：熟练掌握　正高：熟练掌握

（1）休息、抬高患肢。

（2）局部应用药物外敷，常用50%硫酸镁、如意金黄散等。

（3）配合局部理疗，如紫外线照射。

（4）全身应用抗生素（常用青霉素G），注意在全身和局部症状消失后，仍应继续使用5～7天。

（5）同时治疗足癣，注意防止接触性传染。

知识点17：急性蜂窝织炎的概念　　　　副高：熟练掌握　正高：熟练掌握

溶血性链球菌、葡萄球菌或厌氧菌等致病菌侵入皮下、筋膜下、肌间隙或深部疏松结缔组织引起的急性化脓性弥漫性炎症称急性蜂窝织炎，常向四周迅速扩散。

知识点18：蜂窝织炎的特殊类型　　　　副高：熟练掌握　正高：熟练掌握

蜂窝织炎引起的病变不易局限，扩散迅速，根据致病菌的种类、毒力、所产的毒素、是否产气以及病灶所在的部位，有下列几种特殊类型的蜂窝织炎：

（1）瘭疽：发生于指、趾的蜂窝织炎称为瘭疽。患者局部有波动性疼痛，炎症可深及肌腱及骨，导致筋膜炎及肌炎。

（2）眶周蜂窝织炎：是一种严重的蜂窝织炎，多由局部外伤、虫咬后感染或鼻窦炎扩散所致。以眼眶为界，分为：①隔前蜂窝织炎，表现为眼睑红肿，无眼球受累，无球结膜水肿。②隔后蜂窝织炎，表现为眼睑红胀，突眼，球结膜高度水肿，可导致海绵窦炎、脑脓肿、败血症等。

（3）口底、颌下及颈部蜂窝织炎：是一种严重威胁生命的蜂窝织炎，可发生喉头水肿和压迫气管，引起呼吸困难甚至窒息，炎症可蔓延到纵隔。

| 知识点19：蜂窝织炎的常见致病菌及致病条件 | 副高：熟练掌握　正高：熟练掌握 |

蜂窝织炎的主要致病菌多为溶血性链球菌，有时为金黄色葡萄球菌，少数亦可由流感嗜血杆菌、厌氧性或腐败性细菌等引起。后者常引起坏疽，较严重。本病多为原发的，细菌通过皮肤细小的创伤而侵入；亦可为继发的，由其他的局部化脓性炎症直接扩散，或深部化脓灶穿破后所致；也可由淋巴道或血行性感染所致。局部外伤、血运不良、挤压疖肿以及放射疗法均可作为本病诱因。化学物质直接注入皮内也可导致急性蜂窝织炎。

| 知识点20：急性蜂窝织炎的诊断标准 | 副高：熟练掌握　正高：熟练掌握 |

（1）可有皮肤软组织损伤、药物注射不当或异物存留于软组织的病史。

（2）浅表的急性蜂窝织炎病变区皮肤出现明显的红、肿、热、痛，局部病变呈暗红色，与周围皮肤界限不清。病变区中央常因缺血而发生坏死。深在的急性蜂窝织炎常只有局部水肿和深在压痛。

（3）病变向周围蔓延较迅速，可形成脓肿，破溃流脓。常并发淋巴管炎和淋巴结炎。

（4）可伴有畏寒、发热、头痛、乏力、食欲减退等全身症状。严重者可有脓毒败血症症状。

（5）可见血白细胞及中性粒细胞增多。

| 知识点21：蜂窝织炎的鉴别诊断 | 副高：熟练掌握　正高：熟练掌握 |

需与蜂窝织炎鉴别的疾病：

（1）丹毒：境界清楚的炎症性红斑，病损较浅，浸润较轻，疼痛程度较轻，无凹陷性水肿。

（2）接触性皮炎：有接触史，皮损境界清楚，自觉灼痒而不痛。

（3）血管性水肿：仅有水肿，无红斑，不化脓，无全身症状，消退快。

| 知识点22：急性蜂窝织炎的治疗原则 | 副高：熟练掌握　正高：熟练掌握 |

（1）患部休息，适当加强营养。

（2）局部应用药物湿敷或中药外敷，配合局部理疗。

（3）应用抗生素治疗，通常首先选择抗革兰阳性球菌的抗生素，以后根据临床效果或细菌学检查进行调整。

（4）必要时给予镇痛、退热治疗。

（5）对于病变范围不能确定者可以先做穿刺，如果抽出脓液即行切开引流。

（6）对下列情况应行广泛的切开引流：①经前述治疗不能控制急性蜂窝织炎的扩散；②口底及颌下的急性蜂窝织炎经积极抗炎治疗无效或有造成窒息可能者；③脓肿形成；④急性蜂窝织炎病变处检查发现捻发音者。

知识点23：脓肿的概念	副高：熟练掌握　正高：熟练掌握

脓肿是急性炎症过程中在组织内出现的局限脓液积聚，四周有完整的腔壁。常见的致病菌为金黄色葡萄球菌，可继发于急性化脓性感染，也可以由远处的原发感染灶经血流或淋巴转移而来。

知识点24：脓肿的病因及发病机制	副高：熟练掌握　正高：熟练掌握

脓肿的致病菌多为金黄色葡萄球菌，皮肤表面其他细菌或真菌也可致病。致病菌常经：①皮肤破损处或受损的毛囊处侵入；②可由毛发内生引起；③局部损伤的血肿或异物存留处；④远处感染灶经血流转移而形成脓肿。由于炎症组织在细菌产生的毒素或酶的作用下发生坏死、溶解，形成脓腔。腔内的渗出物、坏死组织、脓细胞和细菌等共同组成脓液。脓液中的纤维蛋白形成网状支架使得病变局限化，脓腔周围充血水肿和白细胞浸润，最终形成以肉芽组织增生为主的脓腔壁。皮损中央部位脓头形成，脓肿可于脓头处自行破溃而愈，也可自行吸收，一般愈合需1～2周。脓肿也可扩散到周围组织，或入血液循环致转移性脓肿、败血症等。好发于糖尿病、免疫抑制、吸毒及长期使用糖皮质激素者。

知识点25：脓肿的临床表现类型	副高：熟练掌握　正高：熟练掌握

浅表的脓肿，有典型的红肿热痛，皮损中央可有脓头，肿块有波动感，发热等全身症状较轻，可诊断；深部的脓肿，局部红肿可不明显，也不易触及波动感，伴有局部疼痛与压痛、表面皮肤凹陷性水肿明显，高热、寒战等全身中毒症状明显；骨关节周围、腰部或腹股沟外侧脓肿，红肿热痛症状不明显者，需警惕结核性寒性脓肿。

知识点26：脓肿的鉴别诊断	副高：熟练掌握　正高：熟练掌握

（1）蜂窝织炎：局部呈弥漫性浸润性红肿，境界不清，炎症范围更广，表面无脓头。

（2）动脉瘤：呈搏动性肿块，需注意区分这种搏动性是膨胀性搏动还是传导性搏动，B超有助于鉴别。

（3）先天性脑脊膜膨出：在背部中间部位，透光试验呈阳性，无红肿等炎性表现，但需注意脑脊膜膨出长期反复摩擦也会表现为表面皮肤的红肿、增厚粗糙。

知识点27：脓肿的诊断标准　　　　　副高：熟练掌握　正高：熟练掌握

（1）浅表脓肿略高于皮肤，患部有红、肿、热、痛，可触及波动感；当脓肿小、腔壁厚时，波动感可以不明显。浅表脓肿多数能向体表穿破形成窦道或溃疡，但也可以向深部发展，压迫或穿入邻近脏器，造成功能障碍或并发症。

（2）深部脓肿局部红肿和波动感不明显，表面组织可有水肿和深压痛，全身症状常较明显；超声检查有液平段，局部诊断性穿刺有脓液。

（3）较大的浅表脓肿或深部脓肿可有寒战、发热、乏力、头痛等全身症状。

（4）可有血白细胞及中性粒细胞增多。

（5）为获得良好的疗效，可行细菌学检查，如做伤口分泌物及脓肿穿刺液涂片检查、细菌培养及药敏试验。必要时做厌氧菌培养。疑有败血症时应做血培养及药敏试验。

知识点28：脓肿的治疗原则　　　　　副高：熟练掌握　正高：熟练掌握

（1）一般治疗：适当加强营养，注意维持水、电解质平衡，积极治疗原发感染灶及合并的糖尿病或足癣。

（2）全身治疗：全身症状明显时应根据细菌学检查和药敏试验结果选用有效抗生素，应用至体温、血象恢复正常3天后停药。

（3）对症治疗：脓肿尚未局限时，局部可采用对症治疗：①局部制动及抬高患肢；②局部热敷或辅以理疗；③外敷中药；④封闭疗法；⑤局部已化脓溃烂者，应适当换药。

（4）切开引流及注意事项：脓肿形成、已有波动感或经穿刺抽到脓液应及时做切开引流术。切开引流时应注意：①术前宜先行穿刺以确定脓肿的部位和深度；②选择波动最明显处作切口，切开部位宜在病变最低位，以利于引流；③切口方向宜与皮纹及其深而大的血管、神经干平行；避免做通过关节区的纵行切口；④术中探明脓肿准确范围后，可按需要适当扩大切口或做对口引流，应避免穿过对侧的脓腔壁而达正常组织，以防感染扩散；⑤术中应彻底清创、去除坏死组织；⑥引流物不可填塞过紧，以免妨碍引流，妥善固定，准确记录其数目与部位；⑦切开大型脓肿时，应考虑适当补液或输血，预防休克。

知识点29：急性淋巴管炎的概念　　　　　副高：熟练掌握　正高：熟练掌握

多由乙型溶血性链球菌、金黄色葡萄球菌等致病菌从破损的皮肤、黏膜或经原有的感染病灶蔓延至周围淋巴管，引起淋巴管及其周围组织的急性炎症称急性淋巴管炎。其分为急性网状淋巴管炎（丹毒）和急性管状淋巴管炎两类。

知识点30：急性淋巴管炎的诊断标准　　　　　副高：熟练掌握　正高：熟练掌握

（1）急性管状淋巴管炎常见于下肢，多与足癣感染和皮肤破损有关。

（2）浅层的管状淋巴管炎在皮肤破损处或感染病灶近侧出现红线，红线处肿胀呈条索状、伴有压痛或发硬；蔓延迅速，向近心端延伸，可达区域淋巴结引起肿胀疼痛。

（3）深层的管状淋巴管炎往往不出现红线，但常伴有患肢的肿胀和条形压痛区。

（4）可有发热、头痛、全身不适及食欲不振等全身症状。

（5）可见血白细胞及中性粒细胞增多。

知识点31：急性淋巴管炎的治疗原则 副高：熟练掌握 正高：熟练掌握

（1）积极处理原发病灶。

（2）积极治疗手足癣，预防皮肤的破损和感染。

（3）局部可采用热敷、理疗或中药外敷。

（4）有全身症状时，可应用抗菌药物，多首先选用对革兰阳性菌敏感的抗生素。

知识点32：急性淋巴结炎的诊断标准 副高：熟练掌握 正高：熟练掌握

（1）化脓性病灶沿淋巴管扩散至区域淋巴结，或急性淋巴管炎蔓延至局部淋巴结而引起的急性化脓性炎症。

（2）多见于颈部、颌下、腋窝及腹股沟部。

（3）早期受累淋巴结增大、疼痛、压痛，尚可推动；后期多个受累淋巴结粘连成硬块，不易推动。可伴有皮肤潮红、水肿，局部皮肤温度高，压痛明显。可形成脓肿。

（4）重者可有畏寒、发热、食欲差等全身症状。

（5）可有血白细胞及中性粒细胞增多。

知识点33：急性淋巴结炎的治疗原则 副高：熟练掌握 正高：熟练掌握

（1）积极处理原发病灶。

（2）局部可采用热敷、理疗或中药外敷。

（3）脓肿形成应行切开引流术。

（4）有全身症状时可应用抗菌药物。

知识点34：坏死性筋膜炎的概念 副高：熟练掌握 正高：熟练掌握

坏死性筋膜炎是链球菌、金黄色葡萄球菌等多种病原体引起的筋膜侵袭性感染。

知识点35：坏死性筋膜炎的诊断标准 副高：熟练掌握 正高：熟练掌握

（1）病史特点：①可有头颈、面部、肠道及会阴部外伤、手术感染史；②接受化学治疗的恶性肿瘤患者；③接受免疫抑制剂治疗的患者；④合并糖尿病或动脉硬化的老年人。

（2）局部病变发展迅速，以皮下小动脉栓塞为特征，继发大片组织缺血坏死、皮肤坏疽及厌氧菌感染，但不累及肌肉。

（3）病变周围常有广泛的潜行皮缘，皮肤苍白，有水疱和血疱形成，混合感染病例皮下可有气体和恶臭脓液。

（4）脓液及渗出物培养示需氧菌或厌氧菌或多种细菌。

（5）可有明显的全身毒血症，有时迅速引起脓毒性休克。

知识点36：坏死性筋膜炎的治疗原则　　　　　　副高：熟练掌握　正高：熟练掌握

（1）早期手术切除坏死筋膜，充分敞开引流，术中用过氧化氢、高锰酸钾溶液或替硝唑盐水溶液冲洗。常需多次手术清创。

（2）应用抗生素治疗，并根据临床效果或细菌学检查进行调整。

（3）全身支持疗法。

（4）高压氧治疗常有效。

第六节　手部急性化脓性感染

知识点1：甲沟炎的概念　　　　　　　　　　　副高：熟练掌握　正高：熟练掌握

指甲根部与皮肤连接紧密，皮肤沿指甲两侧伸延形成甲沟。甲沟炎是甲沟及其周围组织的感染，常因甲沟周围微小刺伤、逆剥（拔"倒刺"）、修甲过深或嵌甲引起。致病菌多为金黄葡萄球菌。

知识点2：甲沟炎的诊断标准　　　　　　　　　副高：熟练掌握　正高：熟练掌握

起初，炎症多限于指（趾）甲一侧软组织，甲沟近端皮肤出现红肿、疼痛。炎症经一侧甲沟蔓延到甲根部的皮下及对侧甲沟，形成半月脓肿。化脓后可在指甲侧面及甲床基底部出现黄白色脓液，成为指甲下脓肿，此时疼痛加剧。如不及时处理或处理不当，可成为慢性甲沟炎或慢性指骨骨髓炎。

知识点3：甲沟炎的治疗原则　　　　　　　　　副高：熟练掌握　正高：熟练掌握

（1）早期处理：热敷、理疗、抬高患肢，局部可选用鱼石脂软膏、金黄散等敷贴或超短波、红外线等理疗，或用高锰酸钾溶液（1:5000）温热浸泡，每日3次，每次半小时左右，同时应用抗生素。

（2）一侧甲沟化脓时做纵行切开引流。感染累及指甲基底部皮下周围时，可在两侧甲沟做纵行切开，将甲根上皮翻起，切除指甲根部，置一小片凡士林纱条或乳胶片引流。若甲床下积脓，应拔除一部分指甲甚至全片指甲，手术时需注意避免甲床损伤，以利指甲再生。伤口一般2周左右愈合，否则应考虑引流不畅或其他感染。

知识点4：甲沟炎的预防	副高：熟练掌握　正高：熟练掌握

手指有小伤口时，及早用碘酒和酒精消毒，并用无菌敷料包扎。剪指甲勿过短，勿拔"倒刺"。

知识点5：脓性指头炎的概念	副高：熟练掌握　正高：熟练掌握

脓性指头炎是手指末节掌面的皮下化脓性感染，多因皮肤刺伤、破损带入污物或挤压伤引起。致病菌多为金黄色葡萄球菌。

知识点6：脓性指头炎的诊断标准	副高：熟练掌握　正高：熟练掌握

（1）病史中多有指头刺伤或挤压伤史。

（2）可伴有发热、全身不适等全身症状。

（3）手指末节掌面肿胀，外观呈蛇头状，伴剧烈跳痛，手下垂时加重；指掌侧红肿、发硬及显著触痛，局部波动感不明显。重者X线片可显示末节指骨骨髓炎表现及死骨形成，压力很高时指头呈苍白色。

知识点7：脓性指头炎的治疗原则	副高：熟练掌握　正高：熟练掌握

（1）患手抬高、制动，充分休息。局部可用热敷或温热水浸浴等物理疗法。

（2）给予抗生素，一般用青霉素类或其他常用抗生素。

（3）给予镇静药或镇痛药。

（4）应尽早切开引流或切开减压。可在指根部用1%～2%普鲁卡因做指神经阻滞麻醉，在远端指节的指腹侧方做一纵行切口，切口的近端止于距第一指间屈曲皱褶约0.5cm，以免损伤指屈肌腱鞘。感染严重时，可在两侧做对口引流。

（5）术后固定于功能位置，以悬带吊起。

（6）感染控制后，立即开始练习自动或被动活动，以防指关节强直。

知识点8：急性化脓性腱鞘炎的概念	副高：熟练掌握　正高：熟练掌握

急性化脓性腱鞘炎是手掌面的深刺伤或手其他部位的损伤或感染引起的手掌面腱鞘的化脓性炎症。致病菌多为金黄色葡萄球菌。

知识点9：急性化脓性腱鞘炎的诊断标准	副高：熟练掌握　正高：熟练掌握

（1）起病急，进展快，多有发热、寒战、头痛、食欲缺乏、出汗等全身症状。

（2）患指疼痛剧烈，处于微屈位时疼痛可稍缓解。

（3）任何轻微的主动或被动伸直时都可引起剧痛，常因剧痛而彻夜不眠。

（4）患指呈均匀性肿胀，皮肤紧张，沿腱鞘有明显压痛。严重者腱鞘内脓液积聚迅速形成高压，使肌腱缺血坏死，亦可浸入手掌间隙，或经滑液囊扩散到腕部和前臂。

知识点10：急性化脓性腱鞘炎的治疗原则　　　副高：熟练掌握　　正高：熟练掌握

（1）患手抬高、制动，充分休息。局部可用热敷或温热水浸浴等物理疗法。

（2）应用抗生素治疗，酌情给予镇静药或镇痛药。

（3）应尽早切开引流。可选用臂丛神经阻滞麻醉或加用全身麻醉诱导。在患指的中、近指节侧面做纵形切口，在直视下切开腱鞘，清除脓液。任何情况下，均不应在掌面正中做切口。尺侧滑囊炎可沿小鱼际桡侧切开，桡侧滑囊炎沿大鱼际尺侧缘切开，腱鞘和滑囊内不放引流，乳胶片可置于皮下组织层。

（4）术后固定在功能位置，以悬带吊起。每次换药前用温热无菌液体浸泡。给予适当的抗生素。

（5）感染控制后，立即开始练习自动或被动活动，以防指关节强直。早期活动可减少肌腱粘连，理疗可促进功能恢复。

知识点11：手掌深部间隙感染的概念　　　副高：熟练掌握　　正高：熟练掌握

手掌深部间隙位于手掌屈指肌腱和滑液囊深面的疏松组织间隙，外侧与内侧分别为大、小鱼际肌。手掌深部间隙感染可以由腱鞘炎感染蔓延引起，也可因直接刺伤引发。致病菌多为金黄色葡萄球菌。

知识点12：手掌深部间隙感染的诊断标准　　　副高：熟练掌握　　正高：熟练掌握

（1）常因手部损伤和手指化脓性腱鞘炎引起。

（2）掌中间隙感染手掌肿胀，掌心凹消失，剧烈疼痛，压痛明显；尺侧三指呈屈曲状，被动伸直疼痛加剧；手背皮肤亦明显发红、肿胀。

（3）鱼际间隙感染鱼际部肿胀、隆起，压痛明显，拇指呈外展状，对掌及内收受限，示指半屈曲状，被动伸直疼痛加剧。

（4）全身感染性症状明显，还可以继发肘内或腋窝的淋巴结炎，严重者可发生脓毒血症。可见血白细胞及中性粒细胞增多。

知识点13：手掌深部间隙感染的治疗原则　　　副高：熟练掌握　　正高：熟练掌握

（1）将患手抬高、制动，充分休息。可用热敷、温热水浸浴或红外线照射等物理疗法。

（2）应用抗生素治疗，并给予镇静药或镇痛药。

（3）非手术治疗不能控制感染时，应尽早切开引流。可选用臂丛神经阻滞麻醉或全身麻醉诱导。

（4）掌中间隙脓肿时，切口应选择在中指和环指的指蹼掌面，不超过掌横纹，以免损伤掌浅动脉弓；鱼际间隙脓肿的切口应在掌面肿胀有波动处（一般在屈拇肌与掌腱膜之间），不宜在"虎口"背面，以免损伤近处的小动脉。

（5）术后固定在功能位置，以悬带吊起。每次换药前用温热无菌液体浸泡。

（6）感染控制后，立即开始练习自动或被动活动，以防指关节强直。

第七节　真菌感染

知识点1：真菌感染的病因及发病机制　　副高：熟练掌握　正高：熟练掌握

正常人的口腔、呼吸道、肠道和阴道通常存在真菌，是典型的条件致病菌。引起真菌感染的情况见于：①抗生素大量持续使用导致微生态失衡；②基础疾病重，加之免疫抑制剂、激素的应用；③长期留置静脉导管。

具备以上条件者应高度警惕真菌感染的发生。真菌的致病主要不在于其毒力，往往由于其菌量。真菌感染经常以二重感染的形式出现，多发生于病程较长的患者。外科疾患不能过分依赖抗生素控制感染，抗生素只能短期应用，尽快进行外科手术清除坏死组织、引流与解除梗阻。

知识点2：真菌感染的临床表现与诊断　　副高：熟练掌握　正高：熟练掌握

深部真菌感染多继发于细菌感染之后，或与细菌感染混合存在，临床表现不易区别，是误诊、漏诊的重要原因。其特点是病情发展不如细菌感染急剧，病程迁延，对抗生素反应不佳，口腔、咽部、阴道出现"鹅口疮"、阴道炎或溃疡，体温偏高，心率、呼吸增快等。诊断较困难，血培养很难捕捉到。可以注意尿液的镜检，出现较多的酵母样菌时应引起警惕，应采取特殊的培养方法。

知识点3：真菌感染的诊断检查　　副高：熟练掌握　正高：熟练掌握

（1）详询有无外伤史及手术史，受伤时间、场所，受伤后的处理，发病时间、病情发展经过，有无破伤风预防接种史；对女性患者，应详询分娩或流产史；如为新生儿，应问问分娩史及脐带处理的情况。有少数病例无损伤史，亦未见明显的创口。

（2）检查受伤部位、创口情况，创口周围肌肉有无痉挛及抽动，特别注意腹直肌是否强直。如创口有渗出物或脱落的组织块，应行细菌学检查（包括涂片及厌氧菌培养）和病理检查。

（3）观察患者有无牙关紧闭、阵发性抽搐、痉挛、角弓反张，全身强直及阵发性痉挛，特别注意呼吸道是否通畅，有无喉头痉挛。待患者安静后，再检查有无肺部并发症，也可行必要的辅助检查。

知识点4：真菌感染的预防及治疗　　　　　　　副高：熟练掌握　　正高：熟练掌握

对基础疾病重、免疫功能低下者，应特别重视抗生素的合理应用。超过1周者应主动给予预防性抗真菌药或口服生态制剂。治疗要根据病因，如果是抗生素应用引起的菌群失调首先要停用或调整抗生素，如果与静脉导管相关应先拔出导管。对深部真菌有效的是两性霉素B，但要注意其肾、肝毒性，需小剂量试用，逐渐增加剂量至治疗量。氟康唑是新的三唑类抗真菌药，对深部念珠菌、隐球菌有效，毒性较两性霉素B轻。

第八节　厌氧芽胞杆菌感染

知识点1：破伤风的概念　　　　　　　　　　副高：熟练掌握　　正高：熟练掌握

破伤风是由破伤风梭状杆菌经皮肤或黏膜伤口侵入人体，在厌氧环境下生长繁殖、产生嗜神经外毒素引起全身肌肉强制性痉挛为特征的一种急性特异性感染。

知识点2：破伤风的病因病理　　　　　　　　副高：熟练掌握　　正高：熟练掌握

破伤风梭状杆菌是一种革兰染色阳性厌氧菌，平时存在于人畜的肠道，随粪便排出体外，以土壤中为常见。此菌对环境有很强的抵抗力，能耐煮沸。在缺氧的环境下生长繁殖迅速，产生痉挛毒素和溶血毒素，前者对神经有特殊的亲和力，能引起肌痉挛；后者能引起组织局部坏死和心肌损害。破伤风杆菌及其毒素不能侵入正常的皮肤和黏膜，它必须通过皮肤和黏膜的伤口才能侵入人体。伤口内有破伤风杆菌并不一定会发病。破伤风的发生除了和细菌毒力强、数量多或缺乏免疫力等情况有关，局部伤口的缺氧是一个有利于发病的因素。因此，当伤口窄、深、缺血，坏死组织多且引流不畅并混有其他需氧化脓性细菌感染而造成伤口局部缺氧时，便容易发生。泥土中含有的氯化钙能促使组织坏死，有利于厌氧菌繁殖，所以，带有泥土的锈钉或木刺的刺伤容易引起破伤风。

知识点3：破伤风的分型　　　　　　　　　　副高：熟练掌握　　正高：熟练掌握

根据病情可把破伤风分为轻中、中、重三型：

（1）轻型：潜伏期10天以上，病情于4～7日内逐渐加重，每日肌痉挛发作不超过3次。牙关紧闭及颈肌强直均较轻，无吞咽困难。

（2）中型：潜伏期7～10天，病情于3～6日内较快地发展到高峰，有明显的牙关紧闭、吞咽困难和全身肌肉强制性痉挛，痉挛次数频繁（＞3次/日）而激烈。

（3）重型：潜伏期短于7天，症状于3日内可发展至高峰，本型与中型的主要在于有无呼吸困难，此外重型可有窒息、高热及交感神经功能亢进的表现如多汗、肢端发冷、血压升高、心动过速、阵发性期前收缩等，肌痉挛发作频繁，数分钟发作一次或呈持续状态，痉挛于发病24～48小时内即可发作。

高、心动过速、阵发性期前收缩等，肌痉挛发作频繁，数分钟发作一次或呈持续状态，痉挛于发病24～48小时内即可发作。

| 知识点4：破伤风的临床表现 | 副高：熟练掌握　正高：熟练掌握 |

（1）潜伏期：长短不一，通常是7～8天，个别患者可仅24小时或长达数月或数年。潜伏期越短，预后越差。还有在伤后数月或数年因清除病灶或异物而发病的。

（2）前驱期：全身乏力、头晕、头痛、出汗、咀嚼无力、局部肌肉发紧、牵拉痛、反射亢进等，一般持续1～2天。

（3）发作期：典型症状是在肌紧张性收缩（肌强直、发硬）的基础上，阵发性强烈痉挛，通常最先受影响的肌群是咀嚼肌，随后顺序为面部表情肌、颈、背、腹、四肢肌，最后为膈肌、肋间肌。

相应出现的征象为张口困难（牙关紧闭）、蹙眉、口角下缩、咧嘴"苦笑"、颈部强直、头后仰；当背、腹肌同时收缩，因背部肌群较为有力，躯干因而扭曲成弓、结合颈、四肢的屈膝、弯肘、半握拳等痉挛姿态，形成"角弓反张"或"侧弓反张"：膈肌受影响后，发作时面唇青紫、通气困难，可出现呼吸暂停。上述发作可因轻微的刺激，如光、声、接触、饮水等而诱发。间歇期长短不一，发作频繁者，常示病情严重。发作时神志清楚，口吐白沫，表情痛苦，每次发作时间由数秒至数分钟不等。强烈的肌痉挛可使肌断裂，甚至发生骨折。膀胱括约肌痉挛可引起尿潴留。持续的呼吸肌和膈肌痉挛可造成呼吸骤停。患者死亡原因多为窒息、心力衰竭或肺部并发症。病程一般为3～4周，重症在6周以上，如积极治疗、不发生特殊并发症者，第二周起发作的程度可逐步减轻，缓解期平均约1周。

| 知识点5：破伤风的诊断和鉴别诊断 | 副高：熟练掌握　正高：熟练掌握 |

（1）诊断：主要依据受伤史和临床表现以及无破伤风免疫注射史，破伤风一般可及时做出诊断。早期仅有某些前驱症状，诊断比较困难，临床上尚无直接测定破伤风毒素的方法。可用被动血凝分析测定血清中破伤风抗毒抗体水平，抗毒素效价超过0.01A/ml者可排除破伤风。

（2）鉴别诊断：需要与下列疾病鉴别：①狂犬病：有被犬、猫咬伤史，以吞咽肌抽搐为主。喝水不能下咽，并流大量口涎，患者听见水声或看见水，咽肌立即发生痉挛、剧痛。②化脓性脑膜炎：虽有"角弓反张"状和颈项强直等症状，但无阵发性痉挛。有剧烈头痛、高热、喷射性呕吐、神志有时不清。脑脊液检查有压力增高、白细胞计数增多等。③士的宁中毒：症状与破伤风相似，但抽搐间歇期肌肉松弛。④其他：如颞下颌关节炎、子痫、癔症等。

| 知识点6：破伤风的并发症 | 副高：熟练掌握　正高：熟练掌握 |

破伤风除可发生骨折、尿潴留和呼吸停止外，尚可发生窒息、肺部感染、酸中毒、循环衰竭等。

知识点7：破伤风的治疗原则　　　　　　　　　　　　副高：熟练掌握　　正高：熟练掌握

（1）一般治疗：患者应住单间并隔离，以避免医源性交叉感染，室内必须安静，遮蔽强光，同时避免非必要的刺激性治疗和护理。病情严重者安排专人护理。床旁备专用抢救车、气管切开包、吸引器、氧气等物品。

（2）中和毒素：破伤风确诊后，应即以破伤风抗毒素（TAT）5万U加入5%葡萄糖溶液500~1000ml静脉滴注。此外，肌内注射2万~5万U，创口周围注射1万~2万U。以后每日肌内注射1万~2万U，连续5~7天，总剂量可以根据病情轻重和潜伏期长短而定。用药前应做皮肤过敏试验，如为阳性，应予脱敏注射法。如此脱敏注射法仍引起过敏反应，则改用人体破伤风免疫球蛋白（TIG）深部肌内注射（3000~6000U）。如无抗毒血清或TIG而对TAT过敏，可抽取已获破伤风自动免疫且血型相同的人血液200~400ml静脉滴注。

（3）控制和解除痉挛：①病情较轻者可给予地西泮、水合氯醛等药物；②病情重者，予氯丙嗪、异丙嗪、哌替啶；③严重抽搐不能控制者可用硫喷妥钠，要警惕喉头痉挛；④肌肉松弛剂：应在麻醉医师的配合和控制呼吸条件下应用；⑤用药过程中均应警惕血压下降。

（4）气管切开治疗：有喉痉挛者，早行气管切开；切开后须保证气道通畅和清洁；气管内每日滴抗生素，雾化吸入，无菌吸痰，定期更换气管导管。合并肺感染者，须行痰细菌培养和药敏，以选择抗生素治疗。

（5）抽搐治疗：抽搐严重不能控制者，可在呼吸机控制呼吸下使用肌松剂。

（6）伤口处理：积极进行合理的伤口处理，以清除毒素来源：①创口处理应在应用抗毒素及使用有效镇静药物后，在局麻下进行；②手术应简单迅速，只需剪除坏死组织，取出异物或做切开引流，不宜做复杂或过于广泛的手术。如创口已愈合则不应清创；③创口不应缝合，但可松填浸透3%过氧化氢或1:5000高锰酸钾溶液的敷料，并经常更换；④手术时如有痉挛发作，应暂停操作，以免加重刺激，同时设法控制痉挛。

（7）营养支持：能经口进食者给高热量、高蛋白、维生素含量高、易消化吸收的流质膳食；张口困难者可用鼻饲，严重者可用全胃肠外营养（TPN），同时纠正维持水、电解质平衡和治疗其他并发症。

（8）抗生素治疗：应用抗生素（常用青霉素和甲硝唑），有利于杀灭破伤风杆菌。

知识点8：破伤风的预防　　　　　　　　　　　　　　副高：熟练掌握　　正高：熟练掌握

预防破伤风是可以预防的疾患。由于破伤风梭状杆菌是厌氧菌，其生长繁殖必须有缺氧的环境。

（1）创伤后早期彻底清创，改善局部循环，是预防破伤风发生的关键。

（2）主动免疫：采用破伤风毒素需3次注射。首次皮下注射0.5ml，间隔4~6周再注射0.5ml，第2针后6~12个月再注射0.5ml，此3次注射为基础注射。以后每隔5~7年皮下注射类毒素0.5ml以强化。目前尚难推广，临床常用被动免疫。

（3）被动免疫：对伤前未接受自动免疫的伤员，尽早皮下注射破伤风抗毒素（TAT）1500U。伤口污染重或超过12小时剂量可加倍。注射前先做皮内过敏试验。人体破伤风免疫球蛋白TIG免疫效能10倍于TAT，预防剂量为肌内注射250～500U，一次注射可在人体存留4～5周。

知识点9：气性坏疽的概念	副高：熟练掌握 正高：熟练掌握

气性坏疽是梭状芽胞杆菌属（主要是产气荚膜杆菌）引起的特异性感染，其致病菌产生的外毒素可引起严重毒血症及肌肉组织的广泛坏死。

知识点10：气性坏疽的病因	副高：熟练掌握 正高：熟练掌握

梭状芽胞杆菌为革兰阳性杆菌，菌体在有氧环境下不能生存，但其芽胞的抵抗力甚强，广泛存在于泥土或粪便及肠道中。进入伤口不一定致病，但如果存在有局部血液循环障碍，组织肌肉损伤广泛。异物存在，或是因耗氧微生物作用使组织氧化还原电位下降，造就梭状杆菌繁殖的良好条件，细菌增殖并可分泌多种毒素与酶。气性坏疽多见于战伤，严重损伤及结直肠手术患者。

知识点11：气性坏疽的病理生理	副高：熟练掌握 正高：熟练掌握

病原菌停留在伤口内繁殖，产生α毒素、胶原酶、透明质酸酶、纤溶酶等，引起溶血、肾组织坏死、循环衰竭、组织液化而致病变迅速扩散、恶化。可致糖类分解产生大量气体使组织膨胀，蛋白质分解和明胶的液化产生硫化氢使伤口发生恶臭。

知识点12：气性坏疽的临床表现	副高：熟练掌握 正高：熟练掌握

（1）外伤或手术史，潜伏期1～4天。

（2）自觉伤肢沉重或疼痛，持续加重，出现胀裂样剧痛，一般止痛剂不能奏效。

（3）伤口周围皮肤水肿、苍白、随着病变进展，局部肿胀加剧，静脉淤滞时肤色很快变为暗红色，伤口内肌肉坏死，失去弹性，刀割不收缩、不出血；伤口周围扪及捻发音，挤压患部有气体逸出，并有稀薄、恶臭、浆液性、血性分泌物流出。

（4）全身症状：患者神志清醒，可有淡漠、不安甚至恐惧感，可有恶心、呕吐。体温可突然升高达40℃，但下降很快，心率、呼吸急促。常有进行性贫血，晚期可出现溶血性黄疸、外周循环衰竭、MODS。

知识点13：气性坏疽的辅助检查	副高：熟练掌握 正高：熟练掌握

（1）伤口周围有捻发音。

（2）血中磷酸肌酐激酶（CPK）升高。

（3）血常规：血红蛋白迅速下降。

（4）伤口内分泌物涂片检查：革兰阳性杆菌。

（5）X线、CT、MRI：伤口肌群间存在气体。

知识点14：气性坏疽的治疗原则　　　　　　　副高：熟练掌握　正高：熟练掌握

（1）隔离治疗：对气性坏疽患者应采取严格的隔离措施，销毁一切敷料，器械和用具分别处理。

（2）抗生素治疗：立即给予大剂量青霉素、甲硝唑、第三代头孢菌素等抗生素进行治疗。

（3）急诊清创：尽早彻底清除一切坏死组织，充分引流，解除梗阻，组织减张，改善循环，开放创面，术中术后用3%过氧化氢或1∶1000的高锰酸钾溶液冲洗，或用盐水替硝唑溶液冲洗及湿敷。手术过程中，不可用止血带。

（4）高压氧疗法：2~3次/天，一次2小时，持续3天。

（5）全身支持疗法：包括肠内外营养、原发病和合并症的治疗等。给予高蛋白、高热量饮食，必要时多次少量输新鲜血，纠正水、电解质紊乱。

（6）抗生素的应用：在治疗过程中应根据细菌学检查及药物敏感试验结果、治疗效果调整抗生素的应用。

（7）血浆置换：可清除严重感染患者的细菌与毒素。

（8）手术治疗：当肌肉广泛坏死伴有严重毒血症危及生命时，应考虑早期截肢术，截肢后为防止创口周围皮肤收缩，应行皮肤牵引术，截肢平面较高，残端全层敞开，不缝合，创口处理同上，待肉芽组织长好后，再行残端修整缝合。

第七章　器官移植

移植术是指将某一个体的有活力的细胞、组织、器官即移植物，用手术或其他的方法移植到自体或另一个体（异体）的体表上或体内的某一部位，使其继续发挥原有功能。将自体移植物重新移植到原来的解剖位置，称为再植术，如断手再植术、断肢再植术。移植物的供者和受者不属同一个体，称为异体移植术；供者和受者来源于同一个体称为自体移植术。

（1）根据供者和受者在遗传基因的差异程度，异体移植术可分为三类：①同质移植术：也称为同基因移植、同系移植。即供者与受者虽非同一个体，但二者遗传基因型完全相同，受者接受来自同系（同基因）供者移植物后不发生排斥反应。如动物实验中纯种同系动物之间的移植；临床应用中的同卵孪生之间的移植。②同种移植术：即供、受者属同一种属但遗传基因不相同的个体间的移植，如人与人、狗与狗之间的移植。同种异体移植为临床最常见的移植类型。因供、受者遗传学上的差异，术后即使采用了免疫抑制措施，受者对同种移植物不可避免地会发生程度不等的排斥反应。③异种移植术：即不同种属如猪与人之间的移植，术后如不采用合适的抑制免疫反应的措施，受者对异种移植物将发生强烈的异种排斥反应。异种移植分为协调性移植和非协调性移植，前者指在遗传背景相差较小、进化关系相近的供、受者之间进行的异种移植。如灵长类的狒狒与人之间的移植，其排斥反应发生较慢，程度较轻。非协调性移植指在遗传背景相差较大、进化关系相差较远的供、受者之间进行的异种移植。如猪器官移植给人，移植后常表现出典型的超急性排斥反应。此型移植尚未正式应用于临床。

（2）根据移植物植入部位，移植术可分为：①原位移植术：即移植物植入到该器官原来的正常解剖部位，如心脏移植、肝移植，移植前需将受者原来的器官切除。②异位移植术：即移植物植入的部位与该器官原有解剖位置不同，如肾移植、胰腺移植等。一般情况下，异位移植术不必切除受者原来器官。③旁原位移植术：即移植物植入贴近受者同名器官的位置，多为辅助性移植，受者相应器官一般不切除或仅做部分切除。如旁原位胰腺移植、肝脏移植。

（3）根据不同的移植技术，移植术可分类为：①吻合血管移植术或称血管重建移植术：即通过血管吻合技术实现的移植。切取包括血管在内的移植物，使其完全与供者分离，通过血管吻合建立移植物与受者间的血液循环，使移植物立即恢复血供从而发挥其功能。临床上开展的同种异体心、肝、胰、肾等器官移植都是吻合血管的移植。②带蒂的移植术：即移植物与供者始终带有主要血管以及淋巴或神经的蒂相连，其余部分均已分离，以便转移到其他需要的部位，移植过程中始终保持有效血供，待移植物在移植的部位建立了新的血液循环后，再切断该蒂。这类移植都是自体移植如各种皮瓣移植。③游离的移植术：即移植物与供者完全分离，移植时不进行血管吻合，移植后移植物血供的建立依靠受者周缘的组织形成新生血管并逐渐长入移植物。游离皮片的皮肤移植即属此类。④输注移植术：即将移植物制备成有活力的细胞或组织悬液，通过各种途径输入到受者体内，例如，输血、骨髓移植、胰岛细胞移植等。

（4）根据移植物性质分类为细胞、组织和器官移植。

为了准确描述某种移植术时往往综合使用上述分类，如同种尸体原位肝移植术、活体亲属异位肾移植术、吻合血管的胎儿甲状旁腺异位移植术等。

知识点3：器官移植的特点　　　　　　　　　　　　副高：了解　正高：熟悉

（1）器官移植与其他外科手术不同，涉及供、受者两方面，除外科手术外，术后还需要移植医师的长期随访以保证移植物存活。包括四个步骤：①术前供、受者的选择：供受者的选择应考虑到免疫学选择和非免疫学选择两方面。非免疫性选择包括适应证、禁忌证、手术时机及术前准备等方面。同时也要认识到术后发生免疫排斥反应的强弱与供受者的配型选择有关。对于活体移植而言，供者安全、自愿是首先应该考虑的。②器官切取和保存：从移植物切取前后直到移植手术完成，始终要确保移植物有活力。③植入移植物：使移植物在受者体内能获得充分的血液供应以及存活必需的其他条件，并重建相关的结构，使其发挥所需的生理功能。④术后管理。

（2）器官移植不同于其他外科手术，术后受者需长期服用免疫抑制药，控制排斥反应，尽可能使移植物在受者体内长期存活并维持移植物功能。

知识点4：免疫应答的概念及阶段　　　　　　　　　　副高：了解　正高：熟悉

免疫应答是指机体受到抗原刺激后，体内抗原特异性淋巴细胞对抗原分子的识别、活化、增殖、分化或失去活性潜能，并表现出一定生物学效应的全过程，可分为自然免疫应答和获得性免疫应答。获得性免疫应答又称特异性免疫应答，是机体出生后在抗原刺激下获得的针对该抗原的应答形式。移植免疫反应是一个特异性免疫应答过程，包括T淋巴细胞介导的细胞免疫反应和抗体类物质介导的体液免疫反应。

机体对外来移植物的免疫应答是一个非常复杂的生物学过程，主要包括三个阶段：①识别相：淋巴细胞通过其表面的受体识别并结合抗原；②活化相：识别抗原的淋巴细胞发生活化、增殖和分化，产生效应细胞、效应分子和记忆性细胞；③效应相：效应细胞和分子发挥作用，清除外来抗原。

知识点5：移植抗原的概念及分类　　　　　　　　　　副高：了解　正高：熟悉

移植抗原是指与移植排斥反应相关的抗原，能引起宿主对移植物或移植物对宿主的免疫反应。

（1）主要组织相容性抗原：组织相容性是指不同的个体间进行组织器官移植时，供者和受者双方相互接受的程度。编码最强移植抗原的基因座位即为主要组织相容性复合体（MHC），其编码的抗原即为主要组织相容性抗原。主要组织相容性抗原主要表达在细胞膜表面，是引发同种移植排斥反应的最主要的抗原。在人类，编码主要组织相容性抗原的MHC位于6号染色体短臂，其产物为MHC分子，又称人类白细胞抗原（HLA），包括MHC-Ⅰ类和Ⅱ类分子。

MHC-Ⅰ类分子（HLA-A、HLA-B、HLA-C）表达于所有的有核细胞表面，而MHC-Ⅱ类分子（HLA-DR、DQ、DP）通常只表达于专职抗原提呈细胞，如树突状细胞（DC）、巨噬细胞（M）、Kupffer细胞及活化的B细胞和T细胞表面，在人类亦表达于某些内皮细胞表面。MHC具有广泛的多态性，这就使得HLA分子能够结合无数的抗原肽，并引起同种移植免疫反应。

由于HLA-Ⅰ、Ⅱ类分子抗原结合空间结构上的差异，其结合的抗原类型也是不同的。Ⅰ类分子通常结合细胞自身合成的抗原，即内源性抗原；HLA-Ⅱ类分子主要结合外来抗原。HLA-Ⅰ类分子主要将内源性抗原肽和病毒抗原提呈给$CD8^+$细胞毒性T细胞（CTL），而HLA-Ⅱ类分子主要提呈外来抗原肽给$CD4^+$辅助性T细胞Th。

（2）其他移植抗原：如次要组织相容性抗原（mHC）、ABO血型抗原、组织特异性抗原等，在同种移植免疫反应中亦起着一定的作用。

知识点6：供受者免疫学检查　　　　　　　　　　　　　　副高：了解　正高：熟悉

（1）ABO抗原系统：由于移植器官的细胞表面存在ABO血型抗原，若受者血清中存在相应的抗体，就可能发生超急性排斥反应。器官移植时供受者血型要求相同或相容。

（2）淋巴细胞毒交叉配合试验：移植前一般都需做淋巴细胞毒交叉配合试验，以检查受者血清中是否有针对供者的特异性抗体。如淋巴细胞毒交叉配合试验阳性（＞10%），提示有发生超急性排斥反应或加速性排斥反应的风险。

（3）体液中HLA抗体检查：移植、妊娠、输血均能使移植受者事先被致敏。同种异体抗体对随机细胞群体反应的血清筛查试验可用来测定移植候选人被致敏的程度，并用群体反应性抗体（PRA）百分率来表示。PRA值高的患者获交叉配型反应阴性供者的可能性小，因而等待供者器官的时间更长，接受移植后移植物存活率较低。

（4）HLA配型：器官移植前，一般只检测3个位点：HLA-A、HLA-B、HLA-DR。目前常用的技术有血清法和以PCR为基础的分子配型技术。一般认为HLA-DR位点相符对移植物及受者长期存活意义最大，其次为HLA-B，影响最小的为HLA-A。HLA配型对于肾、心等脏器移植有很重要的意义，可提高存活率。HLA-A、HLA-B和HLA-DR各位点均相符者，与HLA一致的同卵孪生间移植的效果相近。

知识点7：临床排斥反应　　　　　　　　　　　　　　　　副高：了解　正高：熟悉

（1）超急性排斥反应（HAR）：大多发生于移植物再灌注后数分钟至24小时以内，主要由体液免疫参与所致。受者体内通常存在针对供者特异性抗原的预存抗体，与以下因素有关：①受者由于妊娠、输血或曾接受过器官移植而致敏；②ABO血型不符。预存抗体迅速与移植物抗原结合，激活补体介导的溶解反应，同时导致移植物微血管系统内广泛的血栓形成，移植物迅速被破坏。往往在术中就可以看到恢复血供后移植物颜色由正常迅速转变为暗红色，出现肿胀。随后血流量减少，移植物质地变松软，失去弹性，同时移植物功能丧失。病理组织学可见毛细血管与小血管壁多形核粒细胞浸润、血栓形成、管壁纤维素样坏死，实质内明显出血、水肿及大片出血性坏死。超急性排斥反应无法治疗，只能切除移植物，进行再次移植。但它可通过术前严格的ABO血型配合及淋巴毒细胞试验而有效地预防。

（2）加速性排斥反应：也称为血管性排斥反应或延迟性超急性排斥反应。表现为术后3～5天发生的剧烈排斥反应，病程进展快，并伴移植物功能丧失。病理形态学改变以小血管炎症和管壁的纤维素样坏死为主要病变，实质出血或梗死。加速性排异反应治疗困难，预后不良，治疗逆转率仅为30%。激素冲击治疗结合血浆置换去除循环中的抗体，有可能逆转加速性排斥反应。

（3）急性排斥反应（AR）：是临床器官移植排斥反应中最常见的类型，可发生在移植术后的任何时间，但多发生在移植后3个月内，尤其在移植后第1个月内最常见。发生机制主要为细胞免疫反应，即受者致敏产生大量细胞毒性T细胞而直接杀伤靶细胞，也可通过迟发型超敏反应和其产生的淋巴因子来损伤组织。CD_4^+辅助性T细胞识别抗原并发生活化、增殖、分化，同时辅助CD_8^+T细胞产生效应机制，破坏移植物。在稍晚发生的急性排斥反应，有体液免疫参与。病理学上表现为移植物内大量的T淋巴细胞浸润，早期主要是CD_4^+T细胞，后期以CD_8^+T细胞为主，并出现实质细胞的破坏，如未控制，移植物功能逐渐丧失。临床上一般无特征性表现，诊断时需与原发性移植物功能不全、免疫抑制药物的不良反应及移植术后感染等病因进行鉴别。目前并无非常可靠的生化或免疫学指标可以早期诊断急性排斥反应，移植物组织病理学检查仍是诊断移植排斥反应的金标准。一般采用细针穿刺活检（NAB），病理形态学特征为明显的炎性细胞浸润。浸润的细胞有淋巴细胞、单核细胞、浆细胞，也时常可见中性粒细胞和嗜酸性粒细胞。

急性排斥反应一旦诊断明确，应尽早治疗。大剂量皮质类固醇激素冲击治疗或调整免疫抑制药物及方案对急性排斥反应通常有效。

（4）慢性排斥反应（CR）：在临床上大多发生于术后数月至1年后，是阻碍移植物长期存活的重要原因。慢性排斥反应的发生是一个多因素、多步骤的过程，是多个免疫学和非免疫学因素共同作用的结果。其标志为血管周围炎症、纤维化和动脉粥样硬化，病理学表现为弥漫的向心性动脉内膜增厚、中层平滑肌增生，导致移植物主干动脉及小动脉管狭窄并最终闭塞，移植物慢性缺血并发生纤维化萎缩。慢性排斥反应用现有的免疫抑制药治疗一般无效，往往需要再次移植。

知识点8：移植物抗宿主反应　　　　　　　　　　　副高：了解　　正高：熟悉

宿主和移植物之间是一个相互识别、相互作用的过程。宿主抗移植物反应（HVGR）发生的同时也存在移植物抗宿主反应（GVHR）。GVHR是由移植物中的特异性淋巴细胞识别宿主抗原而致敏、增殖分化，直接或间接攻击受者靶组织而发生的一种反应，这种反应不仅导致移植失败，还可以给受者造成严重后果。GVHR所引起的疾病称为移植物抗宿主病（GVHD），往往导致受者多器官功能衰竭。此反应主要发生于骨髓移植，以及含供者淋巴细胞较多的器官移植如小肠移植。

知识点9：免疫抑制治疗的基本原则和常用方案　　　副高：了解　正高：熟悉

　　理想的免疫抑制治疗应是既防止免疫过度又避免免疫不足，而且药物的不良反应也要尽量少。应制订个体化的治疗方案，根据移植的种类、个体对药物的吸收和反应等决定应用免疫抑制药的种类及剂量。免疫抑制治疗的基本原则是联合用药，即选择数种分别作用于T细胞激活不同环节的药物组成免疫抑制方案，因此减少单一药物的剂量，从而减轻其不良反应，并能增加药物的免疫抑制协同作用。

　　（1）诱导治疗：是指移植术后立即通过胃肠外途径短期输入抗淋巴细胞抗体类药物。诱导治疗与维持治疗药物一起应用最大程度上减少早期排斥反应的风险。抗淋巴细胞抗体和白介素-2受体拮抗药是常用的诱导药物。

　　（2）维持治疗：目前一般以CsA或FK506加上皮质类固醇激素，或者CsA或FK506加上Aza或MMF作为免疫抑制的基本药物，即所谓的二联用药方案；在此基础上前者增加一个增殖抑制药物（Aza或MMF）或抗淋巴细胞抗体，后者增加皮质类固醇激素或抗淋巴细胞抗体组成三联用药方案。一般诱导阶段采用二联或四联用药，且剂量较大，然后逐渐减量并减少药物种类，至维持阶段多为二联或三联用药。在应用FK506的肝移植患者甚至6～12个月可完全停用激素，仅单用小剂量FK506维持免疫抑制。

　　发生急性细胞性排斥反应时，可用大剂量皮质类固醇激素冲击治疗，无效者可改用抗淋巴细胞制剂如ALG或OKT-3；亦可调整基本的免疫抑制方案，如将CsA改为FK506、将Aza改为MMF等有时可能有效。

知识点10：免疫耐受　　　副高：了解　正高：熟悉

　　免疫抑制剂的应用虽然极大地推动了临床器官移植的发展，但也带来了一些不可避免的不良反应。最理想状态就是达到免疫耐受，即机体免疫功能良好的情况下对移植物抗原特异无反应性，但该个体对其他抗原仍具有免疫反应。虽然已经在小动物（尤其是小鼠、大鼠等啮齿类动物）中成功地诱导了同种异体免疫耐受，但要在大动物和人体诱导对外来移植物的免疫耐受仍存在很多困难，一方面，诱导方式困难；另一方面，对已经自然存在的耐受状态诊断很难，往往是在患者停用免疫抑制药后才发现。临床上的确发现少数患者移植术后免疫抑制药使用小于常规剂量或短期使用，停药后移植物维持功能良好，达到近似免疫耐受状态。即产生了所谓临床耐受或几乎耐受状态。

知识点11：器官保存的低温原则　　　副高：了解　正高：熟悉

　　现代器官保存依赖于低温原则。根据Vant′t Hoff′s定律：Q10＝（k_2/k_1）10（t_2-t_1），

温度从37℃降至4℃，代谢率仅为原来的1/13～1/12。低温有效降低了器官代谢率，保证器官在缺血缺氧条件下的存活。保存器官的低温状态，从器官切取阶段即必须开始，一般用冰冷的灌注液，经血管系统进行灌洗，使供者器官的中心温度快速降到0～4℃，随后保存于低温的保存液中直至移植，在移植过程血供接通之前也必须予以碎冰等使移植器官降温。低温器官保存，可以有效地降低保存器官的代谢率，降低器官对氧、能量及其他营养物质的摄取和利用，并能有效抑制细胞内水解酶（如蛋白酶、溶酶体酶、磷脂酶等）的活力，防止细胞损伤。

知识点12：器官保存损伤　　　　　　　　　　　　副高：了解　正高：熟悉

（1）热缺血损伤：器官离体后缺血、缺氧，氧化磷酸化作用降低，胞内ATP含量急剧下降，糖原分解和无氧酵解过程则代偿增强，H^+及乳酸堆积，Ca^{2+}、Na^+、K^+浓度失衡，水解酶被激活。胞内稳定结构——微管、细胞骨架、胞膜破坏，内质网空泡形成，线粒体肿胀，导致细胞发生不可逆性损伤。器官耐受热缺血时间均较短。

（2）冷缺血损伤：低温可降低器官代谢率，一定程度上减轻损伤，但低温本身对细胞可造成伤害。低温下胞膜电位下降，Na^+-K^+-ATP酶活性受抑制，无法抵抗胞内非渗透性离子产生的渗透压（110～140mmol/L），Na^+、Cl^-沿浓度梯度进入细胞引起严重水肿。其次低温使细胞膜脂质由液态流动相变成结晶状态。胞外冰晶形成，分解整个器官结构与形态，这也是深低温难以实现的原因之一。

（3）缺血再灌注损伤：是导致移植物失功的重要因素。其机制复杂，涉及多个细胞系，且形成相互作用网络。如肝脏在缺血再灌注时，激活窦内皮细胞和Kupffer细胞，释放大量氧自由基及其衍生物，引起白细胞、淋巴细胞、血小板黏附并激活凝血因子造成高凝状态。白细胞黏附与氧自由基产生构成恶性循环，相互促进，使移植物在灌流初期经历类似以氧自由基为介导的急性炎性反应，白细胞大量聚集，损害微循环，产生无复流现象。这些因子多数由内皮细胞和黏附的中性粒细胞及淋巴细胞产生，构成网络式或瀑布式反应，导致移植物失功。近年来，NO、细胞凋亡、细胞整合素在缺血再灌注损伤中的作用得到重视。

知识点13：器官切取的基本要求　　　　　　　　　副高：了解　正高：熟悉

器官切取主要分切取与灌洗等步骤，器官灌洗是指在原位或离体状态下，通过重力或压力将冷灌洗液经器官的血管系统进行灌注，并外加冰块等，使供者器官迅速而均匀地降温，同时通过灌洗将器官内供者的血尽可能地排出。供者器官切取时应尽量减少供者器官的热缺血时间，所谓热缺血时间是指从供者器官血液供应停止到冷灌洗开始所间隔的时间。这一期间的常温下缺血对器官的损害最为严重，一般不应超过10分钟。器官切取过程中应尽量减少移植器官的机械损伤及重要结构的破坏。

知识点14：器官保存的方法　　　　　　　　　　　副高：了解　正高：熟悉

主要有单纯低温保存法、持续低温机械灌流法和冷冻保存法等。目前，临床大多数器官保存采用单纯低温保存法，这种方法通过冷灌洗使器官迅速均匀降温后，将其置于软性容器中，用冷保存液浸没，并以冰块等维持1～4℃的保存温度，直至移植。单纯低温保存法方便实用，不需特殊的设备，便于器官的转运，对大多数器官来说能取得基本满意的保存效果，因此应用广泛。持续低温机械灌流法是指将供者器官用冷灌流液经其血管系统进行持续灌流，并提供低温状态下基本的营养物质和氧分，清除有关代谢废物，以达到延长器官保存时间的目的。深低温冷冻保存法是指将器官或组织迅速降温冷冻保存，以最大限度地减少器官损伤，从理论上讲可长时间保存器官，但目前可以得到的低温保存剂，如甘油、甲基亚砜对组织细胞均有毒性，因此冷冻保存法除用于细胞保存外，大器官的保存尚处于实验研究阶段。

知识点15：常用器官保存液　　　　　　　　　　副高：了解　　正高：熟悉

用于器官灌洗和保存的特制成分液体称灌洗液和保存液。器官灌洗液目前多采用细胞外液型液体，如乳酸林格液，并可加入一定量的渗透压成分，也有直接采用保存液进行灌洗。目前常用的器官保存液分为仿细胞内液型和仿细胞外液型，以及非细胞内液非细胞外液型等三类。仿细胞内液型是目前临床上最常用的保存液，包括著名的Collin液和UW液。这类保存液的阳离子浓度和细胞内液相似，因此可减少细胞内外的离子梯度，降低细胞能量消耗，保持细胞活性，并保证细胞内相对正常的功能反应。此类保存液中一般都含有不易透膜的大分子，用以防止细胞和细胞器的肿胀。1988年美国威斯康星大学研制的UW保存液应用最为广泛，它可以保存肝达30小时以上，保存肾和胰腺均达72小时，在心脏与肺等保存方面也明显优于其他保存液，被誉为器官保存技术的一大飞跃。其特点在于不含葡萄糖，而以乳糖作为渗透因子，棉子糖作为附加的渗透因子，羟乙基淀粉作为有效的胶体渗透压因子，并含有谷胱甘肽等抗自由基成分。

仿细胞外液型保存液，如乳酸林格清蛋白液（hartmann液）等，一般作为供者器官切取时冷灌洗之用，以及在器官保存之后用以冲洗血管系统，以排出较高离子浓度的保存液，防止进入受者循环系统。另外，非细胞内液非细胞外液型保存液，如H7K、PBS等保存液，在各类脏器的保存中也有一定的效果，但并未超过UW液。

知识点16：肾移植的适应证和禁忌证　　　　　　副高：了解　　正高：熟悉

（1）适应证：各种终末期肾病都是肾移植的适应证。最常见的是肾小球肾炎占70%～90%，其次是慢性肾盂肾炎和代谢性疾病如糖尿病性肾病，其他如遗传性肾炎、囊性肾炎、血管性肾病（如肾硬化症等）均各占1%左右，但这些原发病患者移植后的存活率均较低。

（2）禁忌证：由于医学科学和手术技术的进步，现在绝对禁忌证非常少见。主要包括合并未经治疗的恶性肿瘤、艾滋病、活动性结核、进行性代谢性疾病、其他器官（心、肺、肝）功能衰竭，滥用药物、精神疾病。患过肝炎、溃疡病、经过免疫抑制治疗可能引起全身情况恶化的疾病，应视为肾移植的相对禁忌证，此外，一些原肾病术后高复发率者也应慎重考虑。曾患过其他脏器疾病，如糖尿病、肺结核、红斑狼疮、弥漫性血管炎和其他器官疾病者移植前应积极控制相关疾病。

知识点17：肾移植的手术方法　　　　　　副高：了解　正高：熟悉

肾移植术式已基本定型，移植肾异位移植在受者的腹膜外髂窝，供者肾的肾动脉与受者的髂内动脉做端-端吻合或与髂外动脉做端-侧吻合，肾静脉与受者的髂外静脉做端-侧吻合，供肾输尿管与受者膀胱吻合。一般情况时受者的病肾不需要切除，只有特殊情况时如肾肿瘤、巨大多囊肾、多发性或铸型结石合并顽固性感染、严重肾结核等须切除病肾。也有人认为抗肾小球基膜抗体型肾炎切除双肾可使血液中抗体消失较快，可以减少移植肾术后原病复发的发生率。

知识点18：肾移植的术后并发症及处理　　　　副高：了解　正高：熟悉

肾移植术后并发症可分为外科并发症、排斥反应、术后长期应用免疫抑制药引起的感染并发症及其他系统的非感染并发症等。

（1）外科并发症：是指由外科手术引起的，包括血管系统并发症如出血、移植肾破裂、肾动静脉血栓形成、肾动脉狭窄等；泌尿系统并发症如尿瘘、泌尿系感染、结石、梗阻；以及切口和肾周感染等。

（2）排斥反应：仍是肾移植的主要并发症。以间质纤维化和小管萎缩为特征性的慢性移植物肾病（CAN）成为肾移植后移植物丢失的重要原因。出现急性排斥反应时主要的临床表现是移植肾肿胀，局部疼痛，尿量减少，血清肌酐值升高有时伴发热，但上述表现不具有特异性，要明确诊断或需与其他并发症鉴别诊断时，应行细针穿刺活检。大剂量皮质类固醇冲击是治疗急性排斥反应首选和最常用的方法。对皮质类固醇冲击治疗无效的急性排斥反应称为耐皮质类固醇的急性排斥反应，这类排斥反应常有抗体介导因素的参与，因此对于激素治疗不够敏感，可采用抗体治疗。对于潜在可治疗的CAN，可以调整免疫抑制药方案如CNI减量，在加用MMF的同时进行CNI撤除，以及转换为mTOR抑制药治疗等。

（3）术后长期应用免疫抑制药引起的感染并发症：肾移植术后感染病原谱广泛，有细菌、真菌、病毒和寄生虫等，但以细菌为主。结核的发生率有上升的趋势。近年来由于手术技术的改进、新型免疫抑制药的应用、新型抗生素的应用和不断完善各种感染的监控，使细菌感染发生率明显下降，而病毒感染发生率有所上升，尤其是应用ALG、ATG、CD3、CD4等各种多抗或单抗的抗淋巴细胞抗体，可以激活受者体内存在的一些病毒，使巨细胞病毒和肝炎病毒感染发生率明显上升。

知识点19：原位肝移植的适应证和禁忌证　　　　副高：了解　正高：熟悉

原位肝移植是目前治疗终末期肝病最有效的方法。

（1）适应证：原则上，所有终末期肝病用其他各种疗法不能治愈，预计在短期内无法避免死亡者，都是原位肝移植的适应证。具体可分为：①终末期肝硬化，慢性乙型、丙型肝炎后肝硬化，酒精性肝硬化，原发性胆汁性肝硬化，原发性硬化性胆管炎，隐源性肝硬化。

②急性或亚急性肝衰竭、慢性重症肝炎。③先天性代谢性疾病：如 Wilson 病、α_1-抗胰蛋白酶缺乏症、肝糖原储积病、遗传性草酸盐沉积症、Crigler Najjar 综合征等。④部分肝恶性肿瘤：一般限于≤5cm，肝内肿瘤少于3枚且无肝外转移的小肝细胞癌；个别情况可适度放宽，但对于有肝外转移或侵犯大血管的肝细胞癌则不宜移植。⑤其他：如先天性胆道闭锁、Budd-Chiari 综合征、多囊肝等。⑥再次肝移植：各种原因所致的移植肝衰竭。

（2）禁忌证：包括：①恶性肿瘤有肝外转移或侵犯；②全身性感染；③脑、心、肾等重要器官功能衰竭以及严重精神呆滞，不可控制的心理变态等。相对禁忌证包括肝门静脉血栓或栓塞、胆管感染所致的败血症以及年龄60岁以上者。

| 知识点20：原位肝移植技术 | 副高：了解 正高：熟悉 |

（1）原位全肝移植：指切除病肝后于原解剖位置植入供肝。按手术方式可分为两种。①经典原位肝移植：是指病肝和肝后下静脉一同切除，在体外静脉转流下施行的原位肝移植，供肝植入时依次吻合肝上下腔静脉、肝门静脉、肝下下腔静脉、肝动脉和胆管。②背驮式肝移植：是切除病肝时保留受者肝后下腔静脉全部及肝静脉共干，将后者与供肝的肝上下腔静脉做吻合，该术式无须阻断受者下腔静脉，一般不需体外静脉转流。因移植肝像背驮在受者下腔静脉状，故称背驮式肝移植。

（2）原位部分肝移植：包括减体积肝移植、劈离式肝移植以及活体供肝肝移植。①减体积肝移植仅移植部分肝脏，受者多系儿童，而当时仅有成人供肝，因受者无足够空间容纳，按 Couinaud 的肝分段原则，将部分肝脏移植到受者体内，少数情况下也适用于体积较小的成人。②劈离式肝移植是将供肝一分为二，分别移植给两个不同受者，该术式是在减体积肝移植术式成熟的基础上创立的一种新技术，从而扩大了尸体供肝的利用率。③活体供肝肝移植是指供肝取自双亲、同胞或健康志愿者等活体。活体肝移植部分缓解了供者紧缺的情况。根据受者的具体情况，供肝可以选择活体左外叶、左叶或右叶的部分肝。供者安全是活体肝移植的首要问题，切取部分供肝后必须保证剩余的肝能维持供者的正常需要。

| 知识点21：原位肝移植的术后常见并发症 | 副高：了解 正高：熟悉 |

（1）原发移植物无功能和原发性功能不良：①原发性无功能表现为急性肝衰竭（脑病、腹水、凝血障碍和血流动力学不稳定）、肝脏酶学指标升高（AST 和 ALT＞2500U/L）、多器官功能衰竭（肾衰竭和肺部并发症）。一般来说原发移植物无功能是不可逆的，除再次移植外，无其他有效的治疗办法。②原发性功能不良是原发性无功能的一种较轻的形式。其肝脏酶学指标 AST 和 ALT 较低（一般低于2500U/L），肝脏有部分合成功能。典型的原发性功能不良无肝性脑病，没有严重的凝血障碍，但可能有腹水。主要行支持疗法，大多数移植物功能能够恢复，功能恢复不佳者需要再次移植。

（2）外科并发症：①术后出血：出血是肝移植最常见的手术并发症，多发生于术后早期，常见原因包括肝断面出血、血管结扎线脱落、腹腔内感染腐蚀主要血管等。往往需要急诊手术。②血管并发症：常见并发症包括肝动脉血栓形成、肝门静脉血栓形成、流出道梗阻

（下腔静脉或肝静脉并发症）。术后早期发生的血管栓塞性并发症十分危险，多引发广泛的肝组织坏死，往往需要再次移植。晚期发生的血管阻塞可导致慢性肝功能不良。其他罕见或少见的血管并发症包括肝动脉假性动脉瘤、肝动脉破裂、动静脉瘘和动脉胆道瘘。③胆道并发症：包括胆漏（胆瘘）、胆道狭窄（吻合口、非吻合口）、胆管树胆泥形成和胆道感染，其主要原因是手术吻合技术并发症和动脉血供障碍。保存损伤、免疫因素（胆管上皮排斥反应）、感染等也可以导致胆道系统损伤，是造成肝移植失败及影响存活率的重要原因。

（3）排斥反应：①急性排斥反应：肝移植术后4周内是高危期。临床常表现为发热、全身不适、胆汁量减少、颜色变淡以及肝功能异常。要明确诊断或需与其他并发症相鉴别时，应行肝组织细针穿刺活检，病理学上主要表现为门管区T淋巴细胞和单核细胞浸润伴血管内皮炎和胆管上皮细胞凝集。正确的抗排斥治疗可以逆转超过90%的急性排斥反应。②慢性排斥反应：常发生在移植术后数月或数年，是一缓慢、进行性发展过程，主要表现为移植肝功能逐渐减退，最终发展为慢性肝衰竭。组织学上可表现为胆管上皮细胞进行性脱落，最后被纤维结缔组织取代，亦称为胆道消融综合征。慢性排斥反应通常是不可逆的。

（4）其他并发症：①感染：包括细菌、病毒或真菌感染，是肝移植术后导致患者死亡的主要原因。②原发病复发：包括病毒性肝炎复发、恶性肿瘤复发和自身免疫性肝病复发等。③其他系统并发症：包括肾衰竭、神经系统并发症、凝血功能障碍、新发肿瘤等。

知识点22：心脏移植的适应证　　　　　　　　　　　副高：了解　正高：熟悉

心脏移植是治疗终末期心脏病的唯一有效手段。心脏移植的适应证包括扩张型心肌病等心肌疾病、冠心病、无法用常规手术矫正的先天性心脏病、心脏移植后发生难治性并发症等。心脏移植的具体适应证和手术时机主要根据病情的发展和对预后的估计，并无明确的、固定的判定和预测标准。

知识点23：心脏移植的基本原则　　　　　　　　　　副高：了解　正高：熟悉

心脏移植最基本的原则是：①确认其他方法治疗无效。②根据病情判断，预计患者能存活的时间比移植后可能存活时间短，预计患者的寿命不足0.5～1年者。但是要做出这种判断有时很困难。③其他主要脏器功能良好，不影响患者术后的存活或生活质量。④患者对于术后的继续治疗和积极的生活方式具有充分的信心。

知识点24：肺移植的适应证　　　　　　　　　　　　副高：了解　正高：熟悉

肺移植分单肺移植、双肺移植，各种术式的主要适应证不同：①单肺移植适应证包括晚期纤维性肺部疾病、α_1-抗胰蛋白酶缺陷性肺气肿、原发或继发性肺动脉高压症而右室功能正常或可恢复正常者等。②双肺移植适应证包括晚期慢性阻塞性肺部疾病而其右心功能尚好者如肺气肿、囊性肺纤维化等，慢性合并感染的肺部疾病如肺囊性纤维化、双侧支气管扩张症、先天性黏液分泌黏稠症及结核病毁损肺等。

知识点25：心-肺联合移植的适应证 副高：了解 正高：熟悉

心-肺联合移植适应证主要有：①肺血管病：包括原发性肺动脉高压、艾森曼格综合征、慢性肺栓塞。②肺实质病变（伴不可复性心功能不全）：包括肺囊性纤维化、晚期慢性阻塞性肺部疾病、黏液分泌黏稠症等。心-肺联合移植受者一般均为心肺功能不全、心功能3～4级的患者。

知识点26：胰腺移植的适应证和禁忌证 副高：了解 正高：熟悉

（1）适应证：广义上说，依赖胰岛素治疗的糖尿病都适合施行胰腺移植，包括1型糖尿病、达到胰岛素依赖期的2型糖尿病，因慢性胰腺炎等原因全胰切除导致的外科性糖尿病。

胰腺移植包括胰-肾联合移植（SPK）、肾移植后胰腺移植（PAK）和单纯胰腺移植（PTA）三种类型。当糖尿病合并肾衰竭，糖尿病肾病不可逆转时，即GFR 30～40ml/min、肌酐清除率<60ml/min，应施行SPK或PAK。糖尿病患者合并糖尿病肾病，尿毒症前期，肌酐清除率>60ml/min，出现少量蛋白尿（即24小时尿蛋白超过150mg，但小于3g）提示肾病为不可逆性时适合行PTA。另外，当糖尿病患者合并糖尿病视网膜病变，外周或自主神经病变如严重神经性疼痛、自主神经性腹泻、直立性低血压等也是PTA的适应证。脆性糖尿病即血糖控制不理想，反复出现高血糖和低血糖交替，酮症酸中毒和低血糖无意识反复发作也是PTA的良好适应证。因慢性胰腺炎、外伤等原因行全胰切除导致的外科性糖尿病可行肠引流式胰腺移植。

（2）禁忌证：除器官移植的普遍禁忌证外，还应考虑一些可能影响胰腺移植术后效果的因素，如心脏储备功能、肺功能差、严重肥胖等。

知识点27：胰腺移植的手术技术 副高：了解 正高：熟悉

胰腺移植属于异位移植，单纯胰腺移植一般做右侧腹股沟上后腹膜切口。移植胰置右髂窝；胰腺移植时供胰的肝门静脉血管蒂与受者髂总静脉做端-侧吻合，近年来认为供胰门静脉回流至受者肝门静脉系更为合理。动脉重建采用包含有腹腔动脉和肠系膜上动脉的腹主动脉袖片与髂总或髂外动脉做端-侧吻合。胰-肾联合移植一般移植胰在右下腹，移植肾在左髂窝。

胰腺是含有内外分泌腺的器官，不仅要利用其内分泌功能，还要处理好外分泌引流。目前主要采用胰液膀胱内引流式和胰液胃肠道转流式，胰液肠道内引流式更合乎生理。供胰的胰管与空肠近端行Roux-en-Y形吻合。

知识点28：胰腺移植的手术并发症及术后处理 副高：了解 正高：熟悉

胰腺移植术后手术并发症包括血栓形成、吻合口瘘、早期移植胰腺炎等。排斥反应是胰腺移植的主要并发症之一。移植胰腺发生排斥反应时，可伴有血糖升高、尿淀粉酶值下降（胰液膀胱内引流式）、C肽水平下降等。血管造影、放射性核素闪烁图、B超等有助于鉴别诊断。与其他器官移植一样要确诊移植物功能丧失的原因，往往只有经活组织检查才能明确诊断。来自同一供者的胰-肾同期联合移植，通过监测移植肾排斥反应可以较早地诊断和预防胰腺排斥反应。

知识点29：胰岛移植的适应证和并发症　　　　副高：了解　　正高：熟悉

（1）适应证：胰岛移植的适应证与单纯胰腺移植类似，包括代谢不稳定、低血糖症反应性下降、发生进行性的并发症。获得足量的胰岛是胰岛移植的必要条件，近年来，采用胶原酶消化、自动分离及梯度密度离心使分离量得到很大提高。

（2）并发症：目前临床胰岛移植均采用经肝门静脉肝内移植，此术式简单安全，最严重的潜在并发症是肝门静脉出血和血栓形成。

知识点30：影响胰岛移植大规模临床应用的主要障碍　　　　副高：了解　　正高：熟悉

目前影响胰岛移植大规模临床应用的主要障碍包括：①需要供胰量大，常需要2~4个成人新鲜的胰腺；②术后长期疗效不确切。

知识点31：小肠移植的适应证　　　　副高：了解　　正高：熟悉

小肠移植是治疗不可逆肠衰竭的最合理疗法。短肠综合征，如坏死性肠炎、小肠扭转等原因行广泛切除术后的短肠综合征；由于先天或后天原因导致其功能丧失，即肠道衰竭，如全肠型无神经节细胞症。这两种情况统称为小肠功能缺失综合征。目前小肠功能全丧失的治疗有TPN和小肠移植，由于TPN有一定的缺陷及并发症，加之需要昂贵的治疗费、生活质量差，易发生代谢并发症与器官损害，其中以肝损害最常见也最严重，因而小肠移植越来越受到人们的重视。短肠综合征如并发肝衰竭，可行肝小肠联合移植。

知识点32：小肠移植技术　　　　副高：了解　　正高：熟悉

肠移植物有活体亲属供者、脑死亡供者和无心跳供者三种来源。小肠移植至今尚无固定术式，特别对血管吻合部位、移植肠的长度和部位以及消化道连续性恢复的时间等仍有不同看法。移植肠静脉回流方式可影响小肠移植效果，移植1m左右小肠即可维持患者营养需要。供肠与受者残存小肠既可一期吻合，也可二期吻合。如做一期吻合，也主张供肠远端造口作为观察窗，这样更利于早期恢复肠内营养，且便于移植肠活检，明确诊断。

知识点33：小肠移植的术后处理　　　　　　　副高：了解　正高：熟悉

由于小肠及其系膜淋巴结丰富，因而小肠移植后的免疫反应为双向反应，不仅有器官移植所共有的排斥反应，也有移植物抗宿主反应（GVHR）。免疫反应是阻碍小肠移植成功的主要障碍。免疫抑制药治疗与其他器官移植相似，环孢素A或他克莫司（FK506）为基本用药。近年来，临床上也应用Campus-1等作为诱导用药。

小肠移植术后应用大量免疫抑制药使感染发生率明显上升，且排斥和手术创伤使肠黏膜屏障受损，易发生肠道细菌移位，发生暴发性感染。为预防感染发生，应使用有效的广谱抗生素，加用抗病毒药物如阿昔洛韦或更昔洛韦，必要时还应预防性使用抗真菌药物。小肠移植后感染是阻碍患者长期存活的重要原因。此外，术后供肠功能恢复是一个缓慢过程，营养支持需经历一个由全胃肠外营养至胃肠内加胃肠外营养，最后过渡到全胃肠内营养的过程。

知识点34：腹部多器官联合移植术的概念　　　　副高：了解　正高：熟悉

腹部多器官联合移植，是将多个器官保持原有解剖关系的整块移植，即所有器官仅有一个总的血管蒂，整块切取后连在一起，外形像一串葡萄，血管重建时只需吻合血管蒂中的血管毛干，所有移植的器官均能恢复血供，因而称为器官串（簇）移植，或称一蒂多脏器移植。由于保留了各器官间原有的解剖及生理学上的相互关系及依赖关系，更有利于各移植器官发挥功能和生存，并可避免一些单器官移植时的并发症及不良反应。目前腹部器官簇移植只保留尽量少的必需的器官，所以现在基本不再采用全腹腔脏器移植，常用的是以肝为中心的肝胰、肝小肠或肝胰小肠联合移植。

知识点35：腹部多器官联合移植术的适应证　　　副高：了解　正高：熟悉

目前以肝胰为中心的器官簇移植适应证是上腹部脏器的恶性肿瘤，如胰、十二指肠、胆道及胆囊等部位的恶性肿瘤伴肝转移；或者原发性肝癌向肝外侵犯。肝-小肠移植的主要适应证是短肠综合征合并肝衰竭。由于肝-小肠联合移植时移植的肝可以保护和减轻小肠的排斥反应，明显提高小肠移植的效果，所以短肠综合征不伴肝功能损害也可施行肝-小肠移植。

知识点36：甲状旁腺移植　　　　　　　　　　　副高：了解　正高：熟悉

甲状旁腺移植包括带血管的甲状旁腺移植和甲状旁腺组织即薄片移植。带血管甲状旁腺同种移植是当前治疗甲状旁腺功能低下症效果最好的方法，无论在临床或实验研究均得到迅速的发展。

薄片植入法甲状旁腺移植术近日在国内外应用开渐增多，手术简单，易于推广。在移植前对甲状旁腺薄片进行培养、放射线外照射等预处理，可以减轻术后排斥反应的发生。

第八章 颈部疾病

第一节 颈淋巴结结核

| 知识点1：颈淋巴结结核的概念 | 副高：熟练掌握 正高：熟练掌握 |

颈淋巴结结核多见于儿童和青年人，30岁以上比较少见。结核杆菌多由口腔或扁桃体侵入，少数继发于肺或支气管的结核病变，并在人体抵抗力低下时发病。

| 知识点2：颈淋巴结结核的临床表现 | 副高：熟练掌握 正高：熟练掌握 |

颈部一侧或两侧有多个大小不等的增大淋巴结，一般位于颌下以及胸锁乳突肌的前、后缘或深面。初期，增大的淋巴结相互分离，较硬，无痛，可推动。病变继续发展，发生淋巴结周围炎，使淋巴结与皮肤和周围组织发生粘连；各个淋巴结也可相互粘连，融合成团，形成不容易推动的结节性肿块。晚期，淋巴结发生干酪样坏死、液化，形成寒性脓肿。脓肿破溃后形成经久不愈的窦道或慢性溃疡，排出混有豆渣样碎屑的稀薄脓液。窦道口或溃疡面具有暗红色、潜行的皮肤边缘和苍白的肉芽组织。上述不同阶段的病变可同时出现于同一患者的各个淋巴结。患者大多没有明显的全身症状，无高热。已破溃的淋巴结容易继发感染，引起急性炎症。少数患者可有低热、盗汗、食欲缺乏、消瘦等全身症状。

| 知识点3：颈淋巴结结核的诊断 | 副高：熟练掌握 正高：熟练掌握 |

根据结核病接触史及局部体征，特别是已形成寒性脓肿，或已破溃形成经久不愈的窦道或溃疡时，多可做出明确诊断。若诊断有困难，可穿刺或切除一个或数个淋巴结行病理检查。

| 知识点4：颈淋巴结结核的治疗 | 副高：熟练掌握 正高：熟练掌握 |

（1）全身治疗：适当注意营养和休息。全身给予抗结核药物。口服异烟肼6~12个月；伴有全身症状或身体其他处有结核病变者，加服乙胺丁醇、利福平或阿米卡星肌内注射。

（2）局部治疗：少数大、没有液化、可移动的淋巴结可行手术切除，缝合切口；已液化者可穿刺吸脓，然后向脓腔内注入5%异烟肼或10%的链霉素溶液做冲洗，并留适量于脓腔内，每周2次；已破溃、没有严重继发感染者可行刮除术，伤口不加缝合，开放引流，局部用链霉素或异烟肼溶液换药，疗效良好；寒性脓肿继发化脓性感染者，需先行切开引流，待感染控制后再行刮除术。

第二节 甲状腺舌囊肿

| 知识点1：甲状舌管囊肿的概念 | 副高：熟练掌握 正高：熟练掌握 |

甲状舌管囊肿是先天性畸形，与甲状腺发育有关，源于甲状舌管的残余上皮，囊肿和瘘管壁覆有柱状或鳞状上皮，常含淋巴结样组织。多见于儿童和青少年。

| 知识点2：甲状舌管囊肿的发病机制 | 副高：熟练掌握 正高：熟练掌握 |

胚胎期，甲状腺是由口底向颈部伸展的甲状舌管下端发生的。甲状舌管通常在胎儿6周左右自行闭锁，若甲状腺舌管退化不全，即可形成先天性囊肿，感染破溃后成为甲状腺舌管瘘。

| 知识点3：甲状舌管囊肿的临床表现 | 副高：熟练掌握 正高：熟练掌握 |

甲状舌管囊肿多见于15岁以下儿童，男性发病率为女性的两倍。表现为在颈前区中线、舌骨下方的球形、无痛性肿块。境界清楚，表面光滑，有囊性感，并能随吞咽或伸、缩舌而上下移动。

| 知识点4：甲状舌管囊肿的诊断要点 | 副高：熟练掌握 正高：熟练掌握 |

儿童青少年颈前光滑无痛肿物，伸舌时能上提回缩。

| 知识点5：甲状舌管囊肿的治疗原则 | 副高：熟练掌握 正高：熟练掌握 |

甲状舌管囊肿宜手术将囊肿或瘘管全部切除，必须连同舌骨中段一并切除，并将甲状舌管结扎。若瘘管在舌骨后或穿过舌骨上行，则需切除一段舌骨以彻底清除囊壁或窦道，并向上分离至舌根部，以免复发。手术时注入亚甲蓝溶液，可指引切除瘘管的方向和范围。

第三节 颈部囊状淋巴管瘤

| 知识点1：颈部囊状淋巴管瘤的概念 | 副高：熟练掌握 正高：熟练掌握 |

颈部囊状淋巴管瘤又称为先天性囊状水瘤，为一种多房性囊肿，囊壁甚薄，覆有内皮细胞，内容系透明的淋巴液。

知识点2：颈部囊状淋巴管瘤的临床表现　　　　副高：熟练掌握　正高：熟练掌握

儿童先天性的颈部质软、无痛、囊性肿物，生长较缓慢。

知识点3：颈部囊状淋巴管瘤的诊断要点　　　　副高：熟练掌握　正高：熟练掌握

（1）常见于婴儿的颈侧部（颈后三角）皮下组织内。
（2）柔软，囊性，有波动感，透光，不易压缩，无疼痛，边界不清，可蔓延生长。
（3）内容物透明，微黄色，有大量淋巴细胞。

知识点4：颈部囊状淋巴管瘤的治疗原则　　　　副高：熟练掌握　正高：熟练掌握

小囊肿应全部切除，大而深的囊肿首先采用注射疗法。

第四节　单纯性甲状腺肿

知识点1：单纯性甲状腺肿的概念　　　　副高：熟练掌握　正高：熟练掌握

单纯性甲状腺肿又称为地方性甲状腺肿，是缺碘引起的疾病。常见于碘缺乏地区，如离海较远的高原山区。

知识点2：单纯性甲状腺肿的病因及病理　　　　副高：熟练掌握　正高：熟练掌握

机体从食物和饮水中吸收的碘少，血中甲状腺素浓度降低，腺垂体促甲状腺激素分泌增加，使甲状腺代偿性增生。初期呈弥漫性增大，称为弥漫性甲状腺肿，病变逐渐发展形成许多结节，即结节性甲状腺肿，在此基础上可继发甲状腺功能亢进和癌变。另外，机体对甲状腺素需要量增加，如青春期、妊娠期、哺乳期和绝经期也可发生甲状腺肿；某些药物（磺胺、硫脲类药）、食物（萝卜、白菜）以及先天性因素也可造成甲状腺素合成和分泌障碍，从而引起甲状腺肿。

知识点3：单纯性甲状腺肿的临床表现　　　　副高：熟练掌握　正高：熟练掌握

单纯性甲状腺肿多发于女性，一般发生在青春期。甲状腺肿大小不等，形状不同。弥漫性肿大仍显示正常甲状腺形状，两侧常对称。结节性肿大常一侧较显著；囊肿样变结节若并发囊内出血，结节可在短期内增大。腺体表面较平坦、光滑、质软；吞咽时，腺体随喉和气管上下移动。甲状腺不同程度的肿大和肿大结节有时可对周围器官引起压迫症状。

（1）压迫气管：比较常见。自一侧压迫，气管向他侧移位或变弯曲；自两侧压迫，气管变为扁平。由于气管内腔变窄，呼吸发生困难，尤其在胸骨后甲状腺肿时更严重。受压过久还可使气管软骨变形、软化，引起窒息。

（2）压迫食管：少见。仅胸骨后甲状腺肿可能压迫食管，引起吞咽时不适感，但不会引起梗阻症状。

（3）压迫颈深部大静脉：可引起头颈部的血液回流困难。此种情况多见于位在胸廓上口、大的甲状腺肿，尤其是胸骨后甲状腺肿。患者面部呈青紫色水肿，同时出现颈部和胸前表浅静脉的明显扩张。

（4）压迫喉返神经：可引起声带麻痹（多为一侧），患者声嘶。压迫颈部交感神经节链可引起霍纳综合征，极为少见。

甲状腺功能和基础代谢率除了结节性甲状腺肿继发甲状腺功能亢进外，大多正常。此外，结节性甲状腺肿可继发甲状腺功能亢进，也可发生恶变。

知识点4：单纯性甲状腺肿的影像学检查	副高：熟练掌握　正高：熟练掌握

（1）B超：为首选检查。可确定有无结节和扫查出1cm以下的结节，结节的大小，结节为单发还是多发，还可明确结节是囊性、实性还是混合性。此外，对于B超提示有沙砾样钙化改变的甲状腺结节应警惕甲状腺癌的可能。

（2）CT：可显示甲状腺结节的情况，还有助于了解甲状腺肿大的范围、气管压迫的情况以及有无胸骨后甲状腺肿等。对于怀疑甲状腺恶性肿瘤伴有淋巴结转移者，甲状腺CT检查有助于发现其转移灶。

（3）X线检查：本身不能发现甲状腺肿的原发灶和转移灶，但颈部X线检查有助于发现不规则的胸骨后甲状腺肿及钙化的结节，还能确定是否有气管受压、移位及狭窄。

知识点5：单纯性甲状腺肿的鉴别诊断	副高：熟练掌握　正高：熟练掌握

位于甲状腺峡部的结节或囊肿需鉴别甲状舌骨囊肿。胸骨后甲状腺肿有时不易与纵隔肿瘤相鉴别。

知识点6：单纯性甲状腺肿的治疗原则	副高：熟练掌握　正高：熟练掌握

（1）生理性甲状腺肿的治疗方案：①青春发育期或妊娠期的生理性甲状腺肿，可不予药物治疗，也不需手术治疗，应多食含碘丰富的食物如海带、紫菜等。②对25岁以下年轻人的弥漫性单纯甲状腺肿患者，可给予甲状腺片，每日口服60～120mg；或左甲状腺素，每日口服100～150μg，连服6～12个月，以抑制垂体前叶TSH的分泌，从而停止对甲状腺的刺激，缓解甲状腺的增生和肿大。

（2）结节性甲状腺肿的手术指征：①因气管、食管或喉返神经受压引起临床症状者；②胸骨后甲状腺肿；③巨人甲状腺肿影响生活和工作者；④结节性甲状腺肿继发功能亢进者；⑤结节性甲状腺肿疑有恶变者。

（3）结节性甲状腺肿手术方式的选择：手术方式选择应根据结节多少、大小、分布而决定。一般可行甲状腺叶次全切除术或全切除术。良性甲状腺结节在彻底切除甲状腺结节的同时，应尽量保留正常甲状腺组织。但对于结节弥漫性分布于双侧甲状腺，术中难以保留较多正常甲状腺组织，同时为降低术后复发率，可使用全/近全甲状腺切除术式。术中应注意保护甲状旁腺和喉返神经。如术中对可疑结节行冰冻切片检查证实为恶性，应按甲状腺癌手术原则处理。

知识点7：结节性甲状腺肿的术前特殊检查　　　　副高：熟练掌握　　正高：熟练掌握

（1）喉镜检查，确定声带的功能。一侧喉返神经受累，可能在呼吸或发音时没有明显的临床症状。

（2）胸骨后甲状腺肿，应摄颈部X线片。让患者同时咽下显影剂，以确定气管和食管的受压程度，并可确定甲状腺肿在胸骨后的范围。如有严重的气管受压症状存在时，应在X线透视下检查气管壁有否软化：让患者闭口捏鼻，同时用力呼气以增加气管内压力和用力吸气以降低气管内压力。如果气管壁有软化，则在呼气时软化的气管段即扩大，在吸气时软化的气管段即变窄。此检查能预告患者术后有无窒息的危险。

知识点8：结节性甲状腺肿的术中注意事项　　　　副高：熟练掌握　　正高：熟练掌握

一般先处理甲状腺上动静脉，必须紧靠甲状腺上极，分别结扎、切断其前后分支，这样不致损伤喉上神经的外支。接着分别结扎、切断甲状腺中静脉和甲状腺下静脉，然后再处理甲状腺下动脉。处理甲状腺下动脉时要紧贴腺体，以防损伤喉返神经，同时由于甲状旁腺血液供应主要来自甲状腺下动脉分支，故尽量使甲状腺下动脉的分支仍与喉部、气管、咽部、食管的动脉分支相互保持着吻合，这样不致影响切除后甲状腺腺体残留部分和甲状旁腺的血液供应。

知识点9：甲状腺手术并发症　　　　　　　　　　副高：熟练掌握　　正高：熟练掌握

（1）术后出血：甲状腺上动脉或较粗静脉的结扎线结脱落，以及腺体切面的严重渗血，均是造成术后出血的常见原因。一般发生于术后12～48小时内。

（2）喉上神经损伤：喉上神经外支损伤可引起环甲肌麻痹，以致音调降低。喉上神经内支损伤可造成喉黏膜的感觉丧失，进食特别是饮水时，容易误咽发生呛咳。

（3）喉返神经损伤：一侧喉返神经损伤，大都引起声嘶。双侧喉返神经损伤，可造成严重的呼吸困难，甚至窒息。

（4）手足抽搐：手术时甲状旁腺误被一并切除，或受挫伤，或其血液供应受累，都可以引起甲状旁腺功能的不足，发生手足抽搐。临床上多数患者只有面部、唇部或手足部的针刺样麻木感或强直感。

（5）甲状腺功能减退：多因甲状腺组织切除过多所引起，也可能由于残留腺体的血液供应不足所致。

（6）术后复发：复发率为4%～5%。多见于年轻患者或妊娠和闭经期妇女。单纯性甲状腺肿的复发常出现在术后6～10年。

知识点10：甲状腺术后呼吸困难临床表现及处理要点　　　　副高：熟练掌握　　正高：熟练掌握

甲状腺术后发生呼吸困难的典型临床表现包括：进行性加重的呼吸困难、患者情绪紧张、烦躁不安、出汗或口唇发绀等，有时表现为典型的三凹征。常见原因及处理主要包括如下：

（1）甲状腺术后出血：迅速做出判断后，应果断拆除伤口缝线，清除血肿，敞开切口，解除对气道的压迫，并返回手术室再次手术，妥善止血，必要时选择气管插管或气管切开。

（2）喉返神经损伤：喉返神经损伤后治疗相当困难，关键是预防和避免其损伤。

（3）气管痉挛：紧急气管切开。

（4）喉头水肿及呼吸道分泌物阻塞：立即给予面罩吸氧、静脉注射地塞米松，降低应激反应。经处理而呼吸困难不改善时，立即气管切开。

（5）气管软化、塌陷：多为巨大甲状腺肿长期压迫所致，术前及术中采取预防措施如放置气管套管等是关键。

知识点11：甲状腺术后低血钙处理　　　　副高：熟练掌握　　正高：熟练掌握

甲状腺术后发现血钙降低，有手足麻木或抽搐症状出现时，处理包括如下：

（1）补充钙剂，提高血钙水平。一般需口服补充葡萄糖酸钙6～12g/d，或相当钙元素1.0～1.5g/d的其他钙剂。急性低血钙出现危象者应行紧急处理：立即静脉缓慢注射10%葡萄糖酸钙10～20ml，控制肌肉痉挛，如仍不能控制则用10%葡萄糖酸钙30ml加入5%葡萄糖250ml中静脉滴注（8～10小时）。

（2）应用维生素D制剂骨化三醇等有利于增加钙剂吸收。

（3）补镁剂血清镁＜0.4mmol/L或有低镁症状者应立即补充镁剂。血镁正常后，低血钙症状亦会逐渐好转。

（4）为防止甲状旁腺血管痉挛及血栓形成，保护其血液供应，应给予血管扩张药，以解除血管痉挛，防止血栓形成。

（5）应增加钙的摄入。

第五节　甲状腺功能亢进

知识点1：甲状腺功能亢进的概念　　　　副高：熟练掌握　　正高：熟练掌握

甲状腺功能亢进简称甲亢。指由各种原因导致正常甲状腺素分泌的反馈控制机制丧失引起循环中甲状腺素异常增多而出现以全身代谢亢进为主要特征的疾病总称。

知识点2：甲状腺功能亢进按原因分型　　　　　副高：熟练掌握　　正高：熟练掌握

（1）原发性甲亢：最常见。多发于近海地区，患者年龄多在20～40岁，是指在甲状腺肿大的同时，出现功能亢进症状。腺体肿大为弥漫性，两侧对称，常伴有眼球突出，故又称突眼性甲状腺肿。有时伴有胫前黏液性水肿。

（2）继发性甲亢：较少见。多发于单纯性甲状腺肿的流行地区，如继发于结节性甲状腺肿的甲亢，患者先有结节性甲状腺肿多年，以后才出现功能亢进症状。发病年龄多在40岁以上。腺体呈结节状肿大，两侧多不对称，无眼球突出，也无胫前黏液性水肿，容易发生心肌损害。

（3）高功能腺瘤：是继发性甲亢的一种特殊类型，少见。甲状腺内有单发的自主性高功能结节，结节周围的甲状腺组织呈萎缩性改变，放射性碘扫描检查显示结节的聚 ^{131}I 量增加，为热结节。患者无眼球突出，也无胫前黏液性水肿。

知识点3：甲亢的病理　　　　　　　　　　　副高：熟练掌握　　正高：熟练掌握

腺体内血管增多、扩张，淋巴细胞浸润。滤泡壁细胞多呈高柱状，且发生增生，形成突入滤泡腔内的乳头状体。但滤泡腔内的胶体含量反而减少，说明大部分已变为甲状腺激素而释放入血中。

知识点4：甲亢的甲状腺症状　　　　　　　　副高：熟练掌握　　正高：熟练掌握

原发性甲亢的甲状腺体积常呈对称性、弥漫性肿大，一般不引起压迫症状。因腺体的血管扩张和血流加速，触诊时可有震颤，听诊时可有杂音，尤其在甲状腺上动脉进入上极处更为明显。利用放射性碘的测定，估计进入正常甲状腺的血流量每分钟为50～60ml；在严重功能亢进的甲状腺，可增至每分钟1000ml以上。

知识点5：甲亢的自主神经系统症状　　　　　副高：熟练掌握　　正高：熟练掌握

自主神经系统的症状表现为交感神经功能的过度兴奋，尤其在原发性甲亢更为显著。患者多言、性情急躁、易激动，且常失眠。两手常有细而速的颤动；在严重病例，舌与足也有颤动。患者常有热感，容易出汗，皮肤常较温暖，均说明血管舒缩功能的异常兴奋。

知识点6：甲亢的眼症症状　　　　　　　　　副高：熟练掌握　　正高：熟练掌握

双侧眼球突出、眼裂增宽和瞳孔散大是典型的眼症症状。个别患者突眼严重，上下眼睑闭合困难，甚至不能盖住角膜；患者视力减退、畏光、复视，眼部胀痛、流泪。但突眼的严重程度与甲亢的严重程度并无关系。

其他不常出现的眼部特征：①眼向下看时，上眼睑不随眼球下闭，在角膜上方露出巩膜一条；②凝视时极少瞬眼；③两眼集合能力甚差。

循环系统症状可有心悸、胸闷、气短。严重者可有甲状腺功能亢进性心脏病。其体征可有心动过速（90～120次/分），是本病最早最突出的表现，多为持续性窦性心动过速，睡眠和休息时不会降低至正常范围，静息和睡眠时心率快慢与基础代谢率呈正相关。左心逐渐扩张并肥大，且伴有收缩期杂音。严重病例如继发性甲亢时出现心律失常，而以心房颤动为最常见。最后出现心力衰竭。

大多患者食欲亢进，但少数老年患者可出现厌食，以致恶病质。也有少数患者呈顽固性恶心、呕吐，以致体重在短期内迅速下降。

患者的基础代谢率显著增高，其程度与临床症状的严重程度一致。轻度甲亢的基础代谢率为+20%～30%；中度为+30%～60%；严重病例常为+60%以上。

除上述的主要症状外，甲亢有时还可出现停经、阳痿（内分泌紊乱）等症状。个别患者还伴有周期性麻痹（钾代谢障碍）。极个别患者伴有局限性胫前黏液性水肿，常与严重突眼同时或先后发生。表现为双侧小腿前方下段和足背的皮肤呈暗红色、粗糙、变韧，形成大小不同的片状结节，含有黏多糖沉积。机制目前尚不清楚，一般认为与突眼一样，为自身免疫性疾病。

（1）基础代谢率测定：可根据脉压和脉率计算，或用基础代谢率测定器测定。后者较可靠，但前者简便。常用计算公式为：基础代谢率＝（脉率＋脉压）－111。测定基础代谢率要在完全安静、空腹时进行，正常值为±10%。+20%～30%为轻度甲亢，+30%～60%为中度，+60%以上为重度。

（2）甲状腺摄^{131}I率的测定：正常甲状腺24小时内摄取的^{131}I量为人体总量的30%～40%。如果在2小时内甲状腺摄取^{131}I量超过人体总量的25%，或在24小时内超过人体总量的50%，且吸^{131}I高峰提前出现，均可诊断甲亢。

（3）血清中T_3和T_4含量的测定：甲亢时，血清T_3可高于正常4倍左右，而T_4为正常的2.5倍，因此，T_3测定对甲亢的诊断具有较高的敏感性。

知识点12：抗甲状腺药物治疗　　　　　　副高：熟练掌握　　正高：熟练掌握

治疗甲亢的主要药物有丙硫氧嘧啶、甲巯咪唑或卡比马唑等。初用剂量为丙硫氧嘧啶每日200～400mg，甲巯咪唑或卡比马唑每日20～40mg，3～4周后，如果疗效显著，即基础代谢率下降、体重增加，剂量可以减少。同时，给予甲状腺制剂，每日30～60mg，以避免甲状腺的肿大和充血。维持剂量为丙硫氧嘧啶每日100～200mg，甲巯咪唑或卡比马唑每日10～20mg，连续服用6～18个月。在服用抗甲状腺药物时，每周需检查白细胞计数，如果降至$3×10^9$/L以下，中性粒细胞计数降至$0.45×10^9$/L时，要立即停药。

（1）适应证：①病程较短、病情较轻的原发性甲亢患者。②20岁以下的青少年和儿童。③伴有其他严重疾病而不宜施行手术的患者。④手术前准备。

（2）禁忌证：①有压迫气管症状的患者，或是胸骨后甲状腺肿的患者。②有高度突眼症状的患者。③妊娠和哺乳的妇女。

知识点13：甲亢的放射性碘治疗　　　　　副高：熟练掌握　　正高：熟练掌握

应用半衰期为8天的^{131}I。通常剂量为每克甲状腺组织投^{131}I 3700kBq，空腹一次口服，60%～70%的患者在1次用药后4～6周内都有明显缓解，而30%～40%的患者在3～4个月后第2次用药。对正在服用碘剂的患者，治疗前2～4周应停服碘剂，也不进含碘食物。

（1）适应证：中度甲亢年龄在30岁以上者，对抗甲状腺药物过敏，长期治疗无效或治疗后复发者，合并严重并发症而无法手术者或术后复发者。

（2）禁忌证：妊娠哺乳妇女，年龄在20岁以下，白细胞计数$<3×10^9$/L，伴有严重的心、肝、肾疾病患者。

（3）注意要点：放射性^{131}I治疗可造成永久性甲状腺功能减退症，有时加重突眼征。

知识点14：甲亢外科手术治疗的指征、禁忌证和手术切除范围
**　　　　　　　　　　　　　　　　　　　副高：熟练掌握　　正高：熟练掌握**

目前，对中度以上的甲亢最常用而有效的疗法是甲状腺大部切除术，手术后除眼球突出症状外，其他症状都能消失或减轻。

（1）外科手术治疗的指征：①继发性甲亢或高功能腺瘤；②中度以上的原发性甲亢；③腺体较大，伴有压迫症状，或胸骨后甲状腺肿等类型甲亢；④抗甲状腺药物或^{131}I治疗后复发者或坚持长期用药有困难者。甲亢对妊娠可造成不良影响（流产、早产等），而妊娠又可能加重甲亢，因此，妊娠早、中期的甲亢患者凡具有上述指征者，仍应考虑手术治疗。

（2）外科手术的禁忌证：①青少年患者；②症状较轻者；③老年患者或有严重器质性疾

病不能耐受手术者。

（3）手术切除范围：通常需切除腺体的80%～90%，并同时切除峡部，每侧残留腺体以成人拇指末节大小为恰当。

知识点15：继发性甲亢的手术方式　　　　　副高：熟练掌握　　正高：熟练掌握

（1）毒性结节性甲状腺肿：手术方式主要有三种：①双侧次全切除术；②一侧次全切除＋对侧全切除术；③甲状腺全切除术。

（2）高功能腺瘤：如术前核素扫描和术中探查能排除多发性肿瘤者，自主性高功能腺瘤的手术以切除肿瘤为主，尽量保留正常甲状腺组织，以避免术后发生甲状腺功能低下。目前采用的手术方式主要为：①单纯腺瘤切除；②患侧腺叶次全切除术。

（3）甲亢合并甲状腺癌：手术方式选择原则应以治疗甲状腺癌为主。除甲状腺微小乳头状癌外，多数甲亢合并甲状腺癌者选择甲状腺全切除术。并视情况确定甲状腺以外的切除和淋巴结清扫范围。

（4）慢性甲状腺炎合并甲亢：一般不需手术治疗。少数情况下，在未能明确病因诊断或不能排除合并甲状腺癌时须行手术探查。术式选择原则是对明显结节送冰冻切片检查：明确甲状腺癌时按甲状腺癌手术原则处理；诊断为甲状腺炎时，如有明显气管压迫可切除甲状腺峡部解除对气管的压迫，否则无论甲状腺肿大程度如何均不须再做进一步的甲状腺切除。

知识点16：甲亢外科治疗的术前准备　　　　　副高：熟练掌握　　正高：熟练掌握

（1）一般准备：对精神过度紧张或失眠者可适当应用镇静和安眠药以消除患者的恐惧心理。心率过快者，可口服利血平0.25mg或普萘洛尔10mg，每日3次。发生心力衰竭者，应予以洋地黄制剂。

（2）术前检查：除全面体格检查和必要的化验检查外，还应包括：①颈部透视或X线摄片，了解有无气管受压或移位；②详细检查心脏有无扩大、杂音或心律失常等，并做心电图检查；③喉镜检查，确定声带功能；④测定基础代谢率，了解甲亢程度，选择手术时机。

（3）药物准备：是术前用于降低基础代谢率的重要环节。有两种方法：①先用硫脲类药物，通过降低甲状腺素的合成，并抑制体内淋巴细胞产生自身抗体从而控制甲状腺素增多引起的甲亢症状，待甲亢症状得到基本控制后，即改口服2周碘剂，再进行手术；②开始即用碘剂，2～3周甲亢症状得到基本控制（患者情绪稳定，睡眠良好，体重增加，脉率＜90次/分，基础代谢率＜20%），便可进行手术。但少数患者，服用碘剂2周后，症状减轻不明显，此时，可在继续服用碘剂的同时，加用硫氧嘧啶类药物，直至症状基本控制，停用硫氧嘧啶类药物后，继续单独服用碘剂1～2周，再进行手术。

知识点17：甲亢外科治疗的手术和术后注意事项　　副高：熟练掌握　　正高：熟练掌握

（1）麻醉：一般可用气管插管全身麻醉，尤其对巨大胸骨后甲状腺肿压迫气管或精神异常紧张的甲亢患者，以保证呼吸道通畅和手术的顺利进行。

（2）手术应轻柔、细致，认真止血，注意保护甲状旁腺和喉返神经。还应注意：①充分暴露甲状腺腺体：应紧贴甲状腺上极结扎、切断甲状腺上动静脉，以避免损伤喉上神经；如果结扎甲状腺下动脉，以紧贴甲状腺固有被膜结扎其分支，既有利于保护喉返神经，又有利于保证甲状旁腺血液供应；②切除腺体数量：应根据腺体大小或甲亢程度决定。通常需切除腺体的70%～90%，并同时切除峡部；每侧残留腺体以如成人拇指末节大小为恰当（3～4g）。腺体切除过少容易引起复发，过多又易发生甲状腺功能低下（黏液水肿）。必须保存两叶腺体背面部分，以免损伤喉返神经和甲状旁腺；③严格止血：对较大血管（如甲状腺上动静脉，甲状腺中、下静脉），应分别采用双重结扎，防止滑脱出血。手术野应常规放置橡皮管引流24～48小时，并随时观察和及时引流切口内的积血，预防积血压迫气管，引起窒息。

（3）术后观察和护理：术后当日应密切注意患者呼吸、体温、脉搏、血压的变化，预防甲亢危象发生。如脉率过快，可使用利血平肌内注射。患者采用半卧位，以利呼吸和引流切口内积血；帮助患者及时排出痰液，保持呼吸道通畅。此外，患者术后要继续服用复方碘化钾溶液，每日3次，每次5～10滴；或由每日3次，每次16滴开始，逐日每次减少1滴，至病情平稳为止。同时给予干甲状腺素片，每日30～60mg，以抑制垂体前叶的兴奋，避免发生眼球突出或其恶化。

知识点18：甲亢术后并发症的预防及处理　　　副高：熟练掌握　　正高：熟练掌握

（1）喉上神经损伤：喉上神经分喉内支及喉外支，喉内支损伤可出现饮水呛咳，喉外支损伤可出现音调降低改变。预防发生喉上神经的关键在于处理甲状腺上极时一定要靠近甲状腺并且远离甲状软骨。

（2）喉返神经损伤：单侧喉返神经损伤可出现声嘶，双侧喉返神经损伤可出现呼吸困难甚至窒息。预防的关键在于术中处理甲状腺下极时处理甲状腺下动脉时采用包膜内分支结扎法，或远离甲状腺结扎甲状腺下动脉，或将喉返神经显露后再结扎切断甲状腺下动脉，如出现双侧喉返神经损伤需行气管切开术。

（3）窒息：除双侧喉返神经损伤可引起窒息外，还可由于巨大甲状腺长期压迫气管，造成气管软化，切除甲状腺后，软化的气管失去支撑，造成气管塌陷，导致窒息。如术中考虑有此种情况出现，可考虑做气管悬吊，以防气管塌陷。如术后出现气管塌陷导致窒息，需立即行气管切开术，放置较长的导管以支撑塌陷的气管，待2～4周气管复原后拔除气管套管。出现窒息还有可能为创面出血，引流不畅，导致血肿压迫气管引起窒息，遇到此种情况需立即敞开切口，清除血肿，仔细止血。

（4）手足抽搐：甲状旁腺被误切或血运受损引起，多在术后2～3天出现，轻者为面部、手足的麻木，重者发生面肌和手足抽搐，查体可出现Chvostek征及Trousseau征，血清钙降低。抽搐发作时可给予10%葡萄糖酸钙10ml静脉注射，注射时速度要慢。院外治疗给予口服钙片及维生素D_2，或服用二氢速固醇，治疗期间需定期查血钙，防止血钙过高。

（5）甲状腺危象：手术引起的甲状腺危象多在术后12～36小时内发生，患者出现大汗淋漓、发热、食欲不振、恶心、呕吐、烦躁不安、嗜睡，甚至昏迷。甲亢危象的发生是因为甲亢时肾上腺皮质激素的合成、分泌及代谢加速，久之使患者肾上腺皮质功能减退，而手术创伤及疼痛刺激均可使肾上腺皮质激素应激性增多而诱发。预防则需要术中先结扎甲状腺静脉，动作要轻柔，减少挤压甲状腺，避免激素大量释放到血液中。确诊甲状腺危象后口服丙硫氧嘧啶（PTU），每次200mg，每隔8小时1次，卢戈液30滴/次，每隔8小时1次，1周内减量至停用；普萘洛尔每次20mg，每隔8小时1次；静滴氢化可的松200mg/d，连续3天；并加强抗感染、支持治疗、纠正水、电解质紊乱等治疗。

（6）甲状腺功能减退：由于切除腺体过多或残余甲状腺血供不足引起。临床表现为轻重不同的黏液性水肿。血T_3、T_4水平降低。补充甲状腺素，左甲状腺素钠50～100mg，qd。

（7）甲亢术后复发：多出现在术后6～10年。复发的主要原因是腺体残留过多，椎体叶或峡部未切除。抗甲状腺药物治疗或放射性碘治疗。

（8）恶性突眼：少数甲亢病例术后突眼可能加重，易导致失明。应用甲状腺素及泼尼松，眼部对症治疗。

第六节　亚急性甲状腺炎

知识点1：亚急性甲状腺炎的概念	副高：熟练掌握　正高：熟练掌握

亚急性甲状腺炎又称为De Quervain甲状腺炎、巨细胞性甲状腺炎，常发生于病毒性上呼吸道感染之后，是颈前肿块和甲状腺疼痛的常见原因。病毒感染可能使部分甲状腺滤泡破坏和上皮脱落，胶体外溢引起甲状腺异物反应和中性粒细胞、淋巴及异物巨细胞浸润，并在病变滤泡周围出现巨细胞性肉芽肿是其特征。本病多见于30～40岁女性。

知识点2：亚急性甲状腺炎的临床表现	副高：熟练掌握　正高：熟练掌握

（1）患者颈部疼痛，常波及耳、颞枕部，吞咽时加剧，部分患者体温升高。
（2）甲状腺肿胀、压痛，一般程度较轻。
（3）红细胞沉降率增快，T_3、T_4可增高，但^{131}I摄取量一般减低。

知识点3：亚急性甲状腺炎的诊断要点	副高：熟练掌握　正高：熟练掌握

患者出现颈部疼痛，甲状腺肿胀并有压痛，1～2周前常有上呼吸道感染或流行性腮腺炎。患者的基础代谢率升高，血清T_3、T_4浓度升高，但放射性碘的摄取量显著降低。诊断有困难时，可用泼尼松进行治疗性试验。

知识点4：亚急性甲状腺炎的治疗原则	副高：熟练掌握　正高：熟练掌握

泼尼松有明显疗效，疼痛很快缓解，肿胀消退。剂量是每次5～10mg，每日4次，连用

2周，以后逐渐减少剂量，全程1~2个月。但停药后易复发，可再用泼尼松，同时加用干甲状腺片，可有较好效果。X线放射性治疗的疗效较泼尼松持久。抗菌药物则无效。

第七节 慢性淋巴细胞性甲状腺炎

知识点1：慢性淋巴细胞性甲状腺炎的概念 　副高：熟练掌握　正高：熟练掌握

慢性淋巴细胞性甲状腺炎又称桥本甲状腺肿，是一种自身免疫性疾病，也是甲状腺肿合并甲状腺功能减退最常见的原因。由于自身抗体的损害，病变甲状腺组织被大量淋巴细胞、浆细胞和纤维化所取代。血清中可检出抗甲状腺球蛋白抗体、抗甲状腺微粒体抗体及抗甲状腺细胞表面抗体等多种抗体。组织学显示，甲状腺滤泡广泛被淋巴细胞和浆细胞浸润并形成淋巴细胞及生发中心。本病多发生在30~50岁女性。

知识点2：慢性淋巴细胞性甲状腺炎的临床表现 　副高：熟练掌握　正高：熟练掌握

（1）患者常为年龄较大的妇女，病程发展缓慢。

（2）甲状腺逐渐增大，常为弥漫性、对称性肿大，表面平滑，质较硬。颈部淋巴结多不肿大。较大腺肿可有压迫症状。临床上可出现轻度的呼吸困难或吞咽困难。

（3）50%以上的病例有甲状腺功能减退。

知识点3：慢性淋巴细胞性甲状腺炎的辅助检查 　副高：熟练掌握　正高：熟练掌握

（1）甲状腺肿大，基础代谢率低，甲状腺摄 ^{131}I量减少。

（2）血沉增快，血清清蛋白降低、丙种球蛋白升高。

诊断困难时，可用甲状腺制剂进行治疗性试验，治疗后，如果甲状腺明显缩小，诊断即可确定。必要时，可行细针穿刺细胞学检查。

知识点4：慢性淋巴细胞性甲状腺炎的治疗 　副高：熟练掌握　正高：熟练掌握

一般不宜手术切除。泼尼松治疗效果不持久。应用甲状腺制剂，每日120~180mg，长期服用。有压迫症状者应行活组织病理检查或手术以排除恶变。

第八节 甲状腺腺瘤

知识点1：甲状腺腺瘤的概念 　副高：熟练掌握　正高：熟练掌握

甲状腺腺瘤是最常见的甲状腺良性肿瘤，起自腺上皮组织。患者多为女性，无明显症状，生长缓慢，常为单发结节，有完整包膜，按形态学分为滤泡状和乳头状囊性腺瘤两种。

滤泡状腺瘤常见，周围有完整的包膜。乳头状囊性腺瘤少见。甲状腺腺瘤有10%～20%发生恶变，故一经诊断为腺瘤，均应手术治疗。

知识点2：甲状腺腺瘤的临床表现　　　　　　副高：熟练掌握　正高：熟练掌握

（1）症状：本病进展缓慢，往往在无意中发现颈前包块。除功能自主性腺瘤有甲亢症状外，少有特殊不适主诉。如发生腺瘤囊内出血，肿瘤可突然增大，伴局部疼痛和压痛。腺瘤增长到一定程度对周围组织器官产生压迫可有呼吸困难、吞咽困难，如出现声嘶需高度警惕甲状腺腺瘤发生恶变。

（2）体征：视诊可见颈部局部隆起；触诊甲状腺结节为单发，呈圆形或椭圆形，表面光滑、质韧、边界清楚、可随吞咽活动、无压痛。如结节质地硬、不规则，需警惕甲状腺癌的可能。

知识点3：甲状腺腺瘤的辅助检查　　　　　　副高：熟练掌握　正高：熟练掌握

（1）实验室检查：血FT_3、FT_4、TSH水平可了解甲状腺功能。

（2）放射性核素扫描：甲状腺腺瘤核素扫描多为冷结节，少部分为凉结节，功能自主性甲状腺腺瘤为热结节。

（3）超声检查：超声检查时注意甲状腺腺瘤的大小、形态是否规则，包膜是否完整，境界是否清晰、伴有晕环，有无钙化，以与甲状腺癌相鉴别。

（4）X线片：颈部和胸部X线片的主要目的是了解甲状腺部位有无钙化影，以提示是否为恶性结节，术前了解有无气管受压情况。

（5）甲状腺细针抽吸细胞学检查（FNAC）：对临床上怀疑为恶性的甲状腺结节，如结节质地硬、界限不清的可采取FNAC。

知识点4：甲状腺腺瘤的鉴别诊断　　　　　　副高：熟练掌握　正高：熟练掌握

（1）结节性甲状腺肿：本病发病既有地方性流行特点，也有散发特点，女性发病率高于男性。临床常无自觉症状，结节较大可产生气管压迫症状。双侧多发易与腺瘤相鉴别。单侧单发结节难与甲状腺腺瘤相鉴别，需FNAC或术中冷冻病理以明确诊断。以下几点可供鉴别时参考：①甲状腺腺瘤没有地域性；②甲状腺腺瘤经过数年仍保持单发：结节性甲状腺肿的单发结节经过一段时间后，多演变为多发结节；③组织学上腺瘤有完整的包膜，与周围正常组织分界明显；结节性甲状腺肿的单发结节包膜常不完整。

（2）桥本病：是一种自身免疫性疾病，也是甲状腺肿合并甲状腺功能减退最常见的原因。临床表现为无痛性弥漫性甲状腺肿，对称、质地硬、表面光滑，可有气管压迫症状。多伴有甲状腺功能减退，FNAC可确诊。

（3）甲状腺癌：发病男女之比为1：2，以40～50岁为多见，以乳头状癌、滤泡状癌为常见，病程进展缓慢。多以甲状腺结节就诊，病史较长。多数患者无症状，偶然发现颈前区有一包块或体检发现甲状腺结节，有的甲状腺结节持续数年，近期突然迅速增大，晚期甲状腺肿瘤增大产生压迫症状，可以出现声嘶、吞咽困难、呼吸困难、霍纳综合征。体检甲状腺结节可单发也可多发，结节一般质硬、界限不清、固定。FNAC可明确诊断，部分需术中冷冻或术后石蜡病理确诊。

知识点5：甲状腺腺瘤的手术治疗	副高：熟练掌握 正高：熟练掌握

（1）适应证：诊断为甲状腺腺瘤的病例。

（2）禁忌证：有严重凝血障碍及严重心、肺功能损害者。

（3）术前准备：术前对全身身体状况进行评估，有心脑血管病服阿司匹林等抗凝剂者需术前5天停服抗凝剂，如为高功能腺瘤则术前准备同甲亢术前准备。

（4）手术入路：一般常规采用颈部顺皮纹方向的弧形切口，在胸骨切迹上方1~2cm沿皮纹方向做衣领状与皮纹平行的弧形切口。在不影响操作的前提下，切口应尽量短，以满足患者的美观需求，一般至胸锁乳突肌内侧缘或中部即可。近十年来，有采用经胸或经腋窝入路的腔镜下甲状腺腺瘤切除术。该种手术借助腔镜手术创口小、长臂器械远离目标器官操作即可获得良好的解剖、暴露的特点，在取得与传统开放手术切除病灶一样效果的同时，最大限度将切口缩小、隐蔽，符合现代美容的观点。

（5）注意要点：由于甲状腺周围有气管、食管、喉上神经、喉返神经、甲状旁腺、颈内静脉、颈总动脉等重要的组织器官，操作不当容易造成声嘶、呛咳、抽搐等并发症，术者应熟悉颈部解剖结构，操作轻柔细致，仔细止血，避免钳夹切断大块组织，以免损伤喉上神经或喉返神经。

知识点6：特殊类型甲状腺腺瘤的手术原则	副高：熟练掌握 正高：熟练掌握

高功能腺瘤特点是无须在TSH刺激下即可自主分泌T_3或T_4，并抑制垂体分泌TSH，使周围正常甲状腺功能受到不同程度的抑制，甚至腺体萎缩。外科手术是治疗高功能腺瘤的首选方法。目前可采用的手术方式主要有：①单纯腺瘤切除；②患侧腺叶次全切除术。手术以单纯腺瘤切除为主，应尽量保留正常甲状腺组织，以避免术后发生甲减。部分高功能腺瘤患者除主要结节外，还存在小的自主功能性结节，若仅行大结节切除，遗留的小结节可再产生甲亢症状。此种情况下建议行患侧腺叶次全切除术，尽可能切除病变结节。

知识点7：甲状腺腺瘤术后的一般处理	副高：熟练掌握 正高：熟练掌握

（1）监测生命体征。

（2）术后6小时平卧位。

（3）床旁备气管切开包。

（4）术后6小时后半流食。

知识点8：甲状腺腺瘤术后并发症的预防及处理　　副高：熟练掌握　正高：熟练掌握

（1）喉上神经损伤：喉上神经分喉内支及喉外支，喉内支损伤可出现饮水呛咳，喉外支损伤可出现音调降低改变。预防发生喉上神经的关键在于处理甲状腺上极时一定要靠近甲状腺并且远离甲状软骨。

（2）喉返神经损伤：单侧喉返神经损伤可出现声嘶，预防的关键在于术中处理甲状腺下极时处理甲状腺下动脉时采用包膜内分支结扎法，或远离甲状腺结扎甲状腺下动脉，或将喉返神经显露后再结扎切断甲状腺下动脉。

第九节　甲状腺癌

知识点1：甲状腺癌的概念　　　　　　　副高：熟练掌握　正高：熟练掌握

甲状腺癌是最常见的甲状腺恶性肿瘤，占全身恶性肿瘤的0.2%～1%。发病率为11.44/10万，其中男性为5.98/10万，女性为14.56/10万。除髓样癌外，绝大部分甲状腺癌起源于滤泡上皮细胞。

知识点2：甲状腺癌的病理类型　　　　　副高：熟练掌握　正高：熟练掌握

（1）乳头状腺癌：多见于30～45岁女性，恶性程度较低，约80%肿瘤为多中心性，多无包膜，约1/3累及双侧甲状腺。较早便出现颈淋巴结转移，有时原发癌灶很小（直径＜1cm），未被觉察，但颈部转移的淋巴结已经很大。

（2）滤泡状腺癌：约占20%。常见于50岁左右中年人，肿瘤生长较快，属中度恶性，病灶多为单发，有包膜，但不完整，且有侵犯血管倾向，33%可经血运转移到肺、肝、骨及中枢神经系统。颈淋巴结侵犯仅占10%，因此，患者预后不如乳头状癌。

（3）髓样癌：仅占7%。恶性程度中等。其来源于滤泡旁降钙素分泌细胞（C细胞），细胞排列呈巢状、带状或束状，无乳头或滤泡结构，呈未分化状；瘤内有淀粉样物沉积。较早出现颈淋巴结转移，晚期可有血行转移。预后不如乳头状癌，但较未分化癌好。

（4）未分化癌：多见于70岁左右老年人。按其细胞形态又可分为小细胞和巨细胞两型，发展迅速，且约50%早期便有颈淋巴结转移，高度恶性。除侵犯气管和/或喉返神经或食管外，还能经血运向肺、骨远处转移。预后很差。

知识点3：甲状腺癌的病因　　　　　　　副高：熟练掌握　正高：熟练掌握

甲状腺癌是一种较常见的甲状腺恶性肿瘤，发病原因可能与放射性损伤、摄碘过量或不足、甲状腺腺瘤、慢性甲状腺炎癌变以及遗传因素等有关。

知识点4：甲状腺癌的临床表现　　　　　　　　副高：熟练掌握　　正高：熟练掌握

甲状腺内发现肿块，质地硬而固定、表面不平是各型癌的共同表现。腺体在吞咽时上下移动性小。如果短期内出现上述症状，则未分化癌的可能性较大；如果是逐渐出现，而患者的年龄在40岁以下，则腺癌的可能性较大。除肿块增长明显外，还伴有侵犯周围组织的特性。晚期可产生声音嘶哑、呼吸及吞咽困难，以及交感神经受压引起Horner综合征及侵犯颈丛出现耳、枕、肩等疼痛和局部淋巴结和远处器官转移等表现。颈淋巴结转移在未分化癌发生较早。有的患者甲状腺肿块不明显，因发现转移灶而就医时，应想到甲状腺癌的可能。髓样癌患者应排除2型多发性内分泌腺瘤病（MEN2）的可能。对合并家族史和出现腹泻、颜面潮红、低血钙时注意不要漏诊。

知识点5：甲状腺癌的辅助检查　　　　　　　　副高：熟练掌握　　正高：熟练掌握

部分甲状腺癌患者经针吸细胞学病理诊断可确诊，但部分患者还需要进一步检查或术中冷冻病理学检查以明确诊断。

（1）放射性核素扫描：对异位甲状腺的检出及寻找甲状腺癌的转移灶具有实用价值，甲状腺癌大多表现为冷结节，也有少数为温结节。放射性核素扫描在诊断直径＜1.0cm的结节及甲状腺外周和峡部结节时有局限性。

（2）超声检查：高频超声对甲状腺疾病的敏感性在97%以上，超声检查除可检测出甲状腺结节的大小、数量外，还可显示结节的形态是否规则，包膜是否完整，境界是否清晰，是否伴有晕环，有无钙化，以鉴别结节的良性、恶性。

1）以下超声征象提示甲状腺癌的可能性大：①实性低回声结节；②结节内血供丰富（TSH正常情况下）；③结节形态和边缘不规则、晕圈缺如；④微小钙化、针尖样弥散分布或簇状分布的钙化；⑤纵横比≥1；⑥同时伴有颈部淋巴结超声影像异常，如淋巴结呈圆形、边界不规则或模糊、内部回声不均、内部出现钙化、皮髓质分界不清、淋巴门消失或囊性变等；⑦弹性成像Ⅲ～Ⅳ级；⑧血流阻力RI≥0.7等。

2）常规超声多采用甲状腺影像报告及数据系统（TI-RADS），根据甲状腺结节超声特征的综合表现进行分级：①0级：正常甲状腺或弥漫性增生性甲状腺；②1级：良性病变；③2级：高度提示良性病变；④3级：不确定病变：3A级，倾向良性病变；3B级，倾向恶性病变；⑤4级：提示恶性病变；⑥5级：恶性病变。

（3）X线片：颈部X线片的主要目的是了解甲状腺部位有无钙化影，以提示是否为恶性结节；术前了解有无气管受压情况，胸部X线片主要目的是了解有无肺部转移病灶。

（4）FNAC：对临床上怀疑为恶性的甲状腺结节，如结节质地硬、界限不清可采取FNAC，FNAC不仅可以诊断结节的良恶性，还可区分恶性结节的病理类型。FNAC被认为是诊断甲状腺结节最精确、最可靠的检查方法。诊断甲状腺癌的正确率达98%。但还有1%～11%的假阴性率，多见于囊性结节，需多次穿刺以确诊，误诊也与穿刺技术有关。凡直径＞1cm的甲状腺结节，均可做FNAC检查。直径＜1cm的甲状腺结节，可考虑超声引导下FNAC。但在下述情况下，FNAC不作为常规：①经甲状腺核素显像证实为有自主摄取功能的热结节；②超声提示为纯囊性的结节；③根据超声影像已高度怀疑为恶性的结节。

（5）CT及MRI：CT可以清楚显示甲状腺结节的部位、大小、数量以及结节的均匀度、边界和钙化等图像，对甲状腺结节的性质可提供重要依据。由于CT扫描范围大，对颈部肿大淋巴结更易显示，且可通过其中部密度值的高低来判断是否为转移性淋巴结。MRI主要对软组织具有较高分辨率，能较清晰分辨良恶性结节，特别是可以从冠状、矢状及轴状位观察甲状腺癌与颈部食管、气管的关系，有无浸润等。

（6）实验室检查：分化型腺癌可有血清甲状腺球蛋白水平明显增高，而T_3、T_4无变化。甲状腺髓样癌患者测血清降钙素、前列腺素及组胺酶水平均有明显升高。

知识点6：甲状腺癌的诊断　　　　副高：熟练掌握　　正高：熟练掌握

（1）根据临床表现，如有以下情况应予重视：①甲状腺肿块质硬、固定，颈淋巴结肿大，或有压迫症状者；②存在多年的甲状腺肿块，在短期内迅速增大者；③成年男性甲状腺内的单发结节；④儿童期曾接受颈部放射治疗者。

（2）甲状腺结节有时很小，不易触及，体检时要做好扪诊。一般单个的孤立结节中有4%～5%为甲状腺癌。辅助检查中B超为首选，若B超提示为实体性结节并呈强烈不规则反射，则应怀疑恶性可能，若发现沙砾样钙化，应考虑恶性的可能性。X线检查，包括CT、MRI，对甲状腺癌转移的发现、定位和诊断有重要的价值。

（3）近年多行针吸细胞学检查，方法简单易行。用20ml注射器配以细针，直径为0.7～0.9mm。一般不需要局部麻醉，直接刺入结节内，即将注射器塞向外拉，在注射器腔内造成负压，然后在结节内以2～3个不同方向进行穿刺吸取。诊断正确率可高达80%以上，但最终确诊应由病理切片检查来决定。

知识点7：甲状腺癌的鉴别诊断　　　　副高：熟练掌握　　正高：熟练掌握

（1）亚急性甲状腺炎：病史中多有上呼吸道感染；血清T_3、T_4浓度增加，但放射性碘的摄取量却显著降低；使用小剂量泼尼松后，局部疼痛很快缓解，甲状腺肿胀消失。

（2）慢性淋巴细胞性甲状腺炎：此病多发生在女性，病程较长，甲状腺肿大呈弥漫性、对称，表面光滑，试用甲状腺制剂后腺体常明显缩小。

（3）乳头状囊性腺瘤：由于囊内出血，短期内甲状腺腺体迅速增大，病史常有重体力劳动或剧烈咳嗽史。

知识点8：甲状腺癌的临床分期　　　　副高：熟练掌握　　正高：熟练掌握

2002美国癌症联合会（AJCC）在甲状腺癌TNM分期中，更注重肿瘤浸润程度、病理组织学类型及年龄（分期见下表）。

甲状腺癌的临床分期

分　期	分化型甲状腺癌		髓样癌	未分化癌
	44岁及以下	45岁以上		
Ⅰ期	任何T任何NM_0	$T_1N_0M_0$	$T_1N_0M_0$	
Ⅱ期	任何T任何NM_1	T_2或$T_3N_0M_0$	$T_2N_0M_0$	
Ⅲ期		$T_3N_0M_0$，$T_{1\sim3}N_{1a}M_0$	$T_{2\sim3}N_{0\sim1a}M_0$	
Ⅳ期		Ⅱa期$T_{4a}N_{0\sim1a}M_0$，	Ⅱa期$T_{4a}N_{0\sim1a}M_0$，	Ⅱa期$T_{4a}N_{0\sim1a}M_0$
		$T_{1\sim4a}N_{1b}M_0$	$T_{1\sim4a}N_{1b}M_0$	
		Ⅱb期T_{4b}任何NM_0	Ⅱb期T_{4b}任何NM_0	Ⅱb期T_{4b}任何NM_0
		Ⅱc期任何T任何NM_1	Ⅱc期任何T任何NM_1	Ⅱc期任何T任何NM_1

（1）原发肿瘤（T）：①Tx：无法测定；②T_0：未发现原发肿瘤；③T_1：肿瘤限于甲状腺，最大直径≤2cm；④T_2：肿瘤限于甲状腺，最大直径＞2cm且≤4cm；⑤T_3：肿瘤最大直径＞4cm，局限于甲状腺内或任何肿瘤伴有最大限度的甲状腺外侵犯（如胸骨甲状肌或甲状腺周围软组织）；⑥T_{4a}：任何大小的肿瘤，浸润超过甲状腺被膜至皮下软组织、喉、气管、食管或喉返神经；⑦T_{4b}：肿瘤侵犯椎前筋膜或包绕颈动脉或纵隔血管。

此外，所有的未分化癌属于T_4，进一步可分为：①T_{4a}：甲状腺内的未分化癌——手术可切除；②T_{4b}：甲状腺外的未分化癌——手术不可切除。

（2）区域淋巴结（N）：①Nx：手术无法评估是否有淋巴结转移；②N_0：无区域淋巴结转移；③N_1：区域淋巴结转移；④N_{1a}：转移至Ⅵ区（气管前、气管旁和喉前/Delphian淋巴结）；⑤N_{1b}：转移至单侧、双侧或对侧颈部或上纵隔淋巴结。

（3）远处转移（M）：①Mx：不能确定是否有远处转移；②M_0：无远处转移；③M_1：有远处转移。

知识点9：甲状腺癌的手术治疗　　　　　副高：熟练掌握　　正高：熟练掌握

（1）乳头状腺癌：如果肿瘤＜1.5cm且在腺体包膜内，可将患侧腺体连同峡部全部切除，对侧腺体大部切除；如果肿瘤＞1.5cm或侵出甲状腺外膜，或为多癌灶或有淋巴结转移，可将甲状腺全部切除；没有颈淋巴结转移不需同时清扫患侧淋巴结，有转移则需清扫患侧淋巴结。

（2）滤泡状癌：即使癌肿尚局限于一侧腺体内，也应行两侧腺体、峡部全部切除。但如果已有颈淋巴结转移，大多已有远处血行转移，即使彻底清除颈淋巴结，也多不能提高手术疗效。

（3）髓样癌：由于其生物学特性不同于未分化癌，积极采用手术切除两侧腺体及峡部，同时清除患侧或双侧颈淋巴结，仍有较好疗效。

（4）未分化癌：发展甚快，发病后2～3个月即出现压迫症状或远处转移；强行手术切除不但无益，而且可加速癌细胞的血行扩散。因此，临床有怀疑时，可先行针吸细胞学检查或做活检以证实；以放射治疗为主。

知识点10：甲状腺癌的手术入路及特点 副高：熟练掌握 正高：熟练掌握

（1）L形切口：若术中证实甲状腺结节为甲状腺癌而需进一步行颈淋巴结清扫术，可在原颈前弧形切口处沿患侧胸锁乳突肌后缘向上延长，形成L形切口。但L形切口最大的弊端是切口不美观。

（2）单臂弧形切口：该切口自乳突呈Z形向下行走于斜方肌前缘或表面，跨锁骨中前1/3达胸骨切迹下2～3cm颈中线处。该切口较为隐蔽，术野显露良好，充分覆盖了颈部重要血管及神经，术后不易发生瘢痕挛缩。

（3）长低位弧形切口：在距胸骨切迹上约1cm处按皮纹方向做低弧形切口，自健侧胸锁乳突肌前缘至患侧胸锁乳突肌外缘（单侧癌）或自一侧斜方肌前缘至另一侧斜方肌前缘（双侧癌）。该切口的优点是能满足同时进行两侧颈淋巴结清扫术的需要，切口线与皮纹一致，可避免术后瘢痕挛缩。由于切口低至近锁骨处，更趋隐蔽易于遮盖。其缺点是上方显露不够充分，手术操作难度大。

知识点11：甲状腺癌手术的主要术式 副高：熟练掌握 正高：熟练掌握

（1）腺叶＋峡部切除术：认为该手术的10年生存率与全甲状腺腺叶切除相似，而长期生存质量优于甲状腺全切除者。

（2）甲状腺全切除术：其理论基础是：①分化型甲状腺癌常表现为多灶性，残留微小病变可能转化为低分化癌；②甲状腺全切除会降低局部复发率；③可经甲状腺球蛋白的检测监控肿瘤复发和转移；④有利于术后放射性碘治疗。甲状腺全切除术可使喉返神经及甲状旁腺功能损伤的概率增加，特别是手术经验不够时，故应掌握其适应证。一般认为对双侧甲状腺癌、对侧甲状腺复发癌、存在远处转移病灶、高危组患者，可采用甲状腺全切除术。

（3）甲状腺近全切除术：甲状腺近全切除是指患侧腺叶＋峡部＋对侧上极留于10%腺体，甲状腺近全切除与甲状腺全切除术的局部复发率和生存率差异无统计学意义。甲状腺近全切除术可以较好地保留甲状旁腺的血供。

（4）颈淋巴结清扫术：颈淋巴结是否清扫关键在于对患者预后风险的判定。如患者年龄＞45岁，肿瘤侵透甲状腺被膜，或临床发现有转移的颈淋巴结的高复发风险，需行颈淋巴结清扫术，包括经典颈淋巴结清扫术以及功能性颈淋巴结清扫术，一般常用后者。对于年龄＜45岁，肿瘤病灶小，无临床颈淋巴结转移者可行第Ⅵ组淋巴结清扫术。

知识点12：甲状腺癌的颈淋巴结清扫术 副高：熟练掌握 正高：熟练掌握

美国头颈协会（AHNS）及美国耳鼻喉头颈外科协会（AAOHNS）制定的颈淋巴结清扫术分类包括：①中央区颈清扫术（CND）：仅清扫Ⅵ组淋巴结；②根治性颈部清扫术（RND）：清扫同侧所有淋巴结（Ⅰ～Ⅴ组，连同副神经、胸锁乳突肌和颈内静脉）；③改良根治性颈清扫术（MRND）：常规清扫根治性颈清术中的所有淋巴结，但保留至少一个结构（副神经、胸锁乳突肌和颈内静脉）；④选择性颈清扫术（SND）：颈部淋巴结切除，但保留根治性颈清中的一个或多个淋巴结组；⑤扩大颈清扫术（END）：切除一个或多个未包含在根治性颈清扫术中的淋巴或非淋巴结构。

近年多主张行改良的功能性颈淋巴结清扫术，也就是保留胸锁乳突肌、颈内静脉和副神经，而清除颈前、颈后三角中的淋巴脂肪组织。

知识点13：甲状腺癌的放射治疗	副高：熟练掌握	正高：熟练掌握

（1）^{131}I治疗：原发性乳头状腺癌、滤泡状腺癌或混合性癌在下述情况下可以采用^{131}I治疗：①术后癌残留；②不能切除的原发癌；③有摄取^{131}I功能的转移癌灶。^{131}I治疗前需用手术切除法或^{131}I消除法清除有摄取^{131}I功能的正常甲状腺剩余组织。

（2）放射线外照射：适用于未分化腺癌。如有气管严重狭窄，应先行气管切开再行放疗。

知识点14：甲状腺癌的内分泌治疗	副高：熟练掌握	正高：熟练掌握

因分化型乳头状癌和滤泡状癌均有TSH受体，TSH受体可通过其受体影响分化型腺癌的生长和功能，故患者在手术后应服用甲状腺素片，以抑制TSH的分泌。一般剂量掌握在保持TSH低水平，但不引起甲亢。可用干燥甲状腺片，每日80～120mg，也可用左甲状腺素，每日100～200μg，并定期测定血浆T_4和TSH，以此调整用药剂量。

知识点15：甲状腺癌术后的一般处理	副高：熟练掌握	正高：熟练掌握

（1）监测生命体征。
（2）术后6小时平卧位，床旁备气管切开包。
（3）术后复查血电解质、甲状腺功能。
（4）抗感染治疗，应用抗生素2天。
（5）术后3天伤口引流量＜20ml可拔除引流管。
（6）术后第1～2天可给予左旋甲状腺素钠100～200μg/d。

知识点16：甲状腺癌术后并发症的防治	副高：熟练掌握	正高：熟练掌握

（1）喉上神经损伤：喉上神经分喉内支及喉外支，喉内支损伤可出现饮水呛咳，喉外支损伤可出现音调降低改变。预防发生喉上神经的关键在于处理甲状腺上极时一定要靠近甲状腺并且远离甲状软骨。

（2）喉返神经损伤：单侧喉返神经损伤可出现声嘶，双侧喉返神经损伤可出现呼吸困难甚至窒息。因行甲状腺癌根治术需清扫第Ⅵ组淋巴结，故手术时必须将喉返神经解剖出来并加以保护。若出现双侧喉返神经损伤需行气管切开术。

（3）窒息：除双侧喉返神经损伤可引起窒息外，创面出血，引流不畅，形成血肿也能压迫气管引起窒息，此时需立即敞开切口，清除血肿，仔细止血。

（4）手足抽搐：甲状旁腺被误切或血运受损引起，尤其在行双侧甲状腺全切术易发生，多在术后2～3天出现，轻者为面部、手足的麻木，重者发生面肌和手足抽搐，查体可出现Chvostek征及Trousseau征，血清钙降低。抽搐发作时可给予10%葡萄糖酸钙10ml静脉注射，且速度要慢。院外治疗给予口服钙片及维生素D_2，或服用二氢速固醇，治疗期间定期查血钙以免血钙过高。

（5）乳糜瘘：术后引流管大量淋巴液溢出。预防的关键在清扫颈内静脉外侧靠近锁骨3cm时不能锐性分离，需用钝性分离，分次钳夹切断脂肪淋巴组织，以防乳糜瘘。

知识点17：分化型甲状腺癌的复发危险度分层　　副高：熟练掌握　正高：熟练掌握

（1）低危组符合以下全部条件者：①无局部或远处转移；②所有肉眼可见的肿瘤均被彻底清除；③肿瘤没有侵犯周围组织；④肿瘤不是侵袭型的组织学亚型，并且没有血管侵犯；⑤清甲后行全身碘显像，甲状腺床以外没有发现碘摄取。

（2）中危组符合以下任一条件者：①初次手术后病理检查可在镜下发现肿瘤有甲状腺周围软组织侵犯；②有颈淋巴结转移或清甲后行全身^{131}I显像发现有异常放射性摄取；③肿瘤为侵袭性的组织学类型，或有血管侵犯。

（3）高危组符合以下任一条件者：①肉眼下可见肿瘤侵犯周围组织或器官；②肿瘤未能完整切除，术中有残留；③伴有远处转移；④全甲状腺切除后，血清TG水平仍较高；⑤有甲状腺癌家族史。

长期TSH抑制治疗可导致亚临床甲亢，引发不适症状和一些不良反应（如心率增快、心房颤动、左心室增大、心肌收缩性增加、舒张功能受损等），造成绝经后妇女的骨密度（BMD）降低。故在行TSH抑制治疗时，应权衡利弊。

知识点18：分化型甲状腺癌术后随访要点　　副高：熟练掌握　正高：熟练掌握

（1）监控TSH抑制治疗的效果。

（2）对已清除全部甲状腺的DTC患者，随访血清TG变化是判别患者是否存在肿瘤残留或复发的重要手段。

（3）未全切除甲状腺的DTC患者，术后每6个月检测血清TG（同时检测TGAb）。对TG有持续升高趋势者，应考虑甲状腺组织或肿瘤生长，需结合颈部超声等其他检查进一步明确。

（4）DTC随访期间应定期（间隔3～12个月）进行颈部超声检查。

（5）随访期间对可疑淋巴结可行穿刺活检或穿刺针冲洗液的TG检测。

第十节　甲状旁腺功能亢进

| 知识点1：原发性甲状旁腺功能亢进的概念 | 副高：熟练掌握　正高：熟练掌握 |

原发性甲状旁腺功能亢进（PHPT）简称甲旁亢，是因甲状旁腺腺瘤、增生或腺癌引起的甲状旁腺素（PTH）过多释放于血液，通过对肾和骨的作用，导致高钙低磷血症，主要临床表现为泌尿系结石、肾损害、消化性溃疡及神经精神症状。90%的甲旁亢为良性病变，男女发病比率为1：（2～3），发病率随年龄增长而增加，绝经后妇女发病率为普通人群的5倍。

| 知识点2：甲旁亢的解剖及生理 | 副高：熟悉　正高：掌握 |

甲状旁腺正常情况下为左右上下2对共4枚。正常腺体外观呈黄、红或红棕色，约6mm长，3～4mm宽，厚度为0.2～2mm，平均重量每枚为35～40mg。上甲状旁腺的位置相对固定，双侧对称。80%位于喉返神经和甲状腺下动脉交叉上方1cm处，周径2cm的区域内，紧贴甲状腺包膜。2%可高于甲状腺上极的包膜处，4%则低于甲状腺下动脉，极少数位于食管后或咽后，有0.2%位于甲状腺内。下甲状旁腺的分布通常位于甲状腺下极后面或靠近环状软骨，极个别位于食管和甲状腺之间，亦可位于颈动脉鞘内。下甲状旁腺由于下降运动，位置就比较小恒定，可以位于下降过程中的任何部位，甚至下降到前上纵隔，或和胸腺组织混在一起，这是临床上下甲状旁腺病变容易有异位的胚胎学根据，但绝大多数还是位于甲状腺下极后面，约有2%可位于甲状腺内。

甲状旁腺分泌PTH，其主要靶器官为骨和肾，对肠道也有间接作用。PTH的生理功能是调节体内钙的代谢并维持钙和磷的平衡，它有促进破骨细胞的作用，其作用通过反馈机制调节。在正常浓度下，成骨细胞活性超过破骨细胞导致骨形成超过骨吸收；而在PTH浓度过高的情况下，破骨细胞活性超过成骨细胞，使骨钙（磷酸钙）溶解释放入血，致血钙和血磷浓度升高。当其血中浓度超过肾阈时，便经尿排出，导致高尿钙和高尿磷。PTH同时能抑制肾小管对磷的回收，使尿磷增加、血磷降低。在小肠PTH的作用为间接促进肠道的钙吸收。因此当发生甲状旁腺功能亢进时，可出现高血钙、高尿钙和低血磷。PTH的正常分泌有昼夜节律性，在夜间8时及凌晨4时有两个宽高峰，白天则血中浓度保持平稳。PTH不受垂体控制，而与血钙离子浓度之间存在反馈关系，血钙过低可刺激PTH释放；反之，血钙过高则抑制PTH释放。

| 知识点3：甲旁亢的病理 | 副高：熟练掌握　正高：熟练掌握 |

甲旁亢包括腺瘤、增生及腺癌。甲状旁腺腺瘤中单发腺瘤约占80%，多发性为1%～5%；甲状旁腺增生约占12%，通常是4枚腺体均受累，但因增生的程度不一，以致4枚腺体的大小不一；腺癌仅占1%～2%，其发病时的血钙水平一般比增生和腺瘤所致的甲状

旁腺功能亢进高，平均可达3.74mmol/L。

知识点4：甲旁亢的高度可疑人群	副高：熟练掌握 正高：熟练掌握

（1）反复发作的肾绞痛（肾或输尿管结石）或肾钙盐沉积者。

（2）不明原因的腰腿疼痛、自发性骨折、骨质疏松者（尤其是年轻人）。

（3）长骨骨干、肋骨、颌骨、锁骨巨细胞瘤，特别是多发者。

（4）原因不明的恶心呕吐、久治不愈的消化性溃疡、顽固性便秘和反复发作的胰腺炎。

（5）无法解释的精神症状，尤其是伴有口渴、多尿和骨痛者。

知识点5：甲旁亢的临床分型	副高：熟练掌握 正高：熟练掌握

（1）继发性甲旁亢：多见于下列原因所致的低血钙时：①肾功能不全（慢性肾炎）；②维生素D缺乏（维生素D缺乏病、骨软化症等）；③妊娠或哺乳期母体失钙过多，长时期的低血钙和长时期刺激PTH的分泌增加，即发生甲状旁腺代偿性的增生、增大。

（2）原发性甲旁亢：多是单发的甲状旁腺腺瘤，较少是多发的腺瘤或所有4个甲状旁腺的增生，很少是腺癌引起血钙持续升高。原发性甲旁亢较多见，临床上可分为三种类型：①肾型：约70%。主要表现为尿路结石；②肾骨型：约20%。表现为尿路结石和骨骼的脱钙病变；③骨型：约10%。主要表现为骨骼的脱钙病变。

知识点6：甲旁亢的临床表现	副高：熟练掌握 正高：熟练掌握

（1）多见于20~50岁，女多于男。

（2）对反复发作的肾结石，特别是两侧肾结石，应考虑此病。

（3）骨型多属晚期，病变的骨骼（颅骨、指骨、股骨、盆骨和腰椎等）有疼痛，呈结节状增厚、凹凸不平、弯曲或畸形，有时发生病理性骨折。

（4）血钙升高，因而神经肌肉的应激性降低，引起全身肌张力低下、胃肠蠕动减弱，出现疲乏、食欲差、恶心、便秘，甚至因咽肌无力而引起吞咽困难。

（5）部分患者可伴有胃、十二指肠溃疡，且可合并上消化道出血。

（6）部分患者可并发急性胰腺炎或胆管结石。

知识点7：甲旁亢的辅助检查	副高：熟练掌握 正高：熟练掌握

（1）血钙＞2.7mmol/L，血磷＜1.0mmol/L，尿钙＞200mg/24h。

（2）血清PTH＞100ng/L。

（3）X线显示骨质稀疏、变薄、变形，骨内有多个透明的囊肿影。

（4）B超、CT是显示腺瘤的首选定位方法，检查中发现颈部甲状腺后方肿物有助于诊断及定位。

（5）甲状旁腺放射性核素扫描显像可明确病变甲状旁腺累及腺体数目及部位，并能了解有无存在异位甲状旁腺。

知识点8：甲旁亢的定性诊断　　　　　　　　副高：熟练掌握　　正高：熟练掌握

实验室检查应包括血清钙、磷、碱性磷酸酶、PTH浓度及尿钙排出量的测定。其中，血清钙及血清PTH浓度最有价值。若同一血标本中的血清离子钙浓度和PTH浓度均增高，则可以明确甲旁亢的诊断。即使临床上无症状，若血钙高出正常值0.25mmol/L或血PTH高出两倍以上即可诊断为甲旁亢。

知识点9：甲旁亢的定位诊断　　　　　　　　副高：熟练掌握　　正高：熟练掌握

（1）B超：增大的甲状旁腺超声影像表现为甲状腺叶后面或侧面的低回声结节，与附近的组织界限清楚。B超探查肿大的甲状旁腺的准确性在80%左右。B超简便易行，无损伤，费用低，是PHPT定位诊断的首选检查方法。B超检查也有不足之处，颈部甲状旁腺病变直径<5mm时难以发现。对异位的甲状旁腺，若病变腺体位于纵隔则无法定位。

（2）甲状旁腺放射性核素扫描：即 ^{99m}锝–甲氧基异丁基异腈（^{99m}Tc-MIBI）扫描。功能亢进的甲状旁腺内 ^{99m}Tc-MIBI 消退延缓，因而在延迟相病灶区可呈持续性存在的浓聚区。其敏感性可达94%。

（3）CT扫描：对颈部及纵隔异位的甲状旁腺病变均有识别作用，并可同时显示甲状腺有无病变。其敏感性和特异性分别为67.5%和82.5%。甲状旁腺三维成像技术，薄层扫描和重建可提供清晰的甲状旁腺立体影像。

（4）MRI：对PHPT的定位诊断有较高的准确性。甲状旁腺腺瘤在T1加权像上多呈低信号，而T2加权像上信号较高，近似或高于脂肪信号。

知识点10：甲旁亢的误诊及误诊原因　　　　　　副高：熟悉　　正高：掌握

甲旁亢的临床表现复杂，早期无明显特异性表现，故误诊率、漏诊率很高，晚期患者也经常被误诊，致使许多患者因延误治疗而终生残疾。误诊率达61.9%～100%，误诊时间最短半年，最长十余年。例如，因关节疼痛或活动障碍误诊为风湿性、类风湿关节炎，因骨膨隆肿胀误诊为骨肿瘤，多发性骨折疑为外伤所致，因反复肾绞痛、血尿或尿路刺激症状误诊为肾结石、尿路感染等，因肌无力而误诊为肌营养不良或多发性肌炎，因腹胀误诊为消化不良综合征。误诊原因：①忽视少见病：PHPT为少见病，临床医师在诊断中一般首先考虑多发病、常见病，不注重少见病、罕见病的鉴别诊断；②临床表现多样：PHPT临床表现复杂多样，起病隐匿，进展缓慢，早期症状轻微或缺乏特异性表现，不被医师重视。对病情未进行综合分析等。

知识点11：甲旁亢的鉴别诊断　　　　　　　副高：熟练掌握　正高：熟练掌握

（1）继发性甲旁亢：继发于慢性肾衰竭，发病机制包括钙、磷代谢紊乱，维生素D活化障碍，导致甲状旁腺激素合成和分泌增加、甲状旁腺细胞增殖、甲状旁腺增生。因有慢性肾衰竭病史，临床上不难与原发性甲旁亢相鉴别。

（2）假性甲旁亢：由于某些疾病，如肾癌、支气管癌可分泌类甲状旁腺素多肽引起与甲旁亢相似的临床表现。多发性骨髓瘤、结节病、维生素D中毒等亦可引起高钙血症，通过病史及体检可鉴别。

（3）家族性低尿钙性高血钙：与甲旁亢较难相鉴别，此类患者有高血钙家族史，10岁以下发病，常伴有低尿钙，50%患者伴有高血镁。

知识点12：甲旁亢的手术治疗　　　　　　　副高：熟练掌握　正高：熟练掌握

（1）手术适应证：①血清钙＞2.75mmol/L或血清游离钙＞1.28mmol/L，同时伴有低血磷者；②PTH明显增高；③影像学检查有骨病变；④肾功能低下；⑤尿路结石；⑥合并消化道病变者；⑦影像学检查提示甲状旁腺区占位；⑧临床怀疑癌变；⑨不能长期随访观察者。

（2）高钙危象的术前准备：①大量输液，每日量4～6L，密切注意病情变化。②利尿药物如呋塞米（速尿）、利尿酸钠等输液通道输入，2～3次/天，作用为提高大量输液的安全性，避免发生心力衰竭、肺水肿，同时可抑制肾小管回吸收钙。③维持酸碱离子平衡。④必要时应用降钙素。

（3）手术方式

1）甲状旁腺腺瘤：切除甲状旁腺腺瘤即可，术中送冰冻切片病理检查。

2）甲状旁腺增生：手术方式有两种，分别为甲状旁腺次全切除术和全甲状旁腺切除＋自体移植术。①甲状旁腺次全切除术：即切除3个增生较明显的甲状旁腺和1个最接近正常大小甲状旁腺的1/2～3/4，将切除的甲状旁腺组织冷冻保存，以备术后复发或甲状旁腺功能减退时再次手术使用。②甲状旁腺全切除＋自体移植术：即切除全部甲状旁腺，选择1个增生较轻的甲状旁腺取其1/4～1/2切成$1m^3$左右的组织块移植于前臂肱桡肌或胸锁乳突肌内，同时植入标记物，以备术后复发再次手术做定位之用。

3）甲状旁腺癌：根治术无颈淋巴结转移时，行包括同侧甲状腺及峡部，气管周围淋巴脂肪组织和部分胸腺组织在内的整块切除；有区域颈淋巴结转移时，应行联合根治术。甲状旁腺癌常累及患侧喉返神经，术中可切除受侵犯的神经。如术中肿瘤有残留，可术后补充放疗。

知识点13：甲旁亢手术治疗的注意要点　　　　副高：熟练掌握　正高：熟练掌握

（1）PHPT中80%～85%为腺瘤，腺瘤中95%为单发腺瘤，而且多位于下对甲状旁腺。一般于局部麻醉或颈丛阻滞麻醉下，行颈部低平切口单侧颈部探查术。

（2）单侧颈部探查的适应证：①有临床表现、高血钙、高PTH，明确诊断为PHPT，无家族史，非多发性内分泌肿瘤的患者；②颈部定位检查仅单侧有增大的甲状旁腺；③由经验丰富的专科医师主持手术；④术中发现定位侧有一个增大的甲状旁腺，另一个正常或已萎缩；⑤术中病理检查为腺瘤。

（3）双侧颈部探查术仅用于病理证实为增生、甲状旁腺癌以及多发性内分泌肿瘤的患者。PHPT中约有12%为甲状旁腺增生。甲状旁腺增生多为4个腺体均受累，一般主张切除3.5个，或仅切除增生的腺体。

（4）甲状旁腺癌手术应根据癌肿大小、浸润范围、淋巴结有无转移等采取包括病变腺体在内的同侧甲状腺部分、次全或全切除。如有颈部淋巴结转移，应行淋巴结清扫术。

知识点14：甲旁亢术后并发症的预防及处理　　　　副高：熟练掌握　　正高：熟练掌握

（1）PHPT术后约80%的患者发生不同程度的低钙血症。血清钙一般于术后1~2天开始下降，4~9天达到最低值。应每日监测血钙变化，直至血钙恢复正常或无临床症状。对于轻度低钙血症，临床上无低钙症状者无须特殊处理。若血钙＜2.2mmol/L出现低血钙症状，尤其是伴有手足搐搦者，应首先给予10%葡萄糖酸钙10~20ml加等量25%葡萄糖溶液稀释后缓慢（不少于10分钟）静脉注射，或置于5%葡萄糖溶液500~1000ml中静脉滴注，必要时1天内可重复2~3次。一般于1~2周内血钙可基本稳定达到正常或略低的水平，低血钙症状逐渐减轻或消失。

（2）当患者为原发性甲状旁腺功能亢进晚期，血清钙水平达到3.8mmol/L以上时，临床上可出现高血钙危象，表现为高热、脱水，甚至可出现休克、昏迷等。高血钙可致多尿、脱水，导致肾衰竭，尤其以有肾结石者更易发生，若抢救不及时可导致死亡。处理方法如下。

1）首先要大量输液，并复查血钙水平，要输注生理盐水，一般输液量为4~6L/d，尽量使血清钙水平降到3.8mmol/L以下。加用利尿药物，以排出过量的液体，同时补充钾、镁离子。每4~6小时检验血中钙、镁、钠、钾的含量。

2）给予利尿药物如呋塞米或依他尼酸，呋塞米每2~4小时经输液管静脉内推注，呋塞米可抑制肾小管回吸收钙，待血钙下将到3mmol/L后，可改为40~60mg/24h。依他尼酸开始时每2~4小时50mg，静脉推注，待血钙下降后，可减量到50~200mg/24h，此后输液量可下降为3L/d，至少每24小时检验一次血中钙、镁、钠、钾的含量。

3）上述治疗的同时要监测中心静脉压，勿因输液过快而引起心力衰竭和急性肺水肿，同时又要保持足够的尿量，争取使血清钙在24小时内下降0.5~1.5mmol/L。

4）患者有心脏病需用洋地黄者，应请心内科会诊，停用洋地黄，改用其他药物。

5）降钙素的应用理论上可以抗高血钙，使血钙下降，但价格较昂贵，剂量从400U到大剂量10000U/24h不等，可根据临床症状、血钙水平进行调整。应用后血钙下降。

第九章 乳房疾病

第一节 多乳头、多乳房

知识点1：多乳头、多乳房的概念　　　　　副高：熟练掌握　正高：熟练掌握

胚胎发育过程中，自腋窝至腹股沟连线（即乳线）上形成6~8对乳头状局部增厚，即为乳房的始基。正常情况下，仅胸前一对发育成为乳房，其余均于出生前退化，如不退化或退化不全即形成多乳头或多乳房，也称副乳。肿块和疼痛是本病患者就诊的重要原因，临床较为常见。

知识点2：多乳头、多乳房的病因病机　　　　副高：熟练掌握　正高：熟练掌握

多乳头、多乳房是一种先天性发育异常病。正常情况下，自胚胎第6周起在腋窝至腹股沟连线上开始出现6~8对由外胚层上皮组织产生的乳腺始基，随着年龄增长，除胸前一对表层细胞继续发育形成乳腺外，其余均逐渐萎缩并消失；如不退化消失，继续发育，则形成副乳房。如既有腺体组织存在，又有乳头形成，则形成完全副乳房。另外，尚有仅表现为乳腺组织的异位。副乳房多见于胸壁、腋窝和会阴处，而异位乳腺组织也可发生于膝部、股外侧、臀部、面部和颈部。副乳房不仅和正常乳腺一样受到内分泌的影响，而且也会发生良性和恶性肿瘤。

知识点3：多乳头、多乳房的临床表现　　　　副高：熟练掌握　正高：熟练掌握

在青春发育期前，副乳房多处于相对静止状态，以后随着第二性征的出现而逐渐增大。在月经期、妊娠期和哺乳期较平时增大，部分患者有疼痛感。完全副乳房者在哺乳期可出现乳汁分泌。副乳房多出现在腋下，其他部位少见，呈肿块样局部隆起，其中央部位常见乳头样突起，或仅有乳晕样色素沉着。肿块样隆起部位质地柔软，呈脂肪组织样感；有时呈腺组织样柔韧感，可有触痛，边界不清；有的可发生良、恶性肿瘤病变。另外，腋窝部较大的副乳房可因局部摩擦而出现表面皮肤糜烂现象。

知识点4：多乳头、多乳房的辅助检查　　　　副高：熟练掌握　正高：熟练掌握

（1）乳房X线摄影检查：可帮助显示有无乳腺腺体组织及肿物。

（2）组织穿刺活检：对存在肿块但性质不明确者，可使用7号细针穿刺行细胞学检查或粗针穿刺行组织学检查。

知识点5：多乳头、多乳房的诊断和鉴别诊断　　　副高：熟练掌握　　正高：熟练掌握

根据腋窝于腹股沟连线部位出现肿块样局部隆起，且在月经期、妊娠期和哺乳期较平时增大、有疼痛症状，诊断副乳房并不困难，但对无乳头存在的非完全副乳房者，诊断时需与腋窝部脂肪瘤鉴别。如隆起肿块较硬或局部隆起块内触及质硬肿物需警惕有副乳腺癌的可能，乳房钼靶检查和肿物穿刺活检可帮助诊断。

知识点6：多乳头、多乳房的治疗　　　副高：熟练掌握　　正高：熟练掌握

对于无明显临床症状，较小的副乳房可不处理。当有下列情况时，应进行副乳房的切除手术：①腺体逐渐增大，疼痛或局部摩擦不适影响生活者；②副乳房内触及异常肿块，疑为发生良、恶性肿瘤者；③副乳房较大而影响外观者；④有乳腺癌家族史，心理负担重者。

手术时应尽可能使其位于隐蔽处。选择大小适宜的横梭形切口，游离两侧皮瓣后切除腺体样组织。伤口内置乳胶管负压引流，对切除的组织应常规进行病理切片检查，以免遗漏其他病变。手术应避免两种失误：①皮肤切除太少，术后仍有局部隆起而影响美观；②皮肤切除过多，术后影响上肢的上举。

第二节　男子乳房发育症

知识点1：男子乳房发育症的概念　　　副高：熟练掌握　　正高：熟练掌握

男子乳房发育症也称男性乳腺发育症、男性乳腺增生症，是指由于男性激素水平相对下降或雌激素水平升高引起的男性乳腺组织的异常发育，表现为一侧或两侧的乳房肥大或乳晕下盘状肿块。可发生在任何年龄，但新生儿、青春期和老年期为发病的高峰阶段。

知识点2：男子乳房发育症的病因学分类　　　副高：熟练掌握　　正高：熟练掌握

男子乳房发育症是激素刺激所致，任何引起体内性激素、生长激素、催乳素等失衡的因素均能导致男性乳房发育症。但在临床上多数患者找不到已知的病因。因此，从病因学上将其分为两类：①原发性：是指既不伴有生殖器发育异常，也无其他器质性病变、体内激素水平正常，临床未发现明显病因的病例；②继发性：是指临床上有明显病因者。新生儿出现乳房稍肿大，并自乳头流出少量略呈黄色的乳样液体，是自母体获得雌激素所致；青春期乳房发育症是该阶段性激素分泌旺盛，某些男童雌激素水平相对增高，导致乳腺暂时性增殖发育；老年男子乳房发育症多与肾上腺和睾丸雄激素向雌激素的过度转化有关。

知识点3：男子乳房发育症的继发性因素　　副高：熟练掌握　正高：熟练掌握

（1）肝脏病变：严重肝炎、肝硬化时，肝脏对雌激素的灭活功能发生障碍，可导致雌激素水平升高。

（2）肿瘤：引起男性乳腺组织异常发育的常见肿瘤有绒毛膜癌、胚胎性肿瘤、精原细胞瘤、肺癌的某些特殊类型及肾上腺肿瘤等。

（3）睾丸本身疾病：先天性疾病，如无睾、小睾丸、两性畸形、病毒性睾丸炎、创伤性睾丸萎缩等，不能产生足量的睾酮，致使雌激素水平相对增高。

（4）其他疾病：甲状腺功能亢进症、结核病、囊性肺纤维化及肾衰竭等均可引起男性乳腺组织异常发育。

（5）药物因素：许多药物均可能引起男子乳房发育症，如因前列腺癌或前列腺增生而长期服用雌激素，心力衰竭患者长期服用洋地黄药等。另外，异烟肼、螺内酯、西咪替丁等也可引起男性乳腺组织异常发育。

知识点4：男子乳房发育症的病理生理　　副高：熟练掌握　正高：熟练掌握

男子乳房发育症的主要病理表现为乳腺导管的扩张，且扩张导管周围有明显的纤维化和间质玻璃样变性，乳晕下脂肪组织增加，无腺泡生长；而表现为有疼痛和触痛的新近发生的男性乳房发育症则呈现导管上皮增生，导管周围组织炎性细胞浸润，以及乳晕下脂肪组织增加。

知识点5：男子乳房发育症的临床表现　　副高：熟练掌握　正高：熟练掌握

多数患者无症状，属无意中被发现；少数患者则为突然发现单侧或双侧乳晕区深部肿块。这些乳晕区扁圆形肿块多数无疼痛感，部分患者可有疼痛和压痛。肿块小者直径为1～2cm，大者近似成年妇女乳房。青春期男子乳房发育症一般为双侧对称性，乳晕区隆起，皮下可触及肿块，似圆盘状，质地韧，边界清，有触痛，可自行消退。老年男子乳房发育症常为单侧，在乳晕下可扪及块状物，质韧，边界清，伴有压痛。有些则表现为似青春发育期少女的乳房。此外，在男女两性新生儿中，约有1/3新生儿在脐带脱落后乳房稍有肿大，质稍硬，并自乳头流出少量略呈黄色的乳样液体。如强行挤出此乳样液体，可引起急性炎症，甚至形成脓肿。

知识点6：男子乳房发育症的辅助检查　　副高：熟练掌握　正高：熟练掌握

（1）实验室检查：对于原因不明者，可检测血促卵泡激素（FSH）、黄体生成激素（LH）、催乳激素（PRL）、雌二醇（E_2）、孕酮（P）、睾酮（T）和促甲状腺激素（TSH）、甲状腺素（T_4）、三碘甲腺原氨酸（T_3）。

（2）超声检查：可帮助了解有无肿物及肿物是囊性还是实性。

（3）乳房X线摄影检查：可帮助显示有无乳腺腺体组织、肿物及肿物的特点。

（4）组织穿刺活检：对存在肿块且性质不明确者，可使用7号细针穿刺行细胞学检查或粗针穿刺行组织学检查。

知识点7：男子乳房发育症的诊断依据	副高：熟练掌握　正高：熟练掌握

（1）结合病史及典型表现即可做出诊断。

（2）部分患者可能有甲状腺功能低下、肝硬化、性腺发育异常等病史，另有一部分患者有药物服用史。

（3）对于肿块明显者需结合超声、钼靶等影像学检查，排除乳腺肿瘤。

（4）对于触及明确肿块者可行超声检查，常可发现腺体样回声。

知识点8：男子乳房发育症的鉴别诊断	副高：熟练掌握　正高：熟练掌握

（1）假性男性乳腺发育症：乳头乳晕下均为增生的脂肪组织，没有乳腺组织，触诊时触不到明显肿块。另外，乳房钼靶X线可帮助区分有无乳腺组织。

（2）男性乳腺癌：单侧男性乳房发育症应与男性乳腺癌相鉴别，后者乳晕下肿块为偏心性，即不以乳头乳晕为中心，且质地坚硬，形状不规则，边界不清，常无明显压痛，并可出现皮肤粘连、乳头内陷和腋窝淋巴结增大。另外，约10%的乳腺癌患者可有乳头的血性溢液。乳房钼靶X线摄影对鉴别乳房良、恶性病变具有重要意义，敏感性、特异性达90%。肿块穿刺活检可帮助确诊。

（3）转移性乳腺肿瘤：肺癌、前列腺癌、肝癌等可出现乳腺内转移病灶，应予以警惕。此外，血液系统肿瘤也可在乳房内出现肿块，如非霍奇金淋巴瘤、霍奇金淋巴瘤等。

知识点9：男子乳房发育症的治疗原则	副高：熟练掌握　正高：熟练掌握

（1）病因治疗：药物引起的男子乳房发育症应停用有关药物，其他疾病引起者应积极治疗原发病。

（2）药物治疗：临床症状比较明显者可用甲睾酮5mg，每天3次，连续服用1个月。他莫昔芬对多数患者有效，服用1个月后，可使多数患者疼痛减轻，肿块缩小，甚至消退，用法为10mg，每天2次，连续服用3个月。

（3）内分泌治疗：老年患者，经药物治疗效果欠佳，症状、体征渐加重，经针吸细胞学检查确诊为乳腺增生，同时患者雌激素受体（ER）和/或孕激素受体（PR）呈阳性表达，使用内分泌药物治疗，如他莫昔芬、托瑞米芬。

（4）手术治疗：对于疼痛明显、药物治疗临床表现改善不明显、观察1年后无消退者，明显肥大影响外观和心理压力过大者，应采取手术治疗。一般采取保留乳头的皮下乳腺切除术。沿乳晕边缘做切口，切口超过乳晕圆周的50%时容易引起乳头血供障碍，需注意在乳头基底处保留一定厚度的皮下组织，既可保证乳头的血供，又可防止乳腺切除后，乳头局部凹陷畸形。

第三节 急性乳腺炎

知识点1：急性乳腺炎的概念 副高：熟练掌握 正高：熟练掌握

急性乳腺炎是乳腺的急性化脓性感染，是乳腺管内和周围结缔组织炎症，多发生于产后哺乳期的妇女，尤其以初产妇多见。常发生在产后3个月内，特别是生产后第3周或第4周多见，因而亦称产后乳腺炎或哺乳性乳腺炎。本病可发生于乳房的各个象限，多为金黄色葡萄球菌或链球菌感染。先天性乳头内陷或各种原因致后天性乳头内陷可致乳晕周围反复出现急性炎症病变，发病痛苦，难以治愈。

知识点2：急性乳腺炎的病因 副高：熟练掌握 正高：熟练掌握

（1）乳汁淤积为发病的重要原因，乳汁是富含乳糖的一类培养基，乳汁淤积将有利于入侵细菌的生长繁殖。乳汁淤积的原因有：乳头发育不良（过小或内陷）妨碍哺乳，致乳管内分泌物排出不畅、淤积致感染；乳汁过多或婴儿吸乳少，致乳汁不能完全排空；乳管不通，影响排乳。

（2）细菌入侵乳头破损或皲裂，是细菌沿淋巴管入侵是感染的主要途径。婴儿口腔感染，吸乳或含乳头睡眠，致使细菌直接进入乳管，上行至腺小叶也是感染的途径之一。多数发生于初产妇，因其缺乏哺乳经验。也可发生于断奶时，6个月以后的婴儿已长牙，易致乳头损伤。

知识点3：急性乳腺炎的临床表现 副高：熟练掌握 正高：熟练掌握

（1）典型的急性乳腺炎表现为红、肿、热、痛，可伴有腋窝淋巴结增大、疼痛。炎症进展患者可出现寒战、高热等全身中毒症状，患侧乳房肿大，局部变硬，有搏动性疼痛，当哺乳时更加明显。白细胞计数常增多。

（2）若炎症未能及时控制，局部可形成炎症包块，继而形成脓肿。因乳腺小叶间有纤维分隔，故脓肿可能表现为单房性或多房性。

（3）脓肿表浅或范围较大时可以出现典型波动感。脓肿继续发展可以自皮肤溃破或经乳头排出，也可侵入乳腺后间隙，形成乳房后脓肿。

（4）乳腺超声检查多提示局部回声减低，可见脓肿形成。

知识点4：急性乳腺炎的辅助检查 副高：熟练掌握 正高：熟练掌握

（1）血常规：白细胞和中性粒细胞增多，可有核左移。

（2）细菌学检查：全身症状严重者可抽取血液做细菌培养，有脓肿形成者可留取脓液做细菌培养加药物敏感试验，以指导抗生素的应用。

（3）超声显像检查：可明确有无脓肿形成及脓肿的位置、大小、数目等。另外，还可定位进行诊断和治疗。

| 知识点5：急性乳腺炎的诊断依据 | 副高：熟练掌握 正高：熟练掌握 |

（1）有乳头创伤或乳头发育不良史，开始有发冷、而后高热、寒战、头痛、乳房胀痛或搏动性疼痛。

（2）早期乳房肿胀，局部硬结，进而红、肿、热、压痛；形成脓肿则有波动感，感染表浅者可自行破溃；患侧腋窝淋巴肿大、压痛。

（3）全身反应：有食欲不振、体温升高、寒战，可并发败血症。

（4）辅助检查：白细胞总数及中性粒细胞均明显升高。

（5）B超检查：对乳房炎性肿块及脓肿形成的诊断很有价值，且具有定位作用。

（6）有波动的炎性肿块，用针刺获得脓性液体，即可明确诊断。

| 知识点6：急性乳腺炎的鉴别诊断 | 副高：熟练掌握 正高：熟练掌握 |

（1）炎性乳腺癌：炎性乳腺癌常无肿块，抗生素治疗无效，乳腺超声和钼靶检查对诊断很有帮助，影像引导对异常腺体和皮肤组织活检可确诊。

（2）复发性乳晕下脓肿：属输乳管鳞状上皮发生，角蛋白栓阻塞导管，引起近段乳管扩张、感染、破裂，脓肿形成。见于非哺乳期妇女，反复发作的乳晕下脓肿；乳晕周皮下瘘管；乳头有慢性稠厚脓性分泌物为本病特点。

（3）青春期男性乳房发育症：常见于14~16岁的男童，乳房略肿大，有压痛感，有时有乳样分泌物，但无局部红肿和发热现象。一般无须特殊治疗，多在数月内自行消退。

| 知识点7：急性乳腺炎的治疗原则 | 副高：熟练掌握 正高：熟练掌握 |

（1）排空乳汁：哺乳期乳腺炎早期最为关键的治疗是排空乳汁，应鼓励母亲使用正确哺乳方法继续哺乳，必要时可应用吸乳器吸乳。研究认为，乳腺炎母亲的乳汁一般不会对乳儿造成不利影响，而继续哺乳有利于乳汁引流。对于感染严重或脓肿破溃形成乳瘘、局部症状严重难以继续哺乳者可以考虑终止泌乳。终止泌乳目前多推荐大剂量口服维生素B_6、炒麦芽煎服，无效可应用小剂量雌激素。

（2）应用抗生素：早期呈蜂窝织炎表现而未形成脓肿之前，应用抗生素可取得良好效果。青霉素应用广泛，疗效肯定，不良反应少，但目前耐药细菌越来越多，因而可以选用阿莫西林、克拉维酸等耐酶青霉素及头孢类药物，对于青霉素过敏者可选用大环内酯类药物，如红霉素、阿奇霉素等，脓肿形成时可加用甲硝唑等抗厌氧菌药物。应尽量避免选用庆大霉素、左氧氟沙星等，因对乳儿有影响。

（3）脓肿切开引流：脓肿形成后，应及时行脓肿切开引流术。对于脓肿较小者可考虑超声引导下穿刺抽脓，可反复进行，也可置管冲洗引流。对于抽吸无效、脓腔较大或张力较高即将破溃者可切开引流。多建议采用沿乳管放射状切口，后间隙脓肿可采用沿下皱襞弧形切口，乳晕下脓肿应沿乳晕边缘做弧形切口。麻醉应充分，手术当中打开脓腔之间的分隔，使引流通畅，必要时可通过多个切口进行对口引流。

知识点8：急性乳腺炎的预防原则	副高：熟练掌握　正高：熟练掌握

急性乳腺炎的预防重于治疗，预防方法：①妊娠期，尤其在哺乳期，要保持乳头清洁，经常用肥皂、温水洗净，哺乳前后也可用3%硼酸水洗净乳头。对于乳头内缩者，应将乳头轻轻挤出后再清洗干净。但不宜用酒精洗擦，因为酒精使乳头、乳晕皮肤变脆，易发生皲裂；②养成良好的哺乳习惯，定时哺乳，每次应吸尽乳汁；不能吸尽时，用手按摩挤出，或用吸乳器吸出。另外，不让婴儿含乳头睡眠；③如已有乳头破损或皲裂存在，要停止哺乳，用吸乳器吸出乳汁，待伤口愈合后再行哺乳。

第四节　乳腺结核

知识点1：乳腺结核的概念	副高：熟练掌握　正高：熟练掌握

乳腺结核为少见乳腺疾病，多继发于肺结核、肠结核或肠系膜淋巴结核经血行传播至乳房。好发于20～40岁女性，病程缓慢。

知识点2：乳腺结核的病理	副高：熟练掌握　正高：熟练掌握

乳腺组织中有典型的结核结节散布，并有干酪样坏死。

知识点3：乳腺结核的临床表现	副高：熟练掌握　正高：熟练掌握

（1）此类患者常继发于隐匿性结核感染，多数难以提供结核病史，但经仔细检查大部分可找到其他脏器结核证据。

（2）临床主要表现为乳房无痛性肿块，后期随肿块增大可伴有疼痛，常有皮肤粘连，肿块软化后形成冷脓肿，可向皮肤溃破形成窦道，排除稀薄脓液。多无发热，少数伴有急性炎症时可有红、肿、热、痛等表现。

（3）本病有时表现为乳房坚硬肿块，乳房外形改变，伴有乳头内陷，可出现腋窝、颈部淋巴结增大，和乳腺癌不易鉴别，常需活检明确。

知识点4：乳腺结核的诊断	副高：熟练掌握　正高：熟练掌握

（1）脓液涂片：坏死组织中可见成团类上皮细胞，散在的朗汉斯巨细胞和淋巴细胞，抗

酸染色可找到结核杆菌。

（2）脓液培养：结核杆菌阳性可确诊。

（3）细胞学检查：可协助诊断。

（4）乳腺钼靶检查：片状不均匀模糊影，外形不整，部分可见弥漫性小钙化点。脓肿形成时常出现大片密度不均的浸润，内有不规则的低密度影。

知识点5：乳腺结核的治疗原则	副高：熟练掌握　正高：熟练掌握

（1）注意休息，加强营养。

（2）全身抗结核药物治疗。

（3）单发肿块，行病灶切除；反复病变，尤其已破溃形成溃疡或瘘管者，行单纯乳房切除。

（4）脓肿形成者，可在穿刺排脓同时注入抗结核药，每周1次。

第五节　乳腺囊性增生病

知识点1：乳腺囊性增生病的概念	副高：熟练掌握　正高：熟练掌握

乳腺囊性增生病是妇女常见病，也称慢性囊性乳腺病。其病因多与内分泌失调以及雌、孕激素水平波动有关。本病的特点是乳腺组成成分的增生，表现为结构、数量及组织形态学上的异常，病理形态上可表现为不同程度的乳管囊性扩张、乳头状增生、腺泡上皮增生等。除乳腺纤维组织及上皮良性增生伴囊肿形成外，可同时伴有纤维腺瘤形成，而发展为乳腺癌的绝对危险度极低。患者可伴有疼痛、乳房结节、乳头溢液等症状。

知识点2：乳腺囊性增生病的病因	副高：熟练掌握　正高：熟练掌握

本病的发生、发展与卵巢内分泌状态密切相关，临床上多数患者症状与月经周期有关。大量资料表明，当雌激素分泌过多、孕酮相对减少时，不仅乳腺实质增生，导管上皮也可不规则增生，引起导管扩张和囊肿形成。

知识点3：乳腺囊性增生病的病理类型	副高：熟练掌握　正高：熟练掌握

（1）囊肿：是充满液体的圆形或椭圆形结构，由末梢导管高度扩张而成。如仅有囊性扩大无上皮增生，称单纯性囊肿；如囊肿上皮呈乳头状生长，称为乳头状囊肿。

（2）普通型导管增生：导管内上皮增生厚度超过四层上皮细胞，增生的细胞常形成搭桥并常使导管扩张，这种增生可形成实性、筛状或乳头状结构。

（3）硬化性腺病：由来源于终末导管小叶单元的变形的上皮细胞、肌上皮细胞及硬化性间质成分构成。

（4）非典型导管增生（ADH）：具有低级别导管原位癌（DCIS）的某些细胞核组织结构特点（如细胞核形态单一，细胞排列规则，细胞间有圆形规则的管腔），并与普通型导管增生同时存在。

（5）非典型小叶增生（ALH）：其细胞构成与小叶原位癌相似，不仅累及小叶单位也可累及导管。小叶内具有细胞学的非典型性，且变形、扩张的腺泡只累及小叶一半以下。

知识点4：乳腺囊性增生病的临床表现　　　　副高：熟练掌握　　正高：熟练掌握

临床表现为乳腺周期性肿胀、疼痛，常于月经前期出现或加重，月经后减轻或消失。轻者往往不被注意，重者影响生活和工作。但有的患者没有明显周期性变化。有的可表现为一侧或两侧乳房胀痛或针刺样，可累及到肩部、上肢或胸背部。少数患者（约15%）可有乳头溢液，可为黄绿色、棕色、浆液性或血性液体。病程有时很长，但停经后症状自动消失或减轻。

查体时在一侧或两侧乳房内可触及结节样的肿块，大小不等，质韧而不硬，有时有触痛感。肿块与周围乳腺组织的界限不清，但与皮肤或胸肌无粘连，有时表现为边界不清的增厚区。病灶位于乳房外上方较多，也可影响到整个乳房。肿块常在经前及经期胀大，经后期缩小。

知识点5：乳腺囊性增生病的辅助检查　　　　副高：熟练掌握　　正高：熟练掌握

（1）超声显像：增生的乳腺呈不均匀低回声区，若有囊肿形成则显示为无回声区。

（2）乳腺钼靶X线摄影：表现为磨玻璃状或棉絮状阴影。

知识点6：乳腺囊性增生病的诊断　　　　副高：熟练掌握　　正高：熟练掌握

（1）乳腺体检可触及条索状或散在、成片的小结节，质韧，与周围组织界限不清，与皮肤、胸肌无粘连，活动度大，可伴有压痛。结节可在经前期变硬、增大，月经来潮后变软、缩小。囊肿者可在乳内触及较大球形肿块，表面光滑、活动且易与乳腺纤维腺瘤相混淆。

（2）乳腺超声检查见腺体层次结构紊乱，可见粗大的线条或带状强回声，回声不均，有囊肿时可见大小不等、边界光滑的无回声区。一般建议乳腺超声检查于月经后1周内进行。

（3）有乳头溢液者取溢液细胞涂片有助于诊断。

（4）触及乳腺肿块者可行细针穿刺细胞学检查，应多处、多点穿刺。

（5）乳腺钼靶摄片有助于了解腺体结构、肿块形态、有无钙化点，可作为与乳腺癌相鉴别的重要手段。因致密型腺体成像效果不佳，建议作为45岁以上患者检查手段。

（6）对临床或细胞学检查可疑癌变者，建议行肿块活检手术，以明确病理诊断。

知识点7：乳腺囊性增生症的鉴别诊断　　　　副高：熟练掌握　　正高：熟练掌握

（1）乳腺纤维腺瘤：乳腺纤维腺瘤的乳房内肿块大多为单侧单发，肿块多为圆形或卵圆形，边界清楚，活动度大，质地一般韧实，亦有多发者，但一般无乳房胀痛，或仅有轻度经期乳房不适感，无触痛，乳房肿块的大小性状不因月经周期而发生变化，患者年龄多在30岁以下，以20~25岁最多见。此外，在乳房的钼靶X线片上，乳腺纤维腺瘤常表现为圆形或卵圆形密度均匀的阴影及其特有的环形透明晕，亦可作为鉴别诊断的一个重要依据。

（2）乳腺癌：乳腺癌的乳房肿块质地一般较硬，有的坚硬如石，大多为单侧单发，可呈圆形、卵圆形或不规则形，可长到很大，活动度差，易与皮肤及周围组织发生粘连。肿块与月经周期及情绪变化无关，可在短时间内迅速增大，好发于中老年女性。此外，在钼靶X线片上，乳腺癌常表现为肿块影、微小钙化点、异常血管影及毛刺等，可以帮助诊断。最终诊断以组织病理检查结果为准。

知识点8：乳腺囊性增生病的药物治疗　　副高：熟练掌握　正高：熟练掌握

药物治疗可缓解疼痛，部分患者肿块缩小消散。

（1）软坚散结的中成药：如乳疾灵颗粒、乳核散结片、乳癖消胶囊、消炎丸、小金丹等。

（2）他莫昔芬：雌激素受体阻滞剂，每次10mg，每日1次口服，3个月为1个疗程。适用于病检确定为非典型增生的患者。因有使子宫内膜增厚的不良反应，在乳腺增生性疾病的患者中不建议长期使用。

（3）溴隐亭：多巴胺受体长效激活剂，间接调节激素水平。每次2.5mg，每日2次口服，3个月为1个疗程。疗效不确切，不常规使用。对于无明显乳房肿块仅有乳头溢液的患者可试用。

（4）维生素E：调节黄体酮与雌二醇的比值，每次100mg，每日3次口服，无明显不良反应，可与软坚散结的中成药同时使用。

（5）丹那唑：雄激素衍生物，调节激素水平。每次100mg，每日2次口服，2~6个月为1个疗程。疗效显著，但不良反应大（月经紊乱等），用于其他药物无效时的治疗。

知识点9：乳腺囊性增生病的手术治疗　　副高：熟练掌握　正高：熟练掌握

（1）手术方式：①肿块切除术；②肿块扩大切除术（肿块周围1cm正常腺体）；③乳腺区段切除术；④皮下腺体单纯切除术；⑤乳腺囊肿穿刺抽液术。

（2）手术适应证：①重度增生伴单个或多个腺瘤样结节者；②单个乳孔溢液或溢血者；③单个乳腺囊肿直径＞2cm者；④乳腺肿块不能排除乳腺癌；⑤病变广泛、症状严重或患者焦虑不安，影响工作、生活，久治无效，患者要求手术切除。

第六节　乳腺纤维腺瘤

知识点1：乳腺纤维腺瘤的概念　　副高：熟练掌握　正高：熟练掌握

乳腺纤维腺瘤是来源于乳腺小叶内纤维组织和腺上皮的良性肿瘤，是乳腺最常见的良性肿瘤。病因尚不明确，可能体内的性激素水平失衡有关。一般情况下乳腺纤维瘤光滑、界清、质硬、活动、无压痛，生长缓慢，但在青春发育期、妊娠以及哺乳时生长较快。故纤维腺瘤好发于15～35岁的年轻妇女，高发年龄为15～25岁，青春期前和绝经后很少见。绝经后的纤维腺瘤常为绝经前存在的纤维腺瘤未被发觉而遗留下来的。纤维腺瘤以单发居多，多发者占10%～15%。临床上最常用的诊断手段为包括超声在内的影像学方法。手术是治疗乳腺纤维腺瘤唯一有效的方法，多数纤维腺瘤需要手术治疗。

知识点2：乳腺纤维腺瘤的病因	副高：熟练掌握　正高：熟练掌握

本病病因是小叶内纤维细胞对雌激素的敏感性异常增高，可能与纤维细胞所含雌激素受体的量或质的异常有关。雌激素是本病的刺激因子，因此，纤维腺瘤好发于性功能旺盛期。

知识点3：乳腺纤维腺瘤的病理	副高：熟练掌握　正高：熟练掌握

肿瘤大体观一般呈圆形或椭圆形，直径多在3cm内，表面光滑、结节状、质韧、有弹性、边界清楚，可有完整包膜。镜下观可分为管内型纤维腺瘤、管周型纤维腺瘤、混合型纤维腺瘤、囊性增生型纤维腺瘤和分叶型纤维腺瘤（巨纤维腺瘤）。

知识点4：乳腺纤维腺瘤的临床表现	副高：熟练掌握　正高：熟练掌握

纤维腺瘤发源于小叶，而小叶密集在乳腺边缘部，所以纤维腺瘤多数发生在乳腺边缘及厚实区域。乳晕区较少发生纤维腺瘤，因为乳晕下多为输乳窦和大导管，较少腺叶组织。纤维腺瘤往往呈圆球形或椭圆形。如果某一小区域有多发纤维腺瘤，增大后互相融合成一个瘤体，则常呈结节形。临床发现的纤维腺瘤直径大多数为1～2cm。一般增大缓慢，绝大多数纤维腺瘤增大至直径为2～3cm时会停止增长。纤维腺瘤边界清楚，活动度大，有包膜，触诊活动度佳，质韧，与皮肤及胸大肌无粘连，亦不会引起腋淋巴结肿大。纤维腺瘤周围可存在乳腺增生。

知识点5：乳腺纤维腺瘤的辅助检查	副高：熟练掌握　正高：熟练掌握

（1）超声检查：对实质性和囊性肿块的鉴别诊断尤为准确，是年轻患者的首选检查方式。典型纤维腺瘤在乳腺超声上多表现为境界清楚的低回声肿物，多呈圆形、椭圆形或分叶状，内部回声均匀，后方回声增强，可见侧方声影。

（2）钼靶摄片：对于35岁以上女性，当肿块不能除外癌诊断时，可在超声基础上同时行钼靶检查。纤维腺瘤表现为圆形、椭圆形分叶状，密度略高于周围组织的块影，肿瘤边界光滑规整，有时可见纤维腺瘤退行变性引起的粗颗粒状钙化。

（3）针吸细胞学检查：有助于纤维腺瘤和乳腺癌的鉴别，但不能用于纤维腺瘤和其他良性乳腺疾病的鉴别。

（4）空芯针穿刺：组织学检查，有助于病理诊断，越来越多的用于乳腺微小病变的检查。

| 知识点6：乳腺纤维腺瘤的治疗原则 | 副高：熟练掌握　正高：熟练掌握 |

（1）对于年轻、肿瘤较小的患者，特别是多发者，可以考虑观察。

（2）对于肿瘤较大（如直径＞2cm）、有手术意愿者，可手术切除。对于肿瘤增长迅速、影像学表现不典型应行切除活检。

（3）手术切除是治疗乳腺纤维腺瘤唯一有效的治疗方法，分为两种术式：①乳腺肿物切除术：适合不同大小以及不同数量的乳腺纤维瘤。根据肿瘤部位可选择弧形切口或放射状切口；②真空辅助乳腺微创旋切手术：或称乳腺微创旋切术。适合最大径≤2.5cm的肿物。根据肿瘤位置以及数量选择能够互相兼顾的最隐蔽切口，如乳晕旁或乳房下缘。

第七节　乳腺分叶状肿瘤

| 知识点1：乳腺分叶状肿瘤的概念 | 副高：熟练掌握　正高：熟练掌握 |

分叶状肿瘤是少见的乳腺肿瘤，含有上皮和结缔组织两种成分。病理学上将其分为良性、交界性和恶性等亚型，其中恶性者过去也称为叶状囊肉瘤。

| 知识点2：乳腺分叶状肿瘤的病理 | 副高：熟练掌握　正高：熟练掌握 |

分叶状肿瘤为圆形或卵圆形结节肿块，无真包膜。肿瘤大小不一，可从直径不到1cm到直径40cm。切面为灰白色分叶状外观，可见肿瘤内坏死和出血。良性肿瘤呈膨胀性生长，但不突破包膜。恶性肿瘤有包膜浸润。

分叶状肿瘤的组织学特点

组织学特点	良　性	交界性	恶　性
间质细胞的异型性	轻度	显著	显著
有丝分裂活性（10个细胞中）	＜4个细胞/高倍镜视野	4～9个细胞/高倍镜视野	≥10个细胞/高倍镜视野
间质的过度生长	无	无	有
肿瘤的边界	局限性边界	局限或浸润性边界	浸润性边界

| 知识点3：乳腺分叶状肿瘤的临床表现 | 副高：熟练掌握　正高：熟练掌握 |

分叶状肿瘤表现为可触及的无痛性肿块，偶尔可伴疼痛。一般为持续性生长，也有长期

稳定的结节突然迅速生长。肿块增大挤压皮肤时，皮肤可变薄、静脉曲张，少数患者可出现皮肤溃疡，这在良性、交界性及恶性分叶状肿瘤中均可发生。偶有发现异位、双侧乳腺组织的分叶状肿瘤。

知识点4：乳腺分叶状肿瘤的诊断	副高：熟练掌握　正高：熟练掌握

做出分叶状肿瘤诊断应该慎重。尽管对临床症状充分了解，并根据辅助检查结果进行诊断评估，许多分叶状肿瘤仍不能在术前明确诊断。乳腺钼靶片和超声检查中，分叶状肿瘤的表现与大的纤维腺瘤相似，细针穿刺和空芯针穿刺活检也难以区分分叶状肿瘤与纤维腺瘤。病理组织学检查可获得准确的诊断。

知识点5：乳腺分叶状肿瘤的治疗原则	副高：熟练掌握　正高：熟练掌握

（1）临床上对于年龄偏大、肿瘤较大或生长迅速的纤维腺瘤，应考虑手术切除活检，以排除分叶状肿瘤。分叶状肿瘤的治疗以局部手术切除为主，可采取肿物切除术或乳房部分切除，切缘应超过1cm。当肿物切除或乳房部分切除难以获得阴性切缘时可考虑乳房切除术。

（2）一般不进行腋窝淋巴结活检或清扫。

（3）对于首次局部复发的肿瘤仍然可以考虑局部扩大切除，但要保证有足够的阴性切缘，再次复发者应行全乳切除。

第八节　导管内乳头状肿瘤

知识点1：导管内乳头状肿瘤的概念	副高：熟练掌握　正高：熟练掌握

导管内乳头状肿瘤是良性乳头状瘤，发生于乳头及乳晕区导管，其典型特点是多数有乳头溢液症状。根据临床、病理表现不同，又分为孤立性导管内乳头状瘤、多发性乳头状瘤和导管内乳头状瘤病。本病多见于经产妇女，以40～45岁居多，发病原因可能与雌激素水平增高或相对增高相关。

知识点2：导管内乳头状肿瘤的病理	副高：熟练掌握　正高：熟练掌握

本病多发生在乳管开口部至壶腹部以下1.5cm左右的导管内。管腔内有乳头状物突向管腔，多为舌状，有蒂、富血管、易出血。镜下见导管上皮和间质增生形成有纤维脉管束的乳头状结构，境界清楚、无包膜。发生于乳腺中小导管的多发性乳头状瘤称为乳头状瘤病。该病常伴有乳腺囊性增生。乳头状瘤病在Ⅲ～Ⅳ级乳管中呈白色半透明小颗粒状附于管壁，无蒂，属于癌前病变。

知识点 3：导管内乳头状肿瘤的临床表现　　　　　副高：熟练掌握　　正高：熟练掌握

（1）孤立性导管内乳头状瘤：起源于大导管，75%伴有乳头溢液，多为血性溢液或陈旧血性，少数为浆液性。肿瘤较小，常不能触及。少数可在乳晕附近触及肿块，多为圆形，柔软，挤压包块有时可以看到血性乳头溢液。超声检查在很多患者无阳性发现，部分患者仅可见扩张导管，在一小部分患者中可以看到囊实性的包块，也有部分患者表现为实性包块。纤维乳管镜检查可以看到位于大导管内的粉红色瘤体。乳管造影可以看到乳管扩张、充盈缺损或截断征。

（2）多发性乳头状瘤：导管内有多个大体可见的、周围分布的乳头状瘤者为多发性乳头状瘤，部分无乳头溢液，部分合并有导管非典型增生，手术很难完全切除干净，复发率较高，有一定的恶变率。

（3）导管内乳头状瘤病：镜下多发乳头状瘤被称为导管内乳头状瘤病，起源于末梢导管，恶变率较高。其中相当一部分患者无乳头溢液症状，术前诊断有一定困难，多数需手术活检方能明确诊断。

知识点 4：导管内乳头状肿瘤的诊断依据　　　　　副高：熟练掌握　　正高：熟练掌握

（1）病史：常表现为血性溢液伴或不伴乳房肿物。
（2）体检：部分患者在乳晕区能触及肿块，轻压肿块，乳头有血性液体。
（3）辅助检查：乳管镜、乳管造影检查有助于诊断和定位，少部分患者乳头溢液涂片细胞学检查可能发现异型细胞。

知识点 5：导管内乳头状肿瘤的治疗原则　　　　　副高：熟练掌握　　正高：熟练掌握

治疗以手术为主，应切除包括瘤体在内的导管系统，手术之前应综合查体、影像检查、乳管镜、乳管造影等明确病变位置，选择合适的切口，显露大导管后寻找病变所在的导管，病变导管多因出血而蓝染，很容易找到，必要时也可从溢液的乳管开口注入少量染料帮助定位。对于明确起源于大导管的孤立导管内乳头状肿瘤，也可以选择病变乳管切除术。导管内乳头状瘤病合并非典型增生恶变率较高，术后可考虑给予药物预防，但须权衡获益与不良反应的风险。目前可选择他莫昔芬口服 5 年。

第九节　乳　腺　癌

知识点 1：乳腺癌的概念　　　　　　　　　　　　副高：熟练掌握　　正高：熟练掌握

乳腺癌是起源于乳腺各级导管及腺泡上皮的恶性肿瘤，以导管癌居多。依不同演变过程分为非浸润性癌、早期浸润性癌、浸润性癌等。近年来，有些地区乳腺癌已经成为女性第一位好发恶性肿瘤。

知识点2：乳腺癌的病因　　　　　　　　　副高：熟练掌握　　正高：熟练掌握

乳腺癌的病因目前尚未完全阐明，但已确认致病的许多危险因素，如女性性别、年龄增大、家族中有年轻时患乳腺癌的情况、月经初潮早、绝经晚、生育第一胎的年龄过大、长期的激素替代治疗、既往接受过胸壁放疗、良性增生性乳腺疾病和诸如BRCA1/2等基因的突变。

知识点3：乳腺癌的病理分型　　　　　　　　副高：熟练掌握　　正高：熟练掌握

乳腺癌有多种分型方法，《NCCN乳腺癌临床实践指南（中国版）》（NCCN）推荐采用以下病理分型：

（1）非浸润性癌：即原位癌，是指癌细胞局限于导管、小叶内末梢导管或腺泡基底膜内的浸润前期癌，包括：①小叶原位癌：是由乳腺小叶上皮发生的，癌细胞局限生长于基底膜之内，呈多灶性，常累及双侧乳房，多发生在绝经前。由于乳腺小叶原位癌在绝经期后可自行消失，且不转移，有人认为其是一种癌前病变。但是癌细胞突破基底膜向间质浸润，则成为浸润性小叶癌，这种转变率为15%～30%，临床上即可出现肿块；②导管原位癌（又称导管内癌）：是自小叶外的导管上皮发生的，常为单侧性，多发生在绝经后。非浸润性粉刺癌、非浸润性乳头状癌都属于此类。但如癌细胞向外浸润，即成为浸润性导管癌。

（2）早期浸润性癌：是乳腺癌从非浸润性癌发展到浸润性癌的必然阶段。包括：①早期浸润性导管癌：是指原位癌突破导管，浸润于导管周围的纤维组织中，其范围较小，仍属于早期癌范畴。如浸润范围较大或浸润的癌细胞远离管壁，则不能称为早期浸润；②早期浸润性小叶癌：指小叶原位癌的癌细胞穿破末梢导管或腺泡的基底膜，开始向小叶内间质浸润，此病变仍局限于小叶范围内。

（3）浸润性癌非特殊型：主要包括浸润性导管癌和浸润性小叶癌，此类型一般分化较低，预后较差。其中，浸润性导管癌约占乳腺癌的80%，为最常见的乳腺癌类型。小叶原位癌的癌细胞突破基底膜向间质内浸润即为浸润性小叶癌，肿瘤常呈多中心性生长，可累及双侧乳腺。

（4）浸润性癌特殊型：此类型癌具有特殊的组织学形态特点和较好的生物学行为，恶性度相对较低。依其形态可分为髓样癌、小管癌（又称高分化腺癌）、黏液腺癌、腺样囊性癌、乳头状癌、大汗腺样癌、鳞状细胞癌等。

临床还有一些罕见的特殊类型的乳腺癌，如湿疹样乳腺癌（又称乳头Paget病）、炎性乳癌、男性乳腺痛等。

知识点4：乳腺癌的组织学分级　　　　　　　副高：熟练掌握　　正高：熟练掌握

除了髓样癌外，所有的浸润癌均应被分级，现推荐诺丁汉联合病理分级法。肿瘤的分级是由其形态学特征决定的。

（1）管腔形成：①1分：绝大部分癌组织构成腺腔样。②2分：部分癌组织构成腺腔样。③3分：癌细胞呈片块状或条索状，很少或缺乏腺样结构，细胞分化不良。

（2）细胞异型性：主要表现为核的大小、核形及染色质的浓染程度。①1分：细胞核大小及形状仅有轻度异型。②2分：细胞核大小及形状呈中度异型。③3分：细胞核大小及形状不一致，有明显多形性。

（3）核分裂象：①1分：每10个高倍视野核分裂在3个以内。②2分：每10个高倍视野核分裂为4~5个。③3分：每10个高倍视野核分裂在6个以上。

取三个特征的评分值之和来表示肿瘤的分级，3~5分为1级，6~7分为2级，8~9分为3级。①G_x：无法确定分级。②G_1：低度恶性（分化好）。③G_2：中度恶性（分化中等）。④G_3：高度恶性（分化差）。

知识点5：乳腺癌的临床表现　　　　　　副高：熟练掌握　正高：熟练掌握

乳腺癌好发于中老年女性。其临床表现多样，可表现为肿块、乳头溢液，也可完全没有主观症状。乳腺癌常见的表现是无痛性肿块，多为单发，好发于外上象限，典型者质硬，边界不清，活动度差。肿瘤侵犯导致皮肤淋巴管堵塞引起局部皮肤红肿，呈橘皮样，形成典型的橘皮征，若红肿面积超过乳房面积1/3则称为炎性乳癌。若肿瘤侵犯Cooper韧带，引起皮肤凹陷，则形成酒窝征。肿瘤侵犯乳腺导管口可导致乳头回缩或凹陷。向后方侵犯胸肌筋膜或胸肌可使肿块或乳房固定。晚期肿瘤可破溃形成火山口样溃疡面，常继发感染，伴有恶臭。肿瘤广泛侵犯周围组织，可引起铠甲样胸、胸壁塌陷等特殊表现。部分患者乳头溢液以血性溢液为首发表现，多为单侧、单孔溢液。少数患者出现乳头、乳晕皮肤瘙痒、脱屑、糜烂、增厚等湿疹样表现，即湿疹样癌。

知识点6：乳腺癌的体格检查　　　　　　副高：熟练掌握　正高：熟练掌握

（1）视诊：①乳房外形：观察两侧乳房的外形、大小及高低位置有无异常，并了解其是先天性发育异常还是疾病所致；②皮肤：注意有无酒窝征、红肿、静脉扩张、橘皮样改变、卫星结节及溃破等；③乳头：观察两侧乳头是否等高，有无回缩或固定，表皮有无脱屑、糜烂等。

（2）触诊：①体位：患者一般取坐位。如果乳房肥大下垂、肿物位置较深或下部肿瘤也可结合仰卧位检查；②方法：触诊须轻柔，避免过力按压促使癌细胞向周围浸润。检查时用指腹按顺时针或逆时针方向循序进行全乳房触诊，以免遗漏主要病灶以外的其他病变。检查乳房不可抓捏，以免略呈结节感的腺体影响正确诊断，检查时须注意鉴别。对下垂形大乳房，也可一手托起，另一手触查。

（3）肿物检查：①肿块：有可测量边界的结节，单发或多发；②部位：乳腺分为外上、外下、内上、内下4个象限及中央区，共5个区域。病灶按上述区域划分或绘图表示，跨占两个区以病灶中心所在部位为主。位于乳腺边缘，胸骨旁、锁骨下等处应加以说明；③大小：测量病变的两个相垂直的最长径；④形状：分片状、条索状、球状、不规则结节状、结节融合状等；⑤边界：记录病灶边界是否清楚及表面是否光滑；⑥个数：单个或多个。肿块数量为多个时，须明确数目、所在各个部位及大小，也可绘图表示；⑦质地：软、硬的界限有时难以界定，并与检查者的临床经验有关；⑧活动度：良好、差或固定。膨胀性生长的病变，一般活动度好；浸润性生长的常与周围组织分界不清，活动度差；侵犯胸大肌时，患者叉腰用力，病变表现为固定不可推动，如胸肌松弛时也固定，则病灶已侵及胸壁；⑨表面皮肤：在肿物部位皮肤表面用拇指和示指相对，可发现病灶是否与皮肤粘连。如皮肤已受累，则会与病灶紧密粘连，不可分开。

（4）乳头检查：①活动度：应两侧对称检查。轻牵乳头，了解乳头是否与深处组织或病灶有粘连或固定；②乳头溢液：自乳腺四周向乳头根部轻轻推压，如发现溢液，须查明溢液管口的部位，一般与相应方向的病灶所在象限相对应。同时应查明是单管口还是多管口，以及溢液的性状（浆液性、褐色、血性、无色透明、乳汁样或脓性等），并行溢液涂片细胞学检测。

（5）腋窝淋巴结检查：患者一般采取坐位。检查患者右侧腋窝时，医生用右手托持患者右前臂，使其胸大肌松弛，用左手从胸壁外侧逐步向腋顶部仔细全面触诊，如触到增大淋巴结，应查明部位、大小、个数、硬度、活动度，淋巴结之间或与周围组织有无粘连融合、是否压痛等。

（6）锁骨上淋巴结检查：医生可与患者对坐或站在患者背后检查，乳腺癌锁骨上淋巴结转移多发生在胸锁乳突肌锁骨头外侧缘处，检查时可沿锁骨上和胸锁乳突肌外缘向左右和上下触诊，如触之增大淋巴结，也和检查腋淋巴结一样明确各项有关情况。

知识点7：乳腺癌的辅助检查　　　　　　　**副高：熟练掌握　　正高：熟练掌握**

（1）乳腺X线摄影：是早期发现和诊断乳腺癌最有效的影像学检查方法之一。乳腺癌在钼靶X线片上多表现为致密影，外形不规则分叶状，有毛刺，内部密度不均匀，部分可见小杆状、小叉状或泥沙样恶性钙化点。周围可见丰富血管影，表面皮肤可因淋巴回流障碍而增厚或受深部病灶牵拉而凹陷。

（2）乳腺B超：方法简便，安全易行，无损伤，适用于各年龄段、不同乳腺疾病的诊断。高频（7.5～10.0MHz）B超是最实用有效的检查方法，适用于致密型乳腺，引导肿物定位和穿刺活检，鉴别X线摄影所检出的病变为囊性或实性。

（3）乳腺磁共振成像（MRI）：较X线检查有更高的敏感性和特异性。尤其动态增强显像在鉴别良、恶性肿块方面具有更高的准确性。但是MRI不适用于大规模的人群普查。

（4）空芯针活检（SCNB）：是将穿刺针直接刺入乳腺可疑病变区，取得组织标本进行组织病理学检查的一种方法。SCNB是运用自动反弹切割式活检枪（14～16G）从病变部位切取少量组织，其因损伤小，对乳房外观无影响而成为最常用的穿刺活检方法。

（5）真空辅助活检：1994年，麦默通病灶旋切系统问世。该系统在切割的同时，真空抽吸目标组织于针槽内，行卷笔刀式切割，且一次进针可连续获得多点标本。对乳腺外观损伤较小的病变能完全切除，获取的标本量大，病理诊断准确率几乎达到100%。活检同时有真空抽吸，不易形成血肿，并发症进一步减少，在欧洲各国已成为手术活检的替代方法。

（6）纤维乳腺导管镜检查：将直径0.5mm的纤细内镜经乳头开口插入乳腺大导管直接观察，并可同时进行冲洗及细胞学检查，是诊断乳头溢液疾病的较好方法，可早期发现乳管内小病灶，明确病变的部位及范围。

（7）病理检查：包括乳头溢液涂片和细针针吸细胞学检查，乳头或其他糜烂溃疡面刮取涂片，手术标本剖面印片以及空芯针穿刺和麦默通病灶切除或切除病理组织学检查。

| 知识点8：乳腺癌的转移途径 | 副高：熟练掌握　正高：熟练掌握 |

淋巴转移是乳腺癌最常见的转移途径，通过淋巴引流可转移至腋窝、内乳的淋巴结，也可通过淋巴通路转移至肝脏、对侧乳腺。血行转移是乳腺癌术后复发的根源，常见的转移部位包括骨、肝、肺和脑。

| 知识点9：乳腺癌的诊断依据 | 副高：熟练掌握　正高：熟练掌握 |

（1）需根据病史、体征及影像学检查综合判断方能做出诊断。

（2）随着无症状的乳腺癌增多，需重视超声、钼靶、MRI等辅助检查在乳腺癌诊断中的作用。

（3）对于可疑病灶进行穿刺或切除活检是唯一确诊手段。

（4）病理诊断要求报告乳腺癌病理类型，组织学分级，雌激素受体（ER）、孕激素受体（PR）、人表皮生长因子2（HER2）、增殖指数（Ki-67）等分子指标。

| 知识点10：乳腺癌的鉴别诊断 | 副高：熟练掌握　正高：熟练掌握 |

（1）乳腺导管扩张症：又名浆细胞性乳腺炎。其临床表现与乳腺癌难以分辨，肿块质硬，有浸润感，与皮肤粘连并引起乳头内陷，有慢性脓肿形成，伴腋下淋巴结增大，空芯针组织学检查可以确诊。

（2）脂肪坏死：表现为实性肿块，伴有疼痛，可有外伤史。病变边缘不整，可与皮肤粘连，甚至X线片也有细小钙化。空芯针组织学检查可以确诊。

（3）乳腺囊性增生病：有多个大小不一、质韧结节，往往分散在两侧整个乳腺。对局限在一侧乳房外上象限的病变，要注意与乳腺癌相鉴别。

| 知识点11：乳腺癌的TNM分类 | 副高：熟练掌握　正高：熟练掌握 |

（1）原发肿瘤（T）：①Tx：原发肿瘤无法评估；②T_0：没有原发肿瘤证据；③Tis：原位癌；④Tis（DCIS）：导管原位癌；⑤Tis（LCIS）：小叶原位癌；⑥Tis（Paget）：乳头Paget病，不伴有肿块（伴有肿块的Paget病按肿瘤大小分类）；⑦T_1：肿瘤最大直径≤2cm；⑧T_1mic：微小浸润癌，最大直径≤0.1cm；⑨T_{1a}：肿瘤最大直径>0.1cm，但≤0.5cm；⑩T_{1b}：肿瘤最大直径>0.5cm，但≤1cm；⑪T_{1c}：肿瘤最大直径>1cm，但≤2cm；⑫T_2：

肿瘤最大直径＞2cm，但≤5cm；⑬T_3：肿瘤最大直径＞5cm；⑭T_4：不论肿瘤大小，直接侵犯胸壁（a）或皮肤（b）；⑮T_{4a}：侵犯胸壁，不包括胸肌；⑯T_{4b}：患侧乳腺皮肤水肿（包括橘皮样变），溃破，或限于同侧乳房皮肤的卫星结节；⑰T_{4c}：T_{4a}与T_{4b}并存；⑱T_{4d}：炎性乳腺癌。

（2）区域淋巴结（N）：①Nx：区域淋巴结无法评估（例如，前已切除）；②N_0：无区域淋巴结转移；③N_1：同侧腋窝淋巴结转移，可活动；④N_2：同侧腋窝淋巴结转移，固定或相互融合；或缺乏同侧腋窝淋巴结转移的临床证据，但临床发现有同侧内乳淋巴结转移；⑤N_{2a}：同侧腋窝淋巴结转移，互相融合或与其他组织固定；⑥N_{2b}：仅临床发现同侧内乳淋巴结转移，而无腋窝淋巴结转移的临床证据；⑦N_3：同侧锁骨下淋巴结转移伴或不伴腋窝淋巴结转移；或有临床发现同侧内乳淋巴结转移和腋窝淋巴结转移的临床证据；或同侧锁骨上淋巴结转移伴或不伴腋窝或内乳淋巴结转移；⑧N_{3a}：同侧锁骨下淋巴结转移；⑨N_{3b}：同侧内乳淋巴结及腋窝淋巴结转移；⑩N_{3c}：同侧锁骨上淋巴结转移。

（3）远处转移（M）：①Mx：远处转移无法评估；②M_0：无远处转移；③M_1：有远处转移。

知识点12：乳腺癌的临床分期	副高：熟练掌握 正高：熟练掌握

乳腺癌的临床分期

0期	Tis	N_0	M_0
Ⅰ期	T_1	N_0	M_0
	T_0	N_1	M_0
ⅡA期	T_1	N_1	M_0
	T_2	N_0	M_0
ⅡB期	T_2	N_1	M_0
	T_3	N_0	M_0
ⅢA期	T_0	N_2	M_0
	T_1	N_2	M_0
	T_2	N_2	M_0
	T_3	N_1	M_0
	T_3	N_2	M_0
ⅢB期	T_4	N_0	M_0
	T_4	N_1	M_0
	T_4	M_1	M_0
ⅢC期	任何T	N_3	M_0
ⅣTis	任何T	任何N	M_1

知识点13：炎性乳腺癌的诊断　　　　　　副高：熟练掌握　正高：熟练掌握

患者多为中青年，可合并妊娠、哺乳，患乳表面皮肤有红、肿、热、痛等急性炎症性病变的表现，伴暗红色、弥漫性水肿及橘皮样改变，乳房质硬，早期出现腋窝淋巴结增大，白细胞计数正常，无明显发热等全身炎性表现，经短期抗生素治疗无效可考虑炎性乳癌可能。乳腺病变腺体及皮肤活检可明确诊断。

知识点14：隐匿性乳腺癌的诊断　　　　　　副高：熟练掌握　正高：熟练掌握

隐匿性乳腺癌的首发症状多为腋窝淋巴结增大，经病理或细针穿刺细胞学检查可确定腋窝增大淋巴结为转移性癌。乳腺原发病灶隐匿，同侧乳房皮肤无异常改变，乳腺肿块亦不可触及。如乳腺超声及钼靶仍不能发现同侧乳腺病灶，需行乳腺磁共振灌注成像。约90%腋窝淋巴结转移癌来源于乳腺，当原发灶不能确定时，腋窝淋巴结活检如为转移性腺癌，且免疫组化支持乳腺来源的诊断，可行乳腺癌改良根治术，将切除标本行连续病理切片，多能找到原发病灶。

知识点15：乳头湿疹样癌的诊断　　　　　　副高：熟练掌握　正高：熟练掌握

乳头湿疹样癌又称Paget病，表现为乳头、乳晕糜烂、湿疹样变，可伴有瘙痒，乳晕区皮肤增厚、粗糙、表面有灰黄色痂皮，痂下可见肉芽创面伴少量渗液，早期乳内无肿块，皮肤科治疗无效时，应高度怀疑本病。对临床以乳头、乳晕湿疹就医的患者，应多次涂片做细胞学检查以免漏诊，必要时行乳头、乳晕区皮肤活检。

知识点16：男性乳腺癌的诊断　　　　　　副高：熟练掌握　正高：熟练掌握

男性乳腺癌约占全部乳腺癌的1%，发病年龄高于女性，病程长。因易被忽视或诊断为男性乳腺增生而延误治疗，预后较差。临床表现为乳晕区肿块，可通过病理学检查确诊。

知识点17：乳腺癌的治疗原则　　　　　　副高：熟练掌握　正高：熟练掌握

随着对乳腺癌分子生物学特性的认识加深，单一外科治疗的理念已经逐渐被综合治疗的理念取代，现代乳腺癌的治疗原则是根据患者肿瘤分期和分子分型进行的包括手术、放疗、内分泌、化疗和靶向的综合治疗。

知识点18：乳腺癌的外科治疗　　　　　副高：熟练掌握　　正高：熟练掌握

（1）保留乳房的乳癌切除术：①适应证：肿瘤最大直径≤3cm，单一病灶，乳房丰满，患者自愿；②手术方法：病变所在乳房区段切除，切缘距肿瘤1cm，术中行切缘冷冻病理检查。另取切口行腋窝淋巴结清扫，如有可能也可选择乳房手术与腋窝淋巴结清扫同一切口。

（2）乳癌改良根治术：①适应证：具有手术指征的乳癌患者；②手术方法：可根据病变部位选择横行或纵行梭形切口，切除范围上至锁骨下，下至乳腺组织下缘，内至胸骨旁，外至腋中线，同时清扫腋窝淋巴结。

（3）乳癌区段切除术：①适应证：不能承受长时间手术且单一病灶的乳癌患者；②手术方法：病变所在乳房区段切除，切缘距肿瘤1cm，术中行切缘冷冻病理检查。

（4）乳房单纯切除术：①适应证：不能承受长时间手术且多发病灶的乳癌患者；②手术方法：可根据病变部位选择横行或纵行梭形切口，切除范围上至乳腺上缘，下至乳腺组织下缘，内至胸骨旁，外至腋中线。

知识点19：乳腺癌前哨淋巴结活检　　　　　副高：熟练掌握　　正高：熟练掌握

前哨淋巴结（SLN）是原发肿瘤引流区域淋巴结中的一站特殊淋巴结，是原发肿瘤发生淋巴结转移所必经的第一站淋巴结。前哨淋巴结的存在，说明原发肿瘤区域淋巴结的转移是按可以预测的顺序经淋巴管首先转移至前哨淋巴结，再进一步转移至远端淋巴结。前哨淋巴结作为有效的屏障可以暂时阻止肿瘤细胞在淋巴道的进一步扩散。如果前哨淋巴结无肿瘤转移，理论上原发肿瘤引流区域中其他淋巴结就不会发生肿瘤的转移。

乳腺癌前哨淋巴结活检适用于临床体检腋淋巴结阴性的乳腺癌患者，当原发肿瘤＜2cm时，前哨淋巴结预测腋淋巴结有无癌转移的准确性可接近100%。

依据前哨淋巴结活检时所用示踪剂的不同，乳腺癌前哨淋巴结活检包括以放射性核素为示踪剂的前哨淋巴结活检；以蓝色染料作为示踪剂的前哨淋巴结活检；以及同时运用放射性核素和蓝色染料作为示踪剂的前哨淋巴结活检三种活检方式。国外以染料联合核素示踪为主，可提高前哨淋巴结检出率，而在我国仍以染料示踪为主，亦能取得良好手术效果。

知识点20：乳腺癌的放射治疗　　　　　副高：熟练掌握　　正高：熟练掌握

（1）保留乳房手术后的全乳房放射治疗：可以杀灭可能残存的癌灶。乳腺照射建议剂量为45～55Gy，临床加量10～15Gy。

（2）根治性手术的辅助放射治疗：可降低局部复发率。

（3）术后局部复发癌灶的放射治疗。

（4）局部晚期乳腺癌的放射治疗：可收到一定的局部控制效果，还可使部分不可手术的乳腺癌晚期患者获得手术机会。

（5）转移性癌灶的姑息性放射治疗：可以镇痛、减轻压迫症状、使破溃癌灶止血等，从而改善患者的生活质量。

知识点21：乳腺癌的内分泌治疗方法　　　　　副高：熟练掌握　　正高：熟练掌握

（1）卵巢去势：通过手术切除、放射治疗或药物去除卵巢功能，降低患者体内的雌激素水平，从而达到治疗的目的。

（2）抗雌激素药物：最常用他莫昔芬，其作用机制是与雌激素竞争与ER结合而发挥作用。不论患者绝经与否，均有一定的疗效，推荐剂量为10mg，bid，服用5年。注意他莫昔芬具有引起血栓性疾病以及增加子宫内膜癌患病风险的可能。

（3）芳香化酶抑制药：可阻断或减少绝经后妇女体内雌激素的来源，因为绝经后妇女体内的雌激素主要由外周雄激素在芳香化酶作用下转化而来。目前临床主要应用第三代芳香化酶抑制药，常用药物为来曲唑、阿那曲唑及依西美坦。

知识点22：乳腺癌的化学治疗　　　　　　　　副高：熟练掌握　　正高：熟练掌握

（1）适应证和禁忌证：①术后辅助化疗适应证：原则上淋巴结阳性的患者需要接受化疗，对于淋巴结阴性的高复发风险患者，如激素受体阴性、HER2阳性、组织学分级为3级等也应接受化疗；②新辅助化疗的适应证：不可手术的局部晚期乳腺癌（Ⅲ期，不含$T_3N_1M_0$），用于提高切除率；可手术的乳腺癌（ⅡA、ⅡB及$T_3N_1M_0$）患者有强烈的保乳意愿，除了肿瘤大小外，其他条件均符合保乳标准，进行新辅助治疗后可提高保乳的成功率；③禁忌证：妊娠早期女性；妊娠中期女性患者应慎重选择化疗；年老体弱且伴有严重内脏器质性病变患者；未经组织病理学确诊的乳腺癌，不推荐将细胞学作为病理诊断标准。

（2）化疗方案：选择联合化疗方案，常用方案有：①以蒽环类为主的方案，如CAF、A（E）C、$FE_{100}C$方案；②蒽环类与紫杉类联合方案，如TAC；③蒽环类与紫杉类序贯方案，如AC→T/P或FEC→T；④不含蒽环类的联合化疗方案，适用于老年、低风险、蒽环类禁忌或不能耐受的患者，常用的有TC方案及CMF方案。

（3）化疗常见的不良反应：①骨髓抑制；②肝、肾功能损害；③部分或完全停经；④消化道反应；⑤心脏毒性。

知识点23：乳腺癌的靶向治疗　　　　　　　　副高：熟练掌握　　正高：熟练掌握

目前较为成熟的乳腺癌靶向治疗药物以人表皮生长因子受体为靶点。其中曲妥珠单抗为HER2单克隆抗体，与化疗或内分泌治疗联用，可以大幅改善HER2阳性乳腺癌患者远期生存。另一种靶向治疗药物拉帕替尼是一种口服的小分子酪氨酸激酶抑制剂，可同时作用于HER1和HER2受体。主要应用于晚期乳腺癌。

第十节　湿疹样乳癌

知识点1：湿疹样乳腺癌的概念　　　　副高：熟练掌握　正高：熟练掌握

湿疹样乳腺癌又称Paget病，较少见。是一种特殊类型的乳腺癌。起源于乳头内的大导管，癌细胞呈空泡样，在乳头、乳晕的表皮深层浸润发展。

知识点2：湿疹样乳腺癌的临床表现　　　副高：熟练掌握　正高：熟练掌握

本病临床表现为慢性湿疹，乳头和乳晕的皮肤发红、轻度糜烂、有浆液渗出，因而潮湿，有时覆盖着黄褐色的鳞屑状痂皮。病变的皮肤甚硬，与周围分界清楚。多数患者感到奇痒，或有轻微的灼痛感。病程进展缓慢，往往在数年后才蔓延到乳晕四周的乳房皮肤，并在乳房内形成硬块；腋淋巴结在晚期开始增大、变硬。晚期在乳房内已形成硬块的湿疹样乳腺癌。

知识点3：湿疹样乳腺癌的诊断与鉴别诊断　　副高：熟练掌握　正高：熟练掌握

根据本病晚期在乳房内已形成硬块的湿疹样乳腺癌，较易诊断；初期病变应与乳房皮肤的慢性湿疹相鉴别。

知识点4：湿疹样乳腺癌的治疗　　　　　副高：熟练掌握　正高：熟练掌握

早期仅局限于乳头的湿疹样乳腺癌，可行改良根治术，预后好。

第十一节　炎　性　乳　癌

知识点1：炎性乳癌的概念及特征　　　　副高：熟练掌握　正高：熟练掌握

炎性乳癌是一种少见的乳腺癌类型，多发生于年轻女性。其特征为≥1/3面积皮肤的充血水肿（橘皮征），充血区有明显可触及的边界。

知识点2：炎性乳癌的分期及表现　　　　副高：熟练掌握　正高：熟练掌握

《AJCC癌症分期手册》第6版根据淋巴结受累情况和是否有远处转移将炎性乳癌的分期定为ⅢB、ⅢC或Ⅳ期。根据定义，炎性乳癌的原发病灶被归为T_{4d}，即使乳腺没有明显的包块，影像学检查也可以发现皮肤增厚，部分病例可发现皮下包块。炎性乳癌的临床表现是真皮淋巴管被肿瘤栓子填塞。

| 知识点3：炎性乳癌的治疗 | 副高：熟练掌握　正高：熟练掌握 |

2008版NCCN指南建议，以蒽环类为基础、联合或不联合紫杉类的术前化学治疗作为炎性乳癌患者的初始治疗。对HER2过表达的患者，建议在化学治疗方案中增加曲妥珠单抗。经临床确诊的炎性乳癌患者在进行化学治疗前不应先行手术治疗。对术前化学治疗有反应的患者应接受全乳切除及腋淋巴结清扫，在完成全部计划的化学治疗后，建议行术后胸部和局部淋巴结放射治疗，激素受体阳性的患者随后继以内分泌治疗。

第十二节　男子乳癌

| 知识点1：男子乳癌的病因 | 副高：熟练掌握　正高：熟练掌握 |

男子乳癌很少见，占乳腺癌的1%～2%。发病年龄多见于50～60岁。前列腺癌的老年患者长期应用雌激素治疗后，也见有乳腺癌发生。

| 知识点2：男子乳癌的临床表现 | 副高：熟练掌握　正高：熟练掌握 |

男性乳房小，肿块多位于乳头附近，且较早侵入胸肌，骨骼转移也较多见，早期常被忽视，故治疗效果较差。

| 知识点3：男子乳癌的治疗与预后 | 副高：熟练掌握　正高：熟练掌握 |

男子乳癌的治疗方法与治疗女性乳腺癌的方法相似，有手术治疗、化学治疗以及内分泌治疗。

许多预后因素能预测乳腺癌复发和死亡的情况。最有力的预后因素是患者的年龄、伴随疾病、肿瘤大小、肿瘤分级、腋淋巴结受累情况，可能还包括肿瘤HER2状态，现已有经过验证的、以计算机为基础的评估模型，可依据上述所有预后因子（肿瘤HER2状态除外）来评估10年无病生存率和总生存率。

第十三节　乳房肉瘤

| 知识点1：乳房肉瘤的概念 | 副高：熟练掌握　正高：熟练掌握 |

乳房肉瘤发病率较低，包括中胚叶结缔组织来源的间质肉瘤、纤维肉瘤、血管肉瘤和淋巴肉瘤。乳房肉瘤中还有一种分叶状肿瘤，是以良性上皮成分和富于细胞的间质成分组成。良性者称为分叶状纤维腺瘤，恶性者称为分叶状囊肉瘤。该病好发于中年妇女，易复发，多见肺、纵隔和骨转移。

知识点2：乳房肉瘤的病理	副高：熟练掌握 正高：熟练掌握

肿瘤大体观一定程度上受组织学类型影响，但总体上呈结节或圆形，质硬，与周围组织有明显界限，切面呈黄褐、灰白色不等，有囊性变、出血及坏死等。

知识点3：乳房肉瘤的临床表现	副高：熟练掌握 正高：熟练掌握

无痛而较大的乳房肿块是乳房肉瘤典型的临床表现，平均发病年龄为50岁，肿块生长迅速，中位大小为5.2cm，乳头多不内陷，乳房皮肤可见明显的静脉扩张，肿瘤易侵犯胸肌而与之固定，可以发生血行转移到肝、肺及脑等器官，淋巴转移少见，腋淋巴结多无增大。

知识点4：乳房肉瘤的诊断	副高：熟练掌握 正高：熟练掌握

乳房肉瘤多发生于30～50岁中年妇女，表现为迅速生长的无痛性肿块，多为单发、圆形、光滑、活动；大者可占据整个乳房，因生长迅速可使乳房皮肤变薄、破溃；多经血行转移，少有淋巴结转移。诊断乳房原发肉瘤需首先排除良、恶性梭形细胞病变。

知识点5：乳房肉瘤的手术治疗	副高：熟练掌握 正高：熟练掌握

（1）乳房区段切除术：①适应证：肿瘤最大径≤3cm，单一病灶，乳房丰满；②手术方法：病变所在乳房区段切除，切缘距肿瘤1cm，术中行切缘冷冻病理检查。

（2）乳房单纯切除术：①适应证：肿瘤最大径≥3cm，或多重病灶。肿瘤占据乳房两个象限；②手术方法：可根据病变部位选择横行或纵行梭形切口，切除范围上至锁骨下，下至乳腺组织下缘，内至胸骨旁，外至腋中线，将乳房全部腺体及脂肪组织切除。

（3）乳房单纯切除术+腋窝淋巴结清扫：①适应证：影像学检查提示腋窝有肿大淋巴结或病理学提示腋窝淋巴结转移的患者；②手术方法：可根据病变部位选择横行或纵行梭形切口，切除范围上至乳腺上缘，下至乳腺组织下缘，内至胸骨旁，外至腋中线，将整个乳房及腋窝淋巴脂肪组织一并切除。

知识点6：乳房肉瘤的随诊时间	副高：熟练掌握 正高：熟练掌握

（1）术后3年内每3个月复查。

（2）术后3～5年每6个月复查。

（3）术后5年以后每年复查。

乳房肉瘤检查项目的复查间隔

检查项目	复查间隔			
	术后第1年	术后第2年	术后3~5年	术后5年以后
临床查体	3个月	3~6个月	6个月	12个月
胸部X线	3~6个月	3~6个月	6~12个月	必要时复查
B超	3~6个月	3~6个月	6~12个月	必要时复查
对侧乳腺摄片	12个月	12个月	12个月	12个月
骨扫描	12个月	12个月	12个月	必要时复查
肿瘤标志物	3~6个月	3~6个月	6~12个月	12个月
血常规	3~6个月	3~6个月	6~12个月	12个月
血生化	3~6个月	3~6个月	6~12个月	12个月

第十章　周围血管疾病

第一节　血栓闭塞性脉管炎

知识点1：血栓闭塞性脉管炎的概念　　　副高：熟练掌握　正高：熟练掌握

血栓闭塞性脉管炎又称Buerger病。是一种以中、小动脉节段性，非化脓性炎症和动脉腔内血栓形成为特征的慢性动脉闭塞性疾病。主要侵袭四肢，尤其是下肢的中、小动脉和静脉，引起患肢远侧段缺血性病变。

知识点2：血栓闭塞性脉管炎的病因　　　副高：熟练掌握　正高：熟练掌握

病因不明，普遍认为是多因素所致，与性别、年龄、吸烟、寒冷、感染、免疫、遗传等因素有关。对烟草过敏、寒冷、潮湿刺激使血管持续处于痉挛状态，可能是本病的主要病因。

知识点3：血栓闭塞性脉管炎的病理　　　副高：熟练掌握　正高：熟练掌握

本病主要侵袭周围血管的中、小动静脉，一般发生在动脉以下。起于动脉，然后侵犯静脉。病变呈多节段性，长短不一，腔内血栓形成，可发生机化。晚期管壁和血管周围组织呈广泛纤维化。

知识点4：血栓闭塞性脉管炎的临床表现　　　副高：熟练掌握　正高：熟练掌握

（1）肢体疼痛：开始时肢体疼痛源于动脉痉挛，因血管壁和周围组织中的神经末梢感受器受刺激引起，此时疼痛多不严重。当动脉内膜发生炎症并血栓形成导致动脉闭塞后，可产生肢体缺血性疼痛，逐步加重，从行走后发生疼痛导致间歇性跛行，继而发展至静息痛。

（2）肢体发凉和感觉异常：早期肢体发凉、怕冷，逐步出现肢体皮温下降，也可以出现肢体针刺感、烧灼感和麻木等感觉异常。

（3）皮肤色泽改变：因肢体缺血导致皮色苍白，还可出现皮肤潮红或青紫。

（4）患肢游走性浅静脉炎：约一半患肢可反复发生游走性浅静脉炎。

（5）肢体营养障碍性病变：因肢体缺血可引起程度不同的皮肤干燥、脱屑、汗毛脱落、患肢肌肉萎缩、肢体变细等。

（6）动脉搏动减弱或消失：下肢主要是足背或胫后动脉，上肢主要是尺动脉和桡动脉。

（7）肢体坏疽或溃疡：是肢体缺血的最严重后果，先发生于趾或指端，逐步向上发展。

知识点5：血栓闭塞性脉管炎的诊断要点 　　　　副高：熟练掌握　　正高：熟练掌握

（1）症状和体征：①多见于青壮年男性，有吸烟史者；②疼痛初期为间歇性跛行，随病情加重继而出现静息痛；③患肢发凉，怕冷，可有麻木、针刺感或烧灼感等感觉异常表现；④患肢皮温下降，并有皮肤干燥、汗毛脱落、患肢萎缩等继发改变，甚至有足趾或肢体坏疽；⑤约一半患者可有游走性浅静脉炎；⑥患肢足背动脉、胫后动脉，甚至腘动脉搏动减弱或消失，但一般不累及股动脉。

（2）辅助检查：①肢体血流图：有多种方法均可描记肢体各段动脉血供情况；②彩色多普勒超声：可显示动脉搏动波幅、波形的改变，也能以多普勒听诊器测听动脉搏动声音初步了解病变部位；③动脉造影：可明确显示动脉闭塞的部位、程度及侧支循环的形成情况；④CTA和MRA检查：近年来CTA和MRA检查可替代部分动脉造影。

知识点6：血栓闭塞性脉管炎的临床分期 　　　　副高：熟练掌握　　正高：熟练掌握

按缺血程度，临床上可分三期：

（1）第Ⅰ期：局部缺血期。主要表现为间歇性跛行，患肢皮温低，足背或胫后动脉搏动减弱，有游走性浅静脉炎。

（2）第Ⅱ期：营养障碍期。足背和胫后动脉搏动消失。在静息状态下出现持续性静息痛，夜间为甚，不能入睡。

（3）第Ⅲ期：组织坏死期。出现溃疡或坏疽，足趾或足部发黑、干瘪，初起为干性坏疽，继发感染后为湿性坏疽，有寒战、高热等全身中毒症状。疼痛为持续性，坏死肢端常自行脱落。

知识点7：血栓闭塞性脉管炎的鉴别诊断 　　　　副高：熟练掌握　　正高：熟练掌握

（1）动脉粥样硬化性闭塞：本病的发病年龄相对较高，在45岁以上。有全身动脉硬化的表现。病变者多在较大血管，如髂、股动脉段。X线检查可见动脉钙化斑影，血管造影见管壁呈虫蚀样改变。

（2）糖尿病足坏疽：有糖尿病史。

（3）结节性动脉周围炎：病变常累及内脏血管（如心、肾等），有沿动脉排列的皮肤结节。病理可证实。

知识点8：血栓闭塞性脉管炎的治疗原则 　　　　副高：熟练掌握　　正高：熟练掌握

（1）一般处理：①严格戒烟；②避免患肢受寒、受潮、外伤及过紧鞋袜的挤压；③坚持行走锻炼，延长跛行距离，促进侧支循环建立；④患肢保暖、适度按摩等。

（2）药物治疗：①丹参、毛冬青等中草药，可扩张血管，改善微循环；②阿司匹林、双嘧达莫（潘生丁）等抗血小板药物可改善患者生存率；③前列腺素及钙离子通道阻滞剂等药物也有一定疗效。

（3）抗生素及镇痛药对症处理。

（4）高压氧疗法：作用在于提高氧分压，增加血氧张力和血氧弥散，提高组织氧储备，以改善组织缺氧，对促进局部组织修复及缓解静息痛疗效较明显。患者置于高压氧舱内，1次/天，3～4小时/次，10次为一疗程。

（5）手术治疗：①腰交感神经切除术：适用于临床Ⅰ、Ⅱ期患者。手术切除患侧腰交感神经2、3、4神经节，或用石炭酸等行化学性腰交感神经节切除术；②动脉旁路移植术：适用于闭塞远端有通畅流出道者。用自体大隐静脉或人造血管做旁路术。适应证少；③血栓内膜剥脱术；④大网膜移植术：保证大网膜血供，剪裁大网膜呈长条状，由腹腔引出经腹股沟管至患肢，固定于深筋膜下，形成粘连，供应下肢血液。仅稍改善严重缺血肢体的血供，手术创伤大，操作复杂；⑤静脉动脉化手术：用于Ⅲ期患者。利用相对通畅的静脉通道，灌注动脉血，供应远端肢体。根据病变血管的位置高低，选用髂外、股总或股浅动脉与股浅静脉吻合；动脉与胫腓干静脉吻合或动脉与大隐静脉远端吻合等三种术式。大部分病例可缓解疼痛，加快溃疡愈合，避免截肢术或降低截肢平面，提高生活质量。远期疗效待观察；⑥肾上腺大部切除术：此法已少采用；⑦截肢术：如已有肢体末端坏疽，待分界线清楚后可将坏死部分截除，或感染不能控制时，也可考虑截肢术；⑧多种术式联合应用。

第二节　急性动脉栓塞

知识点1：急性动脉栓塞的概念	副高：熟练掌握　　正高：熟练掌握

急性动脉栓塞是指因循环系统内脱落的血栓或动脉粥样硬化斑块等物堵塞动脉，血流受阻，造成器官或肢体急性缺血以至坏死的一种病理过程。本病起病突然，预后严重，如不及时处理，将致患者终生残疾甚至危及生命。据统计，80%～90%的动脉栓塞发生在肢体动脉的分叉处。

知识点2：肢体动脉栓塞的病因	副高：熟练掌握　　正高：熟练掌握

动脉栓塞的栓子可由血栓、动脉硬化斑块或碎片、细菌性纤维素凝集物、肿瘤组织、脂肪、子弹、折断的导丝或导管之类、羊水等组成，但以血栓最为常见。血栓大多来自心血管系统，特别是左心房或左心室。血栓的来源包括：

（1）心源性：大部分动脉栓塞栓子来源于心脏，心脏疾病中以风湿性心脏病、冠状动脉粥样硬化性心脏病、二尖瓣狭窄、心房颤动和心肌梗死占多数。二尖瓣狭窄时，左心房内血流滞缓，心房纤颤更加剧血流的滞缓，加上内膜的风湿病变，血液中的血小板更易与心房黏附、聚集和形成血栓。房颤转为窦性心律时，也可促使栓子脱落。心肌梗死时，梗死相应部位心内膜上可形成血栓，2～3周后血栓易脱落形成栓子。

（2）血管源性：动脉瘤、动脉粥样硬化、动脉壁炎症或创伤时，血管壁上血栓形成，血栓或动脉硬化斑块脱落可形成栓子。

（3）医源性：瓣膜置换术后其动脉栓塞具有一定的发病率，此外主动脉瘤切除和人工血管移植术、动脉造影和插管术等也能发生动脉栓塞。

（4）原因不明：一般认为，有4%～5%的患者不能发现血栓来源。

知识点3：肢体动脉栓塞的病理生理　　　　　副高：熟练掌握　　正高：熟练掌握

（1）栓塞动脉的变化：动脉分叉部管腔突然狭窄，在解剖上形成鞍状，故栓子几乎总是停留在动脉分叉和分支开口处。在周围动脉栓塞中，下肢明显比上肢多见。栓塞发生后，动脉腔部分或完全阻塞，引起阻塞以及动脉及其分支发生痉挛，栓子所在部位血管壁变性和栓塞近远端继发性血栓形成。①动脉痉挛：栓塞刺激动脉壁，通过交感神经、血管舒缩中枢反射引起远端血管及邻近侧支动脉强烈痉挛，更加重肢体缺血。痉挛程度愈剧，缺血愈严重；②继发性血栓形成：动脉本身滋养血管也可发生痉挛造成动脉壁血液供应障碍，血管内皮细胞受到损害，内膜退行性变，血小板、纤维蛋白黏附于动脉内膜上，形成继发性血栓。这种血栓与动脉内膜紧密粘连较难摘除，摘除时容易损伤内膜造成再度血栓形成，是动脉栓子摘除后主张使用抗凝疗法的病理基础，而栓塞近端动脉的继发性血栓是血流滞缓造成。这种血栓与内膜粘连较松，较易摘除。继发性血栓常发生于栓塞后8～12小时。伴行静脉也可继发血栓形成，一旦发生，肢体血液循环障碍加重，易导致坏疽。

（2）受累肢体的变化：为组织缺血、缺氧所致。周围神经对缺氧最敏感，其次是肌肉组织。因而疼痛和麻木为肢体动脉栓塞后的最早表现，发展到肢体感觉消失时，组织很可能已发生坏死。

（3）心血管系统和全身的影响：多数患者合并有心血管系统疾病，动脉栓塞后更加重心血管功能紊乱。重者造成血压下降甚至休克和心脏骤停。另外，肢体坏疽、继发感染，毒素吸收和剧烈的疼痛，均对全身造成不良影响。

知识点4：肢体动脉栓塞的临床表现　　　　　副高：熟练掌握　　正高：熟练掌握

动脉栓塞的肢体常具有特征性的所谓5P征：疼痛（pain）、麻木（parasthesia）、运动障碍（paralysis）、无脉（pulselessness）和苍白（pallor）。有时还加上皮温变化（poikilothermia），成为6P征。

（1）疼痛：大多数患者的主要症状是剧烈疼痛，部分患者可仅感酸痛，个别患者可无疼痛感觉。疼痛部位开始在栓塞处，以后渐向远处伸延。随栓子移动，疼痛部位可以移动，如腹主动脉骑跨栓塞，开始常有剧烈腹痛，然后很快转为双下肢痛，而腹痛消失。患肢活动时疼痛常加剧，其主要原因是组织缺氧。而栓塞部位的疼痛则与局部血管压力骤增和血管突然扩张有关。

（2）麻木、运动障碍：患肢远端呈袜套型感觉丧失区，这是由于周围神经缺血引起功能障碍。其近端有感觉减退区，感觉减退区平面低于栓塞部位的水平；再近端可有感觉过敏区。患肢还可有针刺样感觉，肌力减弱，甚至麻痹，可出现不同程度的手足下垂。当出现感觉消失和麻痹时常提示已经或将要出现肌肉坏死。少数患者发病后首先出现的症状是患肢麻木。

（3）苍白、厥冷（皮温变化）：由于组织缺血，皮肤可呈蜡样苍白。如果血管内尚积聚少量血液，在苍白皮肤间可现出散在的青紫斑块。肢体周径缩小，浅表静脉萎瘪。皮肤厥冷，肢体远端尤为明显，皮温可降低3～4℃。临床上也可根据变温平面来推测动脉栓塞的部位，即常在栓塞部位以远一掌宽的位置。

（4）动脉搏动消失或减弱：栓塞部位的动脉有压痛，栓塞以下的动脉搏动消失或减弱。当动脉痉挛严重或形成继发血栓时，栓塞近端搏动也可减弱。

知识点5：肢体动脉栓塞的辅助检查 副高：熟练掌握 正高：熟练掌握

（1）多普勒超声无创血管检查：进行动脉节段测压、肢体末梢动脉波形及静脉频谱描记，可明确肢体缺血的严重程度；判断栓塞的大致部位；对一侧肢体发病的患者，可了解对侧肢体是否存在动脉粥样硬化性狭窄或闭塞，为鉴别诊断提供依据。

（2）双功超声检查：可对动脉栓塞的部位给予较准确的定位，还可了解相关动脉是否存在扩张性病变，对病因评估提供帮助。超声检查安全、简便、无创伤，但对整个肢体血管的侧支循环以及血管腔内硬化狭窄等情况，无法做到全面准确地了解。

（3）动脉造影：动脉栓塞的特征性影像包括：①动脉闭塞端呈平截状或杯口状；②几乎看不到侧支循环。而血栓形成的病例则在闭塞两侧呈锥形或鼠尾形表现，同时有较丰富的侧支循环及未闭塞处血管动脉粥样硬化性影像表现。

（4）磁共振血管成像（MRA）或CT动脉成像（CTA）：无须造影剂，对诊断及术式准备有一定帮助。

（5）超声心动图检查：属病因学检查。为防止再栓塞而行病因治疗（如控制心力衰竭、心房纤颤的复律、心脏附壁血栓摘除、瓣膜置换、室壁瘤切除等）提供参考。检查方式主要有经胸壁和经食管两种。经胸壁超声心动图对心室附壁血栓及左心房黏液瘤的确诊准确性较高，但对左心房及心耳内血栓漏诊率较高，也不能准确评估主动脉弓和降主动脉的情况。经食管超声心动图对心房内附壁血栓的敏感性和准确性大大高于经胸壁超声，还能了解降主动脉的情况。

知识点6：肢体动脉栓塞的诊断 副高：熟练掌握 正高：熟练掌握

（1）典型的5P征。
（2）患者常有器质性心脏病、房颤和动脉粥样硬化等病史。
（3）如出现肢体坏死可有高热、高钾血症、肌红蛋白尿，甚至肾衰竭或有休克表现。
（4）彩色多普勒超声检查能较精确地定位栓塞部位。
（5）动脉造影检查可发现从栓塞部位近端动脉突然中断，但多不需要。

（6）超声心动检查主要用于发现有无左心赘生物，并可同时评价心脏其他情况。

知识点7：肢体动脉栓塞与急性动脉血栓形成的鉴别　　副高：熟练掌握　正高：熟练掌握

粥样硬化斑块破裂、血液停止流动和高凝状态是急性血栓形成的主要原因。严重的心力衰竭、脱水和出血是不常见的病因。

肢体动脉栓塞与急性动脉血栓形成的鉴别

肢体动脉栓塞	急性动脉血栓形成
发病前没有动脉功能不全的症状	发病前间歇性跛行史
有明确的栓子来源（心房纤颤、心肌梗死）	没有栓子来源
突然发生（数小时至数日）	病史长（数日至数周）
缺血严重	缺血较严重
对侧肢体脉搏正常	对侧肢体脉搏消失
没有慢性缺血的体征	有慢性缺血的阳性体征

知识点8：肢体缺血严重程度的评估　　副高：熟练掌握　正高：熟练掌握

缺血严重程度是选择处理策略最重要的因素，也影响治疗的结果。必须在患者住院或进行影像学检查前对缺血程度进行分类（见下表）。持续性疼痛、感觉缺失、足趾肌肉无力都是判断患者肢体是否处于丧失危险中的最重要特征。肌肉僵直、痛觉异常、被动运动疼痛都是严重缺血的晚期征象，预示组织坏死。

急性肢体缺血的临床分类

分类	感觉	肌力	动脉 Droppler	静脉 Doppler	描述/预后
Ⅰ有生机的	正常	正常	可闻及 >30mmHg	可闻及	无即刻危险
Ⅱa临界危险	足趾正常或减退	正常	通常不可闻及	可闻及	迅速治疗可挽救
Ⅱb非常危险	减退不仅限于足趾	轻度到中度的影响	通常不可闻及	可闻及	立即血管再通可挽救
Ⅲ不可逆性坏死	广泛感觉丧失	瘫痪，僵直	通常不可闻及	不可闻及	组织坏死、永久神经损伤——截肢

知识点9：肢体动脉栓塞的手术治疗　　副高：熟练掌握　正高：熟练掌握

（1）适应证：除濒危者外，患者一经诊断，全身条件许可，均应及早手术取栓，最好于8小时内手术。在组织未坏死前手术可降低截肢平面，提高患者生活质量。

（2）手术方式：①取栓术：只要患者全身情况许可，一经诊断，应积极行经动脉切开

Fogarty 导管取栓术；②截肢术：肢体已有坏疽，一旦分界线明确，须行截肢术。

（3）术后处理：①患者多合并房颤，术后应改善心功能，控制心律失常；②肝素首剂 100～200U/kg，继而以 15～30U/（kg·h）持续滴注，维持 APTT 在正常对照值的 1.5～2.0 倍。或用低分子肝素 4000～5000U 皮下注射，每 12 小时 1 次。若有残留血栓，应行溶栓治疗；③严密观察患肢情况，如皮温、皮肤色泽恢复正常后又出现肤色苍白，皮温降低，动脉搏动消失，应考虑再有栓塞，应再行手术取栓；④血运恢复数小时后，患肢出现肿胀、疼痛，应考虑缺血后再灌注综合征的可能。排除动脉再栓塞的可能后，应切开小腿筋膜减压，以防患肢坏死；⑤及时纠正酸碱失衡，充分补液，保证足够尿量。

知识点 10：肢体动脉栓塞的非手术治疗　　　副高：熟练掌握　正高：熟练掌握

（1）治疗指征：①患者处于濒危状态，不能耐受手术；②较小动脉栓塞，侧支循环足以维持远端肢体血运；③病期较长，肢体远端已出现坏疽，并处于稳定状态，待坏死分界线明显后行截肢术。

（2）治疗措施：①抗凝治疗：为防止继发血栓形成；②解痉镇痛：0.1% 普鲁卡因静脉滴注有镇痛、解痉作用。也可应用罂粟碱、前列环素等血管扩张药物。

知识点 11：肢体动脉栓塞的经导管溶栓治疗　　　副高：熟练掌握　正高：熟练掌握

（1）适应证：患者伴发严重心脑血管疾病，不能耐受手术。

（2）溶栓方法：经股动脉或肱动脉穿刺置入溶栓导管，给予尿激酶首剂 4000U/kg，继而 1000U/min 到 4000U/min 维持，每注射 50 万 U 后，或注射 8 小时后行动脉造影，了解血栓溶解情况。

知识点 12：肢体动脉栓塞不具备术中血管造影者使用 Fogarty 取栓导管的注意事项
　　　副高：熟练掌握　正高：熟练掌握

（1）根据不同部位动脉管径选择不同型号取栓导管。髂动脉一般选用 5F，股腘动脉、腋肱动脉用 4F，股深动脉、胫动脉用 3F 或 4F，膝下动脉或尺、桡动脉用 3F 或 2F。气囊过大易损伤血管内膜或引起血管夹层；过小易导致血栓破碎，引发末梢动脉栓塞。

（2）取栓后近心端喷血差应警惕取栓导管是否插入到血管夹层里，在动脉硬化病例中尤易发生此种情况；如股动脉近端不能取出血栓或仅取出少量与缺血症状不符的血栓，一时喷血良好，稍后喷血消失，流出鲜红色血，要警惕主动脉夹层性疾病。

（3）对于单侧髂总动脉或锁骨下动脉的栓塞，为避免取栓操作中将血栓误入对侧髂动脉或颈总动脉，术中取栓导管经动脉切口置入近心端时，第一次可根据估计的长度，不将导管完全穿过血栓，仅取出部分，以利于阻塞近心端的高压血流将剩余血栓冲向远端，重复取栓操作直至动脉腔内血栓完全取净。

（4）针对胫动脉或腘动脉以远部位的栓塞，若股动脉搏动良好，手术切口宜选择大腿中下 1/3 内侧，直接显露股浅动脉远端及腘动脉起始部。其优点在于：避免取栓导管对未阻塞的股浅动脉内膜的损伤和破坏；动脉切口距离栓塞位置近，更有利于导管通过膝关节和栓子进入远端动脉，增加取栓的成功概率。在缝合动脉切口时须注意，由于此段动脉直径小于股总动脉，必要时采用自体静脉补片做动脉切口的扩大成形，以避免术后狭窄的发生。

（5）避免意外损伤：应切忌暴力取栓，取栓导管上标明的球囊容积在取栓过程中并非一成不变，须根据阻力和血管管径不断调整，以球囊壁刚刚贴附血管壁为宜；血管成角或缠结影响取栓导管通过时，可多次轻柔地试插导管、改变关节角度、弯曲导管头端或旋转插管；警惕进入血管的导管长度和阻力，避免血管穿孔。血管穿孔常发生在动脉分叉处，轻柔插入导管是减少血管穿孔的有效手段。

知识点 13：肢体动脉栓塞的术后并发症及处理　　　副高：熟练掌握　　正高：熟练掌握

（1）再灌注损伤：因重度急性下肢动脉栓塞接受治疗的患者有发生再灌注损伤的危险。病情往往在缺血肌肉再灌注，且受损的肌肉细胞分解出的代谢产物扩散至全身时发生。这一病理过程包括肌红蛋白的漏出使尿液变为酱油色；代谢物质也可影响重要循环并引发心律失常和心力衰竭；使肺内微血管渗透性增加及中性粒细胞聚积，可形成非心源性肺水肿的表现。阻塞部位高（如骑跨栓塞）且大量肌肉受累时发生再灌注损伤的危险更高，缺血时间长时风险也更高。

对于再灌注综合征的最好治疗是通过迅速地恢复血流来预防。同时，必须纠正酸中毒和高钾血症，保证患者血容量充足，并有足够尿量。以往的方法是监测中心静脉压，以不出现心力衰竭为前提，多补液的同时使用呋塞米等利尿药，以利代谢产物及肌红蛋白的排出，同时碱化尿液以避免肾衰竭。如果尿 pH < 7.0，血清肌红蛋白 > 10000mg/ml，静注 100ml 碳酸氢钠。可重复相同剂量直到 pH 正常。近年来，持续血液滤过（CRRT）技术对防治再灌注损伤提供了新的手段，围术期使用连续性静−静脉血液透析滤过（CVVHDF），能在调节体液电解质平衡的同时，清除各种代谢产物和毒物，保护肾功能。但治疗费用偏高，适应证的选择还需进一步积累经验。

（2）筋膜室综合征：恢复灌注后肌肉的急性炎症导致肿胀及筋膜组织生存所需的水平时，即可发生神经损伤和肌肉坏死。筋膜室综合征的基本临床特征是疼痛，常剧烈且与体征不成比例。触诊肌肉坚硬有触痛；间隔中的神经也受累，引发感觉和运动功能失调。一些医院进行隔室内压力测量来进行诊断。目前筋膜室压力 30mmHg 是公认的诊断标准。使用这一标准得出正确诊断的特异性高，但敏感性非常低。急性下肢动脉栓塞手术后要注意筋膜室综合征的征兆，多次体检极为重要。当怀疑存在筋膜室综合征时应行筋膜切开术。

知识点 14：急性内脏动脉栓塞的病因和病理　　　副高：熟练掌握　　正高：熟练掌握

与肢体动脉栓塞相同，急性肠系膜动脉栓塞的栓子，主要是心源性。患者多伴有心房纤颤。虽然肠系膜上动脉具有广泛的交通血管，但急性栓塞后短时间内侧支循环无法建立，肠系膜动脉供血区可产生严重急性缺血。约15%的栓子位于肠系膜上动脉的起始部，其余大部分栓塞在距起始部3～10cm的肠系膜上动脉主干。近20%肠系膜上动脉栓塞者伴有其他动脉的栓塞。

知识点15：急性内脏动脉栓塞的临床表现　　　副高：熟练掌握　正高：熟练掌握

（1）症状：最常见的症状为突发、剧烈的腹痛，患者甚至可以准确记起发病时间。腹痛特点是持续性疼痛，甚至镇痛药也无法减轻或缓解。早期还可能出现恶心、呕吐、腹泻等胃肠道排空的表现。

（2）体征：早期腹部查体可无压痛、反跳痛，症状与体征分离是肠系膜上动脉栓塞的特征。随着肠管缺血加重，肠壁坏死自黏膜层发展到浆肌层，出现肠壁全层坏死，并出现明显腹膜炎体征；病程后期，患者可出现麻痹性肠梗阻，腹部膨胀、肠鸣音减弱或消失、腹肌紧张，以及全身感染中毒反应。

下肢动脉栓塞时有冷感、发绀、动脉搏动消失等可以看到或触到的体征，而内脏动脉栓塞常无直接所见，当出现腹膜刺激征、发热等表现时，多为时已晚，此时不仅要治疗肠系膜上动脉栓塞症，还要切除坏死肠管。

知识点16：急性内脏动脉栓塞的辅助检查　　　副高：熟练掌握　正高：熟练掌握

发病早期，血象、血生化等一般检查可无异常，腹部X线片也无异常。

（1）多普勒超声检查：具有较大的诊断意义。可以了解肠系膜上动脉和腹腔动脉的血流情况，显示动脉近段的阻塞部位，还可以判断阻塞是动脉性或是静脉性。

（2）动脉造影：是确诊急性肠系膜上动脉栓塞的可靠手段。应先做腹主动脉造影，了解腹腔动脉和肠系膜上动脉开口部有无堵塞，并除外主动脉夹层。必要时可进一步行选择性造影，应包括前后位和侧位投照。病变早期可见造影剂突然中断，出现半月形充盈缺损。

（3）MRA、CTA：创伤及准备时间较动脉造影短，大部分病例可明确诊断。

知识点17：急性内脏动脉栓塞的手术治疗　　　副高：熟练掌握　正高：熟练掌握

（1）血栓摘除术：从横结肠系膜根部沿结肠中动脉起始部寻及并显露出肠系膜上动脉，此部位也正好是最易栓塞的部位。在显露保护好结肠中动脉、空肠支的前提下，横行切开肠系膜上动脉，用Fogarty导管除去血栓。阻断肠系膜上动脉的时候，Bulldog力量不足，必须使用血管阻断钳。如动脉壁内膜钙化增生严重，需行内膜剥脱时可选择动脉纵行切口。肠系膜上动脉的远端如果没有血栓，即使反流弱也不会有问题，应注意不要反复取栓以免导管损伤血管内膜。完成取栓术后，应观察并探查全部肠管，确认无缺血后再关腹。

（2）肠切除术：血流复通后仍无活力的肠管或已坏死的肠管应行肠切除术。

知识点18：急性内脏动脉栓塞的溶栓及抗凝治疗　　副高：熟练掌握　　正高：熟练掌握

溶栓和抗凝治疗效果并不十分确定，因此，使用时要灵活掌握。

溶栓药物主要为尿激酶和rt-PA，可以在动脉造影时经导管注入栓塞部位，使纤维蛋白快速溶解。严重的胃肠道出血是使用溶栓剂的禁忌证。

抗凝治疗可选用肝素、低分子量肝素等药物。治疗前后应注意监测凝血酶原时间、APTT和血小板计数等，以防止继发出血。

知识点19：急性内脏动脉栓塞的术后处理　　　　副高：熟练掌握　　正高：熟练掌握

术后处理至关重要，需严密细致的监测。对进行肠切除手术的患者，要观察腹部症状和体征，加强营养支持治疗，防止出现肠瘘。此外，继续维持水、电解质平衡，并纠正酸中毒，联合应用抗生素，预防和治疗DIC及多器官功能障碍，并防止术后再栓塞。

第三节　周围动脉瘤

知识点1：周围动脉瘤的概念　　　　　　　　　副高：熟练掌握　　正高：熟练掌握

周围动脉瘤是指主动脉所属分支的动脉瘤，包括颈动脉瘤、四肢动脉瘤（上肢的锁骨下动脉瘤、腋动脉瘤、肱动脉瘤、桡尺动脉瘤和下肢的股动脉瘤、腘动脉瘤、胫前动脉瘤、胫后动脉瘤、腓动脉瘤及其分支动脉瘤）、内脏动脉瘤等。

知识点2：周围动脉瘤的病因及病理　　　　　　副高：熟练掌握　　正高：熟练掌握

周围动脉瘤最常见原因是动脉粥样硬化性动脉瘤和损伤动脉瘤。其他病因包括各种类型的动脉炎、动脉中层发育不良、梅毒、医源性感染性动脉瘤等。

周围动脉瘤可分为两种类型：①真性动脉瘤：瘤壁包含动脉壁的三层结构。最常见病因是动脉粥样硬化，其次为动脉中层囊性变性、梅毒等。此类患者常合并其他部位动脉瘤；②假性动脉瘤：瘤壁由周围纤维组织构成，瘤腔与动脉管腔相通，最常见于创伤、医源性损伤、血管旁路术后吻合口动脉瘤、感染等。随着经皮穿刺造影、介入治疗、腔内血管手术的广泛开展，假性动脉瘤的报道也日益增多。

知识点3：周围动脉瘤的临床表现　　　　　　　副高：熟练掌握　　正高：熟练掌握

（1）症状：早期往往没有临床症状，瘤体增大后患者可自觉搏动性肿块，后期临床表现主要为：①瘤内附壁血栓形成：附壁血栓脱落可导致远端动脉栓塞，造成脑栓塞或肢体动脉栓塞，附壁血栓也可使动脉瘤腔完全阻塞，如腘动脉瘤和颈内动脉瘤；②瘤体压迫症状：如压迫周围神经可产生疼痛、放射痛和麻木，并发感染时呈持续性剧痛，压迫淋巴管和静脉时产生淋巴水肿、浅静脉怒张和肢体水肿；③瘤体破裂：可导致局部血肿、出血性休克和死亡。

（2）体征：体检时可在动脉的走行部位扪及膨胀性搏动肿块，有时有震颤和收缩期杂音。压迫动脉瘤体近端肿块可缩小，搏动、震颤及杂音等均减轻或消失。

知识点4：颈动脉瘤的病因和发病机制　　　　副高：熟练掌握　正高：熟练掌握

颈动脉瘤是指颈总动脉、颈外动脉和颅外颈内动脉瘤。最常见于颈总动脉分叉部，其次为颅外颈内动脉，较少位于颈外动脉。主要由动脉粥样硬化引起，占总数的46%~70%；其他包括外伤（穿通伤或钝伤）、动脉夹层、颈动脉内膜剥脱术后、感染（梅毒和细菌）等。不同病因引起的颈动脉瘤其好发部位和性质往往不同，如动脉粥样硬化易导致颈总动脉分叉部的梭形真性动脉瘤，常合并有颈动脉硬化斑块，瘤体近、远心端动脉可迂曲，动脉瘤内常可有血栓存在；外伤和颈动脉内膜剥脱术易导致假性动脉瘤等。

知识点5：颈动脉瘤的临床表现　　　　副高：熟练掌握　正高：熟练掌握

颈动脉瘤最好发于颈总动脉，尤其是颈总动脉分叉处，另一个多发部位是颈内动脉中、远段。发生于颈总动脉分叉处的动脉瘤多为梭形，而位于颈内动脉者多为囊状。病变一般发生在单侧，少有双侧发病者。患侧颈部搏动性肿物是本病的主要症状，常伴有疼痛，可触及震颤并可闻及收缩期杂音，尤其是当瘤体流出道有狭窄时更为明显，但如果瘤体内有血栓形成杂音可不明显；有时颈内动脉瘤可向咽喉部突出；压迫瘤体近心端的颈总动脉，肿块可缩小、同时搏动感减弱或消失。约有40%的病例出现中枢神经系统症状，常见于动脉粥样硬化性颈动脉瘤，瘤腔内附壁血栓脱落是主要原因。产生短暂性脑缺血（TIA）和脑卒中，包括头痛、头晕、黑矇、偏瘫、失语等；较大的颈动脉瘤可产生压迫症状，如压迫食管引起吞咽困难，压迫气管引起呼吸困难，压迫颈交感神经可引起Horner综合征，压迫脑神经可导致声嘶、面部疼痛等，最严重的是瘤体破裂出血，但较罕见。

知识点6：颈动脉瘤的诊断　　　　副高：熟练掌握　正高：熟练掌握

血管彩超、CT、MRA均对明确诊断有重要价值，动脉造影对手术方案制订有决定性作用，可判断瘤体的性质、范围、流入道和流出道的通畅情况，同时还可了解颅内动脉和Willis环的情况。近年来，螺旋CTA和MRA的诊断可替代部分动脉造影。

知识点7：颈动脉瘤的鉴别诊断　　　　副高：熟练掌握　正高：熟练掌握

（1）颈动脉迂曲：右侧比较多见，且多见于患高血压的老年女性。为颈部基底的搏动性肿物，膨胀性搏动，可有血管杂音。彩色超声可明确诊断。

（2）颈动脉体瘤：位于颈内、外动脉分叉部位，可以双侧发病。触诊可及搏动性肿物，质地偏硬。动脉造影可见典型的颈动脉分叉部位杯口样改变，瘤体内血供丰富，多由颈外动脉供血。

（3）其他：与增大淋巴结、腮裂囊肿、神经鞘瘤进行鉴别。

知识点8：颈动脉瘤的治疗术式　　　　　副高：熟练掌握　　正高：熟练掌握

（1）动脉瘤结扎术：直到20世纪50年代，结扎术仍为手术治疗的主要方法。随着血管外科的技术发展，瘤体切除加血管重建已替代结扎术成为颈动脉瘤手术的主要方式，目前结扎术仅限于瘤体远端无法控制而不能行血管重建的病例，感染性颈动脉瘤破裂出血紧急手术有时也只能采用结扎术。

（2）动脉瘤瘤体包裹术：是在瘤体切除血管重建术应用前的一种手术方法，以预防瘤体破裂。包裹术可以防止瘤体继续扩大，减少破裂的可能，但并不能减少颈动脉瘤血栓形成或栓塞的发生，目前已基本被摒弃。

（3）动脉瘤腔内修补术（动脉瘤缩缝术）：现在仅适用于少数梭形颈动脉瘤向颅内延伸，无法行瘤体切除血管重建术的病例，术中通过腔内气囊导管阻断远端血流。另外，少数囊性动脉瘤也可行线性切除修补术；某些感染性动脉瘤可行瘤壁清创，静脉补片术。

（4）瘤体切除血管重建术：是目前最多应用的手术方式。适用于瘤体位于颈总动脉和近端颈内动脉的病例，不适用于某些瘤体向颅内延伸、远端无法控制的病例。

（5）腔内修复治疗：腔内修复治疗适用于手术治疗困难及危险的病例，如瘤体靠近颅底的患者。尽管对于靠近颅底的颈动脉瘤仍有可能通过外科手术进行显露，但介入治疗能通过腔内途径到达病变段从而避免了手术显露所带来的并发症。无论是真性还是假性动脉瘤都可以使用覆膜支架来加强血管壁防止动脉瘤破裂，而且可以通过对附壁血栓的隔绝防止下游血管的栓塞。裸支架置入可以促使动脉瘤血栓形成并保持血管的通畅，如果支架置入后仍无血栓形成，则可以通过支架的间隙放入弹簧圈来促进其血栓形成。

知识点9：颈动脉体瘤的概念　　　　　副高：熟练掌握　　正高：熟练掌握

颈动脉体瘤是少见的化学感受器肿瘤，起源于颈动脉球。患者为中青年，无明显性别差异。

知识点10：颈动脉体瘤的病理　　　　　副高：熟练掌握　　正高：熟练掌握

肿瘤位于颈总动脉分叉处的外鞘内，也可包绕颈总、颈内、颈外动脉生长，有外鞘，一般不侵犯动脉的中层和内膜。大小不一，多为良性，生长缓慢，多无明显包膜，质中，有恶变的可能。

知识点11：颈动脉体瘤的临床诊断　　　　　副高：熟练掌握　　正高：熟练掌握

（1）颈部搏动性肿块，位于下颌角前下方，纵向移动度小，搏动呈传导性。

（2）压迫肿瘤，可用颈动脉窦受压而出现心跳缓慢，血压下降，重者可晕厥。

（3）压迫肿瘤近心端，肿块无变软，缩小。

（4）肿块增大，可出现迷走神经、舌下神经或交感神经受压症状，甚至吞咽困难。

（5）特殊检查：①彩色多普勒超声检查：表现为边界清晰，内部回声均匀的实质性肿块，瘤体内血流丰富，颈动脉受压、狭窄；②血管造影：可见颈内、外动脉间距增宽，颈动脉受压狭窄，动脉分叉处可见新生小血管呈瘤样改变；③MRI或CT检查，有助于了解病变确切大小以及与周围组织结构的关系。

知识点12：颈动脉体瘤的手术方法	副高：熟练掌握　正高：熟练掌握

（1）肿瘤切除：用于肿块＜3cm，造影无血管瘤样改变者。术中仔细将瘤体从血管上剥离，必要时，可结扎颈外动脉，一并切除。

（2）切除肿瘤，重建血管：如肿瘤包绕颈内、外动脉，难以剥离则切除肿瘤，行自体大隐静脉或人造血管移植术，重建血流通道。

知识点13：股动脉瘤的病因和发病机制	副高：熟练掌握　正高：熟练掌握

股动脉瘤是周围动脉瘤中最常见的疾病，在国外，绝大多数由动脉粥样硬化引起，患者常伴有高血压和其他部位动脉粥样硬化性疾病。股动脉瘤通常非孤立性存在，在95%的患者体内伴有第2个动脉瘤。瘤体的性质为真性动脉瘤，形状为梭形。在国内，股动脉瘤患者约2/3由损伤引起，常为呈球形的假性动脉瘤。

知识点14：股动脉瘤的病理	副高：熟练掌握　正高：熟练掌握

（1）真性动脉瘤：病因主要为动脉粥样硬化，多见于老年男性，常合并全身其他部位的动脉瘤，其他的病因有各种动脉炎、感染等。

（2）假性动脉瘤：其病因常见于：①吻合口假性动脉瘤：80%的吻合口动脉瘤发生于股动脉处，原因包括移植血管感染、移植血管和缝线老化、宿主血管退化等。股动脉假性动脉瘤多见于主-股动脉旁路术及股-腘动脉旁路术，临床上前者出现的概率更大。术后近期的股动脉假性动脉瘤主要与感染有关，常见病菌为白色念珠菌、表皮葡萄球菌和大肠埃希菌；而术后远期发生的股动脉假性动脉瘤多为非感染性，发生率为5%～75%。假性动脉瘤的发生与移植材料有关，Dacron人工血管的发生率为5.5%，而静脉移植物仅0.9%；②外伤性假性动脉瘤：多为刀刺伤或枪伤等锐性创伤；③医源性导管损伤：常见的原因包括导引钢丝过粗、使用抗凝和溶栓药物、扩张导管放置时间过长、压迫位置欠佳等；④感染性：多继发于动脉损伤，包括吸毒、吻合口及穿刺介入后。

知识点15：股动脉瘤的临床表现	副高：熟练掌握　正高：熟练掌握

搏动性肿物是最常见的临床表现，为膨胀性搏动。肿块压迫症状多见于压迫静脉引起下

肢肿胀，也可以压迫股神经引起下肢疼痛。还可有下肢缺血症状，间歇性跛行、静息痛、溃疡及坏疽。有40%的患者在明确诊断时无临床症状。股动脉瘤的并发症包括血栓形成、栓塞和破裂。

知识点16：股动脉瘤的诊断与鉴别诊断	副高：熟练掌握　正高：熟练掌握

股动脉瘤的诊断一般不困难，体检很容易发现搏动性肿物，彩超、CTA和MRA均可作为其进一步诊断的手段，对判断瘤体范围、发现其他部位动脉瘤、确定手术方案很有价值。以往术前做动脉造影，以便确定动脉解剖位置及制订最佳的手术方案，但有时因附壁血栓可能导致阴性结果，目前已经逐渐被CTA所替代。

需要鉴别的疾病包括骨肿瘤、股疝、下肢缺血等。影像学检查可以明确。

知识点17：股动脉瘤的手术治疗指征	副高：熟练掌握　正高：熟练掌握

有症状或出现并发症的股动脉瘤确诊后均应手术治疗，对于出现下肢动脉血栓形成、栓塞或瘤体破裂的患者需急诊手术以挽救肢体和生命。虽然许多学者认为瘤体直径＞2.5cm即应手术治疗，但目前认为瘤体大小与血栓形成、栓塞无明显关系。无症状的股动脉瘤是否需要手术治疗，目前缺乏股动脉瘤的自然病程观察，但部分学者认为股动脉瘤不像腘动脉瘤容易引起下肢动脉缺血症状，故对于手术高危病例可以通过彩超定期随访观察，当出现瘤体迅速增大、有临床症状表现或出现并发症时应立即手术治疗。

知识点18：股动脉瘤的外科手术治疗	副高：熟练掌握　正高：熟练掌握

股动脉瘤的手术方式依据症状、伴随的其他部位动脉瘤、瘤体的范围而实行个体化治疗。从治疗顺序而言，有症状的动脉瘤部位最先考虑，如果均无临床症状，一般先考虑易破裂致命的主动脉瘤，然后是易致残的脑动脉瘤，最后才是股动脉瘤等肢体动脉瘤。

股动脉瘤手术的关键是术前判断是否累及股深动脉；术中先控制瘤体近端和远端，如果瘤体较大，近端可通过后腹膜切口控制髂外动脉；打开瘤腔去除血栓；一般不必完整切除瘤体，除非动脉瘤很小，否则有损伤周围静脉和神经的危险。

股动脉瘤切除后可间置一段ePTFE人工血管，直径根据宿主动脉可选择6～10mm，近端与髂外动脉或股总动脉端-端吻合，远端与分叉上方股总动脉端-端吻合，大隐静脉如果口径与股总动脉匹配，也可作为移植材料，但与人工血管相比较在重建股总动脉时无任何优势。

病变累及股深和股总动脉的动脉瘤手术相对复杂：对于股浅和股深动脉通畅的病例，远端吻合口可直接先与股浅或股深动脉吻合，再重建另一分支，重建的方式可以为直接吻合于人工血管或间置一段人工血管。有时可先将股浅和股深动脉扩大成形，即侧-侧吻合后形成一个共同管腔，再与人工血管端-端吻合完成远端吻合口。最后瘤体覆盖。对于同时伴有股腘段动脉硬化闭塞的病例还同时需旁路手术解决下肢缺血。

知识点19：股动脉瘤的非手术治疗——超声引导下压迫修复法

副高：熟练掌握　　正高：熟练掌握

超声引导下压迫修复法（UGCR）是用彩超探头在动脉瘤表面皮肤上探寻，最后放在与股动脉、瘤体及其间的通道三者呈直线的位置上，施加适当压力，使瘤体内无血流而不影响股动脉内的血流，经过一定时间后，瘤体内全部血栓形成而被治愈。此过程均可随时在显示屏观察到，十分简易。在治疗过程中要注意肢体远端的血供和静脉回流情况；盲目压迫多不确切，有导致深静脉血栓形成、肢体缺血、局部皮肤破溃的风险以及疼痛等不利之处，失败后会增加手术治疗的难度和风险，应谨慎施行。

知识点20：腘动脉瘤的病因及发病机制　　副高：熟练掌握　　正高：熟练掌握

在国内，周围动脉瘤病例中，腘动脉瘤发病率仅次于股动脉瘤，占第2位；但在西方国家，腘动脉瘤最为常见，占70%。腘动脉瘤因其极易致残而具有重要临床地位。该病好发于老年男性。50%～70%的病例患有双侧腘动脉瘤，常常合并身体其他部位的动脉瘤。病因绝大多数为动脉粥样硬化，动脉损伤和感染引起的腘动脉瘤很罕见。腘血管陷迫综合征也可引起腘动脉狭窄后扩张性动脉瘤。50%的腘动脉瘤为单纯性腘动脉瘤，仅累及腘动脉，另有40%的腘动脉瘤累及胫前动脉和胫腓干的开口，10%的腘动脉瘤累及股浅动脉下段。

知识点21：腘动脉瘤的临床表现　　副高：熟练掌握　　正高：熟练掌握

腘动脉瘤较小时，可无任何症状，约有45%的患者在明确诊断时无任何不适主诉。在保守观察的病例中，5年内68%的患者可出现并发症。后期可出现腘窝处搏动性肿物，48%的患者能察觉肿块并提供主诉。不能主诉有肿块存在的，多为肥胖、关节强硬和老年患者。检查时在屈膝位较易扪及肿块。肿块可呈搏动性，也可因瘤体内充满血栓而无搏动。腘动脉瘤腔内附壁血栓形成或脱落至远端动脉栓塞，导致下肢动脉缺血，是最常见的并发症。据统计，40%的腘动脉瘤者伴血栓形成，25%伴有动脉栓塞，远端肢体可出现间歇性跛行、静息痛，甚至溃疡和坏疽。瘤体长大后压迫静脉，导致回流障碍而出现下肢肿胀，或压迫胫神经产生麻木、疼痛。瘤体破裂比较罕见，发生率＜5%。

知识点22：腘动脉瘤的诊断　　副高：熟练掌握　　正高：熟练掌握

主要依靠临床检查和影像学检查，彩色超声、CTA、MRA和动脉造影影像学检查是确诊的依据，并可作为非手术治疗随访和术后随访的无损伤检测方法。在诊断的同时必须仔细检查全身其他部位是否同时存在动脉瘤。

知识点23：腘动脉瘤的手术治疗指征　　　　副高：熟练掌握　正高：熟练掌握

有临床表现和并发症的腘动脉瘤都应手术治疗，对于出现下肢动脉血栓栓塞、瘤体破裂的患者需急诊手术以挽救肢体和生命。但对于无症状的腘动脉瘤是否都需要手术治疗目前尚有争议。由于腘动脉瘤极易并发血栓栓塞并发症，瘤体大小与并发症无关。血栓栓塞并发症出现后截肢率相当高，有症状的腘动脉瘤术后移植血管通畅率较无症状手术时明显低，目前手术的安全性和可靠性较以往有极大提高。因此，诊断明确后均应手术治疗，但是高危患者可密切随访。

知识点24：腘动脉瘤的手术治疗方法　　　　副高：熟练掌握　正高：熟练掌握

腘动脉瘤手术治疗的目标是切除极易致残的动脉瘤，恢复下肢的血液供应，去除瘤体破裂的隐患。对于合并有全身多发动脉瘤者，应先治疗有破裂致死可能的主动脉瘤，然后是有致残可能的腘动脉瘤，最后是股动脉瘤。当腘动脉瘤出现下肢缺血症状时应首先急诊手术保存肢体。对于长段的梭形动脉瘤，手术的目的在于去除栓塞来源和重建下肢血供，主要为瘤体切除同时行自体静脉或人工血管移植。

知识点25：腘动脉瘤的腔内修复治疗　　　　副高：熟练掌握　正高：熟练掌握

据报道，通过腔内途径置入支架移植物可成功治疗腘动脉瘤，但结果显示其治疗效果不如外科手术，最主要的原因在于支架移植物须跨过膝关节两端，而走路时膝关节的运动导致腘动脉和支架的移动。因此，目前腔内技术治疗腘动脉瘤效果还是不如外科手术，这项技术仍然还是实验性的，主要用于手术风险极高的患者，对于其他患者尚不推荐。

知识点26：其他下肢动脉瘤　　　　副高：熟练掌握　正高：熟练掌握

其他下肢动脉瘤主要是指腘动脉分支动脉瘤（胫前动脉瘤、胫后动脉瘤和腓动脉瘤）和踝部的足背动脉和胫后动脉瘤，临床罕见。病因多为动脉损伤或感染后假性动脉瘤，临床多表现为小腿或足部的搏动性肿块，血栓栓塞会导致下肢的缺血症状。动脉造影对诊断和手术方案的制订具有决定性价值。治疗应依据瘤体范围和解剖位置而个体化，小的无临床表现的动脉瘤可密切随访；大的或有症状的、已累及腘动脉分支中一支动脉其余分支正常的动脉瘤，可通过手术结扎或介入栓塞治疗，如果其余分支伴有动脉瘤或动脉粥样硬化闭塞的，手术结扎同时必须应用自体大隐静脉行旁路术以保证下肢血供。

知识点27：锁骨下动脉瘤的病因　　　　副高：熟练掌握　正高：熟练掌握

病因多见于动脉硬化性和创伤性假性动脉瘤，其他病因包括胸廓出口综合征、动脉中层变性、感染性和动脉炎性。其中，胸廓出口综合征导致的发病率较高，但国内病因为胸廓出口综合征者少见。

| 知识点28：锁骨下动脉瘤的临床表现 | 副高：熟练掌握　正高：熟练掌握 |

瘤体膨胀或破裂引起的胸、颈、肩等部位疼痛；血栓栓塞引起的急、慢性上肢缺血症状，比较常见，约占68%；瘤体压迫臂丛神经引起的上肢痛和神经功能障碍；压迫右侧喉返神经引起声嘶；压迫气管引起呼吸困难。血栓栓塞进入椎动脉或右侧颈动脉引起短暂性脑缺血或脑梗死。瘤体破入肺尖引起咯血等。锁骨上区搏动性肿块是体检时最常见的体征，其他体征根据症状可表现为锁骨上区杂音、上肢远端动脉搏动减弱或消失、上肢感觉和运动异常、Horner综合征等。

| 知识点29：锁骨下动脉瘤的诊断 | 副高：熟练掌握　正高：熟练掌握 |

（1）彩色超声多普勒检查：对于锁骨下动脉瘤的筛选很有帮助，但是由于胸锁关节的阻挡，此项检查并不确切。

（2）动脉造影检查：可以了解瘤体和分支动脉的情况，有助于确定诊断和制订手术方案；但是由于瘤体内附壁血栓的影响，动脉造影只能显示动脉腔内血流的情况，具有很大的局限性。

（3）MRA、CTA检查：可以快速地明确诊断，有报道螺旋CT血管成像诊断肢体近端大血管的敏感性达95.1%，特异性是98.7%。此两项检查不仅可以清晰地显示腔内血流，还能准确显示动脉瘤瘤体的范围和与周围组织的关系等，与动脉造影比较更快捷，对于确定治疗方案有指导意义。

| 知识点30：锁骨下动脉瘤外科手术治疗的切口入路选择 | |
| | 副高：熟练掌握　正高：熟练掌握 |

动脉瘤位于椎动脉开口较远者，单纯采用锁骨下横切口多可以获得满意的显露，也可加用锁骨上切口控制锁骨下动脉的近端，以便获得更充分的操作空间。

对于胸廓内段的动脉瘤，左侧者应采用左侧第4肋间后外侧开胸，右侧者应正中开胸，以利瘤体近端和主动脉弓的显露和控制。无名动脉瘤可以经右第3肋间和胸骨正中劈开的T形切口开胸，暴露无名动脉以及锁骨下动脉和颈总动脉的起始段。如显露不满意可行颈部沿胸锁乳突肌前缘切口，显露右颈总动脉。

病变位于胸锁关节后方的锁骨下动脉瘤的分离显露最为困难。

（1）采用锁骨上切口，控制锁骨下动脉近段，加用锁骨下横切口显露瘤体远端，通常难以获得满意的显露和控制出血。由于锁骨的遮挡、局部粘连、血肿导致解剖关系不清以及周围有静脉角、脑神经和臂丛神经伴行等原因，经锁骨上切口分离近端动脉十分困难；而且锁骨上切口相对较深，操作空间较小，也不利于动脉修补或重建。有采用此切口并Z形切断或部分切除锁骨以利于显露，但对胸锁关节后方动脉的显露帮助不大。

（2）开胸控制锁骨下动脉近端，锁骨上或下切口控制动脉远端，结扎旷置动脉动脉瘤，并行动脉转流手术。手术创伤较大，时间较长，不利于快速地控制出血；经此切口，椎动脉和乳内动脉的反流出血无法有效控制。

（3）采用锁骨下切口，分离胸锁关节后方，用直角钳提起胸锁关节后切断之，以避免损伤其后方的静脉，向上牵开锁骨，可以充分地显露和控制近远端的锁骨下动脉、椎动脉和乳内动脉。此方法快速、有效，损伤相对较小，但是切开胸锁关节时容易损伤其后方的动、静脉，需要谨慎施行。

知识点 31：锁骨下动脉瘤外科手术治疗的动脉重建方式
副高：熟练掌握　正高：熟练掌握

如果条件许可应在彻底切除病变段动脉后行动脉转流术或间位移植术，移植物可采用自体静脉或人工血管，对局部有感染危险者应选择自体静脉，但自体静脉直径多不适用于锁骨下动脉近段。

外科手术治疗（特别是病变位于胸锁关节后方者），由于其周围解剖关系复杂，局部操作空间狭小，动脉瘤与周围组织多有粘连，假性动脉瘤更是如此，很难充分的分离瘤体并切除。因此，当局部解剖困难时不要勉强行动脉瘤切除和原位动脉重建，应在动脉瘤结扎旷置后行动脉转流术可以极大地简化手术，减少对周围重要组织的损伤，缩短手术时间。

对于感染性动脉瘤，如果局部感染严重，无法分离或旷置瘤体、确实无法行动脉重建术者，可以给予结扎锁骨下动脉。结扎锁骨下动脉后肢体缺血的发生率为25%，故应谨慎施行。

知识点 32：锁骨下动脉瘤的腔内修复术治疗　**副高：熟练掌握　正高：熟练掌握**

应用覆膜支架行腔内隔绝术治疗锁骨下动脉创伤，具有操作简单、创伤小的优点，特别是对于治疗锁骨下动脉假性动脉瘤具有外科手术无法比拟的优势。但此治疗方法对仪器设备和材料要求较多，对病变部位和动脉直径有严格的要求。

行腔内修复术治疗时需要注意的问题：①病变位于锁骨下动脉起始段者，此处动脉弯曲，应选择柔顺性好的覆膜支架置入，如Fluency Plus支架，不建议选择支撑力大而柔顺性差的支架，以避免支架出现打折和损伤动脉；②对于术中需要封闭患侧的椎动脉者，术前一定要行锁骨下－椎动脉造影，避免封堵优势侧的椎动脉后导致椎基底动脉供血不全；③病变位于右侧锁骨下动脉起始段者，要避免支架近端封堵右侧颈内动脉。

此技术开展时间较短，近期通畅率与外科手术无明显区别，而其远期疗效尚待观察。因患侧椎动脉优势供血、局部感染、锚定区条件差以及需要急诊处理时很难快速地获得适当的支架等问题，故难以完全替代外科手术。

知识点 33：锁骨下动脉瘤的杂交手术　**副高：熟练掌握　正高：熟练掌握**

杂交手术是治疗锁骨下动脉瘤的一项新技术。主要方法是用弹簧圈栓密锁骨下动脉瘤，同时做一个颈动脉-锁骨下动脉的旁路移植，通过结扎锁骨下动脉近端及吻合口远端而将锁骨下动脉完全隔绝。手术可以在配备C形臂的手术室里一次完成。

| 知识点34：锁骨下动脉-腋动脉瘤的病因 | 副高：熟练掌握　正高：熟练掌握 |

锁骨下动脉-腋动脉瘤是指因胸廓出口综合征压迫所致的狭窄后扩张，多见于年轻女性。其发病机制是狭窄后的扩张和动脉瘤形成。锁骨下动脉-腋动脉瘤的形成绝大多数与颈肋有关，其他的原因包括异常第1肋、锁骨的骨不联合和其他引起胸廓出口综合征的解剖异常。

| 知识点35：锁骨下动脉-腋动脉瘤的解剖学 | 副高：熟悉　正高：掌握 |

颈肋在解剖上通过纤维束带、骨性连结、活动关节等方式与第1肋融合，在锁骨下动脉经过第1肋时造成外在压迫和成角，狭窄后扩张导致动脉瘤样改变，累及锁骨下动脉远端和近端腋动脉；动脉瘤腔内附壁血栓可造成远端肢体动脉栓塞，在某些病例动脉瘤腔内可因血栓形成而完全闭塞，并逆向延伸导致椎动脉栓塞和右侧颈动脉栓塞，出现中枢神经系统症状。

| 知识点36：锁骨下动脉-腋动脉瘤的临床表现 | 副高：熟练掌握　正高：熟练掌握 |

临床表现多种多样，有些以胸廓出口综合征为主要表现，如压迫神经可出现上肢疼痛、麻木、无力，压迫锁骨下静脉时可出现上肢肿胀；有些患者表现有上肢的急慢性缺血症状、苍白、发凉、疼痛或表现有Raynaud现象，严重者可出现静息痛、坏疽或溃疡。体检时可扪及锁骨上窝的异常颈肋，锁骨下动脉的震颤；听诊可闻及响亮而粗糙的杂音，如果有远端动脉栓塞，肱动脉、桡动脉和尺动脉的搏动可减弱或消失。

| 知识点37：锁骨下动脉-腋动脉瘤的诊断及鉴别诊断 | 副高：熟练掌握　正高：熟练掌握 |

X线片可明确骨质异常。彩超可作为常规的检查发现锁骨下动脉狭窄及狭窄后扩张。MRA、CTA和动脉造影应包括主动脉弓和上肢动脉，可以明确瘤体的存在及范围大小、远端动脉栓塞的部位和流出道血管的条件，是术前制订手术方案的主要依据。但造影对附壁血栓不能很好判断。

本病主要与骨科疾病进行鉴别，影像学检查可明确。

| 知识点38：锁骨下动脉-腋动脉瘤的治疗 | 副高：熟练掌握　正高：熟练掌握 |

应依据动脉瘤的大小、临床表现和是否出现血栓栓塞并发症而定。手术的关键是完全消除动脉的压迫，因此，必须全部切除引起压迫的颈肋和第1肋连接处的异常骨质、软骨和纤

维束带，同时切断前斜角肌与第1肋的附着，但颈肋不需要完全切除。对无颈肋的病例，切除第1肋就可以扩大胸廓出口。因此，对于无症状者，疾病早期瘤腔内无血栓且扩张不明显时，单纯消除外来压迫有可能使动脉恢复正常，而不需要重建动脉。

而在瘤体很大时（超过正常管径两倍），在切除异常骨质和纤维束带的同时需重建血管；根据彩超若发现伴有附壁血栓则必须重建血管。对于有血栓栓塞出现的锁骨下动脉-腋动脉瘤患者，不论其瘤体大小均应手术治疗，在切除外来异常骨质、韧带等压迫后，应重建血管，在极少病例可通过瘤体切除后直接端-端吻合，大部分在切除瘤体后需间置一段自体大隐静脉或人工血管，少部分瘤体很大的病例，不需要完整切除瘤体。

同时有栓塞的病例，需同时应用Fogarty导管取栓以恢复远端血供，必要时可暴露肘部或腕部动脉以期彻底清除血栓。但在部分慢性多次栓塞病例，取栓往往不能成功，需要行旁路移植术以恢复远端肢体血供，一般采用自体静脉作为移植物。辅助性颈背交感神经切除术仅在部分以血管痉挛为主要原因、远端血供不能完全恢复的病例才采用。

知识点39：异位锁骨下动脉瘤　　　　　　　　　副高：熟练掌握　　正高：熟练掌握

异位锁骨下动脉瘤又称Kommerell憩室。多见于成年人。其发病机制是异位右锁骨下动脉起源于降主动脉近端，虽然大多数患者无临床表现，但有20%的患者可发生动脉瘤样改变。临床表现有异位右锁骨下动脉压迫症状，如吞咽困难、呛咳和呼吸困难，右上肢因血栓栓塞而出现急慢性缺血症状、破裂出血等。诊断依靠CT和动脉造影。治疗以手术为主，包括动脉瘤切除、右锁骨下动脉重建术。重建的方法包括升主动脉-右锁骨下动脉远端人工血管间置术，或通过右颈总动脉-右锁骨下动脉远端解剖外旁路移植术。

知识点40：腋-肱动脉瘤　　　　　　　　　　　副高：熟练掌握　　正高：熟练掌握

腋-肱动脉瘤绝大多数为损伤性假性动脉瘤，包括医源性穿刺后损伤。一般均可在上臂扪及搏动性肿块，有时可听及吹风样血管杂音，部位较表浅，诊断较容易。少数患者可有臂丛或正中神经压迫症状，远端动脉血栓栓塞症状等，可引起上肢麻木、疼痛。彩超、CTA和MRA可明确诊断，动脉造影可更多地了解输出道情况。治疗原则：确诊后应手术治疗，但有时小的假性动脉瘤在超声引导下压迫也能取得良好效果。手术原则包括切除动脉瘤，重建血管，一般移植血管常采用自体大隐静脉。

知识点41：尺动脉瘤　　　　　　　　　　　　　副高：熟练掌握　　正高：熟练掌握

尺动脉瘤又称小鱼际锤击综合征。患者往往有手掌慢性重复性损伤史，多见于职业性用手掌工作者，如车床操作员、自动机械修理工等。慢性损伤可导致管壁退化变性，形成尺动脉瘤，并可伴有远端血管血栓栓塞，导致指端缺血坏死，或产生雷诺现象样改变，多累及第四、五指。多普勒指端压力检测和动脉造影可明确诊断。手术原则包括颈背交感神经切除术、尺动脉瘤切除术、尺动脉重建术，对于指端缺血者还需溶栓治疗。此外，停止继续损伤、应用血管扩张药治疗、戒烟等也是术后有效的治疗手段。

知识点42：内脏动脉瘤的流行病学　　　副高：熟练掌握　正高：熟练掌握

内脏动脉瘤是指腹主动脉所属各内脏动脉及其分支的动脉瘤，虽然比较少见，但是一种重要的血管疾病，由于病变隐蔽，多不易被发觉和重视。

目前世界文献报道的内脏动脉瘤已逾3000例，国内报道100余例。随着内脏动脉造影普遍开展，内脏动脉瘤比一般认为的要多见，最重要的内脏动脉瘤依次有脾、肝、腹腔干、肠系膜上动脉及肾动脉等的动脉瘤，胃十二指肠及胃网膜动脉等动脉瘤也有报道。内脏动脉瘤大多为单发性的，也可为多发性，有时可同时伴有胸和/或腹主动脉瘤。

知识点43：内脏动脉瘤的病因　　　副高：熟练掌握　正高：熟练掌握

内脏动脉瘤的真正病因尚不清楚，可能与动脉粥样硬化、感染和创伤等因素有关。30%～60%的内脏动脉瘤与胰腺炎有关，或许是胰蛋白酶和弹力蛋白酶"消化"邻近内脏动脉所致。其他病因，如滥用药物或胃十二指肠穿透性溃疡、结节性动脉周围炎及先天性肌纤维发育不良等。

知识点44：内脏动脉瘤的临床表现　　　副高：熟练掌握　正高：熟练掌握

（1）症状：内脏动脉瘤通常无症状，少数迅速增大的内脏动脉瘤可有上腹痛，并放射至肩背部。有的被原发病（如胰腺炎、胆管炎等）所掩盖，只在破裂后经内脏动脉造影或剖腹探查才被发现。内脏动脉瘤因部位不同，破裂可表现为血胆症、消化道出血、腹腔或腹膜后出血。有些内脏动脉瘤是由其他疾病进行动脉造影检查时被发现。

（2）体征：多数内脏动脉瘤直径＜20mm，腹部检查时多无阳性体征，少数较大的动脉瘤可扪及搏动性肿块，偶伴有震颤或杂音。

知识点45：内脏动脉瘤的诊断和鉴别诊断　　　副高：熟练掌握　正高：熟练掌握

内脏动脉瘤由于缺乏典型的症状和体征，诊断相当困难，术前由临床获诊者仅2%。彩色超声可显示较大的内脏动脉瘤。CTA和MRA的诊断价值不可忽视，近年来广泛应用。选择性内脏动脉造影最有诊断价值，既能确定动脉瘤的部位、大小、内脏动脉的解剖关系和动脉瘤的血管供应，明确出血来源，还可行治疗性栓塞术控制出血。内脏动脉瘤的确诊主要依靠影像学检查。鉴别诊断要与腹部肿瘤和急腹症相鉴别。

知识点46：内脏动脉瘤的内脏动脉栓塞术　　　副高：熟练掌握　正高：熟练掌握

内脏动脉栓塞术是新发展的一种治疗内脏动脉瘤的有效方法，尤其适用于治疗内脏动脉瘤破裂出血。自Walter在1976年首次成功应用肝动脉栓塞治疗肝活检引起的胆管出血后，现已成为治疗内脏动脉瘤及其并发破裂出血的一种微创、安全、方便和有效的首选方法。一般栓塞成功率高达79%。栓塞动脉即栓塞供应动脉瘤的血管。一般采用Seldinger插管法，栓塞剂种类很多，以弹簧不锈钢圈常用。根据被栓塞的血管大小、部位、动脉瘤性质，出血与否而选用不同的栓塞剂。

知识点47：内脏动脉瘤的外科手术治疗　　　副高：熟练掌握　　正高：熟练掌握

确诊内脏动脉瘤后应尽早手术治疗。手术方法应根据动脉溜的部位、大小、局部解剖条件，侧支循环以及原发病等具体情况而定。内脏动脉瘤破裂大出血者应紧急手术治疗。对原发病，如胆管感染和胰腺炎的治疗同等重要。

常用的手术方法有：①动脉瘤切除和动脉端-端吻合；②动脉瘤切除和自体静脉移植；③动脉瘤切除和近远侧动脉结扎；④动脉瘤修补术。

知识点48：脾动脉瘤的病因　　　　　　　　副高：熟练掌握　　正高：熟练掌握

（1）脾动脉瘤中30%发生于门脉高压症脾大的患者，可能与其高血流动力学引起脾动脉扩张有关。

（2）多次妊娠与脾动脉瘤的发生有密切关系，可能与妊娠时雌激素和局部血流动力学改变引起脾动脉中层缺损有关。

（3）引起脾动脉瘤的其他原因有动脉粥样硬化、肌纤维发育异常、慢性胰腺炎胰腺假性囊肿、创伤等。

知识点49：脾动脉瘤的临床表现　　　　　　副高：熟练掌握　　正高：熟练掌握

（1）症状：脾动脉瘤直径一般在6～30mm，发现时80%～90%没有任何自觉症状，多是在偶然的剖腹术或动脉造影时被发现。少数患者以左上腹不适、疼痛为主要症状，偶可向左肩胛区放射。有5%患者在瘤体破裂前常有较明显的先驱症状：间歇性左季肋区或左上腹部疼痛，放射至肩背部，甚至由于瘤体在破裂前的突然增大表现出左肩或右肩的疼痛，伴恶心、呕吐。而表现为右上腹疼痛者被误诊为胆囊炎。脾动脉瘤破裂可表现为两种主要形式，一种是直接破入腹腔，另一种称为两次破裂现象，即动脉瘤先破入小网膜腔，1～2天后血肿继续增大破入腹膜腔。脾动脉瘤也有侵袭破入消化道，如胃、结肠造成消化道出血，瘤体破入胆总管引起胰腺炎，偶有报道消化道出血和胆总管阻塞，曾有脾动脉瘤破入胰管形成胰管脾动脉瘘而造成消化道出血的报道。脾动、静脉瘘为脾动脉瘤破裂更为罕见的并发症，且伴有继发性门脉高压。

（2）体征：体检时可以发现脾大，左上腹闻及杂音，如果瘤体巨大，可触及动脉瘤。

知识点50：脾动脉瘤的辅助检查　　　　　副高：熟练掌握　　正高：熟练掌握

辅助检查包括腹部X线平片、彩色超声检查以及内脏动脉造影或数字减影造影。68%～72%的脾动脉瘤伴有钙化，腹部X线平片上常见到曲线形或环状不透亮区域的钙化灶。超声检查损伤小，常用作妊娠妇女的首选检查，多普勒超声和传统的双重超声联合应用，可提高诊断率，CTA及MRA具有较好的诊断价值，而内脏动脉造影及DSA是确诊脾动脉瘤最可靠方法，可确切了解脾动脉瘤的部位、大小、范围以及与邻近器官关系，为制订手术方案提供依据。

知识点51：脾动脉瘤的诊断与鉴别诊断　　　副高：熟练掌握　　正高：熟练掌握

诊断主要依靠影像学检查。出现腹痛者需要与急腹症相鉴别。妊娠时脾动脉瘤破裂表现酷似胎盘早剥、羊水栓塞或子宫破裂。

知识点52：脾动脉瘤的手术治疗　　　　　副高：熟练掌握　　正高：熟练掌握

（1）手术指征：择期性手术适用于任何有症状、逐渐增大的脾动脉瘤，或者瘤体直径＞25mm的病例。当无明显禁忌证时，瘤体直径＞15mm者适用于外科治疗，手术死亡率＜0.5%。外科手术也适用于所有处于育龄期的妇女。妊娠妇女的动脉瘤切除术宜在妊娠期的最后12周以前进行，因为瘤体的破裂好发于妊娠最后12周。

（2）手术方法：手术时应尽量保留脾，避免脾切除后造成免疫功能改变。瘤体靠近腹腔动脉或远离胰腺时，可行瘤体切除和脾动脉重建术。如果瘤体紧靠胰腺，则行远近端脾动脉结扎术。如果脾动脉瘤位于脾动脉远端，甚至累及脾门，脾或伴胰尾切除则不可避免。脾动脉瘤破裂时，抗休克治疗以及钳夹脾门是有效的抢救措施，而且对于孕妇，提倡在脾动脉钳夹后，才将胎儿娩出。

知识点53：肝动脉瘤的病因　　　　　　　副高：熟练掌握　　正高：熟练掌握

引起肝动脉瘤的原因按发生频率依次为感染、动脉粥样硬化、胆囊炎、胆囊结石及创伤。近年来创伤和动脉粥样硬化逐渐成为肝动脉瘤的主要原因。自身免疫病与15%的肝内动脉瘤有关。大多数动脉瘤为单发性，如为多发性小动脉瘤，常由血管炎引起。男性发病率约为女性的两倍。

知识点54：肝动脉瘤的临床表现　　　　　副高：熟练掌握　　正高：熟练掌握

肝动脉瘤常无症状，症状的出现一般由并发症所致，如压迫胆管和瘤体破裂分别引起阻塞性黄疸和出血。瘤体破入腹腔和胆管的机会均等，约1/3的肝动脉瘤者表现为腹痛、黄疸、胆管出血。大多数胆管出血患者有发热，少部分可表现为胆囊大或者上腹部肿块。肝动脉瘤很少破入十二指肠而致上消化道出血，也很少破入门静脉引起门脉高压和食管静脉曲张。体检发现搏动性肿块、闻及杂音的机会不多。实验室检查缺乏特异性。

知识点55：肝动脉瘤的诊断　　　　副高：熟练掌握　　正高：熟练掌握

腹部X线片可显示上腹部的钙化圈（钙化的动脉瘤壁），上消化道钡剂检查能够显示肿块压迫所致的十二指肠变形异常。胆囊及胆管造影有时可显示瘤体的存在。超声检查可显示动脉瘤，但一般不能明确其来源，肝核素扫描、CT以及多普勒超声可鉴别肿块是囊性还是内含丰富血流。CTA及MRA也具有较好的诊断价值。DSA造影已成为目前术前诊断最可靠的方法，它还可提供侧支循环的情况，对确定治疗方案具有重要的意义。另外，当出现阻塞性黄疸时，数字减影造影（DSA）和经皮肝穿刺胆管造影（PTC）可显示压迫胆总管的肝动脉瘤。

知识点56：肝动脉瘤的治疗　　　　副高：熟练掌握　　正高：熟练掌握

肝外动脉瘤根据位置分为两类，可采取不同的手术方式。胃十二指肠动脉近侧的肝动脉瘤，由于具有足够的侧支血管，可行瘤体远近端血管结扎术或结扎加切除，而不影响肝的血供；位于胃十二指肠动脉远侧的肝动脉瘤，少数患者需要血管重建术，选用人工血管或者自体血管（髂内动脉、大隐静脉）进行旁路移植术。

对于肝内动脉瘤来说，结扎所有供应此瘤的侧支血管是手术成功的关键，如果结扎失败或者是肝内巨大动脉瘤，可考虑切除动脉瘤所在的肝叶或肝段。

知识点57：肠系膜动脉瘤的分类　　　　副高：熟练掌握　　正高：熟练掌握

肠系膜动脉瘤根据发生部位可分为肠系膜上动脉主干、分支动脉瘤及肠系膜下动脉瘤，占内脏动脉瘤的5.5%。

知识点58：肠系膜动脉瘤的病因　　　　副高：熟练掌握　　正高：熟练掌握

其主要原因为真菌感染，其他为动脉粥样硬化、先天性动脉发育不良和外伤。

知识点59：肠系膜动脉瘤的临床表现　　　　副高：熟练掌握　　正高：熟练掌握

（1）瘤体增大压迫肠系膜上动脉或瘤腔内血栓脱落栓塞远段动脉及其分支，使肠系膜动脉供血不足引起肠绞痛、腹泻等症状。

（2）动脉瘤破裂引起腹腔内出血、休克等症状。较大的动脉瘤体检能扪及可左右移动的搏动性肿块，偶闻及杂音。

知识点60：肠系膜动脉瘤的辅助检查　　　副高：熟练掌握　正高：熟练掌握

（1）CT：能显示肠系膜间血肿，间接提示肠系膜动脉瘤的出血。
（2）CTA及MRA：近年来较广泛应用，具有较高诊断价值。
（3）主动脉造影：是确诊肠系膜动脉瘤最可靠的方法。

知识点61：肠系膜动脉瘤的诊断　　　　副高：熟练掌握　正高：熟练掌握

术前临床诊断仍然比较困难。瘤体破裂前大多没有症状，少数可有上腹部不适，常常在腹腔内出血出现急症时才考虑到内脏动脉瘤存在可能。破裂时可出现非特异性腹痛，需要与急腹症鉴别。确诊主要依靠影像学检查。

知识点62：肠系膜动脉瘤的治疗　　　　副高：熟练掌握　正高：熟练掌握

肠系膜动脉瘤易并发出血或栓塞远段动脉引起肠供血障碍，因此，确诊后应尽早手术。肠系膜上动脉主干动脉瘤因其解剖及生理特点，治疗颇为棘手，动脉瘤切除血管再重建为最佳手术方式，但难度甚高。动脉瘤内缝合修补、动脉瘤旷置远近端血管旁路术均有成功报道。肠管耐受缺血时间试验可作为动脉瘤手术方式选择提供依据，应酌情进行。仅有1/3的肠系膜上动脉瘤病例采用动脉瘤近远端血管结扎，而无须做肠切除。对于肠系膜上动脉分支动脉瘤，可做动脉瘤远近端动脉结扎术，或将动脉瘤及该动脉所供血肠管一并切除。肠系膜下动脉瘤可单纯切除动脉瘤，一般不影响乙状结肠血供。

理论上讲，利用腔内技术对肠系膜上动脉进行栓塞是外科手术的一种替代疗法，尤其是患者同时有急性胰腺炎等导致手术困难时，腔内治疗可作为首选的方法。近来，已经有报道使用覆膜支架治疗近端肠系膜上动脉的假性动脉瘤。对高危患者进行腔内治疗可以降低开放手术导致的死亡。

知识点63：腹腔干动脉瘤的病因　　　　副高：熟练掌握　正高：熟练掌握

引起腹腔干动脉瘤最常见的原因是动脉粥样硬化，创伤、感染以及先天性因素。梅毒所致也偶有报道。

知识点64：腹腔干动脉瘤的临床表现　　　副高：熟练掌握　正高：熟练掌握

腹腔干动脉瘤多数无任何症状，少数可表现为上腹不适、疼痛，可放射至背部，常误认为胰腺炎或消化性溃疡病。上腹疼痛、搏动性肿块、胃肠道出血、休克、偶伴有阻塞性黄疸，常是腹腔干动脉瘤破裂的表现。

知识点65：腹腔干动脉瘤的辅助检查　　　　副高：熟练掌握　正高：熟练掌握

彩色超声、CTA、MRA对诊断有较大帮助。由于动脉造影及DSA广泛应用，腹腔干动脉瘤的发现日益增多。动脉造影及DSA是诊断腹腔干动脉瘤最可靠的手段。

知识点66：腹腔干动脉瘤的诊断及治疗　　　　副高：熟练掌握　正高：熟练掌握

腹腔干动脉瘤术前诊断甚难，其确定诊断依靠影像学检查。

确诊腹腔干动脉瘤后应及早手术。最常用的手术方法是动脉瘤切除重建血管，恢复肝、脾等的血供，可用人工血管或自体静脉移植。腹腔干动脉瘤切除，近远端动脉结扎术，因肝具有丰富的血供，约35%的病例不引起肝坏死，注意此法不适用于伴有肝硬化者，若术中发现肝颜色改变应立即重建腹腔干。切除腹腔干动脉瘤，腹腔干端-端吻合术后的监测极为重要，因为腹腔干动脉瘤常伴有其他动脉阻塞性疾病或动脉瘤存在。

知识点67：胃十二指肠和胰十二指肠动脉瘤的病因　　　副高：熟练掌握　正高：熟练掌握

胃十二指肠和胰十二指肠动脉瘤确切病因不能肯定。30%的胃十二指肠动脉瘤及60%的胰十二指肠动脉瘤系由胰腺炎引起。动脉粥样硬化为其另外一个重要原因。多发性大动脉炎、创伤、感染、先天性因素及十二指肠穿透溃疡作为动脉瘤的病因偶见报道。

知识点68：胃十二指肠和胰十二指肠动脉瘤的临床表现

副高：熟练掌握　正高：熟练掌握

动脉瘤缺乏特有的症状与体征，临床诊断、甚至剖腹探查时确诊都极为困难。动脉瘤压迫周围器官组织可产生上腹持续性疼痛并向肩背部放射，常与原发病胰腺炎等无法鉴别。50%～80%的动脉瘤可发生自发性破裂而致出血，少数病例呈无痛性梗阻性黄疸症。有的患者可在上腹部触及搏动性肿块，且可闻及收缩期杂音。

知识点69：胃十二指肠和胰十二指肠动脉瘤的辅助检查

副高：熟练掌握　正高：熟练掌握

消化道钡剂、彩色超声及内镜检查均不能确诊动脉瘤。CTA及MRA对诊断具有一定价值。选择性腹腔干和/或肠系膜上动脉造影最具诊断价值，且可行治疗性血管栓塞以控制出血。对于采用其他方法仍不能确定上消化道和腹内出血原因的病例，应常规进行腹主动脉造影，其确诊动脉瘤可靠性强，成功率高。

知识点70：胃十二指肠和胰十二指肠动脉瘤的治疗
副高：熟练掌握　正高：熟练掌握

对于无症状的动脉瘤应严密随访，当动脉瘤增大直径超过正常动脉3～4倍时应手术治疗。动脉瘤趋向破裂或破裂者应紧急手术以便控制致命性的大出血，动脉瘤破裂的死亡率约为70%，早期诊断和急诊手术是提高生存率的关键。

手术方法包括动脉瘤供应血管结扎、瘤体切除等，视具体情况而定，如果为壁间动脉瘤或引起消化道出血者应做累及胃及十二指肠的部分切除。动脉栓塞为近年来新发展的一种治疗内脏动脉瘤的有效方法，简单、安全，可作为部分胃十二指肠和胰十二指肠动脉瘤或兼破裂出血以及危重患者手术的替代疗法。

第四节　单纯性下肢静脉曲张

知识点1：单纯性下肢静脉曲张的概念
副高：熟练掌握　正高：熟练掌握

单纯性下肢静脉曲张是指深静脉无病理改变，仅为下肢浅静脉瓣膜关闭不全，使静脉内血液倒流，远端静脉淤滞，继而病变静脉扩张、变性，出现不规则膨出和扭曲。

知识点2：单纯性下肢静脉曲张的解剖
副高：熟悉　正高：掌握

下肢浅静脉有大、小隐静脉两条主干：①小隐静脉起自足背静脉网的外侧，自外踝后方上行，逐渐转至小腿背侧中线并穿入深筋膜，多数注入腘静脉，少数上行注入大隐静脉。②大隐静脉是人体最长的静脉，起自足背静脉网的内侧，经内踝前方沿小腿和大腿内侧上行，在腹股沟韧带下穿过卵圆窝注入股总静脉。大隐静脉在膝平面下分别由前外侧和后内侧分支与小隐静脉交通，在注入股总静脉前主隐静脉要有5个分支：阴部外静脉、腹壁浅静脉、旋髂浅静脉、股外侧浅静脉和股内侧浅静脉。

知识点3：单纯性下肢静脉曲张的病因
副高：熟练掌握　正高：熟练掌握

先天性静脉壁薄弱和静脉瓣膜结构不良是发病的主要原因。重体力劳动、长时间站立和各种原因引起的腹腔压力增高等均可使瓣膜承受过度的静脉压力，在瓣膜结构不良的情况下可导致瓣膜关闭不全，产生血液反流。

知识点4：单纯性下肢静脉曲张的病理
副高：熟练掌握　正高：熟练掌握

静脉瓣膜萎缩甚至消失，有时纤维化。静脉壁肌纤维和弹力纤维在病变早期代偿性增厚，后期萎缩消失，被无结构组织代替。有的局部静脉壁变薄、扩张、膨出，有的部位纤维组织增生、变厚相交替，引起扭曲、扩张。扩张迂曲的静脉使血流淤滞、血流量减少，因而静脉壁营养不良易形成无菌性炎症或感染性炎症，继而引起血栓形成。下肢血液回流变慢和逆流造成下肢血流淤滞，血液含氧量降低，毛细血管壁通透性增加，红细胞游离至血管外，血红蛋白代谢产物含铁血黄素沉积于皮下，常致足靴区皮肤呈棕黑色斑状色素沉着。局部组织因缺氧发生营养不良，抵抗力降低，易并发湿疹样皮炎、淋巴管炎和溃疡等。

知识点5：单纯性下肢静脉曲张的临床表现   副高：熟练掌握   正高：熟练掌握

（1）下肢浅表静脉曲张，即大、小隐静脉及其属支迂曲和扩张，站立时明显，平卧后消失。

（2）久立后患肢沉重，酸胀，易疲劳，平卧休息后可减轻；病情轻者可无明显不适。

（3）病情进展时，可出现患肢轻度肿胀但多局限于踝部和足背部，也可有足靴区皮肤营养障碍，如皮肤色素沉着、皮肤和皮下组织硬结、湿疹，甚至经久不愈性溃疡。

（4）合并浅静脉炎时可出现局部红、肿、热、痛，可扪及红肿的条索。

（5）部分患者可合并患肢的皮炎，如湿疹或神经性皮炎。

（6）Trendelenburg试验可发现有无合并交通支功能不全，而Perthes试验可了解深静脉通畅情况。

知识点6：单纯性下肢静脉曲张的诊断要点   副高：熟练掌握   正高：熟练掌握

（1）有典型的临床表现，如浅静脉曲张，行走或久立后患肢沉重、酸胀等，严重者可出现下肢尤其是足靴区皮肤营养障碍，即皮肤色素沉着，甚至经久不愈性溃疡。

（2）可合并浅静脉炎或皮炎。

（3）Trendelenburg试验可发现有无合并交通支功能不全，Perthes试验可了解深静脉通畅情况。

（4）血管彩超可见大、小隐静脉瓣膜关闭不全，深静脉通畅。

（5）静脉造影可鉴别浅静脉曲张为单纯性下肢静脉曲张，抑或是原发性深静脉瓣膜功能不全，或下肢深静脉血栓形成后遗症的表现。

知识点7：单纯性下肢静脉曲张的物理检查方法   副高：熟练掌握   正高：熟练掌握

（1）大隐静脉瓣膜功能试验（Trendelenburg试验）：患者平卧位，下肢抬高，使静脉空虚。检查者在大腿根部以手指压住卵圆窝或用止血带压迫大隐静脉，嘱患者站立，释放止血带后10秒内如出现自上而下的静脉曲张，则提示大隐静脉瓣膜功能不全。同样原理，在腘窝处缚止血带，可检测小隐静脉瓣膜功能。

（2）深静脉通畅试验（Perthes试验）：在大腿中段用一止血带阻断大隐静脉主干，嘱患者连续用力踢腿或下蹲十余次。由于下肢运动，肌肉收缩，浅静脉血流向深静脉回流而使曲张静脉萎陷、空虚，提示深静脉通畅；反之，深静脉不通畅或有倒流使静脉压力增高，则静脉曲张不减轻，甚至反而显著。

（3）交通静脉瓣膜功能试验（Pratt试验）：患者仰卧，抬高患肢，在大腿根部扎止血带，先从足趾向上至腘窝缚缠第1根弹性绷带，再自止血带处向下扎上第2根弹性绷带；嘱患者站立，一边向下解开第1根弹性绷带，一边向下继续缚缠第2根弹性绷带，如果在两根弹性绷带之间的间隙内出现曲张静脉，即提示该处有功能不全的交通静脉。

知识点8：单纯性下肢静脉曲张的辅助检查方法　　　副高：熟练掌握　　正高：熟练掌握

（1）彩色超声多普勒：①血管彩超检查下肢深静脉是否通畅。如果通畅超声声像图可见股总、股浅、股深、腘、胫前、胫后静脉及管腔显示清晰，内无回声，探头加压后管腔消失，彩色Doppler（CDFI）显示上述静脉血流通畅，充盈良好，呈自发性血流。如果不通畅声像图可见静脉内可见实性回声，形态不规则，探头加压管腔不消失。CDFI显示上述静脉内血流形态不规则，充盈缺损，提示下肢深静脉血栓或血栓再通。②血管彩超检查下肢深、浅静脉是否有反流。为了准确诊断，一定要站立位检查。如果无瓣膜功能障碍则CDFI示下肢深浅静脉挤压小腿放松后和/或Valsalva试验未见反流；如果CDFI示下肢深浅静脉挤压小腿放松后和/或Valsalva试验可见反流，且反流时间大于0.5秒，则说明静脉有反流。因为血管彩超在定位检查下肢静脉管腔及管壁结构的同时，还可以同步、动态的检查静脉反流情况，因此血管彩超在某种程度上几乎可以代替静脉造影。

（2）多普勒无创血管检查：在检查下肢静脉交通支反流方面较血管彩超敏感。在检查深静脉是否通畅或深浅静脉是否存在反流时，虽然它也能显示反流时间和反流速度，但因为不能显示管腔的二维结构，故诊断的准确率略逊于血管彩超。

（3）下肢静脉造影：在无损伤检查不能做出明确的诊断或者怀疑深静脉血栓及原发性深静脉瓣膜功能不全时进行，包括逆行性深静脉造影和顺行性深静脉造影。

知识点9：单纯性下肢静脉曲张的鉴别诊断　　　　　副高：熟练掌握　　正高：熟练掌握

明确下肢浅静脉曲张是一独立的病变而非症状前，必须排除以下疾病。

（1）DVT后遗综合征：患者有肢体肿胀、胀痛病史，在深静脉血栓形成后期可因血栓机化再通，造成静脉瓣膜破坏，产生与原发性下肢深静脉瓣膜功能不全相似的临床表现。Perthes试验、多普勒超声检查和静脉造影有助于明确诊断。

（2）原发性下肢深静脉瓣膜功能不全：该病是下肢深静脉瓣膜薄弱、松弛及发育不良而造成其关闭不全，静脉血液倒流，深静脉内压力升高，血液通过深、浅静脉交通支逆流入浅静脉，进而导致下肢浅静脉曲张，小腿肿胀酸胀、色素沉着及溃疡等。通过下肢静脉造影和多普勒超声检查可以明确诊断。

（3）下肢动静脉瘘：由于动脉与静脉之间血液发生短路，动脉血液直接通过瘘口灌入静脉中，静脉内压力明显增高，使浅静脉显著曲张。患肢皮肤温度升高，瘘口附近的曲张静脉有震颤及杂音。在青年和儿童中出现无明显原因的肢体静脉曲张应考虑先天性动静脉瘘。如果同时伴有患肢增长、增粗、多毛、多汗等，则为先天性动静脉畸形Klippel-Trenaunay综合征。如有肢体外伤，则为继发性动静脉瘘。

知识点10：单纯性下肢静脉曲张的治疗原则　　　副高：熟练掌握　正高：熟练掌握

（1）保守治疗：适用于早期轻度静脉曲张、妊娠期患者和难以耐受手术的患者。①一般治疗：要求患者适当卧床休息，避免久站，休息时抬高患肢，坐位时足高于膝，卧位时足高于心脏。②加压治疗：主要方法是穿弹力袜外部加压，弹力袜的压力一般为30～40mmHg，压力梯度自下而上递减。但伴有下肢缺血的表现时禁忌使用。③药物治疗：药物治疗仅适用于减轻症状及促进溃疡愈合，对瓣膜功能及静脉曲张无作用。常用药物如降低毛细血管通透性药物（β七叶皂苷钠）、改善血液流变药物（己酮可可碱）、改善微循环药物（前列腺素E_1）等，但总体疗效不理想。

（2）硬化剂治疗：适用于局部轻度静脉曲张或手术后残留静脉曲张。治疗的原理是向曲张的静脉内注入硬化剂后加压包扎，使静脉壁发生炎性反应，相互粘连而闭塞。常用的硬化剂有5%鱼肝油酸钠、1%～3% 14-羟硫酸钠和5%油酸乙醇胺溶液。方法是向曲张静脉内直接注射一定量的硬化剂，然后用弹力绷带包扎1～2周；2周后可重复注射。硬化剂用量应以说明书为准，不要过量；包扎弹力绷带时不要刻意加压，以免压伤组织。

（3）手术治疗：手术目的是去除曲张静脉和防止复发。可采用以下几种方法：①大隐静脉功能不全的，应做大隐静脉及其分支高位结扎，并剥脱自内踝至结扎处的曲张大隐静脉；②如有内踝交通支瓣膜功能不全，应结扎内踝交通支；③小隐静脉曲张者，应做小隐静脉高位结扎，并剥脱自外踝至结扎处的曲张小隐静脉；④如合并外踝交通支功能不全，亦应予以结扎。所有发生深静脉血液倒流的交通支，都应逐个予以结扎，这有利于下肢溃疡的愈合。

第五节　原发性下肢深静脉瓣膜功能不全

知识点1：原发性下肢深静脉瓣膜功能不全的病因和病理
　　　　　　　　　　　　　　　　　副高：熟练掌握　正高：熟练掌握

原发性下肢深静脉瓣膜功能不全（PDVI）可能的发病因素有：

（1）瓣膜损伤学说：该学说认为，在血柱重力作用下，深静脉瓣膜游离缘松弛、下垂，不能在管腔正中紧密对合，就失去了单向开放功能，是造成静脉反流的原因。静脉扩张只是瓣膜损伤后所造成的结果。在瓣膜结构强度方面，隐-股静脉瓣最为软弱，一般仅能抗逆向压力180～260mmHg，而股浅静脉瓣膜第1对瓣膜最强，可抗拒350～420mmHg的逆向压力，股-腘静脉段其他瓣膜则为260～350mmHg，大隐静脉瓣膜为100～200mmHg。当下肢深静脉主干近侧逆向重力持续增强时，极易破坏强度较差的髂-股总静脉瓣，直接施压于隐-股静脉瓣和股浅静脉第1对瓣膜，并首先破坏耐受力较差的隐-股静脉瓣膜，进而破坏大隐静脉中更弱的瓣膜，引起单纯性大隐静脉曲张。若逆向血柱重力继续加强，才有可能破坏最强的股浅静脉第1对瓣膜，接着再破坏其远侧的诸瓣膜，导致PDVI。

（2）相对性下肢深静脉瓣膜关闭不全：由于持久的超负荷回心血量，导致静脉管腔扩大，以致造成瓣膜相对短小而相对关闭不全。

（3）深静脉瓣膜发育异常：仅有单叶，或虽有三叶但不在同一平面，或瓣膜缺如，必然失去正常的瓣膜关闭功能。但该病的发病率低，不能解释大多数的PDVI发病率。

（4）小腿肌泵无力：引起静脉血液积聚，导致静脉高压和瓣膜关闭不全。当仅有股浅静脉第1对瓣膜关闭不全时，引起轻度静脉血液向远侧逆流，但受阻于第2对瓣膜，尚不致产生明显症状。随着病程进展，将顺序影响远侧瓣膜关闭功能，静脉血液的逆流量随之加重。当瓣膜破坏累及腘静脉，甚至小腿深静脉瓣膜破坏后，小腿肌泵收缩时，血液向心回流的同时也向远侧深静脉及浅静脉逆流，从而出现明显的症状。来自近侧髂股静脉的血柱重力，还同时作用于大隐静脉和股深静脉的瓣膜。大隐静脉瓣膜比较薄弱，位置较浅而缺乏肌保护，所以当股浅静脉瓣膜破坏时，大隐静脉瓣膜多已失去功能，因而二者往往同时存在。股深静脉开口比较斜向外方，受血柱重力的影响较小，受累及可能较迟。

知识点2：PDVI的病理生理	副高：熟练掌握　正高：熟练掌握

深静脉瓣膜功能不全可造成血液反流，产生静脉高压，当关闭不全的瓣膜平面位于腘静脉以上时，产生的血流动力学改变可被腓肠肌的肌泵作用代偿，不致产生明显症状。但大多数同时伴有大隐静脉瓣膜功能不全，因而患者可以表现出浅静脉系统的迂曲扩张。当病变超过腘静脉平面，血柱压力明显增高，腓肠肌收缩不但促使血液向心回流，同时也加强血液向远侧逆流的力量，从而加速小腿深静脉及穿通静脉瓣膜的破坏，表现出严重的临床症状。病变后期，足靴区穿通支静脉瓣膜遭到破坏，小腿踝部长期静脉淤血，纤维功能异常及纤维蛋白沉积，迅速发生皮肤营养性改变，色素沉着、经久不愈，也称慢性溃疡或顽固性溃疡。迂曲成团的浅静脉血液难以排空，继发炎症，发生血栓性静脉炎。

知识点3：PDVI的临床表现	副高：熟练掌握　正高：熟练掌握

（1）病变早期有肢体酸胀沉重，久站加重，易疲劳。

（2）病变中期可有小腿肿胀明显、静脉性疼痛。

（3）病变后期皮肤营养性改变，色素沉着、慢性溃疡或顽固性溃疡及血栓性浅静脉炎表现。

（4）一旦曲张静脉破裂出血，很难自行止血，需加压包扎止血。

知识点4：PDVI的辅助检查	副高：熟练掌握　正高：熟练掌握

（1）下肢活动静脉压（AVP）测定：下肢深浅静脉压经交通静脉传递，故测量浅静脉压力在静息状态与活动后的变化，可以反映整个下肢静脉系统的血流动力学改变。AVP正常值为10～30mmHg，静脉功能不全时AVP升高。AVP测定方法简便，虽然不能作出确切的病因、定位及形态学诊断，但对静脉逆流及其范围、是否伴有流出道阻塞可做出初步判断。

（2）光电容积描记（PPG）：利用双极管发射红外光束穿透皮肤，由光接收器接受反射光束记录皮肤毛细血管血流状态，通过排空后毛细血管再充盈时间（RT）来判断有无静脉逆流。PPG方法简便，对静脉逆流仅是定性检查。如RT值异常，提示深静脉瓣膜功能不全，单纯浅静脉手术不能取得良好效果。

（3）空气容积描记（APG）：APG测量下肢在不同体位与活动情况下容积的改变，反映血流量的变化，可以记录多项有助于诊断的指标，其中排血量（EV）与射血分数（EF）代表小腿肌泵单次收缩排血功能；如测定值降低，说明肌泵的排血功能不全。残余容量（RV）、残余容量指数（RVF）代表活动末小腿肌组织内残余血容量；如测定值升高，表示因静脉逆流使活动后静脉容量不能降低至正常水平。静脉充盈指数（VFI）可对静脉逆流作出定量判断，正常值＜1.7ml Ps，浅静脉功能不全者2～3ml Ps，深静脉功能不全时7～28ml Ps。如果VFI升高而EF正常，抗逆流手术的治疗效果满意；如果VFI值正常而EF降低，抗逆流手术的治疗效果往往不甚理想。

（4）超声多普勒（Doppler）　可以探测下肢静脉系统的血流方向，以判断有无逆流。在Valsalva试验或突然放松远端挤压情况下如无逆流，或逆向血流持续时间＜0.5秒，表示受检段静脉无逆流；如逆向血流持续时间＞0.5秒，则表示检测段静脉有逆流。以手指或止血带阻断探头近侧大（小）隐静脉，如果先前出现的逆流消失，表示静脉逆流发生在浅静脉，如依然存在则说明逆流发生在深静脉。Doppler检查可作为静脉逆流的定性诊断，但不能确定逆流量及瓣膜功能不全的程度，也不能做出确切的解剖定位。

（5）超声多普勒血管显像：可以检测静脉血流状况：有无静脉逆流或阻塞；鉴别原发性静脉逆流或继发于深静脉血栓形成；判断逆流或阻塞的部位在深静脉、浅静脉或交通静脉。通过静脉的纵剖面或横断面观察静脉的形态及瓣膜活动；计算静脉逆流的时间、速度及逆流量，从而对瓣膜功能不全做定量诊断。静脉腔内强同声、静脉不能压缩或无血流信号，表明静脉腔内血栓阻塞。

（6）下肢静脉造影检查：下肢静脉造影是一种有创伤性检查方法，可以显示下肢静脉系统包括瓣膜的形态和功能，确定疾病的解剖定位，有两种方法：①下肢静脉顺行造影：在头高足低45°斜立位、检查侧肢体不负重、踝上止血带阻断浅静脉等条件下，经足背浅静脉穿刺持续推注造影剂100ml（浓度在50%左右），可以显示下肢深静脉全貌。交通静脉瓣膜功能不全者，电视屏上可见含造影剂的血流自深静脉逆向充盈浅静脉，通过肢体旁放置的标尺可确定部位。Valsalva屏气试验能检测静脉瓣膜功能：关闭完全时，瓣膜近心侧因造影剂流动阻滞显影密度增加，瓣膜远心侧出现密度降低区，两者呈鲜明对照；关闭不全时，造影剂自瓣叶游离缘间裂隙束状逆流，或瀑布状直泻而过。在继发性深静脉瓣膜功能不全的患者中，可以发现深静脉阻塞的平面、范围及侧支形成等征象。②下肢静脉逆行造影：经检查侧股静脉穿刺置导管于髂外静脉，取头高足低60°斜立位，持续推注造影剂并观察逆向显影的情况，以判断下肢深静脉瓣膜功能。

（7）其他检查：对于近端静脉阻塞的病例，为确定或排除盆腔疾病（如盆腔脏器或腹膜后肿瘤）压迫所致，应做CT检查。静脉系统原发性或继发性肿瘤虽然少见，但临床或静脉造影有疑似征象者，应做MRI检查予以明确。下肢明显水肿的病例，可通过直接或间接法淋巴系统造影，或核素淋巴显像技术做出鉴别诊断。

患者下肢久立、坐位或行走后患肢有明显的胀满感、胀痛和肿胀，夜间休息后症状可有缓解，有晨轻暮重的特点；体征表现：浅静脉代偿性曲张，踝部和足背部轻度肿胀，皮肤脱屑、变薄、增硬、粗糙、色素沉着及溃疡特点，但均较原发性大隐静脉曲张或小隐静脉曲张为重；再根据B超和血管Doppler的检查结果，可以进行诊断。应注意与原发性大、小隐静脉曲张进行鉴别诊断。

适用于病变轻、妊娠期妇女或者不愿手术和不能耐受手术的患者。这些治疗只能够减轻症状，而不能治愈本病。

（1）休息时尽量抬高患肢，避免长时间站立、坐位和习惯性便秘等。

（2）对于需要长时间站立、坐位者和妊娠妇女，可以穿循序减压（弹力）袜及弹力绷带治疗，它具有远端高而近端低的压力差，促进静脉血由足部向近心端回流，使曲张静脉处于萎瘪状态。

（3）药物治疗：可以使用减轻下肢水肿、改善微循环及预防血栓形成的药物。

（1）静脉肌袢代瓣术：最早用于治疗下肢深静脉血栓形成后遗症（完全再通型），此后认识到其对原发性下肢深静脉瓣膜功能不全的效果。用来制作肌袢的材料最早是选用股二头肌腱和股薄肌腱，后用股二头肌腱和半腱肌，后者具有更多的优点。也可以使用非生物性的硅胶管做成袢材料。活动时肌袢对静脉有力的按摩可能是其解除深静脉淤血和高压状态的主要机制。适应证：①经常活动的体力劳动者；②深静脉瓣膜功能Ⅲ、Ⅳ级者，股浅静脉瓣膜叶严重脱垂、过分纤薄或有畸形而不能做满意修复；③股静脉瓣膜发育不全或无瓣；④移植静脉段不符合要求，股深和大隐静脉都有功能不全，然而对于静脉多分支型，由于肌袢不能均匀地作用于每一分支，所以效果差。静脉肌袢成形术的优点在于操作简便，安全可靠和有效，肌袢的作用持久恒定，且在其他手术无法施行时就成为唯一可以选用的方法。

（2）深静脉瓣膜修复成形术：通过切开管壁在直视下修复脱垂、关闭不全的瓣膜，恢复其正常的半挺直状态。由于需要切开静脉壁，故需阻断静脉血流，同时损伤了静脉内膜，术后较易发生血栓。静脉外瓣膜修复成形术不须切开静脉，而是在静脉腔外修复瓣膜，且同时能缩小、扩大的静脉腔管位，术后可不用抗凝药物。但有一定的盲目性，操作难度较大。不论静脉内还是静脉外瓣膜修复成形术一般只适用于：造影剂轻、中度倒流；瓣膜病变轻，无短缩和增厚僵硬；体型不高大者；非重体力劳动或站立工作者。对于瓣叶极其纤薄或瓣膜呈大小两叶形、三叶形等畸形，均不能达到满意的修复，而只能采用其他的重建手术，如肌袢代瓣术或带瓣自体静脉移植手术等。

（3）自体带瓣静脉段移植术：一般主张选用健侧股浅静脉、腋静脉和臂静脉，不宜选取颈外静脉。移植段静脉不宜过长，一般在1.5～2.0cm。用人造血管环包于移植1期段外，以防日后扩张。对于拟取移植静脉管径过细，呈多分支或术前静脉造影显示其瓣膜功能不全者，宜采用其他方法。

（4）股浅静脉包瓣术和股浅静脉环缝缩窄术：多数静脉曲张起因于深静脉管径扩大，瓣膜相对短小而造成关闭不全。这两种手术就是基于此而设计的，仅适用于原发性深静脉瓣膜功能不全轻、中度而瓣膜本身无明显损害或异常者。环缝或包瓣后管壁及全瓣缩小原周径的1/4～1/3，不得＞1/3，否则易招致深静脉血栓形成，术中则可以解剖后股浅静脉痉挛时的管径为准。股浅静脉包瓣的材料可选用自体阔筋膜、自体静脉及人造血管。前二者取材容易，但易发生变性、瘢痕化挛缩致管腔狭窄，人造血管则不会发生变性，效果好且持久，但价格昂贵。这两种手术方法操作简便，选择恰当的病例可取得良好效果。

（5）股浅静脉移位术：是将功能不全的股浅静脉切断，远端与大隐静脉或股深静脉做端-侧吻合。借隐股瓣膜、股深静脉瓣膜来抵抗血液的逆流。但由于隐股、股深静脉的抗逆向压力作用均不及股浅静脉第一对瓣膜，因此采用本术也常致失败。

（6）静脉瓣膜替代物移植（或植入）：瓣膜替代物取材主要有自体材料、同种异体材料、异种异体材料、非生物材料，如铂或钛合金瓣膜。但目前都遇到抗原排斥性反应和并发血栓形成的问题。

（7）大隐静脉剥脱和交通与静脉结扎术：原发性下肢深静脉瓣膜功能不全绝大多数伴有隐股瓣膜，交通支静脉瓣膜功能不全，为了解决浅静脉瓣膜功能不全，下肢淤血及足靴区皮肤营养障碍，在施行股浅静脉瓣手术的同时必须施行大隐静脉剥脱和交通支静脉结扎术，这是必不可少的，但不宜作为单独的治疗措施。静脉瓣膜是保护小腿深静脉功能的最后屏障，治疗中不能忽视此瓣膜的重建。原发性下肢深静脉瓣膜功能不全术后尚需进行辅助性治疗，包括穿弹力袜、积极治疗高腹压的慢性病、调换工种等，这样才能减少复发，获得远期的手术效果。

第六节　血栓性浅静脉炎

| 知识点1：血栓性静脉炎的概念 | 副高：熟练掌握　正高：熟练掌握 |

血栓性静脉炎是指静脉血管腔内急性非化脓性炎症的同时伴有血栓形成，是一种常见的血管血栓性疾病，病变主要累及四肢浅静脉和深静脉。血栓可以引起炎症，炎症也可以引起血栓，二者互为因果。

| 知识点2：四肢血栓性浅静脉炎的病因及病理 | 副高：熟练掌握　正高：熟练掌握 |

四肢血栓性浅静脉炎的病因大致可以分为三类：化学药物刺激引起浅静脉炎，静脉内注射各种刺激性溶液或高渗溶液，如静脉内注射高渗溶液、硬化剂、各种抗生素等均能在受注射的浅静脉内膜上引起化学刺激，迅速发生血栓，继而出现明显的炎性反应；导管作持续性输液，常可使静脉壁遭受直接损伤，致血栓形成，并迅速出现炎性反应，常见于大面积烧伤、严重创伤以及大手术等危重患者；下肢静脉曲张时，无论是属于大隐静脉，或是小隐

静脉的属支，由于静脉血淤滞，足靴区皮肤常因营养性变化，承受慢性感染，可使曲张静脉遭受缺氧和炎症性损害，导致血栓性浅静脉炎。另外，与血液凝固性增高等因素有关，与癌肿、淋巴瘤等病也有关系。

病变一开始就是广泛的整条浅静脉血栓形成，迅速导致整条浅静脉壁的炎症反应，甚至累及静脉周围组织，并有渗出液。局部表现有疼痛、肿胀和压痛的条索柱，往往伴有全身反应，经过7～12天后，随着炎症的消退和渗出液的吸收，遗留无痛性硬索，棕色色素沉着，有些病例经过一段过程，局部可以重新建立侧支循环或静脉再通。

知识点3：四肢血栓性浅静脉炎的临床表现	副高：熟练掌握 正高：熟练掌握

（1）症状：血栓性浅静脉炎全身反应症状比较轻，局部症状比较明显，典型的表现为局部突然呈现网状和柱状的红肿条状物，皮肤温度升高，有明显的疼痛和触痛。疼痛可于2～4周内减弱或消失。

（2）体征：浅层静脉炎在表皮可触及条索状物，开始比较软，表面红，周围组织受炎症浸润。急性炎症消散后，索条状物硬度增加，皮肤留有色素沉着，一般无全身症状。当网状浅静脉受累时，红肿可呈银叉或珠状，拉紧皮肤时更清晰。当局部炎症逐渐消散，局部皮肤色素沉着，开始为棕色后呈紫褐色。化脓性浅静脉炎局部疼痛、压痛、红斑和水肿比较重，甚至可以从切口中挤出脓性液体。

知识点4：四肢血栓性浅静脉炎的辅助检查	副高：熟练掌握 正高：熟练掌握

（1）实验室检查：浅静脉炎一般不发热，有少数患者低热，白细胞计数轻度增多。化脓性浅静脉炎，白细胞可增加到20×10^9/L。

（2）彩色多普勒超声检查：可以辅助诊断。急性期浅静脉管腔明显扩张，其内充满实性回声，探头加压管腔不消失，未见明显血流信号，炎症逐渐消退后，管腔内实性回声增强，血栓部分再通时可见管腔内出现部分血流信号。超声检查还可以了解浅静脉血栓是否蔓延到深静脉系统。

（3）静脉造影检查：不是必需的，有时造影检查可能加重症状。

知识点5：四肢血栓性浅静脉炎的诊断	副高：熟练掌握 正高：熟练掌握

有反复静脉穿刺、静脉内注射药物、高渗溶液或下肢静脉曲张病史。病变静脉区呈红肿索条状，明显疼痛和压痛，局部皮温升高。彩色多普勒超声基本可以诊断。当进行诊断或鉴别诊断有困难时，可做活体组织病理检查以明确。

知识点6：四肢血栓性浅静脉炎的鉴别诊断	副高：熟练掌握 正高：熟练掌握

（1）结节性红斑：多见于青年女性。与结核和风湿病有关。结节多发生于小腿，肢体伸

屈无明显变化，呈圆形、片状或斑块状。结节不发生溃疡。可有疼痛、发热、乏力、关节痛及小腿水肿等，血沉加快。

（2）硬结节红斑：为皮肤结核的一种类型，多见于青年女性，结节多发生于小腿，肢体伸屈无明显变化，呈圆形或斑块状，为暗红色或紫红色，逐渐增大，可发生破溃。有明显疼痛、肿胀，每年冬季容易发作，呈慢性病程，可找到结核病灶，结核菌素试验呈阳性，血沉加快。

（3）结节性动脉周围炎：多见于中年男性，皮损为多形性，有红斑、淤斑、紫斑、网状青斑等。以皮下结节为多见，皮下结节沿小动脉分布。可自由移动，皮肤发红、疼痛，可发生溃疡，反复发作，此起彼伏。常有发热、关节痛、多汗等。多有多器官组织同时受累。

知识点7：四肢血栓性浅静脉炎的治疗　　　　副高：熟练掌握　正高：熟练掌握

（1）一般治疗：抬高患肢，局部热敷，口服肠溶阿司匹林、胰激肽原酶肠溶片（怡开）祛聚治疗，或迈之灵、草木樨流浸液片（消脱止）减轻水肿，可以使用磺酸酯黏多糖（喜疗妥软膏）局部外用，如果病变比较严重，局部表现比较明显，可卧床休息，皮下注射低分子肝素抗凝治疗。除化脓性浅静脉炎外一般不用抗生素。

（2）手术治疗：极少数患者经一般治疗无效，病变静脉继续向近心端蔓延，有侵犯深静脉趋向者，应及时施行手术，高位结扎或切除或行剥脱受累静脉。化脓性浅静脉炎，最好切除整个受累的大隐静脉或贵要静脉或头静脉，开放创口，疏松填塞敷料，待症状减轻，局部炎症消退后，再做二期缝合。

知识点8：四肢血栓性浅静脉炎的并发症　　　　副高：熟练掌握　正高：熟练掌握

尽管血栓性浅静脉炎蔓延至深静脉者少见，但仍然有一定危险性，特别是存在血栓性浅静脉炎而又制动的患者，发生率明显增加。

知识点9：四肢血栓性浅静脉炎的预后　　　　副高：熟练掌握　正高：熟练掌握

预后通常较好。血栓性浅静脉炎发生后，一般可能持续3~4周。浅静脉炎尽管可能蔓延至深静脉，但发生肺栓塞者罕见。相反，浅静脉血栓常继发于深静脉血栓，特别是踝部有溃疡的患者。对于发生在下肢静脉曲张后的血栓性浅静脉炎，不切除病变的静脉段，可能有较高的复发率。

知识点10：胸腹壁血栓性浅静脉炎的概念　　　　副高：熟练掌握　正高：熟练掌握

胸腹壁血栓性浅静脉炎又称Mondor病，主要病变部位在前胸壁、乳房、肋缘和上腹部浅静脉。

知识点11：胸腹壁血栓性浅静脉炎的病因病理　　副高：熟练掌握　　正高：熟练掌握

本病原因不明，部分患者有外伤史。好发年龄为20～40岁，多见于肥胖及缺乏锻炼的妇女，常为单侧。由于上肢骤然用力而受牵拉，常是构成本病的诱发因素，很可能是在前胸壁和上腹壁受到应力时，静脉亦受影响所致，或因乳房手术牵拉所致。

胸壁腹壁血栓性浅静脉炎好发部位：①胸、上腹壁静脉：由乳头向下方，经过乳房皱襞，伸展到肋缘；②侧胸腹静脉：由乳头向上外方，伸展到腋窝由乳头向下，在腹直肌外侧直达下腹部；③腹壁上静脉：上述静脉内膜受到损害时，便有血栓形成，并引起血管壁炎症反应，甚至侵犯受累静脉的周围组织，可有渗出物。静脉外形肿胀、色白，静脉内有血栓或无血栓，静脉内血栓能滋长、繁衍而扩展，可累及属支，包括小静脉丛。待病理演变停止，炎症消退，血栓机化，可能再通，静脉处于部分或完全闭塞状态。

知识点12：胸腹壁血栓性浅静脉炎的临床表现　　副高：熟练掌握　　正高：熟练掌握

（1）症状：一般情况下没有全身反应，仅有局部症状且较轻微。典型的病史是在上肢用力牵拉后，骤然感到一侧胸、腹壁疼痛，程度不等，患侧上肢上举或外展时疼痛加重，咳嗽、深呼吸，或者在无意中使病变部位受压，都会感到局部疼痛，病变2周后，疼痛逐渐缓解，4～8周后才消失，个别患者局部疼痛可拖延1～2年。

（2）体征：受病变侵袭的浅静脉略显红肿，检查时可发现胸腹壁有一压痛的硬韧索条，少数呈树枝状。如皮肤绷紧后，可见条索状如沟状凹陷或崤状隆起，呈弓弦样，有压痛，条索状物开始柔软，稍晚即增硬。

知识点13：胸腹壁血栓性浅静脉炎的辅助检查　　副高：熟练掌握　　正高：熟练掌握

（1）实验室检查：全身反应轻，白细胞计数轻度增多。

（2）彩色多普勒超声检查：可以辅助诊断。可见浅静脉管腔扩张，其内充满实性回声，探头加压管腔不消失，未见明显血流信号或仅见少许血流信号。

知识点14：胸腹壁血栓性浅静脉炎的诊断　　副高：熟练掌握　　正高：熟练掌握

依据外伤或上肢牵拉病史、胸腹壁有压痛的硬韧索条以及彩色多普勒超声基本可以明确诊断。

知识点15：胸腹壁血栓性浅静脉炎的治疗　　副高：熟练掌握　　正高：熟练掌握

由于病情轻、病程短，一般不需特殊处理，都能自行消散。症状重者口服肠溶阿司匹林、降纤酶类药物治疗，迈之灵或消脱止减轻水肿，可以使用肝素软膏局部外用。

知识点16：游走性血栓性浅静脉炎的概念　　　副高：熟练掌握　正高：熟练掌握

游走性血栓性浅静脉炎专指反复发作的浅静脉炎、浅静脉血栓形成，可发生于人体不同部位，以下肢为最常见，常为血栓闭塞性脉管炎或潜在内脏肿瘤的早期表现。

知识点17：游走性血栓性浅静脉炎的病因病理　　　副高：熟练掌握　正高：熟练掌握

游走性血栓性静脉炎好发于青壮年男性。原因虽然并不了解，但与两种疾病有密切关系，往往是内脏肿瘤的早期体表现象。游走性血栓性静脉炎可能属于血栓闭塞性脉管炎的早期表现，是血栓闭塞性脉管炎的一种演变，是整个病程中一个阶段的临床表现。因为患者多是青壮年男性，开始时呈现游走性浅静脉炎，随后常发生血栓闭塞性脉管炎。

游走性血栓性静脉炎主要侵袭中、小浅静脉，偶可侵犯肠系膜静脉、门静脉或肾静脉等。具有血栓形成、静脉壁炎症血栓阻塞机化而再通的表现。静脉壁炎症含有巨细胞，受累血管邻近组织均无明显炎症反应。

知识点18：游走性血栓性浅静脉炎的临床表现　　　副高：熟练掌握　正高：熟练掌握

本病好发于下肢，多为一处突然出现发红、条状或网状条索，有时可以在全身几个部位同时发现，病变处压痛，全身反应不明显。发作时的临床表现与一般的血栓性浅静脉炎无明显不同。由于病变累及的都是中、小浅静脉，管腔内虽然有血栓阻塞，但并不引起静脉血液回流障碍，没有肢体肿胀现象。

游走性血栓性静脉炎全身反应比较轻，部分患者仅有轻度发热，发作具有间歇、游走、交替在全身各处发生，每次发作大都只持续2～4周，即自行消退。间隔数周或数年后，身体其他部位的浅静脉又可同样发作，屡次周而复始的反复发作，长期所遗留的色素沉着和索状物可以布满全身。

知识点19：游走性血栓性浅静脉炎的辅助检查　　　副高：熟练掌握　正高：熟练掌握

（1）实验室检查：全身反应轻，仅有轻度发热，白细胞计数轻度增多，血沉稍增快。

（2）动脉造影检查：应检查肢体动脉供血情况，必要时行动脉造影检查有无血栓闭塞性脉管炎，并检查肝、胆、胰、肺、肾等内脏器官，排除潜在性癌症。

知识点20：游走性血栓性浅静脉炎的诊断　　　副高：熟练掌握　正高：熟练掌握

游走性血栓性浅静脉炎是单纯病变还是血栓闭塞性脉管炎的早期表现，只有通过长期观察，才能明确。因为前者病变始终局限于静脉，后者迟早要浸润周围动脉。更重要的是要警惕可能存在的内脏肿瘤，不明原因的游走性血栓性浅静脉炎发生于上肢和躯干的机会几乎和下肢相等，如果病史中有近期消瘦、食欲改变等，更应该进行各种检查。

知识点21：游走性血栓性浅静脉炎的治疗　　副高：熟练掌握　　正高：熟练掌握

急性期的治疗主要以对症处理为主，如局部热敷，口服肠溶阿司匹林、胰激肽原酶（怡开）祛聚治疗，迈之灵或消脱止减轻水肿，可以使用喜疗妥软膏局部外用。如同时有内脏静脉受累可疑者，可试用抗凝治疗。

第七节　急性深静脉血栓形成

知识点1：深静脉血栓形成的概念　　副高：熟练掌握　　正高：熟练掌握

深静脉血栓形成（DVT）是指血液在深静脉内不正常的凝结，阻塞静脉腔、导致静脉回流障碍，多发生于下肢深静脉，其发病率约是上肢的10倍。若急性期诊断和治疗不及时，可因血栓脱落而造成肺栓塞，甚至危及生命。如果治疗效果不理想，晚期因下肢深静脉阻塞或静脉瓣膜功能不全而遗留后遗症。

知识点2：深静脉血栓形成的因素　　副高：熟练掌握　　正高：熟练掌握

1946年Virchow提出静脉损伤、血流缓慢和血液高凝状态是导致深静脉血栓的三大因素。

（1）静脉损伤：静脉壁因外伤如手术、创伤、电击或感染等使内膜遭到破坏，内膜下的胶原裸露，导致血小板的黏附，并进一步发生聚集和释放反应，释放的生物活性物质可使血小板进一步聚集，从而形成血小板血栓。血小板血栓加上局部产生的纤维蛋白和血细胞的沉积，于是形成了血栓。

（2）血流缓慢：是造成下肢深静脉血栓形成的首要因素，但单一的静脉淤血常不致引起深静脉血栓形成。静脉血流淤滞，增加了激活的血小板和凝血因子与静脉壁接触的时间，容易引起血栓形成。如果发生在受损的静脉内膜，则血栓发生的概率大大增加。静脉瓣膜的瓣窝内血流缓慢，且易产生涡流，是产生血栓的主要部位。

（3）血液高凝状态：人体三大抗凝机制为抗凝血酶Ⅲ（AT-Ⅲ）、蛋白质C（PC）和纤溶系统。AT-Ⅲ、PC和纤溶系统的异常，可导致体内生理性抗凝机制损害，造成血液高凝状态。手术、创伤、产后和术后、长期服用避孕药、肿瘤组织裂解产物是造成血液高凝状态的常见原因。

知识点3：深静脉血栓形成的临床表现　　副高：熟练掌握　　正高：熟练掌握

深静脉血栓形成的患者中有相当一部分并无症状，当血栓导致血管壁及其周围组织炎症反应以及血栓堵塞静脉管腔，造成静脉血液回流障碍后，依据病变部位不同，可有不同的临床表现。急性期主要表现为下肢肿胀、疼痛，代偿性浅静脉曲张。

（1）疼痛：是最早出现的症状，多出现在小腿腓肠肌、大腿或腹股沟等部位，但不会表现为足或趾的疼痛。大多数患者主诉为下肢疼痛、疼痛性痉挛或紧张感，活动后加剧，而卧床休息或抬高患肢可减轻。一般情况下，疼痛出现后可逐渐加重，并持续数天。

（2）下肢肿胀：是最主要或唯一的症状，除少数因下腔静脉血栓形成而表现为双下肢肿胀外，绝大多数为单侧下肢肿胀。如果位于下肢主干静脉，可迅速引起静脉血液回流障碍，出现明显肿胀。下肢病变多始发于腓肠肌静脉丛或髂－股静脉，除部分血栓可融解或局限于发病部位外，其余的血栓可能向近、远侧蔓延累及整个深静脉的主干，而表现为下肢的剧烈肿胀。膝关节以下的肿胀提示血栓累及腘静脉或股浅静脉；整个下肢肿胀则表明髂－股静脉血栓形成。深静脉血栓形成后，肿胀可持续数周或数月，甚至终生不消退。

（3）浅静脉曲张：是深静脉血栓形成后的继发性代偿反应。如果血栓累及深静脉主干，特别是髂－股静脉段，即可导致明显的耻区和腹股沟的浅静脉曲张。

（4）全身反应：静脉血栓形成后，均会引起程度不同的全身反应，包括体温升高、脉率增快、白细胞计数增高等，但体温升高一般不超过38.5℃。起病急促，疼痛剧烈，数小时内整个患肢可出现肿胀、发凉、发绀，皮肤可出现水疱，足背动脉减弱或消失。因肿胀肢体内包含大量有效循环的失液，可导致休克发生。

知识点4：下肢急性深静脉血栓形成的临床分型　　　副高：熟练掌握　正高：熟练掌握

（1）周围型：为小腿肌肉静脉丛血栓形成，是手术后深静脉血栓形成的好发部位。因病变范围较小，所激发的炎症反应程度较轻，临床症状并不明显，易被忽略。通常感觉小腿部疼痛或胀感，腓肠肌有压痛，足踝部轻度肿胀。若在膝关节伸直位，将足急剧背屈，使腓肠肌与比目鱼肌伸长，可以激发血栓所引起炎症性疼痛，出现腓肠肌部疼痛，称Homans征阳性。因不影响血液回流，浅静脉压一般并不升高。血栓若继续向近侧繁衍，则临床表现日益明显，小腿肿胀，浅静脉扩张，腘窝部沿腘静脉压痛。

（2）中央型：为髂股静脉血栓形成。左侧多见，可能与右髂总动脉跨越左髂总静脉，对左髂总静脉有一定压迫有关。起病骤急；局部疼痛，压痛；腹股沟韧带以下患肢肿胀明显，浅静脉扩张，尤以腹股沟部和下腹壁明显；在股三角区，可扪及股静脉充满血栓所形成的条索状物；伴有发热，但一般不超过38.5℃。顺行扩展，可侵犯下腔静脉。如血栓脱落，可形成肺栓塞（PE），出现咳嗽、胸痛、呼吸困难，严重时发绀、休克，甚至猝死。

（3）混合型：为血栓累及整个下肢深静脉系统。无论髂股静脉血栓形成逆行扩散，或小腿肌肉静脉丛血栓形成顺行扩展，均称混合型。临床表现为二者表现相加。

知识点5：下肢深静脉血栓形成的检查　　　　　　副高：熟练掌握　正高：熟练掌握

（1）周围静脉血D-二聚体检查：D-二聚体为纤维蛋白裂解的标志性产物，对诊断血栓性疾病具有很高敏感性，可用于急性深静脉血栓和急性肺栓塞的筛查和排除性诊断。D-二聚体＞500μg/L（ELISA法）有临床参考价值。其特异性较差，受炎症、创伤、妊娠、手术等多种因素的影响。

（2）彩色多普勒超声检查：无创性检查，可明确血管栓塞的部位、范围。主要征象为静脉内低回声或稍高回声光团充填，探头加压不能压闭血管。此法已经取代静脉造影成为诊断深静脉血栓的首选方法。

（3）CT静脉血管成像和磁共振静脉血管成像：可用于临床诊断不明确，又不能排除深静脉血栓的病例。

（4）下肢深静脉顺行造影：可明确显示下肢深、浅静脉及侧支循环情况。表现为主干静脉不显影，或血管壁不规则、狭窄，大量侧支血管形成，晚期血管再通后形成僵直管腔，其内无瓣膜影可见。目前临床急性期应用已少，主要用于部分选择性病例。

（5）电阻抗体积描记法和放射性核素静脉造影：为既往文献所记载，已较少应用。

知识点6：深静脉血栓形成静脉造影的X线征象　　副高：熟练掌握　正高：熟练掌握

静脉造影被认为是诊断深静脉血栓的金标准。虽然是一种有创检查，但能使静脉直接显像，可以准确地判断有无血栓及血栓的位置、范围、形态和侧支循环的情况。主要的X线征象如下所述。

（1）闭塞或中断：深静脉主干被血栓完全堵塞而不显影，或出现造影剂在静脉某一平面突然受阻的征象，一般可见于血栓的急性期。

（2）充盈缺损：主干静脉内持久的长短不一的圆柱状或类圆柱状造影剂低密度区域，即充盈缺损影，是静脉血栓的直接征象，为急性深静脉血栓形成的诊断依据。

（3）再通：静脉管腔呈不规则狭窄和细小多支状，部分可显示扩张，甚至扩张扭曲状。

（4）侧支循环形成：邻近阻塞静脉的周围，有排列不规则的侧支静脉显影。

知识点7：下肢深静脉血栓形成的诊断要点　　副高：熟练掌握　正高：熟练掌握

急性期根据下肢突发肿胀、疼痛、浅静脉曲张及全身反应等临床表现，慢性期根据下肢突发肿胀的病史及长期以来浅静脉曲张，足靴区湿疹，色素沉着，甚至淤积性溃疡，结合彩超及多普勒血管检查，诊断深静脉血栓并不困难。

知识点8：下肢深静脉血栓形成的鉴别诊断　　副高：熟练掌握　正高：熟练掌握

（1）原发性大隐静脉曲张：无突发肿胀病史。下肢久立、坐位或行走后患肢有明显的胀满感、胀痛和肿胀，夜间休息后症状可有缓解，有晨轻暮重的特点，再根据辅助检查即可排除。

（2）动静脉瘘：分为先天性和后天性。前者自幼发现多发浅静脉迂曲，扪及可触及震颤，曲张静脉血气检查，血氧含量增高，应用彩色多普勒超声显像及动脉造影可确诊；后者有明确外伤史，且无突发肿胀史，应用彩色多普勒超声显像及动脉造影可确诊。

知识点9：下肢深静脉血栓形成的并发症　　副高：熟练掌握　正高：熟练掌握

（1）肺栓塞：急性下肢深静脉血栓、慢性血栓急性发作时血栓崩解脱落可造成肺栓塞，单纯的慢性下肢深静脉血栓不引起肺栓塞。较小的栓子可引起胸闷、心悸、咳嗽等症状，大的栓子可致猝死。下肢深静脉血栓发生肺栓塞的概率在40%~50%。抗凝治疗可降低肺栓塞发生率，但不能完全避免其发生。非漂浮性血栓的溶栓治疗不增加肺栓塞的发生概率。

（2）下腔静脉血栓形成：下肢深静脉血栓向近心端蔓延，可累及下腔静脉，造成双下肢肿胀，会阴部、下腹壁静脉曲张。

知识点10：下肢深静脉血栓形成的治疗目标和疗效标准　　　　副高：熟练掌握　　正高：熟练掌握

治疗主要目标是预防致死性肺栓塞，主要疗效标准是降低肺栓塞发生率。在患者条件具备时可采取积极治疗措施，提高静脉早期再通率，降低深静脉血栓后综合征发生率。改善下肢肿痛是次要治疗目标，且不是国际通行的疗效标准。

知识点11：下肢深静脉血栓形成的一般治疗　　　　副高：熟练掌握　　正高：熟练掌握

（1）患者应卧床休息，抬高患肢，使患肢位置高出心脏平面20~30cm。卧床休息14天左右。中心型深静脉血栓应绝对卧床，以防血栓脱落形成肺栓塞。

（2）开始起床活动时需穿弹力袜或用弹力绷带，以保护浅静脉和交通静脉的瓣膜功能。

知识点12：下肢深静脉血栓形成的抗凝治疗　　　　副高：熟练掌握　　正高：熟练掌握

（1）急性期：所有无禁忌证的急性深静脉血栓病例均应采取抗凝治疗。可选用普通肝素和低分子肝素（如希弗全、速碧林、克赛等）。肝素起始剂量为80~100U/kg静脉推注，然后以10~20U/（kg·h）的速度静脉滴注，每4~6小时根据活化部分凝血酶原时间（APTT）调整剂量，使APTT维持在1.5~2.5倍。在使用的第3~6天应复查血小板计数，以排除肝素诱发的血小板减少症（HIT）。其中低分子肝素可每日皮下注射1次，或12小时1次，每次4000~5000U不等。新型抗凝药物的应用有一定优势，但有待更多临床研究，如阿加曲班、磺达肝癸钠、利伐沙班等。

（2）慢性期：在医生指导下口服华法林抗凝治疗，治疗时间因具体病情而定，一般6~9个月。根据患者具体情况，每日口服华法林1次，初始剂量第1天7.5mg，第2天5mg，第3天5mg，第4天根据凝血酶原时间和国际化标准比值调整剂量。此后可每1~2周复查，调整华法林剂量，以维持国际化标准比值在2~3之间。治疗期间要警惕出血和血栓复发。

（3）抗凝治疗的禁忌证：脑血管病变急性期、近期中枢神经系统手术和外伤、恶性高血压、活动性消化性溃疡、消化道出血、泌尿道出血、严重肝肾功能不良、其他增加出血风险的疾病。

知识点13：下肢深静脉血栓形成的溶栓治疗　　　　副高：熟练掌握　　正高：熟练掌握

（1）治疗选择：对于急性期中央型或混合型DVT，在全身情况好、预期生存期＞1年、出血风险较小的前提下，首选经导管引导溶栓。不具备条件者，可行全身溶栓。

（2）溶栓治疗禁忌证：①凝血功能不良，出血倾向或有出血性疾病；②严重高血压、溃疡病、肺结核空洞者；③2周以内有大手术、器官活检术或者较大创伤；④围生期妇女；⑤肝、肾功能严重不良者；⑥2个月内有脑血管意外病史或颅内有病灶者；⑦左心室有附壁血栓者。

（3）常用溶栓药物：尿激酶、链激酶、组织型纤维溶酶原激活剂（阿替普酶、瑞替普酶）。其中尿激酶最为常用，首剂4000U/kg，30分钟内静脉推注。维持剂量为60万～120万U/d，持续48～72小时，必要时持续5～7天。也可采用低剂量，如20万～50万U/d，每天1次。

（4）注意事项：溶栓治疗过程中检测血浆纤维蛋白原（FG），FG＞1.0g/L应停药。

（5）其他溶栓药物：纤溶酶300U静脉滴注，每日1次。

知识点14：下肢深静脉血栓形成的下腔静脉滤器置入治疗 副高：熟练掌握　正高：熟练掌握

（1）治疗目的：预防致死性肺栓塞，对深静脉血栓无治疗作用。

（2）手术绝对指征：①PE和/或下肢DVT患者抗凝治疗为禁忌者；②经正规抗凝治疗失败者［复发PE和/或DVT］；③正规抗凝治疗出现严重并发症者。

（3）手术相对指征：①有严重创伤者，多需卧床制动，可伴有血管内皮损伤、伴有血液高凝状态和多为抗凝治疗禁忌，可以预防性的放置VCF；②确诊有PE者，并未证明其复发PE的概率高，但是由于肺功能差和肺动脉高压，再次PE时，其致死率高达25%～60%；③下肢DVT伴有严重的心肺疾病导致肺动脉高压者；④下肢DVT伴有恶性肿瘤者，多有血液高凝状态或出血性并发症的危险；⑤髂-股静脉或下腔静脉血栓一端游离漂浮者；⑥右侧髂股静脉血栓，临床上发现其发生有症状肺动脉栓塞发生率高，但无大宗流行病学数据证实。

（4）相关并发症：①死亡；②滤器打开不全或折断；③滤器脱落、移位、倾斜；④下腔静脉穿孔；⑤放置部位下腔静脉血栓形成以及放置VCF静脉通路血栓形成。

（5）滤器术后的抗凝治疗：对于无禁忌的患者常规应用低分子肝素抗凝，3天后交叉改用华法林抗凝，华法林抗凝6～12个月，控制INR于2.0～3.0。对血液高凝的患者给予华法林终身抗凝治疗。

知识点15：下肢深静脉血栓形成的手术及介入治疗 副高：熟练掌握　正高：熟练掌握

手术治疗适用于急性期髂-股静脉血栓患者，手术前先行下腔静脉过滤器置入术，手术越早效果越好。对于导管插入血栓内或在血栓远端插管行局部溶栓药物灌注术，持续24小时后溶栓效果不明显者或血栓形成超过1周者，也可行手术治疗。手术方法：

（1）静脉切开取栓术：一般发病3天内取栓最好。如果病期已经超过了上述时间，血栓已经与血管内膜广泛粘连，则取栓效果不佳。

（2）腔内超声血栓消融术和血栓消融器溶栓术。

（3）对于合并静脉狭窄者，在溶栓治疗中可采用球囊导管扩张狭窄段，效果不理想者可考虑行内支架置入术。

知识点16：下肢深静脉血栓形成的预防	副高：熟练掌握　正高：熟练掌握

各种手术是导致下肢深静脉血栓形成的主要原因，术后鼓励患者抬高下肢和早期下床活动，是预防下肢深静脉血栓形成的可靠措施，但对血栓形成的高危患者无显著临床意义。

手术时应彻底止血，术后常规使用止血药物以预防术后出血的错误观念可能促使血栓形成。目前常用的预防措施包括药物和机械预防两大类。

（1）药物预防：常用的药物包括口服抗凝和抗血小板聚集药物以及低分子右旋糖酐等。主要的药物为小剂量肝素（LDH）和低分子量肝素（LMWH）。

（2）机械预防：包括循序减压弹力袜（GEC）和患肢间断气囊压迫（IPC）等。其作用机制是阻止深静脉扩张，从而保护静脉内膜不致损伤，此外，还可防止足和股部的静脉血流滞缓，促进血液回流，增加静脉血的流速。

联合应用药物和机械性预防措施，可进一步降低术后下肢深静脉血栓形成的发生率。

知识点17：下肢深静脉血栓形成的预后	副高：熟练掌握　正高：熟练掌握

深静脉血栓患者急性期后华法林抗凝INR应维持在2～3，至少6～12个月。并且每年复查彩色超声及双下肢血管检查1次，检查有无血栓复发及静脉反流。大多数深静脉血栓患者最后的转归都为深静脉血栓后遗症。

第八节　下肢深静脉血栓形成综合征

知识点1：下肢深静脉血栓的概念	副高：熟练掌握　正高：熟练掌握

下肢深静脉血栓是周围血管疾病中的常见病，近年来发病率有上升趋势。下肢深静脉血栓后遗症（PTS）是下肢深静脉血栓的远期并发症，也称继发性下肢深静脉瓣膜功能不全综合征。

知识点2：PTS的病因及病理	副高：熟练掌握　正高：熟练掌握

急性深静脉血栓形成3～6个月后，即进入后遗症期。深静脉血栓将经过吸收和机化，以及缓慢的再通过程，越是位于近心端的血栓形成，再通的可能性越小，髂-股静脉血栓绝大多数都不能再通，血栓位于股-腘静脉，再通率达到95%，股浅静脉的通畅率达到50%。此外，血栓在再通过程中，可破坏其中的瓣膜，而出现反流性病变。

知识点3：PTS的临床分型及表现　　　副高：熟练掌握　正高：熟练掌握

急性静脉血栓分为中央型、周围型和混合型，当病变转为后遗症时，即相应地称为腹股沟韧带近段型、腹股沟韧带远段型和混合型。

（1）腹股沟韧带远段型：即原发血栓在小腿肌肉内静脉丛，或起源于腘静脉或股静脉的血栓滋长和繁衍，扩展范围不超过腹股沟韧带，这些血栓可以再通，之后的病变是瓣膜的破坏和踝交通支功能不全，大部分患者都有明显的肢体肿胀，主要表现在小腿中下1/3最为明显，并有淤积性皮炎和溃疡发生，以足靴区为重。

（2）腹股沟韧带近段型：即下腔静脉至髂静脉静脉血栓形成，这段血栓极少再通，其主要病理变化为下肢静脉血液回流障碍。因为血栓不向远段扩展蔓延，所以股-腘静脉瓣膜和踝交通支瓣膜功能未受破坏，小腿肌肉泵功能作用完好，使深静脉血液通过侧支循环向心回流。此类患者下肢肿胀的症状比较轻，平卧休息后症状可以减轻，色素沉着轻，形成溃疡的时间比较缓慢。

（3）混合型：即血栓累及整个下肢，从髂静脉到股静脉、腘静脉、小腿肌肉内静脉丛和交通支，均为血栓形成。有明确的广泛深静脉血栓形成病史，病情比较严重，主要表现为整个腿部明显肿胀。血栓位于远心端，往往再通，但瓣膜受损，位于近心端，不易再通，阻碍静脉回流，其兼有上述两型的症状，如淤积性皮炎、溃疡、浅静脉曲张、肢体肿胀。

知识点4：PTS的辅助检查　　　副高：熟练掌握　正高：熟练掌握

（1）静脉造影：在诊断下肢深静脉瓣膜功能不全、静脉回流障碍以及静脉梗阻等方面最有价值。在顺行性静脉造影中，如果是股-腘静脉栓塞后，其在造影中显示不良，边缘不整齐，瓣膜缺损，造影剂经过瓣膜功能不全的交通支逆流到浅静脉，在造影中浅静脉显影较早，小腿深静脉交通支扩张，排空迟缓。逆行股静脉造影，造影剂直接逆流到膝上股静脉的任何一段。髂股静脉梗阻，可以显示髂股静脉阻塞的近远端平面，还可以见到阻塞的远段深部，粗大的侧支以及盆腔内静脉代偿情况。此项检查为有创，有加重病情的风险，不是必需的。

（2）彩色多普勒超声检查：彩色多普勒超声检查可以直观管腔大小、粗细、管壁光滑程度及阻塞情况。多普勒血流检查在下肢深静脉血栓部分阻塞时不能显示正常的波形，随呼吸呈期相性改变以及增强信号明显减弱或消失。

（3）多普勒无创血管检查：在检查下肢静脉交通支反流方面较血管彩超敏感。当检查深静脉是否通畅或深浅静脉是否存在反流时，能显示反流时间和反流速度，但因不能显示管腔的二维结构，故诊断的准确率略逊于血管彩超。

知识点5：PTS的诊断　　　副高：熟练掌握　正高：熟练掌握

依据急性下肢深静脉血栓病史、缓慢的病程，尤其是患侧肢体出现肿胀、疼痛、休息后症状缓解，运动后增剧，浅静脉曲张，足靴区皮肤营养障碍，或慢性不愈的溃疡，彩色多普勒超声检查及多普勒血流检查就可以诊断下肢静脉功能不全综合征。

| 知识点6：PTS的一般治疗 | 副高：熟练掌握 正高：熟练掌握 |

绝大多数患者经过一般治疗，即注意休息、尽最减少长时间站立、抬高患肢、用医用弹力袜或弹力绷带，症状可以得到明显的改善和治疗，少数患者即使是短期内症状较重，但随着时间的推移，等待深静脉缓慢再通或侧支循环的建立，病情均可以改善。

| 知识点7：PTS的手术治疗 | 副高：熟练掌握 正高：熟练掌握 |

因绝大多数患者的病情均可得到改善，故下肢深静脉血栓形成综合征的手术指征较窄，仅有极少部分患者经过一段时间的正规治疗情况得不到改善，下肢肿胀明显或行走后肿胀显著才考虑手术治疗。手术治疗的目的是解决血栓闭塞导致的静脉回流障碍、静脉血栓完全再通后造成的血液反流、静脉高压形成的小腿淤积性溃疡。手术疗效并不确切，容易血栓形成而失败。

（1）静脉转流术：在治疗深静脉血栓后遗症的各种旁路移植手术中，大隐静脉交叉转流术（Palma手术）和大隐静脉原位转流术（Husni手术）仍为目前常规的经典方法。①大隐静脉交叉转流术：适用于一侧髂－股静脉闭塞者。手术方法是将健侧的大隐静脉近侧段游离并切断后，经耻骨上皮下组织引向患肢，与管腔再通或未被血栓累及的股总或股浅静脉做端－侧吻合，使患肢的静脉血经健侧的髂静脉向心回流。②大隐静脉原位转流术：适用于股－腘静脉闭塞，而大隐静脉汇入股总静脉处以及其近侧静脉主干均已完全再通或未受血栓累及者。手术方法是在膝关节上、下将大隐静脉切断，结扎远侧端，近侧端引入深层，与管腔再通的腘静脉、胫前静脉、胫后静脉或胫腓干静脉做端－侧吻合，使小腿静脉血经患肢手术部位的大隐静脉汇入股总静脉，然后再向心回流。值得注意的是手术成功与否，首先必须对患肢的血流动力学进行评判，只有运动后静脉压下降值较健侧低1/3时，才可列为手术适应证；其次，转流的大隐静脉有较好的质地和合适的管径（直径0.3cm以上）；此外，静脉转流口远侧加做暂时性动、静脉瘘可望提高远期通畅率。

（2）深静脉瓣膜重建术：常用的方法是自体带瓣静脉移植术或腘静脉肌袢形成术。

| 知识点8：慢性溃疡的处理 | 副高：熟练掌握 正高：熟练掌握 |

足靴区，特别是内踝病变交通支的结扎，有利于改善小腿营养障碍性病变，促使溃疡的愈合。根据小腿病变的程度，可采用改良的Linton切口，经筋膜上或筋膜下两种方法。溃疡面积较大时应做皮肤游离移植；对顽固性溃疡，必要时应用带蒂游离皮瓣移植，以消灭创面。

第十一章　腹　外　疝

第一节　腹股沟斜疝

知识点1：腹股沟斜疝的概念　　　　　　　副高：熟练掌握　　正高：熟练掌握

腹股沟斜疝是从腹壁下动脉外侧的腹股沟内环突出，通过全腹股沟管，向下前方斜行，再穿过腹股沟外环，形成疝块，并可下降至阴囊。斜疝较直疝多见，占全部腹外疝或腹股沟疝的90%以上，多发生于男性，右侧多于左侧。

知识点2：先天性腹股沟斜疝的病因　　　　副高：熟练掌握　　正高：熟练掌握

先天性解剖异常：胚胎早期，睾丸位于腹膜后第2～3腰椎旁，以后逐渐下降，同时在未来的腹股沟管深处带动腹膜、腹横筋膜以及各肌经腹股沟管逐渐下移，并推动皮肤而形成阴囊。随之下移的腹膜形成一鞘突，睾丸则紧贴在其后壁。在婴儿出生后不久鞘突下段成为睾丸固有鞘膜，其余部分即自行萎缩闭锁而遗留一纤维索带。如鞘突不闭锁或闭锁不完全，就成为先天性斜疝的疝囊。右侧睾丸下降比左侧略晚；鞘突闭锁也较迟，故右侧腹股沟疝较多。

知识点3：后天性腹股沟斜疝的病因　　　　副高：熟练掌握　　正高：熟练掌握

腹膜鞘状突已闭，经由腹股沟管形成新的疝囊。

（1）腹壁抵抗力薄弱

1）解剖结构缺陷：①腹股沟管区无肌肉保护，且精索或者子宫圆韧带通过时在腹横筋膜上形成一个裂口；②腹横腱膜弓和腹内斜肌下缘高位或发育不全。

2）生理保护机制失效：①腹横腱膜弓（或联合肌腱）附着点高位或其他原因使其难与腹股沟韧带靠拢；②腹横筋膜悬吊带、髂耻束等松弛，腹内斜肌和腹横肌发育不良，没有构成完整的弓状缘腱膜，肌肉变形萎缩，收缩力很小，括约作用减弱或消失。

（2）腹压升高且持续存在：包括生理和病理状态，如劳动、肥胖、咳嗽、便秘、腹水等。

知识点 4：腹股沟斜疝的临床表现　　　　副高：熟练掌握　　正高：熟练掌握

（1）症状：①大多数患者早期无自觉症状，偶尔感到腹股沟区钝性疼痛，站立、负重或过度用力时加重，平卧后好转；②可复性疝：决定性的症状是腹股沟区有一肿块突出，开始时患者仅在站立、劳动、行走、跑步或剧烈咳嗽时出现；平卧后，突出的肿块可自行回复，消失不见（即可复性疝）。肿块开始时较小，随着疾病发展逐渐增大，自腹股沟下降至阴囊或大阴唇内。肿块呈带柄的梨形，柄向外斜行通入腹股沟管；③难复性疝：病程较久者，疝内容物与疝囊内壁经常摩擦，发生轻度炎症，逐渐形成粘连，疝内容物不能完全回纳；④嵌顿和绞窄：多数无明显诱因，也有因强度劳动或腹压骤增时发生。突然发生者出现明显疼痛，疝块坚实变硬，触痛明显。如嵌顿是肠袢，即可出现典型急性肠梗阻症状。

（2）体征：①视诊：见腹股沟管区肿块，有的可坠入阴囊，久站或咳嗽时明显；②触诊：如无嵌顿，一般柔软有弹性（肠管），有时有坚实感且无弹性（大网膜），肿块上缘延绵不清，有柄蒂进入腹股沟管，无压痛。

知识点 5：腹股沟斜疝的检查　　　　　　副高：熟练掌握　　正高：熟练掌握

（1）咳嗽冲击试验和疝块回纳试验：患者仰卧，检查者用手轻按肿块上，嘱其咳嗽，有膨胀冲击感；向外上方轻推，开始常有轻微阻力感，随即很快回纳消失。

（2）疝环检查：疝块回纳后，检查者用示指指尖轻挑阴囊皮肤沿精索向上插入扩大的外环，进入腹股沟管内。嘱患者咳嗽，肿块并不出现；移开手指，见疝块自外上方向内下方突出，可确诊为腹股沟斜疝。压迫内环实验用来鉴别直疝和斜疝时，斜疝在疝块回纳后并用手指压住内环让患者咳嗽，疝块仍可出现。

知识点 6：腹股沟斜疝的鉴别诊断　　　　副高：熟练掌握　　正高：熟练掌握

（1）睾丸鞘膜积液：完全在阴囊内，肿块上缘可触及，无蒂柄进入腹股沟管内。发病后，从来不能回纳，透光试验检查呈阳性。肿块呈囊性弹性感。睾丸在积液之中，故不能触及，而腹股沟斜疝时，可在肿块后方扪及实质感的睾丸。

（2）精索鞘膜积液：肿块位于腹股沟区睾丸上方，无回纳史，肿块较小，边缘清楚，有囊性感，牵拉睾丸时，可随之上下移动。但咳嗽无冲击感，透光试验阳性。

（3）交通性鞘膜积液：肿块于每日起床或站立活动后缓慢出现，且逐渐增大，平卧和睡觉后逐渐缩小，挤压肿块体积也可缩小，透光试验阳性。

（4）睾丸下降不全：隐睾多位于腹股沟管内，肿块小，边缘清楚，用手挤压时有一种特殊的睾丸胀痛感，同时，患侧阴囊内摸不到睾丸。

（5）髂窝部寒性脓肿：肿块往往较大，位置多偏右腹股沟外侧，边缘不清楚，但质软且有波动感。腰椎或骶髂关节有结核病变。

知识点7：腹股沟斜疝的疝带治疗　　　　　　　副高：熟练掌握　　正高：熟练掌握

疝带治疗适用于年老体弱或身患其他重病不能施行手术者。长期使用疝带使疝囊颈部被反复摩擦变得肥厚坚韧，从而促进疝内容物和疝囊内壁发生粘连，形成难复性疝。

知识点8：嵌顿性疝的手法整复法　　　　　　　副高：熟练掌握　　正高：熟练掌握

腹股沟斜疝一旦嵌顿，需立即施行紧急手术加以解除，防止肠段坏死。仅在少数情况下，可以试行手法整复。

（1）适应证：①嵌顿时间较短（3~5小时以内），估计尚未形成绞窄，没有腹膜刺激症状；②疝环周围组织富于弹性的小儿；③病史长的巨大疝，估计腹壁缺损较大而疝环松弛者。

（2）注意事项：①回纳后应严密观察24小时；②注意有无腹痛、腹肌紧张及粪便带血现象；③注意肠梗阻现象是否得以解除；④手法复位有一定的危险性，必须严格控制应用，成功后建议患者择期手术治疗，以防复发。

知识点9：腹股沟斜疝的手术方法　　　　　　　副高：熟练掌握　　正高：熟练掌握

无张力疝修补是目前外科治疗的主要方法，可减轻术后疼痛，缩短恢复时间，降低疝复发率。按手术原理及修补层次，腹股沟疝手术方法可分为：

（1）加强腹股沟后壁的经典缝合修补：如Bassini、Shouldice等术式。

（2）加强腹股沟后壁的无张力疝修补：如单纯平片修补（Lichtenstein、Trabucco等）术式和网塞加平片修补（如Rutkow、Millikan等）术式。

（3）腹膜前间隙的无张力疝修补：如Kugel、Gilbert、Stoppa等修补术式。

（4）腹腔镜腹股沟疝修补：①经腹膜外路径的修补（TEP）；②经腹腔的腹膜前修补（TAPP）；③腹腔内的补片修补（IPOM）。

知识点10：腹股沟斜疝的术后并发症　　　　　　副高：熟练掌握　　正高：熟练掌握

（1）阴囊血肿：是最常见的并发症，通常与手术止血不彻底、剥离面过大有关。故疝气患者应早期就诊，避免造成粘连过重，增加手术难度。

（2）切口感染：发生率很低，若发生则后果严重，会引起补片感染，甚至修补失败。

（3）疝气复发：随着无张力的补片修补术，无论是微创手术还是开放手术，复发率已经降低到1%以下。补片放置位置及妥善固定措施是无复发率的关键因素。

（4）术后的舒适度，疼痛程度：有些患者术后会有疼痛、麻木、牵扯和不适感，随着时间的延长，多数会减轻。提高患者术后生活质量并重视术后患者的舒适度，是腹股沟疝修补术成功的关键和目标。随着微创腹腔镜技术的进步，腹股沟疝患者将有更高的满意度。

（5）手术周围区域的组织受累所导致的一系列的问题：①精索血管的损伤导致缺血性睾丸炎及睾丸坏死；②膀胱损伤；③腹腔脏器的损伤；④腹壁血管损伤导致的出血；⑤补片对周围组织的慢性侵袭导致组织损伤，甚至瘘。

第二节　腹股沟直疝

| 知识点1：腹股沟直疝的概念 | 副高：熟练掌握　正高：熟练掌握 |

腹股沟直疝是指腹壁内脏自腹壁下动脉内侧的腹股沟三角（Hesselbach三角）直接脱出而形成的疝，其不经过内环、腹股沟管，也不坠入阴囊，常见于年老体弱者，属于后天性疝，特别容易继发于长期咳嗽的老年慢性支气管炎、前列腺肥大等疾病。

| 知识点2：腹股沟直疝的病因 | 副高：熟练掌握　正高：熟练掌握 |

腹股沟区内侧是一个特别薄弱区，仅有一层菲薄无力的腹横筋膜覆盖，其浅面即是腹外斜肌腱膜和皮肤。如遇到腹内斜肌和联合肌腱在腹直肌鞘和耻骨梳韧带的止点位置偏高，肌纤维斜度较小和老年肌肉退化、萎缩，则腹股沟管内侧的空隙变宽，极易引起疝。此外，慢性咳嗽、排尿困难、慢性便秘和过强的劳动等都可增加腹压，是促进直疝发生的诱因。

| 知识点3：腹股沟直疝的临床表现 | 副高：熟练掌握　正高：熟练掌握 |

腹股沟直疝的主要临床表现是当患者直立时，在腹股沟内侧端、耻骨结节外上方出现一半球形肿物，并不伴有疼痛或其他症状。直疝囊颈宽大，疝内容物又直接从后向前顶出，故平卧后疝块多能自行缓解，不需用手推送复位。直疝通常并不坠入阴囊，极少发生嵌顿。疝内容物常为小肠或大网膜。膀胱有时可进入疝囊，成为滑动性直疝。此时膀胱即成为疝囊的一部分，手术时应予以注意。

| 知识点4：腹股沟直疝的诊断要点 | 副高：熟练掌握　正高：熟练掌握 |

（1）多见于老年人，极少发生在女性和儿童。

（2）直疝疝块呈半球形，位于耻骨结节上方，在患者直立时出现。平卧时，由于疝囊颈宽大，多能自行回入腹腔而消失。

（3）不需手法进行复位，极少发生嵌顿。

（4）肿块基底宽，罕见坠入阴囊。

（5）回纳后指压内环和增加腹压后肿块仍可出现。

（6）直疝三角可触及明显的腹壁缺损。

（7）若部分膀胱壁构成滑动性疝的一部分，可有膀胱刺激症状。

知识点5：腹股沟直疝与斜疝的鉴别诊断　　　　副高：熟练掌握　正高：熟练掌握

腹股沟直疝与斜疝的鉴别诊断

鉴别项目	斜 疝	直 疝
好发年龄	儿童及青壮年	老年
突出路径	经腹股沟管突出，由外上方斜向内下方，可进入阴囊	由Hesselbach三角直接自后向前突出，从不进入阴囊
疝块外形	疝块呈椭圆形或梨形，上部呈蒂柄	半球形，基底部宽
疝内容物回纳后压住疝环	疝块不再突出	疝块仍突出
精索与疝囊关系	精索在疝囊后方	精索在疝囊前外方
疝囊颈与腹壁下动脉关系	疝囊颈在其外侧	疝囊颈在其内侧
嵌顿发生率	较高	较低

知识点6：腹股沟直疝的治疗　　　　　　　　　副高：熟练掌握　正高：熟练掌握

治疗原则同腹股沟斜疝。

第三节 股 疝

知识点1：股疝的概念　　　　　　　　　　　　副高：熟练掌握　正高：熟练掌握

　　股疝是指脏器或组织经股环突入股管，再经股管突出卵圆窝的疝，即疝囊通过股环、经股管向卵圆窝突出的疝。股疝是腹股沟区疝中发病率最低的一种疝，占腹外疝的3%～5%。多见于40岁以上女性。

知识点2：股疝的解剖　　　　　　　　　　　　副高：熟悉　正高：掌握

　　腹股沟韧带深面的空间被筋膜组织分成两个间隙，内侧间隙主要被股动脉和股静脉所据。股静脉内侧有一长约1.5cm、上宽下窄而呈漏斗形的管状空隙，称为股管。股管内含有脂肪组织、疏松结缔组织和少数淋巴结。管的上口为股环，呈卵圆形，长径约1.25cm（女性略大于男性），其内界为腔隙韧带外缘，外界为股静脉内侧壁，前缘为腹股沟韧带，后缘为耻骨梳韧带。股管下段弯向体表，管口为覆有筛板的卵圆窝，其中心点的投影在耻骨结节下方4cm略偏外侧处。卵圆窝是大腿阔筋膜上的一个空缺，其上缘呈镰状，组织较为坚韧。

知识点3：股疝的病因及病理　　　　　副高：熟练掌握　正高：熟练掌握

在腹压增高的情况下，对着股管上口的腹膜，被下坠的腹内脏器推向下方，经股环向股管突出而形成股疝。女性因骨盆较宽大而平坦，联合肌腱和腔隙韧带较薄弱，股环大于男性，致股管上口宽大松弛，加之妊娠是腹压增高的重要因素，使女性股疝发病明显多于男性。因股管几乎是垂直的，疝块在卵圆窝处向前转折时形成一锐角，且股环本身较小，周围又多坚韧的韧带，故股疝最易嵌顿。在腹外疝中，股疝嵌顿者最多，高达60%。股疝一旦嵌顿，可迅速发展为绞窄性疝，应特别注意。

知识点4：股疝的临床表现　　　　　副高：熟练掌握　正高：熟练掌握

（1）股疝多见于中年以上的经产妇女，右侧多见。

（2）股疝疝块一般不大，呈半球形隆起，位于腹股沟韧带下方卵圆窝处。

（3）症状轻微，常不为患者注意，特别是肥胖者更易疏忽，仅在久站或咳嗽时略有坠胀感。

（4）疝囊颈较狭窄，咳嗽冲击感不太明显。

（5）早期易回纳，由于疝块外有较多的脂肪组织，疝块并不完全消失。然后，疝囊易与大网膜发生粘连而难以回纳，形成难复性疝。

（6）股疝极易发生嵌顿，且迅速发展为绞窄。

（7）疝块突发嵌顿，引起局部剧烈疼痛，出现明显的急性肠梗阻症状。腹痛可以十分剧烈，以致有些病例可掩盖局部症状，特别是对于没有股疝病史者，极易漏诊。

知识点5：股疝的辅助检查　　　　　副高：熟练掌握　正高：熟练掌握

（1）B超：对股疝的诊断可以提供证据，有时并不能对腹股沟疝和股疝做出正确鉴别，但对于择期或急诊病例治疗的选择无影响。

（2）CT：检查的分辨率及可靠性较B超更高。

知识点6：股疝的鉴别诊断　　　　　副高：熟练掌握　正高：熟练掌握

（1）腹股沟疝：若以腹股沟韧带为界，股疝肿块应位于腹股沟韧带内下方，耻骨结节的外下方，而腹股沟疝肿块则位于腹股沟韧带上方。股疝一般较小，不易回纳，也常无反复脱出病史，腹股沟疝则较易回纳，其回纳路径与股疝路径不同。

（2）脂肪瘤：表现为扁平状、分叶、质软肿块，边界清楚，活动度好，一般无压痛。

（3）大隐静脉曲张：于卵圆窝汇入处曲张的大隐静脉可形成一静脉团，须与股疝相鉴别，如平卧后抬高患肢，静脉团块迅速消失，站立后又复出现，并伴有下肢静脉曲张。

（4）腹股沟淋巴结增大：股三角区慢性炎可扪及数个增大的淋巴结，并易推动，还可能有急性感染史。股疝为单发难复性肿块。

（5）圆韧带囊肿：位于腹股沟管内，在腹股沟韧带的上方，据此即可与股疝鉴别。此外，肿块呈圆块或椭圆形，活动度较大，有囊性感。

（6）腰大肌脓肿：腰椎形成的脓肿常沿髂腰肌向下扩展出现于股根部内侧。其实际不在股疝出现的部位，如仔细确定解剖标志，不难做出鉴别。此外，冷脓肿具有明显波动感，再结合腰椎X线平片将发现结核病灶。

知识点7：股疝的诊疗环节　　　　　　　　　　副高：熟练掌握　　正高：熟练掌握

股疝的诊疗经过通常包括以下环节：①详细询问患者病史；注重专科体检有助于疾病诊断；②诊断明确后应尽快手术治疗；③术中应注意疝内容物是否嵌顿、绞窄、坏死，根据术中情况选择是否行无张力修补术。

知识点8：股疝的治疗原则　　　　　　　　　　副高：熟练掌握　　正高：熟练掌握

股疝均应手术治疗。股疝容易发生嵌顿及绞窄，因此，择期病例诊断后应及时手术；对于急诊病例，手法复位困难且风险较高，也应选择手术治疗。故早期手术治疗是股疝唯一有效的方法。常见的手术方法有：①传统修补：经腹股沟的McVay修补法和经股部封闭股环的修补法；②Plug网塞填充法；③腹膜前间隙耻骨肌孔覆盖方法。

知识点9：股疝手术治疗方法的适应证、禁忌证和术前准备

　　　　　　　　　　　　　　　　　　　　　　副高：熟练掌握　　正高：熟练掌握

（1）适应证：①明确诊断的股疝且一般情况尚可，能够耐受手术者；②嵌顿或绞窄性股疝患者。

（2）禁忌证：高龄、伴随疾患重、心肺储备功能差者。

（3）术前准备：①饮食：术晨禁食、水；②抗生素：术前1小时使用抗生素。

知识点10：股疝手术治疗的手术入路及特点　　　　副高：熟练掌握　　正高：熟练掌握

（1）腹股沟上入路：取腹股沟切口，在腹股沟韧带上内侧切开腹横筋膜，即可找到股环和疝囊颈。切开疝囊颈，回纳疝内容物，于股环上方行疝囊高位结扎，远端疝囊不需处理。股疝的修补是将腹股沟韧带、髂耻束、陷窝韧带与耻骨梳韧带缝合以闭合股环，注意避免误伤股静脉；或采用McVay法将腹内斜肌、腹横腱膜弓、腹横筋膜的上切缘以及联合肌腱缝合于耻骨梳韧带，并在外侧缝到股鞘和精索的内侧处；亦可采用无张力性疝修补术。

（2）腹股沟下入路：在腹股沟韧带下方卵圆窝处作一直切口，切开筛状筋膜显露疝囊，切开疝囊回纳疝内容物、疝囊高位结扎后将腹股沟韧带、髂耻束、陷窝韧带与耻骨梳韧带、耻骨筋膜缝合以闭合股环。

知识点11：股疝手术治疗方法的注意要点　　　　　副高：熟练掌握　正高：熟练掌握

（1）遇有嵌顿性股疝，必须将股环内界的髂耻束返折部和陷窝韧带剪开松解，再将疝块推送回纳，切忌在股管上口提拉嵌顿的疝内容物。

（2）股疝手术虽有两种入路，但多采用腹股沟上入路，其优点是能清楚地显露股环，真正做到疝囊高位结扎和缝闭股环。对绞窄性股疝更应采用腹股沟上入路，以便更好地处理绞窄的疝内容物。而腹股沟下入路则无法解决以上问题，其唯一优点是操作简单，创伤较小。

知识点12：股疝的术后随访　　　　　　　　　　　副高：熟练掌握　正高：熟练掌握

（1）术后1周随访切口愈合情况。
（2）至少随访1年。
（3）术后注意合并症。

第四节　腹壁切口疝

知识点1：腹壁切口疝的概念　　　　　　　　　　　副高：熟练掌握　正高：熟练掌握

腹壁切口疝是发生于原腹部手术切口部位的疝，是腹腔内组织、器官经由手术切口处的缺损或薄弱区突出于体表所形成的腹壁包块。腹壁切口疝是腹部手术后的常见并发症，其不同程度影响着患者的生活质量，也可造成严重后果。

知识点2：腹壁切口疝的直接诱因　　　　　　　　　副高：熟练掌握　正高：熟练掌握

（1）术中处理不当：如术中缝合层次有误，对合不当，缝合不密，嵌入其他组织，或缝腹膜时留有缺口；麻醉效果不佳，强行拉拢创缘缝合引起组织撕裂。

（2）术后处理不当：手术留置引流物过久合并切口发生感染。据统计，切口一期缝合，切口疝发生率＜1%，若发生感染则发生率增至10%左右。

（3）手术后腹内压力升高：如手术后肠麻痹引起的腹胀、频繁呕吐，以及原有的老年慢性支气管炎和术后并发肺炎所致的剧烈咳嗽，均可使缝线撕脱或组织撕裂。

知识点3：腹壁切口疝的发病机制　　　　　　　　　副高：熟练掌握　正高：熟练掌握

腹部纵切口除腹直肌外，切断了所有横行走向的腹壁各层肌肉、筋膜、腹膜、鞘膜组织纤维；在缝合后，又容易受到肌肉的横向牵引力而易发生裂开。即使是腹直肌，也因切断肋间神经而有损其强度。为此，应尽量少用腹直肌旁切口，代之以横行切口、正中切口或旁正中切口。

知识点4：腹壁切口疝的诊断　　　　　副高：熟练掌握　正高：熟练掌握

（1）腹部切口疝一般多见于纵切口，多发生于手术后几个月内。

（2）疝囊多不完整，疝环较大，不易发生嵌顿，内容物多为大网膜和小肠，可与疝囊壁发生粘连，形成难复性疝。

（3）症状及体征：①腹壁切口有肿块突出，当患者站立、行走、用力时更为明显，平卧时则消失；②小的切口疝无其他症状，较大的切口疝有牵拉感，伴食欲减退、恶心、便秘、腹部隐痛等表现；③切口瘢痕处肿块，小者数厘米，大者可达20cm以上，可见肠型和蠕动波。肿块复位后，可触及腹肌裂开所形成的疝环边缘。有时疝内容物为小肠，可见蠕动波及听到肠鸣音。

知识点5：切口疝的疝囊容积对全身的影响　　　副高：熟练掌握　正高：熟练掌握

（1）呼吸和循环系统由于腹壁缺损巨大，呼吸时腹肌和膈肌均作用受限。腹部巨大的突起使得膈肌下移，腹腔内脏向外移位，影响胸膜腔内压和肺活量，可使回心血量减少，心、肺的储备功能均会进一步降低。

（2）嵌顿是切口疝常见并发症，完全嵌顿患者可出现腹部胀痛，肛门停止排便排气等机械性肠梗阻症状。

知识点6：腹壁切口疝的临床分类　　　　　副高：熟练掌握　正高：熟练掌握

2003年中华医学会外科学会疝和腹壁外科学组根据疝环缺损大小将切口疝分为：①小切口疝：疝环最大距离＜3cm；②中切口疝：疝环最大距离3～5cm；③大切口疝：疝环最大距离5～10cm；④巨大切口疝：疝环最大距离≥10cm。

知识点7：腹腔间室综合征的概念　　　　　副高：熟练掌握　正高：熟练掌握

腹腔间室综合征指对于巨大切口疝，特别是疝容积与腹腔容积的比值大于15%的巨大切口疝，当疝内容回纳腹腔后易造成腹内高压继而导致的心血管、肺、肾、腹腔内脏、腹壁和颅脑等功能障碍或衰竭的综合征，以腹内高压、呼吸窘迫、少尿或无尿为特征，可危及生命。

知识点8：腹壁切口疝的治疗原则　　　　　副高：熟练掌握　正高：熟练掌握

腹壁切口疝首选手术治疗。腹压增高因素未解除、一般情况差不能耐受手术者，可暂时采用压迫治疗。

知识点9：腹壁切口疝的压迫治疗　　　副高：熟练掌握　正高：熟练掌握

（1）适应证：腹压增高因素未解除、一般情况差不能耐受手术者。

（2）注意要点：用腹带包扎压迫疝块，但不可压迫过紧限制呼吸。

知识点10：腹壁切口疝的手术治疗　　　副高：熟练掌握　正高：熟练掌握

（1）适应证：①明确诊断的各类切口疝且腹压增高因素得到控制者；②嵌顿或绞窄性切口疝。

（2）禁忌证：①慢性咳嗽、腹水、便秘、排尿困难等腹压增高情况未解决者；②高龄、伴随疾患重、心肺储备功能差者。

（3）目的：关闭腹壁缺损，聚拢向两侧分开的腹壁肌筋膜层，重建腹壁解剖结构和生理功能。

（4）时机选择：一般来说，对于非切口感染引起的切口疝，可在伤口愈合6个月后进行修补；如果是切口感染引起，一般选择在切口愈合1年后进行手术。

（5）术前准备：①改善全身情况，纠正疝诱发因素；②呼吸功能准备；③巨大切口疝腹带束扎准备2～3周；④预防性应用抗生素；⑤肠道准备；⑥术前胃管、尿管减压。

（6）手术入路及特点：①开放法：操作直观、可选择术式多，如肌前补片修补法、疝环缺损补片修补法、肌后筋膜前或腹膜前补片修补法、腹腔内补片修补法。由于增加了腹壁创伤，术后复发率相对略高；②腹腔镜法：适用于腹腔内补片修补法，不需要腹膜前的广泛分离，减少了组织缺血坏死的可能，同时减少了血肿、感染的机会，缩短了手术时间，患者恢复迅速，复发率低。

知识点11：腹壁切口疝手术治疗的注意要点　　　副高：熟练掌握　正高：熟练掌握

（1）单纯缝合修补术后复发率为30%～50%，治疗效果不满意，因此，通常使用补片进行手术，减少复发概率。

（2）修补原则：①小切口疝：连续缝合修补技术，单股非吸收缝线，缝线长度与缺损长度比例为4∶1；②中切口疝：缝合关闭缺损有张力时，使用人工材料补片；③大和巨大切口疝：人工材料无张力修补。

（3）对巨大切口疝，疝内容物不能强行还纳，以免形成腹腔间室综合征。

知识点12：组织结构分离技术　　　副高：熟练掌握　正高：熟练掌握

组织结构分离技术（CST）是指对于巨大腹壁缺损患者在半月线外侧纵向切开腹外斜肌腱膜，向外分离腹外斜肌，内移腹内斜肌-腹横肌-腹直肌，可一期缝合腹壁中央区宽达20cm的缺损。其应用基础为在不损伤肌肉的神经支配和血供的情况下，通过分离移行肌肉层来扩大腹壁表面，用于修补和重建腹壁缺损。

第五节 脐 疝

知识点1：脐疝的概念　　　　　　　　　副高：熟练掌握　正高：熟练掌握

脐疝是指疝囊通过脐环而突出的疝。临床分为婴儿脐疝和成人脐疝两种类型。婴儿脐疝远多于成人脐疝。婴儿脐疝是由于脐环闭锁不全或脐部瘢痕组织不够坚强，在经常啼哭和便秘时发生，多为易复性疝，较少嵌顿和绞窄。患儿2周岁以内多可自行闭锁，2周岁后疝环较大仍不能闭锁者才考虑手术修补。成人脐疝多见于中年经产妇，也可见于腹水患者和孕妇，易发生嵌顿和绞窄，应及时手术。

知识点2：婴儿脐疝的病因和发生机制　　　　副高：熟练掌握　正高：熟练掌握

婴儿脐疝属于先天性。婴儿脐部发育不全，脐环没有完全闭锁；或脐部有瘢痕组织薄弱，不够坚固。当腹压骤然增加时，内脏可以从脐部突出而形成脐疝。婴儿腹压增加的主要原因有经常啼哭、包茎、咳嗽或便秘等。

知识点3：婴儿脐疝的临床表现　　　　　　副高：熟练掌握　正高：熟练掌握

婴儿脐疝通常表现为在脐带脱落数天或数周后脐部出现一半球状肿物，啼哭时可感到膨胀性冲击。肿块位置常在脐环的右上部。疝环大小多在直径1cm左右，很少超过2cm。婴儿脐疝以易复性多见，嵌顿者不多。

知识点4：婴儿脐疝的诊断　　　　　　　　副高：熟练掌握　正高：熟练掌握

（1）婴儿脐疝为先天性脐部发育不全，大多于脐上方出现肿块，呈圆形或卵圆形。因为脐静脉位于脐部上缘，该区更趋薄弱。

（2）一般直径为1~2cm，疝的内容物多是大网膜、小肠；被盖仅为瘢痕组织、皮下组织和皮肤。

（3）婴儿脐疝多属于易复性疝，嵌顿少见。

（4）当啼哭、站立或用劲时，疝块增大、紧张，无其他症状。静息时可消失。往往在沐浴、换衣服或无意中发现。

知识点5：婴儿脐疝的治疗　　　　　　　　副高：熟练掌握　正高：熟练掌握

2岁以内的脐疝多能自行闭锁。因此，除了嵌顿或穿破等紧急情况外，在小儿2岁之前可采取非手术疗法。满2岁后，如脐环直径还＞1.5cm，则可手术治疗。原则上，5岁以上儿童的脐疝均应采取手术治疗。

非手术疗法的原则是在回纳疝块后，用一大于脐环的、外包纱布的硬币或小木片抵住脐环，然后用胶布或绷带加以固定勿使移动。6个月以内的婴儿采用此法治疗，疗效较好。

知识点6：成人脐疝的临床表现　　　　　　　　副高：熟练掌握　　正高：熟练掌握

成年人脐疝的疝块通常在脐的上下，有咳嗽冲击感。患者常有上腹不适或隐痛感，有时恶心甚至呕吐。成年人脐疝容易嵌顿；一旦嵌顿，转为绞窄的进程较快。发生嵌顿、绞窄者可有腹部绞痛和其他急性肠梗阻表现。

知识点7：成人脐疝的诊断　　　　　　　　　　副高：熟练掌握　　正高：熟练掌握

（1）多发生于中年肥胖的经产妇女。
（2）常见的诱因是妊娠、大网膜脂肪过多、慢性咳嗽、肝硬化腹水等。
（3）主要症状有脐部看到半球形疝块，内容可回纳，也有咳嗽冲击感。常伴有消化不良、腹部不适和隐痛。巨大的脐疝可呈悬垂状。
（4）疝内容物初期多为大网膜，随后还有小肠、结肠等，常因与疝囊发生广泛粘连，形成多房性间隙。
（5）成人脐疝较易发生嵌顿和绞窄，因其脐环一般较小，周围瘢痕组织较坚韧。

知识点8：成人脐疝的辅助检查　　　　　　　　副高：熟练掌握　　正高：熟练掌握

对于肥胖者，脐疝临床表现往往不够典型，可以通过B超或CT进一步明确诊断，可以发现囊性结构与腹腔相通，也可发现肠管等结构。

知识点9：成人脐疝的鉴别诊断　　　　　　　　副高：熟练掌握　　正高：熟练掌握

（1）脐炎：表现为脐孔部位的红肿、疼痛、脓性或血性分泌物，但不会出现肿块。当脐疝外伤或感染破溃时应与脐炎鉴别。
（2）脐转移癌：表现为脐孔处质硬肿块、不可还纳，有时发生破溃。脐疝的肿块质软，多可还纳。

知识点10：成人脐疝的治疗　　　　　　　　　　副高：熟练掌握　　正高：熟练掌握

成人脐疝需要手术治疗。嵌顿时，应紧急手术。常用术式有：
（1）传统的组织缝合修补法：如常用的Mayo手术，高位切断结扎疝囊，缝合两侧腹直肌鞘。
（2）开放式脐疝无张力修补术：人工合成材料的开放式脐疝无张力修补术的常用方法有肌前置网修补法（Onlay修补法）、疝环充填修补法（Mesh Plug修补法）、肌后筋膜前置网修补法（Sublay 修补法）、"三明治"修补技术（Onlay 修补法与 SuMay 修补法相结合）。

（3）腹腔镜脐疝修补术：一般采用腹膜内置网修补法（IPOM 修补法），使用防粘连补片。与开放手术相比，腹腔镜修补术的切口更小，可以保留脐部，不需做大范围的剥离，无需放置引流，伤口感染少见，尤其适用于肥胖患者。

第六节　白　线　疝

知识点1：白线疝的概念　　　　　副高：熟练掌握　正高：熟练掌握

白线疝又称上腹疝，是指发生在腹壁正中白线上的疝。绝大多数发生于脐与剑突之间，一般较小，内容物多为大网膜，易成为难复性疝，但不易发生嵌顿。

知识点2：白线疝的病因及病理　　　　副高：熟练掌握　正高：熟练掌握

白线的腱纤维为斜线交叉，这种结构可使白线做出形态和大小改变，以适应躯体活动或腹壁呼吸活动时的变化，如在伸长时白线变窄，缩短时变宽。但当腹胀时又需同时伸长和变宽，就有可能撕破交叉的腱纤维，而逐渐形成白线疝。

上腹部白线深面是镰状韧带，它所包含的腹膜外脂肪常是早期白线疝内容物。白线疝进一步发展后，突出的腹膜外脂肪可把腹膜向外牵出，形成疝囊，腹内组织可通过疝囊颈进入疝囊。因下腹部两侧腹直肌靠得较紧密，白线部腹壁强度较高，故很少发生疝。

知识点3：白线疝的临床表现　　　　　副高：熟练掌握　正高：熟练掌握

（1）在腹壁正中白线上，多在脐上可触及较小的肿块，疝块还纳后，可在白线区扪及孔隙。

（2）早期白线疝的内容物是腹膜外脂肪组织，无疝囊。随着白线疝的发展，内脏推动腹膜从间隙中突出，形成一完整的有疝囊的疝。

（3）白线疝一般较小，内容物多为大网膜，和疝囊易发生粘连，成为难复性疝，但很少嵌顿。

（4）白线疝早期一般无症状，也不易被发现。以后，因发生粘连，大网膜牵拉，可有上腹部疼痛、消化不良、恶心、呕吐等症状。

知识点4：白线疝的治疗原则　　　　　副高：熟练掌握　正高：熟练掌握

疝块较小而又无明显症状者，可不必治疗。症状明显者可行手术。一般只需切除突出的脂肪，缝合白线的缺损。如果有疝囊存在，则应结扎疝囊颈，切除疝囊，并缝合疝环（即白线上的缺损）。白线疝较大者，可用合成纤维网修补。

第七节　闭　孔　疝

知识点1：闭孔疝的概念　　　　　　　　　　副高：熟练掌握　　正高：熟练掌握

闭孔疝是经闭孔管突出的一类腹外疝，多发生于消瘦的老年妇女。

知识点2：闭孔疝的解剖　　　　　　　　　　　副高：熟悉　　正高：掌握

闭孔由坐骨和耻骨环抱而成。此孔的盆腔侧的大部分被附着于孔周围的闭孔筋膜所覆盖，但其前上部被闭孔神经和闭孔动脉、静脉穿越处无筋膜覆盖，仅有腹膜和一些腹膜外组织遮蔽。神经和血管穿越的通道为闭孔管，其方向为向前、向下、向内，管长为2～2.5cm，管的下口在股三角区深层、耻骨肌深部的闭孔外肌上方。闭孔疝时，疝块应出现在股三角上内角深层、闭孔管外口的前方，有时则从闭孔外肌纤维束之间穿出。闭孔动脉在疝囊颈外侧，神经则在动脉上方。

女性骨盆宽大、承受更多腹内压力，闭孔上口略大于男性，与妊娠使腹内压增高，并使盆壁组织松弛等因素有关。疝内容物以小肠为主，有时可为结肠、膀胱或卵巢。

知识点3：闭孔疝的临床特点　　　　　　　　　副高：熟练掌握　　正高：熟练掌握

（1）闭孔疝多见于消瘦的老年妇女，妇女的骨盆较宽阔，闭孔也相应宽大。

（2）内容物多为小肠，也有结肠、膀胱、卵巢等。

（3）主要症状：股部和膝关节内侧局部刺痛、麻木和异常感觉，是闭孔神经受压引起。咳嗽或用劲时，疼痛加剧，而当患侧下肢处于屈曲、内收和内旋位置时，疼痛减轻，有时可消失。

（4）直肠或阴道指诊时，在盆骨前壁处可扪及有条索感的疝囊颈部。

（5）闭孔疝易致嵌顿和绞窄，是闭孔管狭窄及周围组织坚韧所致。嵌顿时并发剧烈腹痛，多数患者常以原因不明的急性肠梗阻症状而收入院，往往在剖腹探查时才明确诊断。

知识点4：闭孔疝的治疗原则　　　　　　　　　副高：熟练掌握　　正高：熟练掌握

闭孔疝诊断后应尽早治疗。经腹手术是比较理想的进路。进腹后经疝囊颈夹住疝囊底体部，将疝囊翻至腹内并切开，显露闭孔管上孔，缝合其旁闭孔内肌和闭孔筋膜封闭此口。如缝合时张力偏高，则宜用假体网片修补。最后即可结扎疝囊颈并切除囊体。回纳嵌顿肠管有困难时，需切开股三角区，自下而上将疝内容物推向腹腔。

疝带有诱发绞窄的可能，不可采用。早期嵌顿性闭孔疝也不可试用手法复位。

第十二章 腹部损伤

第一节 腹壁损伤

知识点1：腹部损伤的分类　　　　　副高：熟练掌握　正高：熟练掌握

（1）开放性：①穿透伤：有腹膜破损者，多伴有内脏损伤；②非穿透伤：无腹膜破损者，偶伴有内脏损伤；③贯通伤：投射物有入口、出口者；④盲管伤：投射物有入口，无出口者。

（2）闭合性：可能仅局限于腹壁，也可同时兼有内脏损伤，诊断较开放性损伤困难。

知识点2：腹部损伤的病因　　　　　副高：熟练掌握　正高：熟练掌握

（1）致伤源：弹片、刀刺伤、枪弹、冲击、碰撞、挤压、拳打脚踢。

（2）致伤程度：决定于暴力强度、速度、硬度、着力部位、作用力、受伤脏器、受损程度等。

（3）易损伤的腹腔内脏：决定于脏器大小距体表深浅度脏器活动度等。

（4）腹腔内损伤排序：依次为脾、肾、肝、胃、结肠、脾、十二指肠、直肠等。

知识点3：腹部闭合性损伤的临床表现　　　　　副高：熟练掌握　正高：熟练掌握

（1）腹壁损伤：一般单纯腹壁损伤的症状和体征较轻，可表现为受伤部位疼痛，局限性腹壁肿胀、压痛，或有时可见皮下淤斑，其程度和范围并不随时间推移而加重或扩大。

（2）实质性脏器破裂：主要表现是内出血。包括面色苍白、脉率加快，严重时脉搏微弱，血压不稳，甚至休克。腹痛呈持续性，脾损伤后一般腹痛和腹膜刺激征不严重，但肝破裂导致肝内胆管损伤、胆囊或胰腺损伤腹膜刺激征和腹痛则较严重。体征最明显处一般即是损伤所在。

（3）空腔脏器破裂：有恶心、呕吐、便血、呕血等胃肠道症状，有时可有气腹征，稍后可出现全身感染的表现。查体压痛、反跳痛、肌紧张等腹膜刺激体征明显，肝浊音界缩小或消失。

知识点4：腹部闭合性损伤的诊断要点　　　　　副高：熟练掌握　正高：熟练掌握

（1）病因：腹壁有直接或间接外伤史。

（2）主要临床表现：①腹壁挫伤有皮下淤血，皮肤青紫；腹壁血肿呈局限性隆起的包块。单纯腹壁创伤不伴有恶心、呕吐和腹膜刺激征；②实质性脏器破裂主要表现是内出血。包括面色苍白、脉率加快，严重时脉搏微弱，血压不稳，甚至休克。腹痛呈持续性，体征最明显处一般即是损伤所在，可能有压痛，但是腹膜刺激征不明显；③空腔脏器破裂有恶心、呕吐、便血、呕血等胃肠道症状，查体压痛、反跳痛、肌紧张等腹膜刺激体征明显，肝浊音界缩小或消失。

（3）辅助检查：①白细胞可轻度增多或无改变；②腹腔穿刺和腹腔灌洗有助于鉴别是否合并腹内脏器损伤；③腹部B超可探查血肿大小、范围、位置及是否有腹内脏器损伤；④腹腔动脉造影，腹腔内出血有阳性结果；⑤X线检查，膈下可有游离气体；⑥诊断性腹腔穿刺或腹腔灌洗获得阳性结果。

（4）必要时需手术探查明确诊断：如果诊断未能明确，在观察期间如出现下列情况应及时手术探查：①腹痛或腹膜刺激征进行性加重或范围扩大；②肠鸣音减弱或消失；③全身情况恶化，红细胞数进行性减少，血压不稳定或下降；④膈下出现游离气体，腹腔穿刺吸出气体。

（5）诊断要防漏诊和误诊：首先需要明确有无内脏损伤（空腔脏器、实质脏器）；其次是否存在多发损伤，如腹部多个脏器损伤、一个脏器多处损伤以及是否合并腹部外器官损伤（如合并颅脑损伤、合并胸部损伤、合并骨折等）。为避免误诊和漏诊需要详细询问病史，重视观察全身情况，进行全面、有重点的体格检查及必要的辅助检查。

> **知识点5：腹部闭合性损伤的治疗**　　　　副高：熟练掌握　正高：熟练掌握

（1）在患者观察期间，尽量不搬动伤者，避免病情加重。在患者未确诊前，不建议注射镇痛剂，以免掩盖病情。

（2）防治休克、纠正电解质紊乱：术前必须给予补液，必要时输血，防治休克及水、电解质、酸碱紊乱，以提高手术耐受性。

（3）抗生素治疗：术前、术中和术后均需应用抗生素，特别是腹腔脏器破裂腹腔炎时，更需联合应用。术后抗生素治疗，需定期检查血、尿常规，直到体温、血象恢复正常后2~3天为止。

（4）腹腔内脏器损伤诊断明确或有探查指征时应尽快行剖腹探查。①探查采用经腹直肌切口，暴露充分，探查次序一般为肝、脾、胃、十二指肠第一段、空肠、回肠、结肠、直肠及系膜，盆腔器官，胃后壁及胰腺，十二指肠第二、三、四段。一般先处理实质性脏器、再处理空腔脏器；②根据各脏器伤情，采用适当术式，做确定性处理。对于脾破裂，如果经快速输入600~800ml血液，血压、脉搏仍无改善，提示有活动性出血，需要在加压输血的同时进行剖腹探查。对于脾包膜裂伤或线性实质损伤，可试行脾修补术。而对于脾脏严重破裂或脾蒂断裂者则需行脾切除术。对于胰腺损伤，如果主胰管未断裂者则可行间断缝合修补；体尾部断裂者，结扎头侧胰管断端并缝合其断面，尾侧胰体予以切除；头部断裂时，除结扎头侧主胰管断端和缝合断面外，尾侧与空肠行Y型吻合。注意清洗腹腔，并根据情况放置引流。

（5）术后营养维持及对症治疗：术后禁食、胃肠减压期间，需经静脉输入液体、电解质、葡萄糖、维生素等。一般需2~3天，腹膜炎严重者需4~5天，以维持热量和水、电解质平衡。病情重，术后不能进食及发生并发症的患者，需要积极给予营养支持。

| 知识点6：腹部开放性损伤的概念及病因 | 副高：熟练掌握　正高：熟练掌握 |

腹部开放性损伤是由锐性外力致使腹壁裂开或穿通，腹腔与外界相通，并伴有内脏损伤。多处或多脏器损伤约占80%。既有外来的污染，如尘土、泥石、铁片、木屑、衣服碎片和子弹、弹片等异物的存留，又存在内脏破裂外溢的消化液、粪便所致的腹膜炎，实质脏器和血管破裂引起的出血。此种损伤战时多为火器伤、爆炸伤、枪弹伤和刺刀伤等。

| 知识点7：腹部开放性损伤的临床表现 | 副高：熟练掌握　正高：熟练掌握 |

（1）腹部有锐器或火器穿入伤史。

（2）腹壁有开放性伤口，如贯通伤有入口和出口，盲管伤只有入口。

（3）有内脏损伤时，除腹痛、腹部压痛、腹肌紧张等腹膜刺激征外，可从伤口渗出肠道内容物、胆汁、尿液和血液，可有大网膜或小肠脱出。

（4）损伤严重或有腹腔内出血者常合并有休克症状。

| 知识点8：腹部开放性损伤的辅助检查 | 副高：熟练掌握　正高：熟练掌握 |

（1）白细胞计数：正常或轻度增多，血红蛋白多正常，若合并腹部损伤血红蛋白降低。

（2）腹腔穿刺和腹腔灌洗：有助于除外腹内脏器损伤。

（3）腹部B超：用于除外腹内脏器破裂和腹腔游离液体。

（4）X线检查：判断有无膈下游离气体，可协助确诊有无合并空腔脏器损伤。

| 知识点9：腹部开放性损伤的治疗原则 | 副高：熟练掌握　正高：熟练掌握 |

首先处理穿透伤，如穿透伤内脏脱出（大网膜、小肠）者应先处理。积极抗休克，同时进行手术探查。一切开放性创伤都是污染的，不要经伤口做切口探查腹腔，避免将腹壁污染带入腹内引起内感染。

（1）非穿透伤：要早期、彻底清创，变开放伤为闭合伤。按外科清创术原则做软组织创伤的清创，清除无生机的软组织，除去异物，彻底止血，用等渗盐水冲洗伤口后，放置烟卷引流，逐层缝合伤口。腹壁大块缺损者，清创后，如大网膜健全，将大网膜铺平覆盖肠管，用丝线将腹膜与大网膜间断缝合，外用凡士林纱布覆盖于大网膜，盖上消毒敷料，裹紧腹部，防止咳嗽或腹压增高后肠脱出。腹膜、大网膜均缺失则取患者自体阔肌膜移植或以人工合成材料移植修补缺损。

（2）穿透性伤：①手术适应证：腹部贯通伤或穿入腹膜的盲器伤；有小肠或大网膜脱出

至腹壁伤口外者；原疑为腹壁伤，清创时发现伤口已通入腹腔者；腹肌紧张，腹部有压痛、反跳痛，疑有内脏伤者；腹部战伤，有失血性休克，经抗休克后血压不升或升后复降而不能排除腹内脏器伤者；腹部X线检查有膈下积气或腹内脏器进入胸腔者；腹部伤肛门指检触及直肠穿孔或指套带血者；②剖腹探查术：取正中切口进入腹腔后探查有无内脏损伤，有内脏伤者按不同脏器损伤处理原则处理。

知识点10：创伤急救的注意事项	副高：熟练掌握　正高：熟练掌握

首先处理最严重危及生命的状况。

先给予必要的紧急措施，再有序安排相关辅助检查，以明确诊断。

不是所有病例都能采集到完整病史，常需根据有限信息判断病情。

创伤患者的快速评估及处理可以归纳为ABCDE5个步骤：A，气道（airway）；B，呼吸（breathing）；C，循环（circulation）；D，功能障碍（disability）；E，暴露（exposure）。

第二节　肝脏损伤

知识点1：肝脏损伤的概念及病因	副高：熟练掌握　正高：熟练掌握

肝脏损伤的原因，战时绝大部分为火器伤，平时以刺伤和交通或工业事故造成的钝性伤为多。复苏时粗暴的胸外按压，分娩时新生儿受狭窄的产道挤压，或助产、人工呼吸方法不当，也偶尔引起肝脏破裂。

知识点2：肝脏损伤的分类	副高：熟练掌握　正高：熟练掌握

（1）闭合性损伤：是钝性暴力造成，多见于工伤或交通事故。高空坠落时反冲力的间接作用也会损伤肝脏。损伤特点是暴力直接作用的体表并无伤口。

（2）开放性损伤：为锐器刺伤或火器的穿透伤。这类损伤伴有胸腔或腹壁的开放性伤口。刺杀所致裂伤一般较简单，而火器伤则往往贯穿整个肝脏，并可造成广泛的组织损坏。

知识点3：肝脏损伤的病理改变	副高：熟练掌握　正高：熟练掌握

无论开放性损伤还是闭合性损伤，损伤程度有很大不同。刺伤的戳口一般整齐，深浅不等。低速投射物如小口径枪弹的贯通伤或盲管伤，损伤基本局限于伤道周围。高速枪弹或弹片则造成广泛损伤，甚至毁损。肝脏受钝性暴力后，根据暴力的大小可引起不同类型的肝裂伤。有时仅引起肝被膜下血肿，表现为肝区胀痛和肝大。但多数引起肝实质挫裂伤，严重者可造成离断或毁损伤。浅表的裂伤，出血量少，有时可自行停止；深在的中央型挫裂伤则可造成广泛肝组织坏死，且往往伴有肝动脉、肝静脉、肝门静脉和肝内胆管大分支的损伤，可出现大量出血和胆汁性腹膜炎。肝被膜下血肿、张力大时，可突然破裂，出现迟发性（距伤

后数小时、数天或更长时间）急性腹痛和内出血。

知识点4：肝脏损伤分级　　　　　　　　　　　　副高：熟练掌握　正高：熟练掌握

（1）1994年美国创伤外科协会提出如下肝外伤分级方法。

肝脏损伤分级［美国创伤外科学会（AAST）］

分级		损伤描述
1级	血肿	位于被膜下，＜10%肝表面积
	裂伤	被膜撕裂，实质裂伤深度＜1cm
2级	血肿	位于被膜下，10%～50%肝表面积；实质内血肿直径＜10cm
	裂伤	实质裂伤深度1～3cm，长度＜10cm
3级	血肿	位于被膜下，＞50%肝表面积或仍在继续扩大；被膜下或实质部血肿断裂；实质内血肿＞10cm或仍在继续扩大
	裂伤	深度＞3cm
4级	裂伤	实质破裂累及25%～75%肝叶，或单一肝叶内有1～3个Couinaud肝段受累
5级	裂伤	实质破裂超过75%肝叶，或单一肝叶超过3个Couinaud肝段受累
	血管伤	近肝静脉损伤，即肝后下腔静脉或肝静脉主支
6级	血管伤	肝脏撕脱

注：以上分级若为多发性肝损伤，则损伤程度增加一级

（2）国内黄志强提出如下简单、实用的肝外伤分级：Ⅰ级，裂伤深度不超过3cm；Ⅱ级，伤及肝动脉、肝门静脉、肝胆管的2～3级分支；Ⅲ级，中央区伤，伤及肝动脉、肝门静脉、胆总管或其一级分支合并伤。

知识点5：肝脏损伤的临床表现　　　　　　　　　　副高：熟练掌握　正高：熟练掌握

肝脏损伤的临床表现主要是腹腔内出血和血液、胆汁引起的腹膜刺激征。按损伤的类型和严重程度不同，其临床表现也有较大差异。

肝裂伤时，轻微者出血量少并可自行停止，腹部体征也较轻。严重者，大量出血而致休克，患者有面色苍白、四肢冰冷、脉搏细数、血压下降等休克表现。如合并且血管受累，则胆汁和血液刺激腹膜，引起腹痛、腹肌紧张、压痛和反跳痛等腹膜刺激表现。有时胆汁刺激膈肌可出现呃逆和肩部牵涉痛。肝被膜下裂伤时，多有被膜下血肿，受伤不重时临床表现不典型，仅有肝区或右上腹胀痛、压痛，肝区叩击痛，有时可扪及触痛的肝脏，血肿不破裂一般无出血性休克和明显的腹膜刺激征。若继发感染则形成脓肿。若出血继续，血肿逐渐增大，张力增高，经数小时、数天或更长时间可破裂，出现迟发性急性腹痛和内出血症状和体征。如伴肝内胆管裂伤，血液可流入胆管和十二指肠，表现为阵发性胆绞痛和上消化道出血。

知识点6：肝脏损伤的辅助检查　　　　　　　副高：熟练掌握　　正高：熟练掌握

（1）实验室检查：①白细胞计数增多，动态测定红细胞、血红蛋白和血细胞比容逐渐下降。早期或表浅裂伤无明显变化；②腹腔穿刺：抽出不凝血。腹腔灌洗见肉眼血性液（25ml血可染红1000ml灌洗液），红细胞计数超过10000/ml。

（2）影像学检查：①腹部B超：肝包膜下血肿形成或腹腔游离液体；②X线检查：右膈升高，肝正常外形消失及右胸肋骨骨折。局限于肝裸区的实质破裂，腹膜后血肿形成，腰大肌影消失。肝损伤诊断明确，伴有休克者，应抓紧时间处理，不必再行X线检查；③CT检查：能更准确地揭示肝脏形态、大小、肝实质内出血。

（3）其他检查：对一些诊断确实困难的闭合性损伤，如怀疑肝内血肿，伤情不很紧急者可考虑选择性肝动脉造影术。此项检查可以全面了解肝外伤本身的情况，如肝实质挫伤、肝动脉破裂出血、肝动-静脉短路、假性动脉瘤、损伤肝脏的组织血供等，有时比手术探查能发现更多、更全面的资料。

知识点7：肝脏损伤的诊断　　　　　　　　　副高：熟练掌握　　正高：熟练掌握

开放性损伤可根据伤口的位置、伤道的深浅与方向诊断，一般不难。应注意，因为深呼气时肝顶部可高达乳头平面，胸部穿透伤常能贯通膈肌引起肝脏损伤。闭合性损伤有明显腹腔内出血和腹膜刺激征，不难诊断。如果症状体征不明显诊断常较困难，尤其是多处严重伤时，腹部情况常被忽略。右侧躯干受暴力打击，右上腹痛向右胸及右肩放射，有右下胸肋骨骨折、右侧膈肌抬高等，都应高度怀疑肝脏损伤。B超检查对鉴别有无肝损伤及探明损伤部位程度很有价值。如钝性伤引起局限于肝裸区的实质破裂，主要表现为腹膜后（肝后及右肾上腺、下腔静脉旁）血肿，腹腔穿刺呈阴性，失血量不大，若不行B超或CT检查，临床上很难发现。

知识点8：腹部脏器损伤的判断　　　　　　　副高：熟练掌握　　正高：熟练掌握

多数伤者根据临床表现即可确定是否存在内脏损伤，如发现下列情况之一者，应考虑有腹内脏器损伤：①早期出现休克；②持续性甚至进行性加重腹痛伴恶心、呕吐等消化道症状者；③有固定的腹部压痛和肌紧张；④有气腹表现者（空腔脏器损伤）；⑤腹部出现移动性浊音；⑥有便血、呕血或尿血。

以下表现对于判断哪一类脏器损伤有一定价值：①有恶心、呕吐、便血、气腹者多为胃肠道损伤；②有排尿困难、血尿、外阴或会阴部牵涉痛者，提示泌尿系统脏器损伤；③有膈面腹膜刺激，表现为同侧肩部牵涉痛，提示上腹脏器损伤，其中尤以肝和脾的破裂为多见；④有下位肋骨骨折者，提示有肝或脾破裂的可能；⑤有骨盆骨折者，提示有直肠、膀胱、尿道损伤的可能。

知识点9：肝脏损伤的鉴别判断　　　　　　　　副高：熟练掌握　正高：熟练掌握

应注意与脾破裂、大血管破裂以及空腔脏器破裂等鉴别。另外，有肝硬化或肝癌的患者轻度外伤即可能引起肝破裂。

（1）脾破裂：多有左侧胸腹部的外伤史，临床表现与肝破裂较为相似，但当肝破裂合并有胆管损伤时可致胆汁性腹膜炎，腹痛一般较剧烈，呈全腹持续性疼痛，且腹部压痛、反跳痛及腹肌紧张的征象也较明显，而脾破裂腹痛及腹膜刺激征都较轻，腹部X线片示胃右移、横结肠下移、胃大弯有锯齿形压迹（脾胃韧带内血肿所致），提示为脾破裂。另外，通过B超或CT即可明确脾破裂的位置，可资鉴别。

（2）肝周腹水：肝包膜下血肿行CT检查时形成的新月形或半月形的低密度或等密度区，需与腹水围绕肝周围鉴别。通过外伤病史及密度测量不难鉴别。

（3）病理性肝破裂：常见于肝硬化或肝癌的患者，多为青壮年，有肝炎病史，轻微的打击即可造成肝破裂，伤后局部症状明显，肿块迅速增大，通过B超及CT等影像学检查或实验室检查可发现肝硬化或肝癌的特征性改变而不难鉴别。

（4）腹腔内空腔脏器破裂：如胃、十二指肠的破裂，由于胃酸、胆汁和胰液有很强的化学刺激性，伤后立即出现剧痛和腹膜刺激征，查体见肝浊音界消失，腹部X线摄片示膈下新月形阴影，胃管引流出血性液，且诊断性腹腔穿刺抽出食物残渣，可资鉴别。

（5）大血管破裂：较常见的为外伤后腹主动脉破裂出血，其出血量大，迅速出现休克征象，死亡率极高。

知识点10：肝脏损伤的保守治疗　　　　　　　　副高：熟练掌握　正高：熟练掌握

钝性肝脏损伤或表浅裂伤可试行保守治疗，其指征为：①血流动力学稳定；②腹部体征轻；③神志清楚；④CT示创伤小；⑤不伴有其他脏器损伤；⑥输血＜2个单位；⑦CT示创伤随时间延长而改善或不加重。

保守治疗包括卧床消息、控制饮食、镇痛、应用抗生素等，借助B超、CT对局部伤情进行动态观察。

知识点11：肝脏损伤的手术治疗　　　　　　　　副高：熟练掌握　正高：熟练掌握

（1）暂时控制出血，尽快查明伤情：开腹后发现肝破裂并有凶猛出血时，可用纱布压迫创面暂时止血，同时用手指或橡皮管阻断肝十二指肠韧带控制出血，以利探查和处理。常温下每次阻断的时间不宜超过30分钟。肝硬化等病理情况时，肝血流阻断时间每次应＜15分钟。若需控制更长时间，应分次进行。

（2）肝单纯缝合：探明肝破裂伤情后，应对损伤的肝进行清创，清创后应对出血点和断裂的胆管逐一结扎。对于裂口不深、出血不多、创缘比较整齐的病例，在清创后可将裂口直接予以缝合。

（3）肝动脉结扎术：如果裂口内有不易控制的动脉性出血，可考虑行肝动脉结扎。结扎肝总动脉最安全，但止血效果有时不满意。结扎左肝或右肝动脉效果肯定，但手术后肝功能可能波动。结扎肝固有动脉有一定危险，应慎用。

（4）肝切除术：对于有大块肝组织破损，特别是粉碎性肝破裂，或肝组织挫伤严重的患者应施行肝切除术。但不宜采用创伤大的规则性肝叶切除术，而是在充分考虑肝解剖特点的基础上做清创式肝切除术，即将损伤和失活的肝组织整块切除，并应尽量多保留健康肝组织，切面的血管和胆管均应予结扎。

（5）纱布块填塞法：对于裂口较深或肝组织已有大块缺损而止血不满意、又无条件进行较大手术的患者，仍有一定应用价值。

| 知识点12：剖腹探查的指征 | 副高：熟练掌握　正高：熟练掌握 |

剖腹探查的指征包括：①腹痛和腹膜刺激征有进行性加重或范围扩大者；②肠蠕动音逐渐减弱、消失或出现明显腹胀者；③全身情况有恶化趋势，出现口渴、烦躁、脉率增快或体温及白细胞计数上升者；④红细胞计数进行性下降者；⑤血压由稳定转为不稳定甚至下降者；⑥胃肠出血者；⑦积极救治休克而情况不见好转或继续恶化者。

对于已确诊或高度怀疑腹内脏器损伤者的处理原则是做好紧急术前准备，力争早期手术。已发生休克的内出血伤者要积极抢救，力争在收缩压回升至90mmHg以上后进行手术。但若在积极的抗休克治疗下仍未能纠正，提示腹内有进行性大出血，则应当机立断，在抗休克的同时迅速剖腹探查止血。

| 知识点13：肝损伤累及肝静脉主干或肝后段下腔静脉破裂的处理 |
| 副高：熟练掌握　正高：熟练掌握 |

肝损伤累及肝静脉主干或肝后段下腔静脉破裂时，出血多较汹涌，且有并发空气栓塞的可能，死亡率高达80%，处理十分困难。通常需扩大为胸腹联合切口以改善显露，采用带蒂大网膜填塞后，用粗针线将肝破裂伤缝合、靠拢。如此法无效，则需实行全肝血流阻断（包括腹主动脉、肝门和肝上、下端的下腔静脉）后，缝补静脉破裂口。不论采用何种手术方式，均应在外伤性肝破裂手术后，在创面或肝周留置多孔硅胶双套管行负压吸引以引流渗出的血液和胆汁。

| 知识点14：肝脏损伤的术后并发症 | 副高：熟练掌握　正高：熟练掌握 |

（1）感染：最为常见，约占并发症的50%。常见的有肝脓肿、膈下或肝下脓肿和胆汁性腹膜炎等。异物、清除不彻底的血凝块和失活组织、创面胆管缝扎不完善，人工材料填塞、引流不充分或过早拔除引流管是主要原因。治疗基本措施有建立通畅引流、加强抗生素治疗和全身支持治疗等。

（2）胆瘘：遗漏肝创面上较大的胆管分支，遗留的失活肝组织液化、感染、脱落，都可造成胆汁外溢，形成脓肿、胆汁性腹膜炎或外瘘。早期加强引流，长期不愈的外胆瘘，可行瘘管空肠 Roux-Y 吻合术或肝部分切除术。

（3）出血：多为肝被膜下血肿迟发破裂引起，或严重肝损伤第一次手术时靠填塞止血，拔除纱条时再发生出血。如被膜下血肿不大，出血较缓和，经输液及少量输血能保持病情稳定者，可行非手术治疗。血肿很大，出血猛烈引起血压波动者以手术为宜。拔除纱条发生出血者，应重新探查，视伤情做进一步治疗。

（4）胆管出血：发生在伤后数天至数周，出血多来自损伤处的动脉，局部坏死液化或感染造成血管与胆管的沟通。临床表现以周期性上腹痛、黄疸、呕血及黑便为主，有时可于呕吐物中见经胆管塑形的条索状凝血块。此种情况下，可以选择性动脉栓塞作为首选方案。无条件的医院可行肝动脉结扎或肝切除。

第三节　肝外胆管损伤

知识点1：肝外胆管损伤的病因　　　　　副高：熟练掌握　正高：熟练掌握

（1）创伤性胆管损伤：由于肝外胆管的部位较深，损伤机会不大，多由穿透伤引起，且因周围有较多重要的血管和器官，在外力的作用下，单纯胆管损伤较少见，多伴有肝门静脉、下腔静脉、肝脏、胰腺、胃、十二指肠等的损伤，由于伴发内出血引起的休克或胃肠穿孔引起的腹膜炎，易掩盖胆管损伤的表现，若探查不细致而漏诊，会造成严重的胆汁性腹膜炎，继发腹腔感染，危及生命，后果极为严重。

（2）医源性胆管损伤：常见原因。

1）腹腔镜胆囊切除术中：①因解剖不清或局部粘连紧密，分离胆囊三角时直接损伤胆总管、肝总管或右肝管；②用钛夹止血或夹持胆囊管时，将胆管部分或整个夹闭；③电灼使用不当，灼伤胆管壁致术后坏死脱落，形成胆汁瘘。

2）开腹胆囊切除术中：①胆总管粘连移位，被误认为胆囊管而切断；②胆囊三角区出血时盲目钳夹、缝扎，伤及胆管；③结扎胆囊管时牵拉过度，使胆总管呈锐角屈曲而被部分或全部结扎。

3）胃大部切除术中：①因慢性胃及十二指肠溃疡引起周围炎症反应致胆总管粘连、移位，处理胃右动脉时损伤；②慢性十二指肠溃疡穿透到胰头部，分离切除十二指肠时，切断胆总管下段。

4）切除十二指肠第二段憩室时伤及胆总管下段。

5）内镜下待十二指肠乳头切开时将胆管和肠壁一同切透，造成腹膜后渗漏。

医源性胆管损伤多可在术中发现，少数于术后出现胆汁漏或阻塞性黄疸时才被发现。

知识点2：肝外胆管损伤的临床表现　　　　　副高：熟练掌握　正高：熟练掌握

肝外胆管损伤引起的症状主要为胆汁外漏腹腔引起的发热、右上腹持续性绞痛，随时间推移，疼痛程度、范围逐渐扩展，甚至达全腹。如果胆管部分断裂或完全断裂或误扎时，表现梗阻性黄疸。查体可触及右上腹或全腹的压痛、反跳痛及肌紧张等明显腹膜炎体征。但外伤引起的肝外胆管损伤常伴随肝破裂、脾破裂等，以及伴发内出血引起的休克表现。

知识点3：肝外胆管损伤的辅助检查　　　　副高：熟练掌握　　正高：熟练掌握

（1）实验室检查：白细胞计数明显增多，血清胆红素升高，尿胆红素阳性和血清酶学升高。

（2）腹腔穿刺和腹腔灌洗：抽出胆汁样液体或血性胆汁。

（3）腹部B超：见肝外胆管扩张或连续破坏、腹水。

（4）ERCP或MRCP：可确定诊断，如胆管破裂部位和程度。

知识点4：腹部创伤所致肝外胆管损伤的处理　　副高：熟练掌握　　正高：熟练掌握

（1）防治休克、纠正电解质紊乱：对损伤重、失血多的伤员应积极抗休克，同时迅速控制活动性出血，纠正水、电解质紊乱。

（2）抗生素治疗：预防感染。

（3）手术治疗：根据损伤的程度，采取不同的手术方式：①胆总管破裂：在裂口上方或下方分别另开口，"T"管引流，将短臂放过裂口为支撑，进行修补。"T"管应留置至少半年；②胆总管完全断裂：以"T"管为支架，行胆管两断端无张力吻合术。"T"管于吻合口下方1～2cm处，另开口放置，留置9～12个月；③不能修补的胆总管断裂时可做胆总管空肠Roux-Y式吻合；低位断裂者，做胆（肝）管十二指肠吻合，远侧端予以结缝扎；④病情严重或技术力量薄弱，无法完成一期修复，可置"T"管进行引流，3～4个月后再做修复性手术。

知识点5：医源性胆管损伤的处理　　　　　　副高：熟练掌握　　正高：熟练掌握

医源性胆管损伤如术中即发现，应仔细分离，认清损伤部位的解剖关系，参照上述胆管创伤处理方法进行修补。腹腔镜手术中胆管损伤宜开腹处理。如果损伤处缺损过大，不能原位修复，则需行胆肠吻合。如术中未被发现，术后当日或次日即出现大量胆汁漏，应重新开腹探查处理。术后数日至更长时间才明确者，处理更为困难，且病死率和并发症发生率也高得多。只表现为梗阻性黄疸者，宜行经内镜逆行胆道造影和经皮肝穿刺胆道造影明确情况，若证实胆总管只被结扎，并无缺损，宜早期手术探查，争取行胆管端端吻合术或胆肠吻合术。以持续胆汁漏、胆汁性腹膜炎、肝下或膈下脓肿为主要表现者，确定已无法早期修复，只能加强引流，积极抗感染，胆瘘、胆管狭窄等问题留待后期处理解决。后期多需行胆管空肠Roux-Y吻合术。有成段胆管狭窄或缺损者，有时需剖开左右肝管汇合处，行肝门空肠吻合术。

第四节 脾脏损伤

知识点1：脾损伤分级　　　　　　　　　　　　副高：熟练掌握　　正高：熟练掌握

脾损伤分级（AAST）

	分　级	损伤描述
1级	血肿/裂伤	包膜下血肿，不扩展，＜10%表面积。包膜撕裂，不出血，深度＜1cm
2级	血肿/裂伤	包膜下血肿，不扩展，10%～50%表面积；或实质内血肿，不扩展，直径＜2cm。包膜撕裂，活动性出血；或实质裂伤深1～3cm，但未伤及脾小梁血管
3级	血肿/裂伤	包膜下血肿，＞50%表面积或为扩展性；包膜下血肿破裂并活动性出血；实质内血肿＞2cm或为扩展性。实质裂伤深度＞3cm或伤及脾小梁血管
4级	血肿/裂伤	实质内血肿破裂并活动性出血。裂伤累及段或脾门血管，导致大块脾组织（25%以上）失血供
5级	裂伤/血管损伤	脾完全碎裂，脾门血管损伤，全脾失血供

知识点2：脾脏损伤的临床表现　　　　　　　　副高：熟练掌握　　正高：熟练掌握

（1）症状：①低血压和失血性休克：随着失血量的增加，患者会出现烦躁、口渴、心悸、呼吸急促、皮肤苍白、四肢冰冷等失血性休克症状。体格检查会发现患者的血压进行性下降、脉搏快而弱等；②腹痛：是最常见的症状，多因外伤所致的腹部软组织损伤等引起，而脾脏损伤所致的脾被膜感觉神经刺激常不能引起患者的重视。如伤情严重者突发剧烈的腹痛，自左上腹扩展至全腹，此系脾破裂出血扩散对腹腔产生刺激所致，提示病情严重，结局不良；③恶心、呕吐：较常见，尤其是发病初期。主要是出血刺激腹膜自主神经所致。如果症状明显加重，还提示可能合并消化道穿孔、腹膜炎；④腹胀：多因出血所致。少量出血早期可能没有明显的腹胀，但随着时间的延长，出现腹膜炎，可导致肠麻痹而加重腹胀。

（2）体征：患者弯腰曲背、神志淡漠、血压下降、脉搏增快，如腹腔出血量较多，可表现为腹胀，同时有腹部压痛、反跳痛和腹肌紧张。叩诊时腹部有移动性浊音，肠鸣音减弱。直肠指诊时Douglas窝饱满。有时因血液刺激左侧膈肌而有左肩牵涉痛，深呼吸时加重，即Kehr征。

知识点3：脾脏损伤的辅助检查　　　　　　　　副高：熟练掌握　　正高：熟练掌握

（1）实验室检查：①脾破裂出血时血常规红细胞计数、血红蛋白等呈进行性减少，白细胞可略微增加，其他检查，如电解质、凝血功能、血型、淀粉酶等虽对诊断无特异性，但也应作为腹部外伤的常规检查，有助于鉴别诊断其他合并伤，判断病情；②诊断性腹腔穿刺和腹腔灌洗：属侵入性检查，阳性率＞90%，且对于诊断腹腔内有无脏器损伤和哪一类脏器损伤有很大帮助。如抽出液体为新鲜不凝血或血性液体，证明腹腔内脏器出血，若抽出液体混浊则是胃肠破裂的特征。

（2）辅助检查：①超声检查：是首选方法，具有无创、经济、快捷等优点，能显示破碎的脾脏，较大的脾包膜下血肿及腹腔内积血。助于观察脾脏损伤的程度、分型等，可以帮助动态观察病情的发展；②X线检查：有助于判断腹腔内出血的情况和有无合并胃肠道等空腔脏器的损伤；③CT检查：能清楚地显示脾脏的形态和解剖结构，对诊断脾脏实质裂伤或包膜下血肿的准确性很高；④选择性腹腔动脉造影：是一种侵入性检查，操作较复杂，有一定危险性。但诊断脾破裂的准确性很高，能显示脾脏受损动脉和实质的部位。仅用于伤情稳定而其他方法未能明确诊断的闭合性损伤；⑤腹腔镜检查：诊断困难而剖腹指征不明确者可采用，可同时作为一种治疗手段；⑥诊断性剖腹探查术：少数病例既不能排除外腹部损伤，又不能进行特殊检查，病情有逐渐恶化趋势，为了明确诊断和及时治疗而采用。

知识点4：脾脏损伤的非手术治疗   副高：熟练掌握   正高：熟练掌握

（1）适应证：①单纯性脾破裂；②伤后血流动力学稳定，输血量不多于2～4个单位；③非开放性损伤；④患者年龄＜50岁；⑤临床症状逐渐好转。

（2）治疗方法：包括绝对卧床休息、严密的ICU监护、禁食、液体治疗、使用止血药物、预防性应用抗生素及CT或超声随诊等。失败的原因可为延迟出血、继发感染等。延迟性脾破裂一般发生在伤后2周以内。所以，非手术治疗期间应严格卧床休息2周以上，非手术治疗期间应避免咳嗽、用力排便等增加腹压因素，避免剧烈活动6～8周，避免肢体接触性体育运动至少6个月或直到CT显示陈旧病灶被完全吸收。

知识点5：脾脏损伤的手术治疗   副高：熟练掌握   正高：熟练掌握

（1）中转手术：在非手术治疗观察期间发现以下情况之一者，宜中转手术：①腹痛和/或局部腹膜刺激征持续加重；②24小时内输血量＞4个单位而生命体征仍不稳定；③血细胞比容持续下降，通过输血仍不能迅速纠正；④通过观察不能排除腹内其他脏器损伤。

（2）常用的手术方式及适应证：①脾破裂缝合修补术：裂口边缘整齐，局限脾上极或下极的较小裂口的脾破裂可行保脾手术，可行单纯缝合；②部分脾切除术：适用于Ⅲ级脾破裂，损伤受局限，单纯修补难以止血或受损的脾组织已失去活力，部分脾切除后有半数以上的脾实质能保留者；③全脾切除术：国内采用较为广泛，尽管已经认识到脾切除术后会带来一系列不良后果，但是这一经典式仍然具有不可替代的优势，其具有止血迅速彻底、适应证广泛等特点，在一些特殊情况下，仍然是唯一的选择；④全脾切除术+自体脾组织片网膜囊内移植术：自20世纪80年代开始，已经被普遍认为是全脾切除术后弥补脾功能的有效方法，既满足了迅速切脾控制出血，确保患者生命安全的需要，又能安全可靠的补偿脾脏功能；⑤有介入治疗条件和经验的医院可用选择性动脉造影，继而用栓塞剂止住脾破裂的出血。

第五节 胃 损 伤

知识点1：**胃损伤的病因病理**　　　　　　　　　　　　副高：熟练掌握　正高：熟练掌握

胃损伤按病因可分为机械性胃损伤和化学性胃损伤。

（1）机械性钝性损伤时，因胃活动度大，柔韧性好且有肋弓保护，故较少发生，只有在胃膨胀时偶尔发生；上腹或下胸部穿透伤时，常伤及胃，且多伴有肝、脾、膈肌及胰等损伤；另外，胃镜检查或吞入锐利异物也可引起胃穿孔，但少见。

（2）化学性胃损伤是误饮或有意吞服强酸、强碱等化学物质引起，同时伴有口腔、食管损伤，有时可累及十二指肠及上段空肠。此类腐蚀性液体因使幽门反射性痉挛，滞留于幽门、胃小弯处，故此区域损伤最为严重。病变程度与化学物质种类、浓度、剂量、接触时间、胃内有无食物等因素有关。例如，浓酸可使蛋白质凝固，引起凝固性坏死，但很少穿孔。而浓碱与蛋白质结合成胶胨样碱性蛋白盐，引起液化坏死，易穿孔。

知识点2：**胃损伤的临床表现**　　　　　　　　　　　　副高：熟练掌握　正高：熟练掌握

胃损伤的临床表现取决于损伤的范围、程度以及有无其他的脏器损伤。胃壁部分损伤可无明显症状。胃壁全层破裂，胃内容物具有很强的化学性刺激，进入腹腔后引起剧烈腹痛和腹膜刺激征象，可呕吐血性物，肝浊音界消失，膈下有游离气体。常由于损伤原因、损伤程度不同及有无合并症而有不同表现。

（1）上腹部疼痛：由上腹开始，弥漫到全腹，严重时呈"板状腹"。

（2）休克症状：出现较早，并在80%的严重病例中成为主要症状。若无其他脏器损伤，则主要是胃液对腹膜的化学性刺激和严重腹腔污染所造成。

（3）恶心、呕吐：呕吐物常为血性。

（4）腹膜炎表现：急性损伤造成胃壁破裂，胃内容物突然进入腹腔，可立即引起腹膜刺激征。

（5）合并症状：胃损伤合并肝脾及大血管损伤，大量出血可造成失血性休克，合并肾脏损伤可出现血尿，膈肌受伤可出现呼吸困难、呼吸衰竭等。

知识点3：**胃损伤的辅助检查**　　　　　　　　　　　　副高：熟练掌握　正高：熟练掌握

（1）实验室检查：①白细胞计数增多，中性粒细胞增多；②腹腔穿刺可见胃肠内容物样液体。

（2）影像学检查：①腹部B超：示肝肾间隙，小网膜囊出现无回声带；②X线检查：因游离气体的出现，腹平片表现为膈下新月形阴影、穹隆征、镰状韧带征和"双肠壁征"。

知识点4：胃损伤的非手术治疗　　　副高：熟练掌握　　正高：熟练掌握

胃损伤仅涉及黏膜层，并已获得确诊，出血量小，又无其他脏器合并伤时，可经非手术治疗，包括禁食水、胃肠减压、抗生素，维持营养及水、电解质平衡等。胃损伤的主要危险是穿孔引起的急性腹膜炎。

知识点5：胃损伤的手术治疗　　　　副高：熟练掌握　　正高：熟练掌握

（1）适应证：在腹部贯通性戳伤或闭合性损伤中，凡有休克、弥漫性腹膜炎、消化道出血、腹腔内游离气体、伤口溢出胃内容物、气体，胃腔直接显露，以及并发其他脏器损伤者，均应立即进行手术治疗。

（2）手术方式：①缝合：适用于边缘整齐和边缘失活组织修剪后的裂口。单纯胃黏膜撕裂伤，出血量也可多达2L，需手术切开胃壁在直视下寻找撕裂部位的出血点，缝扎胃黏膜血管或加用鱼肝油酸钠、明胶海绵压迫止血，然后缝合撕裂的胃黏膜。胃壁血肿可能伴有"透壁性穿孔"，应切开血肿边缘浆膜层，清除血肿、止血，并根据胃壁损伤的深浅，采用胃壁全层或浆肌层缝合修补。整齐的裂口，止血后可直接缝合，边缘组织有挫伤或已失去生机者，宜修整后缝合；②胃部分切除：用于治疗广泛胃损伤者。

（3）手术探查注意事项：手术时应注意有无其他脏器合并伤，防止漏诊。胃前壁伤容易发现，但胃后壁、胃底及贲门部不完全性胃壁损伤可能被遗漏，探查应详尽。1/3病例的胃前、后壁都有穿孔，应切开胃结肠韧带，显露胃后壁，特别注意大小网膜附着处，谨防遗漏小的穿孔。位于腹膜间位的空腔脏器，如十二指肠、升降结肠疑有损伤，应切开后腹膜进行探查。必须注意，严重胃损伤多数伴有邻近脏器的损伤。

第六节　十二指肠损伤

知识点1：十二指肠损伤的病因及病理　　　副高：熟练掌握　　正高：熟练掌握

十二指肠损伤绝大部分由创伤引起，也有少见的医源性损伤、异物损伤、化学性损伤和放射性损伤。

由于十二指肠位置较深且有肋弓保护，多为上腹穿透伤所致。闭合性损伤，或由暴力直接作用，或由暴力引起幽门与Treitz韧带间十二指肠闭襻内压力剧增而发生胀裂。①医源性损伤：多于逆行胆胰管造影、经肝胰壶腹括约肌切开、幽门扩张术、胆管手术中发生；②异物及化学性损伤：多由吞入异物或腐蚀性化学液体所致；③放射性损伤：发生于胃癌、胰腺癌和肾癌术中放射治疗或术后较大剂量放射治疗后发生，严重者可形成狭窄梗阻，或破溃成瘘。

知识点2：十二指肠损伤分级　　　　　　　　　　　副高：熟练掌握　　正高：熟练掌握

十二指肠损伤分级（AAST）

分　　级	损伤描述
1级　血肿/裂伤	仅累及十二指肠某一部的肠壁血肿。部分肠壁的裂伤，未穿破
2级　血肿/裂伤	累及1部以上（如壶腹部、降部）的肠壁血肿。破裂不足肠管周径的50%
3级　裂伤	第1、3、4部破裂达周径的50%~100%，第2部破裂达周径的50%~75%
4级　裂伤	第2部破裂达周径的75%以上。伤及乳头壶腹部或远端胆总管
5级　裂伤/血管损伤	严重的胰头、十二指肠破裂。十二指肠失血供

知识点3：十二指肠损伤的临床表现　　　　　　　　副高：熟练掌握　　正高：熟练掌握

（1）十二指肠损伤如发生在腹腔内部分，破裂后可有胰液和胆汁流入腹腔而早期引起腹膜炎。

（2）闭合伤所致的腹膜后十二指肠破裂的早期症状多不明显，可仅有右上腹或腰部持续性疼痛且进行性加重，可向右肩及右睾丸放射；右上腹及右腰部有明显固定压痛，腹部体征相对轻微而全身情况不断恶化；有时可有血性呕吐物；直肠指检有时可在骶前扪及捻发音，提示气体已达盆腔腹膜后间隙。

知识点4：十二指肠损伤的辅助检查　　　　　　　　副高：熟练掌握　　正高：熟练掌握

（1）实验室检查：白细胞和中性粒细胞计数均增加。血清淀粉酶升高。

（2）X线腹部平片：可见右膈下或右肾周围空气积聚、腰大肌轮廓模糊、脊柱侧凸，有时可见腹膜后呈花斑状改变并逐渐扩展，口服造影剂后拍片，如见造影剂外渗可确诊。

（3）CT：可显示腹膜后及右肾前间隙有气泡等表现。

（4）腹腔穿刺和灌洗：若抽得肠液、胆汁样液体、血液，虽非十二指肠损伤特征，但表明有脏器伤。

知识点5：十二指肠损伤的非手术治疗　　　　　　　副高：熟练掌握　　正高：熟练掌握

十二指肠壁内血肿而无破裂者，可行非手术治疗，包括胃肠减压、静脉输液和营养、注射抗生素预防感染等。多数血肿可吸收，经机化而自愈。若2周以上仍不吸收而致梗阻者，可考虑切开肠壁，清除血肿后缝合或做胃空肠吻合。

知识点6：十二指肠损伤的手术治疗方式　　　　副高：熟练掌握　正高：熟练掌握

（1）单纯修补术：适用于裂口不大，边缘整齐，良好，无张力者。为避免狭窄，以横形缝合为宜，80%的十二指肠裂伤，可用这种方法治疗。放置裂口旁腹腔引流，胃管拉过裂口缝合处术后减压，有人主张胃空肠造瘘。

（2）带蒂肠片修补术：适用于裂口较大，不能直接缝合者，可选取一小截带蒂肠管，经修剪后镶嵌缝合于缺损处。

（3）损伤肠管切除吻合术：十二指肠第三、四段严重损伤，不能缝合修补时，可将该肠管切除行端端吻合。

（4）十二指肠憩室化：适用于十二指肠第一、二段严重损伤或同时伴有胰腺损伤。手术包括损伤修复加幽门旷置术，经上述修复方法或切除吻合无法修复损伤时，加做幽门荷包缝闭及胃空肠吻合。

（5）胰十二指肠切除术：只适用于十二指肠第二段严重破裂累及胰头，无法修复者。

（6）浆膜切开血肿清除术：仅用于治疗十二指肠壁内血肿。

知识点7：十二指肠损伤的并发症　　　　副高：熟练掌握　正高：熟练掌握

十二指肠缝合处裂开和十二指肠瘘形成是十二指肠损伤的严重并发症，约发生于6.6%的患者中，其他并发症还有腹腔内脓肿、胰腺炎、十二指肠梗阻、胆瘘等。

第七节　胰腺损伤

知识点1：胰腺损伤的病因及病理　　　　副高：熟练掌握　正高：熟练掌握

胰腺位于上腹部腹膜后，部位较深，因而受伤机会较少。胰腺损伤常因上腹部遭受强力挤压暴力，以致将胰腺挤压于脊柱上，造成不同程度的损伤。暴力偏向脊柱右侧时，多伤及胰头及邻近的十二指肠、肝外胆管和肝脏；暴力正对脊柱时，多造成胰体或胰体和十二指肠裂伤或断裂；暴力偏向左侧时，可引起胰尾和脾破裂。胰腺损伤，无论是钝性伤还是火器伤，多数都合并其他脏器伤。病死率主要取决于合并伤的多少和程度，也与受伤机制和损伤部位有关。医源性损伤主要见于胃大部切除术、脾切除术和十二指肠憩室手术，容易造成胰瘘。

知识点2：胰腺损伤分级　　　　　　　　　　副高：熟练掌握　　正高：熟练掌握

胰腺损伤分级（AAST）

分　级		损伤描述
1级	血肿/裂伤	无胰管损伤的轻微挫伤。无胰管损伤的表浅裂伤
2级	血肿/裂伤	无胰管损伤及组织缺损的重度挫伤。无胰管损伤及组织缺损的重度裂伤
3级	血肿/裂伤	胰腺远端部分断裂或伤及胰管的胰实质损伤
4级	血肿/裂伤	胰腺近端横断或伤及乳头壶腹部的胰实质损伤
5级	裂伤/血管损伤	胰头严重碎裂，胆总管、胰管断裂

知识点3：胰腺损伤的临床表现及临床特点　　　副高：熟练掌握　　正高：熟练掌握

　　胰腺损伤的主要临床表现是内出血及胰液性腹膜炎，尤其是严重胰腺损伤或主胰管破裂时，可出现上腹剧烈疼痛，放射至肩背部，伴恶心、呕吐和腹胀，肠鸣音减弱或消失，且因内出血和体液大量丢失而出现休克。脐周皮肤变色征。

　　胰腺损伤的临床特点为早期诊断困难，表现为：①胰腺部位深化，前有肋弓后有脊柱的保护，发生率低，不会引起重视，即使在手术中探查也容易满足一个诊断而忽视胰腺的损伤；②早期胰腺损伤后胰腺的分泌暂时受到抑制或胰酶释放尚未被激活，出血局限于小网膜内。因此，在损伤早期，症状和体征常不典型，加上合并症的掩盖而不易明确诊断。

知识点4：胰腺损伤的辅助检查　　　　　　　　副高：熟练掌握　　正高：熟练掌握

　　（1）淀粉酶测定：血清及腹腔灌洗液淀粉酶测定是腹部创伤时的常用检查项目，胰腺创伤及创伤性胰腺炎时，其测定值升高。但血清及腹腔灌洗液淀粉酶升高并非胰腺损伤所特有，上消化道穿孔时也可有类似表现，其升高幅度也与胰腺伤情不成比例，且约30%胰腺损伤无淀粉酶升高。重复测定，血清淀粉酶呈上升趋势，比单次测定更有助于诊断胰腺损伤。

　　（2）B超检查：胰腺损伤时，B超可见胰腺肿大、裂伤、回声不均、周围积血积液、腹腔内出血、伴发的其他脏器损伤等。但B超检查易受空腔脏器内气体的干扰，对胰腺损伤及其范围难以确定。

　　（3）CT及ERCP检查：CT检查是当前公认的最有价值的诊断胰腺外伤的有创性检查，CT可准确判断有无胰腺的裂伤、胰腺血肿、胰腺周围积液、胰腺及周围组织水肿等。

　　ERCP可明确胰腺损伤时胰管的完整性，但因属侵入性检查，故病情不稳定时不宜施行。

知识点5：胰腺损伤的诊断　　　　　　　　　　副高：熟练掌握　　正高：熟练掌握

　　穿透性腹部损伤中，胰腺外伤较容易及时发现。但因闭合性腹部损伤合并周围脏器损伤掩盖胰腺损伤症状而难以在术前做出诊断。单纯胰腺损伤，症状体征可能不重，常延误诊断，甚至直到形成假性囊肿时方被发现。血清及腹腔灌洗液中淀粉酶测定、B超、CT等辅助检查可为诊断胰腺损伤提供重要的参考价值。重要的是，凡上腹部创伤，都应考虑到胰腺损伤的可能。大多数胰腺损伤不是在术前确诊，而是在剖腹探查术中发现的。

| 知识点6：腹部穿透性损伤的判断 | 副高：熟练掌握　正高：熟练掌握 |

腹部穿透性损伤多由锐器刺伤或高速物体投射伤，通过明确的受伤机制可以一定程度上判断损伤深度及可能的损伤器官。由于患者的受伤瞬间体位和致伤物运行轨迹变化，在诊断中不能简单地把伤道想象为连接入出口的直线来判断哪些脏器受伤。损伤伤口是获得临床诊断的重要窗口：①通过对伤口的局部检查快速明确致伤物是否穿透腹壁进入腹腔；②伤口是否有活动性新鲜血液自腹腔溢出初步判断腹腔是否存在内出血；③伤口溢出物是否存在胃肠道内容物或胆汁初步判断是否存在胃肠道或大胆管损伤。

| 知识点7：胰腺损伤的治疗原则 | 副高：熟练掌握　正高：熟练掌握 |

（1）治疗方法：主要取决于胰腺损伤的部位和程度，特别是主胰管的完整性以及有无十二指肠及其他脏器合并伤。

（2）彻底止血，处理合并的脏器伤，切除失活的胰腺组织和充分引流，是治疗胰腺损伤的主要原则。具体的治疗方法：①行剖腹探查手术的患者，在麻醉的同时就应予预防性抗生素；②怀疑胰腺损伤时，必须对其进行仔细探查，包括切断胃结肠韧带打开后腹膜，按Kocher方法探查胰头及十二指肠。胰腺表面及周围的血肿必须切开检查，重点探查胰管有无破损、断裂；③缝合修补局部引流：包膜完整的胰腺损伤，仅做局部引流；不伴主胰管损伤的一般裂伤，试行缝合修补；④胰腺近端缝合、远端切除术适用于胰颈、体、尾部的严重挫伤或横断伤；⑤胰头严重损伤，应行主胰管吻合或胰头断面缝闭或远端胰腺空肠Roux-Y吻合；⑥术后充分有效的腹腔引流和胰管引流：烟卷引流可在数日后拔除。胰管引流应维持10天以上。腹腔引流液应做淀粉酶的监测，以判断治疗是否有效；⑦术后应用抑制胰腺及整个消化道分泌的药物，如抑肽酶、5-FU、奥曲肽注射液；⑧术后应加强营养支持。

| 知识点8：胰腺损伤的术后并发症和注意事项 | 副高：熟练掌握　正高：熟练掌握 |

（1）胰腺损伤手术后的主要并发症有胰瘘、腹腔出血、腹腔脓肿、假性胰腺囊肿、急性胰腺炎和胰腺功能障碍。

（2）术后注意事项包括：①无论行哪种手术，均需建立充分有效的腹腔引流。密切观察腹腔引流性状和量，并动态监测引流液淀粉酶水平；②应用生长抑素或生长抑素衍生物抑制胰液分泌；③预防性应用抗生素；④胃肠减压，视胃肠道功能恢复状态，渐进性恢复饮食；⑤腹部超声或CT检查监测，如发现引流不畅腹水及早B超引导下穿刺引流。

胰瘘有些要在1周后才逐渐表现出来。一般胰瘘在1～6周自愈，少数可能需引流数月，但很少需再次手术。生长抑素八肽及生长抑素十四肽可预防和治疗外伤性胰瘘。

第八节　小肠与肠系膜损伤

知识点1：小肠与肠系膜损伤的病因病理　　副高：熟练掌握　正高：熟练掌握

小肠及其系膜开放性损伤可发生于任何部位，且常为多发。闭合性损伤可由暴力将小肠挤压于腰椎体而破裂。挤压后肠管内容物急骤上下移动，上至Treitz韧带，下到回盲瓣，形成高压闭祥性肠段，此时穿孔多发生于小肠上下端70cm范围内。当暴力突然施加于充满液体的小肠或爆震引起腔内压力骤升时，可发生这些部位破裂，甚至断裂。腹壁疝患者钝性伤时发生小肠破裂概率大于正常人。

医源性损伤见于对已有肠粘连患者行腹腔手术或腹壁窦道扩创、腹腔镜手术腹壁戳孔或手术操作过程中。

知识点2：小肠损伤的病因和分类　　副高：熟练掌握　正高：熟练掌握

（1）闭合性肠损伤：可由直接或间接暴力（如腹部钝器伤、高处坠落或突然减速等）将小肠挤压于腰椎体而破裂。挤压后肠管内容物急骤上下移动，上至Treitz韧带，下到回盲部，形成高压闭祥性肠段，此时穿孔多发生于小肠上下端70cm范围内。当暴力突然施加于充满液体的小肠或爆震引起腔内压力骤升时，可发生这些部位破裂，甚至断裂。直接暴力致伤常发生在饱餐后，破裂穿孔多发生在远离受暴力挤压部位肠内容充盈肠段的小肠侧壁。

（2）开放性肠损伤：主要为锐器致伤，如枪弹伤、弹片或弹珠伤、锐器伤。开放性小肠外伤一定有异物进入或经过腹腔，有可能是单次单创口受伤，也可能多次多创口受伤，受损害的肠管可以远离创口部位，常可造成多发的肠破裂或复合性损伤。

（3）医源性肠损伤：也时有发生，常见的原因如手术分离粘连时有意无意地损伤肠管，腹腔穿刺时刺伤胀气或高度充盈的肠管，内镜操作的意外损伤，施行人工流产时误伤小肠发生肠穿孔或肠破裂，也有时损伤空回肠血管形成血肿等。

知识点3：小肠损伤分级　　副高：熟练掌握　正高：熟练掌握

小肠损伤分级（AAST）

分　级		损伤描述
1级	血肿/裂伤	挫伤或无血运障碍的血肿。伤及部分肠壁，未穿破
2级	裂伤	破裂不足肠管周径的50%
3级	裂伤	破裂达周径的50%以上，但未横断
4级	裂伤	肠管横断
5级	裂伤/血管损伤	肠管横断合并肠段组织缺损。肠管节段性血运障碍

知识点4：小肠损伤的临床表现　　　　　副高：熟练掌握　正高：熟练掌握

小肠损伤的临床表现取决于损伤的程度、受伤的时间及是否伴有其他脏器损伤。

肠壁挫伤或血肿一般在受伤初期可有轻度或局限性腹膜刺激症状，伤者全身无明显改变，随着血肿的吸收或挫伤炎症的修复，腹部体征可以消失，但也可因病理变化加重造成肠壁坏死、穿孔引起腹膜炎。

肠破裂、穿孔时肠内容物外溢，腹膜受消化液的刺激，伤者可表现为剧烈的腹痛，伴有恶心、呕吐。查体可见伤者面色苍白、皮肤厥冷、脉搏微弱、呼吸急促、血压下降。可有全腹压痛、反跳痛、腹肌紧张、移动性浊音阳性及肠鸣音消失，随着受伤时间的推移，感染中毒症状加重。

小肠破裂后只有部分患者有气腹，即使无气腹表现也不能否定小肠穿孔的诊断。有部分患者由于小肠损伤后裂口不大或受食物残渣、纤维蛋白素或突出的黏膜堵塞可能在几小时或十几小时内无明确的腹膜炎表现，称为症状隐匿期，应注意观察腹部体征的变化。

小肠损伤可合并有腹内实质脏器破裂，造成出血及休克，也可合并多器官和组织损伤，应强调认真了解伤情，做出明确诊断。

知识点5：急性弥漫性腹膜炎的临床表现　　　　副高：熟练掌握　正高：熟练掌握

（1）症状：主要的临床表现为剧烈腹痛，呈持续性，可伴有恶心、呕吐胃内容物；高热，严重时可有感染性休克。

（2）查体：腹部压痛、肌紧张和反跳痛是腹膜炎的标志性体征，尤以原发病灶所在部位最为明显，若有胃肠或胆囊穿孔可引起"木板样"强直；叩诊胃肠胀气时呈鼓音，腹水较多时移动性浊音（+）；听诊肠鸣音减弱或消失；直肠指检，盆腔有感染或脓肿形成时直肠前窝饱满，可及触痛。

知识点6：急性弥漫性腹膜炎的检查　　　　　副高：熟练掌握　正高：熟练掌握

（1）实验室检查：白细胞计数及中性粒细胞比例增高；病情险恶或机体反应能力低下的白细胞计数不增高，仅中性粒细胞比例增高。

（2）辅助检查：包括立位腹平片、B超、CT、腹腔穿刺等，有助于判断病因。

知识点7：小肠损伤早期诊断的关键　　　　　副高：熟练掌握　正高：熟练掌握

（1）重视询问受伤机制、注意局部体征。
（2）有专人负责动态观察，及时发现病情变化。
（3）选择有效的影像学检查手段。
（4）合理应用腹腔穿刺技术。

知识点8：小肠与肠系膜损伤的辅助检查　　副高：熟练掌握　正高：熟练掌握

（1）实验室检查：白细胞计数增多，伴大量出血时红细胞、血红蛋白、血细胞比容下降。

（2）X线：立位或侧卧位进行腹部X线透视或摄片出现膈下游离气体或侧腹部游离气体，是诊断小肠闭合性损伤合并穿孔的最有力的依据，但阳性率仅为30%。进行X线检查时要排除腹部开放伤所致气腹和医源性气腹因素。

（3）B超：可见腹水。B超检查显示血肿部位的肠管壁增厚及液性暗区，周围显示强光团反射伴不稳定性声影。

（4）腹腔穿刺和腹腔灌洗术：可抽出黄绿色小肠内容物，腹腔穿刺液检查肉眼见有肠内容物，镜检白细胞 $> 500 \times 10^6$/L即可作出诊断。腹腔灌洗液检查镜检白细胞 $> 500 \times 10^6$/L，提示有肠损伤性穿孔；红细胞 $> 1000 \times 10^6$/L，提示有内出血。淀粉酶 > 128 文氏单位或 > 100 苏氏单位，提示有胰腺损伤。

（5）CT：CT是利用人体对X线吸收，经计算机处理显像进行诊断的。CT对早期发现腹腔游离气体的检出率可达48%～70%。分辨率高于超声，定位准确，可重复进行利于排除实质性脏器损伤和内出血的诊断CT检查可以明确血肿的位置及大小。

（6）选择性动脉造影：通过动脉、静脉和毛细血管显影对疾病进行诊断。最适合对血管损伤，尤其是活动性大出血的诊断，应用血管造影对合并有肠系膜血管破裂的小肠损伤有一定作用。

（7）剖腹探查：可确定诊断。

知识点9：腹腔穿刺术对小肠损伤的诊断意义　　副高：熟练掌握　正高：熟练掌握

腹腔穿刺术是腹部损伤和急腹症常用的辅助诊断或确诊手段之一，对小肠破裂的确诊率达70%～90%。穿刺部位只要不损伤胆囊、膀胱、粘连在腹壁上的肠管，原则上可以选择在腹部任何部位，一般常在下腹部的一侧或两侧，也可根据受伤的机制选择在上腹部或平脐的两侧。穿刺时要选择有足够长度和适当口径的注射针头，针头过细影响腹腔内容物的流出，过粗无疑将增加腹腔损伤的机会，针头的角度要钝，针管要能提供一定的负压。若抽出混浊、脓性液体，肉眼可见肠内容物或镜检白细胞超过 5×10^8/L，即可作出诊断。

知识点10：小肠损伤的鉴别诊断　　副高：熟练掌握　正高：熟练掌握

（1）胰腺损伤或急性胰腺炎：可突发上腹痛，伴呕吐及腹膜刺激征。但通常为左上腹痛，向腰背部放射。血清淀粉酶常明显升高，立位腹平片无膈下游离气体。

（2）胃和十二指肠损伤或溃疡穿孔：由于化学性刺激，腹膜炎出现较早。溃疡穿孔者常有溃疡病史。

（3）阑尾穿孔：也可有急性腹膜炎和膈下游离气体。但无外伤史，常有转移性右下腹痛及右下腹固定性压痛。

（4）结肠外伤：以开放性损伤为主，不易与小肠外伤鉴别，多在手术探查时明确诊断。

（5）肝破裂或脾破裂：红细胞减少，血红蛋白、血细胞比容下降，常有失血性休克表现，腹腔穿刺可抽出不凝血。虽小肠外伤伴有系膜血管破裂时也有失血的表现，但腹部B超和CT检查有助于鉴别诊断。

知识点11：小肠损伤术前确诊的依据   副高：熟练掌握   正高：熟练掌握

（1）有直接或间接的暴力外伤史，作用部位主要位于腹部。
（2）有自发腹痛且持续存在。
（3）腹痛位置固定或范围逐渐扩大。
（4）有腹膜刺激征。
（5）随诊发现腹部症状加重但无内出血征。
（6）有膈下游离气体征。
（7）局限性小肠气液平。
（8）B超有局部液性暗区或游离腹腔内有气体影。
（9）腹腔穿刺有积液。
（10）有感染性休克表现。

知识点12：小肠损伤术前的注意事项   副高：熟练掌握   正高：熟练掌握

（1）进行有效的液体复苏。
（2）保持有效的胃肠减压，放置尿管记录尿量。
（3）尽早使用抗生素，针对肠道细菌选用广谱抗生素。
（4）麻醉前准备。

知识点13：小肠与肠系膜损伤的非手术治疗   副高：熟练掌握   正高：熟练掌握

（1）补液和营养：迅速建立静脉通道，补充水及电解质，保持输液通畅，注意纠正水、电解质及酸碱平衡失调，对伴有休克和重症弥漫性腹膜炎患者可进行中心静脉插管补液，根据中心静脉压决定补液量。

（2）禁食和胃肠减压：可减少消化液分泌，吸出胃肠道的气体和液体，从而减少肠内容物的继续外溢或感染扩散，减少细菌和毒素进入血液循环，有利于病情的改善。

（3）抗生素的应用：应用抗生素对于防治细菌感染，减少毒素的产生都有一定作用。

（4）感染性休克的治疗：小肠破裂并发感染性休克，需及时有效地进行抢救。

知识点14：小肠与肠系膜损伤的手术探查指征   副高：熟练掌握   正高：熟练掌握

①有腹膜炎体征，或开始不明显但随着时间的进展腹膜炎症状加重，肠鸣音逐渐减弱

或消失；②腹腔穿刺或腹腔灌洗液检查阳性；③X线腹部平片发现有气腹者；④来院时已较晚，有典型受伤史呈现腹胀、休克者，应积极准备创造条件进行手术探查。

知识点15：小肠与肠系膜损伤的手术方法　　　　副高：熟练掌握　　正高：熟练掌握

（1）肠修补术：适用于创缘新鲜的小穿孔或线状裂口，可以用丝线间断横行缝合。缝合前应进行彻底的清创术，剪除破裂口周围已失活的组织，整理出血运良好的肠壁，防止术后肠破裂或肠瘘的发生。

（2）肠切除术：该手术适用于肠壁破裂口的缺损大、创面不整齐、污染严重以及缝合后可能发生肠腔狭窄的纵行裂伤；在有限的小段肠管区域内有多处不规则穿孔；肠管有严重挫伤或出血；肠管系膜缘有大量血肿；肠壁内有大血肿；肠壁与系膜间有超过3cm以上的大段撕脱；系膜严重挫伤横行撕脱或撕裂导致肠壁血运障碍；肠管受到严重挤压伤，无法确认还纳入腹腔后的肠管是否不发生继发的肠坏死。有人认为，当撕裂的长度≥肠管直径的50%或一小段肠管多处撕裂的总长度≥肠管直径的50%时都应行肠管切除术。

（3）肠造瘘术：空肠回肠穿孔超过36小时，肠段挫伤或腹腔污染特别严重的，尤其术中不允许肠切除吻合时，可考虑肠外置造口，待术后机体恢复，腹腔条件好转再行造瘘还纳。肠造瘘手术将造成消化道内容物的流失，应尽量避免在空肠破裂处造瘘。

（4）腹腔冲洗术：腹腔污染严重者除彻底清除污染物和液体外，应使用5～8L温生理盐水反复冲洗腹腔。

知识点16：小肠损伤手术时的注意事项　　　　副高：熟练掌握　　正高：熟练掌握

（1）空回肠损伤常合并有腹腔或其他部位的复合伤，在处理小肠损伤之前应首先进行活动性出血的处理、抢救休克、纠正水和电解质紊乱。

（2）对肠管探查要有规律性地进行，防止不必要地增加副损伤和遗漏病情，要对已发现的损伤进行标记和制止肠内容物继续外溢，防止缺乏整体计划在探查过程中的随机处理。

（3）对损伤部位要有明确记录，切除肠管时必须记录保留肠管的长度，防止切除的范围过大。

（4）手术方式以穿孔修补或破裂肠段切除为原则，并注意对合并损伤的及时处理。

第九节　结肠、直肠和肛管损伤

知识点1：结肠损伤的病因病理　　　　副高：熟练掌握　　正高：熟练掌握

结肠外伤以开放性损伤多见，约占90%，闭合性结肠外伤需较大暴力，故常合并其他脏器损伤。另外，结肠外伤还包括医源性损伤和继发于血管损伤的结肠延期穿孔。

（1）开放性损伤：多为锐器所致。在战时以刀、剑刺伤，枪弹及炮弹的击伤为主；在平时可能发生腹部被刀、钉、木刺等刺伤的事故。

（2）闭合性损伤：多为钝性暴力所致。常见有各种交通事故伤以及摔伤、打击伤、坠落伤、腹部挤压伤等。剧烈爆炸所引起的气浪和水浪，也可造成结肠的闭合性损伤。

（3）医源性损伤：各种原因造成医源性结肠外伤的发生率为0.1%～4.5%。主要有：①结肠镜检查损伤：穿孔发生率为0.1%～0.8%。通过结肠镜行息肉摘除者，穿孔率明显增加，切除带蒂息肉者为1.9%，无蒂息肉为4.9%。穿孔发生率的高低与操作的熟练程度有明显关系。②钡灌肠损伤：多发生在肠套叠钡灌肠复位中，发生率为0.02%～0.04%。钡灌肠引起的结肠损伤虽罕见，但后果严重。③手术损伤：可见于腹腔或盆腔手术，如脾切除损伤结肠脾曲，胃大部切除损伤结肠中动脉，造成结肠缺血坏死等。④化学性损伤：此类损伤均由于诊断和治疗的疏忽造成，虽然罕见，后果极为严重，如误用高浓度石炭酸灌肠。

（4）继发于血管损伤的结肠延期穿孔：极少数腹部轻微钝性伤，合并系膜血管损伤，因血运障碍，发生结肠坏死、穿孔。但结肠穿孔并不立即发生，文献报告有伤后9天才发生穿孔，有的患者甚至记不清外伤史，易误诊。此类伤多见于横结肠和乙状结肠。

| 知识点2：结肠损伤分级 | 副高：熟练掌握　正高：熟练掌握 |

结肠损伤分级（AAST）

	分　级	损伤描述
1级	血肿/裂伤	挫伤或无血运障碍的血肿。伤及部分肠壁，未穿破
2级	裂伤	破裂不足肠管周径的50%
3级	裂伤	破裂达周径的50%以上，但未横断
4级	裂伤	结肠横断
5级	裂伤/血管损伤	结肠横断合并肠段组织缺损。肠段失血供

| 知识点3：结肠损伤的特点 | 副高：熟练掌握　正高：熟练掌握 |

结肠外伤有以下特点：①结肠壁薄，血液循环差，愈合能力弱；②结肠内充满粪便，含有大量细菌，一旦肠管破裂，腹腔污染严重，易造成感染；③结肠腔内压力高，术后常发生肠胀气而致缝合处或吻合口破裂；④升、降结肠较固定，后壁位于腹膜外，伤后易漏诊而造成严重的腹膜后感染；⑤结肠外伤的合并伤和穿透伤多。

| 知识点4：结肠损伤的临床表现 | 副高：熟练掌握　正高：熟练掌握 |

结肠损伤属于空腔脏器损伤，结肠破裂后肠内容物溢出刺激腹膜引起腹膜炎，这与其他空腔脏器破裂的临床表现一致，只是结肠内容物对腹膜的刺激较轻，因此结肠损伤的临床症状和体征发展缓慢，往往得不到及时的诊断和治疗，值得警惕。结肠损伤临床表现主要取决于损伤的程度、部位、伤后就诊时间及是否同时有其他脏器损伤而定。

穿透性结肠损伤主要表现为伤后腹痛，有腹膜炎表现，或从开放伤口流出粪样肠内容物。非穿透性结肠损伤临床表现复杂，腹痛是常见症状，少数的结肠损伤患者在损伤时可没有腹痛症状，多见于左半侧结肠损伤，因左侧结肠内容物干固，破裂后肠内容物不易进入腹腔，对腹膜刺激小。迟发性结肠破裂的患者，腹痛症状一度好转后又再出现。合并其他脏器损伤者，早期即有休克。腹膜外结肠损伤早期，腹痛和腹膜炎症状均不明显。腹膜后间隙感染明显时，侧腹壁或后腰部有压痛，有时可触及皮下气肿。恶心、呕吐也是常见症状。低位结肠损伤可便血或果酱样便。体温升高是腹膜炎的晚期表现。

结肠镜所造成的结肠损伤是一种直接伤，造成结肠穿孔。最易发生的部位是直乙交界处，结肠肝、脾曲处。因行结肠镜检查的患者多已进行肠道准备，肠腔内较干净，穿孔后一般腹腔污染较轻，但延误诊断也可造成严重后果。检查过程中如大量气体或肠内容物进入腹腔，患者可突然剧烈腹痛，随之出现腹膜炎表现。钡灌肠造成的结肠穿孔除腹痛剧烈外，后果极其严重，因为带有大量细菌的钡剂进入腹腔，且与腹内脏器的浆膜面紧粘在一起，术中不易清除干净，可引起腹腔感染及肠粘连，患者一般状态欠佳，透视下可见钡剂进入腹腔。

知识点5：结肠损伤的诊断要点　　　　副高：熟练掌握　　正高：熟练掌握

（1）病因：有外伤史或纤维结肠镜检查史。

（2）主要临床表现：①主要是细菌性腹膜炎及全身感染中毒表现；②严重腹痛、恶心、呕吐；③血便或便血；④腹式呼吸减弱或消失，严重腹胀；⑤对疑有结肠损伤的患者，反复观察病情至关重要。应由有经验的医生来进行体格检查，每3～4小时检查1次。

（3）实验室检查：白细胞增多，严重出血致红细胞数、血红蛋白、血细胞比容下降。

（4）辅助检查：①B超：可见腹水；②腹穿或腹腔灌洗术：可抽出粪便或粪臭性液体，或抽出的淡色液证实为粪便性液体，即可确诊。当灌洗液中红细胞数＞100000/μl、胆红素或淀粉酶浓度超过血浆水平、发现细菌或食物残渣时，认为腹腔灌洗试验阳性；③X线：可见膈下游离气体，或腹膜后气肿；④肠道造影：疑有结肠损伤者不宜做肠道造影；⑤CT：对侧腹部或背部损伤的患者，三重对照（经静脉、口服、直肠给予造影剂）的CT扫描可明确被掩盖的损伤；⑥剖腹探查：确定诊断；⑦腹腔镜探查术：在腹部损伤诊断中的作用仍在研究中。

知识点6：结肠损伤的治疗原则　　　　副高：熟练掌握　　正高：熟练掌握

（1）凡疑是结肠损伤或已确诊者，应行剖腹探查。

（2）在决定行开腹探查手术后，应尽快经静脉给予广谱抗生素，抗菌谱应包括肠道革兰阴性菌和厌氧菌。

（3）因结肠壁薄、血液供应差、含菌量大，故结肠破裂的治疗不同于小肠破裂。除少数裂口小、腹腔污染轻、全身情况良好的患者可以考虑一期修补或一期切除吻合（限于右半结肠）外，大部分患者均需先采用肠造口术或肠外置术处理，待3～4周患者情况好转时，再行关闭瘘口。即使采用一期修补或切除吻合术，也宜在其近口侧进行造口术，暂时转移粪流并避免肠管膨胀，并在手术结束后即行肛管扩张，以保证良好愈合。以下情况禁忌行一期修复：①腹腔严重污染。②全身严重多发伤或腹腔内其他脏器合并伤，须尽快结束手术。③有重要基础疾病，如肝硬化、糖尿病等。失血性休克需大量输血（＞2000ml）者，高龄患者，高速火器伤、手术时间有延误者，虽非一期修复绝对禁忌证，但须格外慎重。

（4）术中彻底清除漏出的结肠内容物，大量盐水冲洗，盆腔放置引流管。

（5）抗感染：结肠内存在大量细菌，外伤破裂后极易引起严重的感染，病死率高，除加强支持疗法，补液，纠正水、电解质平衡失调外，使用抗生素是抗感染的首要措施。

知识点7：结肠损伤的手术方式	副高：熟练掌握 正高：熟练掌握

（1）一期缝合修补：本手术操作简单，不需二次手术，住院时间短，对伤员心理创伤小，并发症少，经济上也有好处。但未经肠道准备的结肠修补术，有发生瘘的可能，因此要严格选择患者。手术方法：剪除破裂口边缘的坏死组织，以1号不吸收线做全层间断缝合，再间断缝合浆肌层。尤其适合于肠系膜对侧裂口＜2cm者。

（2）一期切除吻合：此术式的适应证与一期缝合修补术基本相同，只是结肠伤口较大，缝合修补有困难，行缝合修补后有导致缝合口漏或肠道狭窄可能时，或相距很近的结肠有多个裂伤，应行一期切除吻合术，尤其适合于右半结肠，无合并其他内脏损伤的患者。

（3）损伤肠管缝合修补加外置：损伤的结肠一期缝合修补后将该段肠祥置于腹壁外，于手术后6～14天，待缝合修补处愈合后再次手术将其还纳入腹腔，因未切断肠管，还纳较容易。本术式适用于怀疑缝合修补不可靠或原打算做肠外置的病例，有文献报告可使59%的患者避免了结肠造口。但此方法的效果尚有争议，其缺点是外置修补处容易裂开，术后外置肠段的处理也比较麻烦。

（4）肠段切除、两端造口或近端造口、远端封闭：在复合损伤，局部肠段缺血坏死，腹腔污染明显的情况下，此法是理想的方法。将损伤肠段切除后，两侧断端做肠造口术。若远端不能提出腹膜外做造口时，可将残端封闭。

（5）结肠镜肠穿孔的治疗：如临床有明显腹膜炎必须急诊剖腹探查，延迟手术增加并发症。因多数情况结肠清洁，若在病变或接近病变肠段穿孔，在患者一般情况好时可切除肠段作一期吻合。若在正常肠段穿孔可做一期缝合修补穿孔。如果患者一般情况不允许或者腹腔污染较重，可考虑在缝合修补或切除吻合近端肠管做保护性造口，二期行造口还纳术。

知识点8：直肠肛管损伤的病因病理	副高：熟练掌握 正高：熟练掌握

直肠肛管创伤较少见，但若处理不当，可引起腹腔、盆腔或腹膜外直肠旁间隙严重感染，甚至死亡，还可造成难处理的内瘘或外瘘、肛管狭窄、肛门失禁等。

因骨盆保护直肠，除骨盆骨折严重移位刺破或撕裂肠壁外，很少引起直肠或肛管损伤。最常见病因仍是火器伤，且常伴小肠、结肠、膀胱等损伤。高处坠落在直立物上，可引起插入性损伤。同性恋者经直肠性交或精神异常者自行插入异物，也可造成直肠或肛管破裂。

知识点9：直肠肛管损伤的解剖分类 副高：熟悉 正高：掌握

直肠肛管损伤可按解剖部位分为3类：①腹膜反折以上，即腹腔内损伤；②腹膜反折以下、肛提肌以上损伤；③肛提肌以下，即肛管损伤。

知识点10：直肠肛管损伤的临床表现 副高：熟练掌握 正高：熟练掌握

（1）腹膜反折以上损伤穿孔，如结肠损伤，肠腔内粪便溢入腹腔后即有腹痛、呕吐。疼痛先局限于穿孔部，随之扩散至全腹部而成弥漫性腹膜炎，有全腹部疼痛。腹膜反折以下、肛提肌以上直肠损伤，临床表现为血液从肛门排出；会阴部、臀部、股部开放性伤口有粪便渗出；尿液中有粪便残渣；尿液从肛门排出。

（2）腹膜刺激征：腹部压痛、肌紧张及反跳痛，穿孔或破裂部位疼痛最明显。下段直肠肛管破裂将引起严重的直肠周围感染，而不表现为腹膜炎。

（3）肠鸣音减弱甚至消失。

（4）直肠指检中，直肠低位损伤可触及损伤部位呈空洞感觉，指套上有血迹，结肠损伤仅少数有血。

知识点11：直肠损伤分级 副高：熟练掌握 正高：熟练掌握

直肠损伤分级（AAST）

分 级		损伤描述
1级	血肿/裂伤	挫伤或无血运障碍的血肿。部分肠壁挫裂
2级	裂伤	挫裂不足肠管周径的50%
3级	裂伤	破裂达周径的50%以上
4级	裂伤	肠壁全周撕裂并延及腹膜或会阴
5级	血管损伤	节段性血运障碍

知识点12：直肠肛管损伤的辅助检查 副高：熟练掌握 正高：熟练掌握

（1）实验室检查：血白细胞计数增多，严重时，红细胞数、血红蛋白、血细胞比容下降。

（2）辅助检查：①直肠镜检查：可直视低位直肠及肛管破裂；②X线：可了解有无骨折和异物存在。

知识点13：直肠肛管损伤的诊断 副高：熟练掌握 正高：熟练掌握

腹膜反折以上直肠损伤的病理生理变化和临床表现与结肠损伤基本相同，诊断不难。

肛管损伤位置表浅，诊断更容易。腹膜反折以下直肠损伤，腹痛常不明显，又无腹膜炎表现，常易延误。腹膜外直肠损伤的诊断依据有：①血液自肛门排出；②会阴部、骶尾部、臀部、股部的开放性伤口内有粪便溢出；③尿液中有粪便残渣；④尿液自肛门流出。直肠指检有重要的诊断价值，指套有新鲜血迹提示直肠损伤，低位的破裂口有时可直接摸到。怀疑直肠损伤而指检阴性者，可行直肠镜检查。X线骨盆像可了解有无骨盆骨折及异物存留。

知识点14：直肠肛管损伤的治疗原则　　　　　　副高：熟练掌握　正高：熟练掌握

（1）大多数的直肠肛管损伤患者除抗炎、补液等一般治疗外，均需要手术治疗。单纯的非手术治疗仅适用于少数肛管直肠损伤患者。

（2）处理原则：早期彻底清创缝合、修补肛管直肠破损，充分、有效引流肛管直肠周围间隙及粪便转流性结肠造口。

（3）严重受伤患者可以考虑中心静脉置管，给予全肠外营养、腹膜反折以上直肠损伤，范围不大者可行经腹一期直肠破损修补，冲洗腹腔、骶前置管引流，不必粪便转流。

（4）对于时间超过6小时，直肠损伤严重、腹腔污染严重、高龄、全身状况差者，应行粪便转流性结肠造口，直肠伤口清创修补、远段肠道灌洗及骶前置管引流。

（5）腹膜反折以下直肠损伤，如破损口较小、局部污染轻，可经腹或会阴行直肠破损修补术，充分有效引流直肠周围间隙。对损伤严重、局部污染重患者，仍需行粪便转流性结肠造口、直肠伤口清创修补、远段肠道灌洗及破损口前充分引流。

（6）修补困难时可行粪便转流性结肠造口，局部充分引流，破口多可自行闭合。肛管损伤伤口较小的患者，可单纯行清创修补；若同时伴有括约肌断裂，则可用可吸收线一期缝合、充分引流，多可获得满意疗效。

（7）严重肛门括约肌损伤，常合并直肠损伤，可行结肠造口、远段肠道灌洗、括约肌修补及骶前间隙引流。亦可局部清创、引流，二期修补括约肌。

（8）术后处理：主要是全身营养支持，应用广谱抗生素，保证引流通畅，肛门处行修补术患者要定期扩肛，加强功能锻炼，防治肛门失禁。

第十节　腹膜后血肿及大血管损伤

知识点1：腹膜后血肿及大血管损伤的病因病理　　　副高：熟练掌握　正高：熟练掌握

腹膜后血肿是临床上创伤外科常见的急腹症之一。开放性损伤所致腹膜后血肿常见于刀刺伤、火器伤和异物击伤，往往伴有腹腔内、腹膜后脏器及血管损伤。闭合性损伤所致腹膜后血肿情况较为复杂，可因直接或间接暴力造成，多由高处坠落、挤压、车祸等所致腹膜后脏器（胰、肾、十二指肠）损伤、骨盆或下段脊柱骨折和腹膜后血管损伤引起。出血后，血液可在腹膜后间隙广泛扩散，形成巨大血肿，还可渗入肠系膜间，严重骨盆骨折所致血肿，积血可达3000～4000ml。腹部大血管损伤是指腹主动脉、下腔静脉和门静脉及其分支或者属支，包括腹主动脉、下腔静脉、腹腔动脉干及其分支、肠系膜上动脉和肠系膜上静脉、肾动脉和肾静脉、门静脉、肝静脉、肝后段下腔静脉、肝静脉以及髂动脉和髂静脉的损伤，通常致命。

知识点2：腹膜后血肿的病理特点　　　　　副高：熟练掌握　　正高：熟练掌握

由于腹膜后为疏松组织，出血发作多为突然性，血肿迅速广泛浸润形成巨大血肿。全身反应可有血压下降，甚至休克。腹膜后组织受压，血肿可沿腹后壁及肠系膜间弥散，也可向腹腔内穿破。如出血为缓慢发生，或自行停止，则可形成包裹性或局限性血肿，最后中心发生液化或纤维化、机化，较小的血肿能被吸收。不过，因为血液富含营养物质，所以血肿继发感染的风险较大。

知识点3：腹膜后血肿及大血管损伤的临床表现　　副高：熟练掌握　　正高：熟练掌握

腹膜后血肿的临床表现并不恒定，且随出血程度、血肿范围等有较大差异。其表现常因合并其他损伤而被掩盖，腹膜后出血也多在探查手术中发现。除部分伤者可有腰肋部淤斑外，其表现多无特异性。腹痛是最常见的症状，部分患者有腹胀和腰背痛。主要表现有内出血征象和肠麻痹，合并失血性休克者约占1/3，伴尿路损伤者常有血尿。血肿巨大或伴有渗入腹膜腔者可有腹肌紧张和反跳痛、肠鸣音减弱或消失。血肿进入盆腔后可有里急后重，并可于直肠指检时触及骶前区伴波动感的隆起。

腹部大血管（腹主动脉及下腔静脉）损伤引起的腹膜后血肿，90%以上由穿透伤所致。由于迅速大量出血，多数患者死于现场，送抵医院经抢救后死亡率也达70%。进行性腹胀和休克提示本诊断。

知识点4：腹膜后血肿及大血管损伤的诊断要点　　副高：熟练掌握　　正高：熟练掌握

（1）病因：有外伤史，高处坠落、挤压、车祸等。

（2）主要临床表现：①腹膜后出血，多在探查手术中发现；②轻微腹痛，腰背痛，腹胀，肠鸣音减少及肠麻痹表现；③晚期出现侧腹膜和腰部淤斑有诊断意义；④血肿进入盆腔时，直肠指诊可摸到柔软有波动感的触痛性包块。

（3）实验室检查：白细胞计数增多，失血多时，红细胞、血红蛋白和血细胞比容下降。

（4）辅助检查：①X线检查：可从脊柱或骨盆骨折、腰大肌阴影消失和肾影异常等征象，提示腹膜后血肿的可能，腹腔穿刺和腹腔灌洗出血性液体，或灌洗液有较多白细胞；②腹部B超：B超能发现血肿及腹主动脉瘤，但血肿与脓肿及其他液体积聚（如尿液）的鉴别常有一定困难；③CT检查：能较清楚地显示血肿与其他组织的关系，当增强扫描时衰减值增加，是活动性出血的证据；④血管造影和放射性核素扫描：能提示出血的位置；⑤剖腹探查：确定诊断。

知识点5：腹膜后血肿的分型　　　　　　　　副高：熟练掌握　　正高：熟练掌握

（1）中央型血肿：在中央，上下边界分别为横膈与骨盆上缘，侧方到腰肌内缘。其中，A型常并发大血管损伤；B型常合并胰、十二指肠、肝、脾等破裂出血，并发胰及十二指肠周围血肿。

（2）肋腹型血肿：处于直肠与腰肌侧方，上下边界分别为髂嵴与膈肌下方。肋腹型腹膜后血肿最常见的原因是肾损伤，其次是结肠损伤。

（3）盆腔型血肿：仅位于盆腔内，侧方位于髂嵴内。盆腔型腹膜后血肿主要因骨盆骨折所致。

（4）复合型血肿：范围广，囊括以上至少两种。

知识点6：腹膜后血肿及大血管损伤的治疗原则　　　副高：熟练掌握　　正高：熟练掌握

（1）保守治疗：包括防治休克和感染，适用于：①随时B超检查血肿局限不再继续扩大；②一般情况好，症状轻；③脉搏、血压、体温正常；④白细胞正常者。

（2）剖腹探查：适用于血肿继续扩大，病情不稳定，甚至恶化者。探查时，应尽力寻找并控制出血点，无法控制时可用纱条填塞，静脉出血者常可因此停止。填塞的纱条应在术后4～7天逐渐取出，以免引起感染。

（3）应尽可能明确血肿来源，术中发现上腹部或结肠旁的腹膜后血肿，必须切开探查，以除外有关脏器损伤。穿透性腹部损伤并发腹膜后血肿，在处理腹腔脏器伤后，应进一步探查血肿，因该类损伤常累及腹膜后脏器和大血管。上腹部腹膜后血肿常是腹膜后十二指肠或胰腺损伤的特征，应做Kocher切口，向左翻起十二指肠及胰头，探查十二指肠第一、二段，切断Treitz韧带，进一步探查十二指肠第三、四段及全胰腺。

（4）对稳定型肾周围血肿不伴休克及大量血尿者，可予非手术治疗。必要时静脉肾盂造影明确诊断，仍不能确诊或出血不止，肾动脉造影为诊断肾动脉及肾损伤的精确方法，且可兼行栓塞治疗，控制出血。非手术治疗无效者，应手术探查。

（5）单纯骨盆骨折所致的腹膜后血肿，出血一般可自行停止，多不需手术探查。若经积极抗休克治疗，循环仍不稳定，血肿继续增大，可考虑结扎一侧或双侧髂内动脉。若手术发现血肿局限于盆腔而又不再扩大，无需切开，避免引起严重而难以控制的出血。

（6）大血管损伤性腹膜后血肿，在探查血肿前应做好充分准备，包括输血、血管阻断和修复吻合等。

（7）采用胸腹联合切口，可良好显露降主动脉下端和肾以上的主动脉。迅速探明血管损伤情况后，阻断裂口近远端的血流，进行修补。如主动脉壁缺损无法修补，宜行血管移植。

（8）下腔静脉单纯裂伤：可予缝合修补。若缺损较大，尤其是肾静脉水平以上的损伤，宜用血管补片修复。如下腔静脉损伤广泛，可行血管移植或下腔静脉结扎。

第十三章 腹膜、网膜与腹膜后间隙疾病

第一节 继发性腹膜炎

知识点1：继发性腹膜炎的概念　　　　　　　副高：熟练掌握　正高：熟练掌握

继发性腹膜炎又称继发性化脓性腹膜炎，是最常见的腹膜炎，约占急性腹膜炎的98%，常由腹内脏器的穿孔、炎症、缺血及损伤引起。常见的致病菌是大肠埃希菌，其次为肠球菌、链球菌、变形杆菌、铜绿假单胞菌和厌氧类杆菌，但多数为混合感染，故病情一般严重。

知识点2：继发性腹膜炎的病因　　　　　　　副高：熟练掌握　正高：熟练掌握

（1）炎症性腹膜炎：最常见的是急性阑尾炎，急性胰腺炎、急性胆囊炎、绞窄性肠梗阻也是常见的原因。其他原因有女性生殖器炎症引起的盆腔腹膜炎、肠憩室炎、坏死性肠炎、克罗恩（Crohn）病等。

（2）脏器穿孔性腹膜炎：急性阑尾炎坏疽穿孔、胃十二指肠溃疡穿孔、胃肠道肿瘤穿孔、肝脓肿破裂、伤寒溃疡穿孔以及绞窄性肠梗阻之肠坏死破裂等。

（3）手术后腹膜炎：如吻合口漏及结肠镜检查时的结肠穿孔等医源性损伤。

（4）腹部钝性或穿透性损伤致脏器出血、穿孔或破裂等。

知识点3：继发性腹膜炎的临床表现　　　　　副高：熟练掌握　正高：熟练掌握

（1）症状：继发性腹膜炎因发病原因、缓急、范围、持续时间、年龄及体质不同，其严重程度及临床表现也不完全一样。但一般都有腹痛、腹部压痛、反跳痛及肌紧张等腹膜刺激征，并有全身感染中毒表现。①腹痛：是最突出的症状，一般较剧烈，为持续性，咳嗽及活动身体均可加重。因病因不同，腹痛程度也不同。化学性腹膜炎腹痛最为剧烈，腹腔出血所致的腹痛最轻。腹痛的范围可局限，也可弥漫，但均以原发病灶处最严重；②恶心、呕吐：是常见的早期症状，晚期由于肠麻痹可出现类似肠梗阻的呕吐，且伴腹胀、食欲缺乏；③感染中毒表现：发热，脉搏、呼吸频率增快，程度不一，后期明显。严重者高热、大汗、呼吸急促，可出现明显代谢性酸中毒、休克及多器官障碍。

（2）体征：腹式呼吸减弱或消失，后期可有腹胀。最初腹部压痛、反跳痛和肌紧张可仅限于病灶附近，以后随炎症的扩散可累及全腹，但仍以原发病变部位为甚。腹肌紧张视刺激

物和机体反应性不同而异。胃十二指肠溃疡穿孔时，受胃肠液的刺激，腹肌紧张非常明显；老、幼、肥胖、腹壁松弛、体弱或免疫功能低下的患者及血性腹膜炎、盆腔腹膜炎患者，腹肌紧张可不明显。叩诊可因胃肠胀气而呈鼓音；消化道穿孔时，肝浊音界可缩小或消失。腹腔内渗液较多时，可叩出移动性浊音。肠鸣音消失提示已发生肠麻痹。

（3）直肠指检：直肠子宫或直肠膀胱陷窝有触痛、饱满感，提示盆腔有炎症或积液。

知识点4：继发性腹膜炎的辅助检查　　　　副高：熟练掌握　　正高：熟练掌握

（1）实验室检查：白细胞计数增多，常 $> 14 \times 10^9/L$，中性粒细胞 $> 85\%$，常可见中毒颗粒。

（2）X线检查：腹部X线透视或腹部平片，若见膈下游离气体影，提示消化道穿孔。

（3）B超检查：可揭示腹腔异常积液。

（4）诊断性腹腔穿刺：可抽获胆汁着色液或脓性液体。

（5）诊断性腹腔灌洗：鉴别诊断困难时为避免阴性剖腹探查可采用。

知识点5：常见继发性腹膜炎的诊断要点　　　　副高：熟练掌握　　正高：熟练掌握

（1）急性阑尾炎穿孔：多有转移性右下腹疼痛，阑尾炎穿孔前腹痛仅限于脐周及右下腹部，一般穿孔均在发病数小时或更长时间以后。穿孔后表现为全腹压痛、反跳痛及肌紧张，但压痛仍以右下腹部最为明显。近年有用加压B超及CT帮助诊断的。

（2）胃、十二指肠溃疡穿孔：多有溃疡病史。突发上腹剧痛，呈刀割样，并迅速延及全腹，伴有早期休克表现。全腹压痛、反跳痛、板样强直，上腹部为甚。X线检查膈下有游离气体。

（3）急性重症胰腺炎：多有胆道疾患病史，常先为上腹部突发持续疼痛，向肩背部放射，迅速扩及全腹。早期可有休克及急性呼吸窘迫综合征（ARDS）。脐上部压痛明显。肠麻痹及肠胀气较明显。腹腔穿刺液常呈血性或深啤酒色，且淀粉酶升高。CT可显示胰腺病变的部位、范围及性质。

（4）胆囊炎穿孔：发病前多有饱餐或进食油腻食物史，常发生于右上腹痛数小时或数天以后。可有轻度黄疸，多为局限性腹膜炎，少数为弥漫性腹膜炎。肝区可有叩痛。尿胆红素可呈阳性。B超及CT常显示胆囊增大、胆囊结石及胆囊周围有渗出。

（5）盆腔腹膜炎：先发热，体温多在38℃以上，后有腹痛，腹痛位于下腹部。恶心、呕吐不明显。一般情况好，整个下腹均有压痛，肌紧张常不明显，有脓性白带，子宫有举痛，阴道后穹隆穿刺可抽出脓液，涂片可帮助诊断。盆腔B超也有助于诊断。

（6）手术后腹膜炎：常由吻合口瘘及残端瘘引起，发生于术后3~7天。表现为发热、腹痛、腹胀及肠麻痹。B超或CT检查可显示有无脓肿的形成。

（7）腹外伤后腹膜炎：有腹部外伤史。实质脏器损伤常伴内出血及休克；空腔脏器破裂膈下常有游离气体。腹膜刺激征以病灶处明显。腹腔诊断性穿刺常能确诊，但如有严重腹胀、肠管明显扩张时应慎重，最好在B超引导下进行。也可根据病情，行B超、CT、选择性动脉造影、腹腔镜等检查以确定损伤部位。

知识点6：继发性腹膜炎的鉴别诊断　　副高：熟练掌握　正高：熟练掌握

（1）心肺疾病：心绞痛、胸膜炎或肺炎引起的腹痛属神经反射性质，常限于一侧，而非全腹。一般无胃肠道症状。腹肌紧张不明显，肠鸣音正常。心肺检查常有阳性发现。

（2）内科胃肠道疾病：急性胃肠炎、中毒性痢疾等都可有急性腹痛。腹痛前常有发热，伴有腹泻。腹肌紧张不明显，肠鸣音活跃。粪便检查常能提示诊断。

（3）麻痹性肠梗阻：由腹膜后感染引起者常有腰背部叩痛和腰大肌刺激征，CT检查常能发现原发病灶；脑血管疾病、尿毒症等也可伴麻痹性肠梗阻。但麻痹性肠梗阻腹痛轻微，主要是腹胀，腹部压痛和肌紧张也较轻，X线片示全肠道扩张。

（4）癔症：也可有腹痛、腹部压痛，但肠鸣音正常，结合病史和体征不难诊断。

（5）脊椎疾病：刺激压迫脊神经也可引起腹痛及肌紧张。X线和神经系统检查有助于诊断。

知识点7：继发性腹膜炎的治疗原则　　副高：熟练掌握　正高：熟练掌握

继发性腹膜炎因病因、轻重缓急及患者体质不同，治疗方法也不完全相同，但总的原则包括：①纠正低血容量，预防或纠正低氧，根据需要给予心肺、循环及营养支持；②及时给予适当的抗生素；③适时消除腹腔感染源，清除脓液和其他物质。

知识点8：继发性腹膜炎的非手术治疗　　副高：熟练掌握　正高：熟练掌握

（1）适应证：如急性弥漫性腹膜炎已局限，盆腔腹膜炎、急性弥漫性腹膜炎病因不明等且腹部及全身情况较轻，必须在有经验的医师指导下进行保守治疗。如果治疗后症状不减轻或加重，应果断改为手术治疗。

（2）措施：①半卧位、禁食、胃肠减压、吸氧；②输液，维持水、电解质平衡与营养。迅速输注晶体液以纠正低血容量，并记录出入量，一般不急于输胶体；严重贫血或失血患者应输全血。循环不稳定者，必要时监测中心静脉压和肺毛细血管楔压；③应用抗生素：针对病因应用抗生素，以对抗需氧菌和厌氧菌。病情较轻者，可选择单一药物治疗，对严重的感染可选用或联合用药；④预防、治疗各种并发症，如肾功能不全、呼吸衰竭及腹腔脓肿等。

知识点9：继发性腹膜炎的手术治疗　　副高：熟练掌握　正高：熟练掌握

（1）适应证：①胆囊炎穿孔，胃肠道穿孔，全身情况较差，腹腔渗液多；②绞窄性肠梗阻；③术后腹腔内出血；④明显的外伤性内脏破裂；⑤急性重症胰腺炎伴感染，中毒症状明显者；⑥病情较重，原发病灶未明确者。

（2）原则和方法：切口和麻醉根据原发病灶的部位选择。病因未确定者，可先做剖腹探查切口或正中切口，需要时可向上、向下延长切口。手术应包括以下几方面：

1）除去原发病灶：如切除穿孔的阑尾、胆囊或坏死肠管，修补穿孔，去除坏死组织及异物；对一时难于切除病灶或患者全身情况很差不能耐受彻底手术时，可先做引流、肠外置等手术。

2）清除脓液：吸净脓液，弥漫性腹膜炎患者情况许可时可用大量生理盐水冲洗腹腔，一般不需用含有抗生素的冲洗液。

3）充分引流：病灶已清除、腹腔清洗干净者，原则上不放置引流，但对下列情况应放置引流：①病灶处仍有感染坏死组织及较多脓液；②腹腔内继续渗血；③腹腔内可能发生胆汁或胰液泄漏；④胃肠道缝合后有泄漏可能。一般多选用双套管引流，术后也可经此管行腹腔连续灌洗。

另外，对术后可能需长时间胃肠减压或营养支持者，可行胃造口或空肠造口。对部分严重继发性腹膜炎患者也可行有计划的反复剖腹术及腹腔开放治疗。

知识点10：继发性腹膜炎的预防 　　　　副高：熟练掌握　　正高：熟练掌握

早期诊断、治疗急性阑尾炎、急性胆囊炎等原发病，可降低继发性腹膜炎的发生率。腹部手术应避免腹腔污染及吻合口瘘的发生。

第二节　原发性腹膜炎

知识点1：原发性腹膜炎的概念 　　　　副高：熟练掌握　　正高：熟练掌握

原发性腹膜炎又称自发性细菌性腹膜炎，是指腹腔内无原发性疾病或感染病灶存在而发生的细菌性腹膜炎。多发生于患有严重慢性病的儿童，如慢性肾病、肝硬化合并腹水、系统性红斑狼疮，也可见于脾切除术后，女童稍多。成人较少发生。病原菌多为溶血性链球菌和肺炎球菌。感染途径以血行为主，也可来自肠管的细菌移位或女性生殖系统的淋巴侵入，多表现为弥漫性腹膜炎。

知识点2：原发性腹膜炎的病因病理 　　　　副高：熟练掌握　　正高：熟练掌握

病原菌多为需氧革兰阴性菌，其中大肠埃希菌占首位，其次为链球菌、肺炎克雷伯杆菌、肠球菌、葡萄球菌等，偶有厌氧菌感染。细菌侵入腹腔多经由血循环或淋巴途径；肠黏膜屏障受损时细菌可直接穿透肠壁进入腹腔；女性尚可经生殖道侵入。原发性腹膜炎多见于严重肝病或肾病合并腹水患者，与发病有关的因素：①机体防御功能低下，包括全身性免疫系统、肝脏单核-吞噬细胞系统功能低下，以及肝硬化腹水杀菌活力和调理素活性降低等；②门静脉高压致肠黏膜屏障功能受损，肠道内细菌可直接穿透肠壁进入腹腔；③肠道细菌移位进入门静脉系统后，经侧支循环直接进入体循环；④原发性腹膜炎发病前常有呼吸道、泌尿系统或胆管感染。

知识点 3：原发性腹膜炎的临床表现　　　副高：熟练掌握　正高：熟练掌握

（1）症状：①腹痛：最初腹痛部位不明确，以后弥漫至全腹，女性经生殖道感染者腹痛可局限于下腹及盆腔，后期随着肠麻痹的发生，可出现腹胀；②恶心、呕吐；③全身感染中毒症状，儿童发热较突出；④肝硬化患者常有腹水增多及肝性脑病。

（2）体征：主要为腹部压痛、反跳痛、肌紧张、腹胀、肠鸣音减弱等；直肠指诊可有明显触痛。然后腹水迅速增长，出现全身中毒症状，重者可有低血压、肝性脑病及感染性休克。

知识点 4：原发性腹膜炎的辅助检查　　　副高：熟练掌握　正高：熟练掌握

（1）实验室检查：血白细胞增多，中性粒细胞＞0.90。

（2）腹腔穿刺：可获草黄或草绿色，多无臭味的脓性液体，涂片细菌检查可见相应菌种及大量中性粒细胞。

（3）腹水中白细胞计数＞$500 \times 10^6/L$，中性粒细胞＞0.50，可确诊原发性腹膜炎。

（4）血培养及腹水中培养　约半数患者血培养可检出与腹水中培养相同的细菌，特别是有 1/3 腹水中培养阴性的患者，血培养可呈阳性。

知识点 5：原发性腹膜炎的鉴别诊断　　　副高：熟练掌握　正高：熟练掌握

原发性腹膜炎主要与继发性腹膜炎相鉴别。

（1）继发性腹膜炎：腹腔穿刺液最具有诊断价值，涂片若有革兰阴性杆菌或培养出多种内源性细菌，则多为继发性腹膜炎。另外，继发性腹膜炎的病史与原发性腹膜炎不同。

（2）肺炎或泌尿系感染：也可有发热及腹痛，有时不易与儿童原发性腹膜炎相鉴别。但腹部体征常限于一侧，胸部或尿液检查常有异常。

知识点 6：原发性腹膜炎的治疗原则　　　副高：熟练掌握　正高：熟练掌握

（1）诊断明确者，可先采用非手术治疗，静脉给予抗生素为主要治疗方法。选用针对革兰阳性球菌的抗生素或广谱抗生素，同时进行营养支持。早期经验用药多选用氨苄西林或哌拉西林加第三代头孢菌素或氟喹诺酮类（氨苄西林 4～8g/d、哌拉西林 6～12g/d、头孢噻肟 2～4g/d、头孢他啶 2～4g/d、环丙沙星 0.75～1.0g/d、甲硝唑 0.5g/d，bid）。然后，再根据细菌培养及药敏试验结果选用和调整。

（2）非手术治疗无效，病情加重或不能除外继发性腹膜炎，应及时剖腹探查，明确诊断。如确为原发性腹膜炎，可先行腹腔引流，并根据脓液细菌培养结果采用敏感抗生素继续治疗。

（3）积极防治中毒性休克、肝性脑病，纠正水、电解质紊乱及酸碱失衡。

（4）加强原发病治疗及全身支持治疗。

（5）预防复发：诺氟沙星可作为预防用药，每日400mg口服，长期应用或间断使用，亦可每周口服环丙沙星750mg。

第三节 结核性腹膜炎

知识点1：结核性腹膜炎的概念　　　　　　副高：熟练掌握　正高：熟练掌握

　　结核性腹膜炎是由结核杆菌引起的慢性、弥漫性腹膜感染，多继发于腹腔器官的结核。其可由肠结核、肠系膜淋巴结结核或输卵管结核等直接蔓延引起，也可为血行播散的结果。本病可见于任何年龄，以青壮年最多见，多数在20~40岁，以女性为多，男女之比约为1：2。近年来发病率已明显下降。

知识点2：结核性腹膜炎的病因　　　　　　副高：熟练掌握　正高：熟练掌握

　　本病绝大多数继发于体内其他结核病灶。感染途径以腹腔内的结核病灶直接蔓延为主，肠系膜淋巴结结核、肠结核、输卵管结核是常见的直接原发病灶。少数可由血行播散引起。

知识点3：结核性腹膜炎的病理分型　　　　副高：熟练掌握　正高：熟练掌握

　　由于机体反应性、免疫状态不同；入侵的结核菌数量、毒力、类型、感染方式不同以及治疗措施不同等因素的影响，腹膜的病理改变可表现为渗出、粘连、干酪3型。以粘连型最多见，渗出型居次，干酪型最少见。临床上3型常互相并存，称为混合型。

　　（1）粘连型：腹膜明显增厚，大量纤维组织增生。肠袢间或与其他器官紧密粘连，肠曲可受束带压迫而出现梗阻。肠系膜增厚、缩短，大网膜亦增厚变硬，呈团块状，严重者腹腔完全闭塞。

　　（2）渗出型：腹膜充血、水肿，表面覆以纤维蛋白渗出物，可见许多黄白色或灰白色细小结核结节，或互相融合。腹腔内有浆液纤维蛋白渗出物积聚，腹水为黄色，有时微呈血性。

　　（3）干酪型：干酪型以干酪样坏死为主要病变。肠曲、大网膜、肠系膜或腹内脏器之间互相粘连而分隔成许多小房，小房腔内有混浊或脓性积液，同时有干酪样坏死的肠系膜淋巴结参与其间，形成结核性脓肿。有时小房可向肠曲、阴道或腹壁穿破而形成瘘管。

知识点4：结核性腹膜炎的临床表现　　　　副高：熟练掌握　正高：熟练掌握

临床症状可分为急性和慢性两种类型，以后者最多见。

　　（1）急性结核性腹膜炎：大多由于粟粒型结核血行播散所致，也可由于腹内结核病灶和肠系膜淋巴结结核突然破裂所致。患者常出现急性腹痛，扩散至全腹，伴有低热、腹胀等症状。查体时，腹部有较广泛的轻度压痛、反跳痛和腹肌紧张。全身中毒症状较轻，白细胞计数不高。

（2）慢性结核性腹膜炎：通常发病缓慢。表现为慢性结核中毒症状，如消瘦、乏力、纳差、贫血、盗汗、不规则低热等。根据主要的临床表现可分为腹水型、粘连型、干酪溃疡型3型。①腹水型：起病缓慢，腹部逐渐胀大，直至可出现大量腹水，伴有腹部隐痛、腹胀、腹泻。查体时腹部轻度压痛，叩诊有移动性浊音。腹腔穿刺为草黄色渗出液，少数可为血性，有时呈咖啡色混浊，内含黄色片状小结晶（胆固醇）。渗出型结核性腹膜炎可单独存在，也可为多发性浆膜炎的一部分，合并有结核性胸膜炎、心包炎或脑膜炎。②粘连型：以反复出现不完全性小肠梗阻为特征。常有阵发性腹痛、腹胀，伴恶心、呕吐。体检时腹壁常有柔韧感，有时可扪及大小不等结节，可见肠型、肠蠕动波，腹部膨隆、胀气，肠鸣音亢进。梗阻解除后又可出现腹泻。常因营养不良而呈慢性病容，形体消瘦。③干酪溃疡型：临床症状严重。由于结核病灶干酪坏死和液化，有时尚可继发化脓性细菌感染，患者可出现弛张热、进行性消瘦、贫血、乏力，甚至出现恶病质。常有腹痛、腹泻或有腹胀、不排便排气等肠梗阻症状。腹部可扪及大小不等的包块，有压痛，腹壁有柔韧感或呈板状。干酪液化病变溃破入腹腔时，出现局限性化脓性腹膜炎。病变向腹壁穿透时，腹壁可有红肿，甚至溃破形成腹壁瘘或脐瘘。

知识点5：结核性腹膜炎的辅助检查　　　　　副高：熟练掌握　　正高：熟练掌握

（1）血液检查：轻至中度贫血，急性期白细胞和中性粒细胞增多。红细胞沉降率一般均见加快。

（2）腹水检查：腹水外观呈草黄色、浑浊，静置后易凝固，比重＞1.016，蛋白定量＞25g/L，白细胞＞500×10^6/L，以淋巴细胞为主。腹水浓缩找结核杆菌，有时阳性；一般细菌培养阴性，但腹水豚鼠接种阳性率可达50%以上。

（3）X线：胸部X线片可了解有无陈旧或活动性肺结核及胸腔积液；腹部X线片可见钙化影；钡剂可有肠结核征象。

（4）超声检查：常可探及腹水、肠间粘连、包裹性积液或非均质性肿块等。

（5）腹腔镜检查：适用于腹水型。对诊断困难者为避免损伤过大的剖腹探查可做腹腔镜检查，但对腹膜有广泛粘连者应属禁忌。目视观察见腹膜、网膜与脏器表面有散在或集聚的灰白色结节，浆膜失去正常光泽、浑浊粘连。应同时做活检以确诊。

（6）剖腹探查：若不能与急腹症或恶性肿瘤等相鉴别，应及时剖腹探查，取活检明确诊断。

知识点6：结核性腹膜炎的鉴别诊断　　　　　副高：熟练掌握　　正高：熟练掌握

当结核性腹膜炎表现为急腹痛、腹水或腹部肿块时，应注意与以下疾病相鉴别：

（1）急腹症如急性阑尾炎、胆囊炎、肠穿孔等。

（2）肝硬化腹水和癌性腹水。

（3）腹腔及盆腔肿瘤。

知识点7：结核性腹膜炎的非手术治疗　　　　　副高：熟练掌握　　正高：熟练掌握

（1）加强支持治疗：适当休息，增强营养；必要时给予静脉输液及肠内、肠外营养治疗。

（2）腹腔放液：对腹水型，特别是急性渗出阶段，每周可适量放腹水1次，并腹腔内注射异烟肼100mg、链霉素0.25g。

（3）抗结核治疗：应坚持早期、联合、全程规范化的抗结核治疗原则，以达到彻底治愈、避免复发及防止并发症的目的。一般使用3种或4种药物联合强化治疗。异烟肼0.3～0.4g，每日晨间顿服，利福平0.45g，每日1次口服，乙胺丁醇0.75g，每日1次口服；需要时可另加用链霉素（0.75g，每日肌内注射1次）或吡嗪酰胺0.25～0.5g，每日3次，4种药联合治疗2个月，然后继续用异烟肼和利福平治疗至少7个月。有血行播散病灶或显著结核毒血症者，在抗结核药物治疗的同时，可加用泼尼松短期治疗，每日30～40mg，分次口服。治疗期间应注意药物的不良反应。

知识点8：结核性腹膜炎的手术治疗　　　　　　副高：熟练掌握　　正高：熟练掌握

（1）适应证：①并发完全性、急性肠梗阻或慢性不全性肠梗阻经非手术治疗无效或加重；②腹壁瘘管经久不愈；③诊断不清，不能排除其他原因的急腹症或腹腔内肿瘤。

（2）手术方式：①粘连松解术；②肠段切除术；③短路吻合术；④小肠插管造口术；⑤原发性结核病灶（肠系膜淋巴结结核、肠结核、输卵管结核等）切开剔除、搔刮及切除术。

知识点9：结核性腹膜炎的预后　　　　　　　　副高：熟练掌握　　正高：熟练掌握

腹水型结核性腹膜炎预后较好，及时治疗可以痊愈。粘连型及包裹型预后较差，特别是身体其他部位有严重的结核病灶或并发肠梗阻、肠穿孔等时，预后极差。

第四节　膈下脓肿

知识点1：膈下脓肿的概念　　　　　　　　　　副高：熟练掌握　　正高：熟练掌握

膈下脓肿是指脓肿位于膈肌以下、横结肠及其系膜以上的间隙内，按部位可分为右膈下脓肿（右肝上间隙脓肿）、左膈下脓肿、右肝下间隙脓肿和网膜囊脓肿。右侧多见，双侧者少见。

知识点2：膈下脓肿的病因　　　　　　　　　　副高：熟练掌握　　正高：熟练掌握

膈下脓肿发生的部位和原发病有密切关系。多因膈下部位直接感染所引起，感染来自局部病变、损伤，也可为邻近的脓液蔓延所致。如肝脓肿破裂、胃十二指肠穿孔、急性阑尾炎穿孔，右侧结肠手术、肝胆疾病及手术等常可引起右膈下或右肝下间隙脓肿；而脾、胃切除，左侧结肠手术，胰腺疾病及手术常可引起左膈下或网膜囊脓肿，如胃后壁穿孔及急性胰腺炎均可引起网膜囊脓肿。胸部感染和腹膜后间隙感染扩散引起的膈下脓肿较少见。

膈下脓肿的病原菌一般与原发病的致病菌一致，主要为大肠埃希菌、链球菌和厌氧菌等，且常为多种细菌的混合感染。

知识点3：膈下脓肿的临床表现	副高：熟练掌握　正高：熟练掌握

（1）症状：开始时往往被原发疾病或手术引起的机体反应所掩盖，在上述情况略见好转后又有发热、乏力、上腹部疼痛等表现，一旦脓肿形成症状与体征逐渐明显；患者常感患侧上腹部持续性钝痛，向肩背部放射，深呼吸或咳嗽时加重。脓肿大、细菌毒力强时，患者可出现全身中毒症状，如弛张型发热，伴有寒战、出汗、脉速、不思饮食、贫血、消瘦以致极度衰弱。

（2）体格检查：可发现患侧下胸部或上腹部呼吸运动度变小，局部有深压痛或叩击痛，严重时出现局部皮肤凹陷性水肿，患侧肺底部呼吸音减弱或消失。右侧膈下脓肿可使肝浊音界扩大。脓肿位于肝下靠后方可有肾区痛。膈下脓肿可通过淋巴引起胸膜、肺反应，出现胸水、咳嗽、胸痛；脓肿也可穿破到胸腔发生脓胸。

知识点4：膈下脓肿的辅助检查	副高：熟练掌握　正高：熟练掌握

（1）血常规：白细胞及中性粒细胞显著增加，血培养偶见阳性。

（2）X线检查：患侧膈肌抬高，活动度受限或消失；肋膈角模糊或有积液；含气脓肿可出现气液平面；左膈下脓肿可见胃受压推移改变。

（3）B超检查：可明确脓肿的大小及范围，并可为诊断性穿刺进行定位。

（4）CT检查：能准确确定脓肿的部位、范围及与周围脏器的关系。尤其适用B超难以诊断及定位者。手术后有切口、敷料及引流者也宜选用CT。

（5）诊断性穿刺：常在B超或CT引导下进行，穿刺抽出液可行细菌培养及药物敏感试验。

知识点5：膈下脓肿的诊断要点	副高：熟练掌握　正高：熟练掌握

（1）有腹腔感染病史或手术史。

（2）右上腹部典型的症状及体征，如上腹部疼痛，向右肩放射痛，伴有明显全身中毒症状。

（3）X线检查、B超检查及CT检查均有阳性发现。

（4）经皮膈下脓肿穿刺，在B超、X线定位引导下进行穿刺引流，并做脓液培养。

知识点6：膈下脓肿的治疗原则　　　　　　　副高：熟练掌握　正高：熟练掌握

膈下脓肿的治疗包括脓肿的引流、原发病的控制、抗生素的应用及一般支持治疗。非引流治疗仅适用于部分小脓肿或脓肿形成早期，待其自行吸收；对诊断明确的腹腔脓肿，原则上应及早引流。引流方法包括经皮穿刺置管引流术和切开引流术。

知识点7：经皮穿刺置管引流术　　　　　　　副高：熟练掌握　正高：熟练掌握

（1）优点：避免了大手术及麻醉的危险，操作简单，损伤小，并发症少，安全可靠。

（2）适应证：①单房脓肿；②有安全的经皮途径，不需经过肠管等脏器；③外科医师有影像医师的配合；④穿刺失败或出现并发症时，有能立即手术探查的条件。近年来，这种方法也已用于多房、多发等复杂脓肿。对复杂脓肿，一般情况稳定者可先用此法；而危重患者应慎用，应考虑置管引流失败后持续感染的危险。

（3）方法及注意事项：根据CT或超声波显示脓肿的部位及与邻近器官的解剖关系，确定进针的部位、方向和深度，选择安全途径，避免败血症、出血、瘘形成及脏器损伤等并发症。经皮穿刺置管可分血管导管法和套管针插管法。①血管导管法：先用细套管针做诊断性穿刺，拔出针芯，抽出约5ml脓液，送革兰染色及细菌培养，从套管插入导丝至脓腔后拔出套管，再沿导丝套入导管；②套管针插管法：先做诊断性穿刺，抽得脓液后拔去穿刺针，顺原针道插入套管针，沿套管插入导管。导管接负压吸引或用重力引流，可用少量盐水冲洗导管以确保其通畅，并可行脓腔造影。但冲洗或造影压力不能过高。另外，需注意的是，应在B超引导下调整导管在脓腔的位置，以保引流通畅；避免导管脱出或扭曲。根据具体患者选用不同粗细的导管。也可用双腔导管或从2个部位置管引流。临床征象改善，脓液减少，CT、B超或造影示脓腔缩小至2cm以下或无脓腔时可停负压吸引，观察2～3天无反复，即可拔管。若临床征象无改善，可能为引流不畅或另有脓肿，应再行CT或超声波检查，以便再穿刺置管或切开引流。

知识点8：切开引流术　　　　　　　　　　　副高：熟练掌握　正高：熟练掌握

（1）适应证：严格来讲，切开引流术只适用于穿刺置管引流失败及不适宜行穿刺置管者；但对已确诊的巨大脓肿、多房脓肿、有持续性污染源的脓肿、异物引起的脓肿，真菌感染、脓稠或含坏死组织，需行清创、切除等手术。对危重患者，特别是胰腺炎所致的网膜囊脓肿患者，宜行切开引流术。

（2）经腹膜外途径引流术：优点是对机体损伤小，直接引流，不污染游离腹腔，并发症少，但必须在术前准确定位脓肿，否则可使多发脓肿遗漏或误诊。经腹膜外途径又分经腹部的前路和经后腰部的后路两种。①经前腹壁切口：适用于右肝上、右肝下及左膈下靠前的脓肿。在肋下做一与肋缘平行的斜切口，沿腹膜外间隙向上分离至脓腔位置，穿刺抽出脓液后，即可切开脓腔，吸尽脓液，放置引流管；②经后腰部切口：适用于右肝下和左膈下靠后的脓肿，沿第12肋做切口，并切除第12肋，于第1腰椎平面横行切开肋骨床，注意勿伤胸膜，将肾脏向下稍推开，穿刺抽得脓液后即可切开。

（3）经腹腔途径切开引流术：常用于多发脓肿，同时可探查腹腔内有无其他病变。尤其适用于网膜囊脓肿的引流，切口以越接近脓肿越好。若为术后膈下脓肿，可经原切口探查。若除有膈下脓肿外，还怀疑有肠间脓肿或诊断不明确，多用正中切口以便探查。因有污染游离腹腔的可能，故术中应注意保护腹腔，并避免损伤肠管等。近年很多人常采用经腹腔途径引流，认为此法可同时发现和处理腹腔内的其他病变，而并不增加感染扩散机会。

知识点9：膈下脓肿的注意事项	副高：熟练掌握　正高：熟练掌握

（1）积极预防和治疗急性化脓性腹膜炎，是防止出现膈下脓肿的关键。

（2）对已发生急性腹膜炎的患者，在病情条件许可时宜采用半卧位，以减少出现膈下脓肿。

（3）当出现较大的膈下脓肿时，应在B超、CT检查的引导下穿刺，向患者说明病情，并求得患者的配合。

第五节　盆腔脓肿

知识点1：盆腔脓肿的概念及病因	副高：熟练掌握　正高：熟练掌握

腹腔内炎性渗出物、脓液易积聚在盆腔，形成盆腔脓肿。常见的原因是急性阑尾炎穿孔、盆腔腹膜炎等。主要表现有膀胱或直肠刺激征，并有发热。

知识点2：盆腔脓肿的临床表现	副高：熟练掌握　正高：熟练掌握

（1）全身症状：发热、脉速、乏力等，因盆腔腹膜吸收毒素能力较低，全身中毒症状较膈下脓肿明显为轻。下腹部不适或胀痛。

（2）局部症状：常有典型的直肠或膀胱刺激症状，如排便次数多而量少、黏液便、里急后重、尿急、尿频等。

（3）直肠指检：肛门括约肌松弛，直肠前壁饱满或可及肿块，有触痛，有时有波动感。

（4）阴道检查：已婚妇女可经阴道检查（应有他人陪同）。

知识点3：盆腔脓肿的辅助检查	副高：熟练掌握　正高：熟练掌握

（1）白细胞计数增多。

（2）B超或CT，可了解脓肿的部位及大小。

（3）经直肠或阴道后穹隆穿刺抽到脓液可确诊。

知识点4：盆腔脓肿的治疗原则	副高：熟练掌握　正高：熟练掌握

（1）非手术治疗：小的脓肿或脓肿尚未形成时，可用温盐水灌肠，下腹部理疗、热敷、

抗生素及中药治疗。

（2）手术治疗：①脓肿已局限者可经直肠或阴道后穹隆切开引流：术前排空膀胱，先行直肠指检，了解脓肿的位置，在肛门镜直视下穿刺抽出脓液后，用尖刀切一小口，以止血钳扩大切口排脓，然后用手指探查脓腔，分开其内的间隔，最后置放引流管引流。也可不放引流管，在术后每天用手指扩张引流口，以保持引流通畅，术后继续使用抗生素、热水坐浴及理疗等；②经前腹壁切口进行引流：腹腔、盆腔有多发性脓肿，或并粘连性肠梗阻时，可用此法。

| 知识点5：盆腔脓肿的注意事项 | 副高：熟练掌握　正高：熟练掌握 |

（1）积极预防和治疗急性腹膜炎，以防止出现盆腔脓肿。

（2）采用半卧位，使盆腔处于最低位，腹内炎性渗出物或腹膜炎的脓液易积聚于此而形成脓肿；因盆腔腹膜面积小，吸收毒素能力较低，全身中毒症状较轻。

（3）对已婚妇女出现下腹部炎症性肿块，请妇产科会诊。

（4）盆腔脓肿未形成时，除应用药物治疗外，辅以热水坐浴。物理治疗对促进炎症的吸收很有意义。

（5）补充维生素A 10000U、维生素C 50～100mg，复合维生素B 1～3片，每日3次。

（6）女性在流产2～3周内，避免把任何东西放入阴道。分娩6周内不能做扩张术或刮宫术，同时不能性交、冲洗、游泳。

（7）对任何性传播疾病都要进行治疗。

第六节　腹膜假黏液瘤

| 知识点1：腹膜假黏液瘤的诊断标准 | 副高：熟练掌握　正高：熟练掌握 |

（1）常由卵巢假性黏液性囊肿或阑尾黏液囊肿破裂引起，是一种低度恶性的黏液腺癌。

（2）早期可有腹痛、恶心、呕吐；后期常有腹胀、便秘、消瘦、腹部肿块、腹水等症状。

（3）腹部膨隆，触诊时有揉面感。来自卵巢者妇科检查时可发现子宫附件有肿块或子宫直肠凹有肿物。

（4）腹腔穿刺可抽出黏性胶样物，CT检查可了解黏液性物质的分布情况。

| 知识点2：腹膜假黏液瘤的治疗原则 | 副高：熟练掌握　正高：熟练掌握 |

（1）手术切除原发病灶。

（2）尽可能清除腹腔内假性黏液瘤及取出黏液状物，清除全部大网膜，必要时清除小网膜。

（3）术中腹腔内置管，术后注入化疗药物或配合腹腔热灌注治疗。

（4）肿瘤复发时可再次手术及腹腔内注射抗癌药物。

第七节 腹膜间皮细胞瘤

知识点1：腹膜间皮细胞瘤的诊断标准　　副高：熟练掌握　正高：熟练掌握

（1）良性者表现为局限性生长缓慢的肿瘤，多发生于盆腔，早期无症状，长大后有压迫症状。

（2）恶性者呈弥漫性生长，有腹壁紧张、血性腹水等表现。

（3）确诊需靠病理组织学检查。

知识点2：腹膜间皮细胞瘤的治疗原则　　副高：熟练掌握　正高：熟练掌握

良性者手术切除效果好。恶性者可进行手术切除与腹腔内化疗相结合，但效果不佳。

第八节 大网膜扭转

知识点1：大网膜扭转的分类及原因　　副高：熟练掌握　正高：熟练掌握

大网膜扭转分为原发性和继发性。原发性罕见，原因不清，多与先天性异常有关。继发性大网膜扭转多因网膜本身肿瘤或腹腔肿物、炎性粘连等所诱发，常为双极性。大网膜扭转后可以发生坏死；扭转梗死的网膜小段可逐渐纤维化，甚至脱落而成为腹腔游离物。

知识点2：大网膜扭转的临床表现　　副高：熟练掌握　正高：熟练掌握

（1）突发腹部绞痛，逐渐加重，部位多开始于脐周或全腹，逐渐局限于右腹部，活动可使疼痛加剧。

（2）腹部局限性压痛、反跳痛和肌紧张。

（3）体温不高。

知识点3：大网膜扭转的诊断要点　　副高：熟练掌握　正高：熟练掌握

（1）常有腹腔炎症或体位突发改变病史。

（2）具有上述症状和体征。

（3）白细胞计数中度增多。

（4）需排除急性胆囊炎、急性阑尾炎、小肠扭转和卵巢囊肿蒂扭转等疾病。

知识点4：大网膜扭转的治疗原则　　　　　　　　副高：熟练掌握　　正高：熟练掌握

常需剖腹探查，切除扭转网膜，继发性扭转需同时治疗原发病。

第九节　大网膜囊肿

知识点1：大网膜囊肿的病理　　　　　　　　　　副高：熟练掌握　　正高：熟练掌握

大网膜囊肿分真性囊肿和假性囊肿两类。真性囊肿主要有淋巴潴留性囊肿，偶可见皮样囊肿。前者多因淋巴管梗阻所致，也可因先天性异位淋巴组织发展而来；囊内容物多为浆液性，可为单房或多房。假性囊肿内容物较浑浊甚或为血性，多因炎性渗出的包裹而致。少数囊肿可发生扭转。

知识点2：大网膜囊肿的诊断　　　　　　　　　　副高：熟练掌握　　正高：熟练掌握

临床除自觉腹部包块外，一般无症状；偶有腹胀。腹部检查可扪及无压痛且移动度较大的包块，可有囊性感。发生扭转时表现出急腹症。B超可探及囊性肿块；但确切定位仍依赖CT检查。应注意与棘球蚴囊肿及腹膜后囊肿相鉴别。剖腹探查为最后诊断手段。

知识点3：大网膜囊肿的治疗原则　　　　　　　　副高：熟练掌握　　正高：熟练掌握

手术切除囊肿或连同大网膜一并切除。

第十节　大网膜粘连综合征

知识点1：大网膜粘连综合征的病因　　　　　　　副高：熟练掌握　　正高：熟练掌握

腹部炎症或手术后，大网膜与下腹部的脏器或壁层腹膜（多为切口下）相粘连，网膜纤维化和短缩而压迫横结肠，牵拉横结肠向下移位，以及牵拉腹膜引起一系列症状。

知识点2：大网膜粘连综合征的临床表现　　　　　副高：熟练掌握　　正高：熟练掌握

（1）胃肠功能紊乱：恶心、食后呕吐、腹胀。
（2）横结肠梗阻：便秘，阵发性绞痛，蜷曲侧卧位常可缓解。
（3）腹膜牵拉症状：腹内牵拉感，不能伸直躯干。
（4）下腹粘连处压痛，过度伸直躯干可引起切口瘢痕和上腹深部疼痛。
（5）钡灌肠检查有可能见右半结肠扩张、固定。

知识点3：大网膜粘连综合征的诊断要点　　　副高：熟练掌握　　正高：熟练掌握

（1）腹部炎症或腹部手术史。

（2）具有上述临床症状和体征。

（3）钡灌肠检查有助于诊断。

第十一节　肠系膜囊肿和肿瘤

知识点1：肠系膜囊肿的病因及病理　　　副高：熟练掌握　　正高：熟练掌握

肠系膜囊肿病因上大致可分三类：①先天性发育异常，如肠源性囊肿、结肠系膜浆液性囊肿、皮样囊肿等；②肿瘤性囊肿，如囊性淋巴管瘤；③其他，如寄生虫性囊肿、外伤性囊肿等。

肠源性囊肿覆有肠黏膜上皮和肠壁各层组织，最多见于回肠系膜，也见于空肠系膜和小肠系膜根部。浆液性囊肿覆有间皮细胞，多发于横结肠系膜和乙状结肠系膜。囊肿直径自数厘米至20cm不等，多为单发性单房囊肿。囊内液常为黄白色或草黄色、透明，若合并出血或感染，则为暗红色或脓性液。

囊状淋巴管瘤由众多扩张的淋巴管组成，常为多发性，呈大小不等（直径1～10cm或以上）乳白色囊状物，囊内为无色透明或乳糜样液，多发于回肠系膜，有时可弥漫性满布于整个小肠系膜。

知识点2：肠系膜囊肿的临床表现　　　副高：熟练掌握　　正高：熟练掌握

（1）多见于儿童，一般无症状，囊肿增大、发生囊内出血或继发感染时可有隐痛或胀痛。

（2）腹部可扪及表面光滑的肿块，多无压痛，部分有囊性感，依其发生部位的不同而有不同的活动度。

知识点3：肠系膜囊肿的诊断要点　　　副高：熟练掌握　　正高：熟练掌握

（1）主要以临床表现为依据。

（2）X线钡剂检查可表现为肠管受压移位。

（3）腹部囊性肿块、钡剂可有肠管受压推移，B超及CT可确立诊断。

知识点4：肠系膜囊肿的治疗原则　　　副高：熟练掌握　　正高：熟练掌握

孤立的囊肿可做摘除术，与肠管关系密切和与系膜血管粘连者，可连同小肠一起切除。

知识点5：肠系膜肿瘤的分类　　　　　　　　副高：熟练掌握　　正高：熟练掌握

肠系膜肿瘤大多为实性肿物，分为良性和恶性，恶性肿瘤占实性肿物的60%左右。良性肿瘤有神经纤维瘤、纤维瘤、脂肪瘤、平滑肌瘤和血管瘤等；恶性肿瘤以恶性淋巴瘤最多见，其他主要是肉瘤。恶性肿瘤多发生在小肠系膜上。

知识点6：肠系膜肿瘤的临床表现　　　　　　副高：熟练掌握　　正高：熟练掌握

（1）多见于成人，可有腹部隐痛或胀痛，恶性肿瘤常伴有食欲减退、消瘦、乏力、贫血和肠梗阻症状。

（2）腹部可触及肿物，恶性肿瘤多为表面不平、结节状、质地较硬的实性肿物，活动性差，如破溃则可有腹膜炎表现。

知识点7：肠系膜肿瘤的诊断要点　　　　　　副高：熟练掌握　　正高：熟练掌握

（1）主要依据临床表现。

（2）X线钡剂检查显示肠管受压、移位，如肠壁僵硬、钡剂通过困难或缓慢应考虑有恶性可能。

（3）腹部B超、CT、MRI检查有助于定位和定性。

知识点8：肠系膜肿瘤的治疗原则　　　　　　副高：熟练掌握　　正高：熟练掌握

（1）良性肿瘤可做肿瘤切除或连同相应的系膜及小肠一并切除。

（2）恶性肿瘤应尽可能做根治切除术，包括周围系膜和小肠，如已有转移可行姑息切除，以预防或缓解梗阻，术后采用化疗和放疗。

第十二节　原发性腹膜后肿瘤

知识点1：原发性腹膜后肿瘤的概念　　　　　副高：熟练掌握　　正高：熟练掌握

原发性腹膜后肿瘤是指原发于腹膜后间叶组织、神经组织、淋巴组织以及胚胎残余组织等的良、恶性肿瘤，不包括肾上腺、肾、输尿管和胰腺的肿瘤，也不包括腹膜后淋巴结转移性肿瘤。

知识点2：原发性腹膜后肿瘤的病理分类　　　副高：熟练掌握　　正高：熟练掌握

腹膜后肿瘤以恶性居多，约80%。约15%发生于10岁以下，其病理分类见下表，临床较多见的为恶性淋巴瘤、纤维肉瘤、脂肪肉瘤等。有些肿瘤形态虽为良性，但切除后易复发，如黏液瘤等，常被视为恶性；有些肿瘤虽为孤立存在的实质性肿瘤，但有局部浸润生长倾向；有些肿瘤常多发且有恶性变可能，如脂肪瘤、纤维瘤、副神经节瘤等。大部分腹膜后肿瘤有明显的复发倾向。

原发性腹膜后肿瘤的病理分类

组织来源	良性肿瘤	恶性肿瘤
间叶组织		
脂肪组织	脂肪瘤	脂肪肉瘤
纤维组织	纤维瘤	纤维肉瘤
淋巴网状组织	假性淋巴瘤、淋巴错构瘤	恶性淋巴瘤
淋巴管	淋巴管瘤	淋巴管肉瘤
平滑肌	平滑肌瘤	平滑肌肉瘤
横纹肌	横纹肌瘤	横纹肌肉瘤
血管	血管瘤、血管外皮瘤	血管内皮肉瘤、血管外皮肉瘤
原始间叶	黏液瘤	黏液肉瘤
混合型（多成分间叶组织）	间充质瘤	恶性间充质瘤
来自肌纤维母细胞	纤维组织细胞瘤（包括黄色瘤）	恶性纤维组织细胞瘤（包括黄色肉芽肿）
神经组织		
神经鞘及神经束衣	神经鞘瘤、神经纤维瘤	恶性神经鞘瘤、神经纤维肉瘤
交感神经节	神经节细胞瘤	神经母细胞瘤、神经节母细胞瘤
副神经节	嗜铬细胞瘤	恶性嗜铬细胞瘤
	非嗜铬性副神经节瘤	恶性非嗜铬性副神经节瘤
泌尿生殖嵴残余	残余囊肿	癌
胚胎残余组织	囊肿	恶性畸胎瘤、精原细胞瘤
	畸胎瘤	滋养细胞癌、胚胎性癌
	脊索瘤	恶性脊索瘤
其他	良性上皮性或非上皮性肿瘤	未分化癌、未分化肉瘤、异位组织癌、恶性肿瘤

知识点3：原发性腹膜后肿瘤的临床表现　　副高：熟练掌握　正高：熟练掌握

（1）占位症状：腹部胀满感，上腹部巨大肿瘤可影响呼吸，如肿瘤内出血、坏死，可突然增大，使症状加重，并伴剧烈疼痛。

（2）压迫症状：主要为刺激症状。刺激胃产生恶心、呕吐；刺激直肠使排便次数增加，里急后重；刺激膀胱产生尿频、排尿紧迫感。压迫肠道、泌尿系可引起肠梗阻和肾盂积水症状，压迫或侵犯脏器和神经可引起腹背部、会阴和下肢疼痛，也可出现神经支配区皮肤知觉减退、麻木。压迫静脉和淋巴管引起回流障碍，出现阴囊、下肢水肿，腹壁静脉曲张。

（3）全身症状：体重减轻，食欲下降，发热，乏力，恶病质。恶性肿瘤出现症状较早。

（4）体征：患者就诊时多可触及腹部或盆腔肿块，固定而深在。良性肿瘤体征少；恶性肿瘤可出现压痛、腹肌紧张、腹水、下肢水肿等体征，个别可听到血管杂音。

知识点4：原发性腹膜后肿瘤的辅助检查　　　　　　　　副高：熟练掌握　　正高：熟练掌握

（1）超声检查：对实质性肿瘤和囊肿的鉴别有助，但对少数神经源肿瘤和均匀一致的囊肿仍可能混淆，对囊性肿瘤或寄生虫性囊肿、感染性脓肿、外伤性血肿尚难分辨，经B超引导进行穿刺有利明确诊断。彩色多普勒对腹主动脉瘤的排除极为可靠。

（2）腹部X线：正、侧位平片可发现肿块阴影或局部钙化影。

（3）全消化道钡剂：可见胃及肠管被推压的征象。

（4）静脉或逆行肾盂造影：可显示输尿管及肾脏的移位、受压以及对侧肾的功能等。

（5）CT：可显示肿瘤的部位、范围以及与邻近解剖结构的关系，还可早期发现复发病变。也可在CT引导下做细针穿刺细胞学检查。

（6）血管造影：腹主动脉或选择性腹腔动脉造影可根据血管分支的分布及其行径、形态的改变判断肿瘤的血供来源及肿瘤的定位。下腔静脉造影可显示其受压移位情况及是否被侵犯。

（7）磁共振成像（MRI）：MRI对腹膜后肿瘤的分辨力高于CT，且可获得矢状面图像。

（8）腹膜后淋巴造影：对淋巴结增大的检出率＞90%，有助于诊断或鉴别淋巴系肿瘤。

知识点5：原发性腹膜后肿瘤的手术治疗　　　　　　　　副高：熟练掌握　　正高：熟练掌握

（1）手术指征：除淋巴瘤外，对腹膜后良、恶性肿瘤均应及早手术探查。

（2）术前准备：为提高腹膜后肿瘤的切除率，往往需要多科的通力合作；术前应根据各项检查资料初步明确手术范围，必须做好大范围、多脏器切除的准备。①按结肠手术准备肠道；②按肾切除手术要求确认对侧肾解剖及功能正常；③按大血管受侵做好血管移植准备；④准备足够的同型血。

（3）手术原则：视肿瘤包膜完整程度、对周围器官及组织的浸润情况决定是否做肿瘤的完全切除、部分切除或包膜内切除。

知识点6：原发性腹膜后肿瘤的放、化疗及综合治疗

　　　　　　　　　　　　　　　　　　　　　　　　副高：熟练掌握　　正高：熟练掌握

恶性淋巴瘤对放疗敏感，30～50Gy为最佳剂量。对复发病例仍可重复放射治疗。化疗对恶性淋巴瘤也有一定的缓解率，某些软组织肉瘤用多柔比星等治疗也有不同程度的效果。采用介入放射学技术做区域性化疗更有可能提高疗效，并减轻不良反应。近年来，免疫疗法（如干扰素、胸腺素、白介素-2、TIL细胞治疗）也已进入临床试验的治疗阶段。

第十四章 胃与十二指肠疾病

第一节 胃和十二指肠溃疡

知识点1：胃和十二指肠溃疡的概念　　　　副高：熟练掌握　正高：熟练掌握

胃和十二指肠溃疡又称溃疡病、消化性溃疡，是胃溃疡（GU）和十二指肠溃疡（DU）的总称，与胃酸/胃蛋白酶的消化作用有关，也与胃或十二指肠黏膜的屏障作用被破坏有关，是一种慢性常见病。溃疡病的主要症状是上腹部疼痛，可无明显症状或出现隐匿症状。疼痛与饮食有关，可因进食、饥饿、服药、酸性食物或饮料而诱发，也可以因进食、饮水、服用碱性食物而缓解。

知识点2：胃和十二指肠溃疡的病因和发病机制　　副高：熟练掌握　正高：熟练掌握

（1）胃液酸度过高，激活胃蛋白酶致胃十二指肠黏膜"自家消化"可能是溃疡发生的重要原因。

（2）因药物（阿司匹林、皮质激素等）、缺血、反流的胆汁等作用引起胃黏膜屏障受损。

（3）神经精神因素、内分泌腺肿瘤等。

（4）幽门螺杆菌（Hp）是慢性胃炎的致病菌，与溃疡病和胃癌关系也极为密切。60%～80%的胃溃疡和70%～100%的十二指肠溃疡患者的胃窦部可检出Hp，血清学检查证实，这些人血清Hp抗体效价较高。

知识点3：十二指肠溃疡的临床表现　　　　副高：熟练掌握　正高：熟练掌握

十二指肠溃疡为我国常见病，可见于任何年龄，但多见于中青年男性。临床表现为上腹部或剑突下烧灼样或钝性痛，疼痛多在进食后3～4小时发作。饥饿痛和夜间痛与基础胃酸分泌量过高有关。服用抗酸药物或进食能使疼痛停止或缓解。查体可有右上腹压痛。十二指肠溃疡为慢性过程，呈反复发作，病史可达几年甚至十几年。腹痛有周期性发作的特点，好发季节为秋冬季，可因不良情绪或解热镇痛药等药物诱发。

知识点4：胃溃疡的临床表现　　　　　　　副高：熟练掌握　正高：熟练掌握

胃溃疡发病年龄一般较十二指肠溃疡发病年龄高，在50岁左右，以男性多见。胃溃疡腹痛没有十二指肠溃疡腹痛那样有规律。腹痛多发生在餐后0.5～1小时，持续1～2小时。进食不能缓解疼痛，甚至加剧疼痛。压痛点多在剑突与脐之间的正中线或略偏左。抑酸药物疗效欠佳，不如十二指肠溃疡好，治疗后易复发，原因可能与发病机制不同有关。

胃溃疡常易引起大出血、急性穿孔等并发症。胃溃疡约有5%癌变，因此对于年龄较大，典型症状消失，呈不规则持续腹痛或症状日益加重，伴体重减轻、消瘦乏力、贫血等表现的患者，应引起注意。

知识点5：十二指肠溃疡的辅助检查　　　　　副高：熟练掌握　　正高：熟练掌握

X线钡剂和纤维胃镜检查可帮助确诊。

（1）龛影：龛影为诊断十二指肠球溃疡的直接征象，多见于球部偏基底部。正位，龛影呈圆形或椭圆形，加压时周围有整齐的环状透亮带，称"日晕征"。切线位，龛影为突出球内壁轮廓外的乳头状影。

（2）"激惹征"：钡剂于壶腹部不能停留，迅速排空，称为"激惹征"。

（3）十二指肠球畸形：为十二指肠球溃疡常见的重要征象。表现为球一侧出现指状切迹，后者不恒定，随蠕动而变浅、消失，球外形呈山字形、花瓣形及小球状等畸形。

（4）假性憩室：其形态大小可改变，尚可见黏膜皱襞进入憩室内，而龛影形态不变。

（5）黏膜皱襞改变：黏膜皱襞增粗、平坦或模糊，可呈放射状纠集到龛影边缘。

（6）常伴胃窦炎。

（7）球后溃疡：球后溃疡较常见，大小不一，多位于肠腔内侧，外侧壁常有痉挛收缩或瘢痕形成，使管腔狭窄，多呈偏心性。凡十二指肠降段上部发现痉挛收缩，应考虑球后溃疡的可能。

知识点6：胃溃疡的辅助检查　　　　　　　　副高：熟练掌握　　正高：熟练掌握

X线钡剂和纤维胃镜检查确诊。胃溃疡可见于胃的任何部位，但以胃窦部最为多见，约占90%，大多数胃溃疡位于胃体与胃窦交界处胃窦一侧的小弯侧和近幽门前方。较少见的有高位溃疡、后壁溃疡和复合性溃疡。

（1）龛影为溃疡病的直接征象：切线位，龛影凸出于胃内壁轮廓之处，呈乳头状或半圆形；正位，龛影为圆形或椭圆形，其边缘光滑整齐。

（2）龛影周围黏膜纹：切线位，龛影与胃交界处显示1～2mm的透明细线影，见于龛影的上缘或下缘，或龛影的整个边缘。

（3）狭颈征：切线位，龛影口部与胃腔交界处有0.5～1cm一段狭于龛影的口径，称为狭颈征。

（4）项圈征：在龛影口部有一边缘光滑细线状密度减低区，如颈部戴的项圈称"项圈征"。

（5）龛影周围的"日晕征"：正位，龛影周围有宽窄不一致的透亮带，边缘光滑，称"日晕征"。

（6）以龛影为中心的黏膜皱襞纠集：呈放射状分布，其外围逐渐变细消失，为慢性溃疡的另一征象。

（7）溃疡病的其他X线征象：①胃大弯侧指状切迹；②胃小弯侧缩短；③胃角切迹增宽；④幽门管狭窄性梗阻，胃内滞留液体。

知识点7：胃溃疡的分型　　　　　副高：熟练掌握　　正高：熟练掌握

虽然胃溃疡可以发生在胃的任何部位，但大部分在小弯切迹处。约60%的为Ⅰ型溃疡，与过多的胃酸分泌无关，相反可能是低胃酸状态。大部分位于胃体与胃窦黏膜过渡区的1.5cm范围之内，与十二指肠、幽门等黏膜异常无关。Ⅱ型胃溃疡（15%）是指溃疡位于胃体和十二指肠溃疡，与高胃酸有关。Ⅲ型溃疡位于幽门前，占20%，与高胃酸有关。Ⅳ型溃疡是高位近贲门溃疡，<10%，与高胃酸无关。另外，有一些大弯溃疡，但是发生率<5%。

知识点8：胃和十二指肠溃疡的诊断要点　　　副高：熟练掌握　　正高：熟练掌握

（1）腹痛主要位于上腹，胃溃疡常为进食后疼痛，十二指肠溃疡常为饥饿时疼痛，但也可有不典型的腹痛。

（2）可伴有有恶心、呕吐、黑便、贫血、乏力等表现。

（3）左上腹和/或剑突下压痛。

（4）可有贫血貌（如睑结膜、皮肤苍白）。

（5）血常规检查可有血红蛋白降低。

（6）上消化道造影可见龛影。

（7）胃镜可见溃疡面，取病理可证实。

知识点9：胃和十二指肠溃疡的鉴别诊断　　　副高：熟练掌握　　正高：熟练掌握

（1）胃癌：胃十二指肠溃疡与胃癌的区别具有重要的临床意义，胃癌多见于40岁以上，十二指肠癌较少见，疼痛无节律性，抗酸治疗无缓解，进行性消瘦伴出血。晚期可出现恶病质，有淋巴结转移，可发现腹部包块、腹水。直肠指诊直肠膀胱陷凹处可触及转移结节。龛影不规则，其附近胃壁僵硬、胃部蠕动消失。胃镜活检可找到癌细胞。

（2）急、慢性胆管疾病：胆囊炎、胆囊结石引起腹痛与体征均以右上腹为明显，疼痛可放射至右肩，可伴黄疸，超声检查有助鉴别诊断。

（3）其他原因的急腹症：包括急性阑尾炎、急性胆囊炎、急性胰腺炎和急性肠梗阻等。

知识点10：胃和十二指肠溃疡的药物治疗　　　副高：熟练掌握　　正高：熟练掌握

（1）抗酸药：氢氧化铝凝胶10～15ml，3～4次/天，餐后1小时口服；铝碳酸镁（达喜）0.5～1.0g，tid，两餐之间及睡前服。十二指肠溃疡6周为1疗程，胃溃疡8周为1疗程。

（2）H_2受体阻断剂：对胃酸分泌具有强大抑制作用。西咪替丁（甲氰咪胍、泰胃美）

800mg，睡前1次口服；或雷尼替丁20mg，bid，口服。有肝、肾疾病者应减少剂量或换用其他药物。一般疗程为6～8周。

（3）质子泵阻断剂：奥美拉唑，20mg，qd；兰索拉唑30mg，qd；雷贝拉唑20mg，qd；泮托拉唑40mg，qd；埃索美拉唑40mg，qd，以上均为清晨口服。一般十二指肠溃疡4～6周为1疗程，胃溃疡4～8周为1疗程。

（4）黏膜细胞保护药物：硫糖铝1g，tid，口服；硫糖铝混悬液（舒可捷）10ml，tid，口服。一疗程为6～8周。

（5）清除幽门螺杆菌（Hp）的药物：以抑酸药（PPI）为基础的治疗方案包括奥美拉唑（洛赛克）、兰索拉唑及泮托拉唑，其中之一加两种抗菌药物以及铋剂构成四联疗法，疗程10～14天，根除率基本在60%～90%。

知识点11：胃和十二指肠溃疡的手术治疗　　　　副高：熟练掌握　正高：熟练掌握

（1）手术适应证：①内科规律治疗无效或复发；②出现过并发症穿孔、大出血、幽门梗阻；③胃溃疡恶变。

（2）术前准备：术前清洁洗胃。如有幽门梗阻，可考虑术前3日起每晚温盐水洗胃1次，术前清洁洗胃。

（3）术式选择：①胃大部切除术：经典的胃大部切除术的切除范围包括胃体的大部分、整个胃窦部、幽门及十二指肠壶腹部。胃大部切除术的消化道再建应以毕Ⅰ式吻合术为首选。输入袢的长度在无张力的条件下距Treitz韧带6～8cm；②迷走神经切断术：现多采用高选择性迷走神经切断术（又称壁细胞迷走神经切断术）。该术仅切断胃近端支配胃体、胃底部壁细胞的迷走神经，而保留胃窦部的迷走神经，从而在消除神经性胃酸分泌的同时，不会引起胃潴留，不需附加引流性手术。目前，胃迷走神经切断术一般适用于无并发症的十二指肠溃疡。

（4）术中原则：①胃大部切除术切除胃体积的50%～75%（视具体情况而定）；②尽可能切除溃疡；③根据情况选择吻合术式毕Ⅰ式或毕Ⅱ式，尽可能做毕Ⅰ式吻合。

（5）术后注意事项：①保持胃管通畅；②术后根据情况适时拔除胃管及进食；③术后予H_2受体阻滞剂或质子泵抑制剂，应用时间视情况而定。

知识点12：吻合口梗阻的诊断标准　　　　　　　副高：熟练掌握　正高：熟练掌握

吻合口梗阻是胃和十二指肠溃疡的术后并发症，其诊断标准有：①发生于胃大部切除术后；②进食后呕吐伴腹痛，呕吐物为大量所进食物，可含或不含胆汁；③上消化道造影造影剂不能或仅少量通过吻合口；④CT或MRI检查可协助诊断。

知识点13：吻合口梗阻的治疗原则　　　　　　　副高：熟练掌握　正高：熟练掌握

（1）非手术治疗：禁食、胃肠减压、营养支持，适用于考虑吻合口炎症水肿引起的胃排空障碍。

（2）手术治疗：适用于器质性或机械性原因引起的吻合口梗阻或非手术治疗无效的吻合口梗阻，根据手术探查发现梗阻原因，可考虑切除吻合口，重建吻合口或将毕Ⅰ式吻合改为毕Ⅱ式。

知识点14：输入袢急性完全性梗阻的诊断标准　　副高：熟练掌握　正高：熟练掌握

输入袢梗阻（输入袢综合征）见于毕Ⅱ式吻合术后，与输入袢扭曲或输入袢过长形成内疝等因素有关。急性完全性梗阻的诊断标准有：①发生于胃大部切除毕Ⅱ式吻合术后；②突发上腹剧烈疼痛；③呕吐频繁但量不大，呕吐物不含胆汁，呕吐后症状缓解；④查体时上腹部有压痛，偶可扪及包块；⑤上消化道造影有助于诊断；⑥CT或MRI检查可协助诊断。

知识点15：输入袢急性完全性梗阻的治疗原则　　副高：熟练掌握　正高：熟练掌握

（1）诊断明确或高度可疑时应及时手术。

（2）术中根据造成梗阻的原因选择不同的手术方式。如为扭转则复位固定，如出现坏死则切除。

（3）手术复杂，死亡率高。

知识点16：输入袢慢性不全性梗阻的诊断标准　　副高：熟练掌握　正高：熟练掌握

慢性不全性梗阻与吻合口输入袢侧黏膜内翻过多、输入袢过短或过长、输入袢粘连成角等有关。其诊断标准有：①胃大部切除毕Ⅱ式吻合术后；②间歇性大量呕吐胆汁，多于餐后不久出现；③腹痛，位于中上腹，常于呕吐前出现；④查体时上腹部有压痛，偶可扪及包块；⑤上消化道造影有助于诊断及鉴别诊断；⑥CT或MRI检查可协助诊断。

知识点17：输入袢慢性不全性梗阻的治疗原则　　副高：熟练掌握　正高：熟练掌握

（1）在早期或考虑与吻合口处黏膜水肿、炎症有关时，应予禁食、胃肠减压、静脉高营养支持等治疗。

（2）如症状持续不缓解，非手术治疗效果不好时，应行手术治疗。

（3）可将毕Ⅱ式改为Roux-en-Y吻合术，或可将输入袢与输出袢行Braun吻合。

知识点18：输出袢梗阻的诊断标准　　副高：熟练掌握　正高：熟练掌握

输出袢梗阻与输出段肠袢受炎性粘连、大网膜水肿或横结肠系膜压迫有关。其诊断标准有：①上腹胀、腹痛；②恶心、呕吐：呕吐物含食物及胆汁，吐后腹胀、腹痛可缓解；③查体可扪及左上腹膨隆及包块；④上消化道造影有助于诊断；⑤CT或MRI检查可协助诊断。

知识点19：输出袢梗阻的治疗原则 　　　　　副高：熟练掌握　　正高：熟练掌握

（1）非手术治疗：禁食，胃肠减压，营养支持。

（2）手术治疗：适用于非手术治疗无效者。主要为吻合口重建。应当解除引起梗阻的原因，恢复输出段肠袢通畅。

知识点20：十二指肠残端破裂的诊断标准 　　　　副高：熟练掌握　　正高：熟练掌握

（1）术后1~7天，突然出现右上腹剧痛。

（2）有腹膜炎体征，与溃疡穿孔类似。

（3）可发热及黄疸。

（4）可有白细胞计数增多。

（5）CT或MRI检查可协助诊断。

知识点21：十二指肠残端破裂的治疗原则 　　　　副高：熟练掌握　　正高：熟练掌握

十二指肠残端破裂应立即手术。

（1）早期破裂（术后48小时）：重新缝合残端，十二指肠残端内置引流管，残端周围置引流管，胃管减压，营养支持。

（2）晚期破裂（术后48小时以后）：行十二指肠残端内及残端周围引流，胃管减压，营养支持。

知识点22：吻合口空肠溃疡的诊断标准 　　　　副高：熟练掌握　　正高：熟练掌握

吻合口空肠溃疡可能与胃切除范围不够或迷走神经未被完全切断有关。其诊断标准有：①上腹痛规律性不明显，可为饭后加重或夜间加重；②常并发出血，有贫血、便血或便潜血阳性；③偶并发穿孔；④可形成内瘘；⑤胰源性溃疡患者常于术后出现此并发症；⑥上消化道造影及胃镜有助于诊断；⑦CT或MRI检查可协助诊断。

知识点23：吻合口空肠溃疡的治疗原则 　　　　副高：熟练掌握　　正高：熟练掌握

（1）可首选溃疡病内科治疗方法。

（2）胃大部切除术后胃空肠Roux-en-Y吻合或加空肠空肠Braun吻合术的患者加行迷走神经切断术。

（3）如有急性穿孔，可行穿孔修补，加胃迷走神经切断术。也可再切除部分残胃，重建吻合，加（或不加）迷走神经切断术。

（4）胰源性溃疡所致的并发症，要按胰源性溃疡原则治疗（促胃液素瘤）。

第二节　瘢痕性幽门梗阻

| 知识点1：瘢痕性幽门梗阻的概念 | 副高：熟练掌握　正高：熟练掌握 |

胃十二指肠溃疡瘢痕性幽门梗阻是指幽门附近的溃疡瘢痕愈合后，造成胃收缩时胃内容物不能通过，并因此引起呕吐、营养障碍、水与电解质紊乱和酸碱失衡等一系列改变。

| 知识点2：瘢痕性幽门梗阻的病因病理 | 副高：熟练掌握　正高：熟练掌握 |

梗阻的发生包括三种病理机制：①幽门痉挛：溃疡活动期幽门括约肌的反射性痉挛；②幽门水肿：溃疡活动期溃疡周围炎性充血水肿；③瘢痕收缩：溃疡修复过程中瘢痕的形成及其收缩，也可因前两种因素同时存在而加重。

十二指肠溃疡后所致的瘢痕性幽门梗阻远较胃溃疡为多见。

瘢痕性幽门梗阻的病理结果为胃壁的代偿性肥厚及胃腔的扩大；主要的病理生理后果为低氯低钾性碱中毒。

| 知识点3：瘢痕性幽门梗阻的临床表现 | 副高：熟练掌握　正高：熟练掌握 |

（1）症状：多数患者有长时期溃疡症状多次发作的病史。在幽门梗阻发生后，症状的性质和节律逐渐改变。原有的空腹疼痛为上腹部膨胀或沉重感所代替，后又可出现阵发性胃收缩痛，进食后反而加重。患者常自己诱发呕吐以缓解症状。经过一段时期后，呕吐成为突出的症状，为自发性，多在下午或晚间出现，呕吐物量很大，多为积存的食物，甚至有前一两天所进食物，并含大量黏液，且有酸臭味，一般无血液或胆汁，呕吐后上腹膨胀感即显著减轻。在此时期腹痛消失，但全身情况变坏，出现消瘦、便秘、尿少、无力、食欲缺乏等症状。

（2）体征：体检时所见为营养不良（皮肤干燥松弛，皮下脂肪消失），上腹隆起，有时可见自左肋下至右上腹的胃蠕动波，手拍上腹部时有振水音。少数患者胃可以极度扩大，可达下腹中部，使整个腹部隆起，易误认为是肠梗阻。有碱中毒低血钙时，耳前叩指试验（Chvostek征）和上臂压迫试验（Trousseau征）可呈阳性。

| 知识点4：瘢痕性幽门梗阻的辅助检查 | 副高：熟练掌握　正高：熟练掌握 |

（1）胃镜检查：清晨空腹置入胃管，可抽出大量有酸臭味的液体和食物残渣。胃液分析一般为胃酸过多，但在已有长时期幽门梗阻的患者，胃酸常减少。

（2）血液化学检查：可发现血清钾、氯化物和血浆蛋白低于正常，非蛋白氮增高，血气分析发现代谢性碱中毒。

（3）X线钡剂检查：不仅证明有幽门梗阻存在，并可确定梗阻是否为机械性，以及原发病变的性质。溃疡瘢痕性幽门梗阻，胃呈高度扩张，在代偿期可见胃蠕动增强，但随后可见胃张力减低，长时间无蠕动波出现。胃内有明显潴留，在清晨空腹时透视可见有液体，钡入胃后有钡剂下沉现象，因此常须先将滞留的胃内容物吸尽后方能进行详细检查。在正常情况下，胃内钡剂4小时后即可排空，如6小时后钡剂存留超过1/4，即证明有滞留。如24小时后尚有钡剂存留，则表明梗阻为机械性。如钡剂尚能通过幽门区，即可见该处变细，形状不规则，且不位于中心位置，十二指肠壶腹部变形。有高度幽门梗阻时，检查后应插管将钡剂吸出。

知识点5：瘢痕性幽门梗阻的鉴别诊断　　　　副高：熟练掌握　　正高：熟练掌握

（1）痉挛水肿性幽门梗阻：系活动溃疡所致，有溃疡疼痛症状，梗阻症状为间歇性，经胃肠减压和应用抗酸药，疼痛和梗阻症状可缓解。

（2）十二指肠壶腹部以下梗阻性病变：十二指肠肿瘤、十二指肠淤滞症等所致的十二指肠梗阻，呕吐物中多含有胆汁。X线钡剂可确立梗阻部位。

（3）胃窦部与幽门的癌肿：可引起梗阻，但病程较短，胃扩张程度轻，钡剂与胃镜活检可明确诊断。

（4）成人幽门肌肥厚症：为罕见的疾病，在部分患者，幼年即有幽门梗阻症状，可能为先天性。在另一部分患者，病期较短，除幽门环状括约肌肥厚外，无其他病变，在临床上难与溃疡瘢痕性幽门梗阻或幽门部癌肿相鉴别。由于肥厚的幽门括约肌并不均匀一致，甚至在手术时也不易排除胃癌的可能，如在钡剂检查时发现幽门管细小而外形光滑，十二指肠球底部有凹形阴影，可考虑幽门肌肥厚症的诊断。

知识点6：瘢痕性幽门梗阻的非手术治疗　　　　副高：熟练掌握　　正高：熟练掌握

非手术疗法适用于活动性溃疡并发幽门水肿及痉挛所致的幽门梗阻或为手术治疗做准备。具体方法有：①禁食，胃肠减压，必要时以温生理盐水洗胃3~7天；②抗酸、解痉及用胃动力药物；③纠正水、电解质失衡；④全肠外营养支持及适量输血。

知识点7：瘢痕性幽门梗阻的手术治疗　　　　副高：熟练掌握　　正高：熟练掌握

（1）术前准备：①纠正脱水、低钾、低氯、碱中毒；②改善营养不良；③给予H_2受体阻滞剂或质子泵抑制剂；④持续胃肠减压；⑤术前3天起温盐水洗胃，术日清洁洗胃。

（2）术式选择：①胃大部切除术：适用于胃酸高、溃疡疼痛症状较重的年轻患者。胃切断线的解剖标志是小弯侧胃左动脉第一降支至大弯侧胃网膜左动脉的最下第一个垂直分支的连线，按此连线可以切除60%的远端胃组织。②胃窦切除加迷走神经切断术及幽门成形加迷走神经切断术：可按术者经验选用；③胃空肠吻合术：适用于年老体弱、全身情况差者。

（3）术后问题：①继续加强营养支持；②给予H_2受体阻滞剂或质子泵抑制剂。

知识点8：胃切除术疗效的评价标准　　　副高：熟练掌握　　正高：熟练掌握

胃切除术的疗效评定可参照Visick标准，分为4级：Ⅰ级：术后恢复良好，无明显症状。Ⅱ级：偶有腹部不适或腹泻等消化道症状，通过饮食调整可以改善，不影响日常生活。Ⅲ级：有轻到中度倾倒综合征或反流性胃炎症状，需要药物治疗。可坚持工作，能正常生活。Ⅳ级：有明显并发症或溃疡复发，无法正常工作和生活。

知识点9：胃大部切除术后的早期并发症　　　副高：熟练掌握　　正高：熟练掌握

（1）术后出血：包括胃肠道腔内出血和腹腔内出血。前者包括胃或十二指肠残端出血、吻合口出血等。腹腔内出血多为胃周围结扎血管或网膜血管结扎线松脱出血。胃肠道腔内出血可以通过内镜检查明确出血部位，通过喷洒止血粉、上血管夹等保守措施止血。如果出血无明显缓解应再次手术止血。腹腔内出血可以通过腹腔穿刺抽得不凝血或腹腔引流管引流液性状明确诊断。

（2）术后胃瘫：是胃手术后以胃排空障碍为主的综合征。也见于胰腺手术和其他腹部手术，包括妇科手术。胃瘫通常发生在术后2~3天，多发生在饮食由禁食改为流质或流质改为半流质时。患者出现恶心、呕吐，呕吐物多呈绿色。需放置胃管进行引流、胃减压。一般胃管需要放置1~2周，时间长者可达月余。由于长期禁食和胃肠液丢失，如不及时补充调整，可导致脱水、水电解质与酸碱紊乱和营养障碍。胃管引流量减少，引流液由绿转黄、转清是胃瘫缓解的标志。辅助用药宜选用可静脉滴注的制剂，如甲氧氯普胺（胃复安）和红霉素。红霉素用于治疗胃瘫的剂量是1mg/kg，一日两次静脉滴注。

（3）术后胃肠壁缺血坏死、吻合口破裂或瘘：术后胃壁缺血坏死多见于高选择性迷走神经切断术，它离断了胃小弯的血供，导致小弯胃壁缺血坏死。胃大部切除术需注意适当保留残胃大弯的胃短血管。十二指肠残端或空肠袢的血供不足也会引起肠壁缺血坏死，造成吻合口破裂或肠瘘。发现胃肠壁坏死应立即禁食，放置胃管进行胃肠减压，并严密观察。一旦发生坏死穿孔，出现腹膜炎体征应立即手术探查并进行相应处理。

（4）十二指肠残端破裂：见于十二指肠残端处理不当或毕Ⅱ式输入袢梗阻。患者上腹部剧烈疼痛，伴发热。腹部检查有腹膜刺激体征，腹腔穿刺可得腹腔液含胆汁。一旦确诊立即手术。术中应尽量关闭十二指肠残端，并行十二指肠造瘘和腹腔引流。如因输入袢梗阻所致需同时解除输入袢梗阻。

（5）术后梗阻：①毕Ⅱ式吻合术后可能会发生输入袢梗阻和输出袢梗阻。急性输入袢梗阻由于梗阻近端为十二指肠残端，因此是一种闭袢性梗阻，易发生肠绞窄。患者表现为上腹部剧烈腹痛伴呕吐。呕吐物不含胆汁。上腹部常可扪及包块。输出袢梗阻多见于术后肠粘连或结肠后方式系膜压迫肠管所致。患者表现为上腹部饱胀不适，严重时有呕吐，呕吐物含胆汁。②吻合口梗阻多见于吻合口过小或吻合时内翻过多，加上术后吻合口水肿所致。处理方法是胃肠减压，消除水肿。经保守治疗后症状通常可以缓解，保守方法失败，需要再次手术。

| 知识点10：胃大部切除术后的远期并发症 | 副高：熟练掌握　正高：熟练掌握 |

（1）倾倒综合征：胃大部切除术后，由于失去了幽门的节制功能，导致胃内容物排空过快，产生一系列临床症状，称为倾倒综合征，多见于毕Ⅱ式。根据进食后出现症状的时间，分为早期和晚期两种类型。①早期倾倒综合征：进食后半小时出现心悸、出冷汗、乏力、面色苍白等短暂血容量不足的相应表现。并伴有恶心和呕吐、腹部绞痛和腹泻。病理机制可能与高渗性胃内容物快速进入肠道导致肠道内分泌细胞大量分泌血管活性物质有关。保守治疗为调整饮食，少食多餐，避免含甜的高渗食品。症状重者可采用生长抑素治疗。手术宜慎重。②晚期倾倒综合征：发生在进食后2～4小时。主要表现为头晕、面色苍白、出冷汗、乏力、脉搏细数。发生机制为食物进入肠道后刺激胰岛素大量分泌，继而导致反应性低血糖。故又称为低血糖综合征。治疗应采用饮食调整，减缓碳水化合物的吸收，严重病例可采用皮下注射生长抑素。碱性反流性胃炎碱性肠液反流至残胃，导致胃黏膜充血、水肿、糜烂，破坏了胃黏膜屏障。临床表现为胸骨后或上腹部烧灼痛，呕吐物含胆汁，体重下降。一般抑酸剂无效。多采用保护胃黏膜、抑酸、调节胃动力等综合措施。

（2）溃疡复发：胃大部切除术未能切除足够胃组织或迷走神经切断不完全均可造成溃疡复发。应先进行溃疡的正规保守治疗。如出现并发症则选用适当的处置方法。

（3）营养性并发症：胃大部切除术后由于残胃容量减少，消化吸收功能影响，患者常出现上腹部饱胀、贫血、消瘦等症状。治疗应采取调节饮食，少食多餐，选用高蛋白、低脂肪饮食，补充维生素，铁剂和微量元素。

（4）残胃癌：因良性疾病行胃大部切除术后5年以上，残胃出现原发癌称为残胃癌。发生率约2%。多数患者残胃癌发生在前次因良性病变行胃大部切除术后10年以上。发生原因可能与残胃黏膜萎缩有关。临床症状为进食后饱胀伴贫血、体重下降。胃镜检查可以确定诊断。

第三节　消化性溃疡出血

| 知识点1：溃疡大出血的概念 | 副高：熟练掌握　正高：熟练掌握 |

胃十二指肠溃疡大出血是指有明显出血症状的大出血，即表现为大量呕血或柏油样粪便，红细胞计数、血红蛋白和血细胞比容明显下降，以致患者心率加快、血压下降，甚至出现休克症状。胃十二指肠溃疡大出血为上消化道大出血最常见的原因。

| 知识点2：溃疡大出血的病因和发病机制 | 副高：熟练掌握　正高：熟练掌握 |

（1）非甾体类抗炎药：应用NSAID是溃疡出血的一个重要因素，具有这部分危险因素的患者在增加。

（2）甾体类皮质类固醇：合并应用皮质类固醇和NSAID，上消化道出血的危险性升高10倍。

（3）危重疾病：危重患者是消化性溃疡大出血的危险人群，尤其是需要在重病监护病房治疗的。

（4）幽门螺杆菌：出血性溃疡患者的Hp感染为15%～20%，低于非出血溃疡患者，因此Hp根治对于减少溃疡复发和再出血的长期危险是十分重要的。

知识点3：溃疡大出血的病理生理学　　　　　副高：熟练掌握　　正高：熟练掌握

发生大出血的溃疡多位于胃小弯或十二指肠后壁，并以十二指肠后壁溃疡为多见。出血是因溃疡的侵袭导致基底部血管破裂，大多数为中等动脉出血。胃小弯溃疡出血常来自胃右、左动脉的分支，而十二指肠后壁溃疡的出血则多来自胰十二指肠上动脉或胃十二指肠动脉及其分支。血管的侧壁破裂较之断端出血不易自止。有时由于大出血后血容量减少、血压降低，血管破裂处凝血块形成，出血能自行停止，但约有30%病例可出现第2次大出血。

知识点4：溃疡大出血的临床表现　　　　　副高：熟练掌握　　正高：熟练掌握

（1）症状：①急性大呕血和/或柏油样便：胃十二指肠溃疡大出血的主要症状，多数患者可仅有柏油样便；大量迅猛的十二指肠溃疡出血者黑便的色泽可较鲜红，可伴有乏力、心悸甚至晕厥等失血症状；②休克：一般失血量在400ml以上时，有循环系统代偿的现象，如苍白、脉搏增速但仍强有力，血压正常或稍增高。当失血量超过800ml时，可出现明显休克现象，如出冷汗、脉搏细数、呼吸浅促、血压降低等。患者意识清醒，表情焦虑或恐惧。

（2）体征：腹部常无明显体征，可能有轻度腹胀，上腹部相当于溃疡所在部位有轻度压痛，肠鸣音亢进。

知识点5：溃疡大出血的辅助检查　　　　　副高：熟练掌握　　正高：熟练掌握

（1）实验室检查：持续检测血红蛋白、红细胞计数和血细胞比容均呈进行性下降趋势。

（2）内镜检查：内镜下胃十二指肠溃疡出血病灶特征现多采用Forrest分级：①FⅠa：可见溃疡病灶处喷血；②FⅠb：可见病灶处渗血；③FⅡa：病灶处可见裸露血管；④FⅡb：病灶处有血凝块附着；⑤FⅢ：溃疡病灶基底仅有白苔而无上述活动性出血征象。根据上述内镜表现，除FⅢ外，只要有其中一种表现均可确定为此次出血的病因及出血部位。

（3）选择性腹腔动脉或肠系膜上动脉造影：也可用于血流动力学稳定的活动性出血患者，可明确病因与出血部位，指导治疗，并可采取栓塞治疗或动脉内注射垂体加压素等介入性止血措施。

知识点6：溃疡大出血的诊断标准　　　　　副高：熟练掌握　　正高：熟练掌握

（1）呕血和/或便血。

（2）可伴有失血性休克表现。

（3）腹部可有轻压痛，肠鸣音活跃。

（4）血红蛋白降低。

（5）急诊胃镜有助于诊断及判定出血部位。

（6）可行血管造影检查协助诊断及判断出血部位。

知识点7：溃疡大出血的鉴别诊断　　　　副高：熟练掌握　　正高：熟练掌握

胃十二指肠溃疡出血应与应激性溃疡出血、胃癌出血、食管静脉曲张破裂出血、贲门黏膜撕裂综合征和胆管出血相鉴别。上述疾病，除内镜下表现与胃十二指肠溃疡出血不同外，应结合其他临床表现相鉴别。如应激性溃疡出血多出现在重大手术或创伤后；食管静脉曲张破裂出血体检可发现蜘蛛痣、肝掌、腹壁静脉曲张、肝大、腹水、巩膜黄染等肝硬化的表现；贲门黏膜撕裂综合征多发生在剧烈呕吐或干呕之后；胆管大量出血常由肝内疾病（化脓性感染、胆石、肿瘤）所致，其典型表现为胆绞痛、便血或呕血、黄疸之三联症。

知识点8：溃疡大出血的非手术治疗　　　　副高：熟练掌握　　正高：熟练掌握

（1）保证胃管引流的通畅，以便于准确估测出血量及向胃腔内给药。必要时用1000ml 10℃的生理盐水反复冲洗胃腔，直至抽出的液体不含凝血块为止，并将胃管调节至最佳引流位置。

（2）胃腔内局部给药：去甲肾上腺素8～10mg、凝血酶2000～5000U、云南白药3g。视情况可在3～4小时后重复给予。

（3）全身性用药：除常规性止血药外，还可选用巴曲酶（立止血）、去氨加压素（弥凝）。

（4）常规给予质子泵抑制剂（PPI），必要时可应用奥曲肽以减少内脏血流量及胃腺的分泌。

（5）有条件及患者情况允许时，可考虑急诊胃镜止血和/或超选择性动脉栓塞术止血。

知识点9：溃疡大出血的手术治疗　　　　副高：熟练掌握　　正高：熟练掌握

（1）适应证：①失血速度快，迅速出现休克；②快速输血输液休克仍无法改善的患者；③年龄大于60岁，有冠状动脉硬化症者；④有溃疡病史，近期内已有多次出血的患者；⑤经非手术治疗后再次出现大出血的患者；⑥内镜检查明确出血部位，但无法止血者或止血处理后再次大出血的患者；⑦血管造影栓塞治疗无法止血或栓塞后再次大出血的患者。

（2）术前准备：①禁食；②胃肠减压；③积极治疗休克；④备足血液制品；⑤应用H_2受体阻滞剂或质子泵抑制剂。

（3）手术方式：尽量采用包括溃疡在内的胃大部切除术。当切除溃疡有困难时，应贯穿缝扎溃疡底出血动脉或结扎其来源动脉（胰十二指肠动脉、胃十二指肠动脉等）。迷走神经切断加引流术（幽门成形或胃空肠吻合术）或迷走神经切断加胃窦切除术可按术者的经验选用，同样应注意对出血灶的贯穿缝扎。

第四节　消化性溃疡急性穿孔

知识点1：胃、十二指肠溃疡穿孔的概述　　　　　副高：熟练掌握　正高：熟练掌握

胃、十二指肠溃疡穿孔是溃疡病的严重并发症之一。十二指肠溃疡穿孔多见于十二指肠球部前壁偏小弯侧；胃溃疡穿孔多见于近幽门的胃前壁，多偏小弯侧。

知识点2：胃、十二指肠溃疡急性穿孔的病因及发病机制
　　　　　　　　　　　　　　　　　　　　　　副高：熟练掌握　正高：熟练掌握

胃十二指肠溃疡穿孔发生在慢性溃疡的基础上，患者有长期溃疡病史，但在少数情况下，急性溃疡也可以发生穿孔。下列因素可促进穿孔的发生：①精神过度紧张或劳累：增加迷走神经兴奋程度，溃疡加重而穿孔；②饮食过量：胃内压力增加，使溃疡穿孔；③应用非甾体抗炎药（NSAID）：与十二指肠溃疡、胃溃疡的穿孔密切相关，现在研究显示，治疗患者时应用这类药物是主要的促进因素；④免疫抑制：尤其在器官移植患者中应用激素治疗；⑤其他因素：包括患者年龄增加、慢性阻塞性肺疾病、创伤、大面积烧伤和多器官功能障碍。

知识点3：胃、十二指肠溃疡急性穿孔的病理生理　副高：熟练掌握　正高：熟练掌握

急性穿孔后，有强烈刺激性的胃酸、胆汁、胰液等消化液和食物溢入腹腔，引起化学性腹膜炎，导致剧烈的腹痛和大量腹腔渗出液，甚至可致血容量下降，低血容量性休克。6～8小时后，细菌开始繁殖，并逐渐转变为化脓性腹膜炎，病原菌以大肠埃希菌及链球菌多见。在强烈的化学刺激、细胞外液丢失的基础上，大量毒素被吸收，可导致感染中毒性休克的发生。胃十二指肠后壁溃疡可穿透全层，并与周围组织包裹，形成慢性穿透性溃疡。

知识点4：胃、十二指肠溃疡急性穿孔的临床表现　副高：熟练掌握　正高：熟练掌握

（1）80%～90%的患者有溃疡病史，近期有溃疡病症状加重史。
（2）突发上腹刀割样剧烈疼痛，迅速波及全腹，可有肩、肩胛部放射性疼痛。
（3）可有恶心、呕吐等上消化道症状。
（4）常有面色苍白、出冷汗、肢端发冷等休克症状。
（5）急性痛苦面容，惧怕翻身活动及深呼吸。
（6）腹膜炎体征压痛、反跳痛、肌紧张，典型者为板状腹。
（7）腹式呼吸受限，胃泡鼓音区缩小或消失，肝浊音界缩小或消失，肠鸣音减弱或

消失。

知识点5：胃、十二指肠溃疡穿孔的辅助检查　　　　副高：熟练掌握　　正高：熟练掌握

（1）白细胞计数增多，中性粒细胞比例升高；血淀粉酶可轻度升高。

（2）诊断腹部空腔脏器穿孔首选的方法是X线检查。站立位腹部X线透视或平片约80%患者可见单侧或双侧膈下线状、新月状游离气体影。随着体位变动，游离气体的形态和位置可以变化。这与空腔脏器腔内的气体有明显区别。

（3）腹部B超可发现腹水。

（4）腹腔穿刺可获胆汁着色液或脓性液体。

知识点6：胃、十二指肠溃疡穿孔的诊断标准　　　　副高：熟练掌握　　正高：熟练掌握

胃十二指肠溃疡急性穿孔后表现为急剧上腹痛，并迅速扩展为全腹痛，伴有显著的腹膜刺激征，结合X线检查发现腹部膈下游离气体，诊断性腹腔穿刺抽出液含有胆汁或食物残渣等特点，正确诊断一般不困难。在既往无典型溃疡病者，位于十二指肠及幽门后壁的溃疡小穿孔，胃后壁溃疡向小网膜腔内穿孔，老年体弱反应性差者的溃疡穿孔及空腹时发生的小穿孔症状、体征不典型，较难诊断。另需注意的是，X线检查未发现膈下游离气体并不能排除溃疡穿孔的可能，因为约有20%患者穿孔后可以无气腹表现。

知识点7：胃、十二指肠溃疡穿孔的鉴别诊断　　　　副高：熟练掌握　　正高：熟练掌握

（1）急性胰腺炎：溃疡急性穿孔和急性胰腺炎都是上腹部突然受到强烈化学性刺激而引起的急腹症，因而在临床表现上有很多相似之处，在鉴别诊断上可能造成困难。急性胰腺炎的腹痛发作虽然也较突然，但多不如溃疡穿孔者急骤，腹痛开始时有由轻而重的过程，疼痛部位趋向于上腹偏左及背部，腹肌紧张程度也略轻。血清及腹腔渗液的淀粉酶含量在溃疡穿孔时可以有所增高，但其增高的数值尚不足以诊断。急性胰腺炎X线检查无膈下游离气体，B超及CT提示胰腺肿胀。

（2）急性阑尾炎：胃十二指肠穿孔外溢的内容物可循右结肠旁沟流聚于右下腹，引起与急性阑尾炎相似的右下腹疼痛和压痛。仔细询问病史当能发现急性阑尾炎开始发病时的上腹痛一般不十分剧烈，阑尾穿孔时腹痛的加重也不以上腹为主，腹膜炎体征则右下腹较上腹明显。

（3）胆石症、急性胆囊炎：胆绞痛发作以阵发性为主，压痛较局限于右上腹，而且压痛程度也较轻，腹肌紧张远不如溃疡穿孔者显著。腹膜炎体征多局限在右上腹，有时可触及肿大的胆囊，Murphy征阳性，X线检查无膈下游离气体，B超提示有胆囊结石、胆囊炎，如血清胆红素增高，则可明确诊断。

（4）胃癌穿孔：胃癌穿孔与溃疡病穿孔的鉴别主要依据患者的既往史以及就诊时的全身和局部体征。溃疡病患者通常表现为空腹痛，好发于青壮年。胃癌患者腹痛多在饱腹情况下

发生。且胃癌患者由于肿瘤消耗，通常表现为消瘦，面色灰暗或苍白。溃疡患者一般除表现为痛苦面容外，没有胃癌患者的消耗型体型。在查体时胃癌患者偶尔可以扪及上腹部肿块。消化性溃疡穿孔病例特别是胃溃疡穿孔患者在术中应仔细观察病变性质，必要时进行冰冻组织活检，以除外胃癌可能。

知识点8：胃、十二指肠溃疡穿孔的非手术治疗　　副高：熟练掌握　　正高：熟练掌握

（1）适应证：①症状较轻，一般情况较好的单纯性空腹小穿孔；②空腹穿孔者；③穿孔超过48小时，症状较轻，腹膜炎较局限，估计穿孔已自行黏堵者。

（2）方法：①禁食；②持续胃肠减压；③高坡卧位；④静脉营养支持；⑤广谱抗生素＋抗厌氧菌；⑥可配合针刺等中医药疗法；⑦密切观察，若治疗6～8小时后，症状、体征不见好转反而加重，应立即改手术治疗。

知识点9：胃、十二指肠溃疡穿孔的手术治疗　　副高：熟练掌握　　正高：熟练掌握

（1）适应证：①症状重，腹痛剧烈的患者；②饱腹穿孔者；③腹膜炎体征重者；④非手术治疗后症状和体征无缓解，甚至加重的患者。

（2）术前准备：①禁食；②胃肠减压；③抗生素治疗。

（3）术式：①单纯穿孔缝合术：适用于穿孔时间较长、腹腔污染重、继发感染重及一般情况差不能耐受复杂手术者；②胃大部切除术：适用于穿孔时间在12小时之内，腹腔内炎症及胃十二指肠壁水肿较轻，一般情况较好，且溃疡本身有较强的根除指征（如幽门梗阻、出血、恶变可能、胼胝性溃疡、顽固性溃疡等）者；③迷走神经切断加胃窦切除、穿孔缝合加高选择性迷走神经切断术等术式：可视术者经验选用。

术中将腹水尽量清除干净，并用生理盐水做腹腔冲洗（积液较局限时可不冲洗）。一般不需放置引流，但腹腔感染严重或穿孔修补不满意时应放置引流。

（4）术后注意事项：①持续胃肠减压；②术后高坡卧位；③术后给予H_2受体阻滞剂或质子泵抑制剂。

知识点10：穿孔修补术的步骤和注意事项　　副高：熟练掌握　　正高：熟练掌握

胃、十二指肠溃疡穿孔的手术治疗包括穿孔修补术、胃大部切除术和穿孔修补＋迷走神经切断术。首选穿孔修补术。如合并其他并发症，可以选择胃大部切除术，它可以一次性解决穿孔和溃疡两个问题。但对于穿孔时间长、腹腔感染严重、组织明显水肿的病例，也不宜行胃大部切除术。

（1）步骤：在溃疡穿孔处一侧沿胃纵轴进针，贯穿全层，从穿孔处的另一侧出针。缝合的针数视溃疡穿孔的大小决定，一般为3针左右。穿孔修补术后患者需要进行正规的溃疡药物治疗。

（2）注意事项：①对溃疡有怀疑恶变者要取穿孔处组织做病理检查。②缝针贯穿全层

胃壁时，不要缝到对面胃壁。③穿孔处胃壁水肿明显，打结时要松紧适度，以免缝线切割组织。必要时可先覆盖大网膜，再结扎缝线可防止组织切割。

第五节　应激性溃疡

知识点1：应激性溃疡的概念　　　　　　　　　　副高：熟练掌握　正高：熟练掌握

应激性溃疡是指患者在遭受严重损伤、烧伤、大手术、重症感染以后，或处于其他危重情况下所发生的一种胃黏膜的急性浅表性糜烂或溃疡。本疾病以胃为主，表现为急性炎症、糜烂或溃疡，严重时可发生大出血或穿孔，此病可属于MODF，亦可单独发生。

知识点2：应激性溃疡的病因和发病机制　　　　副高：熟练掌握　正高：熟练掌握

应激性溃疡胃黏膜病变的发生机制尚不完全明了，各类急性胃黏膜病变（AGML）的发生也不一致。例如，烧伤、出血性休克、败血症时，因循环血容量减少，胃黏膜缺血，黏膜能量代谢降低，黏膜细胞迅速出现死亡。脑外伤患者则常有胃酸分泌过多，其他的因素还包括维生素A、前列腺素E减少以及氢离子逆向弥散与血管活性胺释放等。以上均可诱发机体神经内分泌系统的应激反应，受此影响，腹腔动脉系统发生收缩，使胃肠缺血，引起缺血性损伤和能量代谢障碍，由于ATP降低，不能维持H^+浓度梯度，造成H^+反流增加，黏膜pH降低。另外，此类患者常有胃酸分泌亢进和黏膜表面黏液层分解，造成黏膜损伤。缺血-再灌注过程中产生的氧自由基可损伤内皮细胞，也可破坏胃黏膜防御功能，加上缺血、缺氧及胃酸等损伤因素的共同作用，可发生应激性溃疡。胃的急性炎症还可由饮酒、服用阿司匹林或消炎药等直接引起，黏膜病变近似应激性溃疡，但是停止饮酒和服药后可很快痊愈。

知识点3：应激性溃疡的病理变化　　　　　　　副高：熟练掌握　正高：熟练掌握

在病理状态下，应激性溃疡是由多种损伤因素综合作用的结果，但其基本病理变化大体相同。病变主要位于胃底及胃体部，胃窦部亦可受累；一部分病变侵及十二指肠，少数可累及食管；黏膜先有点状苍白区，继而充血、水肿，发生糜烂和浅的溃疡；病变加重时侵及黏膜下，发生程度不等的出血，甚至可破坏胃壁全层而发生穿孔，导致弥漫性腹膜炎。肠道黏膜屏障机制破坏，肠道细菌移位，肠源性感染与SIRS/MODF的关系密切。肠道细菌移位的理论提示在创伤、感染、休克的应激反应中，肠道的黏膜屏障机制受到破坏，肠道免疫功能也受到抑制，加上菌群失调、肠道本身可能还有另外的介质释放等，均会对肝脏及全身造成伤害，细菌及内毒素移位在MODF发生发展中的重要性已得到充分认识。

知识点4：应激性溃疡的临床表现　　　　　　　　副高：熟练掌握　　正高：熟练掌握

（1）呕血和黑便：呕血为鲜红色血液或血块，表明出血量大，血液在胃内停留时间短，未经胃酸充分混合后即呕出；如血液在胃内停留时间长，经胃酸作用形成正铁血红素，则呕出物为咖啡色。因此，大量出血首先以出现呕血为早期表现；大出血可导致休克，危及生命。黑便的色泽主要取决于血液在肠道内停留的时间长短，典型的黑便呈柏油样，黏稠而发亮，并具有特别的臭味。当上消化道大量出血时可刺激肠蠕动，血液在肠道内推进较快，可表现为暗红色、鲜红色血便，酷似下消化道出血。

（2）失血性休克：上消化道大出血可导致急性失血性休克，其程度取决于出血量的多少、失血速度和机体的代偿能力。上消化道出血＞10ml，粪隐血试验可呈阳性反应；出血量达到60～100ml可出现黑便；胃内储存积血量达250～300ml可引起呕血，一次性出血量不超过400ml时，循环血容量的减少可被肝脾及组织液所补充，并不引起全身症状；当出血量超过500ml时患者可出现头晕、乏力、心悸、心率加快和血压偏低等临床表现；出血量达到700ml，即便出血缓慢也出现贫血、头晕、口渴、肢体发冷等，突然直立可出现昏厥，出血量达到1500～2000ml时，由于循环血容量的不足，静脉回心血量的减少，导致心排血量降低，引起机体的组织灌注减少和细胞缺氧，产生一系列休克的临床表现，如脉搏细速、血压下降、收缩压＜80mmHg。但是在休克的早期，血压可因机体代偿而基本保持正常，甚至一时偏高，此时脉压较小，血压波动较大，如不及时救治则血压迅速下降，甚至休克死亡。皮肤可因外周血管收缩和血液灌注不足而呈现灰白色或紫灰色花斑，四肢湿冷，施压后褪色，经久不见恢复。静脉充盈差，体表静脉塌陷，患者常表现为疲乏无力或进行性精神萎靡、烦躁不安、呼吸困难、意识模糊，如休克不能尽快得到纠正，可进一步加重缺氧，导致代谢产物的堆积及代谢性酸中毒；大量血液淤积在周围循环中，导致循环衰竭及DIC发生，有效循环血容量锐减，心、脑、肾供血不足，最终导致不可逆休克而死亡。

（3）肠道功能衰竭：表现为肠蠕动消失，停止排便和排气，腹腔压力升高，可出现腹腔室间隔综合征，临床表现为腹压进行性升高，呼吸困难，肾血流量减少，进一步加重急性肾衰竭。

知识点5：应激性溃疡的诊断要点　　　　　　　　副高：熟练掌握　　正高：熟练掌握

（1）有应激状态，如脑疾病或手术史、烧伤、大手术。
（2）长期服用水杨酸制剂、非甾体抗炎药等。
（3）有长期饮酒史。
（4）呕血，便血，便潜血阳性。
（5）出血量大可有休克表现。
（6）胃镜可见胃黏膜糜烂、渗血、表浅溃疡，少有溃疡侵袭大血管引起大出血。

知识点6：应激性溃疡的治疗　　　　　　　　　　副高：熟练掌握　　正高：熟练掌握

积极治疗原发病，控制严重创伤、烧伤、休克及全身感染等原发病的发生与发展是防治应激性溃疡的关键。

（1）积极保护胃黏膜：降低胃酸和保护胃黏膜可以缓解胃、十二指肠的炎症，以免大出血和穿孔，可用胃管尽量吸出胃液，同时应用：①抗酸药物，如氢氧化铝凝胶10～15ml，3～4次/天保护胃黏膜；②H_2组胺受体拮抗药，如雷尼替丁、西咪替丁、法莫替丁等；③抑制H^+-K^+泵，如奥美拉唑，可以通过抑制胃壁细胞的H^+-K^+-ATP酶达到抑酸分泌作用，如患者正在用肾上腺激素类药物，应予停药。

（2）非手术治疗：溃疡大出血时先用非手术疗法，包括：①置入较粗的胃管，先以冷盐水冲洗去除胃内血液和凝血块；继而用去甲肾上腺素或肾上腺素液冲洗。②由胃管内持续缓慢滴入要素饮食，既可中和胃酸利于止血，还能增强胃肠黏膜屏障功能。③静脉滴注奥美拉唑降低胃酸。垂体后叶素20U加入5%葡萄糖200ml，30分钟内滴完，可减少腹腔动脉血流，此药也可用介入性腹腔动脉置管法置入。④经内镜止血。在内镜下局部喷洒止血剂，也可采用热凝固方法止血，例如，高频电凝止血、纤维光导激光止血等。⑤栓塞治疗是目前食管下段、胃及十二指肠溃疡出血首选方法，尤其是对胃左动脉分支出血的治疗效果更佳。先做诊断性血管造影，确定病变部位、范围及其血供特点，然后注入明胶海绵等栓塞材料。

（3）手术治疗：经各种保守治疗仍继续反复大量出血；持续大量出血，在6～8小时内输血600～800ml尚不能维持血压；合并溃疡穿孔或腹膜炎者为手术适应证。以选择性迷走神经切断加胃窦切除或次全胃切除、并行局部止血为常用术式；此类患者病情严重，多伴有休克，全身情况差，术前应适当输血、输液等，纠正贫血，维持体液平衡和提供营养，做好术前准备。注意治疗感染和其他器官的功能不全，改善患者全身状态，还应强调，此类患者术后可能再度出血，应提高警惕。

（4）肠功能屏障的保护：主要方法有：①营养支持，包括肠外和肠内营养，肠内营养除供给营养外，还具有促进黏膜生长的特殊作用；②维持肠黏膜屏障功能，合理应用生长激素、谷氨酰胺、膳食维生素等能促进肠黏膜代谢；③维持肠免疫及生物屏障作用，避免人为的抑制、减少胃液的产生和分泌，勿滥用抗生素，以维持肠内细菌的生态平衡。

（5）肠黏膜的保护：应注意保护肠道黏膜上皮结构的完整性，维护肠道微生态平衡，做到肠道细菌移位的预防。早期肠道内营养是预防肠源性感染的重要措施。积极改善全身免疫功能和营养状态。

第六节 胃 息 肉

知识点1：胃息肉的概念　　　　　　　　　　副高：熟练掌握　正高：熟练掌握

胃息肉通常是指高出胃周围黏膜、突向胃腔的病变。一般分为增生性息肉、胃底腺息肉、瘤样息肉或腺瘤、炎性纤维性息肉。

知识点2：胃息肉的临床表现　　　　　　　　副高：熟练掌握　正高：熟练掌握

（1）腹痛与不适：常由胃酸缺乏和胃酸低下所致。

（2）恶心、厌食、消化不良：因肿瘤引起的梗阻或胃功能紊乱所致。

（3）出血、黑便：如息肉表面有糜烂、溃疡，可发生间歇性或持续性出血。

（4）梗阻：较大的息肉阻塞于幽门管或息肉样的胃窦黏膜进入十二指肠，可出现幽门梗阻症状。

知识点3：胃息肉的诊断要点　　　　副高：熟练掌握　　正高：熟练掌握

（1）可有上腹痛、上腹不适、恶心、呕吐等典型症状。

（2）上消化道造影示充盈缺损。

（3）胃镜及活检病理有助于确定息肉性质。

（4）内镜下超声、CT或MRI检查可协助诊断。

知识点4：胃息肉的治疗原则　　　　副高：熟练掌握　　正高：熟练掌握

（1）内镜治疗：电灼、套圈、黏膜下切除术等治疗。

（2）手术治疗：①指征：息肉较大，内镜治疗风险大；不能除外恶变者；②术式：a. 胃切开息肉黏膜下切除术，适用于单发或少量息肉；b. 胃部分切除术，适用于多发区域性息肉；c. 全胃切除术，适用于多发密布于全胃的息肉，原则上应避免此术式，可考虑胃部分切除术＋息肉切除术。

第七节　原发性胃淋巴瘤

知识点1：原发性胃淋巴瘤的概念　　　　副高：熟练掌握　　正高：熟练掌握

原发性胃淋巴瘤为结外型淋巴瘤中最常见者，占结外淋巴瘤的20%～30%和胃肠道淋巴瘤的50%以上。其发病机制尚不清楚，可能与幽门螺杆菌（Hp）所致的慢性感染有关，几乎所有胃淋巴瘤患者的胃黏膜均可发现Hp存在。

知识点2：原发性胃淋巴瘤的临床表现　　　　副高：熟练掌握　　正高：熟练掌握

（1）最常见的症状为腹痛，多为钝痛。

（2）常见恶心、呕吐、体重减轻。

（3）部分患者可出现胃穿孔和梗阻症状。

（4）约有10%的患者无明显症状。

（5）患者恶病质多见，腹部压痛，少数患者可触及左上腹包块。

知识点3：原发性胃淋巴瘤的诊断要点　　　　副高：熟练掌握　　正高：熟练掌握

（1）常见症状为上腹痛、食欲下降、消瘦。

（2）可于左上腹触及包块。

（3）典型上消化道造影表现：①多数圆形不规则的充盈缺损间存有正常黏膜，即"鹅卵石"症；②在不规则的充盈缺损周围伴有粗糙、扭曲、肥大的环形病变。

（4）胃镜检查可见病变常为片状，边缘不规则，表面凹凸不整，伴有多发性糜烂或浅溃疡，病灶表面常有糜烂、出血、结节隆起、浸润肥厚混杂而呈多彩性外观是胃淋巴瘤的形态特点，胃镜下取病理可明确诊断。

（5）血常规、X线胸片和腹部B超检查，甚至胸腹部CT或MRI检查、骨髓穿刺涂片或活检，排除继发性淋巴瘤。

（6）原发性胃淋巴瘤的诊断（Dawson，1961年）：①无表浅淋巴结增大；②白细胞总数及分类正常；③X线胸片未见纵隔有增大淋巴结；④在手术中发现除胃及区域淋巴结受累，无其他肉眼可见肿瘤存在；⑤肝、脾正常。

（7）幽门螺杆菌检查可协助诊断。

（8）胃黏膜相关淋巴组织淋巴瘤是指起源于胃黏膜淋巴滤泡边缘带上B细胞的肿瘤，有特异的病理组织学特征。

知识点4：原发性胃淋巴瘤的治疗原则	副高：熟练掌握　正高：熟练掌握

（1）手术治疗：行胃大部切除术。

（2）放射治疗：可为术前新辅助化疗或术后的辅助化疗。

（3）术后化疗：可为术前新辅助放疗或术后的辅助放疗。

（4）幽门螺杆菌治疗：进行根除幽门螺杆菌的多药物联合治疗。

第八节　胃　癌

知识点1：胃癌的危险因素	副高：熟练掌握　正高：熟练掌握

（1）饮食因素：①亚硝基化合物：为一大类化学致癌物，天然存在的亚硝基化合物是极微量的。人类可以在体内内源性合成亚硝基化合物，而胃则是主要合成场所。经食物摄入胃内的前体物能够进一步内源性合成亚硝基化合物。人群硝酸根和亚硝酸根的暴露水平与胃癌流行呈正相关；②多环芳烃化合物：被认为是重要致癌物，可污染食品或在加工过程中形成。熏、烤、炸等加工过程，可使蛋白变性，产生大量致癌性多环芳烃化合物；③高盐饮食：胃癌与高盐饮食及盐渍食品摄入量多有关。摄入高浓度食盐可使胃黏膜屏障损伤，造成黏膜细胞水肿，腺体丢失。在给予致癌性亚硝基化合物同时给予高盐可增加胃癌诱发率，诱发时间也较短，有促进胃癌发生的作用；④其他：吸烟、饮酒增加胃癌的发病风险。

（2）幽门螺杆菌：幽门螺杆菌（Hp）感染与慢性活动性胃炎和消化性溃疡高度相关。Hp是胃癌的主要危险因素之一，感染主要与发生在远端的肠型胃癌有关。

（3）胃慢性疾患：胃癌，特别是肠型胃癌的发病模式为多因素作用下的多阶段过程。一些胃慢性疾患，如慢性萎缩性胃炎、胃黏膜肠上皮化生和异型性增生与胃癌发病相关。

（4）遗传因素：胃癌主要分为肠型胃癌和弥漫型胃癌。肠型胃癌的发病年龄较晚，多发于胃窦部，主要由环境致癌因素所致。弥漫型胃癌的发病年龄轻，有遗传倾向性。

知识点2：胃癌的组织学类型　　　　　　　　副高：熟练掌握　正高：熟练掌握

在组织病理学上，胃癌90%以上是腺癌，其中又可以细分为乳头状腺癌、管状腺癌、低分化腺癌、黏液腺癌、印戒细胞癌。少见类型包括腺鳞癌、类癌、小细胞癌、未分化癌等。

知识点3：胃癌的发生部位　　　　　　　　　　　副高：熟悉　正高：掌握

胃癌可发生于胃的任何部位，最多见于胃窦部，其次为胃小弯、贲门部，胃大弯和前壁较少见。

知识点4：早期胃癌的大体分型　　　　　　　副高：熟练掌握　正高：熟练掌握

（1）Ⅰ型：隆起型，明显突入腔内，呈息肉状，高出黏膜，相当于黏膜厚度2倍以上，超过约5mm。表面凸凹不平，呈颗粒或结节状，有灰白色物覆盖，色泽鲜红或苍白，有出血斑及糜烂。肿物多大于1cm，基底为广基或亚蒂。

（2）Ⅱ型：浅表型，分为3个亚型。①Ⅱa型：浅表隆起型，隆起高度小于2倍黏膜厚度，呈平台状隆起。形态呈圆形、椭圆形、葫芦形、马蹄形或菊花样。表面不规则，凹凸不平，伴有出血、糜烂等症状；附有白苔，色泽红或苍白。周边黏膜可能有出血症状；②Ⅱb型：浅表平坦型，病灶不隆起，亦不凹陷，仅见黏膜发红或苍白，失去光泽，粗糙不平，境界不明显。有时与局灶性萎缩或溃疡瘢痕鉴别困难，应活检予以鉴别；③Ⅱc型：浅表凹陷型，是最常见的早期胃癌类型，黏膜凹陷糜烂，底部有细小颗粒，附白苔或发红，可有岛状黏膜残存，边缘不规则，如虫咬或齿状，常伴有出血，周围黏膜皱襞失去正常光泽，异常发红，皱襞向中心集聚，呈现突然中断或变细，或变钝如杵状或融合成阶梯状凹陷。

（3）Ⅲ型：凹陷型，癌灶有明显凹陷或溃疡。底部为坏死组织，形成白苔或污秽苔，易出血，边缘不规则呈锯齿或虫咬样，周围黏膜隆起，不规则结节，边缘黏膜改变如Ⅱc型。

（4）混合型：以上两种形态共存于一个癌灶中称混合型，其中以深浅凹陷型多见，其次是隆起伴浅凹陷者。以主要改变列在前面，如Ⅲ+Ⅱc型、Ⅱc+Ⅲ型、Ⅱa+Ⅱc等。

各型中以Ⅱa、Ⅲ及Ⅱc+Ⅲ型最多，占早期胃癌的2/3以上，年龄越轻，凹陷型越多，年龄增长则隆起型增多。隆起型面积多比凹陷型大，微小癌灶多为Ⅱc型。

知识点5：进展期胃癌的大体分型　　　　　　副高：熟练掌握　正高：熟练掌握

进展期胃癌分型主要基于Borrmann分类，此分类与预后及组织学类型的联系较为密切，应用比较广泛。进展期胃癌分为4个类型。

（1）Ⅰ型：息肉样型，肿瘤主要向胃腔内生长，隆起明显，呈息肉状，基底较宽，境界较清楚，溃疡少见，但可有小的糜烂。在进展期胃癌中，这是最为少见的类型，占3%～5%。

（2）Ⅱ型：局限溃疡型，肿瘤有较大溃疡形成，边缘隆起明显，境界较清楚，向周围浸润不明显。该型占30%～40%。

（3）Ⅲ型：浸润溃疡型，肿瘤有较大溃疡形成，其边缘部分隆起，部分被浸润破坏，境界不清，向周围浸润较明显，癌组织在黏膜下的浸润范围超过肉眼所见肿瘤边界，是最为多见的一个类型，占50%左右。

（4）Ⅳ型：弥漫浸润型，呈弥漫性浸润生长，触摸时难以确定肿瘤边界。由于癌细胞的弥漫浸润及纤维组织增生，可导致胃壁增厚、僵硬，即所谓"革袋胃"，若肿瘤局限于胃窦部，则形成极度的环形狭窄。该型占10%左右。

| 知识点6：胃癌的Lauren分型 | 副高：熟练掌握　　正高：熟练掌握 |

根据组织结构、生物学行为及流行病学调查等方面的特征，Lauren将胃癌分为肠型及弥漫性。该分型目前在世界上广泛应用。

（1）肠型胃癌：此型相对常见，分化程度高，有腺管形成，与癌前病变、胃黏膜萎缩和肠上皮化生有关。肠型胃癌在远端胃癌中占多数，发病率稳定或下降。一部分此型胃癌与幽门螺杆菌感染有关。在这种癌变模式中，环境因素的影响造成腺体萎缩继而胃酸缺乏，胃内pH升高。进而细菌过度增长（如Hp），亚硝酸盐和亚硝基等细菌产物的增多将加剧胃黏膜萎缩和肠上皮化生，增加癌变危险。

（2）弥漫型胃癌：此型相对少见，年轻患者中多一些，组织学表现为未分化的印戒细胞，易发生黏膜下播散。通常无明显的癌前病变，也可能与Hp感染有关。A型血人具有易患性。发生在近端的弥漫型胃癌发病率在世界范围内有所升高；相同分期情况下，预后较远端胃癌差。

| 知识点7：胃癌的临床病理分期 | 副高：熟练掌握　　正高：熟练掌握 |

2016年国际抗癌联盟（UICC）及美国肿瘤联合会（AJCC）颁布了第8版胃癌TNM分期系统。其中病理分期（pTNM分期）：p表示术后经病理组织学证实，T指癌肿本身，N指淋巴结转移，M指远处转移。按照癌肿浸润深度分为：T_{1a}：肿瘤局限于黏膜层（M）；T_{1b}：肿瘤侵犯黏膜下层（SM）；T_2：肿瘤侵犯固有肌层（Mp）；T_3：肿瘤侵犯浆膜下层（SS）；T_{4a}：肿瘤侵犯浆膜表面（SE）；T_{4b}：肿瘤侵犯邻近结构（SI）。N：淋巴结转移；N_x：区域淋巴结无法评估；N_0：区域淋巴结无转移；N_1：1～2个淋巴结转移；N_2：3～6个淋巴结转移；N_3：7个或以上区域淋巴结转移；N_{3a}：7～15个区域淋巴结转移；N_{3b}：16个或16个以上区域淋巴结转移。M_0：无远处转移；M_1：有远处转移。将这三种因素的不同组合分为4期（见下表）。

AJCC胃癌病理分期（pTNM分期）

	N_0	N_1	N_2	N_3
T_1	Ⅰ A	Ⅰ B	Ⅱ A	Ⅱ B
T_2	Ⅰ B	Ⅱ A	Ⅱ B	Ⅲ A
T_3	Ⅱ A	Ⅱ B	Ⅲ A	Ⅲ B
T_{4a}	Ⅱ B	Ⅲ A	Ⅲ B	Ⅲ C
T_{4b}	Ⅲ B	Ⅲ B	Ⅲ C	Ⅲ C
M_1	Ⅳ			

知识点8：胃癌的扩散与转移　　　　　　　　副高：熟悉　正高：掌握

（1）直接浸润：胃癌组织可沿胃壁浸润生长。侵及黏膜下层后，可沿组织间隙与淋巴网蔓延，扩展距离可达癌灶外5cm。向近端可以侵及食管下端，远端可以浸润十二指肠。胃癌突破浆膜后，易扩散至网膜、横结肠及其系膜、脾、胰腺等邻近脏器。

（2）血行转移：癌细胞浸润血液循环可向身体其他部位播散，形成转移灶。常见转移器官有肝、肺、骨骼等处。

（3）腹膜种植转移：胃癌组织浸润至浆膜外，癌细胞脱落并种植在腹膜和腹腔脏器浆膜，形成种植转移结节。腹膜广泛转移时，可出现大量癌性腹水。直肠前凹的较大种植转移灶可以经肛门触及。

（4）淋巴转移：淋巴转移是胃癌转移的主要途径。胃癌淋巴结转移通常循序进行，但也可发生跳跃转移，即第一站淋巴结无转移而第二站有转移。经末期胃癌可经胸导管向左锁骨上淋巴结转移。肿瘤部位不同，需根治性清除的淋巴结分组不同。

知识点9：胃癌的临床表现　　　　　　　　副高：熟练掌握　正高：熟练掌握

（1）症状：胃癌早期仅有一些不明确的上消化道症状，如上腹隐痛不适、嗳气反酸、食欲减退、轻度贫血等。随着病情进展，上腹疼痛、食欲缺乏、消瘦等症状逐渐加重。靠近幽门或贲门的癌灶增长到一定程度，可出现幽门或贲门梗阻的表现。此期尚可发生上消化道大出血、穿孔的并发症。病程的晚期可见局部肿块、腹水、锁骨上淋巴结增大、恶病质等。

（2）体征：体检在早期多无特殊发现，胃窦部进展期癌有时可触及肿块。晚期其他脏器的严重转移可具有相应体征，如肝脏肿块、直肠前凹肿块等。

知识点10：副癌综合征的临床表现　　　　　　副高：熟练掌握　正高：熟练掌握

①皮肤症状：黑棘皮症、皮肌炎、环状红斑、类天疱疮、脂溢性角化病；②中枢神经系

统症状：痴呆、小脑共济失调；③其他症状：血栓性静脉炎、微血管病性溶血性贫血、膜性肾病等。

知识点11：胃癌肿瘤标志物的检测意义　　　　副高：熟练掌握　　正高：熟练掌握

癌胚抗原（CEA）在40%～50%的胃癌病例中升高，其他肿瘤标志物（CA19-9、CA125、CA247）等也有可能在胃癌病例中出现不同程度的升高，但并无筛查或诊断价值。在判断治疗效果和术后随访时有一定意义，如术前升高的患者在术后是否下降到正常；术后复查时如果出现持续性升高则提示有复发及转移可能。

知识点12：胃癌的诊断　　　　　　　　　　　　副高：熟练掌握　　正高：熟练掌握

（1）早期诊断要点：①对40岁以上近期出现不明确的上消化道症状，或以往的溃疡病症状加重或规律性改变者，应做进一步检查；②对患有胃息肉、胃溃疡、慢性萎缩性胃炎、胃酸缺乏症、恶性贫血等胃癌前期病变者，应定期随诊；③综合应用胃镜、胃十二指肠钡剂造影等检查，提高早期胃癌诊断率。

（2）搜集完整诊断资料：①胃镜检查：明确病灶的部位、大小、大体形态，同时做多点活检，获取组织学分类及分化程度、生长方式等方面资料。有条件时做超声胃镜检查，可进一步了解肿瘤的浸润深度及胃周淋巴结增大情况；②胃十二指肠钡剂造影：与胃镜资料结合，明确病灶的部位、大小、大体形态，并可观察胃及肿块的活动度。若胃及肿块随呼吸运动可上下移动达一个椎体以上，则病灶的切除可能性极大；③腹部CT或B超检查：了解肝、胰、脾、腹膜后淋巴结等有无转移征象，有无腹水；④胸部X线片：除外肺转移；⑤直肠指诊：了解直肠前凹有无转移结节；⑥腹腔镜检：可了解腹内胃外浸润、转移、种植等情况。对某些病程较晚病例有免除单纯剖腹探查之效。

知识点13：胃癌在CT扫描中的表现　　　　　　副高：熟练掌握　　正高：熟练掌握

正常胃壁厚度在5mm以下，胃窦部较胃体部稍厚。增强扫描，胃壁常表现为3层结构，内层与外层表现为明显的高密度，中间为低密度带。内层大致相当于黏膜层，中间层相当于黏膜下层，外层为肌层和浆膜。胃癌在CT扫描可以表现为：①胃壁增厚，主要是癌肿沿胃壁深层浸润所致。②腔内肿块，癌肿向胃腔内生长，形成突向胃腔内的肿块。肿块表面不光滑，可呈分叶、结节或菜花状，表面可伴有溃疡。③溃疡，胃癌形成腔内溃疡，周边表现为环绕癌性溃疡周围的堤状隆起。④胃腔狭窄，狭窄胃腔边缘较为僵硬，且不规则，多呈非对称性向心狭窄，伴环周非对称性胃壁增厚等。

知识点14：胃癌的X线表现　　　　　　　　　　副高：熟练掌握　　正高：熟练掌握

胃癌的X线基本表现包括充盈缺损、龛影、环堤等，可伴有胃壁的变形，如胃腔狭窄、胃角变形、边缘异常和小弯缩短。黏膜形态异常可表现为黏膜皱襞的粗大、僵硬、中断、破坏消失及不规则的沟槽影。

晚期病例可以出现腹腔转移的间接征象，如胃横结肠间距、胃底膈肌间距、肠间距增宽等征象，以及肠管移动度异常和腹水等。

知识点15：胃癌的手术治疗 副高：熟练掌握 正高：熟练掌握

（1）手术指征：当今的肿瘤减瘤方法以手术切除最有效。因此，除部分早期胃癌外，只要患者全身情况许可，无严重心、肺、肝、肾疾病，能耐受麻醉及手术者，均应剖腹探查。不应将远处转移视为剖腹探查的绝对禁忌证。同理，术中只要局部解剖条件许可，应力争将原发癌灶切除。根治性切除则应进一步满足下列条件：①无腹外远位转移；②无腹内广泛转移（如肝内多发性转移结节）或种植（腹膜的广泛种植）；③胃周的浸润、转移、种植灶能借联合脏器切除达到根治目的；④患者全身情况能耐受此侵袭性较大的根治性手术。对无法切除的病例，可视需要及条件选择胃空肠吻合、胃或空肠的营养性造口等姑息性手术。

（2）术前准备：除按剖腹术常规准备外，要注重纠正贫血、低蛋白血症和营养及水、电解质失衡。合并有胃出口梗阻者按幽门梗阻准备。位于大弯侧的进展期胃癌常规做结肠手术准备。

（3）手术方式：除部分早期胃癌可选择经胃镜切除或胃楔形切除外，胃癌的基本手术方式为远端胃大部切除、近端胃部分切除、全胃切除，视癌肿的部位及根治的要求选择。

（4）根治手术原则：根治包括原发癌灶的切除、区域淋巴结的清扫及腹腔脱落癌细胞的处理。原发癌灶切除的"安全边缘"视癌肿的分化程度及周边浸润情况在3～8cm之间选择。幽门窦部癌十二指肠应切到幽门下3～5cm，而胃底贲门部癌下段食管需切除5cm以上。淋巴结的清扫以第二站（D_2）为基准，为此必须将胃床腹膜组织（包括大小网膜、肝十二指肠韧带和横结肠系膜前叶、胰腺被膜）剥离以显露这些淋巴结所附着的血管根部。必要时还可追加部分第三站淋巴结的清除。必须重视防止医源性腹内扩散，术毕用蒸馏水或温热盐水（45℃）冲洗腹腔2次。

知识点16：胃的区域淋巴结 副高：熟悉 正高：掌握

依据淋巴结距胃的距离，可分为3站。第一站为胃旁淋巴结，按照贲门右、贲门左、胃小弯、胃大弯、幽门上、幽门下淋巴结的顺序编为1～6组。7～16组淋巴结原则上按照动脉分支排序分别为胃左动脉旁、肝总动脉旁、腹腔动脉旁、脾门、脾动脉旁、肝十二指肠韧带内、胰后、肠系膜上动脉旁、结肠中动脉旁、腹主动脉旁淋巴结。胃癌由原发部位经淋巴网向第一站（N_1）胃周淋巴结转移，继之癌细胞随支配胃的血管，沿血管周围淋巴结向心性转移至第二站（N_2），并可向更远的第三站淋巴结（N_3）转移。不同部位胃癌的淋巴结的分站组合各不相同。

不同部位胃癌各站淋巴结的划分

淋巴结站别	全胃	窦部	体部	贲门部
第一站（N₁）	1, 2, 3, 4, 5, 6　3, 4, 5, 6		1, 3, 4, 5, 6	1, 2, 3, 4
第二站（N₂）	7, 8, 9, 10, 11　1, 7, 8, 9		2, 7, 8, 9, 10, 11	5, 6, 7, 8, 9, 10, 11
第三站（N₃）	12, 13, 14　2, 10, 11, 12, 13, 14		12, 13, 14	12, 13, 14

知识点17：胃癌的术后处理　　　副高：熟练掌握　正高：熟练掌握

（1）患者取平卧位，测血压、脉搏、呼吸、氧饱和度，每0.5～1小时1次，平卧6小时后正常停止，对有异常者要继续观察并找出原因做相应处理。

（2）放置腹腔引流者观察引流量、性状。一般在术后3～7日，待体温正常、进食、无液体引出后拔出。

（3）持续胃肠减压，观察引流量、颜色，以判断是否有出血和胃肠吻合口通畅情况。胃液引流量多者应注意水、电解质平衡。术后2～3日肠功能恢复后拔除胃管。

（4）术前30分钟可1次给予广谱抗生素，术后一般应用青霉素类抗生素加抗厌氧菌抗生素，3～5日后停用。

知识点18：胃癌的非手术治疗　　　副高：熟练掌握　正高：熟练掌握

（1）术前化疗及放疗：一般用于局部进展期的胃癌，目的是降低期别，提高手术切除率和R0切除率，减少局部复发。

（2）术后辅助化疗：S-1单药或S-1联合顺铂。

（3）腹腔温热灌注化疗：对于病期较晚已切除的胃癌，在术中或术后进行腹腔温热灌注化疗，有可能提高疗效。

（4）进展期胃癌的化疗：除了传统的氟尿嘧啶和顺铂外，还可以考虑紫杉醇、多西紫杉醇、伊立替康等药物的联合方案。

知识点19：胃癌的术后化疗　　　副高：熟练掌握　正高：熟练掌握

（1）适应证：①根治术后患者：早期胃癌根治术后原则上不必辅以化疗，但具有下列一项以上者应辅助化疗：癌灶面积＞5cm²、病理组织分化差、淋巴结有转移、多发癌灶或年龄＜40岁。进展期胃癌根治术后无论有无淋巴结转移，术后均需化疗。②非根治术后患者：如姑息性切除术后、旁路术后、造瘘术后、开腹探查未切除以及有癌残留的患者。③不能手术或再发的患者：要求患者全身状态较好、无重要脏器功能不全。4周内进行过大手术、急性感染期、严重营养不良、胃肠道梗阻、重要脏器功能严重受损、血白细胞低于$3.5×10^9$/L、血小板低于$80×10^9$/L等不宜化疗。化疗过程中如出现上述情况也应终止化疗。

（2）常用化疗方案：①FAM方案：由5-FU（氟尿嘧啶）、ADM（多柔比星）和MMC（丝裂霉素）三药组成，用法：5-Fu 600mg/m²，静脉滴注，第1、8、29、36日；ADM 30mg/m²，静脉注射，第1、29日；MMC 10mg/m²，静脉注射，第1日。每2个月重复一次。有效率为21%～42%。②UFTM方案：由UFT（替加氟/尿嘧啶）和MMC组成，用法：UFT 600mg/d，口服；MMC 6～8mg，静脉注射，1次/周。以上两药连用8周，有效率为9%～67%。③替吉奥（S-1）方案：由替加氟（FT）、吉莫斯特（CDHP）和奥替拉西钾三药按一定比例组成，前者为5-Fu前体药物，后两者为生物调节剂。用法为：40mg/m²，2次/日，口服；6周为1个疗程，其中用药4周，停药2周。有效率为44.6%。

近年胃癌化疗新药如紫杉醇类（多西他赛）、拓扑异构酶Ⅰ抑制剂（伊立替康）、口服氟化嘧啶类（卡培他滨）、第三代铂类（奥沙利铂）等备受关注，含新药的化疗方案呈逐年增高趋势，这些新药单药有效率＞20%，联合用药疗效更好，可达50%以上。此外，分子靶向药物联合化疗也在应用和总结经验中。

知识点20：胃癌的放射治疗	副高：熟练掌握　正高：熟练掌握

因胃癌复发多在癌床和邻近部位，故术中放疗有助于防止胃癌的复发。术中放疗的优点为：①术中单次大剂量（20～30Gy）放射治疗的生物学效应明显高于手术前、后相同剂量的分次照射。②能更准确地照射到癌复发危险较大的部位，即肿瘤床。③术中可以对周围的正常组织加以保护，减少放射线的不良反应。术后放疗仅用于缓解由狭窄、癌浸润等所引起的疼痛以及对残癌处（非黏液细胞癌）银夹标志后的局部治疗。

知识点21：胃癌的普查原则	副高：熟练掌握　正高：熟练掌握

①40岁以上，既往无胃病史而出现上述消化道症状者，或已有溃疡病史但症状和疼痛规律明显改变者；②有胃癌家族病史者；③有胃癌前期病变者，如萎缩性胃炎、胃溃疡、胃息肉、胃大部切除病史者；④有原因不明的消化道慢性失血或短期内体重明显减轻者。

第九节　胃间质瘤

知识点1：胃间质瘤的概念	副高：熟练掌握　正高：熟练掌握

胃间质瘤（GIST）是消化道最常见的间叶源性肿瘤，其免疫表型上表达KIT蛋白（CD117）、遗传学上存在频发性c-kit基因突变、组织学上主要以梭形细胞和上皮样细胞呈束状交叉或弥漫性排列为特征。胃间质瘤可发生在胃肠道或胃肠道外，胃是最常见的发病部位。转移部位主要在肝脏和腹腔。

知识点2：胃肠道间叶细胞	副高：熟悉　正高：掌握

胃肠道间叶细胞又称间充质细胞，源于中胚层，广泛存在于胃肠道管壁的各层组织中，

包括黏膜层、黏膜下层、肌层、浆膜层及其系膜。间叶细胞有多项分化潜能，可以进一步分化为成纤维细胞、肌成纤维细胞、脂肪细胞、血管内皮细胞和滑膜细胞等。

知识点3：c-kit基因突变　　　　　　　　副高：熟悉　　正高：掌握

c-kit是一种原癌基因，位于人染色体4q12～13，编码KIT受体蛋白，是一种酪氨酸激酶受体。导致酪氨酸激酶受体持续活化，刺激肿瘤细胞的持续增殖和抗凋亡信号的失控，利于肿瘤形成。GIST的c-kit基因突变率＞85%。

知识点4：胃间质瘤的病理　　　　　　　　副高：熟练掌握　　正高：熟练掌握

GIST大小不等，呈局限性膨胀性生长，境界清楚，偶尔可以看到假包膜。肿瘤大体形态呈结节状或分叶状，切面呈灰白色、红色，均匀一致，质地硬韧。体积大的肿瘤可以伴随囊性变、坏死和局灶性出血，穿刺后肿瘤破裂，也可以穿透黏膜形成溃疡。肿瘤多位于胃肠黏膜下层（60%）、浆膜下层（30%）和肌壁层（10%）。向腔内生长者多呈息肉样肿块并常伴发溃疡形成，向浆膜外生长多形成浆膜下肿块。可见出血、坏死、黏液变及囊性变。

显微镜下70%的GIST呈现梭形细胞，20%为上皮样细胞，10%为梭形/上皮样细胞混合型。GIST的免疫组织化学的诊断特征是细胞表面抗原CD117（KIT蛋白）阳性，CD117在GIST的细胞表面和细胞质内广泛表达，而在所有非GIST的肿瘤细胞内均不表达，CD117的高灵敏性和特异性是GIST的确诊指标。CD34是一种跨膜糖蛋白，存在于内皮细胞和骨髓造血干细胞上，在间叶性肿瘤的表达有一定意义。

知识点5：胃间质瘤良恶性指标　　　　　　副高：熟练掌握　　正高：熟练掌握

胃间质瘤根据其生物学行为可分为良性间质瘤、恶性间质瘤和潜在恶性间质瘤，其标准：①恶性指标：有转移（组织学证实），浸润至邻近器官，脉管浸润或癌栓形成，肿瘤坏死，核分裂数＞10个/50HP，瘤细胞围绕血管呈簇状排列，细胞密集且明显异型性；②潜在恶性指标：肿瘤长径＞5cm，核分裂数，在胃部5～9个/50HP，肿瘤与周围组织粘连，细胞丰富，小上皮样细胞呈细胞巢或腺泡状排列。周缘无正常组织。

根据以上标准可分为：①良性间质瘤：无任何恶性指标；②潜在恶性间质瘤：仅具有一项潜在恶性指标；③恶性间质瘤：具有一项肯定恶性指标或者具备两项潜在恶性指标。

知识点6：胃间质瘤的临床表现　　　　　　副高：熟练掌握　　正高：熟练掌握

瘤体小时，通常无症状。常在体检、X线、胃镜检查、CT检查或其他手术时偶尔发现。肿瘤大，可出现非特异性症状，与部位有关。患者可有不适、上消化道溃疡和出血；也可有腹痛、腹块、梗阻、便血或穿孔等。恶性肿瘤可有体重减轻、发热，腹腔播散和肝转移时也可出现相应症状。

知识点7：胃间质瘤的诊断要点 　　副高：熟练掌握　正高：熟练掌握

（1）对于组织学形态符合GIST，同时CD117阳性的病例，可以做出GIST的诊断。

（2）对于组织学形态符合GIST，但是CD117阴性和DOG-1阳性的肿瘤，可以做出GIST的诊断。

（3）组织学形态符合GIST，CD117和DOG-1均为阴性的肿瘤，应交由专业的分子生物学实验室检测是否存在c-kit或PDGFRA基因的突变。如果存在该基因突变，则可做出GIST的诊断。

（4）对于组织学形态符合GIST，但CD117和DOG-1均为阴性，并且无c-kit或PDGFRA基因突变的病例，如果能除外平滑肌肿瘤、神经源性肿瘤等其他肿瘤，可以做出GIST可能的诊断。

知识点8：胃间质瘤在内镜下的特点 　　副高：熟练掌握　正高：熟练掌握

患者胃镜及超声内镜的表现与GIST的特点相一致。GIST在内镜下常表现为黏膜下肿物，与胃癌及胃淋巴瘤不同的是胃黏膜相对完整，有时肿物顶端可有中心溃疡，是导致出血的原因。超声内镜可明确肿物的来源，胃间质瘤主要位于肌层内。

知识点9：胃间质瘤的手术治疗 　　副高：熟练掌握　正高：熟练掌握

（1）手术适应证：①肿瘤最大径线＞2cm的局限性GIST；②肿瘤最大径线≤2cm的可疑局限性GIST，有症状者应进行手术。超声内镜确定风险分级，如合并不良因素，可考虑切除；③复发或转移性GIST：a. 未经分子靶向治疗，估计能完整切除且风险不大，可考虑手术；b. 分子靶向药物治疗有效，病灶可完整切除，可考虑手术；c. 分子靶向药物治疗总体有效，单个或少数几个病灶进展，可考虑完整切除进展病灶，并尽可能切除更多的转移灶；d. 姑息性减瘤手术只限于患者能耐受手术并预计手术能改善患者生活质量；e. GIST引起完全性肠梗阻、消化道穿孔、保守治疗无效的消化道大出血，以及肿瘤自发破裂引起腹腔大出血时，须行急诊手术。

（2）手术原则：争取达到R_0切除，避免肿瘤破裂和术中播散，一般情况下不必常规清扫淋巴结。不推荐进行内镜下治疗。

知识点10：胃间质瘤的靶向治疗原则 　　副高：熟练掌握　正高：熟练掌握

（1）术前治疗：①适应证：术前估计难以达到R0切除；肿瘤体积巨大，术中易出血、破裂，可能造成医源性播散；肿瘤位置特殊，容易造成重要脏器损害；手术风险大，术后复发率、死亡率较高；估计需要进行多脏器联合切除手术；②方法：术前治疗时，推荐伊马替尼的初始计量为400mg/d。对于肿瘤进展的患者，应综合评估病情，有可能完整切除病灶，应及时手术；不能手术者，可以按照复发转移患者采用二线治疗。

（2）术后辅助治疗：①适应证：术后病理证实有中、高危复发风险的患者；②剂量和时限：伊马替尼400mg/d，连续用药。中危患者至少用药1年，高危患者治疗时间为3年。

（3）转移复发/不可切除GIST的治疗：①伊马替尼是一线用药，如果治疗有效，应持续用药，直至疾病进展或出现不能耐受的毒性；②如果伊马替尼治疗期间出现疾病进展，可考虑伊马替尼加量应用或换用二线药物治疗，如舒尼替尼。

知识点11：胃间质瘤的随访	副高：熟练掌握　正高：熟练掌握

GIST手术后最常见的转移部位是腹膜和肝脏，故推荐进行腹、盆腔增强CT或MRI扫描作为常规随访项目。①中、高危患者应该每3个月进行CT或MRI检查，持续3年，然后每6个月1次，直至满5年；②低危患者应每6个月进行CT或MRI检查，持续5年；③由于肺部和骨骼转移的发生率相对较低，建议每年1次胸部X线检查，在出现相关症状情况下推荐进行ECT骨扫描。

第十节　急性胃扩张

知识点1：急性胃扩张的概念	副高：熟练掌握　正高：熟练掌握

急性胃扩张是指胃因强烈的刺激而发生反射性麻痹、张力消失、大量液体和气体潴留而排空障碍，引致胃和十二指肠上段极度急性膨胀的一种综合征，大部分发生于饱餐和腹部手术后，也可发生于慢性消耗性疾病长期卧床的患者。

知识点2：急性胃扩张的病因病理	副高：熟练掌握　正高：熟练掌握

（1）胃肠壁原发性麻痹：如手术过度牵拉，腹膜后血肿或引流物、炎症的刺激，暴饮暴食后胃壁过度扩张，腹腔内炎症或损伤，剧烈疼痛，情绪波动，毒血症以及缺钾为主的电解质紊乱等都可反射性引起胃壁平滑肌麻痹。

（2）十二指肠受压梗阻：十二指肠横部被小肠系膜及肠系膜上动脉压迫于脊柱及腹主动脉之间，消瘦（腹膜后脂肪少）、长期卧床患者易于受压。

实际上，临床常见的发病是这两种机制的并存。扩张的胃向下压迫增加了机械性梗阻的因素，胃十二指肠内容物的积聚又刺激黏膜分泌更多的液体，进一步加重了胃十二指肠的麻痹和扩张，如此恶性循环。

胃扩张后，胃壁变薄、水肿，胃张力下降，胃黏膜糜烂、坏死、出血，甚至发生溃疡、大出血以及胃穿孔。同时，大量液体丧失导致水、电解质及酸碱平衡紊乱，甚至周围循环衰竭。

知识点3：急性胃扩张的临床表现　　　　　副高：熟练掌握　　正高：熟练掌握

大多起病缓慢，迷走神经切断术者常于术后第2周开始进流质饮食后发病。主要症状有腹胀、上腹或脐周隐痛、恶心和持续性呕吐。呕吐物为浑浊的棕绿色或咖啡色液体，呕吐后症状并不减轻。随着病情的加重，全身情况进行性恶化，严重者可出现脱水、碱中毒，并表现为烦躁不安、呼吸急促、手足抽搐、血压下降和休克。突出的体征为上腹膨胀，可见毫无蠕动的胃轮廓，局部有压痛，叩诊过度回响，有振水音。脐右偏上出现局限性包块，外观隆起，触之光滑而有弹性、轻压痛，其右下边界较清，此为极度扩张的胃窦，称"巨胃窦症"，乃是急性胃扩张特有的重要体征，可作为临床诊断的有力佐证。

本病可因胃壁坏死发生急性胃穿孔和急性腹膜炎。

知识点4：急性胃扩张的辅助检查　　　　　副高：熟练掌握　　正高：熟练掌握

（1）实验室检查：血红蛋白升高，有低钠、低钾血症及高氮质血症。二氧化碳结合力及非蛋白氮上升，白细胞一般无明显增多。

（2）X线检查：腹部平片可见膨大的胃泡及胃区宽大的液平面，侧位片上可见充气扩张的十二指肠。

（3）B超：显示胃扩张，胃腔充满液体。

知识点5：急性胃扩张的鉴别诊断　　　　　副高：熟练掌握　　正高：熟练掌握

（1）急性腹膜炎：有腹膜刺激征，无极度胃扩张表现。

（2）肠梗阻：X线立位片可见多个液平，有肠梗阻的阵发性腹部绞痛症状。

（3）良性幽门梗阻：可有溃疡病史和症状，一般不会出现血流动力学改变；呕吐物多不含胆汁。

（4）急性胃炎：腹胀不显著，呕吐后腹痛减轻。

（5）急性胃扭转：根据特征性干呕、X线检查的特殊表现可资鉴别。

知识点6：急性胃扩张的治疗原则　　　　　副高：熟练掌握　　正高：熟练掌握

（1）非手术治疗：此病多首选非手术治疗。①禁食、持续胃肠减压，可行温盐水洗胃；②如病情许可可经常变换体位，采取俯卧位，并可垫高下部身体，利用体位引流；③营养支持；④纠正水、电解质及酸碱平衡紊乱。

（2）手术治疗：适应证：饱餐后胃内容物无法吸出，手术后发生者一般禁忌手术；合并胃穿孔或大量胃出血者；胃功能长期不能恢复，稍进食即扩张潴留，静脉长期营养不能维持者。

手术原则为选用简单有效的方法，如胃腔冲洗、暂时性胃造口术。胃有需切除病灶时可选用不同范围的胃切除术。

知识点7：急性胃扩张的并发症　　　　　　　副高：熟练掌握　正高：熟练掌握

急性胃扩张可因胃壁坏死发生急性胃穿孔和急性腹膜炎。

当胃扩张到一定程度时胃壁肌肉张力减弱，使食管与贲门、胃与十二指肠交界处形成锐角，阻碍胃内容物的排出，膨大的胃可压迫十二指肠，并将系膜及小肠挤向盆腔。因此，牵张系膜上动脉而压迫十二指肠，造成幽门远端的梗阻，唾液、胃、十二指肠液和胰液、肠液的分泌亢进，均可使大量液体积聚于胃内，加重胃扩张。扩张的胃还可以机械地压迫门静脉，使血液淤滞于腹腔内脏，亦可压迫下腔静脉，使回心血量减少，最后可导致周围循环衰竭。由于大量呕吐、禁食和胃肠减压引流，可引起水和电解质紊乱。

第十一节　胃　扭　转

知识点1：胃扭转的概念　　　　　　　　　　副高：熟练掌握　正高：熟练掌握

胃扭转是指胃按某一轴心旋转，造成胃本身及邻近器官的位移，并导致胃内容物出现排空障碍和一系列的生理改变。胃扭转偶见于X线钡剂报告，多数不需要手术处理。

知识点2：胃扭转的病因病理　　　　　　　　副高：熟练掌握　正高：熟练掌握

胃扭转按发病的急缓分为急性和慢性两类。

（1）急性胃扭转：与固定胃的解剖结构异常有关，如较大的食管裂孔疝、膈疝、膈膨出、内脏下垂、胃大小弯的韧带过长、十二指肠外侧腹膜过松等。剧烈呕吐、急性胃扩张、胃巨大肿块、胸腔负压的急剧改变等则是急性胃扭转的诱因。

（2）慢性胃扭转：多继发于膈、胃本身及上腹邻近器官病变，如穿透性溃疡、肝脓肿、膈创伤等造成的粘连可将部分胃壁固定于异常位置而形成扭转形态。

按扭转方向的不同，胃扭转可分为系膜轴及器官轴两型。系膜轴较常见，胃以从小弯中点至大弯的连线为轴心（横轴）发生扭转，造成胃前后壁对折，使胃形成两个小腔。器官轴型是胃以从贲门至幽门的连线为轴心（纵轴）扭转。这两种类型的扭转程度一般在180°以下。

知识点3：胃扭转的诊断　　　　　　　　　　副高：熟练掌握　正高：熟练掌握

（1）临床表现：胃扭转的症状和体征决定于发作为急性还是慢性，扭转程度为完全性还是部分性。急性胃扭转三联征为上腹局限膨胀性疼痛、重复性干呕和不能将胃管插入胃内。慢性胃扭转则可无任何症状，或有类似于胃十二指肠溃疡或慢性胆囊炎的症状，往往有多次反复的急性发作史。

（2）X线检查：急性胃扭转时的X线片常可见宽大气液平面的胃泡阴影，有时可见左膈升高（膈膨出、膈疝等）。钡剂检查可偶然发现慢性胃扭转。系膜扭转型的X线特征是两个有液平面的胃腔以及幽门和贲门在相近平面。器官轴扭转型则见胃大小弯倒置，胃底液平面不与胃体相连，胃体变形，幽门向下。有时尚可发现与扭转有关的相应病变。

知识点4：胃扭转的治疗原则　　　　副高：熟练掌握　正高：熟练掌握

（1）治疗第一步也就是术前准备，包括放置胃管及营养支持。

（2）手术治疗：①适应证：急性胃扭转无法放置胃管者；存在引起胃扭转的器质性病变，如胃溃疡、胃肿瘤、食管裂孔疝、膈疝、膈膨出等；慢性反复发作的扭转；②术式选择：如存在器质性病变，应治疗原发病；胃固定术，利用胃周围韧带组织进行固定，如胃空肠缝合固定；可考虑胃大部切除术毕Ⅱ式吻合术。

第十二节　胃、十二指肠异物

知识点1：胃、十二指肠吞咽异物的类型　　　　副高：熟练掌握　正高：熟练掌握

本病病因包括误咽和故意咽入。吞咽的异物大致分为3种类型：①圆形物品：对胃肠道黏膜损伤不大，易于自行排出；②末端尖锐、长短不一物品：有可能刺破胃肠壁并固定于该处并导致腹腔感染；③长形钝头物品：一般不容易通过十二指肠弯部或十二指肠空肠曲。

知识点2：胃、十二指肠吞咽异物的临床表现　　　　副高：熟练掌握　正高：熟练掌握

（1）可无任何自觉症状。

（2）锐性异物，如损伤黏膜，可出现上腹痛、恶心、呕血等。

（3）异物嵌顿于十二指肠可引起部分梗阻的症状。

（4）针类锐性异物可刺破胃肠壁而形成局限性小脓肿或肉芽肿，也可能穿透胃肠壁而移行至腹腔或身体其他部位。

知识点3：胃、十二指肠吞咽异物的诊断要点　　　　副高：熟练掌握　正高：熟练掌握

（1）有明确误咽或有吞咽异物史，除外进入呼吸道的可能。

（2）常无自觉症状或出现相应的临床表现。

（3）X线平片可发现金属性异物。非金属异物可通过X线钡剂或纤维内镜确诊。

（4）胃镜可以进行诊断，也可以进行治疗。

（5）CT或MRI检查可协助诊断。

知识点4：胃、十二指肠吞咽异物的治疗原则　　　　副高：熟练掌握　正高：熟练掌握

（1）原则上使用胃镜或十二指肠镜取出。

（2）如异物较小，可给予粗纤维食物。

（3）密切观察排便情况，寻找有无异物排出。

（4）金属异物可定期摄腹平片观察异物位置。

（5）如异物持续存在，考虑出现嵌塞；或证实导致症状，如穿孔或梗阻等，可视情况考虑手术。

（6）如异物位置无法确定，患者无自觉症状，仍可继续观察。

第十三节　胃　憩　室

知识点1：胃憩室的概念　　　　　　　　副高：熟练掌握　　正高：熟练掌握

胃憩室可分为真性和假性两类。假性胃憩室通常由于良性溃疡造成深度穿透或局限性穿孔。真性胃憩室通常由胃壁的所有层次组成，约占3%。

知识点2：胃憩室的诊断标准　　　　　　副高：熟练掌握　　正高：熟练掌握

（1）大部分病例无任何症状，多系上消化道疾病检查时偶然发现。

（2）临床症状不典型，常有上腹疼痛等。

（3）如出现炎症，则疼痛明显。

（4）偶有出血，穿孔并发症而出现便血或便潜血阳性及腹膜炎表现。

（5）上消化道造影可见突出胃壁之光滑存钡区，胃黏膜皱襞可进入存钡区，是诊断的主要依据。

（6）胃镜、CT或MRI检查可协助诊断。

知识点3：胃憩室的治疗原则　　　　　　副高：熟练掌握　　正高：熟练掌握

在除外其他胃肠疾病所致的临床表现后，可考虑行单纯憩室切除术。

第十四节　十二指肠憩室

知识点1：十二指肠憩室的概念　　　　　副高：熟练掌握　　正高：熟练掌握

十二指肠憩室是部分肠壁向腔外凸出所形成的袋状突起。直径从数毫米至数厘米，多数发生于十二指肠降部，可单发也可多发。75%的憩室位于十二指肠乳头周围2cm范围之内，故有乳头旁憩室之称。

知识点2：十二指肠憩室的病理　　　　　副高：熟练掌握　　正高：熟练掌握

（1）十二指肠憩室是部分肠壁向外扩张所形成的袋状突起，多为单发，绝大多数的憩室位于十二指肠降部的内侧，特别好发于十二指肠乳突的附近；有的深入于胰腺组织之中，手术时也难于寻找。少数发生在十二指肠横部或升部。

（2）憩室好发于肠壁局限性软弱处，壁由黏膜、黏膜下肌层和浆膜层组成，没有或几乎没有肌层。

（3）十二指肠溃疡瘢痕收缩或慢性胆囊炎粘连牵拉所致的继发性憩室属于十二指肠溃疡或胆囊炎的并发症，多见于壶腹部，其壁含有肌层。

（4）十二指肠憩室可大可小，若与肠腔连接的入口部（憩室颈）较狭窄，则食物进入后不易排出，导致潴留，可引发炎症、溃疡、出血、穿孔等并发症。

知识点3：十二指肠憩室的分型　　　　　　副高：熟练掌握　　正高：熟练掌握

十二指肠憩室按其囊袋膨出方向可分为腔内憩室和腔外憩室，按病变形成可分为先天型和后天型，按病理检查肠内有无肌层可分为真性和假性憩室，按X线表现又可分为内压性和牵引性憩室。

知识点4：十二指肠憩室的临床表现　　　　　　副高：熟练掌握　　正高：熟练掌握

绝大多数十二指肠憩室没有任何症状，憩室本身也没有特殊体征。十二指肠憩室引起症状者不超过5%，症状都继发于有并发症时。如因憩室内食物潴留引起炎症、溃疡，出现上腹不适、脐周隐痛、进食后饱胀，并可发生恶心、呕吐、嗳气等症状，则憩室相应部位可有明显压痛；当憩室压迫胆总管和胰管时，可以出现黄疸、胆管感染和胰腺炎症状；憩室合并的出血可以是慢性小量出血导致贫血，也可以是急性大出血引起呕血及便血；十二指肠降段憩室的穿孔常波及腹膜后引发严重的腹膜后感染。

知识点5：十二指肠憩室的诊断　　　　　　副高：熟练掌握　　正高：熟练掌握

X线钡剂检查特别是低张性十二指肠造影，可见圆形或椭圆形腔外光滑的充盈区，立位可见憩室内呈气体、液体及钡剂三层影。纤维十二指肠镜检查诊断率比较高。螺旋CT对十二指肠憩室的发现率较低。胰头后方半圆形气体影是十二指肠憩室的典型表现。当十二指肠肠腔内出现局限性偏心性或肠外出现局限性气体影需考虑十二指肠憩室可能。对比剂进入囊袋状结构时诊断可明确。十二指肠憩室需与腹膜后腔局限性积气相鉴别，后者发生于十二指肠球部溃疡后壁穿孔或外伤性十二指肠腹膜后段破裂。位于胰腺实质内的十二指肠憩室，因憩室内常含气体、液体与食物碎屑，有时会误诊为假性胰腺囊肿或脓肿。在十二指肠憩室的诊断工作中以下几点尤应引起注意，能为合理治疗提供帮助：①无法用溃疡病解释的消化道症状和黑便史；②胆囊切除术后症状仍存在，反复发作的胆管炎而无残留结石复发者；③反复发作的慢性胰腺炎；④无原因的胆道感染。

知识点6：十二指肠憩室的并发症　　　　副高：熟练掌握　　正高：熟练掌握

当胆总管直接开口于憩室，可引起十二指肠乳头水肿和逆行性胆管炎，憩室压迫胆总管会造成胆汁淤积和胆石症，同时憩室也可压迫胰管使之排空不畅和使肝胰壶腹括约肌功能失调，造成急慢性胰腺炎。若合并憩室炎症，炎症反应波及周围组织，更易加重上述损害，长期炎性刺激还可引起慢性缩窄性乳头炎，加重胰、胆系的损害。降部憩室与原发性胆总管结石或胆管术后胆总管结石复发相关，但与胆囊结石无关，降部憩室患者单纯胆囊切除术后的胆管疾病仍有较高的发生率。

知识点7：十二指肠憩室的治疗原则　　　　副高：熟练掌握　　正高：熟练掌握

（1）无症状者，可不予处理。

（2）非手术治疗：包括调节饮食，给予抗酸、解痉、抗炎药物，体位引流等，若症状减轻或缓解则不需手术治疗。

（3）手术指征：①症状确因憩室所致，且内科治疗无效；②十二指肠乳头旁憩室与胆管、胰腺疾病同时存在者；③憩室发生出血、穿孔、十二指肠梗阻等并发症。

（4）手术术式：①憩室内翻缝合术：适用于十二指肠降部外侧和横部、升部小的单纯憩室。憩室经肠腔翻入后，于颈部结扎或缝合；②憩室切除术：较大的憩室以及有炎症、溃疡、结石的憩室以切除为宜；③憩室旷置术：对显露困难或切除危险性过大的憩室，可考虑胃部分切除胃空肠吻合术，以转流食物。空肠输入、输出袢间应加侧侧吻合或采用胃空肠"Y"式吻合以保证转流完全。

寻找憩室是手术中的困难，可在手术前服少量钡剂，手术中向十二指肠肠腔注射空气，有助于定位。

第十五节　十二指肠血管压迫综合征

知识点1：十二指肠血管压迫综合征的概念　　　　副高：熟练掌握　　正高：熟练掌握

十二指肠血管压迫综合征又称为肠系膜上动脉压迫综合征、良性十二指肠淤滞症等，是指十二指肠第三或第四段受肠系膜上动脉（或其分支结肠中动脉）压迫所致的慢性梗阻。有些急性胃扩张也可能是本症的急性梗阻型。本疾病较为少见，多发于瘦长体形的青、中年女性。

知识点2：十二指肠血管压迫综合征的病因病理　　　　副高：熟练掌握　　正高：熟练掌握

肠系膜上动脉从主动脉分出时与第1腰椎的夹角一般为30°～42°，该角的顶点到十二指肠中点的距离平均为10cm。造成十二指肠梗阻与这二者有关，夹角越小、距离越短，梗阻发生的可能性越大。另外，肠系膜上动脉分出后向右下斜行，只有肠系膜上动脉最近端部分才是直接跨过主动脉及椎体的。因此，梗阻发生的因素是综合性的，即肠系膜上动脉起始处呈一窄角伴有异常高位且固定的十二指肠（Treitz韧带过短）；或在十二指肠横跨椎体处和主动脉远端有此动脉异常走行的跨越。

引起本病的原因还有环状胰腺、内脏下垂及腹腔内粘连对肠系膜的牵拉等。

知识点3：十二指肠血管压迫综合征的临床表现　　副高：熟练掌握　正高：熟练掌握

十二指肠血管压迫综合征突出的症状是：①长期反复发作的餐后上腹慢性绞痛，有时也有急性发作；②伴有上腹饱胀，且有隐痛、钝痛的感觉；嗳气、恶心和呕吐，呕吐物含有胆汁和隔餐食物；呕吐常发生于餐后2～3小时或夜间，吐后症状暂缓解。患者进食后站立或坐位易诱发呕吐；③发作时如患者采取某种体位可减轻症状，如俯卧位或左侧卧位、胸膝位、前倾坐位将双膝放在颌下等；④发作时上腹部可偶见胃蠕动波及振水音；⑤病程迁延者可出现营养不良、消瘦、贫血等症状。

知识点4：十二指肠血管压迫综合征的诊断和鉴别诊断

副高：熟练掌握　正高：熟练掌握

有反复发作呕吐胆汁与胃内容物的患者，特别是体位改变症状减轻的患者，应考虑本病的可能。X线钡剂的特征性表现有：①钡剂在十二指肠水平部脊柱中线处中断，有整齐的类似笔杆压迫的斜行切迹（"笔杆征"），钡剂在此处通过受阻；②近端十二指肠及胃扩张，有明显的十二指肠逆蠕动；③切迹远端肠腔瘪陷，钡剂在2～4小时内不能排空；④侧卧或俯卧时钡剂可迅速通过十二指肠水平部进入空肠。

超声检查测量肠系膜上动脉与腹主动脉之间的夹角，正常为40°～60°，有淤滞症者夹角＜20°；夹角内肠系膜上动脉压迫处十二指肠腔前后径＜1.0cm，而近端十二指肠腔前后径＞3.0cm。CT结合动脉造影或螺旋CT三维图形构建可以显露肠系膜上动脉与十二指肠之间的关系以及在这一水平上的梗阻。

鉴别诊断包括引起十二指肠水平部或升部排空障碍的其他病变，如肿瘤、结核、肠炎等，但这些病变的钡剂检查所见与肠系膜上动脉压迫的X线特征明显不同。

知识点5：十二指肠血管压迫综合征的治疗原则　　副高：熟练掌握　正高：熟练掌握

（1）非手术治疗：急性梗阻发作期时采用此方法。具体方法有：发作时予以禁食、鼻胃管减压或洗胃、用解痉药物、静脉补液及营养治疗。症状缓解后进稀软易消化食物，少食多餐，餐后采俯卧位或左侧卧位。下床活动时可用腹带以防止内脏下垂。

（2）手术适应证：①男性患者，梗阻症状明显，有典型X线血管压迫征象者，特别是45岁以上的中老年人，宜采用手术疗法；②出现十二指肠高压引起的并发症者，宜在并发症缓解后，择期行手术治疗；③对症状反复发作，影响营养发育者，宜手术解除机械性梗阻，术后仍有症状者，再配合其他综合性非手术疗法；④年轻女性患者，病史短，或并有其他神经症者；或虽然反复发作，但对营养发育影响不大，均宜先采用非手术综合治疗。

（3）手术注意事项：术中应详细探查，确定下述几点：①梗阻是否由于肠系膜上动脉压迫所致及压迫程度，为此要仔细探查肠系膜根部、十二指肠空肠曲附近的腹膜后，以排除肿瘤或肿大淋巴结压迫十二指肠。术中可经胃管注气，当十二指肠扩张到3~4cm时可明确显露十二指肠受压情况。②是否合并胃十二指肠溃疡、胆石症或慢性胰腺炎。③十二指肠悬韧带是否过短。④十二指肠周围是否易于显露和操作。

（4）手术方式：①十二指肠悬韧带切断术：适用于悬韧带过短、十二指肠空肠曲悬吊位置过高，呈锐角者。手术方法简单，仅切断十二指肠悬韧带和切开该处部分后腹膜，游离十二指肠升部和十二指肠空肠曲，使之下移3~4cm，肠系膜上动脉与十二指肠间无张力，肠系膜上动脉起始点与十二指肠上缘间能从容通过两横指时，压迫即可解除。②胃空肠吻合术：不能有效解决十二指肠滞留，胆汁、胰液和十二指肠液经十二指肠逆蠕动进入胃后，再经吻合口排入空肠，因此术后仍常有上腹胀、呕吐胆汁等症状，目前已不被采用。③十二指肠空肠侧-侧吻合术：目前仍是较常用的方式，方法简单，能较好转流十二指肠内容物。④十二指肠复位术：手术游离右半结肠至横结肠，再游离十二指肠自降部直至升部的外侧腹膜，切断十二指肠悬韧带，将十二指肠、小肠在肠系膜上动脉后方移至右侧腹腔，将盲肠、升结肠移至左侧腹腔。⑤十二指肠血管前移位术：可用于症状较轻，胃肠造影显示十二指肠扩张不重，无强烈频繁性逆蠕动，术中十二指肠内注气后近侧十二指肠直径在7.5cm以下者。游离十二指肠水平部和升部。在肠系膜上动脉侧方切断十二指肠，在动脉前方重新行十二指肠端-端吻合术。

第十五章　阑尾疾病

第一节　急性阑尾炎

阑尾管腔较细且系膜短，常使阑尾扭曲，内容物排出不畅，阑尾管腔内本来就有许多微生物，远侧又是盲端，很容易发生感染。一般认为急性阑尾炎是由下列几种因素综合导致的。

（1）梗阻：梗阻为急性阑尾炎发病最常见的基本因素，常见的梗阻原因有：①粪石和粪块等；②寄生虫，如蛔虫堵塞；③阑尾系膜过短，造成阑尾扭曲，引起部分梗阻；④阑尾壁的改变，以往发生过急性阑尾炎后，肠壁可以纤维化，使阑尾腔变小，亦可减弱阑尾的蠕动功能。

（2）细菌感染：阑尾炎的发生也可能是细菌直接感染的结果。细菌可通过直接侵入、经由血运或邻接感染等方式侵入阑尾壁，从而形成阑尾的感染和炎症。

（3）其他：与急性阑尾炎发病有关的因素还有饮食习惯、遗传因素和胃肠道功能障碍等，阑尾先天性畸形，如阑尾过长、过度扭曲、管腔细小、血供不佳等都是易于发生急性炎症的条件。胃肠道功能障碍（如腹泻、便秘等）引起内脏神经反射，导致阑尾肌肉和血管痉挛，当超过正常强度时，可致阑尾管腔狭窄、血供障碍、黏膜受损，细菌入侵而致急性炎症。

（1）急性单纯性阑尾炎：表现为黏膜充血、水肿，中性粒细胞浸润，黏膜面可能出现小的出血点和溃疡。浆膜面也可充血水肿。

（2）急性化脓性阑尾炎：又称蜂窝织炎阑尾炎，此时炎症加重。阑尾肿胀显著，浆膜面高度充血，有脓性渗出物附着，壁内可有小脓肿形成，腔内亦有积脓，阑尾周围肠腔内有稀薄脓液，形成局限性腹膜炎。

（3）坏疽及穿孔性阑尾炎：病变进一步加重，阑尾壁坏死或部分坏死，呈暗紫色、灰黑色。穿孔的部位多在阑尾近端，若在穿孔前已被大网膜包裹，便形成阑尾周围脓肿，否则穿破至腹腔引起急性弥漫性腹膜炎。

（4）阑尾周围脓肿：急性阑尾炎化脓坏疽或穿孔，如果此过程进展较慢，大网膜可移至右下腹部，将阑尾包裹并形成粘连，形成炎性肿块或阑尾周围脓肿。

知识点3：急性阑尾炎的临床表现   副高：熟练掌握   正高：熟练掌握

（1）症状：①腹痛：转移性右下腹疼痛伴胃肠道症状是急性阑尾炎的典型症状，也可伴有全身症状。腹痛最初通常定位于上腹部或脐周，程度一般不重，多持续数小时；当炎症波及局部腹膜表面时，疼痛转化为躯体型疼痛，表现为持续疼痛且程度较前加重，通常定位于右下腹。由于阑尾解剖位置的变异，急性阑尾炎的症状可有差异；②胃肠道症状：病程早期常出现恶心、呕吐，盆腔位阑尾炎可刺激直肠、膀胱引起腹泻、尿痛症状。弥漫性腹膜炎时可致麻痹性肠梗阻；③全身反应：早期可有乏力、头痛等。急性单纯性阑尾炎患者体温一般在37.5～38℃，化脓性常伴寒战、高热，体温在39℃以上。如并发门静脉炎可出现黄疸。老年人反应性低，体温可不高，小儿体温多在38℃以上。体温升高一般发生在腹痛以后。

（2）体征：典型体征为右下腹局限性固定压痛，多位于麦氏点附近，严重者可有肌紧张及反跳痛。①右下腹压痛：是急性阑尾炎最常见的重要体征。压痛点通常位于麦氏点，可随阑尾位置的变异而改变，但压痛点始终在一个固定的位置上。当炎症加重，压痛的范围也随之扩大。当阑尾穿孔时，疼痛和压痛的范围可波及全腹；②腹膜刺激征：反跳痛、肌紧张、肠鸣音减弱或消失等是壁层腹膜受炎症刺激出现的防卫性反应，提示阑尾炎症状加重，出现化脓、坏疽或穿孔等病理改变；③右下腹包块：查体可发现右下腹饱满，可扪及一压痛性包块，边界不清、固定，应考虑阑尾周围脓肿的诊断；④其他体征：包括结肠充气试验、腰大肌试验、闭孔内肌试验、经肛门直肠指诊。

知识点4：转移性右下腹痛的原理   副高：熟练掌握   正高：熟练掌握

阑尾位于右下腹，其神经由交感神经纤维经腹腔神经丛和内脏小神经传入脊髓的胸10、11节段。早期阑尾炎症时炎症局限在浆膜内，表现为内脏性疼痛，定位不准确，患者自觉上腹或脐周疼痛；当炎症加重，累及浆膜及其接触的壁层腹膜时，则由体神经传入疼痛信号，此时疼痛就比较明确地定位于右下腹。

知识点5：对急性阑尾炎有辅助诊断作用的其他体征

                                    副高：熟练掌握   正高：熟练掌握

（1）结肠充气试验（Rovsing征）：仰卧位，右手先压住左下腹，左手挤压左侧结肠，肠腔内气体向近端移动传导至盲肠及阑尾，可引起右下腹疼痛。

（2）腰大肌试验（psoas征）：左侧卧位，将右大腿后伸引起右下腹疼痛为阳性，提示阑尾位于腰大肌前方，盲肠后位或腹膜后位。

（3）闭孔内肌试验（obturator征）：仰卧位，屈曲右髋及右大腿，使其被动内旋，引起右下腹疼痛为阳性，说明阑尾邻近闭孔内肌。

（4）直肠指检：盆位阑尾可有直肠右前方压痛。阑尾穿孔时直肠前壁压痛明显，形成脓肿时可触及痛性包块。

知识点6：急性阑尾炎的辅助检查 　　　　副高：熟练掌握　　正高：熟练掌握

（1）实验室检查：多数患者的白细胞计数和中性粒细胞比例增高。

（2）X线检查：对不典型急性阑尾炎有一定帮助，可表现为：①回肠末端反射性肠腔积气、积液；②阑尾区条索状气影；③部分患者可发现阑尾结石；④阑尾穿孔后部分患者可产生腹、肠管扩张，积气、积液明显。

（3）B超检查：用加压超声探头检查可发现急性阑尾炎的阑尾呈低回声的管状结构，压之形态不改变、僵硬、横切面呈同心圆似的靶样结构图像，并以此特征作为急性阑尾炎的超声诊断标准。

知识点7：急性阑尾炎的并发症 　　　　副高：熟练掌握　　正高：熟练掌握

（1）腹腔脓肿：是阑尾炎未及时治疗的后果，临床表现有麻痹性肠梗阻的腹胀症状、压痛性包块和全身感染等，B超和CT可协助诊断，已经诊断即应在超声引导下穿刺抽出脓液或置管引流。阑尾脓肿非手术治疗后其复发率很高，因此，在治愈3个月后应择期切除阑尾。

（2）内外瘘形成：阑尾脓肿周围如未及时引流，可穿破周围器官（小肠、大肠、膀胱、阴道或腹壁），形成各种内外瘘。X线钡剂或外瘘置管造影检查可明确瘘管走行。

（3）化脓性门静脉炎：临床表现为寒战、高热、肝大、剑突下压痛、轻度黄疸等。延误治疗可引发细菌性肝脓肿。行阑尾切除并应用大剂量抗生素治疗。

知识点8：阑尾切除后的并发症 　　　　副高：熟练掌握　　正高：熟练掌握

（1）出血：阑尾系膜的结扎线松脱，引起系膜出血，表现为腹痛、腹胀和失血性休克。一旦明确诊断，应再次手术。

（2）切口感染：是术后最常见的并发症。术后2～3日温度升高，切口肿胀、跳痛，局部红肿、压痛。可试行穿刺抽出脓液，或于波动处拆除缝线，排出脓液，放置引流，定期换药。

（3）粘连性肠梗阻：阑尾术后应早期离床活动。必要时再次手术治疗。

（4）阑尾残株炎：阑尾残端保留超过1cm时，或粪石残留，术后残株可炎症复发，仍表现为阑尾炎症状。必要时再次手术治疗。

（5）粪瘘：很少见。阑尾残端单纯结扎，结扎线脱落；盲肠原为结核、癌症等；盲肠组织水肿脆弱术中缝合时裂伤。如为非结核或肿瘤病变等，一般经非手术治疗粪瘘可闭合自愈。

知识点9：急性阑尾炎的诊断要点 　　　　副高：熟练掌握　　正高：熟练掌握

急性阑尾炎的诊断主要依靠病史、临床症状、体征和实验室检查。诊断的最可靠证据是转移性右下腹痛、腹膜刺激征（压痛、反跳痛、肌紧张）和炎性反应指标（粒细胞计数及中性粒细胞比例、白细胞计数、C-反应蛋白浓度）。

知识点10：急性阑尾炎与妇科疾病的鉴别　　　　副高：熟练掌握　正高：熟练掌握

（1）卵巢滤泡破裂：多发生在青年妇女。右侧卵巢滤泡破裂出血刺激腹膜可引起右侧腹痛，但无转移性右下腹痛，腹痛为突然发生伴阴道流血，疼痛部位先开始于一侧，很快扩散到整个下腹部，出血量大时发展至全腹痛；腹腔穿刺可抽出新鲜血液。症状多发生在两次月经之间，即前次月经后12～14天。

（2）黄体破裂：症状和体征同滤泡破裂，腹痛发生在月经中期以后，即下次月经前14天以内。

（3）卵巢囊肿蒂扭转：为突然发生上腹部及脐周痛，伴恶心、呕吐。压痛部位较阑尾位置低，多在耻骨上偏右或偏左。妇科检查示包块与子宫相连，宫颈触痛剧烈。

（4）右侧输卵管妊娠破裂：可突然发生剧烈腹痛，大出血可出现休克症状，患者有肛门下坠感，全腹压痛，近期有停经及阴道流血史。腹腔穿刺及阴道后穹隆穿刺抽出新鲜血液，尿hCG等妊娠试验阳性。

（5）急性输卵管炎（输卵管积脓或积液破裂）：多发生于已婚妇女，疼痛位于左、右下腹部，位置偏低，无转移性腹痛。发病多在月经前，白带过多，阴道内有脓性分泌物。

知识点11：急性阑尾炎与其他疾病的鉴别　　　　副高：熟练掌握　正高：熟练掌握

（1）右下肺肺炎、胸膜炎：早期体温升高，常有上呼吸道感染病史，患者咳嗽、胸痛、呼吸急促，听诊有湿啰音、胸膜摩擦音，右下腹压痛轻微，全身症状明显。X线胸片具有鉴别价值。

（2）急性肠系膜淋巴结炎：多见于儿童，常伴有上呼吸道感染症状或病史，先发生高热后有腹痛，右下腹压痛广泛，稍偏内侧，无转移性腹痛。

（3）急性胃肠炎：主要表现为腹痛、腹泻、恶心、呕吐，便后腹痛减轻。压痛范围广泛无肌紧张。便常规有红细胞、脓细胞。

（4）胃、十二指肠溃疡穿孔：可有溃疡病史，急腹痛一开始就剧烈且持续存在，主要位于上腹部及右上腹部，右下腹虽有压痛但不如穿孔部位压痛明显，肝浊音界消失，腹部X线片可见膈下有游离气体。

（5）急性胆囊炎：当胆囊位置较低或阑尾位置较高时，急性阑尾炎易与急性胆囊炎相混淆。发病前有高脂餐史，无转移性右下腹痛，疼痛向肩部放射，如伴有胆石，可伴有阵发性绞痛、黄疸及尿中胆红素阳性。

（6）肠蛔虫症：小儿多见，腹痛位于脐周，部位不固定，为阵发性。腹软无固定压痛点，无肌紧张，可扪到蛔虫团，不固定。

（7）腹型紫癜：腹痛是腹膜或肠系膜广泛点状出血所致，为阵发性剧烈绞痛，多在脐周或下腹部，无转移性腹痛、肌紧张。有药物过敏史，皮肤、口腔黏膜同时有出血点。

（8）先天性回肠憩室（Meckel憩室）炎或穿孔：因憩室位于回肠末端，发炎时与急性阑尾炎难以鉴别。主要症状有下腹中部及右下腹部疼痛、压痛，腹肌紧张，白细胞增多。无转移性右下腹痛。

（9）克罗恩病：多发生在回肠末端，症状、体征与急性阑尾炎相似，但无转移性右下腹痛。过去有反复发作病史，有腹泻和便中带血症状，全身中毒症状较阑尾炎重。

（10）右侧输尿管结石：为阵发性绞痛，并向会阴部放射，肾区有明显叩痛，尿中有红细胞，腹部X线片可见结石影。

知识点12：急性阑尾炎的治疗原则　　　　副高：熟练掌握　　正高：熟练掌握

（1）非手术治疗：①适应证：急性单纯性阑尾炎，有其他手术禁忌者；阑尾周围脓肿已有局限趋势，并中毒症状不重者。待脓肿消散后3个月，再考虑阑尾切除；②治疗方法：卧床休息，流质饮食或禁食、补液；应用有效抗生素（庆大霉素、氨苄西林）及甲硝唑联合治疗；右下腹热敷或局部理疗，促进炎症消散和吸收；辅以中医药、针灸等治疗。

（2）手术治疗：①绝大多数急性阑尾炎一旦确诊应及早施行阑尾切除手术，阑尾切除术可以通过开腹或者腹腔镜途径完成，按照阑尾解剖位置选择顺行或逆行切除；②切口一期缝合，术后一般不常规放置引流，对于局部有脓液或阑尾残端处理不满意及处理困难者可考虑放置引流；③术后继续应用抗生素（广谱抗生素联合抗厌氧菌抗生素）治疗；④对于病程超过3~5天，在腹部发现可触及肿物，考虑阑尾周围脓肿的患者，原则上应保守治疗，即应用广谱抗生素、静脉补液、休息等治疗，待炎症消退（一般3个月左右）后再行阑尾切除手术。如肿物逐渐增大、保守治疗无效、患者感染症状加重，可考虑超声引导下穿刺抽脓、冲洗或置管引流以及手术切开引流。术后加强支持治疗，合理应用抗生素。

知识点13：急性阑尾炎未及时治疗可能出现的并发症
　　　　　　　　　　　　　　　　　　　　副高：熟练掌握　　正高：熟练掌握

（1）腹腔脓肿：在阑尾周围形成脓肿最为常见，有时脓液也可能积聚于盆腔、肠间甚至膈下而形成相应部位的脓肿。可表现为麻痹性肠梗阻、痛性包块和感染中毒症状。确诊可选择超声及CT检查，并可以在超声引导下穿刺抽脓或置管引流，同时应用有效抗生素。脓肿治愈后3个月以后可择期切除阑尾。

（2）内、外瘘形成：阑尾脓肿未能及时引流的结果。行消化道造影或经外瘘管造影有助于诊断，以手术治疗为主。

（3）化脓性门静脉炎：由于阑尾静脉中的感染血栓回流至门静脉所致。表现为寒战、高热、肝大、剑突下压痛、轻度黄疸等。可进一步发展为感染性休克、脓毒症、细菌性肝脓肿等，应及时行阑尾切除术并应用大剂量有效抗生素。

知识点14：不同类型阑尾炎手术方式的选择　　副高：熟练掌握　正高：熟练掌握

不同类型阑尾炎手术方式的选择

类型	特点	手术选择	是否引流
急性单纯性阑尾炎	炎症集中于黏膜及黏膜下层，阑尾轻度肿胀、充血，表面少量纤维素性渗出物，临床症状、体征较轻	多采用右下腹麦氏切口，行阑尾切除术；或在腹腔镜下行阑尾切除术	否
急性化脓性阑尾炎	炎症累及全层，阑尾明显肿胀、充血，表面较多脓性渗出物，周围可有脓性积液，临床症状、体征较重	多采用右下腹麦氏切口，行阑尾切除术	湿纱布蘸净脓液即可，一般无须引流
急性坏疽性阑尾炎	炎症进一步加重，管壁部分坏死或全坏死，外观暗紫色至黑色，腔内积脓，压力高，阑尾血运出现障碍		
急性穿孔性阑尾炎	由急性坏疽性阑尾炎进一步演变而来，管壁坏死，管腔压力高，常在阑尾根部或尖端穿孔	多采用右下腹经腹直肌切口，便于探查及排除其他消化道穿孔性疾病。若阑尾根部坏疽穿孔，或盲肠水肿明显，可"8"字或"U"形缝合关闭阑尾开口处的盲肠壁	吸净脓液，必要时冲洗腹腔并放置引流
阑尾周围脓肿	急性阑尾炎化脓、坏疽、穿孔，如果被大网膜包裹，可形成阑尾周围脓肿或炎性包块	通常如脓肿局限，则应使用抗生素治疗，促进吸收，必要时超声引导下穿刺抽脓或置管引流。如脓肿无法局限，则可采用超声定位后手术切开引流，同时处理阑尾	是

知识点15：老年急性阑尾炎的特点　　副高：熟练掌握　正高：熟练掌握

（1）老年人反应低下，发病时症状不典型，腹痛、压痛、肌紧张、体温升高等症状、体征均较轻。

（2）老年人防御能力弱，急性炎症易扩散，病情发展快，从急性炎症表现至阑尾化脓、坏疽、穿孔、阑尾脓肿形成，在数天内可发生。

（3）老年人常伴发动脉硬化、糖尿病、肾功能不全等，使病情更趋复杂、严重。

知识点16：老年急性阑尾炎的治疗　　副高：熟练掌握　正高：熟练掌握

急性阑尾炎的一般治疗原则也适用于老年患者。必须手术时，年龄本身不是手术治疗的禁忌证。因老年人阑尾病变的程度常较临床表现为重，故凡症状已较明显者，及时手术切除阑尾更为必要。重要的是，注意围术期管理，控制并存疾病所产生的影响，使老年人安全渡过围术期。

知识点17：妊娠期急性阑尾炎的临床特点　　副高：熟练掌握　正高：熟练掌握

妊娠早期急性阑尾炎与一般阑尾炎相似。随着妊娠的发展，子宫逐渐增大，阑尾逐渐向外上移位，此时如发生急性阑尾炎，其腹痛与局部压痛的位置也有所改变，开始时向上偏移，以后逐渐向右侧或外侧偏移。至妊娠8个月时，阑尾可位于髂嵴上2cm，盲肠和阑尾逐渐为子宫所遮盖，胀大的子宫将腹前壁向前推移而与炎症阑尾分开，故局部可无明显阳性体征。右腰部疼痛可能重于腹痛，压痛点也由右下腹转至右腰部或右侧腹部，局部反跳痛和腹肌紧张可能消失。但阑尾炎症严重时可刺激引起子宫收缩增加。

知识点18：妊娠期急性阑尾炎的诊断　　副高：熟练掌握　正高：熟练掌握

妊娠早期急性阑尾炎具有较典型的临床表现而易于诊断。中期以后，随着子宫的增大，临床表现逐渐变为不典型，此时，应根据妊娠期阑尾位置改变的规律，初步确定阑尾的位置，然后与腹痛和压痛点对照，从而作出是否为妊娠期合并急性阑尾炎的诊断。妊娠后期急性阑尾炎的压痛点转移至右腰部或右侧腹部，患者左侧卧位时子宫偏后部可扪到较明显的压痛，对诊断有重要意义。

知识点19：妊娠期急性阑尾炎的治疗　　副高：熟练掌握　正高：熟练掌握

（1）妊娠早期（1～3个月）急性阑尾炎：与一般阑尾炎一样，症状轻可采用非手术治疗。症状重时在加强保胎基础上手术治疗，理由是手术可致流产。

（2）妊娠中期（4～7个月）急性阑尾炎：与一般阑尾炎一样，症状轻可非手术治疗，症状重应手术治疗，理由是手术牵拉子宫可引起早产。

（3）妊娠晚期（8个月以上）阑尾炎：多数人主张一经确诊立即手术。

（4）尽量不用腹腔引流，加强术后护理，运用广谱抗生素，加强保胎以防流产、早产。

知识点20：小儿急性阑尾炎的诊断　　副高：熟练掌握　正高：熟练掌握

小儿急性阑尾炎发展快，穿孔率高，需要及早诊断。一般来说，腹痛仍然是小儿急性阑尾炎的主要症状，但小儿不会表达，家长和医生均易疏忽。婴幼儿发病开始时常哭闹不安，有时仅面色苍白和身体蜷缩，极易漏诊。胃肠道症状，如恶心、呕吐、腹胀、腹泻等也易被误诊为胃肠炎。高热可以较早出现，达39℃以上，同时可有精神萎靡、寒战、惊厥及中毒性休克等表现。体检时腹部触痛和腹肌紧张仍是最重要体征。临床上如疑有急性阑尾炎可能，而屡次体检均发现右下腹有明显触痛，应视为急性阑尾炎。小儿急性阑尾炎时，白细胞往往明显增多，平均在15×10^9/L以上，甚至更高，对诊断和鉴别诊断均有参考价值。

知识点21：小儿急性阑尾炎的治疗　　　　　　　副高：熟练掌握　正高：熟练掌握

儿童的病情发展较快，故一般不主张用非手术疗法（包括各种中医疗法）。未穿孔者可无手术死亡，即使穿孔合并腹膜炎，早期手术的病死率也明显低于延迟手术的病死率。故对小儿急性阑尾炎，治疗的重点在于及时手术，应采取积极的手术治疗，以免延误时机导致阑尾穿孔，引发腹膜炎和休克而危及生命。

知识点22：异位急性阑尾炎的种类及特点　　　　副高：熟练掌握　正高：熟练掌握

（1）高位阑尾炎（肝下阑尾炎）：阑尾发炎时，患者感右侧脐旁及右上腹痛，腹部压痛与肌紧张也以右上腹最明显。临床需与急性胆囊炎、十二指肠壶腹部溃疡相鉴别。

（2）盲肠后（腹膜外）急性阑尾炎：腹痛开始在上腹部或脐周，继而转移到右下腹或右腰部。右侧腰部明显压痛，前腹壁检查只有轻微压痛，但反跳痛明显。腰大肌试验阳性，右输尿管受累，尿中有少量红、白细胞，髂腹股沟神经受累，在股前方阴囊部疼痛。

（3）盆腔急性阑尾炎：开始亦为上腹部、脐周痛，转移至腹下部及两侧，往往局限于髂窝部，压痛点、肌紧张位于耻骨上方或腹膜间韧带以上。如阑尾靠近膀胱、直肠可引起尿痛、尿频、排便次数增加，直肠指诊及阴道指诊盆腔右壁有触痛。

（4）右侧腹部、腹中部阑尾炎：少见，症状类似典型阑尾炎，但转移性痛位于右侧腹部或中腹部，压痛、反跳痛、肌紧张亦以右下腹明显。

第二节　慢性阑尾炎

知识点1：慢性阑尾炎的病因　　　　　　　　　副高：熟练掌握　正高：熟练掌握

慢性阑尾炎有两种情况：①反复发作的轻度或亚急性阑尾炎；②阑尾周围因过去的急性炎症而遗留的慢性病变产生的临床表现较常见。

知识点2：慢性阑尾炎的病理　　　　　　　　　副高：熟练掌握　正高：熟练掌握

慢性阑尾炎的阑尾壁一般有纤维化增生肥厚，阑尾粗短坚韧，表面灰白色，可以自行蜷曲，四周可有大量纤维粘连，管腔内存有粪石或其他异物；阑尾系膜也可增厚、缩短和变硬；有时由于阑尾壁纤维化而致管腔狭窄，甚至闭塞。远端管腔内可充盈黏液，形成黏液囊肿。

知识点3：慢性阑尾炎的临床表现　　　　　　　副高：熟练掌握　正高：熟练掌握

（1）症状：①腹痛：常为慢性右下腹痛，腹痛可为间歇性发作或持续性隐痛或不适。间歇性腹痛多见且常有典型的急性阑尾炎发作史，以后有多次右下腹痛发作。剧烈活动、饮食不节可诱发腹痛；②胃肠道功能障碍：上腹部不适、食欲缺乏、腹痛、便秘、排便次数增加等。

（2）体征：主要体征表现为右下腹局限性固定压痛，且压痛常持续存在。部分患者左侧卧位时触诊右下腹可扪及条索样阑尾。

（3）X线钡剂检查：具有意义的表现为透视下显示阑尾有明显压痛；或阑尾未显示，但在盲肠有局限性压痛，且压痛点随盲肠位置的改变而移动。

知识点4：慢性阑尾炎的诊断要点　　副高：熟练掌握　正高：熟练掌握

慢性阑尾炎的诊断主要依靠病史、临床症状、体征，X线钡剂灌肠透视检查有助于明确诊断。既往急性阑尾炎病史、长期慢性右下腹疼痛、右下腹长期固定压痛点，X线钡剂灌肠透视检查提示阑尾腔变细、不规则、间断充盈、扭曲、固定或阑尾不充盈、充盈不全，72小时透视阑尾腔内仍残留钡剂，即可诊断为慢性阑尾炎。

知识点5：钡灌肠在慢性阑尾炎诊断上的作用　　副高：熟练掌握　正高：熟练掌握

钡灌肠检查多用于慢性阑尾疾病的诊断，通过了解阑尾是否显影，阑尾的形状、开口情况、管腔有无狭窄、管腔有无充盈缺损等情况，有助于阑尾炎的诊断。而且行钡灌肠的同时压迫阑尾所在位置了解有无阑尾区域的压痛，也有助于慢性阑尾炎的诊断。另外，阑尾显影后48小时可复查腹平片，了解阑尾的排空情况，如排空延迟，也是诊断慢性阑尾炎的重要依据。

知识点6：慢性阑尾炎的鉴别诊断　　副高：熟练掌握　正高：熟练掌握

（1）消化系统疾病：结肠、尤其是盲肠部位的病变，如结肠癌、炎症性肠病，会产生与慢性阑尾炎类似的症状。钡灌肠检查有助于鉴别，可疑时行结肠镜检查。

（2）泌尿系统疾病：慢性阑尾炎如右下腹疼痛向后放射，需要鉴别右侧的输尿管结石。查尿常规、泌尿系统B超可以帮助诊断。

（3）生殖系统疾病：子宫内膜易位、盆腔炎症和附件肿物和炎症等，有时会有右下腹疼痛的表现。但妇科疾病疼痛一般位置靠下，低于麦氏点，常合并其他妇科症状。

知识点7：慢性阑尾炎的治疗　　副高：熟练掌握　正高：熟练掌握

慢性阑尾炎诊断明确者，仍以手术切除阑尾为宜。手术既作为治疗手段，也可作为最后明确诊断的措施。手术方式可选用腹腔镜手术及开腹手术。

如手术发现阑尾增生变厚、系膜缩短变硬，阑尾扭曲，四周严重粘连，则可证实术前慢性阑尾炎的诊断。若阑尾外观正常，应尽可能检查附近器官（盲肠、末段回肠、小肠系膜、右侧输卵管等），必要时还可以另做一右旁正中切口，以探查胃、十二指肠、胆囊、胆管等有无其他疾病，并做相应的处理。因此，对术前诊断不明确者，以右侧旁正中切口为佳，以便发现异常时做进一步探查。

知识点8：慢性阑尾炎手术应掌握的原则及注意事项
　　　　　　　　　　　　　　　　　副高：熟练掌握　　正高：熟练掌握

（1）术中注意无菌操作，减少术后腹腔感染、切口感染发生的概率。

（2）根部结扎可减少阑尾残株炎的发生。

（3）开腹手术需注意荷包包埋及阑尾残株的消毒。如荷包包埋不满意可"8"字包埋加大网膜覆盖。

（4）手术中如发现阑尾外观基本正常，应仔细检查阑尾附近的组织和器官，如回盲部、回肠末段1m肠管、小肠系膜及其淋巴结。女性患者还应仔细探查盆腔及附件，以防误诊和漏诊。

知识点9：慢性阑尾炎术后的注意事项　　　副高：熟练掌握　　正高：熟练掌握

（1）观察患者生命体征，有无腹腔出血。

（2）患者液体补充应考虑纠正电解质紊乱、维持出入量平衡等。

（3）预防感染、监测体温：如出现体温高，应结合血常规等检查除外可能存在的感染，常见的如肺部、泌尿系统、导管相关的感染。同时应注意伤口感染和腹腔感染。腹腔感染可能由于术中无菌操作技术的不当或阑尾切断后阑尾管腔的细菌污染导致。

（4）观察胃肠道功能恢复情况，功能恢复即可进食。

第三节　阑尾肿瘤

知识点1：阑尾黏液囊肿的病理　　　副高：熟练掌握　　正高：熟练掌握

阑尾黏液囊肿也称阑尾良性黏液瘤，黏液囊腺瘤中80%属此型，其发生多由于阑尾先天异常或后天慢性炎症狭窄造成阑尾腔梗阻，梗阻腔内在无细菌生长、无异物存在和无炎性反应的情况下，黏膜细胞继续分泌黏液物质，积存腔内形成黏液囊肿，故其不是肿瘤而是一种潴留性囊肿。按囊肿梗阻部位和囊肿形成位置可分为全阑尾型和终端型两型。

知识点2：阑尾黏液囊肿的临床表现　　　副高：熟练掌握　　正高：熟练掌握

患者的症状常不典型或无不适症状，部分患者可扪及无痛性包块，常在查体行腹部B超或CT检查时偶然发现。如继发感染亦可表现为急性阑尾炎症状。查体部分患者可扪及右下腹无痛性类圆形包块。

知识点3：阑尾黏液囊肿的诊断要点　　　副高：熟练掌握　正高：熟练掌握

长期慢性右下腹痛病史、右下腹扪及无痛性肿物，表面光滑。X线钡剂灌肠透视检查可见回盲肠间隙扩大，一般可见光滑的压迹，腹部B超及CT检查有助于鉴别诊断。

知识点4：阑尾黏液囊肿的治疗原则　　　副高：熟练掌握　正高：熟练掌握

一般可通过阑尾切除术治愈，应尽可能保证切除时黏液囊肿完整，对于囊肿直径较大的患者，可考虑阑尾系膜随阑尾一并切除，以便于确定淋巴结情况。手术时必须尽最大努力防止囊肿破裂和黏液溢出，以免术后有并发腹膜假黏液瘤之危险；如囊肿已与其他小肠袢粘连，或已引起套叠、扭转等并发症，往往需将受累的肠袢一并切除。

知识点5：阑尾假性黏液瘤的概念　　　副高：熟练掌握　正高：熟练掌握

阑尾假性黏液瘤是阑尾分泌黏液的细胞在腹腔内种植的结果。黏液囊肿破裂可导致黏液中上皮细胞遍布腹膜腔，形成腹膜假性黏液瘤。其具有恶性肿瘤的特点，但淋巴结或肝脏一般不会发生转移。

知识点6：阑尾假性黏液瘤的诊断标准　　　副高：熟练掌握　正高：熟练掌握

（1）临床表现：症状多不典型，常表现为类似慢性阑尾炎的症状和体征。

（2）诊断要点：该病临床少见，临床表现不典型，缺乏特异性的检查方法，所以术前诊断较困难，多数因腹部包块或出现肠梗阻才引起注意。本病与阑尾黏液囊肿一般不易区别，只有在发生腹膜转移或切除后病理检查时方可鉴别。目前应用B超、CT检查对于诊断有一定的帮助。

知识点7：阑尾假性黏液瘤的治疗原则　　　副高：熟练掌握　正高：熟练掌握

首先应切除原发病灶阑尾组织，一般选用回盲部切除。对于播散种植于腹腔的结节也应尽可能彻底清除，一般需要反复多次手术处理。对于腹腔播散的患者可考虑彻底的去瘤手术伴辅助性腹腔热灌注化疗治疗。

知识点8：阑尾类癌的概念　　　副高：熟练掌握　正高：熟练掌握

阑尾类癌是神经内分泌肿瘤，起源于肠嗜铬细胞，常见于40岁左右患者。绝大多数阑尾类癌表现为良性生物学行为，主要位于阑尾的黏膜下层，大多数阑尾类癌直径＜1cm。

知识点9：阑尾类癌的病理　　　　　　　　　　　副高：熟练掌握　正高：熟练掌握

典型的病变位于阑尾黏膜下，小而硬的灰黄色结节样肿块，可单发或多发，直径多＜2cm，可浸润肌层或浆膜。其一般累及阑尾远侧部分，可直接侵入邻近脂肪、淋巴组织，并可转移至肝、肺、脑和骨。

知识点10：阑尾类癌的诊断　　　　　　　　　　副高：熟练掌握　正高：熟练掌握

阑尾类癌很难在术前诊断，多在阑尾炎手术中偶然发现。临床表现有3种类型：①急性阑尾炎：多因肿瘤增大发生机械性阻塞而表现出急性阑尾炎的症状、体征；②慢性右下腹痛；③类癌综合征：面部潮红、慢性水样泻、哮喘、呼吸困难。面部潮红通常表现在颊部、前额及颈部暴露区，与癌分泌血管活性物质5-HT、组胺、缓激肽有关。

知识点11：阑尾类癌的治疗原则　　　　　　　　副高：熟练掌握　正高：熟练掌握

阑尾类癌治疗的关键在于术中诊断，探明病变大小和范围，以选择手术方式。阑尾类癌直径＜2cm且局限于阑尾而无转移时，行阑尾切除术即可。在下列情况下，需行根治性右半结肠切除术：①直径＞2cm的类癌；②已侵及阑尾系膜、回盲部肠壁的类癌；③位于根部并已侵及盲肠的类癌；④区域淋巴结增大、快速活检证实有转移的类癌。有时术中并未发现，术后病理意外发现阑尾类癌时，年轻患者可考虑再次手术；年迈体弱患者可进行观察而不必再次手术，因类癌可随患者年龄增长而发生退化。类癌合并有肝转移时，应根据原发病灶及肝转移的情况，决定是否一期切除或分期切除。

知识点12：阑尾腺癌的概念及类别　　　　　　　副高：熟练掌握　正高：熟练掌握

阑尾腺癌起源于阑尾黏膜的腺上皮，被分为结肠型和黏液型两种亚型。结肠型由于其临床表现、肉眼及显微镜下所见与右结肠癌相似，常被称为阑尾的结肠型癌。结肠型腺癌恶性程度高，极易出现播散转移，而黏液型腺癌预后相对较好，很少发生转移。常见于50岁以上中老年患者。

知识点13：阑尾腺癌的病理　　　　　　　　　　副高：熟练掌握　正高：熟练掌握

阑尾腺癌大体上依肿瘤生长方式可分为息肉型、浸润型、溃疡型。临床上可仿照Dukes分期法分为4期。①A期：癌组织局限于阑尾壁内；②B期：癌组织浸出阑尾壁；③C期：阑尾周围淋巴结转移；④D期：远隔脏器或组织转移。

腺癌以淋巴转移为主，其次是血行转移。

知识点14：阑尾腺癌的诊断标准	副高：熟练掌握　正高：熟练掌握

（1）临床表现：阑尾腺癌术前诊断困难，没有特征性临床表现，而与急、慢性阑尾炎表现相似，半数以上的患者是在术中或术后发现的，故多数患者在发现时已属晚期，不但局部浸润明显，并可能有远处转移。

（2）辅助检查：①术前钡剂灌肠检查：常显示盲肠外肿物晚期阑尾腺癌有时局部可以扪到包块；②B超和CT检查：可发现占位病变；③钡剂X线检查：可以发现回盲部间有不规则占位病变。常需术中病理确诊。

知识点15：阑尾腺癌的治疗原则	副高：熟练掌握　正高：熟练掌握

阑尾腺癌主要采用手术治疗，手术方式有单纯阑尾切除术、右半结肠切除术、姑息性肿瘤切除术3种。以根治性右半结肠切除术为主要术式。右半结肠切除手术的适应证：①病变已超过黏膜下层；②阑尾切缘有癌组织残留；③肠系膜有淋巴结转移。

阑尾腺癌的预后与癌细胞分化程度、浸润深度及有无淋巴结转移有关，但总的预后不良。

第十六章 肠疾病与肛管疾病

第一节 粘连性肠梗阻

知识点1：粘连性肠梗阻的病因　　　　　　　　副高：熟练掌握　正高：熟练掌握

粘连性肠梗阻属于机械性肠梗阻，是所有肠梗阻中最常见的一种类型，占肠梗阻的40%~60%。其中，粘连性肠梗阻的主要原因是手术后粘连，约80%的患者属于此类型，如阑尾切除术、妇科手术等。其次为炎症后粘连，多继发于既往盆腔、腹腔内炎症，占10%~20%。粘连性肠梗阻可以表现为完全性或不完全性梗阻，可以是单纯性也可以是绞窄性。

知识点2：粘连性肠梗阻的病因分型　　　　　　副高：熟练掌握　正高：熟练掌握

粘连性肠梗阻是肠梗阻最常见的一种类型，占肠梗阻的40%~60%。一般发生于小肠，引起结肠梗阻者少见，主要分为3型：

（1）先天性粘连：约占5%，如卵黄管退化不全，在脐与回肠之间形成粘连带；或由于胎粪性腹膜炎而引起，在腹腔内形成广泛的粘连；或是肠转位不良引起的腹腔内腹膜侧壁带。

（2）炎症后粘连：占10%~20%，由于既往腹腔内脏器发生过无症状的炎症，或是症状性炎症经非手术治疗，如阑尾炎、肠憩室炎、盆腔炎、胆囊炎等。

（3）手术后粘连：约占80%，是最常见的粘连性肠梗阻类型。

知识点3：粘连性肠梗阻的临床表现　　　　　　副高：熟练掌握　正高：熟练掌握

（1）症状：①腹痛：腹痛为阵发性剧烈绞痛，腹痛发作时患者常自觉肠道"窜气"，伴有肠鸣或腹部出现可移动的包块；②腹胀：腹胀多发生于腹痛之后，低位肠梗阻腹胀更为明显，闭袢式肠梗阻可出现局限性腹胀；③呕吐：高位肠梗阻呕吐发生较早，表现为频繁呕吐，初始为胃内容物，其后为胃液、十二指肠液和胆汁。低位肠梗阻呕吐出现较晚，初始为胃内容物，后期为带臭味的肠内容物；④停止排便、排气：梗阻发生早期，可以仍有排便、排气，随着疾病进展，完全停止排便、排气是完全性肠梗阻的表现；⑤梗阻早期，患者生命体征平稳，随着疾病进展，患者可能出现脱水甚至休克表现。

（2）体征：查体可以观察到不同程度的腹胀，腹壁较薄的患者可以见到肠型和蠕动波。

有时在梗阻部位可有压痛，当梗阻近端积聚较多液体时可以听到振水音。腹部叩诊多呈鼓音。肠鸣音亢进，可伴有气过水声和高调的金属音。

知识点4：粘连性肠梗阻的诊断要点 副高：熟练掌握 正高：熟练掌握

（1）病史：以往有慢性梗阻症状和多次反复急性发作的病史。

（2）疾病史：多数患者有腹腔手术、创伤、出血、异物或炎性疾病史。

（3）临床表现：表现为阵发性腹痛，伴恶心、呕吐、腹胀及停止排气、排便等症状。

（4）全身情况：梗阻早期多无明显改变，晚期可出现体液丢失的体征。发生绞窄时可出现全身中毒症状及休克。

（5）腹部检查：①有腹部手术史者可见腹壁切口瘢痕；②患者可有腹胀，且腹胀多不对称；③多数可见肠型及蠕动波；④腹部压痛在早期多不明显，随病情发展可出现明显压痛；⑤梗阻肠袢较固定时可扪及压痛性包块；⑥腹腔液增多或肠绞窄者可有腹膜刺激征或移动性浊音；⑦肠梗阻发展至肠绞窄、肠麻痹前均表现肠鸣音亢进，并可闻及气过水声或金属音。

（6）实验室检查：梗阻早期一般无异常发现。应常规检查白细胞计数，血红蛋白，血细胞比容，二氧化碳结合力，血清钾、钠、氯，尿便常规。

（7）立位腹平片检查：梗阻发生后的4～6小时，腹平片上即可见胀气的肠袢及多数气液平面。如立位腹平片表现为一位置固定的咖啡豆样积气影，应警惕有肠绞窄的存在。

知识点5：粘连性肠梗阻的鉴别诊断 副高：熟练掌握 正高：熟练掌握

（1）绞窄性肠梗阻：发病急骤，腹痛剧烈，体格检查有腹膜炎体征，X线平片多提示孤立性肠袢，位置固定，很快出现感染中毒性休克表现。

（2）麻痹性肠梗阻：临床上所见者多是继发性改变。可表现为腹胀，X线平片有液气平面。具有腹痛主诉不明显、肠鸣音完全消失、无明显腹膜刺激征的特点。

知识点6：粘连性肠梗阻的治疗原则 副高：熟练掌握 正高：熟练掌握

（1）非手术疗法：对于单纯性、不完全性肠梗阻，特别是广泛粘连者，一般选用非手术治疗；对于单纯性肠梗阻可观察24～48小时，对于绞窄性肠梗阻应尽早进行手术治疗，一般观察不宜超过4～6小时。

基础疗法包括禁食及胃肠减压，纠正水、电解质紊乱及酸碱平衡失调，防治感染及毒血症。还可采用中药及针刺疗法。

（2）手术疗法：粘连性肠梗阻经非手术治疗病情不见好转或病情加重；或怀疑为绞窄性肠梗阻，特别是闭袢性肠梗阻；或粘连性肠梗阻反复频繁发作，严重影响患者的生活质量时，均应考虑手术治疗。手术方式的选择应根据粘连的具体情况而定：①粘连带或小片粘连行简单切断分离；②小范围局限紧密粘连成团的肠袢无法分离或肠管已坏死者，可行肠切除吻合术，如肠管水肿明显，一期吻合困难，或患者术中情况欠佳，可先行肠造瘘术；③如患者情况极差或术中血压难以维持，可先行肠外置术；④肠袢紧密粘连又不能切除和分离者，可行梗阻部位远、近端肠管侧侧吻合术；⑤广泛粘连而反复引起梗阻者可行肠排列术。

知识点7：粘连性肠梗阻的预防　　　　　副高：熟练掌握　正高：熟练掌握

目前，多数的肠粘连是继手术后发生的，手术后粘连是产生肠梗阻的重要原因。因此，多年来，人们试图采用一些方法来防止粘连的产生，概括起来有以下两种。

（1）手术中的注意事项：在手术时应注意严格的无菌术和严密的止血法，手法轻柔，尽量避免腹内组织受到不必要的损害，操作仔细。最主要的措施可概括为两个方面：①防止任何腹内组织形成缺血状态；②防止各种异物污染或刺激腹腔。

（2）防止粘连的其他方法：①清除手套上的淀粉、滑石粉，不遗留丝线头、纱布、棉花纤维、切除的组织等异物于腹腔内，减少肉芽组织的产生；②减少缺血的组织，不做大块组织的结扎，有缺血可疑的部分以大网膜覆盖，即使有粘连产生，也已有大网膜相隔；③注意无菌操作技术，减少炎性渗出；④保护肠浆膜面，防止损伤与干燥；⑤腹膜缺损部分任其敞开，不做有张力的缝合；⑥清除腹腔内的积液、积血，必要时放置引流；⑦关腹前将大网膜铺置在切口下；⑧及时治疗腹膜内炎性病变，防止炎症的扩散。

第二节　肠　扭　转

知识点1：肠扭转的概念　　　　　　　　副高：熟练掌握　正高：熟练掌握

在我国，肠扭转是一种常见的肠梗阻类型，是一段肠管甚至全部小肠及其系膜沿系膜轴扭转360°～720°，既有肠管本身受压的机械性梗阻，又有肠系膜血管受压造成的血运性梗阻。因此，受累肠管可能迅速发生坏死和穿孔，疾病进展迅速，有较高的死亡率和肠管缺失率。

知识点2：肠扭转的病因　　　　　　　　副高：熟练掌握　正高：熟练掌握

（1）原发性肠扭转：肠管无解剖异常，病因不很清楚，可能是饱餐后，肠腔内有较多尚未消化的内容物，当体位改变，有明显的运动时，小肠因有重量下垂而不能随之同步旋转造成。

（2）继发性肠扭转：由于先天性或后天获得的解剖上的改变，出现一固定点形成肠袢扭转的轴心。但是扭转的产生常有3个因素同时存在：①解剖因素：如手术后粘连，梅克尔憩室、乙状结肠冗长，先天性中肠旋转不全，游离盲肠等都是发生肠扭转的解剖因素；②物理因素：在解剖因素基础上，肠袢本身有一定的重量，如饱餐后，特别有较多不易消化的食物涌入肠腔内；肠腔有较多的蛔虫团；肠管有较大的肿瘤；在乙状结肠内存积着大量干涸的粪便等都是造成肠扭转的潜在因素；③动力因素：强烈的蠕动或体位的突然改变，使肠袢产生了不同步的运动，使已有轴心固定位置，且有一定重量的肠袢发生扭转。

知识点 3：小肠扭转的临床表现　　　　副高：熟练掌握　正高：熟练掌握

（1）突发持续性腹部剧痛，阵发性加重，脐周疼痛，可放射至腰背部。

（2）由于伴发绞窄性肠梗阻，会出现频繁呕吐、面色苍白、出冷汗，患者常被迫体位无法平卧，喜取胸膝位或蜷曲侧卧位。

（3）腹胀明显，可表现为不均匀腹胀。

（4）早期即可有腹部压痛，肌紧张不明显，肠鸣音减弱。

（5）X线腹平片表现为全部小肠扭转，仅见胃十二指肠充气扩张，而小肠充气不多见，部分小肠扭转见小肠普遍充气，并有多个液平面，或者巨大扩张的充气肠袢固定于腹部某一部位，并且有很长的液平面。

（6）一旦患者出现肠管坏死，腹部查体可出现典型的腹膜炎三联征：压痛、反跳痛及肌紧张；低血容量或感染性休克表现：心率增快、血压下降、面色苍白以及移动性浊音阳性等。

知识点 4：小肠扭转的诊断要点　　　　副高：熟练掌握　正高：熟练掌握

（1）多见于重体力劳动青壮年，饭后即进行劳动、姿势体位突然改变等病史。

（2）临床表现为突发持续性剧烈腹痛，伴阵发性加重，可放射至腰背部，早期腹痛在上腹和脐周，肠坏死，腹膜炎时有全腹疼痛，呕吐频繁，停止排气、排便。

（3）扭转早期常无明显体征，扭转肠袢绞窄坏死，出现腹膜炎和休克。

（4）典型的腹平片表现。

（5）腹部CT扫描除可见肠梗阻表现外，还可见典型的系膜扭转表现。

知识点 5：小肠扭转患者的初始检查　　　　副高：熟练掌握　正高：熟练掌握

病程早期患者症状可以与体征及辅助检查分离，全血细胞分析、立位腹平片等可均无明显异常。病情进展后多数患者全血细胞分析中白细胞计数升高；立位腹平片可表现为肠管呈倒"U"字形排列、空回肠换位、脊柱侧弯等征象；腹部超声检查可以发现肠管充气，如发现腹水可进行超声引导下腹腔穿刺，如穿出血性腹水则小肠扭转已导致肠管绞窄或坏死。

知识点 6：小肠扭转患者的CT表现　　　　副高：熟练掌握　正高：熟练掌握

增强多层螺旋CT对于小肠扭转的诊断和严重程度的评估意义重大。小肠扭转患者CT影像，早期或者部分小肠扭转病理仅可发现肠系膜血管扭转移位，肠壁淤张。随着病程进展或大段小肠扭转病例可显示肠系膜血管或肠管"漩涡征""鸟喙征""缆绳征"、肠壁水肿增厚及空、回肠换位征等。特别是"漩涡征"多数情况下被认为是小肠扭转特异性的征象，但需要注意的是部分中肠旋转不良、肠粘连、肠道肿瘤的患者CT影像也可以出现"漩涡征"。由于小肠扭转可导致肠壁缺血、水肿、坏死。CT检查显示肠壁黏膜下水肿，肠壁淤血出现同心圆征、靶征、双晕征等，如扭转导致静脉回流障碍，则CT可出现腹水征象，上述征象均提示肠管血运障碍。

知识点7：小肠扭转的治疗原则　　副高：熟练掌握　正高：熟练掌握

（1）早期可先试用非手术疗法：①胃肠减压：吸除梗阻近端胃肠内容物；②手法复位：患者膝胸卧位，按逆时针方向手法按摩。

（2）小肠扭转的诊断明确后，虽未出现腹膜炎的症状或体征，也应积极准备手术治疗，早期手术可以降低死亡率，更可减少大量小肠坏死切除后导致短肠综合征的发生率。

（3）手术探查时先行手法复位，同时观察血运，可在肠系膜血管周围注射利多卡因或罂粟碱改善肠道血液循环，切除已经坏死的肠袢，行小肠端-端一期吻合；如果肠管血运可疑，可先行肠外置，24小时后再次探查，切除坏死肠管行肠吻合术。

知识点8：小肠扭转术中判断肠管活力的观察指标　　副高：熟练掌握　正高：熟练掌握

判断肠管活力的观察指标主要包括：肠管色泽、肠蠕动情况、肠系膜及肠周动脉搏动情况以及肠系膜静脉有无血栓形成等。对于术中复位扭转肠管后无法立刻判断肠管是否丧失生机时，应将肠系膜彻底复位平滑后，肠系膜根部注射普鲁卡因或者吗啡封闭以缓解血管痉挛，以温盐水纱布湿敷，观察肠管至少30分钟。再行上述指标评估，如果肠管持续晦暗、肠系膜及肠缘血管搏动消失、肠管无蠕动，对刺激无收缩反应，应给予肠段切除。

知识点9：小肠扭转术中肠管切除的注意事项　　副高：熟练掌握　正高：熟练掌握

原则上应将坏死肠管彻底切除直至明确活力正常肠管处，再行肠吻合术。但需要注意的是对于大段小肠坏死，有可能切除后造成短肠综合征的病例，应采取"损伤控制性手术"策略。对于确切坏死肠管切除，可疑血供障碍的肠管可给予保留，两端暂时性造口，术后对症治疗密切观察造口肠管活力情况，如有坏死征象应行二次探查切除术，如肠管恢复正常可择期行造口还纳吻合术。同时应尽可能保留回盲瓣行小肠-小肠端端吻合手术，回盲瓣的保留有助于预防短肠综合征的发生。

知识点10：小肠扭转术后的注意事项　　副高：熟练掌握　正高：熟练掌握

（1）患者一般状况：包括体温、血压、心率、尿量、出入量等，腹部体征包括腹痛、腹胀、肠鸣音、移动性浊音等。注意腹腔引流管引流液性状和容量。

（2）维持患者水电解质平衡和营养支持：注意维持出入量平衡，纠正电解质平衡，视患者营养状况和禁食时间可给予肠外营养支持。

（3）注意监测体温变化，应用广谱抗生素，控制全身感染，预防脓毒血症发生。注意手术相关伤口感染或腹腔感染的发生。

（4）观察患者胃肠功能恢复情况：观察患者胃管减压量，肠鸣音恢复情况、排气排便恢复与否。如患者胃管引流量显著减少，可给予拔除。患者恢复排气后可饮水，逐步恢复饮食。

| 知识点 11：盲肠扭转的临床表现 | 副高：熟练掌握 正高：熟练掌握 |

（1）突发右下腹持续性腹痛，阵发性加重。

（2）呕吐频繁。

（3）腹部不对称隆起，右下腹可触及压痛，上腹部触及一弹性包块，扭转早期肠鸣音活跃。

| 知识点 12：盲肠扭转的诊断要点 | 副高：熟练掌握 正高：熟练掌握 |

（1）中腹或右下腹急性腹痛，阵发性加重，恶心、呕吐，不排气、排便。

（2）右下腹可触及压痛，腹部不对称隆起，上腹部触及一弹性包块，扭转早期肠鸣音活跃。

（3）X 线腹平片示单个卵圆形胀大肠袢，左上腹有气液平，可见小肠胀气，但无结肠胀气，钡灌肠可见钡剂在横结肠或肝区处受阻。

| 知识点 13：盲肠扭转的治疗原则 | 副高：熟练掌握 正高：熟练掌握 |

（1）盲肠扭转应及时手术。

（2）盲肠无坏死，将其复位固定，或行盲肠插管造口，术后 2 周拔除插管。

（3）盲肠已坏死，切除盲肠，做回肠升结肠或横结肠吻合，必要时加做回肠插管造口术。

第三节 肠 套 叠

| 知识点 1：肠套叠的概念 | 副高：熟练掌握 正高：熟练掌握 |

肠套叠是指某段肠管进入邻近肠管内引起的一种肠梗阻。其可以发生于任何年龄，主要见于 1 岁以内婴儿，尤其出生后 5 ~ 9 个月的婴儿更为多见。肠套叠的病因仍不明了，成人肠套叠 80% ~ 90% 可找到器质性病变，其中大多数为肿瘤。小儿肠套叠 90% 以上为特发性，其发病原因目前认为与腺病毒感染及回盲部集合淋巴结增殖有关。

知识点2：肠套叠的发生部位　　　　　　　　　　　　副高：熟悉　正高：掌握

肠套叠的解剖结构由鞘部和套入部组成，套入部分又分为头部与颈部。按套入肠的顶端和外鞘、颈部肠段的不同可分为回盲部套叠（回肠套入结肠）、小肠套叠（小肠套入小肠）与结肠套叠（结肠套入结肠）等型。绝大多数肠套叠是近端肠管向远端肠管内套入，逆行套叠较罕见。回盲部型肠套叠发病率最高。

知识点3：肠套叠的病因　　　　　　　　　　　　副高：熟练掌握　正高：熟练掌握

肠套叠的发生常与肠管解剖特点（如盲肠活动度过度）、病理因素（如息肉、肿瘤）以及肠功能失调、蠕动异常等有关。

肠套叠按其病因是否明确分为原发性肠套叠和继发性肠套叠。原发性肠套叠指发生套叠的肠段及其附近找不出明显的器质性因素，多见于小儿肠套叠。继发性肠套叠多见于肿瘤、创伤及手术后和肠道的炎性病变等。成人肠套叠多有引起套叠的病理因素，其症状可不典型，其中90%的病因是良性肿瘤、恶性肿瘤、炎性损伤或麦克尔憩室。原因不明的肠套叠可能与饮食习惯的改变、精神刺激、肠蠕动增强、药物的应用、肠系膜过长有关。腹部外伤和手术后亦可发生不明原因的肠套叠。

急性发病者往往与其他病因所致急性肠梗阻难以区别，慢性发病者可有环境、饮食、生活习惯改变等诱因。

知识点4：肠套叠的临床表现　　　　　　　　　　　　副高：熟练掌握　正高：熟练掌握

肠套叠的三大典型症状是腹痛、血便和腹部包块。

肠套叠依据临床发病缓急和梗阻程度可分为急性型、亚急性型和慢性型。急性型多发生于婴儿，其病程多在3天以内。发病急、病情重、腹痛剧烈，呈持续性伴阵发加重，腹胀、肠鸣音亢进；随病情进展，出现明显腹膜刺激征。亚急性型多见于儿童，病程3天至2周，发病初表现胃肠道功能紊乱，出现血便、腹泻。腹部可扪及肿块。虽肠管有血运障碍，但鞘部肠管包裹套入部而不会污染腹腔，故腹膜刺激征不显著。慢性型病程多在2周以上，多为慢性反复发作，好发于成人。临床可反复出现腹痛、腹泻、脓血便或血便。随着病情进展，可逐渐演变成不完全性肠梗阻，表现为阵发腹痛，腹部可见变形性肿块。

急性肠套叠未能及时处理则可能导致嵌顿肠管坏死、穿孔、急性弥漫性腹膜炎，患儿可并发失水、电解质失衡和感染中毒性休克等。

知识点5：肠套叠的诊断要点　　　　　　　　　　　　副高：熟练掌握　正高：熟练掌握

（1）多发于婴幼儿，特别是1岁以内的婴儿。

（2）典型表现为腹痛、呕吐、血便及腹部包块。

（3）成人肠套叠临床表现不如幼儿典型，往往表现为慢性反复发作腹痛与腹部包块，包块可自行消失，较少发生血便。成人肠套叠多与器质性疾病有关（尤其是肠道息肉和肠道肿瘤）。

（4）空气或钡剂灌肠X线检查（压力30～60mmHg），可见空气或钡剂在套叠处受阻，受阻端钡剂呈"杯口状"，甚至呈"弹簧"状阴影。

（5）超声及CT扫描多呈"靶环征"，靶块多呈圆形或类圆形，由于套叠长轴与扫描层面角度的不同，也可呈肾形、香蕉形、弹簧状肿块。另一种有价值的CT征象为"彗星尾征"，即套叠近端肠系膜血管牵拉聚拢的现象，主要见于小肠型肠套叠。

（6）内镜可见肠黏膜水肿、肠管套叠，镜下可取活检，有助于确定病理性质。

| 知识点6：肠套叠的治疗原则 | 副高：熟练掌握　正高：熟练掌握 |

（1）非手术治疗：小儿肠套叠多为特发性，病程不超过48小时，全身状况良好，生命体征平稳，无中毒症状者可应用空气或钡剂灌肠法复位。空气灌肠复位压力为100～200mmHg，钡剂灌肠复位压力约为100cmH$_2$O。

（2）手术治疗：灌肠法不能复位或怀疑有肠坏死或为继发性肠套叠者（成人肠套叠多属此型）可行手术疗法。具体手术方法应根据探查情况决定。无肠坏死者行手术复位；有困难时切开外鞘颈部使之复位，然后修补肠壁；已有坏死或合并其他器质疾病者可行肠切除吻合术；病情危重，不能耐受一期吻合手术可行肠造瘘或肠外旷置术，待病情稳定后再行造瘘还纳。

| 知识点7：肠切除肠吻合术后的注意事项 | 副高：熟练掌握　正高：熟练掌握 |

（1）密切观察患者生命体征、术后24小时注意引流管颜色及量、有无腹腔出血。

（2）患者液体补充：应考虑纠正电解质紊乱、维持出入量平衡、营养维持等。

（3）控制感染：如出现体温高，应结合血常规等检查除外可能存在的感染，常见的如肺部、泌尿系统、导管相关的感染。与手术相关的应注意伤口感染和腹腔感染。应观察腹腔引流的颜色、性状和引流量，必要时可行病原学培养，并应用敏感抗生素。严重时不排除再次手术可能。拔出引流管后的腹腔感染不易发现，可行超声或CT检查以明确。

（4）观察胃肠道功能恢复情况：观察患者每日胃肠减压量，有无主诉腹胀，肠鸣音恢复情况和排气与否，胃肠道功能恢复后可逐渐的恢复饮食。

第四节　肠　堵　塞

| 知识点1：肠堵塞的病因 | 副高：熟练掌握　正高：熟练掌握 |

在我国，肠堵塞是肠腔内容物堵塞肠腔引起的肠梗阻，是一种单纯性机械性肠梗阻，常见的诱因是寄生虫、粪石、胆石、吞食的异物、毛粪石、植物粪石、药物等。

知识点2：肠蛔虫堵塞的临床表现及诊断　　　副高：熟练掌握　正高：熟练掌握

肠蛔虫团引起的肠堵塞在我国较多见，特别是儿童，蛔虫感染率高，蛔虫在肠道大量繁殖，当蛔虫受到某些因素影响产生强烈的活动扭结成团堵塞肠管，而肠管受刺激后出现痉挛加重了梗阻。患者有阵发性剧烈腹部绞痛，伴有呕吐，并可呕吐出蛔虫。这类患者多消瘦，腹壁薄，体检时常可触及包块并随触揉而变形，也可在触诊时感到肠管有痉挛收缩。因为蛔虫梗阻多为部分性，腹部一般无明显膨胀，肠鸣音虽有增高但不高亢。临床症状与体征常可明确诊断。腹部X线片偶可见小肠充气及液平面，有时还可显示肠腔内有蛔虫团块阴影。

知识点3：肠蛔虫堵塞的治疗　　　副高：熟练掌握　正高：熟练掌握

单纯性蛔虫堵塞的治疗常采用非手术疗法，除禁食、输液外，可口服生植物油，也可口服枸橼酸哌嗪等驱虫；如腹痛剧烈，可用解痉剂，或配以针刺、腹部轻柔按摩等。症状缓解后行驱虫治疗。

经非手术治疗无效或并发肠扭转，或出现腹膜刺激征时，应施行手术切开肠壁取虫，应尽量取尽，以免残留的蛔虫从肠壁缝合处钻出，引起肠穿孔和腹膜炎。术后应继续驱虫治疗。

知识点4：粪石梗阻的临床表现及诊断　　　副高：熟练掌握　正高：熟练掌握

粪便堵塞常见于瘫痪、重病等身体虚弱无力排便的患者，也可见于习惯性便秘的患者，积存的粪便变干成团块状堵塞在结肠造成肠梗阻。患者出现腹胀，伴阵发性腹痛。体检时，可沿左侧结肠摸到粪块，直肠指检可触及填满直肠肠腔的干硬粪块。

知识点5：粪石梗阻的治疗　　　副高：熟练掌握　正高：熟练掌握

粪石梗阻患者应及时清除直肠内积存的粪便，以防粪便堵塞。有症状发生时可反复灌肠软化粪便，加以清洗，必要时可用器械或手指将干涸的粪块取出。值得警惕的是，下端结肠肿瘤也可产生粪便梗阻。

知识点6：胆石堵塞的临床表现及诊断　　　副高：熟练掌握　正高：熟练掌握

胆石堵塞多是先有胆囊结石，梗阻的部位多在回肠，因回肠是肠管中较窄的部位，其次是空肠，十二指肠与结肠胆结石堵塞者较少。胆石肠堵塞的症状是强烈的肠绞痛，胆结石得以下行时，疼痛可有缓解，当肠强烈蠕动时又可引起腹痛，临床症状表现为单纯的机械性肠梗阻。腹部X线片除见小肠胀气外，还可能看到肠腔内有胆石阴影，如发现胆管内有气体充盈，而以往未接受过胆管与肠道吻合或胆管括约肌成形术的患者，对这一诊断的可能性是有力的支持。

知识点7：胆石堵塞的治疗　　　　　　　　　副高：熟练掌握　　正高：熟练掌握

胆石堵塞的肠梗阻一般是在做好术前准备后行手术治疗，可以试行将结石挤入宽大的结肠，但不易成功。可行肠切开取石，如有肠坏死则需行肠切除吻合术。并要注意探查有无第二处堵塞部位。

第五节　慢性假性肠梗阻

知识点1：慢性假性肠梗阻的概念　　　　　　副高：熟练掌握　　正高：熟练掌握

慢性假性肠梗阻（CIP）是一种以肠道不能推动肠内容物通过未阻塞的肠腔为特征的胃肠动力疾病，常发生于小肠、结肠，可累及整个消化道和所有受自主神经调节的脏器和平滑肌，是一组具有肠梗阻症状和体征，但无肠道机械性梗阻证据的临床综合征。

知识点2：慢性假性肠梗阻的病因及分类　　　副高：熟练掌握　　正高：熟练掌握

慢性假性肠梗阻可分为原发性和继发性两类：①原发性：是由肠平滑肌异常（肌病型）或肠神经系统异常（神经元病型）造成；②继发性：主要由结缔组织病，如系统性红斑狼疮（SLE）、硬皮病、内分泌紊乱、帕金森病、副癌综合征、巨细胞病毒或EB病毒感染等引起。某些药物，如三环抗抑郁药等也可诱发。

知识点3：慢性假性肠梗阻的临床表现　　　　副高：熟练掌握　　正高：熟练掌握

小肠假性梗阻可表现为恶心、呕吐、腹胀和腹痛等，继发细菌过度生长时则可能引起腹泻。结肠病变时常表现为便秘。随着疾病自然进展，CIP可累及消化道其他部位，在若干年内症状还可能发生变化，如食管受累时可发生吞咽困难或胃食管反流，胃部受累时则出现和胃轻瘫相符的餐后早饱、腹痛、恶心、呕吐症状。慢性假性肠梗阻还可有肠外表现，主要为膀胱及输尿管扩张，继发于自主神经疾病的假性肠梗阻常有直立性低血压、异常发汗和视觉异常等伴随症状。病史中有大量且频繁的呕吐、体重下降，几乎很少有无症状期，伴有自主功能紊乱和排尿困难表现，曾经多次剖腹探查等，可帮助诊断假性肠梗阻。家族史中有类似疾病提示遗传性假性肠梗阻的可能。体格检查可发现严重的腹胀和中腹部的振水音。还应进行全面的神经系统检查及对直立性低血压的评价，并注意引起继发性假性肠梗阻的系统性疾病的体征。

知识点4：慢性假性肠梗阻的诊断　　　　　　副高：熟练掌握　　正高：熟练掌握

慢性假性肠梗阻无特征，故诊断较困难。临床有怀疑时，应首先排除其他肠梗阻的可能性。腹部X线片有类似机械性肠梗阻之处，但病史不相符。胃肠道造影检查，无梗阻发现，可观察到节段性巨食管、巨十二指肠、巨结肠或小肠扩张。纤维内镜可证实无梗阻。胃肠道转运试验和动力检查可以帮助诊断；剖腹手术或腹腔镜取小肠或结肠全层组织活检可确诊CIP。

> 知识点5：慢性假性肠梗阻的治疗　　　　　　副高：熟练掌握　　正高：熟练掌握

首先应给予最佳的营养，保持水、电解质平衡，同时镇痛，并防止肠道症状恶化。主要采用非手术治疗，目前尚缺乏特效药物。对症治疗，如胃肠减压、营养支持等。特别是全肠外营养支持对解除症状甚为有效，但为防止全肠外营养带来的一些不良后果，如肠黏膜萎缩、肠道细菌移位等，仍应给予适量的肠内营养。如诊断明确，应避免外科手术治疗，即使是剖腹探查、肠壁组织活检也应慎重考虑，以免术后的肠粘连混淆了诊断，增加诊断的困难性。慢性假性肠梗阻可累及整个食管、胃与肠道。即使当时暂无症状的部分，将来也会可能被波及。因此，外科治疗无确定性效果。

第六节　肠系膜血管缺血性疾病

> 知识点1：肠系膜血管缺血性疾病的病因和病理　　　副高：熟练掌握　　正高：熟练掌握

肠系膜血管缺血性疾病（AMI）是一种绞窄性动力性肠梗阻，以老年人居多。其主要病因是肠系膜血管急性血液循环障碍，导致肠管缺血坏死。主要分为肠系膜上动脉栓塞、肠系膜上动脉血栓形成、肠系膜上静脉血栓形成和非肠系膜血管阻塞性缺血4类。其中，肠系膜上动脉栓塞是最常见的AMI病因，约占50%。

发生于肠系膜动脉，特别是肠系膜上动脉者多于肠系膜静脉。动脉阻塞则多数是栓塞的结果，栓子的来源：①心内膜炎患者左心瓣膜上赘生物的脱落，或心房纤维性颤动患者左心房中先有血栓形成，均可引起肠系膜动脉的栓塞；②肺脓肿或脓毒症患者带菌的栓子可通过肺而进入循环；③动脉硬化、动脉粥样变等患者的动脉栓塞脱落；④在手术中可来自内脏或腹壁的血管。

静脉的阻塞几乎完全是由于血栓形成，血栓常继发于：①肝硬化或肝外压迫引起的肝门静脉阻塞或血液瘀滞；②肝门静脉系统所支配的内脏感染，如阑尾炎、溃疡性结肠炎、绞窄性疝、痔疮等；③外伤引起的肠系膜血肿或脾切除等手术引起的静脉损伤；④有时肠系膜静脉之血栓形成不能查出其发病诱因，故可称之为原发性的肠系膜静脉血栓。

> 知识点2：肠系膜血管缺血性疾病的临床表现和诊断
> 　　　　　　　　　　　　　　　　　　　副高：熟练掌握　　正高：熟练掌握

患者以往多有冠心病史或有心房纤颤，多数有动脉硬化表现。临床表现因血管阻塞的部位、性质和发生的缓急而各有不同。血管阻塞发生过程越急，范围越广，表现越严重。动脉阻塞的症状又较静脉阻塞急而严重。

多数病例起病急骤，剧烈的腹部绞痛是最开始的症状，用一般药物难以缓解，可以是全腹性或局限性。早期由于肠痉挛所致，此后有肠坏死，疼痛转为持续。伴有频繁呕吐，呕吐物多为血性。休克常在早期出现，是失血的结果，故脉搏常细速而不规则，体温则正常或略低，但有时在病的早期即有发热。

发病初期可无明显体征，腹部平坦，柔软，肠鸣音存在，至肠袢已有坏死时腹部可逐日膨隆，但程度一般不太严重，而范围则比较广泛，仅至病程的晚期腹胀更加显著。腹壁压痛、腹肌强直等腹膜刺激症状在肠袢已坏死后可能出现，但程度轻重不一。肠鸣音一般减弱，有时可完全消失。血常规往往有白细胞增加及血浓缩表现。X线平片上可见小肠和结肠均有扩大胀气的现象。

少数亚急性或慢性肠系膜血管阻塞病例的发病过程比较缓和，一般要经过1周左右方逐渐显示病变的严重性。这些发展较慢的病例早期仅有不全阻塞，往往仅表现有轻度的机械性肠梗阻的症状，可有不明显的腹痛和轻度腹胀，至后期肠方有坏死，可能出现某种程度的虚脱现象。

知识点3：肠系膜血管缺血性疾病的辅助检查　　　副高：熟练掌握　　正高：熟练掌握

（1）实验室检查：异常结果包括血液浓缩、白细胞计数升高、血气分析常提示代谢性酸中毒；血清淀粉酶、乳酸脱氢酶等酶学指标可升高，但是敏感性和特异性不高。

（2）腹部平片检查：早期无特异性表现，随着病情进展可出现气液平面、肠管积气扩张等肠梗阻的征象。

（3）超声检查：患者多数有肠壁的水肿、肠管积气，对超声检查的影响较大。另外患者体型、顺应性以及操作者的水平等诸多因素都会影响检查结果。

（4）CT血管造影检查：对于肠系膜缺血性疾病诊断的敏感性和特异性很高，为疑似肠系膜缺血性疾病患者的首选检查。腹部CT增强检查不仅可以清楚显示动静脉，还可以排除其他急腹症相关疾病，也可以从肠壁的水肿、增强程度和是否存在气泡等方面来判断肠管活力。CT血管造影检查的血管三维重建可以明确血管阻塞部位和程度，还能够评价远端血管的灌注及侧支循环的形成情况，对治疗有很大的指导意义。

（5）血管造影检查：是诊断肠系膜缺血性疾病的金标准，可以鉴别肠系膜缺血性疾病的病因，在诊断的同时可以进行动脉内置管溶栓、血管成形或支架置入等介入治疗。

知识点4：肠管缺血坏死在CT影像中的表现　　　副高：熟练掌握　　正高：熟练掌握

（1）肠腔扩张积液：是肠缺血的常见征象，不是特征性征象。

（2）肠管壁增厚或变薄：肠系膜静脉阻塞常显示为肠管壁增厚。而肠系膜动脉阻塞常表现为肠管壁变薄或增厚不明显。

（3）肠壁积气和门静脉积气：肠壁积气常提示明显的肠管坏死，表现为壁层内环形线状或串珠样气泡影，少量积气呈小气泡样。肝内门静脉系统积气表现为肝内树枝状气体的影像。

知识点5：肠系膜血管缺血性疾病的治疗　　　　副高：熟练掌握　正高：熟练掌握

治疗应及早诊断，及早治疗，包括支持疗法和手术治疗。肠系膜上动脉栓塞可行取栓术。血栓形成则可行血栓内膜切除或肠系膜上动脉腹主动脉"搭桥"手术。如已有肠坏死，应做肠切除术。肠系膜上静脉血栓形成需施行肠切除术，切除范围应包括全部有静脉血栓形成的肠系膜，否则术后静脉血栓有继续发展的可能，术后应继续行抗凝治疗。

急性肠系膜血管缺血性疾病临床常因认识不足而误诊，一旦发生广泛的肠梗死预后凶险，病死率很高。

知识点6：急性肠系膜上动脉栓塞的概念及病理　　　副高：熟练掌握　正高：熟练掌握

急性肠系膜上动脉栓塞是来自心脏的栓子堵塞肠系膜上动脉所引起的急性肠道缺血性疾病。肠道急性缺血导致肠壁缺血坏死，肠黏膜坏死脱落，肠腔出血；血管壁通透性增加，血浆渗出，血容量减少；缺血、缺氧致无氧代谢增加，代谢性酸中毒；出血导致血小板和凝血因子消耗，弥散性血管内凝血；细菌移位致全身感染。初期症状与缺血性肠痉挛有关，表现为突发剧烈腹部绞痛和明显的排空症状，症状重而体征轻，待出现腹膜刺激征时，往往已出现肠坏死及休克表现，临床预后不佳。

知识点7：急性肠系膜上动脉栓塞的临床表现　　　副高：熟练掌握　正高：熟练掌握

（1）初始症状为剧烈的腹部绞痛，难用一般药物所缓解，可以是全腹痛，也可见于脐旁、上腹、右下腹或耻骨上区，初期是肠痉挛所致，出现肠坏死后疼痛转为持续性。

（2）多数患者伴有频繁呕吐、腹泻等胃肠道排空症状。

（3）初期无明显阳性体征，肠鸣音活跃，疾病进展迅速，数小时后患者就可能出现麻痹性肠梗阻，此时有明显的腹部膨胀，压痛和腹肌紧张、肠鸣音减弱或消失等腹膜炎的表现和低血容量性休克或感染性休克表现。

知识点8：急性肠系膜上动脉栓塞的诊断要点　　　副高：熟练掌握　正高：熟练掌握

（1）多有风心病、房颤、心内膜炎、心肌梗死、瓣膜疾病和瓣膜置换术等病史。

（2）突发剧烈腹部绞痛，不能用药物缓解，早期腹软不胀，肠鸣音活跃，症状与体征不符是早期病变特征。

（3）病变进展迅速，很快出现绞窄性小肠梗阻表现及体征，呕吐及腹泻血样物。

（4）较早出现休克。

（5）白细胞明显增多，达$20 \times 10^9/L$以上，血液浓缩，代谢性酸中毒。

（6）腹平片见小肠及结肠中等或轻度充气和腹水影像。

（7）选择性动脉造影可明确诊断。

（8）超声多普勒检查与CT检查有辅助诊断意义。

知识点9：急性肠系膜上动脉栓塞的治疗原则　　副高：熟练掌握　正高：熟练掌握

（1）非手术疗法：①积极治疗控制原发病；②动脉造影后，动脉持续输注罂粟碱30～60mg/h，并试用尿激酶或克栓酶动脉溶栓治疗。

（2）手术治疗：①栓塞位于某一分支，累及局部肠管坏死，行肠段切除吻合术；②栓塞位于肠系膜上动脉主干，全部小肠和右半结肠已坏死，则行全部小肠、右半结肠切除术，术后肠外营养支持；③栓塞位于肠系膜上动脉主干，肠管未坏死，行动脉切开取栓术，如取栓后肠系膜上动脉上段无血或流出血较少，则应行自体大隐静脉或人工血管在腹主动脉或髂总动脉与肠系膜上动脉间旁路移植吻合术；如累及范围广泛，取栓后不能确定肠管切除范围，可先切除确定坏死的肠管，将血运可疑的肠管外置，待24～48小时后再次探查，切除坏死肠管行肠吻合术；④术后积极抗凝和充分的支持治疗。

知识点10：慢性肠系膜血管闭塞的病理　　副高：熟练掌握　正高：熟练掌握

慢性肠系膜血管闭塞多发生于中、老年人，常伴有冠心病、脑动脉和外周动脉缺血疾病或主动脉瘤等。由于肠系膜动脉供血不足，在进食后肠管消化吸收活动耗氧增加时，出现功能性肠缺血，表现为间歇性弥漫性腹痛，多在饭后半小时左右感到上腹或脐周疼痛，腹痛程度与进食量一致，患者因而避免饱食，饥饿日久可致消瘦、虚弱。老年人肠系膜动脉硬化较常见，但发生慢性肠系膜血管闭塞者不多，且一般不会发生肠坏死。

知识点11：慢性肠系膜血管闭塞的临床表现　　副高：熟练掌握　正高：熟练掌握

（1）进食后出现弥漫性腹部绞痛，可伴有恶心、呕吐，严重程度与进食量有关，症状进行性加重。

（2）慢性腹泻，泡沫样粪便，吸收不良，体重下降。

（3）起病早期腹软，腹平坦，压痛轻微，肠鸣音活跃。

知识点12：慢性肠系膜血管闭塞的诊断要点　　副高：熟练掌握　正高：熟练掌握

（1）患者常伴有冠心病、脑动脉和外周动脉缺血疾病或主动脉瘤等病史。

（2）具有临床表现的症状。

（3）粪便检查含有较多脂质和大量未消化食物。

（4）选择性动脉造影侧位像可见腹腔动脉和肠系膜上动脉出口处有狭窄，甚至闭塞。

知识点13：慢性肠系膜血管闭塞的治疗原则　　副高：熟练掌握　正高：熟练掌握

（1）非手术疗法：少量多餐，口服维生素C、维生素E及血管扩张药物，静脉滴注低分子右旋糖酐等。

（2）手术疗法：①血栓内膜剥脱术；②越过狭窄段自体静脉旁路移植手术；③将肠系膜上动脉狭窄段切除，然后将该动脉再植入主动脉；④腹腔动脉狭窄，自体静脉在腹主动脉与脾动脉之间旁路移植手术；或脾动脉与腹主动脉端一侧吻合；⑤肠系膜上动脉出口处狭窄，自体静脉在结肠中动脉开口以下与肾动脉水平以下腹主动脉之间旁路移植手术。

知识点 14：肠系膜静脉血栓形成的病因　　　　　副高：熟练掌握　　正高：熟练掌握

肠系膜静脉血栓形成（MVT）是一种临床上少见，误诊率和病死率都较高的疾病，绝大多数病例累及肠系膜上静脉，累及肠系膜下静脉者极为罕见。肠系膜静脉血栓形成多继发于腹腔内化脓感染、外伤或手术创伤、真性红细胞增多症等血液病和长期口服避孕药所致的高凝状态，以及肝硬化门静脉高压症造成的静脉充血和肠系膜静脉系统的淤血状态。少数患者无明显诱因，称为原发性肠系膜静脉血栓形成。少数患者可有周围静脉血栓性静脉炎的病史。血栓形成多数累及肠系膜上静脉及门静脉，其中仅累及一段空肠或回肠静脉者较为多见，累及肠系膜下静脉者少见。血栓形成后血液回流受阻，肠壁充血水肿，肠壁增厚，伴有浆膜下出血，肠腔内充满暗红色血性液体，肠系膜充血水肿，大量浆液性和血性液体渗至腹腔可致循环血量明显减少。慢性起病患者往往已有侧支循环形成，肠坏死发生率较低，急性起病患者往往造成大段肠管坏死，病死率高。

知识点 15：肠系膜静脉血栓形成的临床表现　　　　副高：熟练掌握　　正高：熟练掌握

肠系膜静脉血栓形成可以按发病时间和临床过程分为急性和慢性两种，症状在 4 周内者为急性，超过 4 周且没有肠坏死或偶然发现者称为慢性。也可将该病分为急性、亚急性、慢性三类。①急性：突然起病，剧烈腹痛，症状在数小时或数日内。②亚急性：腹痛症状突出，在数日至数周内，没有肠坏死。③慢性：无腹痛，以门静脉或肠系膜上静脉血栓形成的并发症表现为主，如食管静脉曲张出血等，造影有大量的静脉侧支循环形成。

肠系膜静脉血栓起病时轻重不一，可表现从无症状到急性剧烈的腹痛，与肠系膜动脉栓塞引起的肠缺血相比有一个逐渐发展的过程，多数患者就诊时症状已有 48 小时。

典型的腹痛表现为间歇性、弥漫性的腹痛，持续数天甚至数周，早期腹部可有弥散的压痛，但无腹膜炎体征，特点为腹痛与较轻的体征不符。当出现继发性动脉血供障碍或肠坏死时腹痛会明显加剧。腹胀较常见，与肠壁水肿、肠腔积液、腹水等因素有关。消化道症状如厌食、恶心、呕吐、腹泻等较为常见。约 15% 的患者出现呕血、便血、黑粪，但便隐血阳性者近 50%。肠梗死表现：当腹部查体出现肌紧张、压痛和反跳痛，应该高度怀疑肠梗死。当肠梗死病情进展后，腹膜炎体征会持续加重，血流动力学不稳定、低血压等表现可能出现或加重；当出现多器官功能衰竭时，预示肠梗死病情严重，预后不良。

知识点 16：肠系膜静脉血栓形成的诊断要点　　　　副高：熟练掌握　　正高：熟练掌握

（1）多有腹腔化脓性感染，肝硬化门脉高压，真性红细胞增多症，口服避孕药和外伤手术史，约1/4患者发病时无明显诱因，称为原发性肠系膜静脉血栓形成。

（2）多有腹痛、腹部不适、排便规律改变等前驱症状。后突发剧烈腹痛伴有呕吐，可有血便及腹泻。

（3）绞窄性肠梗阻临床表现，腹腔穿刺可抽出血性液体。

（4）X线腹平片示大小肠充气及气液平面。

（5）CT检查可见肠系膜增厚影像特征，有时可见静脉血栓，有诊断意义。

知识点17：肠系膜静脉血栓形成的药物治疗　　　副高：熟练掌握　正高：熟练掌握

（1）抗凝治疗：无论对药物治疗还是手术治疗都是最重要的治疗措施，确诊后应立即开始，某些剖腹探查术中确诊的病例应即刻开始抗凝治疗。对有血栓性疾病的患者主张终身抗凝，除非他们出现了抗凝治疗禁忌证或血栓形成的病因已被去除。对特发性病例有学者主张抗凝治疗6个月到1年，有建议为终身抗凝。

（2）溶栓治疗：尿激酶、链激酶、rt-PA均已用于本病的治疗，推荐在早期未出现肠坏死时应用溶栓药物治疗。因出血并发症等原因，对于凝血功能异常、出血倾向等高风险的患者应该谨慎使用。用药方法包括经周围静脉溶栓、经肝穿刺、经颈静脉穿刺局部溶栓，经肠系膜上动脉置管溶栓等方法。

（3）应用足量广谱抗生素

（4）支持治疗：包括肠休息（禁食）、胃肠减压、恢复液体容量、维持电解质平衡和酸碱平衡、营养支持、对症治疗等。

知识点18：肠系膜静脉血栓形成的手术治疗　　　副高：熟练掌握　正高：熟练掌握

对明确有透壁性肠坏死的病例需尽早手术治疗。

（1）肠切除术：切除坏死的肠管。梗死范围局限、剩余肠管血供好、患者状态允许的情况下，可直接吻合肠管。否则可行肠外置，二期吻合。坏死肠管广泛者，可应用二期探查手术的方法，以尽可能多的保留肠管。

（2）肠系膜上静脉取栓术：疗效尚有争议。国外部分非对照性研究报告，取栓术治疗急性肠系膜静脉血栓形成有效。部分学者主张在肠切除同时在切缘静脉内取栓，其疗效有待进一步研究。

第七节　克罗恩病

知识点1：克罗恩病的概念　　　副高：熟练掌握　正高：熟练掌握

克罗恩（Crohn）病是一种慢性非特异性肉芽肿性炎症疾病，可发生于消化道任何部位，好发于末端回肠和右半结肠。其特征是病变局限于肠管一段或多段，呈节段性跳跃式分布，肠壁全层受累；病变肠管与正常肠管分界线明显。

知识点2：克罗恩病的病因　　　　　副高：熟练掌握　正高：熟练掌握

（1）感染：采用PCR方法在该病肠组织中发现副结核分枝杆菌，但未能证实为本病病因。

（2）免疫：半数以上患者血中可检测到结核抗体、循环免疫复合体以及补体C2、C4升高。本病常出现肠外损害，如关节炎、虹膜睫状体炎等，用激素治疗后症状缓解，说明可能是自身免疫性疾病，但免疫作用的确切机制尚不清。

（3）遗传：部分病例有阳性家族史，15%患者的血缘家族患有此病。

知识点3：克罗恩病的病理　　　　　副高：熟练掌握　正高：熟练掌握

Crohn病可侵犯胃肠道的任何部位，但主要累及末端回肠。病变肠段的分布多呈节段性，和正常肠段的分界清楚。炎性病损可波及肠壁各层。浆膜充血、水肿，有纤维素性渗出物；黏膜水肿使黏膜隆起呈铺路卵石状；肠系膜亦可有水肿、增厚及淋巴结增大；病变进展后肠黏膜面可出现许多裂隙状纵行溃疡，可深达肌层，并融合成窦道；肠壁的增厚可形成环形或长管状狭窄。溃疡可穿孔引起局部脓肿，或穿透至其他肠段、器官、腹壁而形成内、外瘘。

知识点4：克罗恩病的临床表现　　　　　副高：熟练掌握　正高：熟练掌握

（1）腹痛：常位于右下腹或脐周，一般为痉挛性阵痛，多不严重；餐后疼痛可加重，排便后可暂时缓解；持续性腹痛预示炎症性病变有所进展。若有穿孔、肠梗阻等并发症，则有相应急腹症表现。

（2）腹泻：稀便，多无脓血或黏液；病变侵犯结肠下段或直肠可有黏液血便及里急后重。

（3）发热：间歇性低热或中等度发热，当病情加重或出现并发症可呈高热。

（4）腹部包块：以右下腹与脐周多见，肿块边缘不清楚、大小不一、质地中等、有压痛。

（5）全身症状：乏力、纳差、消瘦、贫血及低蛋白血症。

（6）肠外表现：关节炎、结节性红斑、口腔溃疡、慢性活动性肝炎、血管炎、虹膜睫状体炎、胆管周围炎等。

知识点5：克罗恩病的主要并发症　　　　　副高：熟练掌握　正高：熟练掌握

克罗恩病的主要并发症包括肠梗阻和肠穿孔。肠梗阻主要是由于慢性炎症造成肠壁纤维化，引发肠腔狭窄。极少数患者局部炎症严重可发生肠穿孔，多数情况下发生与邻近器官形成内瘘，如小肠结肠瘘、小肠膀胱瘘、小肠阴道瘘甚至小肠皮肤瘘等。少数患者可以穿孔至腹腔引发弥漫性腹膜炎。

知识点6：克罗恩病的诊断　　　　　　　副高：熟练掌握　正高：熟练掌握

长期克罗恩病患者通常会出现因食欲减退、慢性腹泻及慢性消耗疾病所致消瘦、贫血、低蛋白血症、维生素缺乏、缺钙、骨质疏松等症状。急性发作期有水、电解质、酸碱平衡紊乱。血液化验检查有助于评估患者全身状况，如全血细胞分析可见白细胞计数增高、红细胞及血红蛋白降低，这与克罗恩病患者慢性失血、骨髓抑制及铁、叶酸和维生素B_{12}等吸收减少有关。其他可能的阳性发现还有：血细胞比容下降、血沉增快、白蛋白降低，血清钾、钠、钙、镁下降等。腹部超声诊断对克罗恩病诊断帮助不大，但对于鉴别未明确诊断的右下腹痛患者有益。

知识点7：克罗恩病的辅助检查　　　　　　副高：熟练掌握　正高：熟练掌握

（1）实验室检查：①贫血及红细胞沉降率增快、白细胞计数增多；②便潜血试验阳性，有时可见红细胞、白细胞。

（2）X线检查：胃肠钡剂检查主要表现是节段性肠道病变，呈"跳跃"现象，多见于回肠末端与右半结肠，病变黏膜皱襞粗乱、有裂隙状溃疡，呈铺路卵石征，肠腔轮廓不规律，单发或多发性狭窄，瘘管形成或息肉与肠梗阻的X线征象。

（3）结肠镜检查：可见整个结肠至回肠末端，黏膜呈慢性炎症、铺路卵石样改变和裂隙状溃疡以及肠腔狭窄、炎性息肉等，病变呈节段分布，组织活检有非干酪性肉芽肿形成。

知识点8：克罗恩病的诊断标准　　　　　　副高：熟练掌握　正高：熟练掌握

世界卫生组织制定的Crohn病诊断标准：①非连续性或区域性肠道病变；②肠黏膜呈铺路卵石样表现或纵行溃疡；③全层性炎性肠道病变伴肿块或狭窄；④结节病样非干酪性肉芽肿；⑤裂沟或瘘管；⑥肛门病变，有难治性溃疡、肛瘘或肛裂。

凡具备上述①~③者为疑诊；再加上④~⑥之一者可以确诊；如具有④，加上①~③中的2项，也可确诊。确诊的患者均应排除有关疾病。

知识点9：克罗恩病的鉴别诊断　　　　　　副高：熟练掌握　正高：熟练掌握

（1）溃疡性结肠炎：有腹痛、腹泻、脓血黏液便，伴里急后重，较少发热；病变主要累及直肠、乙状结肠，呈弥漫性，肠黏膜糜烂或浅表溃疡形成。

（2）肠结核：多有肠外结核，病变主要位于回盲部，不呈节段分布，结核菌素试验阳性，抗结核有效，如手术探查可见病变肠段淋巴结病检有干酪性肉芽肿或结核杆菌。

（3）急性出血坏死性肠炎：好发于青少年，有地区性和季节性，发病急骤，常有不洁饮食史，腹痛以左上中腹为主，血便或血水样便，中毒症状明显，病变以空肠为主，也可呈节段分布，但病程短，复发少见。

知识点10：克罗恩病的非手术治疗　　　　　　副高：熟练掌握　正高：熟练掌握

（1）一般治疗：病变活动期卧床休息，高营养低渣食物。纠正水、电解质平衡紊乱，解痉、镇痛和控制继发感染有助于症状缓解。宜补充各种维生素及微量元素。贫血严重或低蛋白血症者可予输血或白蛋白。

（2）柳氮磺吡啶（SASP）和5-氨基水杨酸（5-ASA）：SASP在肠内经细菌分解为5-ASA与磺胺吡啶，前者为有效成分。治疗剂量SASP每日4～6g，分4次口服，症状改善后渐减为每日1～2g，维持1～2年。病变限于直肠、乙状结肠者，可用SASP或5-ASA灌肠，每日2g。口服5-ASA由于大部分在近端小肠被吸收，结肠内浓度低，达不到治疗目的。近年来已推出5-ASA缓释剂（如pentasa），能保持回肠和结肠中有效药浓度，效果较好。

（3）肾上腺皮质激素：适用于活动期患者，尤其以小肠病变为主伴有肠外表现者。一般口服给药，泼尼松40～60mg/d，2周后渐次减量至5～15mg/d，再渐减至停药。直肠、左半结肠病变者，可用激素保留灌肠。长期应用激素应注意不良反应。

（4）免疫抑制剂：硫唑嘌呤1.5mg/（kg·d），分次口服，疗程约1年。但应定期复查白细胞和血小板。

（5）肠外营养治疗：近年来，肠外营养对炎症性肠病的治疗作用越来越引人注意。全肠外营养治疗可使肠道完全处于静止状态，从而抑制肠道炎症反应，使症状缓解、病变修复。一般每日补充非蛋白热量7531kJ（1800kcal），糖与脂肪供能比为1:1，氮10g/d；疗程3～4周以上。

知识点11：克罗恩病的手术治疗　　　　　　　副高：熟练掌握　正高：熟练掌握

（1）适应证：①急性肠穿孔；②完全性肠梗阻；③严重肠道出血不能控制者；④慢性穿孔形成腹腔脓肿，肠内、外瘘及瘘管者；⑤严重肛门及肛周病变；⑥难与癌瘤、结核鉴别者；⑦内科长期治疗无效者。

（2）术前注意事项：患者出现并发症需要手术时，应在条件允许的情况下尽快补充血红蛋白、白蛋白，纠正电解质紊乱，为下一步手术治疗创造条件，并降低术后并发症的发生率。

（3）手术方式：应切除病变近远端正常肠管10cm，端端吻合。若局部病理情况不允许一期切除吻合，则应在病变近侧正常肠管10cm处切断，远切端缝闭，近切端与病变远侧的正常肠管（多为横结肠）端侧吻合，病灶留待二期手术处理。注意不应做单纯回肠横结肠侧侧吻合的捷径手术（以免病灶仍受肠内容物刺激）。也有人将远侧切端做腹壁造口用作术后灌注治疗。因误诊为阑尾炎等剖腹探查发现此病时，若无须手术处理的并发症存在，不应做肠切除术，也不应做附带性阑尾切除术。

第八节 急性出血性肠炎

知识点1：急性出血性肠炎的概念 　　副高：熟练掌握　正高：熟练掌握

急性出血性肠炎是一种原因尚不明确的急性肠管炎症性病变，临床主要症状之一是血便。可发生于任何年龄，多见于儿童和青少年。男女患病比例为（2～3）：1。因在手术或尸检中可以观察到不同阶段的病变，发现有充血、水肿、出血、坏死等不同的病理改变，又称为"节段性出血坏死性肠炎"。

知识点2：急性出血性肠炎的病因和发病机制 　　副高：熟练掌握　正高：熟练掌握

（1）感染：C型厌气性Welch梭状芽胞杆菌能产生一种蛋白质外毒素，称B毒素。该菌为专性厌氧菌，其产生的B毒素影响肠壁微循环，使肠黏膜充血、水肿、坏死，甚至穿孔，现认为与本病发病有关。

（2）胰蛋白酶减少或活性降低：胰蛋白酶能降解Welch梭状芽胞杆菌产生的p毒素，对防止本病的发生起到重要的作用。长期低蛋白饮食，进食大量甘薯、大豆等含有耐热性胰蛋白酶抑制因子的食物，可使胰蛋白酶活性和浓度降低。

（3）饮食不当：使肠道生态学发生改变，有利于Welch梭状芽胞杆菌大量繁殖，并有利于β毒素致病。

（4）变态反应：由于本病起病后迅速发生肠出血、坏死，病变肠组织血管壁内纤维素样坏死及嗜酸性粒细胞浸润，有学者认为其发生与变态反应有关。

知识点3：急性出血性肠炎的病理 　　副高：熟练掌握　正高：熟练掌握

急性出血性肠炎主要累及小肠，以空肠下段或回肠末段，也往往最为严重，胃和结肠受累较少见。呈节段性分布的炎症、出血、坏死病变是本病的特征，病变肠段与正常肠段间分界明显；严重时炎症病变融合成片，甚至累及全部小肠病变肠段，肠壁充血、水肿、肥厚、僵硬，严重时发展至肠壁缺血，因坏死所致穿孔最常发生于肠壁系膜缘。病变肠管的黏膜层水肿明显，可见炎症细胞和嗜酸性粒细胞浸润，存在黏膜脱落形成的散在的溃疡灶；黏膜下层亦常表现为显著水肿、血管扩张充血、炎症细胞浸润；肌层除肿胀和出血外，还可见肌纤维断裂，肠壁肌层神经丛细胞有营养不良性改变；浆膜层附有纤维素样或脓性渗出物。黏膜及黏膜下层病变范围往往超过浆膜层病变范围。受累肠段的系膜通常水肿、充血，伴有多发淋巴结肿大、坏死。

知识点4：急性出血性肠炎的临床表现 　　副高：熟练掌握　正高：熟练掌握

以夏秋季发病多见，儿童、青少年发病多于成年人。

（1）症状：①骤起发病；②急性腹痛，多呈持续性隐痛伴阵发性加剧，以上中腹和脐周为甚；③腹泻和便血，腹泻每日数次至10余次，黄色水样便或血水便，甚至有鲜血便或暗红色血块；便中可混有糜烂组织，有腥臭味；④恶心、呕吐，呕吐物可为胆汁或呈咖啡样、血水样；⑤全身中毒症状：起病时可有寒战、发热，一般38～39℃，少数可更高。全身虚弱无力，面色苍白，重者神志不清，抽搐，昏迷，并有酸中毒和中毒性休克等。

（2）腹部体征：腹胀显著，压痛明显，可有反跳痛。肠鸣音一般减弱，有腹水时可叩出移动性浊音。

知识点5：急性出血性肠炎的辅助检查　　　　副高：熟练掌握　正高：熟练掌握

（1）实验室检查：①血常规检查：白细胞计数升高可达（12～20）×10^9/L，中性粒细胞增多伴核左移，甚至出现中毒颗粒；②粪便检查：镜下可见大量红细胞，有血便或潜血强阳性，可有少量或中量脓细胞。

（2）X线检查：腹部平片可见肠腔明显充气、扩张及液平。动态观察可发现肠壁积气、门静脉积气及向肝内呈树枝状影像，且有腹水或积气征象等。

知识点6：急性出血性肠炎的诊断　　　　副高：熟练掌握　正高：熟练掌握

在多发地区和高发季节，结合年龄、病史和腹痛、腹泻、血便、发热等症状，应考虑急性出血性肠炎的诊断。腹腔穿刺检查获得血性穿刺液者提示肠坏死的可能。实验室检查常有血白细胞计数升高，大便隐血试验阳性。粪便普通培养可有大肠埃希菌、副大肠杆菌或铜绿假单胞菌生长，厌氧菌培养可有产气荚膜杆菌生长。腹部X线片具有一定的诊断价值，早期病例可见到小肠积气扩张、肠间隙增宽和气液平面存在，病程进展后可见到肠壁内气体，X线片出现不规则的致密阴影团提示发生肠段坏死，出现膈下游离气体时则表明并发肠穿孔。

知识点7：急性出血性肠炎的鉴别诊断　　　　副高：熟练掌握　正高：熟练掌握

（1）绞窄性肠梗阻：各种原因所致的肠梗阻均有可能导致肠坏死，除肠扭转、肠套叠、肠系膜血管栓塞外，腹痛多为缓慢发作渐进加重的过程。

（2）溃疡性结肠炎：急性溃疡性结肠炎合并中毒性巨结肠时，可有腹痛、便血、高热以及病情进展迅速等特点，但多有慢性溃疡性结肠炎病史，结肠镜检查可明确诊断。

（3）Crohn病：虽然急性期可有发热、腹痛、便血等表现，但罕有血水样便，仔细询问病史多能鉴别。

（4）中毒性菌痢：此病虽有不洁饮食史，但多表现为脓血便，腹痛的程度较轻，一般不会有腹膜炎表现。

知识点8：急性出血性肠炎的非手术治疗　　　副高：熟练掌握　　正高：熟练掌握

急性出血性肠炎的治疗以内科治疗为主，50%～70%的病例经非手术治疗后可以治愈。内科治疗的主要措施包括：加强全身支持，纠正水、电解质与酸碱平衡紊乱，积极预防休克的发生，对已经出现中毒性休克的患者积极行抗休克治疗；禁食并放置胃肠减压；抗感染治疗，应用广谱抗生素和甲硝唑等以抑制肠道细菌特别是厌氧菌的生长；如便血量较大导致血容量不足，在静脉补液的基础上可以采取输血治疗；应用肠外营养支持疗法等。

知识点9：急性出血性肠炎的手术治疗　　　副高：熟练掌握　　正高：熟练掌握

（1）手术指征：①经腹腔穿刺检查发现脓性或血性液，考虑发生肠坏死或肠穿孔；②怀疑发生肠穿孔或肠坏死，导致明显腹膜炎；③经非手术治疗无法控制的消化道大出血；④经非手术治疗肠梗阻不能缓解、逐渐严重；⑤腹部局部体征逐渐加重；⑥全身中毒症状经内科治疗仍继续恶化，出现休克倾向者；⑦诊断不明确，无法排除需手术处理的其他急腹症。

（2）手术方式：①肠管充血和浆膜下出血，无坏死穿孔，也无大量消化道出血，仅给予普鲁卡因肠系膜封闭；②有肠穿孔或有不可控制的消化道出血，病变部分可行一期切除吻合术；③病变广泛，远端肠管无坏死，可切除坏死肠段，行双腔造瘘，待恢复后再行二期吻合。也可行一期吻合后远端做导管造瘘，待肠功能恢复后再将导管拔除。

第九节　溃疡性结肠炎

知识点1：溃疡性结肠炎的概念　　　　　　　副高：熟练掌握　　正高：熟练掌握

溃疡性结肠炎（UC）是一种病因不明的慢性炎性肠病。多见于20～35岁年龄段人群。炎性病变多见于结直肠黏膜层和黏膜下层，病程迁延，慢性炎症可以导致黏膜炎性息肉形成，造成黏膜屏障功能障碍或消失；长期慢性炎症还可以累及肠壁全层，出现结肠袋变浅或消失，肠壁铅管样改变等肠道结构性损伤，从而导致肠管顺应性降低，蠕动功能障碍或消失等肠道功能受损表现，患者罹患癌症的风险也升高。

知识点2：溃疡性结肠炎的病因　　　　　　　副高：熟练掌握　　正高：熟练掌握

（1）感染因素：病毒感染或某些细菌感染，如溶血性大肠埃希菌、变形杆菌及肠道厌氧菌感染可能与本病有关。

（2）免疫异常：血液中可检测到结肠抗体、循环免疫复合物；已发现一些细胞因子和炎症介质与本病发病有关。

（3）遗传因素：本病发病率在种族之间有较大差异，常有家族性，但国人遗传因素不突出。

（4）精神因素：部分患者有焦虑、紧张及自主神经功能紊乱，可能为本病反复发作的诱因或继发表现。

知识点3：溃疡性结肠炎的病理　　　　　　　　副高：熟练掌握　　正高：熟练掌握

溃疡性结肠炎多发生于中青年，20~50岁最多，男女之比为0.8∶1。病变多累及乙状结肠和直肠，直肠几乎总是受累，也可累及升结肠和其他部位，严重时可累及整个结肠，少数病变可波及末端回肠。溃疡性结肠炎的病理变化主要在黏膜及黏膜下层，肌层基本不受累，表现为黏膜充血、水肿，糜烂和表浅小溃疡。肠隐窝内可见大量的中性粒细胞浸润，混有黏液和细菌，形成陷窝脓肿和黏膜下小脓肿。

知识点4：溃疡性结肠炎的临床类型　　　　　　副高：熟练掌握　　正高：熟练掌握

UC临床类型可简单分为初发型和慢性复发型。初发型指无既往病史而首次发作，此型在鉴别诊断中要特别注意，亦涉及缓解后如何进行维持治疗的考虑。慢性复发型指临床缓解期再次出现症状，临床最常见。

知识点5：改良的Truelove和Witts严重程度分型　　副高：熟练掌握　　正高：熟练掌握

改良的Truelove和Witts严重程度分型

严重程度分型*	排便（次/天）	脉搏（次/分）	体温（℃）	血红蛋白	便血	ESR（mm/1h）
轻度	<4	正常	正常	正常	轻或无	<20
重度	≥6	>90	>37.8	<75%正常值	重	>30

注：*：中度为介于轻、重度之间

知识点6：溃疡性结肠炎的临床表现　　　　　　副高：熟练掌握　　正高：熟练掌握

（1）症状：多数起病缓慢，少数急骤，发作诱因常为精神刺激、疲劳、饮食失调、继发感染；①腹泻：为主要症状，腹泻轻重不一，轻者每日2~3次，重者1~2小时1次，多为糊状便，混有黏液、脓血，常有里急后重；②腹痛：腹痛一般不太剧烈，部位多局限在左下腹或下腹部；常为阵发性痉挛性疼痛，有腹痛-便意-便后缓解规律；③全身症状：病程较长者常有乏力、食欲缺乏、消瘦、贫血等；急性发作期常有低热或中等发热，重症可有高热、心率加速等全身毒血症状及水、电解质平衡紊乱等；④肠外表现：主要为关节疼痛，皮肤病变（结节性红斑、坏疽性脓皮症）、肝损害和眼病（急性眼色素膜炎、虹膜炎、巩膜炎）等，其发生率较Crohn病低。

（2）体征：部分病例可触及肠壁增厚或痉挛，如硬管状降结肠或乙状结肠；结肠扩张者有腹胀、腹肌紧张、腹部压痛或反跳痛。

知识点7：溃疡性结肠炎的辅助检查　　　　副高：熟练掌握　正高：熟练掌握

（1）血液检查：贫血常见，急性发作期有中性粒细胞增多、红细胞沉降率加快。病程长者血浆总蛋白及白蛋白降低。

（2）粪便检查：黏液脓血便，镜检见大量红、白细胞和脓细胞。

（3）免疫学检查：活动期IgG、IgM常升高，部分患者抗大肠黏液抗体阳性，淋巴细胞毒试验阳性。

（4）结肠镜检查：发作期可见黏膜呈细颗粒状，弥漫性充血、水肿，脆性增加易出血；常见肠壁有糜烂和溃疡，附有黏液和脓性渗出物；晚期有肠壁增厚、肠腔狭窄、假性息肉形成。

（5）X线检查：钡剂灌肠可见结肠黏膜粗糙不平、皱襞紊乱、边缘不规则呈锯齿状，晚期可见结肠袋消失、肠壁变硬僵直、肠管缩短失去张力如"铅管"状；炎性息肉者可见充盈缺损。

知识点8：溃疡性结肠炎的鉴别诊断　　　　副高：熟练掌握　正高：熟练掌握

（1）慢性细菌性痢疾：常有急性细菌性痢疾史，粪便或内镜检查所取得黏液脓血培养，可分离出痢疾杆菌，抗菌治疗有效。

（2）慢性阿米巴肠病：该病主要以近端结肠为主，粪便中可找到溶组织阿米巴滋养体或包囊，抗阿米巴治疗有效。

（3）大肠癌：钡剂灌肠及结肠镜检可以鉴别。

（4）克罗恩病：鉴别诊断见下表。

克罗恩病与溃疡性结肠炎的鉴别

症状与体征	克罗恩病	溃疡性结肠炎
发热	常见	较少见
腹痛	较重，常在右下腹或脐周	较轻，常在下腹或左下腹
腹块	常见	少见
粪便	一般无黏液及脓血	常有黏液及脓血
里急后重	少见	常见
中毒性巨结肠	无	可有
X线检查		
受累肠段	节段性，以回肠末段及邻近结肠为主	结肠受累，以直肠、乙状结肠为主
肠腔狭窄	多见	少见
瘘管形成	多见	极少见

续 表

症状与体征	克罗恩病	溃疡性结肠炎
结肠镜检查		
部位	可见近端结肠病变	常见直肠、乙状结肠病变
分布	病变肠段之间黏膜正常	病变弥漫分布
黏膜病变	铺路卵石样隆起，线、沟状溃疡，黏膜脆性一般不增加	可见糜烂与浅溃疡，有假息肉，黏膜弥漫充血、水肿、触之易出血
病变深度	肠壁全层	黏膜为主
癌变	罕见	可见

知识点9：溃疡性结肠炎的内科治疗　　　　副高：熟练掌握　　正高：熟练掌握

（1）充分休息：避免体力和劳累过度。

（2）严格控制饮食：应给予易消化、无渣、少刺激性富含营养食品，暂停服用牛奶及乳制品。

（3）药物治疗：①抗炎治疗：水杨酸偶氮磺胺吡啶，开始0.5g，每日3次，以后增至3～6g/d；②激素治疗：5日大剂量疗法，即氢化可的松300～500mg/d，连续5日后改为口服泼尼松；③止泻药；④免疫抑制剂；⑤胃肠外营养。

知识点10：溃疡性结肠炎的外科治疗　　　　副高：熟练掌握　　正高：熟练掌握

（1）手术指征：①出现急性梗阻、大量出血、穿孔、中毒性巨结肠等并发症者需急症手术；②暴发型重症病例，经内科治疗1周无效；③慢性病变，反复发作，严重影响工作及生活者；④结肠已经成为纤维狭窄管状物，失去其正常功能者；⑤已有癌变或黏膜已有间变者；⑥肠外并发症，特别是关节炎，不断加重。

（2）手术方式：①肠造瘘术：包括横结肠造瘘术及回肠造瘘术，适用于病情严重，不能耐受一期肠切除吻合术者；②肠切除术：包括结肠大部切除术及全大肠切除，回肠造瘘/回肠储袋－肛管吻合术（IPAA）。IPAA是彻底切除病变组织、重建消化道的理想术式，已被国际公认为治疗溃疡性结肠炎的标准术式。IPAA可以治愈UC，无复发和癌变的风险，术后生活质量接近正常人群，是UC外科治疗的首选术式。

知识点11：溃疡性结肠炎造口术后常见并发症的观察及处理
　　　　　　　　　　　　　　　　　　　　　副高：熟练掌握　　正高：熟练掌握

（1）造口缺血性坏死：肠管变黑，失去光泽。多数局限于肠管的对系膜缘，少数可累及整个造口肠管。轻者可严密观察，待坏死黏膜自行脱落后长出肉芽组织和新的上皮，但若以后由于结缔组织增生造成造口狭窄，则常需再次手术重建造口。广泛造口坏死者应立即手术切除全部坏死肠管，重建造口。

（2）造口回缩：早期回缩会发生腹膜炎，需立即手术。后期回缩易造成造口狭窄，可先试行造口扩张，若无效，则需再次手术重建造口。

（3）造口脱垂：轻度急性脱垂可严密观察，急性重度脱垂常可导致肠管血运障碍，需紧急手术予以解除。

（4）造口出血：常发生于术后2~3天内，多来源于小静脉或毛细血管，用0.1%肾上腺素棉球压迫即可止血。严重出血常来源于造口肠管系膜内的动脉小分支，应结扎或电凝止血。

（5）造口旁脓肿或瘘管：应及时切开引流。

（6）造口周围皮肤病：主要为接触性皮炎，应及时涂氧化锌软膏保护皮肤阻止病变进一步发展。

第十节　肠　结　核

知识点1：肠结核的概念　　　　　　　　　　副高：熟练掌握　　正高：熟练掌握

肠结核是指结核杆菌在肠道所引起的慢性特异性感染，好发部位为回肠末端和回盲部。多见于青壮年，女性患病略多于男性。肠结核所致的肠管狭窄、炎性肿块以及肠穿孔需外科治疗。

知识点2：肠结核的病因　　　　　　　　　　副高：熟练掌握　　正高：熟练掌握

肠结核多数继发于肺结核，继发性肠结核最常见的感染方式为肺结核患者吞咽自己的痰液，未被消化而进入肠道，65%~95%的肺结核患者同时伴有肠结核。原发性肠结核少见，原发性肠结核的主要感染原因是饮用被结核杆菌污染的牛奶。比较少见的感染途径还有结核菌经血液循环进入肝脏后随胆汁进入肠道、急性粟粒型结核经血行播散、由邻近结核病灶直接蔓延、淋巴途径等。

知识点3：肠结核的病理　　　　　　　　　　副高：熟练掌握　　正高：熟练掌握

肠结核病变可以分布于消化道自十二指肠到直肠的各处，其中回盲部受累的比例80%。肠内容物在回盲部停留时间较长，肠道内的结核杆菌有较多的机会经过肠黏膜上皮进入黏膜腺体；回盲部具有丰富的淋巴组织，结核杆菌易于经吞噬细胞进入淋巴结与淋巴组织。

肠结核在病理形态上可表现为溃疡型和增生型两类，也可以两种病变并存。

（1）溃疡型肠结核：较为多见，继发性肠结核多属此型；其受累部位多在回肠，特别是末端回肠。早期病变见于肠壁的集合淋巴结和孤立淋巴滤泡，出现含有上皮样组织和淋巴组织的结核结节；继而发生干酪样坏死，因常伴发闭塞性动脉内膜炎导致血供受限，造成黏膜水肿、局灶性坏死和脱落，因而形成大小不等、深浅不一、边缘不规则的溃疡。病变常沿肠壁淋巴管方向、依肠管的横轴发展，容易造成肠管的环形瘢痕狭窄；多处狭窄的病变肠段之间存在不同程度扩张的肠管，形似一串腊肠。病变常可累及周围腹膜及邻近的肠系膜淋巴结，伴发腹膜和肠系膜淋巴结核。病变肠管多有肠壁纤维组织增生导致与周围组织形成紧密粘连，因此发生急性穿孔造成弥漫性腹膜炎的情况较少见，而发生慢性穿孔、局限成为腹腔脓肿或形成内瘘或外瘘则相对较多见。溃疡型肠结核引起消化道大出血的机会较少。

（2）增生型肠结核：在继发性肠结核中相对少见，而原发性肠结核中约70%的病例为这一类型。增生型肠结核可以发生在肠道的任何部位，多位于回盲部。其特点是肠壁明显增厚变硬，黏膜下层存在大量结核性肉芽肿，中心有干酪样坏死；黏膜下层纤维组织高度增生。黏膜隆起形成大小不等的假性息肉，可伴有浅表小溃疡。由于肠壁的显著增厚和病变肠段与周围组织的粘连，常导致肠腔狭窄并产生肠梗阻，穿孔较少见。

肠结核的病理类型划分不是绝对的，溃疡型和增生型可以是肠结核不同病理阶段的表现，可同时存在于同一患者的不同病变肠段。

<table>
<tr><td>知识点4：肠结核的临床表现</td><td>副高：熟练掌握　正高：熟练掌握</td></tr>
</table>

肠结核多见于青年和中年患者，女性发病略多于男性，缺少特异性的体征和症状。由于大多数肠结核属于继发性，因此多有虚弱、食欲缺乏、消瘦、不规则发热、盗汗、乏力等结核病的全身症状。腹部症状则因病变类型不同而存在差异。

腹痛和腹泻为溃疡型肠结核的主要症状。腹部疼痛的性质为慢性隐痛或痉挛性绞痛，以右下腹、脐周围或中上腹为著，有时疼痛可波及全腹。腹痛常于进食后加重，在排气或排便后减轻。腹泻多为稀便或水泻，腹泻和便秘交替出现也很多见，少数患者的症状以便秘为主；肉眼血便或脓血便少见。腹部查体右下腹可有轻压痛，肠鸣音较活跃。

当病变发展到肠管环形瘢痕狭窄时可出现低位机械性不完全肠梗阻的症状和体征，腹部阵发性绞痛的程度更为剧烈，腹部查体可见肠型，右下腹有压痛、肠鸣音亢进等表现。发生慢性肠穿孔形成腹腔脓肿后多有中等发热、腹痛加重和腹部出现明显压痛的肿块等症状，腹部检查常可于右下腹扪及固定的肿块；脓肿穿破腹壁还可形成肠外瘘。

增生型肠结核病程较长，其早期症状常为腹部隐痛或不适，而全身症状相对较轻。随着病程进展，逐步出现慢性不完全性低位肠梗阻的症状，腹痛类型转变为阵发性绞痛，可伴有恶心呕吐，腹部查体可见肠型，右下腹可触及触痛明显的包块，肠鸣音活跃。发生完全性肠梗阻时会有典型的腹胀、阵发性腹痛，恶心呕吐、停止排便排气等症状。

<table>
<tr><td>知识点5：肠结核的辅助检查</td><td>副高：熟练掌握　正高：熟练掌握</td></tr>
</table>

（1）实验室检查：化验检查可有血红蛋白下降、红细胞沉降率增快。合并肺结核的患者痰找结核杆菌可以呈阳性。粪便浓缩找结核杆菌及结核杆菌培养，尽管阳性率不高，但对痰找结核杆菌阴性的患者具有诊断意义。

（2）胸部X线片：有助于发现肺内可能存在的活动性或陈旧性结核病灶。

（3）消化道钡剂造影：有助于肠结核的诊断，溃疡型肠结核的典型表现为肠管运动加快、痉挛收缩，甚至持续性痉挛产生激惹现象，造成肠管无法被钡剂充盈，而病变的上下肠段均充盈良好，出现所谓的跳跃征。增生型肠结核的典型表现为盲肠和升结肠近段肠腔狭窄、僵硬、黏膜紊乱、结肠袋正常形态消失，可见息肉样充盈缺损，升结肠缩短致回盲部上移，伴有末端回肠扩张时提示回盲瓣受累。

（4）结肠镜检查：可明确回盲部或结肠结核的诊断。

知识点6：肠结核的诊断　　　　　　　副高：熟练掌握　正高：熟练掌握

根据以上临床表现，特别是肺部或身体其他部位有结核病灶的青壮年患者，应考虑肠结核的可能。粪便找抗酸杆菌对诊断有一定帮助。X线钡剂或钡剂灌肠检查具有重要的诊断价值，纤维结肠镜检查可观察到结肠乃至回肠末端的典型病变，加以活组织病理检查可以确定诊断。

知识点7：肠结核的鉴别诊断　　　　　　副高：熟练掌握　正高：熟练掌握

（1）Crohn病：不易鉴别，采用酶链聚合反应（PCR）技术对结核分枝杆菌DNA进行检测，敏感性75%、特异性96%、准确性87%，可用于Crohn病的鉴别诊断。

（2）升结肠癌：部分患者以右下腹包块就诊，无明显症状，但仔细询问病史及分析检查结果应能鉴别。

（3）其他：还应与溃疡性结肠炎、慢性痢疾及肠阿米巴病等相鉴别。

知识点8：肠结核的抗结核药物治疗　　　　副高：熟练掌握　正高：熟练掌握

治疗以内科主要治疗为主，采用全身支持治疗和抗结核的药物治疗。常用药物：①异烟肼，0.3～0.4g/d；利福平，0.45～0.6g/d；②乙胺丁醇，0.75～1.0g/d；③对氨水杨酸（PAS），8～12g/d；④链霉素，0.75～1.0g/d；采用二联或三联用药，除PAS宜分次口服外，其余口服药均可一次顿服。疗程6个月至1年，同时应注意支持疗法及护肝治疗。

知识点9：肠结核的外科治疗　　　　　　副高：熟练掌握　正高：熟练掌握

（1）手术指征：①回盲部增生型肠结核、病变局限者。②急性肠穿孔导致弥漫性腹膜炎。③慢性肠穿孔形成局限性脓肿或肠外瘘。④溃疡型病变伴有瘢痕形成或增生型病变导致肠梗阻。⑤伴发消化道大出血、经非手术治疗无法控制者。⑥诊断不明确，难以排除恶性诊断者。

（2）术前准备：①对有活动性肺结核或其他肠外结核者应进行一定疗程的抗结核治疗；②加强支持治疗，改善全身情况。

（3）手术原则：手术原则是尽可能切除病变肠段。对小肠结核应行病变肠段切除和吻合术，如为小肠多发病变，可行分段切除吻合术，但应尽量保留足够长度的小肠；回盲部结核应行右半结肠切除及回肠横结肠吻合术。如果由于患者全身因素或局部因素不允许行肠切除吻合术时，可先行解痉手术以解除肠梗阻；选择病变肠段的近端切断肠管，远侧断端闭合，近侧断端与病变远端的正常肠管吻合，避免实施病变远近端肠管的单纯袢式侧–侧吻合的短路手术，其疗效较差。急性肠穿孔时应根据患者全身状况和局部情况，进行病变肠切除术或腹腔引流术。单纯的穿孔修补术是在存在活动性结核病灶的肠壁上进行，失败率较高，通常应慎重采用。慢性肠穿孔形成的局限性脓肿，其周围多有紧密粘连，宜行脓腔切开引流术，待病情好转、形成瘘管后再进一步处理。肠外瘘要根据病变部位，按一般治疗肠瘘的原则，维持水和电解质平衡及营养状况，更换敷料保护瘘口周围皮肤，最后多需切除病变肠段才能治愈。残留的腹膜和肠系膜淋巴结结核病灶，宜在术后行抗结核药物治疗。

第十一节　肠伤寒穿孔

知识点1：肠伤寒穿孔的病理　　　　　　副高：熟练掌握　正高：熟练掌握

肠穿孔是伤寒病的严重并发症，发生率为2%～3%，病死率较高。肠伤寒病变最显著部位为末段回肠，肠壁的淋巴结发生坏死，黏膜脱落形成与肠纵轴相平行的溃疡。在伤寒病程的2～3周，肠壁上的淋巴结开始发生坏死，坏死组织脱落形成溃疡，并发的肠穿孔也多在此期间发生。溃疡多位于肠管的肠系膜对侧，其长径与肠管长轴平行，一般达黏膜下层，部分病例可以深达肌层甚至浆膜层，当肠腔内压力增高时即可引起急性穿孔。80%的穿孔发生在距回盲瓣50cm以内；多为单发，多发穿孔占10%～20%。

知识点2：肠伤寒穿孔的临床表现　　　　　副高：熟练掌握　正高：熟练掌握

（1）典型的临床症状为突发右下腹疼痛，随后遍及全腹，伴有恶心、呕吐和腹胀。体格检查可见急性腹膜炎的表现，包括腹部压痛和肌紧张，以右下腹为明显，并可出现肝脏浊音界缩小等气腹征象，肠鸣音多数消失或减弱。

（2）伤寒病典型的表现（包括脉搏减缓、白细胞计数下降、体温升高等）在穿孔后有可能转变为脉率升高、白细胞计数或中性粒细胞百分比在原有基础上增加、体温先降后升等。腹腔穿刺有可能抽出脓性渗出液，X线腹部摄片可显示膈下游离气体。部分患者短时间内出现休克表现。

知识点3：肠伤寒穿孔的诊断　　　　　　副高：熟练掌握　正高：熟练掌握

当明确诊断为肠伤寒的患者出现突发右下腹痛蔓及全腹，并伴有急性弥漫性腹膜炎的症状和体征时，诊断肠伤寒穿孔多不困难。部分伤寒患者因体弱和长期合并腹胀的症状，造成发生穿孔后腹肌紧张和肝浊音界缩小的体征不明显，或因病情严重意识不清，难以获得正确的主诉，容易造成肠伤寒穿孔漏诊；少数伤寒患者症状不明显，发生穿孔时易被误诊为急性阑尾炎穿孔。

知识点4：肠伤寒穿孔的辅助检查　　　　副高：熟练掌握　正高：熟练掌握

（1）实验室检查：白细胞计数迅速增多，血清肥达反应阳性，粪便病原菌培养阳性。

（2）X线检查：腹部平片或透视约2/3病例可发现气腹。

知识点5：肠伤寒穿孔的治疗　　　　副高：熟练掌握　正高：熟练掌握

肠伤寒穿孔的诊断确立后，应立即完善术前准备并实施手术治疗。肠伤寒穿孔的预后与治疗时机的把握和外科治疗的方式关系密切，在24小时内接受手术治疗者，病死率可以控制在10%左右。术中重点探查盲肠和末段回肠，发现穿孔后首先考虑进行穿孔修补手术。若穿孔较大或考虑单纯修补后愈合可能不满意时，可加行病变近侧肠段置管造口，肠伤寒穿孔的患者一般体质虚弱，手术宜简单、快速、有效，一般不应实施肠切除吻合手术。术中应广泛探查肠管，避免遗漏可能存在的多发性穿孔。手术结束前应清洗腹腔、放置引流，以减少残留脓肿的发生机会；术后应加强伤寒病的药物治疗和营养支持，以控制病变进展、降低穿孔再发概率。

第十二节　小肠憩室病

知识点1：空肠憩室病的临床表现　　　　副高：熟练掌握　正高：熟练掌握

（1）症状：空肠憩室无任何特异症状。可有消化功能障碍，如腹痛、腹泻、恶心等一般消化道症状。另外，可有营养吸收不良，如脂肪泻、贫血等症状。出现并发症时，有相应的表现，如并发消化道出血、肠梗阻、急性憩室炎合并穿孔。

（2）体征：空肠憩室本身无特异性体征。

知识点2：空肠憩室病的辅助检查　　　　副高：熟练掌握　正高：熟练掌握

（1）实验室检查：无出血和炎症的情况下，实验室检查无特殊。

（2）影像学检查：小肠气钡双重造影检查有较高的确诊率。对消化道出血疑为本病者，核素检查、选择性肠系膜上动脉造影等可协助诊断。

知识点3：空肠憩室病的并发症　　　　副高：熟练掌握　正高：熟练掌握

（1）憩室炎：当憩室较大尤其开口较窄时，食物进入腔内不易排出，引发炎症，患者感腹痛。

（2）憩室穿孔：憩室炎严重时可发生憩室壁穿孔出现腹膜炎、腹腔脓肿，可继发肠外瘘或内瘘。

（3）肠梗阻：因憩室周围炎粘连，肠扭转或套叠，或胀大的憩室压迫肠管引起。

（4）消化道出血：由憩室炎出现肠黏膜溃疡出血，多次反复发生。

（5）盲袢综合征：由于憩室较大而出口较窄，其内可发生慢性细菌感染，继发吸收不良、维生素B_{12}缺乏等盲袢症状。

知识点4：空肠憩室病的诊断要点	副高：熟练掌握　　正高：熟练掌握

（1）空肠憩室无任何特异症状。可有消化功能障碍、营养吸收不良等症状。出现并发症时，有相应的表现，如并发消化道出血、肠梗阻、急性憩室炎合并穿孔。

（2）空肠憩室本身无特异性体征。

（3）上消化道气钡造影可发现憩室。

（4）因并发症手术时可在术中得到确诊。

知识点5：空肠憩室病的治疗原则	副高：熟练掌握　　正高：熟练掌握

（1）对没有明显临床症状的小肠憩室，可不进行治疗。对有轻度盲袢综合征的患者，可给予广谱抗生素。

（2）症状持续加重或有其他并发症时，应将病变肠管切除行空肠-空肠端端吻合术。

知识点6：回肠远端憩室的概念	副高：熟练掌握　　正高：熟练掌握

回肠远端憩室又称梅克尔（Meckel）憩室，是先天性真性憩室中最为常见的一种，通常位于回肠末端200cm以内，多数为10~100cm，发生合并症者占20%，男性比女性多2~4倍。

知识点7：回肠憩室的临床表现	副高：熟练掌握　　正高：熟练掌握

（1）症状：多数终身无症状，婴幼儿脐部可有黏液样分泌物甚或粪便样物。婴儿期易发生并发症，出现各种症状，表现为肠梗阻、消化道出血或急性憩室炎。

（2）体征：①婴幼儿脐部有皮肤糜烂，有时可见鲜红色息肉样黏液；②有卵黄管囊肿时，于脐部可触及囊性肿物，基底部活动稍大；③出现并发症时有相应的体征。

知识点8：回肠憩室的辅助检查	副高：熟练掌握　　正高：熟练掌握

（1）实验室检查：无特殊现象。

（2）影像学检查：①X线小肠钡剂造影或钡灌肠检查可发现憩室；②注射^{99m}Tc标记的高锝酸盐进行核素扫描，可显示异位胃黏膜的憩室影。

知识点9：回肠憩室的并发症 副高：熟练掌握 正高：熟练掌握

（1）肠梗阻：常见者为肠套叠，其次为肠扭转，以固定在脐部的纤维索带与腹壁或脏器相连，小肠穿过其间，发生绞窄，或被压迫引起血运障碍，或因憩室炎引起粘连性肠梗阻。

（2）出血：大量便血，发病突然而又无腹痛，或多次复发均应考虑本病。大量便血可致休克，腹部体征少，脐右侧轻压痛。

（3）憩室炎：出现慢性右下腹痛，急性憩室炎可引起坏死及穿孔。

知识点10：回肠憩室的诊断要点 副高：熟练掌握 正高：熟练掌握

单纯回肠远端憩室无临床症状时较难确诊，一旦出现并发症与其他急腹症难于鉴别。有低位小肠出血、回肠机械性肠梗阻或有中下腹腹膜炎症表现都应考虑本病。X线钡剂检查可协助诊断。注射 ^{99m}Tc 标记的高锝酸盐进行核素扫描，可显示异位胃黏膜的憩室影。

具有下列临床情况应考虑本病：①急性阑尾炎手术中发现阑尾正常，应探查100cm范围内的末端回肠；②多次反复发作的右中下腹牵拉性疼痛，并有低位小肠梗阻表现，且临床无腹腔疾病和腹部手术史者，应怀疑回肠远端憩室的可能性；③婴幼儿出现血便，如排除结–直肠息肉性出血，或多次出现肠套叠，需考虑本病。

知识点11：回肠憩室的治疗原则 副高：熟练掌握 正高：熟练掌握

回肠憩室主要采用手术治疗：①憩室切除术；②病变累及回肠应将部分回肠切除，并做回肠–回肠端端吻合术。

第十三节 盲袢综合征

知识点1：盲袢综合征的发病机制 副高：熟练掌握 正高：熟练掌握

盲袢综合征是肠道内容物长期淤滞和细菌过度繁殖引起，是肠道因不同原因存在盲袢而引发。

知识点2：盲袢综合征的临床表现 副高：熟练掌握 正高：熟练掌握

（1）患者有慢性腹泻及脂肪泻，伴有脂溶性维生素丢失。

（2）贫血、体重减轻和营养不良。

（3）可出现低钙表现。

（4）不全性肠梗阻表现。

（5）盲袢中肠内容物淤积和细菌感染可引起炎症出血，或破溃形成局限性脓肿及肠瘘。

知识点3：盲袢综合征的辅助检查　　　　　　　副高：熟练掌握　正高：熟练掌握

（1）Schilling试验：口服维生素B_{12}后尿排出量低于正常，而当给予内因子后维生素B_{12}排出量无改变。

（2）14C-木糖试验：木糖在近端小肠内被细菌分解，口服14C-木糖$1g/3.7×10^5$ Bq后60分钟即可从呼吸中测得$^{14}CO_2$量增加，而其他原因引起的吸收不良患者或正常人均无此现象。

（3）X线造影或CT检查：在有些病例可显示出盲袢、狭窄、瘘管等小肠病变，有助于确立诊断。

知识点4：盲袢综合征的诊断及治疗　　　　　　副高：熟练掌握　正高：熟练掌握

（1）诊断：根据病史尤其是手术史，集合细致的X线造影，显示盲袢或盲袋的存在，可以诊断。

（2）治疗：①支持疗法：纠正低蛋白血症和贫血，补充多种维生素及矿物质，可经胃肠外途径给予维生素B_{12}，同时应给足量抗生素；②手术疗法：如有内瘘、肠盲袢、肠憩室等应行手术治疗。能一期切除的尽量一期切除吻合。外科原因所致的经手术纠正后症状多能解除。

第十四节　短肠综合征

知识点1：短肠综合征的概念　　　　　　　　　副高：熟练掌握　正高：熟练掌握

短肠综合征是指小肠广泛切除后的严重吸收不良（腹泻、脂肪泻、体重减轻、营养不良等）综合征。由于各种病因行广泛小肠切除后，小肠消化、吸收面积骤然显著减少，残余肠道无法吸收足够的营养物质以维持患者生理代谢的需要导致整个机体处于营养不足及水、电解质紊乱的状况，继而出现器官功能衰退、代谢功能障碍、免疫功能下降，由此而产生一系列综合征。

知识点2：短肠综合征的病因病理　　　　　　　副高：熟练掌握　正高：熟练掌握

一般认为，小肠切除70%以上，或切除小肠50%且同时切除回盲瓣，或成人保留小肠不足120cm，称为小肠广泛切除。

小肠大量切除常见的病因有急性肠扭转、坏死性肠炎、绞窄性疝、肠系膜上动脉栓塞、肠系膜上静脉血栓形成、肿瘤、Crohn病、外伤等。

广泛性小肠切除后的主要病理生理变化是吸收面积的丢失和小肠排空过速；并可因肠源性高草酸尿并发尿结石，胆盐吸收障碍引起胆石。吸收障碍的发生与程度取决于：①小肠切除的长度：切除30%无症状，切除50%出现吸收不良，切除＞80%出现严重的吸收障碍，甚至危及生命；②切除的部位：空肠切除过多致乳糖、水溶性维生素、脂肪、蛋白质等吸收障碍，回肠切除后可引起维生素B_{12}、胆盐吸收障碍；③回盲瓣是否保留：回盲瓣的功能有减少排便次数、保证小肠对消化物质充分吸收及防止结肠细菌向小肠内生长繁殖。切除回盲瓣可产生严重腹泻。

广泛小肠切除后的代偿机制主要是剩余小肠的适应性代偿，包括长度的延长、管腔变粗、黏膜肥厚增生、绒毛变长、腺凹加深、黏膜上皮细胞数量增加，有效吸收面积可增加2～3倍。

知识点3：短肠综合征的临床表现	副高：熟练掌握　正高：熟练掌握

广泛小肠切除术后的吸收不良，仍沿用Pullan（1959）分期。各期持续时间受多种因素影响。

（1）第一期（腹泻期）：持续2～10周，表现为严重腹泻，每日可达5～10L。严重的吸收障碍致体液和电解质紊乱、营养负平衡、免疫功能低下。

（2）第二期（适应代偿期）：持续数月至1年。腹泻减轻，水、电解质紊乱有所好转，而营养素的吸收不良表现突出，患者可有脂肪泻、疲乏无力、体重下降、手足搐搦、骨痛、骨软化、紫癜及周围神经病变，乃至精神症状。

（3）第三期（恢复期）：又称稳定期，多在术后1～2年进入此期。临床已无明显脂肪泻，可耐受通常易消化的食物，全身情况稳定，体重低于正常水平，有轻度贫血。

知识点4：短肠综合征的辅助检查	副高：熟练掌握　正高：熟练掌握

（1）血液检查：可有贫血和血清钾、钠、钙、镁、白蛋白、胆固醇等浓度降低，以及凝血酶原时间延长。

（2）小肠功能检查：可行粪脂定量测定、血清胡萝卜素测定、维生素B_{12}吸收试验、D-木糖吸收试验等。

（3）小肠液细菌培养：一般超过$1×10^8/L$为细菌生长过度。

（4）胆盐浓度测定：血中结合胆盐浓度下降甚至缺乏。

（5）X线小肠钡剂造影：可估计和观察剩余小肠的长度及代偿功能。

知识点5：短肠综合征的非手术治疗	副高：熟练掌握　正高：熟练掌握

（1）第一期治疗：①严格监测每日出入量，纠正水、电解质和酸碱平衡失调；②禁食，全肠外营养治疗；③抑制高胃酸分泌：可静脉滴注法莫替丁、奥美拉唑（洛赛克）等；④抑制肠蠕动、减轻腹泻：可酌情选用洛哌丁胺、十六角蒙脱石（思密达）、考来烯胺。

（2）第二期治疗：为防止肠黏膜萎缩，宜早期开始肠内营养治疗。腹泻量每日＜2500ml时就应开始经口进食。从糖盐水开始，依次过渡到肠内营养制剂→要素饮食→清淡半流饮食→低脂半流饮食。宜用中链三酰甘油代替50%～75%的食物脂肪，补充多种维生素及矿物质，暂禁用乳糖制品。有高草酸尿患者应限制水果、蔬菜入量。对残肠内有过多细菌生长者，可用氨苄西林、甲硝唑等治疗。

（3）第三期治疗：饮食以高糖、高蛋白、低脂半流质或软食为主。避免用高渗饮料，补充矿物质和维生素。

知识点6：短肠综合征的手术治疗　　　　　　　副高：熟练掌握　　正高：熟练掌握

术后持续吸收不良而严格非手术治疗效果不佳时，可考虑手术。短肠的补救性手术宜在前次手术6~12个月以后再考虑。手术方式分延缓小肠排空、增加吸收面积及小肠移植三类。小肠延长术、肠黏膜替补术等增加吸收面积的术式尚处于研究阶段，小肠移植也远非确切的治疗手段。目前，临床多用且有效的是多种延缓小肠排空手术。

（1）逆蠕动小肠段间置术：取带蒂残肠末段10cm，反转后吻合。

（2）小肠人工瓣膜成形术：利用肠管自身套叠或制作残端乳头形成一阻挡肠内容通过的瓣膜样结构。

（3）再循环肠祥。

（4）顺蠕动结肠段间置术：切取带蒂结肠段15~20cm，按顺蠕动方向间置于小肠中。

知识点7：短肠综合征术后注意事项　　　　　　副高：熟练掌握　　正高：熟练掌握

患者出院后应注意预防短肠综合征的远期并发症，包括泌尿系统结石、骨质疏松、胆道结石、脂肪肝等。

大量小肠被切除，引起胆盐缺乏，影响脂肪吸收、草酸钙形成减少，转而形成易溶于水的草酸盐，草酸吸收增加，尿中草酸盐浓度也随之增加，逐渐形成草酸钙结石。同样，肠腔大量脂肪酸与钙结合形成不溶于水的钙盐，妨碍了钙的吸收，容易造成骨质疏松。由于长期应用肠外营养、胆盐减少，容易造成胆道结石。这些远期并发症一旦发生，较难治愈，应当重视积极的早期预防，提高患者的生活质量。

第十五节　肠　外　瘘

知识点1：肠瘘的概念　　　　　　　　　　　　副高：熟练掌握　　正高：熟练掌握

肠瘘是指肠管与其他脏器、肠管与腹壁外出现病理性通道，造成肠内容物流出肠腔，引起感染、体液丢失、营养不良和器官功能障碍等一系列病理生理改变。前者为内瘘，后者为外瘘。

知识点2：肠瘘的病因　　　　　　　　　　　　副高：熟练掌握　　正高：熟练掌握

肠瘘的常见原因有手术、创伤、腹腔感染、恶性肿瘤、放射线损伤、化疗以及肠道炎症与感染性疾病等。

临床上肠外瘘主要发生在腹部手术后，是术后发生的一种严重并发症，主要的病因是术后腹腔感染，吻合口裂开、肠管血运不良造成的吻合口瘘。

小肠炎症、结核、肠道憩室炎、恶性肿瘤以及外伤，腹腔炎症、脓肿也可直接穿破肠壁引起肠瘘。

知识点3：肠外瘘的分类　　　　　副高：熟练掌握　　正高：熟练掌握

（1）高位、低位肠瘘：距 Treitz 韧带 100cm 以内者为高位肠瘘，余者为低位肠瘘。

（2）端瘘、侧瘘：肠道连续性完全中断，肠内容物全部由瘘口外溢者称为端瘘（完全瘘）；肠壁部分缺损，肠道连续性仍然保持，肠内容物部分或大部分仍可从近侧进入远侧肠道者称为侧瘘。若侧瘘远侧有梗阻，肠内容物全部由瘘口外排者称为功能性端瘘。

（3）高排出量、低排出量瘘：日排出量 > 500ml 为高排出量瘘，反之为低排出量瘘。

（4）管状瘘、唇状瘘：肠壁缺损与体表瘘口之间有完整瘘管形成管状瘘；肠壁缺损直接开口于体表，肠黏膜外翻如唇状称唇状瘘。

知识点4：肠外瘘的病理生理　　　　副高：熟练掌握　　正高：熟练掌握

（1）消化液的丢失导致机体水、电解质和酸碱平衡失调：全消化道每日外分泌量达8000ml，经肠外瘘的水、电解质丢失量相当惊人，高位小肠端瘘可每日丢失 4～5L。肠瘘的部位不同，所造成的电解质紊乱也有所不同。瘘的部位越高，丢失的肠液中 Cl^- 越多，故易导致低钠、低钾、低氯及代谢性碱中毒；而低位小肠瘘则多致低钠、低钾代谢性酸中毒。

（2）营养不良：①富含营养素的肠液大量丢失；②机体处于高代谢状态；③摄入不足。

（3）局部及全身性感染：弥漫性腹膜炎、局限性腹腔脓肿、腹壁深部感染以及全身性感染。

（4）消化液的腐蚀作用：①瘘口周围组织、皮肤糜烂及继发感染；②腐蚀血管导致腹内或消化道出血。

以上四个方面的损害程度与肠瘘的部位、类型、大小等因素有关，并且也可互为因果，形成恶性循环。

知识点5：肠外瘘的临床表现　　　　副高：熟练掌握　　正高：熟练掌握

肠外瘘主要症状是有肠内容物自瘘口流出，流出物的性质和容量取决于瘘的部位以及瘘口的大小。主要症状包括瘘口局部症状、内稳态失衡、营养缺乏、感染和多器官功能障碍。

（1）十二指肠瘘流出含有胆汁、消化酶的稀薄液体，每日可达 4000ml，如患者仍进食，也可由瘘口流出。瘘周围的皮肤糜烂、潮红，常发生水、电解质紊乱、酸碱平衡失调及恶病质症状。

（2）空肠瘘流出物为黄色稀蛋花样液，无大量胆汁，对体液平衡、营养消耗、皮肤糜烂虽较十二指肠瘘轻，但仍相当严重。

（3）回肠瘘的流出物多为半稀浆糊状，对全身和皮肤的影响较小。

（4）结肠瘘排出物为半成形或成形粪便，如瘘很小可能仅有气体排出，对全身健康无影响，若注意局部清洁，可能不致皮肤糜烂。

知识点6：肠外瘘的辅助检查方法　　　　副高：熟练掌握　　正高：熟练掌握

（1）口服炭末或亚甲蓝、靛胭脂：注意观察在瘘口排出物内是否出现，以及自口服至瘘口出现的时间，可以确定是否有肠瘘及其大致的部位，此法适用于肠瘘形成的急性期。

（2）瘘管造影：可以确定是否有肠瘘的存在，瘘的大小、肠管有无病变、肠瘘下有无脓腔等问题。瘘管造影只适用于慢性期瘘管细小的病例。

（3）钡剂或钡剂灌肠检查：可以更可靠地确定肠管有无病变，肠腔是否狭窄。

（4）CT检查：是临床诊断肠瘘及其并发腹腔和盆腔脓肿的理想方法。

（5）病理切片检查：必要时瘘管内采取组织，做病理切片检查。

知识点7：肠外瘘的诊断要点　　　　　　副高：熟练掌握　　正高：熟练掌握

（1）消化道瘘的早期线索：①术后恢复期时持续性发热；②术后恢复期时突发腹痛或腹痛转剧；③腹部恒定存在的压痛，且渐扩散；④引流管或引流物旁有肠液或口服染料等外溢；⑤切口异常渗液；⑥术后恢复不顺利，腹痛、腹胀、肠鸣音持续低弱；⑦B超示腹腔异常积液。

（2）高位与低位小肠瘘的鉴别：①漏出液胆汁样着色多为高位瘘；②流量大的瘘多为高位瘘；③外溢带粪臭气味液多为低位瘘；④对皮肤腐蚀性大多为高位瘘。

知识点8：肠外瘘的治疗原则　　　　　　副高：熟练掌握　　正高：熟练掌握

（1）纠正并维持水、电解质平衡及营养情况：静脉输液、输血，胃肠外营养。高位肠瘘可设法将内瘘口流出的肠液还纳于肠腔内，可施行瘘远端空肠造瘘术，以应用肠内营养。

（2）瘘口局部处理：可用凡士林纱布填塞或用医用黏合胶注入法堵塞肠瘘，或用瘘管内外橡皮片堵压法等，低位瘘或小瘘可以自行愈合。保护瘘口周围皮肤，在瘘口下放一多孔橡皮管或双层套管，持续性将流出物吸引至瓶内，使其不接触皮肤，收集肠液计量后可还纳至远端肠管内。瘘口周围皮肤涂抹氧化锌、氢氧化铝或其他软膏（中药膏）等，防止皮肤糜烂、潮红、感染。

（3）手术治疗：适用于不能自行愈合的肠瘘。手术方法：①直接缝合瘘孔：适用于慢性单纯性小瘘，切除瘘道后缝合瘘孔；②切除有瘘的肠段：适用于较大的唇状瘘、病理性肠瘘、伴有肠腔狭窄的肠瘘，切除有瘘的肠段对端吻合；③改变肠道方向：因有瘘的肠段不能切除，在肠瘘的近端切断肠段，远端切端闭合，近切端吻合于瘘远侧的正常肠袢口，最好距离瘘较远（约30cm），采用端侧吻合，防止肠内容物流至瘘处，瘘可以自行愈合。

第十六节 黑斑息肉病

| 知识点1：黑斑息肉病的特点 | 副高：熟练掌握　正高：熟练掌握 |

黑斑息肉病又称为多发性消化道息肉综合征，主要特点是胃肠道有多发息肉，并于唇、颊黏膜、鼻腔和眼周、指趾和手足掌有黑色素沉着，是一种较少见的家族性疾病。

| 知识点2：黑斑息肉病的病因病理 | 副高：熟练掌握　正高：熟练掌握 |

黑斑息肉病是遗传性疾病，其遗传方式为常染色体显性遗传，可隔代遗传。据报道，家族中发病率约为36%，多为双亲与子女同胞间同时发病，且大多为儿童或青年发病，也有在老年时才发现者。其息肉特点是具有错构瘤的典型组织学表现，其上皮组织与所在部位的上皮相同，但外形呈隆起状；镜下可见黏膜下层中有分支的平滑肌束，有2%～3%发生癌变。

| 知识点3：黑斑息肉病的临床表现 | 副高：熟练掌握　正高：熟练掌握 |

（1）色素沉着：主要分布在口唇（下唇更多）和颊黏膜，其次是手指及足趾（背、掌两面均有）。龟头、阴唇等处亦有波及者。色素沉着斑呈淡褐、深褐、黑褐和蓝黑色不等，对称散在性分布，可为圆形、椭圆形或不规则形，直径为0.2～5cm，不高出皮肤表面。

（2）胃肠道息肉：部位很广泛。小肠息肉较多见，其次为结肠，胃息肉较少见。息肉数目多少不一、大小不等，多者可达数百枚，大者直径可达3～4cm。胃肠道的首发症状为便血、腹痛或腹痛合并便血。腹痛常见原因是并发肠套叠。

（3）有＜5%的患者仅有肠息肉而无色素沉着，另有5%的患者仅有色素沉着而无胃肠息肉。

| 知识点4：黑斑息肉病的检查方法与诊断 | 副高：熟练掌握　正高：熟练掌握 |

结肠、直肠息肉无特异性临床表现。小肠息肉可有反复发作的腹痛和肠道出血，甚至发生肠套叠，直肠带蒂样息肉可于大便时自肛门脱出，便后又缩入肛内。直肠息肉可经肛门指检或借助于直肠或乙状结肠镜检查做出诊断，通过使用纤维结肠镜或钡剂灌肠、气钡双重对比造影检查可了解全结肠息肉分布情况。有家族性、遗传性息肉或息肉病的患者可通过家庭随访和定期检查发现新患者。重要的是息肉的取材和病理学诊断。取材应为整个息肉或多处钳取活组织，取材后应标记好息肉的头部、基底和边缘。病理学诊断是确定进一步治疗的关键因素。

| 知识点5：黑斑息肉病的治疗原则 | 副高：熟练掌握 | 正高：熟练掌握 |

色素斑不必治疗，必要时可试行激光、CO_2冷冻等疗法。因息肉癌变率低，故无症状者可密切观察，定期随诊。部分胃和结肠息肉可经胃镜或结肠镜行电凝切除。如发生出血或肠套叠等并发症，应及时手术。对个别孤立较大的息肉可经肠壁切开切除，对密集于某一肠段的多发息肉引发反复腹痛者，可做肠段切除。手术方式包括息肉切除术、肠套叠复位术、肠切除吻合术。

第十七节 结 肠 扭 转

| 知识点1：乙状结肠扭转的概念 | 副高：熟练掌握 | 正高：熟练掌握 |

乙状结肠扭转是指乙状结肠以其系膜为中轴发生旋转，导致肠管部分或完全梗阻。乙状结肠是结肠扭转最常见的发生部位，占65%~75%；其次为盲肠和横结肠。60岁以上的老年人是年轻人发生率的20倍。

| 知识点2：乙状结肠扭转的病因与病理 | 副高：熟练掌握 | 正高：熟练掌握 |

乙状结肠易发生扭转的解剖学基础为：①乙状结肠冗长，肠管有较大的活动度；②肠系膜较长，但系膜根部较窄，对造成扭转起支点作用；③肠腔内常有粪便积存，由于重力作用，体位突然改变或强烈的肠蠕动可诱发扭转。

扭转以逆时针方向多见，扭转超过180°可造成肠梗阻；超过360°则肠壁血供可能受到影响，扭转形成的肠梗阻为闭袢性肠梗阻。

| 知识点3：乙状结肠扭转的临床表现 | 副高：熟练掌握 | 正高：熟练掌握 |

乙状结肠扭转的主要症状为腹痛和进行性腹胀。临床上分为亚急性（约80%）和急性（约20%）两类。

（1）亚急性乙状结肠扭转：多见于老年男性，常有慢性便秘史。部分患者曾有类似发作，并随排便排气而腹痛自行消失的病史。发病大多缓慢，主要表现为中腹部的持续性隐痛、阵发性加剧和进行性腹胀。查体可见腹部明显膨隆、不对称，有时可触及有压痛的囊性肿块，无显著腹膜刺激征，主要为低位不完全或完全性肠梗阻表现。

（2）急性乙状结肠扭转：多见于青年人，起病急骤，剧烈腹痛，呕吐出现早而频繁，腹胀反而较轻，主要为典型的绞窄性低位肠梗阻表现，查体可有腹膜炎体征。

| 知识点4：乙状结肠扭转的辅助检查 | 副高：熟练掌握 | 正高：熟练掌握 |

（1）X线及CT检查：腹部X线平片于左中下腹见充气的巨大乙状结肠肠袢，常可见两

个处于不同平面的液气平面，左、右半结肠可有不同程度积气。钡剂灌肠可见钡剂在直肠与乙状结肠交界处受阻，尖端呈锥形或喙突状。有腹膜刺激症状时禁行此项检查。CT检查有时可以看到扭转的系膜而做出诊断。

（2）纤维电子结肠镜：对疑为乙状结肠扭转者可明确诊断，并可同时对肠扭转进行复位，而且可排除诱发乙状结肠扭转的肠道病变。

知识点5：乙状结肠扭转的诊断要点　　　　副高：熟练掌握　正高：熟练掌握

（1）多见于有习惯性便秘的老年人，既往可以有过类似发作史。

（2）临床表现为中下腹急性腹痛，持续性胀痛，无排气排便，明显腹胀是突出特点。

（3）查体见明显的不对称性腹胀，左下腹有明显压痛，扭转早期肠鸣音活跃，扭转肠袢绞窄坏死，出现腹膜炎和休克症状。

（4）X线腹平片中，腹部偏左可见一巨大的双腔充气孤立肠袢自盆腔直达上腹或膈肌，降、横、升结肠和小肠可有不同程度的胀气。

（5）钡灌肠可见钡液止于直肠上端，呈典型的"鸟嘴"样或螺旋形狭窄。

知识点6：乙状结肠扭转的治疗原则　　　　副高：熟练掌握　正高：熟练掌握

（1）非手术疗法：①温盐水低压灌肠法：复位率不高，为5%～10%；②乙状结肠插管法：在乙状结肠镜下插入粗导尿管或肛管，有气体液体排出后可固定保留，复位率可达80%～90%；③纤维电子结肠镜复位：直视下边充气边缓慢插入纤维电子结肠镜，通过扭转部位促使其复位，此法盲目性小，比较安全，成功率亦高。

（2）手术疗法：①手术适应证：急性乙状结肠扭转有肠坏死及腹膜炎征象；肠腔内出现血性肠内容物；反复发作的乙状结肠扭转；经非手术复位失败。②手术原则：如有肠坏死或积粪较多时污染较严重，患者一般情况较差时可行直肠远端闭死，近端乙状结肠切除并行结肠造口，即Hartmann手术；如患者一般情况尚好，术中能较好灌洗结肠，可行乙状结肠切除并一期吻合；非手术复位成功后可择期行腹腔镜下乙状结肠切除术。

第十八节　结肠憩室病

知识点1：结肠憩室病的概念　　　　　　　副高：熟练掌握　正高：熟练掌握

结肠憩室病是指结肠的黏膜和黏膜下层经肌层向外突出的袋状结构，乙状结肠、降结肠最常受累。憩室分为真性憩室和假性憩室。真性憩室包括结肠全层，较少见；大多数结肠憩室无肌层属于假性憩室。

知识点2：结肠憩室病的临床表现　　　　副高：熟练掌握　正高：熟练掌握

单纯的憩室病一般不引起症状，发生并发症时可引起症状和体征，主要并发症是炎症及出血。

知识点3：结肠憩室病的辅助检查　　　　副高：熟练掌握　正高：熟练掌握

（1）实验室检查：单纯的憩室病无特殊，发生并发症时可有相应表现。

（2）影像学检查：①钡灌肠可见肠壁不整齐及肠腔外钡影；②选择性肠系膜上或下动脉造影明确憩室出血部位；③CT扫描一般可以确证临床怀疑的憩室炎，可发现憩室脓肿或瘘管。

知识点4：结肠憩室病的并发症　　　　副高：熟练掌握　正高：熟练掌握

（1）憩室炎：急性发作时有程度不同的局限性腹部疼痛，炎症邻接膀胱可产生尿频、尿急，还可伴有恶心、呕吐。

（2）憩室出血：老年人憩室病多伴有动脉硬化及动脉血管畸形、化学性或机械性损害等，易于发生憩室出血。

（3）憩室炎并发脓肿：急性憩室炎最常见并发症发生脓肿或蜂窝织炎，可以位于肠系膜、腹膜、盆腔、腹腔后、臀部或阴囊。常在腹部或盆腔直肠指检时扪及一触痛的肿块，可伴有不同程度脓毒症表现。

（4）憩室并发穿孔：憩室游离穿孔入腹腔后，可造成化脓性或粪性腹膜炎。多数患者表现为急腹症和不同程度的脓毒性休克症。

（5）憩室并发肠梗阻：憩室穿孔可引起结肠壁和结肠周围的局限性炎症和包块，与其他部位肠管发生粘连而形成梗阻。

知识点5：结肠憩室病的治疗原则　　　　副高：熟练掌握　正高：熟练掌握

（1）非手术治疗：①单纯憩室病一般无症状，不需治疗；②急性憩室炎治疗以非手术疗法为主，使用抗生素等综合疗法；憩室出血可输血止血治疗。

（2）手术治疗：结肠憩室出现急性穿孔，炎性肿块形成腹腔脓肿，并发大量便血时可考虑手术治疗。手术方法：①穿孔缝合加引流；②腹腔脓肿引流；③脓肿引流加横结肠造口；④切除病变结肠，近端结肠造口，远端缝闭或造口，二期结肠吻合术；⑤切除病变结肠，一期结肠吻合术；⑥憩室出血，行选择性肠系膜上或下动脉造影后，经导管直接滴注加压素止血。

第十九节　结肠息肉

| 知识点1：结肠息肉的概念及病理类型 | 副高：熟练掌握　正高：熟练掌握 |

任何结肠黏膜上的隆起性病变均可称为结肠息肉。按照病理学特征可以分为新生物性息肉、错构瘤性息肉、炎症性息肉、化生性息肉等多种不同的病理类型。

| 知识点2：结肠息肉的临床表现 | 副高：熟练掌握　正高：熟练掌握 |

（1）大多结肠息肉无自觉症状。
（2）便血或便潜血阳性，长期便血可导致缺铁性贫血。
（3）较大的息肉可出现腹痛，或引起肠套叠，出现相应症状。
（4）带蒂的直肠息肉可排出肛门外。

| 知识点3：结肠息肉的诊断要点 | 副高：熟练掌握　正高：熟练掌握 |

（1）临床表现为间歇性便鲜血，量少，不与粪便相混，或粪便侧有凹陷压迹，或息肉自肛门脱出。
（2）肛门指诊可触及有蒂、圆形或卵圆形可移动、表面光滑质软小肿物。
（3）乙状结肠镜、纤维结肠镜可明确诊断。
（4）结肠钡剂灌肠检查有助于多发结肠息肉的诊断。
（5）纤维结肠镜检查及活检可明确诊断与病理类型。

| 知识点4：结肠镜检查的适应证 | 副高：掌握　正高：掌握 |

原因不明的下消化道出血，包括显性出血和持续性便潜血阳性；有下消化道症状，如腹泻、便秘、大便习惯改变、腹痛、腹胀、腹部包块等；钡灌肠检查阳性或有可疑病变，不能明确诊断，为进一步明确病变性质或需做内镜下治疗者；低位肠梗阻及腹部包块不能排除肠道疾病者；大肠炎症性疾病做鉴别诊断或需要确定病变范围、病期、严重程度、追踪癌前期的变化；结直肠息肉和早期癌需要在内镜下切除治疗；大肠癌术后或息肉切除后定期随访。

| 知识点5：结肠息肉的治疗原则 | 副高：熟练掌握　正高：熟练掌握 |

（1）带蒂息肉可经纤维结肠镜圈套电灼切除。
（2）无蒂息肉直径＜1.5cm可经纤维结肠镜电灼烧除。
（3）距肛门8cm以内、直径＞1.5cm广基息肉在麻醉下局部切除，术后根据病理检查结果决定是否行根治性手术。

（4）对需要切除而又无法以肛门局部手术或经结肠镜切除的息肉，根据息肉部位采用经骶骨后位或经腹切除，局部切除后冷冻切片病理检查决定是否行根治性手术。

（5）如息肉已癌变，病理报告已浸透黏膜层到黏膜下层，发展为浸润癌，不论是广基还是带蒂息肉，原则上按大肠癌行根治性切除。

第二十节　家族性腺瘤性息肉病

| 知识点1：家族性腺瘤性息肉病的概念　　　　　副高：熟练掌握　正高：熟练掌握 |

家族性腺瘤性息肉病（FAP）是一种常染色体显性遗传性疾病，表现为整个大肠布满大小不一的腺瘤，如不及时治疗，终将发生癌变。其外显率为95%，患者的下一代中有50%的人发病，认为40岁尚未出现腺瘤者，虽有家族史，也不会发病。目前考虑家族性腺瘤性息肉病与第5染色体上APC基因突变有关。

| 知识点2：家族性腺瘤性息肉病的病理　　　　　副高：熟练掌握　正高：熟练掌握 |

家族性腺瘤性息肉病的息肉大多从12岁左右开始出现，初起部位多在乙状结肠和直肠、结肠。随年龄增长，息肉渐多渐大，且向结肠近侧蔓延；至20岁左右时息肉多已遍及全大肠。大肠全切除标本平均有1000枚左右息肉，息肉大小不等，直径可从数毫米至数厘米。本病只累及大肠而不侵犯小肠。

镜下见组织学结构为息肉状腺瘤，部分可有绒毛状形态。

本症息肉的癌变率极高，几乎达100%。癌变多发生于30岁左右，多先从直肠、乙状结肠发生，且癌变具有明显的多中心性，发病早、发展快、易扩散，预后极差。

| 知识点3：家族性腺瘤性息肉病的临床表现　　　　副高：熟练掌握　正高：熟练掌握 |

（1）症状：①早期可无自觉症状。②便血或便潜血阳性，长期失血可导致缺铁性贫血、消瘦、乏力等症状。③较大的息肉可出现腹痛、腹胀等不全梗阻症状。④带蒂的直肠息肉可排出肛门外。⑤胃肠道外表现，如Gardner综合征（合并皮肤囊性病变、骨瘤、纤维组织肿瘤、胃十二指肠息肉、十二指肠或壶腹周围癌、甲状腺乳头状癌、先天性视网膜色素上皮肥大、齿畸形等），Turcot综合征（合并中枢神经系统肿瘤）。

（2）体征：FAP多无明显腹部体征，晚期如有穿孔可有腹膜刺激征，梗阻可见腹部膨隆、肠型、蠕动波等，癌变腹部可触及包块，可有恶病质体征。指诊可触及多发息肉。需注意患者有无肠道外体征：如贫血体征、皮肤囊性病变、皮肤软组织肿瘤、牙齿畸形、神经系统异常体征等。

知识点4：家族性腺瘤性息肉病息肉的好发部位及特点　　副高：熟练掌握　　正高：熟练掌握

（1）好发部位：息肉的最好发部位为直肠和乙状结肠，为了解病变范围、决定手术方案，结肠镜为必不可少的检查。对肠镜发现的息肉，尤其疑有恶变者，应做组织学检查明确性质。

（2）特点：①多发性：结直肠内息肉弥漫性分布，数目一般＞100个，有的可多达5000个，平均1000个；②多形性：大小从数毫米至数厘米不等，绝大多数＜1cm；既有广基底型，又有带蒂型，有管状腺瘤，也有绒毛状腺瘤或混合腺瘤，但多为管状腺瘤，因此大体形态上有光滑的、分叶状的或不规则的同时存在。

知识点5：家族性腺瘤性息肉病的诊断标准　　副高：熟练掌握　　正高：熟练掌握

家族性腺瘤性息肉病诊断标准必须符合下列条件之一：①腺瘤数＞100个；②具有遗传倾向的患者，腺瘤数＞20个。

知识点6：家族性腺瘤性息肉病的诊断要点　　副高：熟练掌握　　正高：熟练掌握

（1）有家族遗传史，发病自12～13岁开始，至20余岁息肉已遍及全大肠。

（2）临床表现主要是便带血及黏液便，腹泻、乏力、消瘦、贫血，有时有带蒂息肉脱出肛门有诊断意义。

（3）肛门指诊可触及多个葡萄串样大小息肉。

（4）纤维结肠镜检可见多发腺瘤样息肉，难以见到正常黏膜，息肉仅累及大肠。

（5）气钡双重对比灌肠检查可了解结肠受累范围。

知识点7：家族性腺瘤性息肉病的治疗原则　　副高：熟练掌握　　正高：熟练掌握

（1）家族性息肉病40岁后会发展为癌，故一经诊断应积极手术治疗，理想的手术时间是20岁以前。

（2）结直肠全切除、永久性回肠造口术：根治性最佳，复发及癌变少，但功能效果较差。

（3）结肠全切除、回直肠吻合术和结直肠次全切除、升结肠直肠吻合术：保留了肛门排便、控便功能，术后生活质量较好，但残余结肠、直肠有腺瘤复发及癌变可能。

（4）结肠全切除、直肠黏膜剥除、回肠储袋肛管吻合术：切除全部结直肠黏膜，消除息肉复发和癌变风险，同时保留部分排便和控便功能，但手术复杂耗时、技术要求高，并发症发生率高。

第二十一节 类癌和类癌综合征

知识点1：肠类癌的病理 　　　　　　　　副高：熟练掌握　　正高：熟练掌握

类癌是一种起源于Lieberkühn隐窝颗粒细胞的低度恶性肿瘤，初起时肿瘤学行为表现为良性，后期表现为恶性肿瘤学行为，可发生肝、肺等远隔器官转移，以及一系列全身症状和体征。类癌好发于胃肠道，胃肠道中约1/2发生于阑尾，其他依次为小肠、直肠、十二指肠、胃、结肠和食管。肿瘤位于黏膜下，呈小的结节突向肠腔。类癌恶性肿瘤学行为发生率与肿瘤部位和大小有关，<1cm的肿瘤转移发生率约2%，1~2cm的肿瘤转移发生率可达50%，>2cm的肿瘤转移发生率可达80%~90%。类癌发生转移后出现一系列全身症状和体征时称恶性或功能性类癌综合征。

知识点2：肠类癌的临床表现 　　　　　　　副高：熟练掌握　　正高：熟练掌握

（1）十二指肠类癌：可有上腹痛、腹胀、呕吐等与胃癌相似症状，若生长于十二指肠乳头附近，可引起无痛性进行性黄疸等与壶腹癌相同的临床表现。

（2）小肠类癌：小肠类癌多见于回肠，特别是末端回肠，临床上可有慢性梗阻症状。末端回肠类癌可引起肠套叠，表现为间断腹部绞痛、右下腹或可触及包块。发生肝转移后可出现类癌综合征。表现为面色潮红、腹部绞痛、腹泻、哮喘、呼吸困难等症状。

（3）结肠类癌：大多位于盲肠或升结肠，小的肿瘤无症状，不易被发现。肿瘤增大后可有局部疼痛或可触及包块，此时大多有转移和类癌综合征表现。

（4）直肠类癌：直肠是胃肠类癌的常见部位，以单发为主。小的直肠类癌无症状，直肠指检偶然发现，长大破溃后可出现血便、里急后重等与直肠癌相似的临床表现。

知识点3：肠类癌的诊断要点 　　　　　　　副高：熟练掌握　　正高：熟练掌握

（1）初期类癌：多无症状，大多为偶然发现。随着肿瘤体积增大可出现肠梗阻、肠套叠、消化道出血等临床表现，查体可触及腹部肿物。

（2）肿瘤浸润或发生转移后出现类癌综合征：表现为面色潮红、腹部绞痛、腹泻、哮喘、呼吸困难等症状。

（3）实验室检查：①尿5-羟吲哚乙酸（5-HIAA）测定：24小时尿内HIAA>25mg为阳性，>50mg有确诊意义；②血清5-羟色胺（5-HT）测定：正常值0.1~0.3μg/ml，类癌高达0.5~3μg/ml；③尿组胺测定：类癌高达4.5mg/24h尿（正常值23~90μg/24h尿）。

（4）纤维内镜或细针穿刺：对可疑部位活检后进行病理诊断。

（5）腹部B超及CT检查：有助于发现肝转移灶。

知识点4：肠类癌的治疗原则　　副高：熟练掌握　正高：熟练掌握

（1）手术治疗：未发生转移者行局部切除即可。肿瘤肌层浸润应按恶性肿瘤行根治性切除。肝转移者应积极手术治疗，尽可能同时切除原发病变和转移灶，症状可明显缓解。

（2）化疗：恶性类癌对于放疗及化疗均不敏感。氟尿嘧啶、链脲霉素、阿霉素联合应用可有一定疗效，但不持久。

（3）对症治疗：①5-HT合成抑制剂：对氯苯丙氨酸可抑制色氨酸羟化酶，从而减少5-HTP和5-HT生成，有效地缓解恶心、呕吐、腹泻，减轻面颈潮红发作程度（但不能减少发作次数）。常用3~4g/d，分3~4次给予；②5-HT阻滞剂：a. 甲基麦角酰胺：6~24mg/d，口服。急性发作时可予1~4mg一次静脉注射，或用10~20mg加于100~200ml生理盐水中在1~2小时内静脉滴注，能较好地控制腹泻及支气管痉挛等类癌综合征；b. 赛庚啶：6~30mg/d，口服，疗效与甲基麦角酰胺相似，但控制潮红较后者为优；③激肽释放酶抑制或对抗剂：a. 抑肽酶：常用2.5万至12.5万U静脉注射，24小时内可达250万U；b. 氨基己酸：先以5g静脉滴注，继以1g/h维持；④少数病例，可试用抗组胺类药物，如皮质激素、甲基多巴，甲基多巴250~500mg，每6~8小时1次，有助于缓解腹泻。

（4）生长抑素：能有效控制类癌综合征，并可使肿瘤缩小。150~500μg皮下注射，2~3次/日，可使症状在短期内迅速得到控制。

（5）支持疗法：高营养、高热量饮食，补充维生素和蛋白质。

（6）放射治疗：对骨转移所致的疼痛有效，总量为40~45Gy。

第二十二节　直肠和肛管损伤

知识点1：肛管直肠损伤的特点　　副高：熟练掌握　正高：熟练掌握

肛管直肠损伤特点是致伤原因复杂，容易误诊或漏诊，造成污染及严重的感染而危及生命，造成肛管直肠内、外瘘，肛门狭窄或失禁等并发症。

知识点2：肛管直肠损伤的临床表现　　副高：熟练掌握　正高：熟练掌握

肛管直肠损伤的症状与体征根据受伤部位而异。表现为：

（1）肛管损伤：肛门括约肌或肛门周围皮肤可见创面，无腹膜炎表现。

（2）腹膜外直肠损伤：容易合并较严重的感染，多由厌氧菌引起，可向周围间隙扩散，可有腹痛，但无腹膜炎表现。

（3）腹膜内直肠损伤：较早出现腹膜炎体征，压痛、反跳痛、肌紧张明显。

知识点3：肛管直肠损伤的辅助检查　　副高：熟练掌握　正高：熟练掌握

（1）直肠指诊：低位直肠损伤时可触及到破口，损伤区触痛明显，指套染血。

（2）X线检查：病情允许时，可拍摄腹部及盆腔X线片，了解有无膈下游离气体或骨盆骨折。

（3）直肠镜检：直肠指诊未发现创口，但不能除外直肠损伤时，当患者情况允许时应小心行直肠镜检查。

知识点4：肛管直肠损伤的诊断要点	副高：熟练掌握　正高：熟练掌握

详细询问原因、途径、部位等致病因素。结合直肠指诊、X线排除骨盆骨折等情况，通常能对外伤做出正确判断。

知识点5：肛管直肠损伤的治疗原则	副高：熟练掌握　正高：熟练掌握

肛管直肠损伤诊断明确后均应早期手术，根据受伤部位，采取不同的方法。

（1）肛管损伤：较轻的损伤，只需行单纯清创缝合术；较重的损伤累及肛管、直肠时，应行结肠造口术。

（2）腹膜外直肠损伤：一般在剖腹探查术的同时行结肠造瘘，然后再经会阴修补直肠损伤，行直肠周围间隙引流。

（3）腹膜内直肠损伤：修补直肠损伤，行乙状结肠造口，引流直肠后间隙。

第二十三节　肛　裂

知识点1：肛裂的概念及病因	副高：熟练掌握　正高：熟练掌握

肛裂是齿状线下肛管皮肤层裂伤后形成的缺血性溃疡，方向与肛管纵轴平行，长0.5～1cm，呈梭形或椭圆形，常引起肛周剧痛。多见于青中年人，绝大多数肛裂位于肛管的后正中线上，也可在前正中线。侧方出现肛裂者极少，若侧方出现肛裂应想到肠道炎症性疾病（如结核、溃疡性结肠炎及Crohn病等）或肿瘤的可能。常见原因有：

（1）解剖因素：肛管后方外括约肌浅部形成的尾骨韧带，伸缩性差。肛提肌大部分附着肛管两侧，对肛管两侧有较强的支持作用，且肛管与直肠末端相连形成了一定的曲度。排便时肛管后方承受压力最大，故易损伤。

（2）慢性炎症：肛门皮炎、慢性湿疹、肛窦炎、乳头炎、直肠炎等反复发作，导致肛管皮肤弹性减弱，易于撕裂破损。

（3）损伤：干结粪块、分娩、排便过度用力、肛管直肠检查操作不妥均可造成肛管皮肤直接损伤，继发感染则可形成肛裂。

知识点2：肛裂的形成机制	副高：熟练掌握　正高：熟练掌握

肛门外括约肌浅部在肛管后方形成的肛尾韧带伸缩性差、较坚硬，此区域血供亦差。肛

管与直肠成角相延续，排便时肛管后壁承受压力最大，故后正中线处易受损伤。

知识点3：肛裂的病理　　　　　　　　　　　　　副高：熟练掌握　　正高：熟练掌握

　　肛裂分为急性和慢性。急性肛裂发病时间短，裂口新鲜整齐，色红底浅，无瘢痕形成，多可自行愈合；部分转为慢性，需要药物或手术干预。慢性肛裂发病时间长，反复发作，常见一深达内括约肌的慢性溃疡，上端有肥大的乳头，下端有结缔组织外痔（前哨痔），即称三联征；并有肛周脓肿即四联征，或有肛瘘为五联征等。肛裂晚期可并发肛周脓肿及皮下肛瘘。急性肛裂经治疗后6周未愈即成为慢性肛裂。

知识点4：肛裂的临床表现　　　　　　　　　　　副高：熟练掌握　　正高：熟练掌握

　　（1）疼痛：周期性疼痛是肛裂的主要临床表现。排便时感到肛门口灼痛，便后数分钟缓解，此期为疼痛间歇期。不久内括约肌痉挛，产生剧痛，常为便后严重的烧灼样或刀割样疼痛，持续数分钟或数小时；直至括约肌疲劳后，疼痛方缓解。再次排便时也产生疼痛，故称肛裂疼痛周期。

　　（2）便秘：患者因肛门疼痛不愿排便，久之引起粪便干结，便秘。便秘又使肛裂加重，形成恶性循环。

　　（3）出血：排便使肛裂创面受损而引起出血，附着在粪便表面或卫生纸上，为鲜红色。

知识点5：肛裂的辅助检查　　　　　　　　　　　副高：熟练掌握　　正高：熟练掌握

　　（1）肛门视诊：将肛门周围皮肤向两侧分开，肛门见一椭圆形或梭形肛管皮肤的溃疡创面，多为后正中位，其下缘可有皮垂，即"哨兵痔"。溃疡内侧可有肛乳头肥大，检查时可感到外括约肌痉挛。

　　（2）肛门指诊：明确肛裂后，不宜再行指诊或肛门镜检查，以免引起剧痛。

知识点6：肛裂的诊断要点　　　　　　　　　　　副高：熟练掌握　　正高：熟练掌握

　　根据典型的排便时及便后疼痛的临床症状，诊断不困难。体检时，大多数肛裂可以通过向两侧拉开臀部诊断，有时皮垂可能是唯一标志。检查时发现肛裂三联症，则诊断明确。如已确诊肛裂，一般不需做指检和内镜检查，以免引起剧痛。必要时可使用利多卡因凝胶、较细的手指和儿童乙状结肠镜，可以排除括约肌内脓肿或肿瘤等疾病，建议考虑在麻醉下体检。

知识点7：肛裂的鉴别诊断　　　　　　　　　　　副高：熟练掌握　　正高：熟练掌握

　　（1）肛管结核性溃疡：曾有结核病史，其溃疡的形状不规则、边缘不整齐、疼痛不明显，无前哨痔。分泌物涂片找结核杆菌，组织病理检查可以明确诊断。

（2）克罗恩（Crohn）病：溃疡不规则、底深、边缘潜行，常并存有瘘，且伴有全身症状，如贫血、腹痛、间歇发热等。

（3）肛管癌：皮肤形成不规则溃疡、坚硬，表面有特殊臭味的分泌物，持续剧痛。组织病理检查可以确诊。

知识点8：肛裂的治疗原则 副高：熟练掌握 正高：熟练掌握

（1）非手术治疗：①保持排便通畅：养成排便的良好习惯，使粪便软化，可服缓泻剂，多食含纤维素丰富的食物；②保持肛门局部清洁：每晚或排便后可用1：5000高锰酸钾溶液或3%温盐水坐浴；③肛裂局部麻醉后，患者侧卧位，先用示指扩肛后，逐渐伸入两中指，维持扩张5分钟。扩张后可解除括约肌痉挛，扩大创面，促进裂口愈合。但此法复发率高，可并发出血、肛周脓肿、大便失禁等。

（2）手术治疗：①肛裂切除术：局部麻醉或腰麻下全部切除前哨痔、肥大的肛乳头、肛裂，必要时切断部分内括约肌。术后换药、坐浴、保持排便通畅；②内括约肌侧方切断术：局部麻醉下在肛管侧位的内、外括约肌间沟处做1.5cm长纵行切口，用有槽探针或血管钳进入内外括约肌间挑起内括约肌下缘将其切断，断端结扎止血，切口缝合。术后肛门坐浴（1：5000高锰酸钾溶液），1周后拆线。

第二十四节　肛管直肠周围脓肿

知识点1：肛管直肠周围脓肿的概念 副高：熟练掌握 正高：熟练掌握

肛管直肠周围脓肿是指发生在肛门、肛管和直肠周围软组织内或其周围间隙的急性化脓性感染，并形成脓肿，是常见的肛门直肠疾病。脓肿破溃或切开引流后常形成肛瘘，两者共同组成肛管直肠周围炎，脓肿为急性期表现，而肛瘘则为慢性期表现。

知识点2：肛管直肠周围脓肿的病因 副高：熟练掌握 正高：熟练掌握

（1）感染因素：①肛腺感染；②肛门周围皮肤损伤，如肛裂、直肠异物、肛管直肠手术、不恰当操作、内痔注射等损伤后的继发感染。

（2）全身因素：糖尿病、白血病、再生障碍性贫血等，致使患者全身虚弱、抗感染力下降，易诱发肛周感染、脓肿的发生。

知识点3：肛管直肠周围脓肿的病理 副高：熟练掌握 正高：熟练掌握

肛腺感染，炎症扩散，可至括约肌间隙或直接蔓延，沿淋巴扩散或沿联合纵肌的纤维扩散，导致肛管直肠周围各部位发生脓肿。

知识点4：肛管直肠周围脓肿的临床表现及分类　　副高：熟练掌握　正高：熟练掌握

（1）肛门周围脓肿：最常见，初起表现为肛周局部红肿、硬结，逐渐发展疼痛加重，甚至有搏动性疼痛，触痛明显并有波动感。自溃或切开后形成低位肛瘘。全身症状轻微。

（2）坐骨直肠窝脓肿：是肛提肌以下的脓肿，较常见。病灶多为肌间感染引发肛管后部的Courtney间隙感染，并向单侧或双侧坐骨直肠窝扩散形成脓肿。也可能是低位肌间脓肿沿联合纵肌纤维组织伸入外括约肌的纤维间隔蔓延而形成。初发时感肛门直肠疼痛坠胀，随着炎症发展症状逐渐加重，肛周甚至臀部大片红肿，明显触痛，排便时疼痛剧烈，有时影响排尿。患者常同时伴有全身症状，如发热、乏力甚至寒战。

（3）骨盆直肠间隙脓肿：脓肿位于肛提肌以上，顶部为盆腔腹膜，位置深，属高位肌间脓肿。全身感染症状明显，如发热、乏力、寒战等，直肠内有明显沉重坠胀感。排便、排尿不畅。指检可觉直肠内温度增高，直肠壁饱满隆起，有压痛和波动感。

（4）如直肠后脓肿、直肠黏膜下脓肿，但较少见；亦由肛窦和肛腺感染引起，括约肌间脓肿、直肠损伤、直肠狭窄、直肠炎、骶骨和尾骨炎症也可引起，以全身症状为主，如畏寒、发热、乏力、食欲下降。直肠内常有重坠感，骶尾部有酸痛并放散至股部后方。指检发现尾骨与肛门之间有深压痛，直肠后壁隆起并有波动感。直肠黏膜下脓肿位于直肠黏膜和肌层间结缔组织内，较少见；一般较小，多位于直肠下部后方或侧方。肛门内有沉重坠胀感，排便、行走时加重。指检可及直肠壁上卵圆形隆起，有触痛。破溃则形成内瘘。

知识点5：肛管直肠周围脓肿的检查　　副高：熟练掌握　正高：熟练掌握

（1）实验室检查：血白细胞及中性粒细胞计数增多。

（2）辅助检查：①直肠指诊：肛门周围有硬结或肿块，局部温度增高、压痛或有波动；位于肛提肌以上的脓肿，直肠指检可触及痛性肿块，直肠内穿刺可抽出脓液；②B超：可探及脓腔；③盆底磁共振检查：不典型脓肿或较深脓肿诊断不清或需除外肿瘤性病变时可行此检查。

知识点6：肛管直肠周围脓肿的诊断标准　　副高：熟练掌握　正高：熟练掌握

浅部感染表现为局部明显的红、肿、热、痛、波动感等。深部感染则更多表现为坠胀不适、疼痛，肛门刺激症状及全身的感染中毒症状。结合白细胞及中性粒细胞增多、定位穿刺抽脓、肛门指诊及必要时的磁共振检查可做出正确判断。

知识点7：肛管直肠周围脓肿的鉴别诊断　　副高：熟练掌握　正高：熟练掌握

（1）肛周毛囊炎、疖肿：多发生于尾骨及肛周皮下，局部肿胀，略隆起，有脓溢出，可见脓栓。

（2）骶骨前畸胎瘤合并感染：肛内指检可及直肠后肿块光滑、有囊性感，无明显压痛。X

线检查可见肿块位于骶前，将直肠推向前方，X线片上还可见散在钙化阴影。术后病理可确诊。

（3）克罗恩病并发肛周脓肿：发病率为20%，局部红肿，多自溃破，常伴有肛瘘，疼痛不明显。结肠镜检查和病理检查可明确诊断。

知识点8：肛管直肠周围脓肿的治疗原则　　　　副高：熟练掌握　正高：熟练掌握

（1）一般治疗：①全身应用抗生素，如青霉素、庆大霉素、喹诺酮类药氟哌利多，或磺胺类、甲硝唑等；②局部理疗、温水坐浴可促进炎症吸收；③口服缓泻剂。

（2）手术治疗：切开引流，根据病变不同的位置选择手术方式：①肛门周围脓肿：在局麻下进行，以波动感明显处做放射形切口；②坐骨直肠间隙脓肿：在鞍麻或骶麻下切开，应距肛缘3~5cm做弧形切口；③骨盆直肠间隙脓肿：在硬膜外麻醉或全麻下应先做诊断性穿刺，钝性分离肛提肌，脓液引流后，放置多孔的乳胶管或烟卷引流，也可以经直肠切开引流；④其他：如直肠后间隙脓肿、括约肌间隙脓肿，向直肠内突出，可经直肠切开引流。

切开引流需要注意：①定位要准确：切开前应做脓肿穿刺，证实后再手术引流；②不同的脓肿切口选择不同，前部脓肿应做放射状切口，而深部脓肿应行与肛门相应的轮辐状切开或直切口，以免损伤肛门括约肌；③引流要充分，可用手指分开纤维隔膜，但对尚未彻底形成脓肿的硬结，不要求一次彻底清除。

一部分患者在脓肿引流时可明确脓肿与肠壁相通的内口，可在切开脓肿引流的同时一并切除或挂线，目的是使其一期愈合，缩短病程，减轻了患者的痛苦。方法有：①脓肿一期切除术；在切开引流的同时处理内口，包括肛腺导管和感染的肛腺。主要适用于低位脓肿（皮下脓肿、肛门直肠后间隙脓肿、坐骨直肠间隙脓肿及直肠黏膜下脓肿）。②脓肿一期切开挂线术：对于肛管直肠环以上的高位骨盆直肠间隙脓肿或坐骨直肠间隙脓肿在切开引流的同时予以橡皮筋或粗丝线挂线法。

知识点9：肛管直肠周围脓肿并发症的预防和处理　　副高：熟练掌握　正高：熟练掌握

（1）出血：切开脓肿后用手指进入脓腔，分离脓肿内的纤维间隔，切口不能太深，不可强行离断，只能钝性分离。

（2）感染：引流不畅不仅延长疗程，还可向邻近或深部间隙扩散，甚至出现严重的坏死性软组织炎，危及生命。故伤口引流要充分彻底，修剪切口皮缘成梭形，外宽内窄，脓腔深者应置入多孔橡皮管，随时观察引流是否通畅，用足量有效的抗生素。

（3）肛门失禁：一般注意切口不可太深，钝性分离深度脓腔，不能锐性离断。

第二十五节　痔

知识点1：痔的概念　　　　　　　　　　　副高：熟练掌握　正高：熟练掌握

痔是直肠下端黏膜和肛管皮肤下静脉丛扩张、迂曲形成的柔软静脉团，是一种常见病。

本病是临床最常见的肛门良性疾病，任何年龄均可发病，并随年龄增长发病率增高。肛垫支持结构、静脉丛及动静脉吻合支发生病理性改变或移位为内痔，齿状线远侧皮下静脉丛的病理性扩张或血栓形成外痔，内痔通过丰富的静脉丛吻合支和相应部位的外痔相互融合为混合痔。

| 知识点2：痔的病因 | 副高：熟练掌握　正高：熟练掌握 |

（1）肛垫滑脱学说：肛垫是肛管血管垫的简称，位于直肠肛管上的组织垫，为解剖学的正常组织。由静脉或静脉窦、结缔组织、平滑肌（又称Trietz肌）组成。Trietz肌一部分附着于肛管黏膜下肌肉壁上，还有部分包绕痔静脉丛和放射到肛周皮肤，起强的固定和支撑作用。当某些原因使这种结构受到破坏，就失去其支撑作用和效能，则血管膨胀、静脉曲张，肛垫下移到肛管则成为痔。便秘、妊娠，还有体位、饮食等因素均可使肛垫充血，易诱发痔。

（2）静脉回流受阻：直肠上静脉属门静脉系，无静脉瓣。痔静脉丛及小静脉壁很薄弱，对静脉内增高的压力抵抗力较低，且直肠下端黏膜下组织疏松，故易于使血液淤积、静脉扩张。若某因素使静脉回流受阻，则痔静脉迂曲、扩张为痔，便秘、妊娠、腹水、盆腔巨大肿瘤、前列腺肥大等引起腹腔压力增高时均可并发痔。

（3）炎症：肛周感染、肛腺炎引起静脉周围炎、静脉壁纤维化且失去弹性而扩张成痔。

| 知识点3：痔的分类 | 副高：熟练掌握　正高：熟练掌握 |

根据痔与齿线的关系可分为3类。

（1）内痔：位于齿线上方，由痔内静脉形成，表面由黏膜覆盖。常见于左侧正中、右前及右后二处。内痔的症状包括便血和脱垂。

（2）外痔：位于齿线下方，由痔外静脉形成，表面由皮肤覆盖。常见有血栓性外痔、结缔组织外痔（皮赘）、静脉曲张性外痔及炎性外痔。

（3）混合痔：在齿线附近，为皮肤黏膜交界组织覆盖，由痔内静脉和痔外静脉之间彼此吻合相通的静脉形成，有内痔和外痔两种特性。

| 知识点4：内痔的病理分期 | 副高：熟练掌握　正高：熟练掌握 |

（1）Ⅰ期：痔静脉淤血，痔区黏膜呈结节隆起，痔块不脱出，排便时带血，有时滴血、喷鲜血。

（2）Ⅱ期：静脉淤血加重，痔块变大，排便时痔块脱出。但便后痔块可自行还纳入肛内，便时可伴较多的出血。

（3）Ⅲ期：由于支撑肛垫的组织纤维化、失去弹性，排便后痔块脱出不能自行还纳入肛内，需借助手托送或平卧休息后回纳肛内。稍有咳嗽、剧烈运动等腹压增大时，痔块脱出，便血却较少。

（4）Ⅳ期：痔块因长期脱出肛外，即使复回便时又脱出，此已是内外痔相通，表面覆盖黏膜和肛管上皮。肛门常有分泌物、瘙痒。内痔脱出、肛门括约肌收缩致使痔块不能还纳，可发生内痔嵌顿，表面水肿、疼痛。有时发生循环障碍致痔块坏死，称绞窄性痔，剧痛。

知识点5：外痔的病理分期　　　　　　副高：熟练掌握　　正高：熟练掌握

（1）血栓性外痔：多发于排便后或剧烈活动之后，肛门突然疼痛，出现肿块。检查肛缘有一界限分明的紫色或暗红色结节，触痛明显。

（2）结缔组织性外痔：简称皮垂，内无静脉，肛门有异物感、瘙痒。

（3）静脉曲张性外痔：肛管皮下的静脉丛曲张，排便、下蹲时明显。肛门有时瘙痒，压之柔软。

知识点6：痔的临床表现　　　　　　　副高：熟练掌握　　正高：熟练掌握

（1）便血：由于肛垫内动静脉交通支的存在，典型表现为鲜红色出血，常滴入或喷入便盆中。无痛性间歇性便血是其特点。便后数日常可自行停止。

（2）痔脱垂：常为晚期症状，肛垫的非正常肿胀、悬挂支持肌肉的过度牵拉以及黏膜下动静脉丛的扩张可导致晚期痔组织体积增大，排便时脱出肛门。轻者可自行还纳，重者需用手推回，更严重者长期在肛门外，不能还纳或还纳后又立即脱出。有少数患者诉述脱垂是首发症状。

（3）疼痛：单纯的内痔无疼痛，少数有坠胀感，当内痔或混合痔脱出嵌顿，出现水肿、感染、坏死时，则有不同程度的疼痛。大多数的外痔没有疼痛症状，如发生血栓则表现为剧烈疼痛的肛周肿块。血栓溶解后形成的皮赘可导致肛门潮湿不洁以及继发的刺激症状。

（4）瘙痒：晚期痔脱垂导致肛周皮肤黏膜下移，常有分泌物流出，分泌物刺激造成肛门周围瘙痒和不适，甚至出现皮肤湿疹，极为痛苦。

知识点7：痔的辅助检查　　　　　　　副高：熟练掌握　　正高：熟练掌握

（1）肛门视诊：除Ⅰ度内痔外，其他Ⅲ度内痔多可在肛门视诊下发现，视诊还很容易发现皮赘、血栓性外痔、混合痔和嵌顿痔。很多肛门直肠疾病有相似的肛门直肠症状，所以视诊有助于发现诸如肛周脓肿和肛瘘等疾病。肛裂的主要症状是便后疼痛，也常便血。牵拉肛周皮肤很容易看到肛裂。

（2）直肠指检：可扪及内痔有血栓形成或纤维化。同时，还可了解直肠内有无其他病变，特别是除外直肠癌和息肉。内痔无血栓形成或纤维化时不易触及。

（3）肛门镜检查：先观察直肠黏膜有无充血、水肿、溃疡及肿块等，排除直肠内其他病变，再观察齿线上有无内痔，有内痔时应注意其大小、部位及数目等。

知识点8：直肠指检的注意事项　　　副高：熟练掌握　正高：熟练掌握

直肠指检是简单而重要的检查方法，75%的直肠癌可在直肠指诊时被发现，而直肠癌延误诊断的病例中85%是由于未做直肠指诊。

直肠指诊时应注意：①右手戴手套涂以润滑液，首先进行肛门周围指诊，检查肛周有无肿块、压痛、疣状物及外痔等；②测试肛管括约肌的松紧度，正常时仅能伸入一指并感到肛门环收缩，在肛管后方可触及肛管直肠环；③检查肛管直肠壁有无触痛、波动、肿块及狭窄，触及肿块时要确定大小、形状、位置、硬度、有无溃疡及活动度；④直肠前壁距肛缘4～5cm，男性可触及前列腺，女性可触及子宫颈，不要误认为病理性肿块；⑤必要时做双合诊检查；⑥观察指套有无血迹或黏液。

知识点9：痔的检查体位　　　副高：熟练掌握　正高：熟练掌握

（1）左侧卧位：患者向左侧卧位，左下肢略屈，右下肢屈曲贴近腹部，是直肠指诊、结肠镜检查常用的体位。

（2）膝胸位：患者双膝跪于检查床上，肘关节贴床，臀部抬高，大腿垂直床面，与髋关节呈60°，头偏向一侧，是检查直肠肛管的常用体位，该体位肛门部显露清楚，肛镜与硬式乙状结肠镜插入方便，亦是前列腺按摩的常规体位。

（3）截石位：患者仰卧于专门的检查床上，双下肢抬高并外展，屈髋屈膝，是直肠肛管手术的常用体位，需要做双合诊时亦选择该体位。

（4）蹲位：取下蹲排大便姿势，用于检查内痔和脱肛程度的常用体位。蹲位时直肠肛管承受压力最大，可使直肠下降1～2cm，因而可见到内痔和脱肛最严重的情况，有时也可扪及较高位置的直肠肿物。

（5）弯腰前俯位：双下肢略分开站立，身体前倾，双手扶于支撑物上，该方法是肛门视诊最常用的体位。

知识点10：痔的诊断要点　　　副高：熟练掌握　正高：熟练掌握

结合上述的临床表现及辅助检查结果通常可做出正确的判断。但痔通常为便后坠胀及不同程度的胀痛，如为排便时刀割样疼痛需除外肛裂的存在，排便习惯改变及粪便形状改变、便频、里急后重、便中带黏液等需警惕可能存在肠道肿瘤，应考虑行结肠镜检查。

知识点11：痔的鉴别诊断　　　副高：熟练掌握　正高：熟练掌握

（1）肛裂：肛裂便血伴疼痛，呈周期性。检查可能发现肛门后正中或前正中肛管皮肤有全层纵行裂口、溃疡形成、肛乳头肥大。

（2）低位直肠息肉：息肉多发于幼儿。单发息肉有细长蒂，呈乳头状，紫色或暗红色，易出血，质柔软，指诊可扪及。多发性息肉体积小呈颗粒状突起，散在分布，易出血。

（3）直肠脱垂：除病史外，多发于儿童、老年人。脱出的直肠黏膜呈圆形、红色，表面光滑为"放射性"的皱襞。若直肠全层脱出，则呈圆柱状，有同心圆似的环行沟，表面光滑柔软，为正常黏膜，可回纳。

（4）肛乳头肥大：较大的肛乳头有时脱出，擦破出血。位于齿状线，呈三角形，覆盖上皮，色灰白或黄白色，质硬有触痛。

（5）肛管直肠癌：肛管低位直肠癌可能有出血及齿状线上下方肿块，但出血呈暗红色或果酱色。肿块质硬，表面不光滑，常有溃疡或呈菜花状。直肠指诊、肛门镜检查及取组织病理检查可资鉴别诊断。

| 知识点12：痔的治疗原则 | 副高：熟练掌握　　正高：熟练掌握 |

（1）一般性治疗：保持定时排便，软便，热水坐浴，肛门内使用消炎镇痛、保护黏膜减轻水肿的栓剂。痔脱垂并有水肿及感染者，一般先行非手术疗法，适当应用镇静、镇痛药物，脱出的痔应尽可能早还纳。

（2）硬化剂注射：适用于无并发症的内痔，有炎症、溃疡、血栓形成者忌用，可分为经肛门镜硬化剂注射法及局麻下扩肛后硬化剂注射疗法两种。

（3）冷冻疗法：此疗法适用于Ⅰ、Ⅱ期内痔的患者。应用液态氮（−196℃）并通过特别探头接触到痔。每次1～2分钟，使痔组织变为白色冰球。术后分泌物较多，疼痛剧烈，且持续时间长，伤口愈合缓慢，易复发。

（4）红外线照射疗法：适用于Ⅰ、Ⅱ期小型内痔，产生黏膜下纤维化，固定肛垫，减轻脱垂。探头对准痔基部黏膜，照射15秒，每个痔块照射4个点。方法简单、疗效快、无痛，但复发率高。

（5）肛管扩张法：肛管扩张可解除肛门括约肌痉挛，改善局部血流供应与静脉回流，降低直肠内压力，对痔出血疗效较好。适用于肛门括约肌紧张，肛管高压（静息压＞100mmHg）的老人、经产妇及腹泻者忌用。方法：用1%普鲁卡因局部浸润麻醉，两手示指、中指缓慢伸入肛内，向左右牵拉5分钟。术后定期用扩肛器扩肛数月。

（6）手术治疗：①结扎法：在痔块深部贯穿结扎，使痔块缺血脱落；②胶圈套扎疗法：以Ⅱ期及Ⅲ期的内痔最适宜，以胶圈套扎于痔核基底部，使痔缺血、坏死、脱落而痊愈；③手术切除：适用于反复脱出，症状较重的内痔及混合痔。可采用外剥内扎术。目前根据肛垫下移学说，对Ⅱ期反复出血及Ⅲ期以上痔可考虑行经吻合器法的直肠黏膜环形切除（PPH）或经肛双吻合器直肠切除术（STARR），主要是恢复肛垫的原有尺寸及位置并固定，阻断部分痔静脉血流，从而达到治疗效果，其最大优点为痛苦少、恢复快、创伤小、不良反应；④血栓性外痔急性期（1～3天之内）在局麻下切开，取血栓减压，术后每日换药并坐浴（高锰酸钾液）。较轻或非急性期以热敷、热水坐浴为主。

| 知识点13：痔术后的常见并发症 | 副高：熟练掌握　　正高：熟练掌握 |

（1）术后疼痛：痔切除术后疼痛刺激括约肌不断收缩，而括约肌的收缩又加剧了切口的

疼痛，应予以术后对症镇痛治疗。PPH手术在减轻术后疼痛方面具有优势。

（2）术后出血：切口渗出少量血液和便后少量滴血不可避免，但如果渗血量过多、不能自行停止，以致浸透敷料或从敷料下流出，或者突然排出大量鲜血和血块，甚至出现失血的周身症状时，应视为严重出血并发症。

（3）术后尿潴留：尿潴留是痔切除术后常见并发症之一。主要原因有：反射性尿潴留；腰麻或术后使用麻醉性镇痛剂，导致膀胱逼尿肌弛缓无力，排尿不畅；不适应卧式排尿方式，膀胱过度充盈；术中术后输液或经口摄入液体量过多。

（4）术后肛管狭窄：这是由于手术时肛管上皮损失过多或结扎痔蒂互相纠结所致。预防此种后遗症，在手术时尽量保留痔间肛管上皮。术后可定期轻柔扩肛并做指肛检查。

第二十六节　直肠脱垂

知识点1：直肠脱垂的概念　　副高：熟练掌握　正高：熟练掌握

直肠脱垂是指肛管、直肠甚至部分下端乙状结肠向下移位脱出至肛门外。通常所指为直肠全层脱出，仅有直肠黏膜层脱出称为直肠黏膜脱垂，或见于直肠的不完全脱出。

知识点2：直肠脱垂的病因　　副高：熟练掌握　正高：熟练掌握

（1）解剖因素：小儿骶骨发育不完全，弯曲度尚未形成，直肠呈垂直状；或直肠前凹处腹膜反折较正常人低。当腹压增高，肠袢可直接压于直肠前壁，并将其向下推出而致脱垂。

（2）盆底组织薄弱：老年人肌肉松弛、萎缩，女性生育过多或分娩损伤会阴部，以及幼儿发育不全均可致使盆底筋膜发育不全、萎缩，不能支持固定直肠于正常位置。

（3）长期腹压增高：如慢性腹泻、长期便秘、前列腺肥大致排尿困难、慢性咳嗽等都可为直肠脱垂的诱因。

知识点3：直肠脱垂的发病机制学说　　副高：熟练掌握　正高：熟练掌握

第一种学说认为直肠脱垂是直肠突出部通过盆底缺陷形成的滑动疝，在腹腔内脏的压迫下盆腔陷凹的腹膜皱襞逐渐下垂，将覆盖于腹膜部分之直肠前壁压于直肠壶腹内，最后经肛门脱出。

第二种学说认为直肠脱垂起始于直肠上段和直乙交界部肠套叠，在慢性咳嗽、便秘等腹内压增加的持续作用下，套入直肠内的肠管逐渐增加，并因肠套叠及套叠复位的反复致直肠侧韧带、肛提肌受伤，肠套叠逐渐加重，最后经肛门脱出。

知识点4：直肠脱垂的病理　　副高：熟练掌握　正高：熟练掌握

不完全脱垂是直肠下部黏膜与肌层分离、向下移位，形成皱褶，有时为部分黏膜，有时为全周黏膜，临床称为1级脱垂。脱出肛外的黏膜呈"放射性"皱襞，表面黏膜有光泽，可有散在出血点或糜烂。完全脱垂可因括约肌收缩导致静脉回流受阻、黏膜红肿糜烂。后期，直肠由骨盆后壁分离，乙状结肠下脱，括约肌和肛提肌松弛，肛管增大，有时小肠脱垂于直肠内。如长期不能回复，可发生绞窄性肠梗阻。

知识点5：直肠脱垂的分类 　　　　　　　　副高：熟练掌握　　正高：熟练掌握

（1）部分脱垂（不完全脱垂）：脱出部仅为直肠下端黏膜，故又称黏膜脱垂。脱出长度为2~3cm，一般不超过7cm，黏膜皱襞呈放射状，脱垂部为两层黏膜组成。脱垂的黏膜和肛门之间无沟状隙。

（2）完全脱垂：为直肠的全层脱出，严重者直肠、肛管均可翻出至肛门外。脱出长度常超过10cm，甚至20cm，呈宝塔形，黏膜皱襞呈环状排列，脱垂都为两层折叠的肠壁组成，触之较厚，两层肠壁间有腹膜间隙。

知识点6：直肠脱垂的临床表现 　　　　　　　副高：熟练掌握　　正高：熟练掌握

（1）直肠黏膜或直肠全层脱出：是直肠脱垂的主要症状，早期排便时直肠黏膜脱出，便后自行复位；随着病情的发展，直肠全层甚至部分乙状结肠脱出，甚至咳嗽、负重、行路、下蹲时也会脱出，而且不易复位，需要用手推回复位。

（2）出血：一般无出血症状，偶尔粪便干燥时，擦伤黏膜有滴血，粪便带血或手纸拭擦时有血，但出血量较少。

（3）潮湿：由于直肠脱出没有及时复位，或反复脱出导致肛门括约肌松弛，黏液自肛内溢出刺激肛周皮肤而引起，并导致瘙痒。

（4）坠胀：黏膜下脱引起直肠或结肠套叠，压迫肛门产生坠胀，有的还感觉股部和腰骶部坠胀。

（5）嵌顿：直肠脱出未能及时复位，局部静脉回流受阻，肠黏膜和肠壁炎症肿胀可导致嵌顿。嵌顿后黏膜逐渐变成暗红色，甚至出现表浅黏膜糜烂、坏死或脱垂肠段因肛门括约肌收缩而绞窄坏死。患者疼痛、坠胀、出血等症状加剧，发生肠梗阻症状。

知识点7：直肠脱垂的辅助检查 　　　　　　　副高：熟练掌握　　正高：熟练掌握

（1）视诊：排便时肿物脱出肛门外，令患者蹲位做排便动作时，可见"同心环状"皱襞，黏膜表面充血、水肿、溃疡等。

（2）指诊：直肠指诊感括约肌松弛无力，直肠壶腹可触及折叠黏膜，柔软且上下活动。

（3）直肠镜检查：直肠内有折叠黏膜。

知识点8：直肠脱垂的诊断 　　　　　　　　　副高：熟练掌握　　正高：熟练掌握

直肠外脱垂诊断不难，患者蹲下或俯卧折刀位做模拟排便动作，脱垂即可出现。部分脱垂的特征是脱出物为圆形、红色、表面光滑的肿物，黏膜呈"放射状"皱襞、质软，排粪后可自行缩回。若为完全性，则脱出较长，脱出物呈"宝塔样"或球形，表面可见环状的直肠黏膜皱襞。

直肠指检括约肌松弛无力，在部分脱垂患者仅触及两层折叠的黏膜；若为完全性脱垂，可因两层肠壁折叠触感较厚。如脱垂内有小肠，有时可闻及肠鸣音。如肛管没有脱垂，肛门和脱出肠管之间有环状深沟，应行结肠镜检查除外结肠疾病。排粪造影也是有效的诊断手段，特别对直肠有阻塞及排粪不全感的患者，可直观观察到肠套叠、不典型的直肠黏膜内脱垂、直肠和骶骨间距增大，还可以除外是否伴有巨结肠、大便失禁、肛管直肠角异常、会阴下降和耻骨直肠肌收缩异常等。如有条件也可进行MRI动态盆底功能检查。

知识点9：直肠脱垂的鉴别诊断   副高：熟练掌握   正高：熟练掌握

（1）环状内痔：除病史外，环状内痔脱出，可见到充血肥大的痔块，呈梅花状，易出血，且在痔块之间出现凹陷的正常黏膜。直肠指检括约肌收缩有力，而直肠脱垂者肛门松弛，这是一个重要的鉴别点。

（2）排便障碍综合征：经内镜检查及X线造影检查可以确诊。

知识点10：直肠脱垂的保守治疗   副高：熟练掌握   正高：熟练掌握

（1）适应证：①儿童的直肠脱垂；②成人直肠脱垂的辅助治疗。

（2）注意要点：①排便后立即将脱出的直肠复位，取俯卧位，用胶布固定双臀；②积极治疗咳嗽、便秘、排尿困难等增加腹压的疾病；③多做收缩肛门的运动，以增强盆底肌群的力量。

知识点11：直肠脱垂的硬化剂注射治疗   副高：熟练掌握   正高：熟练掌握

（1）适应证：①成人的直肠部分脱垂；②保守治疗无效的儿童直肠脱垂。

（2）注意要点：①将硬化剂注射到脱垂部位的黏膜下层；②一般使用5%石炭酸植物油和5%盐酸奎宁尿素水溶液；③对儿童和老年患者效果好，青壮年患者易复发。

知识点12：直肠脱垂的手术治疗   副高：熟练掌握   正高：熟练掌握

（1）适应证：成人的直肠完全脱垂。

（2）禁忌证：高龄、内科合并症多、心肺储备功能差、恶病质等。

（3）术前准备：①饮食：术前1天流食，术日晨禁食水；②导泻：术前1天口服10%甘露醇500ml；③抗生素：术前3天每日口服肠道灭菌药；④清洁肠道：术前晚及术晨清洁灌肠。

（4）手术入路及特点：①直肠悬吊固定术：即采用阔涤纶带包绕上部直肠，将其固定在骶骨隆凸下的骶前筋膜上，疗效良好，简单，复发率及死亡率低。该手术也可将直肠悬吊在腰大肌上；②吻合器痔上黏膜环切术（PPH）：用吻合器切除齿状线上2cm以上的直肠黏膜2～3cm。手术优势是术后肛门无疼痛、出血少，手术时间及恢复时间明显缩短；③肛门紧缩术：即肛门周围缩小术或环缩术，即是将银丝、铬制线、硅橡胶胶圈植入肛门周围皮下，使松弛的括约肌缩紧，阻止直肠脱出。近年来多采用硅橡胶治疗，其优点较多，有利于便失禁及直肠脱垂的防治，手术简单，局麻即可进行，但手术复发率高。

（5）注意要点：①直肠脱垂有很多治疗方法，应按年龄、脱垂种类和全身情况选择；②每一种手术均有其优缺点及复发率，没有任何一种手术方法可用于所有患者；③有时对同一患者需同时用几种手术方法。

第二十七节　肛门失禁

知识点1：肛门失禁的病因及分类　　副高：熟练掌握　正高：熟练掌握

肛门失禁是肛门各种原因不能自控造成的气体及粪便溢出的情况。影响肛门失禁的常见原因有肛门先天性发育畸形、括约肌外伤、神经系统病变及肌管直肠疾病。按失禁程度可将其分为不完全性肛门失禁及完全性肛门失禁；根据失禁的性质可分为感觉性失禁及运动性失禁。

知识点2：肛门失禁的临床表现　　副高：熟练掌握　正高：熟练掌握

（1）完全失禁：完全不能控制排泄粪便和气体，经常有粪便和肠液流出，肛周潮湿。多见于严重的肛管直肠外伤、肛瘘、痔环形切除术后，先天性肛管直肠疾病及中枢神经疾病患者。

（2）不完全失禁：能控制干粪，不能控制稀粪。

（3）感觉性失禁：中枢神经或骶尾部神经损伤后排便前有少量粪便溢出，腹泻时加重。

知识点3：肛门失禁的辅助检查　　副高：熟练掌握　正高：熟练掌握

（1）视诊：可见肛门畸形或缺损，闭合不紧；指诊可及肛管直肠环和括约肌松弛，但无感觉性失禁。

（2）肛管直肠压力测定：可了解基础压力及收缩压力。

（3）排便造影：可了解排便时肛直角变钝、肠腔变细等情况。

（4）盆底肌电图检查：了解括约肌缺损部位及范围。

（5）肛管超声及磁共振检查：可了解括约肌缺损的部位和程度。

知识点4：肛门失禁的治疗原则　　副高：熟练掌握　正高：熟练掌握

（1）治疗原发病：解除由直肠脱垂或内痔脱出引起的肛门失禁。

（2）手术治疗：通过手术，恢复直肠、肛管、肌肉和肛管皮肤的正常解剖学和生理状态，重建肛管和直肠的角度，修补肌肉或移植肛管皮肤。依发病原因，损伤范围，采取不同的手术方法：①肛管括约肌修补术：切除括约肌断端的瘢痕，将肌肉缝合；②括约肌折叠术：将括约肌折叠缝合，收紧肛管；③Parks肛门后方盆底修补术：恢复肛直角正常角度，缝合缩短括约肌；④括约肌成形术：用股薄肌和臀大肌移植于肛管周围，加强括约肌功能；⑤皮肤移植肛管成形术：切除肛管黏膜，移植皮片于肛管内，恢复肛管感觉。

第二十八节 直 肠 癌

知识点1：大肠癌的病因病理　　　　　副高：熟练掌握　正高：熟练掌握

大肠癌的发病与饮食因素中高脂肪、高蛋白、低纤维素饮食相关，有些可能为直肠腺瘤恶变，或与遗传性、大肠炎性疾病有关。其病理类型可分为高、中、低分化腺癌，黏液腺癌，未分化癌及腺鳞癌等。可分别经直接浸润、淋巴途径、血液途径及种植播散等途径转移至邻近、所属肠系膜淋巴结、肝、肺及附近器官等。分期可有Dukes分期、改良Dukes分期及TNM分期等。

知识点2：直肠癌的临床表现　　　　　副高：熟练掌握　正高：熟练掌握

（1）症状：①直肠刺激症状：排便习惯改变，排便次数增多或便秘；②感染破溃症状：排便性状改变，粪便带血或黏液血便、脓血便，有排便后不净感，粪便变细；③慢性低位肠梗阻症状；④肿物局部侵犯和远处转移症状：直肠内或骶部剧痛，向下腹腰部和下肢放射；尿频、尿痛；腹水、肝大、黄疸等表现。

（2）体征：约90%的直肠癌经仔细的直肠指诊能触及直肠肿块，形状不规则、高低不平、质硬，指套可染脓血。可发现肿块位置、范围、固定程度。

知识点3：直肠癌的转移途径　　　　　副高：熟练掌握　正高：熟练掌握

（1）直接浸润：直肠癌可向肠壁深层浸润，穿透浆膜并侵入前列腺、阴道、精囊腺与膀胱等周围组织脏器。

（2）淋巴结转移：是直肠癌的主要转移途径。

1）直肠癌的淋巴结转移分3个方向：①向上沿直肠上动脉、肠系膜下动脉、腹主动脉周围淋巴结转移；②向侧方经直肠下动脉旁淋巴结引流至盆腔侧的髂内淋巴结；③向下沿肛管动脉、阴部内动脉到达髂内淋巴结。

2）淋巴转移的规律：①肿瘤位于腹膜反折以上，其淋巴转移方向只有向上；②肿瘤位于腹膜反折以下，其淋巴转移方向仍是向上，可有向侧方的淋巴转移，但当向上的淋巴管被阻塞时，才有可能逆行向下转移；③只有肛管癌才有向上方、侧方和下方3个方向淋巴转移。

（3）血行转移：在10%～20%的直肠癌手术患者中出现，手术挤压是造成转移的危险因素。

（4）种植转移：高位直肠癌浸润至浆膜外时，癌细胞脱落腹腔内可发生盆腹腔内种植播散。

知识点4：直肠癌的 TNM 临床病理分期　　　　副高：熟练掌握　　正高：熟练掌握

T代表原发肿瘤浸润直肠壁的深度。T_1：肿瘤侵及黏膜或黏膜下层；T_2：肿瘤浸润至固有肌层；T_3：肿瘤穿透固有肌层进入浆膜下或非腹膜化的直肠组织；T_4：肿瘤穿透脏层腹膜或直肠浸润到其他组织器官（包括浆膜浸润到结肠的其他肠段）。

N表示区域淋巴结的转移情况。N_0：没有区域淋巴结转移；N_1：结肠或直肠周围有1～3个淋巴结转移；N_2：结肠或直肠周围有4个或更多的淋巴结转移。

M则代表肿瘤远处转移的情况。M_0：无远处转移；M_1：有远处转移。

知识点5：直肠癌的辅助检查　　　　　　　　副高：熟练掌握　　正高：熟练掌握

（1）肛管直肠指诊：可触及肿块的位置、形态、大小、活动度、侵犯范围以及与邻近脏器的关系。低位直肠癌晚期腹股沟区有时可触及转移的淋巴结。

（2）直肠镜检：可直接观察肿瘤的病理变化，并可取活组织病理检查而确诊。

（3）钡剂灌肠和纤维结肠镜检查：如无明显的肠梗阻，应行此检查，可明确结肠有无多发性癌灶。

（4）CT检查：CT检查的作用在于明确病变侵犯肠壁的深度、向壁外蔓延的范围和远处转移的部位。目前，结直肠病变的CT检查推荐用于：①提供结、直肠恶性肿瘤的分期；②发现复发肿瘤；③评价肿瘤对各种治疗的反应；④阐明肠壁内和外在性压迫性病变的内部结构，明确其性质；⑤明确肿瘤的来源及其与周围脏器的关系。

（5）MRI检查：其适应证同CT检查。推荐用于直肠癌的术前分期及结、直肠癌肝转移病灶的评价。

（6）经肛门直肠腔内超声检查（ERUS）：推荐直肠腔内超声或内镜超声检查为中低位直肠癌诊断及分期的常规检查。ERUS对病变区域进行超声探测成像，获取肠壁各层次和肠周围邻近脏器超声图像，可了解肿瘤在直肠壁内的浸润深度以及向肠壁外浸润和淋巴结转移等情况，有助于直肠癌的术前临床分期，以及决定病变是否适合进行内镜下切除。

（7）PET-CT：不推荐常规使用，但对于常规检查无法明确的转移复发病灶可作为有效的辅助检查。

（8）排泄性尿路造影：仅适用于肿瘤较大可能侵及尿路的患者。

知识点6：直肠癌的鉴别诊断　　　　　　　　副高：熟练掌握　　正高：熟练掌握

（1）痔：内痔出血鲜红，轻者便后滴血，重者为喷血，且排便后自行停止。直肠癌早期，便血可鲜红或暗红，量不多，且间歇发作，主要为脓血便。直肠指诊、镜检可资鉴别。

（2）直肠息肉：直肠镜检取活组织病理检查可确诊。

（3）肠炎、痢疾：出现腹泻、脓血便、里急后重等症状。需做肠道细胞学检查，直肠镜、纤维结肠镜检查有助于明确诊断。

知识点7：直肠癌的诊断标准　　　　　　　　副高：熟练掌握　　正高：熟练掌握

（1）临床症状：排便习惯改变，便血或为血性黏液便，粪便变形、变细，便次增多，有里急后重感或排便困难等。

（2）肛管直肠指检：可扪及直肠内肿块或肠壁变硬、肠腔变狭窄，指套上可有血性黏液。

（3）直肠镜检查：可发现肠内有新生物，取组织病检可确诊有癌细胞。

（4）B超：腹、盆腔B超可发现卵巢、肝脏等有转移癌灶。

知识点8：直肠癌的手术治疗　　　　　　　　副高：熟练掌握　　正高：熟练掌握

（1）局部切除术：是指完整切除肿瘤及其周围1cm的全层肠壁。手术仅切除肿瘤原发病灶，不行区域淋巴结清扫，多用于早期癌，亦有根治性切除的含义。直肠癌具备如下条件者可考虑做经肛门局部切除：①肿瘤距肛缘8cm以内；②肿瘤直径<2.5cm；③占肠壁周径<30%；④肿瘤为T_1或T_2；⑤组织学类型为高、中分化腺癌者；⑥无血管淋巴管浸润或神经浸润；⑦治疗前无淋巴结肿大的影像学证据。局部切除术的手术入路：①经肛途径；②经骶后途径，包括经骶骨途径和经骶骨旁途径；③经前路括约肌途径，经阴道后壁切开括约肌和肛管、直肠，显露并切除肿瘤。

（2）腹会阴联合直肠癌切除术：即Miles手术，原则上适用于腹膜反折以下的直肠癌。切除范围包括乙状结肠远端、全部直肠、肠系膜下动脉及其区域淋巴结、全直肠系膜、肛提肌、坐骨直肠窝内脂肪，肛管及肛门周围约5cm直径的皮肤、皮下组织及全部肛管括约肌，于左下腹行永久性结肠造口。

（3）直肠低位前切除术：即Dixon手术或称经腹直肠癌切除术，是目前应用最多的直肠癌根治术，原则上适用于腹膜反折以上的直肠癌。是否选择Dixon手术，主要取决于患者的全身情况、肿瘤分化程度、浸润转移范围及肿瘤下缘距齿状线距离。应在术前做好评估，正确判断肿瘤浸润、进展的程度并结合术中具体情况个体化对待。一般要求肿瘤距齿状线5cm以上，远端切缘距肿瘤下缘2cm以上，以能根治切除肿瘤为原则。由于吻合口位于齿状线附近，在术后的一段时期内患者出现大便次数增多、排便控制功能较差，可通过行结肠J形贮袋改善排便功能。

（4）全直肠系膜切除术（TME）：直肠系膜是指盆筋膜脏层所包裹的直肠后方和两侧的脂肪及其结缔组织、血管和淋巴组织。由于骨盆的特殊形状，在直肠上1/3形成膜状结构，中、下2/3是从直肠后方和两侧包裹着直肠，形成半圈1.5～2.0cm厚的结缔组织，外科临床称之为直肠系膜。1982年英国学者Heald等首次提出了全直肠系膜切除术的概念，包括3种含义：①直视下在骶前间隙、盆筋膜脏壁层间锐性分离；②保持直肠系膜完整，即盆筋膜脏层完整性；③切除肿瘤远侧至少5cm的直肠系膜。现在TME已作为中低位直肠癌手术的金标准，其原则为：①直视下锐性解剖直肠系膜周围盆筋膜壁层和脏层之间无血管的界面；②切除标本的直肠系膜完整无撕裂，或在肿瘤下缘5cm切断直肠系膜；③辨认及保护性功能及膀胱功能所依赖的自主神经；④增加保肛手术，减少永久性造口；⑤低位吻合重建，通常用吻合器加结肠贮袋与盲肠或肛管吻合。

（5）经腹直肠癌切除、近端造口、远端封闭手术：适用于无法进行一期吻合的直肠癌患者或一般条件较差的患者，即 Hartmann 手术。

直肠癌侵犯子宫时可一并切除子宫，称为后盆腔脏器清扫；直肠癌侵犯膀胱时，可行直肠和膀胱（男性）或直肠、子宫和膀胱切除（女性），这种手术称全盆腔清扫。

| 知识点9：直肠癌的新辅助治疗 | 副高：熟练掌握　正高：熟练掌握 |

新辅助治疗目的在于提高手术切除率，提高保肛率，延长患者无病生存期。推荐新辅助放化疗仅适用于距肛门＜12cm的直肠癌。

（1）直肠癌术前治疗推荐以氟尿嘧啶类药物为基础的新辅助放化疗。

（2）对T_3和/或N^+的可切除直肠癌患者，推荐用术前新辅助放化疗。

（3）对T_4或局部晚期不可切除的直肠癌患者，必须行新辅助放化疗。治疗后必须重新评价，并考虑是否可行手术。

新辅助放化疗中，化疗方案推荐首选持续灌注5-FU，或者5-FU/LV，或者卡培他滨单药。建议化疗时限2～3个月。

| 知识点10：直肠癌的辅助治疗 | 副高：熟练掌握　正高：熟练掌握 |

（1）直肠癌辅助化疗：①对Ⅱ期直肠癌且无高危因素者，建议随访观察，或者用单药氟尿嘧啶类药物化疗；②对Ⅱ期直肠癌且有高危因素者，建议辅助化疗。化疗方案推荐选用5-FU/LV、卡培他滨、5-FU/LV/奥沙利铂或CapeOx方案。化疗时限应＜6个月；③对Ⅲ期直肠癌患者，推荐辅助化疗。化疗方案推荐选用5-FU/CF、卡培他滨、FOLFOX或FLOX（奥沙利铂＋氟尿嘧啶＋醛氢叶酸）或CapeOx方案。化疗应＜6个月。

（2）直肠癌辅助放疗：①T_3直肠癌且术前未经放疗的患者；②术后局部复发的患者；③局部晚期的患者。

| 知识点11：直肠癌的术后随访 | 副高：熟练掌握　正高：熟练掌握 |

直肠癌的预后与其临床病理分期、部位、组织类型、生物学行为以及治疗措施有关。肿瘤的复发和转移直接影响患者生存期。因此，应对患者进行严格的随访。通常术后两年内，每3个月门诊复查一次，复查的内容包括血常规、生化检查、肿瘤标志物、X线胸片、超声，每年行CT与结肠镜检查。术后2～5年，可每半年复查一次，5年之后可每年复查一次，终生随诊。

第二十九节　肛管及肛门鳞状上皮细胞癌

| 知识点 1：鳞状上皮细胞癌的临床表现 | 副高：熟练掌握　正高：熟练掌握 |

（1）肛管癌：以持续性疼痛为主要临床症状，便后加重。排便习惯改变，次数增加，有排便不净的感觉。早期少有血便，病情发展，血便增加。直肠指检，肛管触及肿物，早期呈疣状，可活动，肿瘤坏死形成溃疡则有压痛，患者常因疼痛拒绝检查，有时需在麻醉下进行检查。

（2）肛周癌：以肛缘肿块为最先发病，生长缓慢，常伴不适及瘙痒。当肿瘤侵犯肛管及括约肌则有疼痛。病程后期常形成溃疡并伴有疼痛及出血。查体时肛门周围有较硬的肿块并有溃疡，晚期患者可触及腹股沟淋巴结增大。

| 知识点 2：鳞状上皮细胞癌的辅助检查 | 副高：熟练掌握　正高：熟练掌握 |

（1）直肠镜：直视肿瘤形态，并可取组织活检确定性质。
（2）盆腔 CT、直肠腔内超声检查、阴道检查、CEA 等：对诊断有辅助价值。

| 知识点 3：鳞状上皮细胞癌的诊断要点 | 副高：熟练掌握　正高：熟练掌握 |

病史中明显的疼痛，较易发现的病灶及粪便性状改变等可帮助诊断，但注意较长时间不愈合的病灶应及时进行活检，以免漏诊疾病。

| 知识点 4：肛管癌的诊断与鉴别诊断 | 副高：熟练掌握　正高：熟练掌握 |

因其疼痛、便血、排便习惯性改变等临床症状与痔、肛瘘及肛裂等肛周良性病相似，临床上常将肛管癌误诊为上述良性疾病，凡怀疑本病者应行活检以明确诊断。还应与下列疾病相鉴别。

（1）直肠癌：可侵犯齿线及肛管，依靠病理检查确诊。治疗原则相同，但预后较肛管癌好。

（2）恶性黑色素瘤：较少见，其外观似血栓性内痔，但为硬性结节。活检及病理检查可确诊。

（3）肛门窦道：感染性肛门窦道的临床症状类似肛管癌，但其发病位置多在前后正中，肛管黏膜正常。活检及病理检查可确诊。

| 知识点 5：肛周癌的诊断与鉴别诊断 | 副高：熟练掌握　正高：熟练掌握 |

凡肛周皮肤或瘢痕发硬伴有瘙痒、肛周肿块伴溃疡者均应考虑为肛周癌。确诊依靠活检

及病理检查。应与下列疾病相鉴别。

（1）肛门湿疣：表现为环绕肛门的许多肿块，大小不一，多个病变之间有正常组织分隔，无溃疡，无恶性浸润表现。

（2）肛门瘙痒症：肛周皮肤呈广泛性增厚，疑似癌变，但无深部浸润现象。

（3）肛裂：多位于后正中，常有前哨痔，以典型的疼痛为主要症状。

（4）肛周克罗恩病：为无痛性溃疡，周围有水肿，肠镜检查可见肠道内病变。

（5）非特异性溃疡：病因不清，溃疡面很大，但病变较浅，边缘稍高，基底部有清洁的肉芽组织，病理结果可确定。

（6）基底细胞癌：多位于肛门开口处，不侵犯肛管，肿瘤局限、表浅，可以活动。病程长，病变小，生长缓慢，很少转移。

（7）癌肿并发肛瘘：多为黏液腺癌，肛瘘病史较长，肿瘤位于肛瘘处，可能源于肛腺。在肛周形成溃疡并向深部浸润。

知识点6：肛管及肛门鳞状上皮细胞癌的治疗　　　　副高：熟练掌握　　正高：熟练掌握

（1）局部切除：适用于肿瘤小、表浅、可以活动、无转移迹象及活检证实肿瘤细胞分化良好者。仅少数肛管鳞癌适合局部切除。齿状线下肛周癌，未超过肛周1/3及未侵犯括约肌，可行局部广泛切除。切缘距肿瘤至少2.5cm，必要时切除一部分肌肉并植皮。

（2）腹会阴联合切除加永久性人工肛门（Miles）：对于侵犯齿线以上组织的肛管鳞癌，治疗方法是Miles手术，方法同直肠下段癌，但不同是肛周皮肤及脂肪组织应广泛切除，女性患者应将阴道后壁一并切除。腹股沟淋巴结转移者，应一期或二期清扫。而肠系膜下动脉不需高位结扎，盆腔淋巴结不需做预防性清扫。肛周鳞癌若超过齿线或侵犯大部分肛管括约肌，则需做Miles手术。原则及方法同肛管癌。

（3）放疗及化疗：过去对肛管鳞癌公认的治疗方法是Miles手术。目前认为，肛管鳞癌首选治疗方法是放疗。有些病例单用放疗即可治愈。而且主张加用化疗。目的是希望减少放疗剂量、增加放疗敏感性及消灭微小转移灶。目前主张肛管鳞癌治疗首先放疗加化疗，治疗结束后6周再做活检若无癌存留，则不需手术，有癌存留者再做根治手术。

第三十节　肛管及肛门基底细胞癌

知识点1：基底细胞癌的概念　　　　　　　　　　副高：熟练掌握　　正高：熟练掌握

基底细胞癌又名基底细胞上皮癌或侵袭性溃疡，由基底细胞恶性增殖所致，极少见。大部分肿瘤位于肛缘，少部分肿瘤伸入到肛管内及齿线上。

知识点2：基底细胞癌的临床表现及诊断　　　　　副高：熟练掌握　　正高：熟练掌握

多数患者有肛门肿块及溃疡。肿块早期呈结节状，缓慢增大，中央常形成溃疡，溃疡周边围绕似珍珠样隆起的边缘，即所谓侵袭溃疡。其他症状包括出血、疼痛、瘙痒及分泌物。本病早期诊断困难，临床常误诊为痔、肛裂及肛周湿疹等肛周良性疾病，确诊依靠病理检查。

知识点3：基底细胞癌的治疗　　　　副高：熟练掌握　　正高：熟练掌握

以广泛局部切除为主，术后配合放疗。

第三十一节　肛管及肛门恶性黑色素瘤

知识点1：恶性黑色素瘤的病理　　　　副高：熟练掌握　　正高：熟练掌握

目前多认为肛管恶性黑色素瘤是原发的，但对直肠恶性黑色素瘤是原发还是继发，尚有分歧，多数认为直肠恶性黑色素瘤是肛管部的黑色素细胞恶变后向上扩展的结果，应视为转移。血运转移是主要转移方式。显微镜下的特征似痣细胞。50%以上患者确诊时已发生远处转移，主要转移至腹腔淋巴结、肝、脾及脑，局部侵犯皮肤软组织及阴道。

知识点2：恶性黑色素瘤的临床表现　　　　副高：熟练掌握　　正高：熟练掌握

（1）肛门肿块脱垂：早期小可自行还纳，后期增大如核桃或鸡卵大，常需用手托回。

（2）便血：多为鲜血或有黑色溢液，味恶臭。

（3）肛管直肠刺激症状：瘤体突入肠腔刺激直肠感受器产生肛管直肠刺激症状。若肿瘤侵犯肛管括约肌，则有剧痛。

（4）突起型肿块：肿块局部可见突起型肿块，一般3～6cm，呈结节状，似菜花，有短而宽的蒂。大部分呈紫黑色或褐黑色。

知识点3：恶性黑色素瘤的诊断　　　　副高：熟练掌握　　正高：熟练掌握

初诊时确诊率低，临床易被忽视，常被误诊为脱垂性痔、血栓性外痔、息肉出血坏死及直肠癌。对有上述临床表现的可疑病例，都应行病理活检。病理检查主张切除整个瘤体，不应行切取活检，因易造成医源性扩散，且活检确诊率低。

知识点4：恶性黑色素瘤的治疗　　　　副高：熟练掌握　　正高：熟练掌握

主要治疗方法是手术切除，放疗不敏感。早期无转移者，可行腹会阴联合根治术；如有转移，失去根治机会，可改经肛门行肿瘤姑息性切除，术后辅以化疗及免疫治疗，可有一定疗效。本病预后极差，各种治疗效果均不理想。早期诊断及以手术为主的综合治疗是改善生存率的主要措施。

第三十二节 肛周 Paget 病

知识点1：肛周Paget病的概念及特征　　　副高：熟练掌握　正高：熟练掌握

肛周Paget病是一种少见的上皮内腺癌，属于乳腺外Paget病。损害特征为边界清楚的湿疹样斑伴有顽固性瘙痒。组织学特征为表皮内有分散或成群的Paget细胞。肛周Paget病好发于老年人，平均60岁左右，性别无差异。起病慢，病史长，确诊时间平均4年左右。

知识点2：肛周Paget病的病因及病理　　　副高：熟练掌握　正高：熟练掌握

组织学起源存有争议，目前有3种假说：①肛周表皮Paget细胞，由深层癌转移而来；②Paget细胞发源于肛周表皮；③Paget细胞可能由一种未知的致癌因子作用于上皮、大汗腺或直肠肠腺而产生。

病理分3型：①发生于肛周部而不伴有较深的附件癌；②伴有大汗腺癌或小汗腺癌；③发生于肛周部伴有更深部位的直肠癌、尿道癌、宫颈癌或乳腺癌。

知识点3：肛周Paget病的临床表现及诊断　　　副高：熟练掌握　正高：熟练掌握

（1）临床表现：病变肛周初为丘疹或鳞屑状红斑，逐渐扩展为浸润斑，肛周潮红，以后形成溃疡。长期不愈，有灼痛感。若累及肛管黏膜、尿道及宫颈，则伴发直肠癌、尿道癌及宫颈癌。

（2）肛周顽固性瘙痒伴湿疹，外用皮质激素药物不能缓解，排除其他疾病可能的患者，应高度怀疑本病。唯一的确诊方法是病理检查。

知识点4：肛周Paget病的治疗　　　副高：熟练掌握　正高：熟练掌握

手术切除为主要治疗方法。原则上若病变单纯累及肛周表皮，则将局部病变及其周围＞1cm的正常皮肤切除；病变侵犯较深层的附件，切除应包括肿瘤基底的深筋膜和肿瘤周围＞1cm的正常组织；病变累及直肠、尿道及宫颈等，除切除应包括肿瘤基底的深筋膜和肿瘤周围＞1cm的正常组织外，还需行直肠癌、尿道癌或宫颈癌等相应的根治术。近来认为，早期病变也应行广泛深层切除病灶，必要时植皮。因Paget细胞常沿毛囊进入皮下组织，单纯切除皮肤常无效。化疗不能消除病变，1%5-FU局部应用可改善瘙痒症状。放疗可延缓病变发展。

第十七章　肝脏疾病

第一节　细菌性肝脓肿

| 知识点1：细菌性肝脓肿的概念 | 副高：熟练掌握　正高：熟练掌握 |

细菌性肝脓肿指在患者抵抗力弱时，化脓性细菌经胆管、肝动脉、门静脉、开放性肝损伤等途径侵入肝，引起感染形成多腔或融合成单腔的肝脓肿。致病菌多为 G^- 杆菌，其次是 G^+ 球菌和厌氧菌。多见于男性，男女之比约为 2:1。临床上以寒战、高热、肝区疼痛、肝大和压痛为主要表现。

| 知识点2：细菌性肝脓肿的病因 | 副高：熟练掌握　正高：熟练掌握 |

细菌性肝脓肿又称化脓性肝脓肿，由化脓性细菌引起。引起细菌性肝脓肿最常见的致病菌是大肠埃希菌和金黄色葡萄球菌，其次为链球菌、类杆菌属等。胆管源性或门静脉播散者以大肠埃希菌为最常见，其次为厌氧性链球菌。肝动脉播散或"隐源性"者，以葡萄球菌，尤其是金黄色葡萄球菌为常见。病原菌侵入肝的途径中以经胆管系统较多见。此外，肝毗邻感染病灶的细菌可循淋巴系统侵入肝脏。开放性肝损伤时，细菌可随致伤异物、破裂的小胆管或创口直接侵入肝脏引发脓肿。有一些原因不明也称为"隐源性"肝脓肿者，可能与肝内已存在隐匿病变有关。机体抵抗力减低时，病原菌在肝内繁殖而形成肝脓肿。

| 知识点3：细菌性肝脓肿的病理 | 副高：熟练掌握　正高：熟练掌握 |

细菌性肝脓肿的病理变化与细菌的感染途径、种类、数量、毒性、患者全身情况和治疗及时与否等因素密切相关。化脓性细菌侵入肝脏后发生炎症反应，或形成许多小脓肿，在适当的治疗下，散在的小脓肿多能吸收机化，但在病灶较密集部位由于肝组织的破坏，小的脓肿可融合成一个或数个较大的脓肿。细菌性肝脓肿可以是多发的，也可以是单发的。从病因角度来看，血源性感染者常致多发性，病灶多见于右叶或累及全肝；胆源性肝脓肿亦常为多发且与胆管相通；外伤性和隐源性脓肿多属单发性。细菌性肝脓肿常有肝增大、重量增加、肝包膜有炎性改变，常与周围脏器如膈肌、网膜粘连，脓腔大小不一，相互融合，坏死区域可构成蜂窝状外观。显微镜下见门脉炎症，静脉壁有圆形细胞浸润，管腔内存在白细胞及细胞碎片，脓腔内含有坏死组织。由化脓性胆管炎所致的多发性脓肿，脓腔内有胆汁性脓液。当脓肿转为慢性后，周围肉芽组织和纤维组织增生，脓肿周围形成一定厚度的纤维组

织膜。肝脓肿可侵蚀并穿破邻近脏器，可向膈上穿入胸腔，造成脓肿-肺-支气管瘘；可穿入腹腔导致化脓性腹膜炎；胆源性脓肿可并发胆道出血，脓肿愈合后可能因门静脉血栓形成而导致门静脉高压症。由于肝脏血供丰富，肝脓肿形成发展过程中大量细菌毒素被吸收，临床上可表现为严重的全身毒血症，如寒战、高热甚至中毒性休克等一系列全身性感染的表现。

知识点4：细菌性肝脓肿的临床表现　　　　　副高：熟练掌握　　正高：熟练掌握

本病通常继发于某种感染性疾病，起病较急，主要症状是寒战、高热、肝区疼痛和肝大。

（1）寒战和高热：是最早也是最常见的症状。患者在发热初期骤感寒战，继而高热，体温常可高达39～40℃，多表现为弛张热，伴有大量出汗、脉率增快等感染中毒症状。

（2）肝区钝痛或胀痛：多为持续性，有的可伴右肩牵涉痛，右下胸及肝区叩击痛。肝有压痛；如脓肿在肝前下缘比较表浅部位，可伴有右上腹肌紧张和局部明显触痛。

（3）全身症状：主要表现为恶心、呕吐、乏力、食欲不振等。因肝脓肿对机体的营养消耗大，患者可在短期内出现重病消耗面容。少数患者还出现腹泻、腹胀以及顽固性呃逆等症状。

（4）体征：肝区压痛和肝大最常见。右下胸部和肝区有叩击痛。脓肿巨大时，右季肋部或上腹部饱满，局部皮肤可出现红肿、皮温升高，甚至局限性隆起。若能触及肝或波动性肿块，可出现腹肌紧张。

知识点5：细菌性肝脓肿的辅助检查　　　　　副高：熟练掌握　　正高：熟练掌握

（1）实验室检查：白细胞计数和中性粒细胞明显增多，并出现核左移或中毒颗粒，肝功能血清转氨酶升高。

（2）X线检查：有时可见肝阴影增大，右侧膈肌抬高和活动受限，可伴有反应性胸膜炎或胸腔积液。

（3）B超检查：可作为首选的检查方法，表现为：①早期肝充血水肿时，表面低回声；②脓肿期无回声，脓稠时低回声；③恢复期无回声区缩小，中小回声光点或斑片。

（4）CT检查：CT平扫呈圆形或卵圆形低密度区，脓液密度稍高于水，边缘多不清楚；增强扫描脓肿壁呈环状强化，脓液不强化。动态CT有两个特点：①早期显示脓肿壁，其密度大于脓腔，小于肝实质，为3～5mm厚边缘增强圈，中心不增强，呈层状或月晕状；②强化早期周围出现片状一过性强化，提示炎性，是因病灶周围组织充血水肿、炎性细胞浸润所致。

（5）其他检查：放射性核素扫描（ECT）可显示肝局部暗淡阴影，直径＜2cm的肝脓肿扫描很难显示，并且不能与肿瘤、囊肿等肝占位病变相鉴别。MRI可在T1加权像呈圆形或卵圆形低信号，T2加权像脓腔呈高信号。

知识点6：细菌性肝脓肿的诊断要点　　　　　副高：熟练掌握　　正高：熟练掌握

根据病史，临床寒战、高热、肝区疼痛、肝大表现，以及B超或影像检查，即可诊断。必要时可在肝区压痛最剧烈处或超声探测导引下施行诊断性穿刺，可予以确诊。

知识点7：细菌性肝脓肿与其他肝脓肿的鉴别诊断　　副高：熟练掌握　　正高：熟练掌握

主要与阿米巴性肝脓肿及包虫性肝脓肿相鉴别（见下表）。

细菌性肝脓肿与其他肝脓肿的鉴别

项　目	细菌性肝脓肿	阿米巴性肝脓肿	包虫性肝脓肿
病史	常继发于胆管感染或其他全身细菌性感染	有阿米巴痢疾病史	常继发于包虫囊内感染
症状	起病急骤，全身中毒症状明显	起病较缓慢、病程较长	起病缓慢、病程长，可有过敏症状，全身中毒症状较轻
体征	肝大不明显，多无局限性隆起	肝大显著，可有局限性隆起	右肋缘略鼓出或上腹部有局限性隆起
脓肿	较小，常为多发性	较大，多数为单发性	通常较大，多为单发伴钙化厚壁
脓液	多为黄白色脓液，涂片和培养有细菌	呈巧克力色，无臭味，可找到阿米巴滋养体	多为黄色糊状，和包虫内囊皮混合
血象	白细胞计数及中性粒细胞均明显增多	嗜酸性粒细胞可增多	嗜酸性粒细胞及中性粒细胞均可增多，包虫试验阳性
血清学	细菌培养阳性	若无混合感染，细菌培养阴性	细菌培养可呈阳性，多有混合感染
粪便检查	无特殊发现	部分患者可找到阿米巴滋养体	无特殊发现
诊断性治疗	抗炎治疗明显有效	抗阿米巴药物治疗有效	抗包虫病药物治疗部分有效

知识点8：细菌性肝脓肿与其他疾病的鉴别诊断　　副高：熟练掌握　　正高：熟练掌握

（1）胆囊炎、胆石症：此类病有典型的右上部绞痛和反复发作的病史，疼痛放射至右肩或肩胛部，右上腹肌紧张，胆囊区压痛明显或触及增大的胆囊，X线检查无膈肌抬高，运动正常。B超检查有助于鉴别诊断。

（2）肝囊肿合并感染：这些患者多数在未合并感染前已明确诊断。对既往未明确诊断的患者合并感染时，需详细询问病史和仔细检查，亦能加以鉴别。

（3）膈下脓肿：往往有腹膜炎或上腹部手术后感染史，脓毒血症和局部体征较化脓性肝脓肿轻，主要表现为胸痛，深呼吸时疼痛加重。X线检查见膈肌抬高、僵硬、运动受限明显，或膈下出现气液平。B超可发现膈下有液性暗区。当肝脓肿穿破合并膈下感染者，鉴别诊断比较困难。

（4）原发性肝癌：巨块型肝癌中心区液化坏死而继发感染时易与肝脓肿相混淆。但肝癌患者的病史、发病过程及体征等均与肝脓肿不同，如能结合病史、B超和AFP检测一般不难鉴别。

（5）胰腺脓肿：有急性胰腺炎病史，脓肿症状之外尚有胰腺功能不良的表现；肝无增大，无触痛；B超以及CT等影像学检查可辅助诊断并定位。

知识点9：细菌性肝脓肿的并发症　　　　　　　　　副高：熟练掌握　　正高：熟练掌握

细菌性肝脓肿如得不到及时、有效的治疗，脓肿可向肝内或邻近脏器浸润而引起相应并发症：①肝脓肿穿破胆管、右肝脓肿向膈下间隙穿破可形成膈下脓肿、穿破膈肌而形成脓胸，甚至支气管胸膜瘘；②脓肿同时穿破胆管，则形成支气管胆瘘；③左肝脓肿可穿入心包，发生心包积脓，严重者可引起心脏压塞；④脓肿可破溃入腹腔而引起腹膜炎；⑤有少数病例脓肿可穿破入胃、大肠甚至门静脉、下腔静脉等；⑥若同时穿破门静脉和胆管，大量血液经胆管进入十二指肠，表现为上消化道出血。

知识点10：细菌性肝脓肿的非手术治疗　　　　　　副高：熟练掌握　　正高：熟练掌握

（1）全身对症支持治疗：给予充分营养和能量，纠正水及电解质平衡紊乱，高热时给予物理降温，疼痛及呕吐给予对症处理。必要时多次少量输血或血浆。

（2）大剂量抗生素治疗：本病致病菌以大肠埃希菌、金黄色葡萄球菌和厌氧菌为常见，在未确定病原菌以前，应首选对此类细菌有效的抗生素；应行脓液细菌培养或多次血培养检查，然后根据细菌培养及抗生素敏感测试结果选用有效的抗生素。疗程宜长，症状控制、发热消退之后仍继续应用3～5天。

（3）单个较大的脓肿可在B超引导下经皮穿刺抽脓或置管。引流在B超引导下以粗针穿刺脓腔，抽吸脓液后反复注入生理盐水冲洗，直至抽出液体清亮，拔出穿刺针。亦可在反复冲洗吸净脓液后置入引流管，以备术后冲洗引流之用，至脓腔直径＜1.5cm时拔除。本法适用于年老体虚及危重患者。操作时应注意：①选择脓肿距体表最近点穿刺，同时避开胆囊、胸腔或大血管；②穿刺的方向对准脓腔的最大径；③多发性脓肿应分别定位穿刺。但是这种方法并不能完全替代手术，因为脓液黏稠，会造成引流不畅，引流管过粗易导致组织或脓腔壁出血，对多分隔脓腔引流不彻底，不能同时处理原发病灶，厚壁脓肿经抽脓或引流后脓壁不易塌陷。

知识点11：细菌性肝脓肿的手术治疗　　　　　　　副高：熟练掌握　　正高：熟练掌握

（1）脓肿切开引流术：适用于脓肿较大或经非手术疗法治疗后全身中毒症状仍然较重或出现并发症者，如脓肿穿入腹腔引起腹膜炎或穿入胆道等。常用的手术途径有：①经腹腔切开引流术：取右肋缘下斜切口，进入腹腔后明确脓肿部位，用湿盐水垫保护手术野四周以免脓液污染腹腔。先试穿刺抽得脓液后，沿针头方向用直血管钳插入脓腔，排出脓液，再用手指伸进脓腔，轻轻分离腔内间隔组织，用生理盐水反复冲洗脓腔。吸净后，脓腔内放置双套管负压吸引。脓腔内及引流管周围用大网膜覆盖，引流管自腹壁戳口引出。脓液送细菌培养。这种入路的优点是病灶定位准确，引流充分，可同时探查并处理原发病灶，是目前临床最常用的手术方式。②腹膜外脓肿切开引流术：位于肝右前叶和左外叶的肝脓肿，与前腹膜已发生紧密粘连，可采用前侧腹膜外入路引流脓液。方法是做右肋缘下斜切口或右腹直肌切口，在腹膜外间隙用手指推开肌层直达脓肿部位。此处腹膜有明显的水肿，穿刺抽出脓液后处理方法同上。③后侧脓肿切开引流术：适用于肝右叶膈顶部或后侧脓肿。患者左侧卧位，左侧腰部垫一沙袋。沿右侧第12肋稍偏外侧做一切口，切除一段肋骨，在第1腰椎棘突水平的肋骨床区做一横切口，显露膈肌，有时需将膈肌切开到达肾后脂肪囊区。用手指沿肾后脂肪囊向上分离，显露肾上极与肝下面的腹膜后间隙直达脓肿。将穿刺针沿手指方向刺入脓腔，抽得脓液后用长弯血管钳顺穿刺方向插入脓腔，排出脓液。用手指扩大引流口，冲洗脓液后置入双套管或多孔乳胶管引流，切口部分缝合。

（2）肝叶切除术：适用于：①病期长的慢性厚壁脓肿，切开引流后脓肿壁不塌陷，长期留有死腔，伤口经久不愈合者；②肝脓肿切开引流后，留有窦道长期不愈者；③合并某肝段胆管结石，因肝内反复感染、组织破坏、萎缩，失去正常生理功能者；④肝左外叶内多发脓肿致使肝组织严重破坏者。肝叶切除治疗肝脓肿应注意术中避免炎性感染扩散到术野或腹腔，特别对肝断面的处理要细致妥当，术野的引流要通畅，一旦局部感染，将导致肝断面的胆瘘、出血等并发症。肝脓肿急诊切除肝叶，有使炎症扩散的危险，应严格掌握手术指征。

知识点12：细菌性肝脓肿的预后及随访　　　　副高：熟练掌握　正高：熟练掌握

细菌性肝脓肿患者的预后与其年龄、体质、原发病、脓肿数目、治疗开始的早晚、治疗的彻底性和有无并发症等密切相关。年幼及老年患者的预后较青壮年者差，病死率也高。多发性肝脓肿的病死率明显高于单发性肝脓肿，病菌的种类与毒性对肝脓肿的预后也有密切关系。

细菌性肝脓肿于术后1周、术后1个月；术后3个月、6个月进行复查，复查内容包括血常规、肝肾功能、超声影像结果、特殊病例需复查CT等。

第二节　阿米巴性肝脓肿

知识点1：阿米巴性肝脓肿的概念　　　　　　副高：熟练掌握　正高：熟练掌握

阿米巴性肝脓肿是肠道阿米巴感染的并发症，阿米巴原虫经结肠溃疡侵入门静脉所属分支进入肝组织所致。本病通常并发于治疗不及时的阿米巴肠病，主要见于热带、亚热带地区。阿米巴性肝脓肿多为单发，以肝右叶，尤其是右顶叶常见。典型的阿米巴性肝脓肿，其脓液呈巧克力样，无臭味，由坏死、液化的肝组织和白细胞组成，其内很少能找到阿米巴滋养体，阿米巴滋养体主要位于脓肿壁上。当阿米巴性肝脓肿合并细菌感染时，其脓液为黄色或黄绿色，常有恶臭。

知识点2：阿米巴性肝脓肿的病因　　　　　　副高：熟练掌握　正高：熟练掌握

阿米巴性肝脓肿是由溶组织阿米巴原虫所引起，有的在阿米巴痢疾期间形成，有的发生于痢疾之后数周或数月。当人吞食阿米巴虫卵污染的食物或饮水后，在小肠下段，阿米巴原虫脱卵而出并大量繁殖成为滋养体，滋养体侵犯结肠黏膜形成溃疡，常见于盲肠、升结肠等处，少数侵犯乙状结肠和直肠。寄生于结肠黏膜的阿米巴原虫，分泌溶组织酶，消化溶解肠壁上的小静脉，阿米巴滋养体侵入静脉，随门静脉血流进入肝；也可穿过肠壁直接或经淋巴管到达肝内。进入肝的阿米巴原虫大多数被肝内单核-吞噬细胞消灭；仅当侵入的原虫数量多、毒力强而机体抵抗力降低时，其存活的原虫即可繁殖，引起肝组织充血炎症，继而原虫阻塞门静脉末梢，造成肝组织局部缺血、坏死；又因原虫产生溶组织酶，破坏静脉壁，溶解肝组织而形成脓肿。

知识点3：阿米巴性肝脓肿的病理　　　　　副高：熟练掌握　正高：熟练掌握

进入肝内的阿米巴原虫，大部分在小叶间静脉内被消灭，在此过程中只出现肝轻度到中等度增大、肝区隐痛而无明显局限性病变。少量未被消灭的原虫，于门静脉小支内继续繁殖，阻塞了门静脉小支末梢，因原虫不断分泌溶组织酶，使肝细胞溶解破坏，致肝组织呈点状或片状坏死，周围充血，以后坏死斑点逐渐融合成团块样病变，此即所谓阿米巴性肝炎或肝脓肿前期。此期若得不到及时治疗，病情继续发展，已变性的肝细胞便会进一步溶解液化形成肝脓肿。脓肿呈巧克力色（即果酱色），较黏稠、无臭味、脓液中除含有变性坏死的肝细胞外，还有红细胞、白细胞、脂肪、阿米巴滋养体及夏科-雷登结晶等，一般是无菌的。原虫在脓液中很难发现，但在脓肿壁上搔刮则容易找到。除肝脏外，原虫还可经过肝静脉进入体循环，停留在肺、脑等器官，形成阿米巴性肺脓肿或脑脓肿。自阿米巴原虫进入肝脏到脓肿形成，平均需要1个月左右。脓肿可分3层：外层早期系炎性肝细胞，随后有纤维结缔组织浸入，最后形成纤维膜；中层为间质；内层中央区为脓液。脓肿部位以肝右叶居多，尤其是右肝的顶部最为多见，或在其下面近结肠肝曲处，这可能与肝的门静脉血流有关。结肠阿米巴病变以右半结肠为主，而右半结肠的血流通过肠系膜上静脉多沿门静脉主干的右侧流入右半肝，故原虫可随静脉血流进入右半肝。典型的阿米巴性肝脓肿多为单发。脓肿如不及时治疗，可逐渐增大，最大者可容纳数百至上千毫升脓液。慢性脓肿常合并有大肠埃希菌、葡萄球菌、链球菌、变形杆菌、产气杆菌等的继发性感染，如发生穿破则感染率更高。如继发细菌感染，则脓液多呈黄色或绿色并有臭味，患者可有发热等脓毒血症表现。

知识点4：阿米巴性肝脓肿的临床表现　　　　　副高：熟练掌握　正高：熟练掌握

（1）急性肝炎期：在肠阿米巴病过程中出现肝区疼痛、肝增大、压痛明显，伴有体温升高（持续在38～39℃），脉速、大量出汗等症状亦可出现。此期如能及时、有效治疗炎症可得到控制，避免脓肿形成。

（2）肝脓肿期：临床表现与病程、脓肿大小及部位、有无并发症有关。常有食欲不振、腹胀、恶心、呕吐、腹泻、痢疾等症状。较为特异的表现为：

1）发热：大多缓慢起病，有不规则发热、盗汗等症状，发热以间歇型或弛张型居多，有并发症时体温常达39℃以上，并可呈双峰热。体温大多午后上升，傍晚达高峰，夜间热退时伴大汗。患者多有食欲缺乏、腹胀、恶心、呕吐，甚至腹泻、痢疾等症状；体重减轻、虚弱乏力、消瘦、精神不振、贫血等亦常见。

2）肝区痛：为本病的重要症状，呈持续性钝痛，深呼吸及体位改变时增剧，夜间疼痛常更明显。右叶顶部脓肿可刺激右侧膈肌，引起右肩痛，或压迫右下肺引起肺炎或胸膜炎征象，如气短、咳嗽，肺底浊音界升高，肺底闻及湿啰音，局部有胸膜摩擦音等。脓肿位于肝下部时可引起右上腹痛和右腰痛。

3）肝增大：肝脏往往呈弥漫性增大，病变所在部位有明显的局限性压痛及叩击痛。右肋缘下常可扪及增大的肝，下缘钝圆有充实感，质中坚，触痛明显，且多伴有腹肌紧张。部分患者的肝有局限性波动感，少数患者可出现胸腔积液。

4）局部水肿和压痛：较大的脓肿可出现右下胸、上腹部膨隆，肋间饱满，局部皮肤水肿发亮，肋间隙因皮肤水肿而消失或增宽，局部压痛或叩痛明显。右上腹部可有压痛、肌紧张，有时可扪及增大的肝脏或肿块。

5）慢性病例呈衰竭状态，消瘦、贫血、营养性水肿，发热反应不明显，部分晚期患者肝大质坚，局部隆起，易误诊为肝癌。

知识点5：阿米巴性肝脓肿的辅助检查　　　　　　副高：熟练掌握　　正高：熟练掌握

（1）实验室检查：①血常规检查：急性期白细胞总数可达（10~20）×10⁹/L，中性粒细胞＞80%，明显升高者应怀疑合并有细菌感染。慢性期白细胞增多不明显。病程长者贫血较明显，血沉可增快；②肝功能检查：肝功能多数在正常范围内，偶见谷丙转氨酶、碱性磷酸酶升高，血浆清蛋白下降。少数患者血清胆红素可升高；③粪便检查：仅供参考，仅少数患者的新鲜粪便中可找到阿米巴原虫，国内报道阳性率约为14%；④血清补体结合试验：对诊断阿米巴病有较大价值。因在流行区内无症状的带虫者和非阿米巴感染的患者也可为阳性，故诊断时应结合具体患者进行分析。

（2）超声检查：B超检查对肝脓肿的诊断有肯定价值，能显示肝脓性暗区，同时B超定位有助于确定穿刺或手术引流部位。

（3）X线检查：因为阿米巴性肝脓肿多位于肝右叶膈面，所以在X线透视下可见肝阴影增大，右膈肌抬高，运动受限或膈肌呈半球形隆起等征象。有时还可见胸膜反应或积液，肺底有云雾状阴影等。此外，若X线片上脓腔内有液气面，则对诊断有重要意义。

（4）CT：可见脓肿部位呈低密度区，造影强化后脓肿周围呈环形密度增高带影，脓腔内可有气液平面。囊肿的密度与脓肿相似，但边缘光滑，周边无充血带；肝肿瘤的CT值明显高于肝脓肿。

（5）放射性核素肝扫描：可发现肝内有占位性病变，即放射性缺损区，但直径＜2cm的脓肿或多发性小脓肿易被漏诊或误诊，故仅对定位诊断有帮助。

（6）诊断性穿刺抽脓：是确诊阿米巴肝脓肿的主要证据，可在B超引导下进行。典型的脓液呈巧克力色或咖啡色，黏稠无臭味。脓液中查滋养体的阳性率很低，若将脓液按每毫升加入链激酶10U，在37℃条件下孵育30分钟后检查，可提高阳性率。从脓肿壁刮下的组织中，几乎都可找到活动的阿米巴原虫。

（7）诊断性治疗：如上述检查方法未能确定诊断，可试用抗阿米巴药物治疗。如果治疗后体温下降，肿块缩小，诊断即可确立。

知识点6：阿米巴性肝脓肿的鉴别诊断　　　　副高：熟练掌握　　正高：熟练掌握

（1）原发性肝癌：巨块性肝癌中心坏死、出血继发感染时因均有畏寒、发热和肝区痛，易与肝脓肿混淆，但肝癌患者多有慢性肝病史、症状及体征，结合B超、CT和甲胎蛋白检查，必要时穿刺活检，一般不难鉴别。

（2）膈下脓肿：常继发于腹腔继发性感染，如溃疡病穿孔、阑尾炎穿孔或腹腔手术之后。本病全身症状明显，但腹部体征轻；X线检查肝向下推移，横膈普遍抬高和活动受限，但有局限性隆起，可见膈下发现液气面；B超提示膈下液性暗区而肝内则无液性区；放射性核素肝扫描不显示肝内有缺损区；MRI检查在冠状切面上能显示位于膈下与肝间隙内有液性区，而肝内正常。

（3）细菌性肝脓肿：患者常继发于胆管感染或其他部位感染灶，且发病急，全身感染中毒症状重。CT示脓肿壁为3~5mm厚边缘增强圈，呈层状或月晕状，阿米巴脓肿壁无充血带。细菌性肝脓肿抗阿米巴治疗无效。

（4）肝囊肿合并感染：常见有先天性肝囊肿和肝包虫囊肿，一般在合并感染前多数已明确诊断，一旦感染后不难诊断。而原先未知肝囊肿存在，继发感染不易诊断，需详细询问病史和检查才能加以鉴别。

（5）胰腺脓肿：本病早期为急性胰腺炎症状。脓毒症状之外可有胰腺功能不良，如糖尿、粪便中有未分解的脂肪和未消化的肌纤维。肝增大亦甚轻，无触痛。胰腺脓肿时膨胀的胃挡在病变部前面。B超扫描无异常所见，CT可帮助定位。

知识点7：阿米巴性肝脓肿的并发症　　　　副高：熟练掌握　　正高：熟练掌握

（1）继发细菌感染：多见于慢性病例，致病菌以金黄色葡萄球菌和大肠埃希菌多见。患者表现为症状明显加重，体温上升至40℃以上，呈弛张热，白细胞计数增多，以中性粒细胞为主，抽出的脓液为黄色或黄绿色，有臭味，光镜下可见大量脓细胞。但用抗生素治疗无效。

（2）脓肿穿破：巨大脓肿或表面脓肿易向邻近组织或器官穿破。向上穿破膈下间隙形成膈下脓肿；穿破膈肌形成脓胸或肺脓肿；也有穿破支气管形成肝-支气管瘘，常突然咳出大量棕色痰，伴胸痛、气短，胸部X线检查可无异常，脓液自气管咳出后，增大的肝可缩小；肝右叶脓肿可穿破至心包，呈化脓性心包炎表现，严重时引起心脏压塞；穿破胃时，患者可呕吐出血液及褐色物；肝右下叶脓肿可与结肠粘连并穿入结肠，表现为突然排除大量棕褐色黏稠脓液，腹痛轻，无里急后重症状，肝迅速缩小，X线显示肝脓肿区有积气影；穿破至腹腔引起弥漫性腹膜炎。

（3）阿米巴原虫血行播散：阿米巴原虫经肝静脉、下腔静脉到肺，也可经肠道下至静脉或淋巴道入肺，双肺呈多发性小脓肿。在肝或肺脓肿的基础上易经血循环至脑，形成阿米巴性脑脓肿，其病死率极高。

知识点8：阿米巴性肝脓肿的治疗原则　　　副高：熟练掌握　正高：熟练掌握

（1）药物治疗：是首先应考虑的治疗方法，以抗阿米巴药物治疗和支持治疗为主，常用的药物有甲硝唑、氯喹和盐酸吐根碱。①甲硝唑（灭滴灵）：为首选治疗药物，视病情可给予口服或静滴，疗效好，毒性小，疗程短，除妊娠早期均可应用，治愈率70%～100%；②氯喹：对阿米巴滋养体有杀灭作用。口服后肝内浓度高于血液200～700倍，毒性小，疗效佳，适用于阿米巴性肝炎和肝脓肿。成人口服第1、第2天每天0.6g，以后每天服0.3g，3～4周为1个疗程，偶有胃肠道反应、头痛和皮肤瘙痒；③依米丁（吐根碱）：由于该药毒性大，目前已很少使用。对阿米巴滋养体有较强的杀灭作用，为根治肠内阿米巴慢性感染。本品毒性大，可引起心肌损害、血压下降、心律失常等。此外，还有胃肠道反应、肌无力、神经闪痛，吞咽和呼吸肌麻痹。故在应用期间，每天测量血压，血压下降应停药。

（2）穿刺吸脓：经药物治疗症状无明显改善者，或脓腔大或合并细菌感染病情严重者，应在抗阿米巴药物应用的同时，进行穿刺抽脓。穿刺应在B超检查定位引导下和局部麻醉后进行，取距脓腔最近部位进针，严格无菌操作。每次尽量吸尽脓液，每隔3～5天重复穿刺，穿刺术后应卧床休息。如合并细菌感染，穿刺抽脓后可向脓腔内注入抗生素。患者体温正常，脓腔缩小为5～10ml后停止穿刺抽脓。

（3）手术治疗的方法：①切开引流术：适用于经抗阿米巴药物治疗及穿刺排脓后高热不退者；伴继发性细菌感染，经综合治疗不能控制者；脓肿穿破入胸腔或腹腔，并发脓胸及腹膜炎者；左外叶肝脓肿，穿刺易损伤腹腔内脏器或污染腹腔者；脓肿位置较深，不易穿刺吸脓者。在切开排脓后，脓腔内放置多孔乳胶引流管或双套管持续负压吸引。引流管一般在无脓液引出后拔除。②肝叶切除术：对慢性厚壁脓肿、引流后腔壁不易塌陷者、遗留难以愈合的死腔和窦道者，可考虑做肝叶切除术。手术应与抗阿米巴药物治疗同时进行，术后继续抗阿米巴药物治疗。

知识点9：肝切除术后的注意事项　　　　　副高：熟练掌握　正高：熟练掌握

（1）血浆蛋白改变：术后1周清蛋白下降达高峰，2周后开始回升，2～4周恢复接近正常水平。

（2）血糖变化：大量切除肝组织，肝糖原储备能力下降，停止输入葡萄糖后，可能发生低血糖。

（3）电解质改变：术后创伤及禁食，引流致钾、钠、氯降低。

（4）肝功能改变：麻醉、手术创伤使肝功能受损，胆红素、转氨酶升高1周左右恢复接近正常水平。

（5）凝血功能改变：各凝血因子、血小板减少造成出血，一般需2～6周逐渐恢复。

（6）肝衰竭：多发生在术后2周内，尤其术前肝功能失代偿状态。

（7）术后出血：止血不彻底或肝组织坏死、脱落致继发出血，也可能是肝功能改变所致。

（8）胆汁瘘：结扎胆管线不牢或肝组织坏死脱落所致。

第三节 原发性肝癌

知识点1：原发性肝癌的概念　　　　副高：熟练掌握　正高：熟练掌握

原发性肝癌（PLC）简称肝癌，指来源于肝细胞和肝胆管细胞的恶性肿瘤，是我国常见的恶性肿瘤。其起病隐匿，早期没有症状或症状不明显，进展迅速，确诊时多数患者已经达到局部晚期或发生远处转移，治疗困难，预后很差，如果仅采取支持对症治疗，自然生存时间很短。原发性肝癌主要包括肝细胞癌（HCC）、肝内胆管细胞癌（ICC）和肝细胞癌-肝内胆管细胞癌混合型等不同病理类型，在其发病机制、生物学行为、组织学形态、临床表现、治疗方法及预后等方面均有明显的不同。其中，HCC占原发性肝癌的90%以上，是最常见的一种类型。

知识点2：原发性肝癌的病因　　　　副高：熟练掌握　正高：熟练掌握

（1）肝炎病毒感染：乙型肝炎病毒（HBV）和丙型肝炎病毒感染（HCV）在肝癌的发生和发展中起着重要作用。我国肝癌患者中约95%有HBV背景。肝炎引发反复肝细胞损害和增生的过程中，增生的肝细胞可能发生间变或癌变。

（2）饮食生活因素：长期每天饮用50～70ml酒精人群是肝癌的高危人群，酗酒与肝硬化有密切联系，但目前没有证据显示酗酒具有直接的致癌作用。

（3）地域环境：肝癌地理分布特点：我国东南地区高于西北、华北和西南地区，沿海高于内陆。黄曲霉毒素，主要是黄曲霉毒素B_1（AFB_1）污染分布图与肝癌高发区地理分布几乎一致。

（4）家族及遗传因素：肝癌具有明显的家族聚集性和遗传易感性，其发病率明显呈患者一级亲属、二级亲属递减，但都高于群体发病率。

（5）其他因素：长期接触某些化学致癌物质如苯、亚硝胺、氯乙烯等，可诱发肝癌。

知识点3：原发性肝癌的转移途径　　　　副高：熟悉　正高：掌握

肝细胞肝癌多通过血道转移，其次为淋巴道，亦有直接蔓延、浸润或种植。血道转移中以肝内转移最为常见，肝外转移常见部位依次为肺、骨、肾上腺、横膈、腹膜、胃、肾、脑、脾以及纵隔。淋巴转移首先见于肝门淋巴结，有时可见左锁骨上淋巴结。胆管细胞癌常以淋巴道转移居多。肝癌还可直接侵犯邻近脏器如膈、肾上腺、结肠、胃、网膜等。

知识点4：原发性肝癌的大体分型　　　　副高：熟练掌握　正高：熟练掌握

中国肝癌病理研究协作组于1979年制定"五大型、六亚型"分类：

（1）弥漫型：小癌结节弥漫分布全肝，易与肝硬化混淆。

（2）巨块型：瘤体直径＞10cm。

（3）块状型：瘤体直径在5～10cm，根据肿块数量和形态可分为单块型、融合块状型、多块状型。

（4）结节型：瘤体直径在3～5cm，根据结节数量和形态可分为单结节型、融合结节型、多结节型。

（5）小癌型：瘤体直径＜3cm或相邻两个癌结节直径之和＜3cm，边界清楚，常有明显包膜。

知识点5：肝癌的TNM分期（UICC/AJCC，2010年） 副高：熟练掌握 正高：熟练掌握

（1）T——原发病灶：①T_x：原发肿瘤不能确定；②T_0：无原发肿瘤的证据；③T_1：孤立肿瘤没有血管受侵；④T_2：孤立肿瘤，有血管受侵或多发肿瘤直径≤5cm；⑤T_{3a}：多发肿瘤直径＞5cm；⑥T_{3b}：孤立肿瘤或多发肿瘤侵及门静脉或肝静脉主要分支；⑦T_4：肿瘤直接侵及周围组织，或致胆囊或脏器穿孔。

（2）N——区域淋巴结：①N_x：区域内淋巴结不能确定；②N_0：无淋巴结转移；③N_1：区域淋巴结转移。

（3）M——远处转移：①M_x：远处转移不能确定；②M_0：无远处转移；③M_1：有远处转移。

（4）TNM分期：①Ⅰ期：$T_1N_0M_0$；②Ⅱ期：$T_2N_0M_0$；③ⅢA期：$T_{3a}N_0M_0$；④ⅢB期：$T_{3b}N_0M_0$；⑤ⅢC期：$T_4N_0M_0$；⑥ⅣA期：任何T，N_1M_0；⑦ⅣB期：任何T，任何N、M_1。

知识点6：巴塞罗那临床肝癌分期 副高：熟练掌握 正高：熟练掌握

巴塞罗那临床肝癌分期（BCLC，2010）

期 别	体力状态 PS评分	肿瘤状态		肝功能状态
		肿瘤数目	肿瘤大小	
0期：极早期	0	单个	＜2cm	没有门脉高压
A期：早期	0	单个	任何	Child-Pugh A～B
	3个以内	＜3cm	Child-Pugh	A～B
B期：中期	0	多结节肿瘤	任何	Child-Pugh A～B
C期：进展期	1～2	门脉侵犯或N_1、M_1	任何	Child-Pugh A～B
D期：终末期	3～4	任何	任何	Child-Pugh C

知识点7：肝癌的Okuda分期 副高：熟练掌握 正高：熟练掌握

根据以下几点判断肿瘤分期：①肿瘤占肝体积：＞50%为阳性，＜50%为阴性；②腹

水：有腹水为阳性，无腹水为阴性；③清蛋白：＜30g/L为阳性，＞30g/L为阴性；④胆红素：＞51.3μmol/L为阳性，＜51.3μmol/L为阴性。

Ⅰ期：均为阴性；Ⅱ期：1项或2项阳性；Ⅲ期：3项或4项阳性。

知识点8：肝功能Child-Pugh分级　　　　　　　　　副高：熟练掌握　正高：熟练掌握

肝功能Child-Pugh分级

临床及生化指标	评　分		
	1	2	3
肝性脑病	无	1~2级	3~4级
腹水	无	少量	中至大量
清蛋白（g/L）	＞35	28~35	＜28
PT延长（s）	＜4	4~6	＞6
血清总胆红素（μmol/L）	＜34	34~51	＞51

注：A级＝5~6分；B级＝7~9分；C级＝10~15分

知识点9：原发性肝癌的临床表现　　　　　　　　　副高：熟练掌握　正高：熟练掌握

在肝癌早期，多数患者没有明显的症状和体征，随着疾病进展可出现轻度肝大、黄疸和皮肤瘙痒等非特异性表现。中晚期肝癌，常见肝区疼痛、黄疸、肝大（质地硬，表面不平，伴有或不伴结节，血管杂音）和腹水等。如原有肝炎、肝硬化背景，可发现肝掌、蜘蛛痣、红痣、腹壁静脉曲张及脾大等。

（1）肝癌的亚临床前期：即指从病变开始至诊断亚临床肝癌之前，患者没有临床症状与体征，临床难以发现，通常大约10个月时间。

（2）肝癌亚临床期（早期）：瘤体为3~5cm，多数患者仍无典型症状，诊断仍较困难，多为血清甲胎蛋白（AFP）普查发现，平均8个月左右，其间少数患者可以有上腹闷胀、腹痛、乏力和食欲不振等慢性基础肝病的相关症状。因此，对于具备高危因素，发生上述情况者，应该警惕肝癌的可能性。

（3）肝癌的临床期：即出现典型症状后，往往已达中、晚期肝癌，此时病情发展迅速，一般3~6个月，主要表现为：①肝区疼痛：右上腹疼痛最常见，为本病的重要症状。常为间歇性或持续性隐痛、钝痛或胀痛，随着病情发展加剧；②食欲减退：饭后上腹饱胀，消化不良，恶心、呕吐和腹泻等症状，因缺乏特异性，容易被忽视；③消瘦、乏力：全身衰弱，少数晚期患者可呈现恶病质状况；④发热：比较常见，多为持续性低热，37.5~38℃，也可呈不规则或间歇性、持续性或者弛张型高热；⑤肝外转移灶症状：如肺部转移可引起咳嗽、咯血；胸膜转移可引起胸痛和血性胸腔积液；骨转移可引起骨痛或病理性骨折等；⑥晚期症状：患者常出现黄疸、出血倾向（牙龈、鼻出血及皮下淤斑等）、消化道出血、肝性脑病以及肝、肾功能衰竭等；⑦旁癌综合征：即肝癌组织本身代谢异常或癌组织对机体产生的多种影响引起的内分泌或代谢紊乱的症候群。临床表现多样且缺乏特异性，常见的有自发性低血糖症、红细胞增多症；其他有高脂血症、高钙血症、性早熟、促性腺激素分泌综合征、皮肤卟啉症、异常纤维蛋白原血症和类癌综合征等，但比较少见。

知识点10：原发性肝癌的体征	副高：熟练掌握 正高：熟练掌握

（1）肝脏往往呈不规则肿大，质地硬、表面凹凸不平，结节状或呈巨块，边缘清楚，常有程度不等的触压痛。突出至右肋弓下或剑突下时相应部位可见局部饱满隆起；如癌肿位于肝脏的横膈面，则主要表现横膈局限性抬高。

（2）血管杂音：由于肝癌血管丰富而迂曲，动脉骤然变细或因癌块压迫肝动脉及腹主动脉，少数患者可在相应部位听诊到吹风样血管杂音。

（3）黄疸：皮肤巩膜黄染，常在晚期出现，多是由于癌肿压迫或侵及胆管引起胆道梗阻所致，亦可因为肝细胞损害而引起。

（4）门静脉高压征象：肝癌患者多有肝硬化背景，故常有门脉高压和脾大。血性积液多为腹膜转移或癌肿向腹腔破溃所致；门静脉和肝静脉癌栓，可以加速腹水的形成。

知识点11：原发性肝癌的筛查和监测	副高：熟练掌握 正高：熟练掌握

高危人群包括以下对象：①乙型肝炎表面抗原阳性者；②有乙型肝炎或丙型肝炎病史者；③有肝癌家族史；④有长期大量饮酒史者；⑤AFP低浓度持续阳性者。

AFP高浓度持续阳性以及渐增性升高或波动性升高者大部分属于肝癌，而AFP低浓度持续阳性者则应警惕亚临床肝癌，需定期复查并进行影像学检查。

对于高危人群，一般应每6个月进行一次检查。对AFP＞400μg/L而超声检查未发现肝脏占位者，应注意排除妊娠、活动性肝病以及生殖腺胚胎源性肿瘤；如能排除，应进行上腹部电子计算机断层成像（CT）和/或磁共振成像（MRI）等检查。如AFP升高但并未达到诊断水平，除了应该排除上述可能引起AFP增高的情况外，还应密切追踪AFP的动态变化，将超声检查间隔缩短至1～2个月，需要时进行上腹部CT和/或MRI检查。若高度怀疑肝癌，则建议进行数字减影血管造影（DSA）、肝动脉碘油造影检查。

知识点12：原发性肝癌的诊断	副高：熟练掌握 正高：熟练掌握

（1）肝癌血清标志物的检测：①甲胎蛋白（AFP）：血清AFP≥400μg/L，持续性升高并能排除妊娠、活动性肝病、生殖腺胚胎源性肿瘤等，即可考虑肝癌的诊断。AFP低度升高者，应作动态观察，并结合肝功能变化及影像学检查加以综合分析判断。临床上约30%肝癌患者AFP不升高，此时应检测AFP异质体，如为阳性，则有助于诊断；②血液酶学及其他肿瘤标志物检查：肝功能相关的酶可能升高，但缺乏特异性。绝大多数胆管细胞癌患者AFP正常，部分患者癌胚抗原（CEA）或CA19-9升高。

（2）超声检查：是目前有较好诊断价值的非侵入性检查方法，并可用作高发人群的普查工具。超声可显示肿瘤部位、数目、大小、形态以及肝静脉或门静脉内有无癌栓等，诊断符合率可达90%左右，经验丰富的超声医生能发现直径1.0cm左右的微小癌。

（3）CT检查：CT分辨率较高，诊断符合率高达90%以上；CT动态扫描与动脉造影相结合的CT血管造影（CTA），可提高微小癌的检出率。多层螺旋CT、三维CT成像更提高了分辨率和定位的精确性。

（4）磁共振成像（MRI）：诊断价值与CT相仿，对良、恶性肝内占位病变，特别与血管瘤的鉴别优于CT，且可进行肝静脉、门静脉、下腔静脉和胆管重建成像，可显示这些管腔内有无癌栓。

（5）选择性肝动脉造影：诊断正确率达95%左右，对血管丰富的癌肿其分辨率低限约0.5cm。由于是创伤性检查，只有在必要时才考虑采用。

（6）超声导引下肝穿刺针吸细胞学检查：发现癌细胞有确定诊断意义，但可能出现假阴性，偶尔会引起肿瘤破裂、穿刺针道出血和癌细胞沿针道扩散，临床上是否采用存在争论。肿瘤位于肝表面、经过各种检查仍不能确诊者，可行腹腔镜检查。

知识点13：原发性肝癌的临床诊断标准　　　　副高：熟练掌握　　正高：熟练掌握

原发性肝癌诊治规范（2011年版）中，要求在同时满足以下条件中的（1）+（2）①两项或者（1）+（2）②+（3）三项时，可以确立HCC的临床诊断：

（1）具有肝硬化以及HBV和/或HCV感染［HBV和/或HCV抗原阳性］的证据。

（2）典型的HCC影像学特征：同期多排CT增强扫描、动态对比增强MRI检查、超声造影中至少两项增强影像学检查阳性结果，显示肝脏占位在动脉期快速不均质血管强化，而静脉期或延迟期快速洗脱，超声造影呈快进快退表现。①如果肝脏占位直径≥2cm，CT和MRI两项影像学检查中有一项显示肝脏占位具有上述肝癌的特征，即可诊断PLC；②如果肝脏占位直径为1~2cm，则需要CT和MRI两项影像学检查都显示肝脏占位具有上述肝癌的特征。

（3）血清AFP≥400μg/L持续1个月或≥200μg/L持续2个月，并能排除其他原因引起的AFP升高，包括妊娠、生殖系胚胎源性肿瘤、活动性肝病及继发性肝癌等。

知识点14：原发性肝癌AFP阳性患者的鉴别诊断　　副高：熟练掌握　　正高：熟练掌握

（1）慢性肝病：如肝炎、肝硬化。AFP检测主要鉴别仍为良性肝病，对患者血清AFP水平进行动态观察，肝病活动时AFP多与ALT同向活动，多为一过性升高或呈反复波动性，一般不超过400μg/L，时间也较短暂；如AFP与ALT异向活动和/或AFP持续高浓度，则应警惕HCC可能。

（2）妊娠：大约妊娠12周时以胎肝合成为主。在妊娠13周，AFP即占血浆蛋白总量的1/3。在妊娠30周达最高峰，以后逐渐下降，出生时血浆中浓度为高峰期的1%左右，出生后急剧下降，5周内降至正常。母体血中AFP升高还可见于异常妊娠，如胎儿有脊柱裂、无脑儿、脑积水、十二指肠和食管闭锁、肾变性、胎儿宫内窒息、先兆流产和双胎等。

（3）生殖腺或胚胎型肿瘤：血清AFP升高，还可出现于畸胎瘤、睾丸和卵巢肿瘤等。鉴别主要通过病史、查体以及腹盆腔B超、CT检查。

（4）某些消化系统肿瘤：某些发生于胃、胰腺、肠道的肿瘤也会引起血清AFP升高。由于胃、胰腺等器官和肝组织均是由胚胎期的原始前肠演化而来；在起源上有密切的关系。上述部位原发性肿瘤的发生过程中细胞分化发生差错，某些基因被抑制，导致部分出现肝样分化。在细胞癌变时被激活。其产生AFP的潜在能力得到充分表达，导致大量AFP产生。

知识点15：原发性肝癌AFP阴性患者的鉴别诊断　　副高：熟练掌握　正高：熟练掌握

（1）继发性肝癌：多见于消化道肿瘤转移，多无肝病背景，病史可能有便血、饱胀不适、贫血、体重下降等消化道肿瘤症状，肿瘤标志物检查AFP阴性，而CEA、CA19-9、CA242等消化道肿瘤标志物可能升高。影像学检查有一定特点：①常为多发占位，而肝细胞肝癌多为单发；②典型转移瘤影像可见"牛眼征"（肿物周边有晕环，中央因缺乏血供而呈低回声或低密度）；③CT增强或肝动脉造影可见肿瘤血管较少，血供不如肝细胞肝癌；④消化道内镜或造影可能发现胃肠道的原发病变。

（2）胆管细胞癌：也属于原发肝癌，起源于胆管细胞，基本为腺癌，多无肝病背景，病史中伴有或不伴有黄疸病史，AFP多为阴性，但CEA、CA19-9等肿瘤标志物可能升高。影像学检查最有意义的是CT增强扫描，肿物血供不如肝细胞肝癌丰富，且纤维成分较多，呈"快进慢出"，周边有时可见扩张的末梢胆管，此外淋巴结转移也较肝细胞肝癌多见。

（3）肝内瘤：常无肝病背景，AFP阴性，影像学检查显示为血供丰富的均质实性占位，不易与AFP阴性的肝细胞肝癌相鉴别。

（4）肝腺瘤：常无肝病背景，女性多，常有口服避孕药史，与高分化的肝细胞肝癌不易鉴别，对鉴别较有意义的检查是^{99m}Tc核素扫描，肝腺瘤细胞接近正常细胞，能摄取核素，但无正常排出通道，故延迟相呈强阳性显像。

（5）肝血管瘤：常无肝病背景，女性多，病程长，发展慢，CT增强扫描见自占位周边开始强充填，呈"快进慢出"，与肝细胞肝癌的"快进快出"区别，MRI可见典型的"灯泡征"。

（6）肝脓肿：常有痢疾或化脓性疾病病史而无肝病史，有或曾经有感染表现，超声在未液化或脓稠时常与肝癌混淆，在液化后则呈液平面，应与肝癌中央坏死鉴别。肝动脉造影无肿瘤血管与染色。

（7）肝包虫：常具有多年病史、病程呈渐进性发展，有牧区生活以及狗、羊接触史，肿物较大时查体可及，叩诊有震颤即"包虫囊震颤"是特征性表现，包虫皮内试验（Casoni试验）为特异性试验，阳性率为90%~95%，B超检查在囊性占位腔内可发现漂浮子囊的强回声，CT有时可见囊壁钙化的头节。由于诱发严重的变态反应，不宜行穿刺活检。

知识点16：原发性肝癌的手术治疗　　　　　　副高：熟练掌握　正高：熟练掌握

（1）手术切除适应证：手术治疗仍为能实际延长肝癌生存期的首选治疗方法。适应证包括：①全身情况良好，无明显黄疸、腹水、下肢水肿或远处转移者；②肝功能正常或处于代偿期者；③不伴有严重的心、肺、肾功能障碍，能耐受手术者；④病变局限于半肝以内，未侵及肝门和下腔静脉者。

（2）手术方式：包括局部切除、肝段切除、肝叶切除、半肝切除、左三叶和右三叶切除术等，采取何种术式应根据肿瘤大小、生长部位、肝硬化程度及患者的全身状况决定。

（3）综合治疗：不能切除的肝癌经综合治疗，如HAL+HAI、经皮选择性肝动脉插管灌注化疗及栓塞治疗（TACE）、放疗、导向治疗等使肿瘤缩小后，可行二期手术、切除肿瘤。

（4）术后处理：肝癌手术后经复查AFP以及行B超、CT、MRI等影像学检查发现肿瘤复发，估计病变局限有可能切除，且患者能够耐受手术，可再次行手术治疗。

知识点17：原发性肝癌的肝移植治疗　　　副高：熟练掌握　　正高：熟练掌握

肝移植可以彻底消除肝内微转移的隐患以及具有恶变潜能的硬化肝脏，是唯一可能永久治愈肝癌的方法。肝移植治疗小肝癌疗效良好，对于处于肝硬化失代偿期，不能耐受肝切除的患者，首选肝移植在国内外已成为共识。

肝癌肝移植适应证：1996年，Mazzaferro等提出米兰标准（CMC）：①单个肿瘤结节≤5cm；②如多发，总数≤3个，每个最大直径≤3cm；③无肝内大血管浸润，无肝外转移。2002年旧金山大学Francis以影像学分期为依据的UCSF改良标准：①单个肿瘤结节≤6.5cm；②如多发，总数≤3个，每个直径≤5cm，且直径合计＜8cm；③无肝内大血管浸润，无肝外转移。匹兹堡标准：只将出现大血管侵犯、淋巴结受累或远处转移这三项中任一项作为肝移植禁忌证，而不将肿瘤的大小、数量及分布作为排除标准，由此显著扩大了肝癌肝移植的适用范围。

知识点18：原发性肝癌的局部消融治疗　　　副高：熟练掌握　　正高：熟练掌握

目前肝癌的手术切除率仅有20%左右，很大一部分无法手术或复发患者需要进行非切除性的方法进行治疗。肝癌的局部治疗作为综合治疗的一部分，目前广泛使用。射频消融、无水乙醇瘤内注射、超声聚焦刀，微波固化、冷冻等多适用于直径＜3cm的肿瘤病灶，治疗小肝癌疗效与手术相当。

（1）射频消融：是通过高频电流在组织内传导时离子发生摩擦产热杀灭肿瘤。可经皮、术中或腹腔镜进行。优点是操作简单，损伤小，需要治疗的次数少，肿瘤坏死完全，是目前除手术和肝移植外唯一可能使患者获得根治的治疗手段。适应证：适用于不宜手术切除的肝癌，肿瘤的直径应在5cm以内；最佳治疗大小在3cm以内；更大的病灶也可治疗，但多针穿刺易存留肿瘤，效果不佳。

（2）无水乙醇瘤内注射：是通过注射乙醇使细胞脱水、蛋白变性、细胞凝固坏死，同时使血管内皮细胞坏死，血栓形成，使肿瘤组织缺血、坏死。优点是简便，安全，肿瘤完全坏死率高。适用于不宜手术切除的肝癌，肿瘤的直径应在5cm，病灶数目＜3个。

知识点19：原发性肝癌的介入治疗　　　　副高：熟练掌握　　正高：熟练掌握

原发性肝癌的血供95%以上来自肝动脉，且化疗药物的疗效与肿瘤局部药物浓度呈正相关。因此，选择性阻断供应肿瘤的动脉，并同时经动脉导管灌注化疗药物，即肝动脉栓塞化疗（TACE），可以使肿瘤坏死缩小，并减少对正常肝组织和全身其他脏器的损伤。

（1）TACE的适应证：①原发性肝癌不愿接受手术切除或无法手术切除的进展期肝癌（无肝、肾功能不全，无门静脉阻塞，肿瘤体积小于肝体积的70%）；②原发性肝癌肿瘤体积较大，先行栓塞缩小肿瘤，便于手术切除；③根治性和非根治性肝肿瘤切除术后的辅助治疗，预防复发；④肝细胞癌破裂出血和肝动、静脉瘘的治疗。

（2）TACE的禁忌证：①严重的肝功能不全和肝硬化，Child分级C级（重度黄疸和腹水）；②门静脉主干完全阻塞，无充足的侧支循环；③肿瘤体积大于肝体积的70%；④白细胞总数<$1000×10^9$/L，血小板计数<$10×10^9$/L；⑤肿瘤广泛转移或恶病质。

（3）TACE的常用药物：常用的栓塞剂包括碘化油、明胶海绵、微球、中药材料等。肝癌肝动脉化疗栓塞常用的化疗药物包括顺铂（DDP）、表柔比星（EPI）、吡柔比星（THP）、丝裂霉素（MMC）、氟尿嘧啶（5-FU）等。碘化油可作为化疗药物的载体，使化疗药物在肿瘤内缓慢释放。

（4）TACE主要的栓塞技术：①超选择性TACE；②肝动脉及门静脉双栓塞技术；③肝静脉暂时阻断后肝动脉灌注化疗栓塞术。

（5）TACE的不良反应及并发症：化疗药物的不良反应包括轻度的消化道反应、白细胞减少、脱发、乏力和短暂的肝功能改变。其他常见的不良反应有发热、腹痛、黄疸、腹水。并发症包括肝脓肿、胆管损伤、非靶器官栓塞、肿瘤破裂、肝动脉损伤、麻痹性肠梗阻等。

知识点20：原发性肝癌的内科治疗　　　　副高：熟练掌握　　正高：熟练掌握

（1）全身治疗：肝癌手术切除率低，术后复发率高，且肝癌对化疗不敏感。单药有效的药物不多，临床应用有一些疗效的药物包括5-FU、ADM、DDP和MMC，有效率不超过20%。联合化疗的有效率不优于单药。近年来，上述化疗药物联合一些新的化疗药物，如奥沙利铂和卡培他滨等应用于肝癌治疗，虽有一定疗效，但仍无明显突破。

（2）靶向治疗：索拉非尼是一种口服的多激酶抑制药。作为一种分子靶向治疗药物，其所作用的两类激酶具有阻断肿瘤细胞增殖和抑制新生血管形成的作用，对肝细胞肝癌的治疗具有划时代的意义。

（3）生物治疗：生物治疗药物效果有限，多与化疗联合使用。干扰素是近年来使用最多的细胞因子之一，可抑制肿瘤病毒繁殖及细胞分裂、抑制癌基因的表达、诱导肿瘤细胞分化，常与其他方法联合应用有一定的疗效。其他较多使用的是IL-2经肝动脉局部灌注治疗和淋巴因子活化的杀伤细胞（LAK细胞）、肿瘤浸润性淋巴细胞（TIL细胞）过继免疫治疗。

知识点21：原发性肝癌的随访　　　　　　　副高：熟练掌握　正高：熟练掌握

对于肝癌患者，强调通过动态观察症状、体征和辅助检查（主要是血清AFP和影像学检查）进行定期随访。一般认为，随访频率在治疗后3年内应该每3~4个月一次；3~5年期间，每4~6个月一次；5年后依然正常，可以改为6~12个月一次。

第四节　转移性肝癌

知识点1：转移性肝癌的概念　　　　　　　　副高：熟练掌握　正高：熟练掌握

转移性肝癌又称为继发性肝癌，是由全身各脏器的癌肿转移至肝脏形成的。由于肝脏接受肝动脉和门静脉双重血供，血流量异常丰富，全身各脏器的恶性肿瘤大都可转移至肝脏，但以肺、乳腺、结肠、胰腺和胃肿瘤最为常见。

知识点2：转移性肝癌的转移途径　　　　　　　　　副高：熟悉　正高：掌握

转移途径分3种：①经门静脉：为肝内转移的最主要途径，是其他途径引起肝转移的7倍；以来源于胃肠道原发癌最为多见；②经肝动脉：肺癌和肺内形成的癌栓，可进入体循环，经肝动脉血流于肝内形成转移；③经淋巴道：此路径少见，胆囊癌可沿胆囊窝淋巴管扩展至肝内。

知识点3：转移性肝癌的病理生理　　　　　　副高：熟练掌握　正高：熟练掌握

肝转移结节通常位于肝表面，大小不等。结节中央因坏死可出现脐样凹陷。除结节型外，肝转移瘤偶尔也可表现为弥漫浸润型。多数转移瘤为少血供肿瘤，有4%~7%为富血供，多见于绒毛膜上皮癌、肉瘤、恶性胰岛细胞瘤、肾癌、乳腺癌、类癌等，钙化可见于结直肠癌、卵巢、乳腺、肺等，尤其以结直肠黏液腺癌为著。

消化道恶性肿瘤是肝转移癌最常见的原发病灶，而其中又以结直肠癌最为多见。结直肠癌肝转移最常发生于原发灶切除后的2年内，通常没有症状；少数患者可有上腹隐痛。尽管有淋巴结转移的患者更易出现肝转移，但各个期别的结直肠癌均可发生肝转移，在经手术切除的结直肠癌病例中40%~50%最终出现肝转移。在新发的结直肠癌病例中20%~25%存在肝转移。

知识点4：转移性肝癌的临床表现　　　　　　副高：熟练掌握　正高：熟练掌握

（1）继发性肝癌的临床表现与原发性肝癌相似，但因无肝硬化，常较原发性肝癌发展缓慢，症状也较轻。

（2）早期主要为原发灶的症状，肝脏本身的症状不明显，大多在原发癌术前检查、术后随访或剖腹探查时发现。

（3）随着病情发展，肿瘤增大，肝脏的症状才逐渐表现出来，如肝区痛、闷胀不适、乏力、消瘦、发热、食欲不振及上腹肿块等。

（4）晚期则出现贫血、黄疸、腹水、恶病质。

（5）少数患者（主要是来源于胃肠、胰腺等）肝转移癌症状明显，而原发病灶隐匿不明显。

知识点5：转移性肝癌的诊断	副高：熟练掌握　正高：熟练掌握

诊断肝转移涉及许多辅助检查，包括实验室检查、影像学检查，甚至腹腔镜。实验室检查主要用于随访监测以及与原发肝癌进行鉴别，同时评估患者的肝功能水平以及储备情况。在许多结直肠癌患者的随访中连续检测其癌胚抗原（CEA）水平可有效检测肿瘤复发。

转移性肝癌的确认主要依赖于影像学检查，超声、CT以及MRI都能提供较为可靠的信息。典型病例病灶常多发，CT表现为平扫低密度，MRI表现为长T1长T2信号，增强扫描时动脉期出现环形强化，门脉期强化范围无扩大。部分病灶可出现牛眼征，即病灶中央低密度坏死区周围伴环状强化，环外另见一圈低密度。病理上，环状强化为肿瘤组织，外为受压的肝细胞和肝窦。

拟诊为转移性肝癌后，还需要其他的相关检查，如消化道内镜、胸部CT或者正电子发射断层成像（PET）来寻找原发病灶以及确认其他部位有无出现转移，为下一步治疗提供依据。

知识点6：转移性肝癌的治疗原则	副高：熟练掌握　正高：熟练掌握

（1）转移性肝癌仅累及一叶肝脏或病灶局限者，若其原发病灶可以或已经被切除，可将受累部分肝脏切除。

（2）当肝脏病灶不能被切除时，可行肝动脉结扎、肝动脉插管化疗、肝动脉栓塞加化疗、全身化疗、体内放射性微球放疗、体外放疗、免疫治疗、区域性射频消融治疗或中药治疗。

（3）若肝转移癌较广泛，原发癌亦属晚期，不宜切除，可用中西医结合疗法行姑息性治疗。

第五节　肝海绵状血管瘤

知识点1：肝海绵状血管瘤的概念	副高：熟练掌握　正高：熟练掌握

肝海绵状血管瘤是肝较常见的良性肿瘤，其发生多认为起源于肝内的胚胎性血管错构芽，由于某种因素作用，引起肿瘤样增生而形成。本病多见于女性，可单发和多发。

知识点2：肝海绵状血管瘤的病因　　　　　副高：熟练掌握　　正高：熟练掌握

（1）发育异常学说：目前普遍认为在胚胎发育过程中，由于血管发育异常，引起肿瘤样增生而形成血管瘤。有些在出生时即存在，或在出生后不久即能看到，亦说明为先天发育异常。

（2）其他学说：毛细血管组织感染后变形，导致毛细血管扩张；肝组织局部坏死后血管扩张形成空泡状，其周围血管充血、扩张；肝内区域性血循环停滞，致使血管形成海绵状扩张；肝内出血后，血肿机化、血管再通后形成血管扩张。

知识点3：肝海绵状血管瘤的病理　　　　　副高：熟练掌握　　正高：熟练掌握

肝海绵状血管瘤一般边界清楚，大小不一，最小直径者仅为数毫米，大者可超过20cm。90%为单发，以肝右叶居多。少数为多发，可占据整个肝，又称肝血管瘤病。肝海绵状血管瘤肉眼观为紫红色或蓝紫色，可呈不规则分叶状，质地柔软，有囊性感，亦可坚实较硬。一般位于肝包膜下，也可深居于肝实质内。常与Glisson鞘紧密相连，肝表面可呈凹陷或隆起。与周围肝实质分界明显。肝海绵状血管瘤一般不伴有肝硬化。切面呈蜂窝状，内充满血液。显微镜下可见到大小不等的囊状血窦，窦壁内衬有一层成熟的内皮细胞，血窦内常充满红细胞，有时有血栓形成。血窦之间为纤维组织分隔，偶见被压缩的细胞索，大的纤维分隔内有小血管和小胆管，纤维分隔可发生钙化。

知识点4：肝海绵状血管瘤的临床表现　　　　副高：熟练掌握　　正高：熟练掌握

（1）多数肝血管瘤无明显不适症状，多在健康体检常规行B超检查或行腹部手术时被发现。

（2）当血管瘤增大至5cm以上时，可能出现非特异性的腹部症状，表现为：①胃肠道症状：可出现右上腹隐痛和不适，食欲不振、恶心、呕吐、嗳气、食后胀饱和消化不良等；②压迫症状：巨大的血管瘤可对周围组织和器官产生推挤和压迫。压迫食管下端，可出现吞咽困难；压迫肝外胆管，可出现阻塞性黄疸和胆囊积液；压迫门静脉系统，可出现脾大和腹水；压迫肺脏可出现呼吸困难和肺不张；压迫胃和十二指肠，可出现消化道症状等；③肝血管瘤破裂出血：可出现上腹部剧痛、出血和休克症状，多为生长于肋弓以下较大的肝血管瘤因外力导致，但临床非常罕见；④Kasabach-Merritt综合征：为血管瘤同时伴有血小板减少、大量凝血因子消耗引起的凝血异常。其发病机制为巨大血管瘤内血液滞留，大量消耗红细胞、血小板、凝血因子Ⅱ、Ⅴ、Ⅵ和纤维蛋白原，引起凝血机制异常，可进一步发展成DIC；⑤其他：游离在肝外生长的带蒂血管瘤扭转时，可发生坏死，出现腹部剧痛、发热和虚脱。也有个别患者因血管瘤巨大有动静脉瘘形成，导致回心血量增多和加重心脏负担，导致心力衰竭而死亡。另外，也有罕见的胆管出血者。

知识点5：肝海绵状血管瘤的临床分型　　　　副高：熟练掌握　　正高：熟练掌握

根据临床表现及瘤体大小，临床上可将其归纳为四种类型。①无症状型：肿瘤直径＜4cm，B超、CT等影像检查或剖腹手术发现；②腹块型：肿瘤增长至一定大小，虽未产生自觉症状，但患者无意中发现肿块；③肿瘤压迫型：占50%～60%，肿瘤生长至相当程度，压迫邻近脏器及组织，出现上腹胀满、疼痛，有时纳差、恶心、乏力等。但疼痛往往不是肝血管瘤直接引起；④内出血型：肿瘤发生破裂，腹腔内出血，心悸、头晕、低血压、休克等症状，同时伴有剧烈腹痛、腹肌紧张，死亡率很高。偶有肿瘤带蒂者，当发生扭转时也可出现急腹症症状。

知识点6：肝海绵状血管瘤的辅助检查　　　　副高：熟练掌握　　正高：熟练掌握

（1）实验室检查：检查结果多数在正常范围，有部分巨大肝海绵状血管瘤患者可出现红细胞、白细胞、血小板计数减少或纤维蛋白原减少。

（2）B超检查：直径＜4cm的肝小血管瘤可表现为：①高回声型：最常见的类型，约占80%，血管窦壁厚，间隔主要是纤维组织，血窦减少，反射界面多，故出现密集的高回声结节，结节呈圆形或椭圆形，边界清楚，中心有间隔，内部回声均匀；②低回声型：约占11%。血窦壁薄，血窦稍大，反射界面相对少，多呈低回声肿瘤；③混合型：约占9%，其内部为高和低回声不规则的混合，光点较粗糙，有明确的边界，多见于稍大的血管瘤。直径＞4cm的中等大血管瘤倾向于混合瘤，无明确的边界，其间有多个网眼状或蜂窝状低密度透声区。巨大的肝海绵状血管瘤在表现为实质性不均匀的强回声条索和斑片，有形态不规则和大小不等的液性区与之混杂存在。

（3）CT检查：平扫图像上呈现密度均匀一致的低密度区，在快速注入造影剂做增强显像时出现由瘤体周边向中心逐渐密度增高，可形成"环形""斑片状"高密度区，这些高密度区逐步弥散、扩大、融合。延迟扫描可见肿瘤完全填充，由高密度逐步变为等密度。

（4）MRI检查：据统计，MRI对肝良、恶性占位性病变的鉴别诊断正确率超过90%。通常在T1加权像，肝血管瘤为低信号，稍大的血管瘤信号可稍有不均匀。在T2加权像，肝血管瘤具有非常高的信号强度。此点与肝癌的表现不同，后者在T1加权像上信号中等偏低，而在T2加权像上呈中等偏高。

（5）血管造影：由于海绵状血管瘤是肝动脉末梢的畸形，其结构由"海绵状"的血窦组成，其中无正常血管、胆管及肝细胞，无动静脉瘘的特点，促使造影剂进入瘤体较快，而弥散慢，排除时间长，即所谓"快进慢出"征。在＜10cm的肝血管瘤常表现为"爆米花状"，由于肿瘤中心血流缓慢而呈"C"或"环状"；巨大血管瘤供应动脉较粗，动脉期表现为"血树枝"或"腊梅花"状，实质期呈"雪片状"，大结节呈"米花团"状。

知识点7：肝海绵状血管瘤的鉴别诊断　　　　副高：熟练掌握　　正高：熟练掌握

（1）原发性肝癌：原发性肝癌AFP阳性者不难与血管瘤相区别，但对AFP阴性的原发性肝癌，特别是小肝癌（直径≤5cm），因其临床症状不明显，有时很难与小血管瘤相鉴别，值得重视。一般肝癌患者多有肝炎、肝硬化史。腹部能触及肿块者其肿块质地较硬，表面高低不等，无压缩性。影像学检查有助于二者的鉴别。

肝海绵状血管瘤与原发性肝癌的鉴别

	肝海绵状血管瘤	原发性肝癌
性别	女性多见，约占60%	男性多见，约占80%
病程	较长	较短
合并肝硬化	极少	常见，占80%以上
B超	回声增强的光团密度均匀，边界清楚无声晕	不均匀低回声区，多有声晕
CT	平扫为均匀一致的低密度肿块，增强扫描后肿块迅速由周边强化且持续时间较长	平扫为不均匀的低密度肿块，增强后虽有增强，但仍为相对低密度灶
肝动脉造影	显影早，消失慢	可见肿瘤血管及肿瘤染色，可出现肿瘤包绕动脉征

（2）肝非寄生虫性囊肿：孤立单发肝囊肿易与肝海绵状血管瘤相鉴别，只有少数多囊肝可能与肝海绵状血管瘤混淆。多囊肝50%以上合并多囊肾，病变大多遍布肝，B超、CT示病变为大小不等、边界光滑、完整的囊腔，可能有家族遗传因素。

（3）肝包虫病：患者多有牧区生活史或与羊、犬接触史，肝包虫皮内试验（Casoni试验）阳性，血嗜酸性粒细胞增多。

知识点8：肝海绵状血管瘤的治疗原则　　　　　副高：熟练掌握　　正高：熟练掌握

（1）非手术治疗：小的无症状的肝血管瘤不需治疗，但应每隔3～6个月做B超检查，动态观察肿瘤变化。非手术治疗主要是利用栓塞剂使血窦腔内皮细胞受到物理、化学刺激，使其破坏，造成血窦腔内广泛血栓形成，致纤维化闭塞，瘤体萎缩。适应证：①术中发现无法切除或剥离者；②切除瘤体需损失较多正常肝组织；③心、肺、肾等重要脏器功能严重受损不能手术；④拒绝开腹手术或术后需再治疗者。

（2）手术治疗适应证：①血管瘤直径＞10cm；②肿瘤直径5～10cm，但位于肝脏边缘，有发生外伤性破裂大出血的可能；③肿瘤直径3～5cm，肿瘤虽小，但有明显症状，或不能排除肝癌。

（3）手术方法：①肝血管瘤包膜外剥除术：肝血管瘤为良性肿瘤，不要求切缘阴性，术中可最大限度地保留功能性肝脏；同时瘤体多呈膨胀性生长，可压迫周围肝组织形成一层薄的纤维包膜，沿该界面剥离手术出血少，故该术式使用最为广泛。②肝叶切除术：如血管瘤包膜不完整或缺如（一味剥除可造成大量出血）或瘤体完整占据半肝，可考虑采用肝切除术。③瘤体捆扎术：当瘤体多发，切除最大瘤体时出血量多，为减少出血可捆扎肝表面较小的瘤体。适用于肝左右叶多发性血管瘤或剜除、肝叶切除有困难者。

知识点9：肝海绵状血管瘤术中常用的血流阻断方式及优缺点

副高：熟练掌握　　正高：熟练掌握

（1）全肝入肝血流阻断法：即Pringle法，是肝切除术中减少出血量的最常用手段，具有操作简单、无须解剖肝门血管及胆管等优点，但该阻断方式每次阻断时间一般为15～20分钟，对巨大血管瘤需多次阻断，易造成缺血再灌注损伤、肠道淤血及肠道细菌移位等。

（2）半肝入肝血流阻断法：通过解剖肝门，分离出左、右肝动脉和门静脉左、右支，选择性阻断拟切除的患侧半肝血流。该法的优点是可保留健侧半肝的正常入肝血流，防止肠系膜血管淤血，保持血流动力学稳定，并能清晰地显示肝切除的分界线，但其缺点是需要精细的解剖肝门结构，操作难度较大，术前影像学检查提示肝动脉或门静脉存在严重解剖结构变异时慎用或禁用。

（3）常温下全肝血流阻断法：依次阻断第一肝门、肝下下腔静脉和肝上下腔静脉，该法可安全用于肝脏较大静脉或下腔静脉的重建，特别适合于巨大瘤体毗邻肝脏较大静脉或下腔静脉，缺点可造成血流动力学不稳定，其他缺点同Pringle法。

（4）保留腔静脉通畅的全肝血流阻断法：是同时阻断肝十二指肠韧带和肝静脉，而不阻断腹主动脉和下腔静脉，该法不干扰腔静脉血流，避免了气体栓塞、反流性出血及术中血流动力学状态的改变，其缺点是操作复杂，其他缺点同Pringle法。

知识点10：肝海绵状血管瘤术后并发症观察及需要处理的问题

副高：熟练掌握　　正高：熟练掌握

（1）血浆蛋白改变：术后1周清蛋白下降达高峰，2周后开始回升，2～4周恢复接近正常水平。

（2）血糖变化：大量切除肝组织，肝糖原储备能力下降，停止输入葡萄糖后，可能发生低血糖。

（3）电解质改变：术后创伤及禁食、引流致钾、钠、氯降低。

（4）肝功能改变：麻醉、手术创伤使肝功能受损，胆红素、转氨酶升高1周左右恢复接近正常水平。

（5）凝血功能改变：各凝血因子、血小板减少，造成出血，一般需2～6周逐渐恢复。

（6）肝衰竭：多发生在术后2周内，尤其是术前肝功能失代偿状态。

（7）术后出血：止血不彻底或肝组织坏死、脱落致继发出血。也可为肝功能改变所致。

（8）胆汁瘘：结扎胆管线不牢或肝组织坏死脱落所致。

（9）肺部并发症：术后肺不张引起肺部感染。

第六节　肝　腺　瘤

知识点1：肝腺瘤的概念　　　　　　　　　副高：熟练掌握　正高：熟练掌握

肝腺瘤又称肝细胞腺瘤，是较少见的肝脏良性肿瘤。长期服用避孕药者该病的发病率为（3~4）/1万，而在不服用避孕药及服用避孕药史短于2年的妇女该病的发病率仅为1/100万。在肝脏良性肿瘤中，肝腺瘤的发病率仅次于肝血管瘤。

知识点2：肝腺瘤的病因　　　　　　　　　副高：熟练掌握　正高：熟练掌握

肝细胞腺瘤与女性口服避孕药有关，包括黄体酮和人工合成雌激素。偶尔也与男性应用糖皮质激素有关。大约有60%的患者与单纯接触美雌醇有关，约有80%患者与接触美雌醇类产品有关。有人认为，与美雌醇在肝细胞滑面内质网无法去甲基化导致大量致瘤性代谢产物集聚有关。

知识点3：肝腺瘤的病理　　　　　　　　　副高：熟练掌握　正高：熟练掌握

肝细胞腺瘤多见于右叶，70%为单个结节，直径一般>10cm，最大为20~30cm。偶尔肿瘤可呈多个结节。肿瘤边界清楚，常有不完整的纤维包膜。切面上肿瘤稍隆起，质地与周围肝组织相近但颜色稍浅，可见出血或梗死。镜下肿瘤呈索状排列，细胞索由1或2排肝细胞组成，这些细胞较正常肝细胞稍肥大，但异型性不明显，核分裂象偶见或缺乏，常见于长期使用激素或口服避孕药者。有时瘤细胞呈腺管样排列，管腔可见胆栓。瘤内常见扩张呈囊状的血窦，当出现大量囊状血窦时形成肝紫癜症。

知识点4：肝腺瘤的临床表现　　　　　　　副高：熟练掌握　正高：熟练掌握

肝腺瘤的临床表现随肿瘤大小、部位及有无并发症而不同。

（1）5%~10%无任何症状，查体或手术时偶然发现。

（2）肿瘤长大到一定程度时，可出现下列临床征象：①腹块型：此型较多见，患者除发现上腹包块外，常无任何症状。体检时可扪及肿瘤。当肿块逐渐增大而压迫邻近脏器时，可出现上腹部饱胀不适、恶心、上腹隐痛等症状，超声或肝CT检查，可发现肝脏占位性病变，边界较清楚，多有包膜；②急腹症型：腺瘤由单独动脉供血，动脉一般没有结缔组织支持，经常出现瘤内出血，有时会导致包膜破裂。瘤内出血患者可有突发性右上腹痛，伴有恶心、呕吐、发热等，体检时可有右上腹肌紧张、压痛及反跳痛；肿瘤破裂引起腹腔内出血时，可出现右上腹剧痛、腹部有压痛和反跳痛等腹膜刺激症状，严重者可因出血过多造成休克。

知识点5：肝腺瘤的辅助检查　　　　　副高：熟练掌握　正高：熟练掌握

（1）B超：无特异性，仅显示肿瘤部位、大小和数目。可见边界清楚的病灶，回声依周围肝组织不同而不同。

（2）CT：增强CT示腺瘤为等密度或轻度低密度，因腺瘤血运丰富，在造影的动脉期CT影像更容易发现腺瘤。伴有糖原贮积病或其他致脂肪浸润的患者，肿瘤可以表现为高密度。中心坏死、钙化偶尔也很明显。肿瘤内出血在平扫CT上表现为高密度，造影后增强不均一。

（3）MRI：T1加权像上有均一增强的信号和边界清楚的低密度包膜；T2加权像上瘤体呈不均匀的高信号区，瘤周低信号环不能显示。

知识点6：肝腺瘤的诊断要点　　　　　副高：熟练掌握　正高：熟练掌握

（1）以妇女多见，常有口服避孕药史。

（2）早期常无症状，肿瘤较大、压迫邻近器官者，可出现上腹胀满或隐痛。

（3）瘤内出血者可出现发作性右上腹痛，伴发热，右上腹有压痛并伴肌紧张；肿瘤破裂出血时，表现为急腹症并伴有失血性休克。急性出血发作与月经关系密切。

（4）有症状者常可扪及肝脏肿块，表面光滑，质地较硬，多无压痛，若为囊腺瘤则触之有囊性感。

（5）常无肝病背景，HBV和HCV常为阴性，肝功能和AFP检查通常正常。

（6）^{99m}Tc-PMT扫描常为强阳性，有助于与肝癌相鉴别。

（7）腹部B超、CT、选择性肝动脉造影及MRI检查结果有助于判断肿瘤的部位、大小及内容物，但无助于与肝癌相鉴别。

（8）确诊依赖于病理检查。

知识点7：肝腺瘤的鉴别诊断　　　　　副高：熟练掌握　正高：熟练掌握

（1）原发性肝癌：本病因影像学无明显特异性征象，易误诊为肝癌。但病史上原发性肝癌多有乙肝、肝硬化的病史，肝功能异常和AFP升高。如有口服避孕药、雄激素等药物史应怀疑本病。

（2）局灶性结节性增生：本病在彩色多普勒下示血流增强，可显示从中心动脉放射周围的血管。病理肉眼可见中心星状瘢痕。

知识点8：肝腺瘤的治疗原则　　　　　副高：熟练掌握　正高：熟练掌握

因腺瘤有出血、破裂和恶变可能，故确诊后均采取及早手术治疗。手术切除预后良好，个别报道腺瘤恶性变和术后复发，为预防复发切除应彻底，包括切除部分正常的肝组织。手术方法：①肝叶切除术：肿瘤侵犯一叶或半肝，可做局部、肝叶或半肝切除。由于肿瘤有包膜，可沿包膜切除肿瘤，疗效满意。对于多发性肝腺瘤，可将大的主瘤切除，小瘤可逐一剜除，疗效亦较满意。②囊内剜除术：腺瘤邻近大血管或位于第一、第二肝门处不能将肿瘤完整切除时，可做囊内剜除术。③肝动脉结扎或栓塞术：腺瘤位于第一、第二肝门，位置深在或邻近大血管、胆管，或腺瘤与邻近脏器有紧密粘连不易分开时可结扎肝左、右动脉，亦可在肝动脉结扎同时用明胶海绵等行肝动脉栓塞。对控制肿瘤生长、防止腺瘤破裂起到一定作用。

第七节　非寄生虫性肝囊肿

知识点1：非寄生虫性肝囊肿的概念　　　　　副高：熟练掌握　正高：熟练掌握

非寄生虫性肝囊肿是常见的肝脏良性疾病，以潴留性囊肿和先天性多囊肝多见。单发性肝囊肿可发生于任何年龄，女性多见，常位于肝右叶。多发性肝囊肿，比单发性多见，可侵犯左右肝叶，多发性肝囊肿约50%可合并多囊肾。潴留性肝囊肿为肝内某个胆小管（如炎症、水肿、瘢痕）堵塞，引起分泌增多及胆汁潴留而造成。而先天性显性染色体遗传性肝囊肿多无胆汁淤滞，呈多发性，常伴有肾脏或其他脏器的多囊性变。

知识点2：非寄生虫性肝囊肿的发病机制　　　　副高：熟练掌握　正高：熟练掌握

（1）胚胎发育早期：肝管生长过多，有的逐渐消失，有的多余遗留，因分泌物聚积而形成囊肿。

（2）胚胎发育中期：肝内产生过多的小胆管，有些未与胆管连接，继发液体潴留而形成囊肿。

（3）胚胎发育期：异常演变而来的肝管构成肝囊肿的囊壁，囊腔内继发炎症增生和液体潴留而形成囊肿。

知识点3：非寄生虫性肝囊肿的病理　　　　　副高：熟练掌握　正高：熟练掌握

单发性肝囊肿大小不一，差别很大。小者仅数毫米，大者直径可达20cm，一般含液量常在500ml以上，多者可达2000ml。囊肿呈圆形或椭圆形，多为单房，亦有多房者。有时带蒂，有完整包膜。与肝内胆管不相交通。囊肿表面呈乳白色，也有的呈蓝灰色，囊壁厚薄不一，为0.5～5mm。组织学从外向内分为3层：外层随在肝内的位置不同而异，可为腹膜或被压缩的肝组织；中层由致密结缔组织（内有血管网）、结缔组织（内有血管和胆管）及疏松结缔组织（内有强力纤维）组成；内层为单层立方上皮，柱状上皮或假复层上皮亦可见鳞状上皮或内膜退化。囊液多为清亮的中性或碱性液体，可混有胆汁，比重为1.010～1.022，含有少量的清蛋白、黏蛋白、胆固醇、红细胞、胆红素、酪氨酸或胆汁等。若合并囊内出血可呈咖啡色。

多发性肝囊肿比单发性多见，约半数的多囊肝患者同时合并有多囊肾。囊肿可散布于全肝，或密集于肝的一叶，以右肝为多见。标本切面里蜂窝状改变，囊肿之间的肝组织一般正常。囊壁菲薄分两层；内层为上皮细胞，外层为胶原样组织。多发性肝囊肿很少引起门脉高压症，但可合并胆管狭窄、胆管炎。晚期可引起肝损害。

知识点4：非寄生虫性肝囊肿的临床表现　　　　副高：熟练掌握　　正高：熟练掌握

先天性肝囊肿生长缓慢，多数患者无明显症状，仅在体检时被B超、CT发现，有时也在施行腹部其他手术时偶尔发现。当囊肿长大到一定程度，引起的症状有：

（1）上腹部肿块：是许多患者的早期症状，约55%的患者出现。

（2）压迫症状：压迫邻近脏器，如胃、十二指肠和结肠，可有食后饱胀、食欲缺乏、上腹不适、隐痛等症状。

（3）腹痛：约30%患者出现，如有囊肿破裂或囊内出血，可出现急腹症症状；若带蒂囊肿扭转，可突发右上腹剧痛。

（4）黄疸：压迫胆管引起阻塞性黄疸者较为少见，仅有5%的病例出现。

（5）全身症状：若合并囊肿感染，可出现畏寒、高热、白细胞增多等类似肝脓肿的症状。

（6）体征：体检时唯一的阳性体征是右上腹部肿块或肝增大，约40%的患者出现，可触及肿块表面光滑，有囊性感，无压痛，可随呼吸上下移动。若囊肿较小则无任何阳性体征。

知识点5：非寄生虫性肝囊肿的辅助检查　　　　副高：熟练掌握　　正高：熟练掌握

（1）B超：是确诊的可靠方法，以其无创、经济、便捷为诊断肝囊肿的首选方法。可显示肝内单发或多发肿物，内有明显的液性暗区，囊内无组织碎片反射波。

（2）CT：可精确囊肿的大小、部位、形态和数目。大的肝囊肿因其所在部位不同可显示膈肌抬高或胃肠受压移位等征象。

（3）MRI：T1加权像上呈低信号，边缘清楚；T2加权像上囊肿呈明显均匀高信号。

（4）其他检查：多发性肝囊肿患者还应检查肾、肺、胰以及其他脏器有无囊肿或先天性畸形。

知识点6：非寄生虫性肝囊肿的鉴别诊断　　　　副高：熟练掌握　　正高：熟练掌握

（1）细菌性肝脓肿：患者常继发于胆管感染或其他部位感染灶，且发病急，全身感染中毒症状重。而肝囊肿发病时间长，大多数患者在感染前已经确诊，部分患者在感染前有反复肝穿刺史，CT示肝囊肿边界锐利、壁薄。肝脓肿壁因充血水肿呈层状或月晕状。

（2）阿米巴性肝脓肿：有阿米巴痢疾史，起病缓，病程长，粪便可查到阿米巴滋养体或包囊，肝穿刺液为巧克力色，并可找到阿米巴滋养体。

（3）肝棘球蚴病：流行地区生活史，密切接触狗、羊史，包虫囊液皮内试验、间接荧光抗体试验等特异性检查阳性。多房棘球蚴病MRI显示不规则的高密度区，可有散在钙化点，病灶边界不整齐呈"地图征"，无明显增强征象。

（4）胆囊积液：多有胆囊炎病史，胆囊造影时胆囊不显影，B超或CT检查可见积液在肝外而非肝内。

（5）胰腺囊肿：左外叶巨大囊肿应与之鉴别。胰腺囊肿位置多较深在，常有压痛，既往有外伤或胰腺炎史。B超与CT可见囊肿与胰腺相连。

（6）右肾囊肿：右半肝下部的囊肿应与之鉴别。可有泌尿系症状，静脉肾盂造影、B超、CT检查可显示囊肿与肾的关系，较易鉴别。

知识点7：非寄生虫性肝囊肿的治疗原则　　　　　副高：熟练掌握　　正高：熟练掌握

（1）直径≤5cm而无症状的肝囊肿：不需处理，定期复查即可。

（2）大且有症状的肝囊肿：治疗原则为去除囊液，充分引流。采用的方法：①囊肿穿刺抽液术：在B超定位引导下经皮肝穿刺直达囊腔，尽量抽净囊液，每周抽吸1次，一般3~4次即能使囊肿明显缩小。适用于患者不能耐受手术的巨大囊肿，以缓解症状，可同时行囊内无水乙醇注射术以使囊壁细胞变性。②囊肿开窗术：为治疗单发性较大囊肿的首选方法。即在剖腹下将囊壁切除至少1/3，吸净囊液后囊腔敞开，囊液流入腹腔由腹膜吸收。手术创伤小，术后很少复发。③囊肿切除术：一般用于带蒂的囊肿。对于左外叶巨大囊肿或位于肝边缘的囊肿可行肝叶或局部切除术，效果良好。④囊肿内引流术：囊液染有胆汁或者囊腔与胆管相通时可行此术，常用空肠Roux-Y型吻合术。但吻合口必须够大，失功能空肠段至少在60cm以上，以免发生逆行性感染。

（3）对多发性肝囊肿：一般不宜手术，仅在有一巨大囊肿或几处较大囊肿引起症状时才考虑做一处或几处开窗术，或对其中的一个巨大囊肿做引流术，病变位于一叶者行肝叶切除术。对严重的多囊肝患者，宜先行较大囊肿穿刺放液，减低压力，促进肝细胞再生恢复，待肝功能正常、全身情况改善后再考虑行囊肿开窗术。但应注意对囊肿较多者不宜一次全部开窗，以免因大量囊液流入腹腔导致腹水，造成不良后果。

第八节　肝包虫病

知识点1：肝包虫病的概念及类别　　　　　　　　副高：熟练掌握　　正高：熟练掌握

肝包虫病又称为肝棘球蚴病，是犬绦虫（棘球蚴虫）的囊状幼虫（棘球蚴）寄生在肝所致，常见于畜牧业地区，是人畜共患性寄生虫病。主要分布于亚洲、非洲、南美洲及中东地区、中欧地区、北美阿拉斯加和日本北海道，我国西部属包虫病高发地区。包虫病主要有两种类型：①囊型包虫病（HCE）：是由细粒棘球绦虫的虫卵感染所致，较常见；②肝泡型包虫病（HAE）：是由多房性棘球绦虫或称滤泡状棘球绦虫的虫卵感染所致。两种类型包虫病在肝内的生长方式和病理形态的不同决定了其治疗原则、手术方式和预后的不同。

知识点2：肝包虫病的病因　　　　　　副高：熟练掌握　正高：熟练掌握

犬绦虫寄生在狗的小肠内，随粪便排出的虫卵常黏附在狗、羊的毛上，人吞食被虫卵污染的食物后，即被感染。虫卵经肠内消化液作用，蚴脱壳而出，穿过肠黏膜，进入门静脉系统，大部分被阻留于肝脏内。蚴在体内经3周便发育为包虫囊。包虫囊肿在肝内逐渐长大，依所在部位引起邻近脏器的压迫症状，并可发生感染、破裂播散及空腔脏器阻塞等并发症。

知识点3：肝包虫病肝右叶发病率高的原因　　副高：熟练掌握　正高：熟练掌握

肝右叶较左叶大3倍，门静脉右支较左支粗大而较直，当肠系膜上静脉与脾静脉汇合为门静脉后，由于"层流现象"的作用，使肠系膜上静脉血流大部分注入门静脉右支，故含有六钩蚴的静脉血液主要流入肝右叶较左叶为多。

知识点4：肝包虫病的传播途径　　　　　副高：熟练掌握　正高：熟练掌握

肝囊型包虫病的终末宿主是犬，而中间宿主是羊、牛、马及人。细粒棘球绦虫寄生在狗的小肠内，虫卵随粪便排出，污染草场、水源环境。人误食虫卵，在胃、十二指肠内孵化成六钩蚴，穿经黏膜静脉后汇入门静脉血流，首先到达肝脏滞留寄生，约占包虫病的70%；部分六钩蚴可经肝静脉汇入到心脏，进而至肺脏寄生，约占包虫病的20%；仍有六钩蚴可经肺循环进入体循环播散至全身其他脏器。例如：腹腔、脾、肾、脑、骨、肌肉、眼眶等寄生，约占包虫病的10%；多脏器包虫病亦可占到包虫病例的10%左右。

知识点5：肝囊型包虫病的临床表现　　　副高：熟练掌握　正高：熟练掌握

（1）全身症状：较轻微且缺乏特异性，包括乏力、失眠、消瘦等。

（2）局部症状：体积较大的包虫囊肿可压迫胃肠道，产生上腹部饱胀、食欲缺乏、恶心和呕吐等症状；囊肿压迫胆管时，可引起黄疸、胆绞痛和胆囊炎等症状；压迫膈肌可影响呼吸；压迫门静脉，则引起脾大和腹水；压迫下腔静脉时，可产生下肢水肿。

（3）体征：单纯性包虫囊肿的早期体征不明显，发展至一定阶段可出现上腹肿块，如囊肿位于肝表面，右上腹渐渐隆起，肿块呈圆形，表面光滑，坚韧而有弹性。叩诊呈实音，可以触及波动感及震颤，即"包虫囊震颤征"。在右肋缘下叩击邻近膈壁浅表部的包虫囊肿，另一手在右下胸部肋间，可感到囊液冲击感。

知识点6：肝囊型包虫病的并发症　　　　副高：熟练掌握　正高：熟练掌握

（1）感染：包虫死亡、胆汁渗入、附近炎症浸润或血行感染等，均可引起肝包虫囊肿感染。感染后体温升高，局部出现持续性钝痛及压痛外，包虫囊肿迅速增大，对周围器官的压迫症状更加明显。如受外力挤压、不恰当的穿刺，易发生破裂。溃破的肝包虫囊肿很容易继发感染。感染使蚴虫死亡，使囊肿转化为脓肿，并产生肝脓肿的相应症状。

（2）穿破：①破入胆道：这是最常见的并发症，有5%～10%，其中约21%破入胆总管，33%破入胆囊和胆囊管，43%破入肝内胆管。破入胆道时有胆绞痛、黄疸和荨麻疹3个主要症状，囊内物质又可阻塞胆道，引起急性梗阻性化脓性胆管炎（AOSC）。②破入腹腔：囊肿破裂时囊液、子囊和头节溢入腹腔，引起不同程度的一时性的腹膜刺激，可突发腹痛和过敏性休克，数小时内出现等麻疹和皮肤瘙痒。重度炎症可使棘球蚴死亡，留下肉芽肿。但更常见的是存活的棘球蚴再形成新的囊肿，称为腹腔继发性棘球蚴病。如有胆汁从囊肿破裂处漏入腹腔，则可引起严重的胆汁性腹膜炎。③破入胸腔：位于肝上部的囊肿有向胸腔方向生长的倾向，偶尔可穿破膈肌而进入胸腔内。肝包虫囊肿向胸腔内破裂比肺内原发性包虫囊肿多见。向胸腔破裂后，囊肿可与胸膜腔或支气管交通。由于包虫囊肿常侵犯右肝，右侧胸腔较常受累。破入胸腔时常伴阵发性剧烈咳嗽和刀割样疼痛，约有3%患者可发生休克和窒息，起初咳出血性泡沫痰，然后咳出的痰带有胆汁，80%的患者可咳出内囊碎片。④穿破腹壁：肝包虫囊肿合并感染与腹壁粘连时溃破腹壁，形成外瘘，流出囊液及内囊。

（3）变态反应：囊内容物少量外漏导致的变态性反应可引起荨麻疹，并不常见但有诊断价值，尤其是患者到过包虫病的流行区。肝包虫病患者偶尔出现多发性关节炎，可继发循环系统IgE和免疫复合物升高。

知识点7：肝囊型包虫病的辅助检查　　　　副高：熟练掌握　　正高：熟练掌握

（1）棘球蚴囊液皮内试验：滤去头节的棘球蚴囊液，高压消毒作为抗原，稀释1∶10～1∶100取0.2ml皮内注射15分钟后皮丘红晕＞2cm为阳性，6～24小时出现阳性反应仍有价值，阳性率达90%～93%。

（2）补体结合试验：囊肿破裂或术后短期内由于人体吸收较多抗原，阳性率较高，对术后是否仍有存留有一定价值。

（3）间接血凝试验：阳性率达90%。

（4）间接荧光抗体试验：羊棘球蚴囊壁冷冻切片作为抗原，阳性率达100%，健康人阴性率95.8%～100%。

（5）血常规：嗜酸性粒细胞增多，可达4%～12%，囊肿破裂入膜后可达30%。

（6）X线检查：显示圆形、密度均匀、边缘整齐的阴影，或有弧形钙化囊壁影。

（7）B超：显示包虫不同时期的病理形态及并发症特征和囊肿大小、部位。

（8）CT检查：单发或多发，周围正常肝组织有锐利的边界，清楚的囊壁可部分或全部钙化，占60%。多囊，分叶，多有分隔。

（9）MRI：肝多房棘球蚴病显示不规则的高密度区，可有散在钙化点，病灶边界不整齐呈"地图征"，无明显增强征象。

知识点8：肝囊型包虫病的鉴别诊断　　　　副高：熟练掌握　　正高：熟练掌握

（1）肝癌液化：巨块性肝癌中心坏死液化虽然影像学均为囊性病变，但肝癌患者多有慢性肝病病史，再结合B超、CT和甲胎蛋白检查，必要时穿刺活检，一般不难鉴别。

（2）阿米巴性肝脓肿：有阿米巴痢疾史，起病缓、病程长，全身情况正常，但贫血明显，粪便可查到阿米巴滋养体或包囊，肝穿刺液为巧克力色，并可找到阿米巴滋养体。经囊液皮内试验、间接荧光抗体试验等特异性检查可明确诊断。

（3）细菌性肝脓肿：患者常继发于胆管感染或其他部位感染灶，且发病急，全身感染中毒症状重。肝棘球蚴病发病时间长，且有流行地区生活史，密切接触狗、羊史，经棘球蚴囊液皮内试验、间接荧光抗体试验等特异性检查可明确诊断。

（4）先天性肝囊肿：无流行病学史，超声显示囊壁较薄且光滑，囊液均匀，无"双层壁"影像学特征，免疫试验多呈阴性反应。

（5）两种类型包虫病：从致病源、临床表现、影像学特征、免疫应用学、治疗原则乃至预后都不尽相同，其主要鉴别要点详见下表。

肝囊型和肝泡型包虫病的鉴别要点

	肝囊型包虫病	肝泡型包虫病
致病源	细粒棘球绦虫的虫卵	多房棘球绦虫的虫卵
终末宿主	犬为主	狐、狼为主
中间宿主	羊、马、牛及人	啮齿类动物及人
感染器官	肝70%，肺20%，其他器官10%	肝脏100%，肝周围可浸润和转移至肺、脑
病理	病理形态结构分内囊和外囊，内囊为包虫的本体，内层为生发层外层为角质层。外囊在内囊周围形成一层纤维包膜。囊内容物有囊液、育囊、原头节、生发囊和子囊。呈膨胀性增长	病理学特征是病灶由众多约1mm大小囊泡组成，并呈外生浸润性生长。具有直接侵犯邻近组织肝和膈肌，并可向肺、脑转移，故亦有寄生虫性肝癌或"虫癌"之称
临床表现	包虫压迫症候群，包虫囊破裂可导致过敏、播散种植和感染并发症	侵犯胆道导致梗阻性黄疸、门脉高压症候群
影像学特征	可呈"双层壁""蜂窝征""水上浮莲征"及弧状钙化影	病灶中心坏死液化腔，不规则点、片状钙化，病灶周边贫血区
免疫学诊断	较敏感，对耐热B抗原免疫反应具有相对特异性	敏感，对Em2或Em18抗原免疫反应最为特异
治疗原则	手术摘除包虫，避免囊液外溢；药物是治疗及手术前后应用的重要手段	根治性肝切除为主，长期药物治疗为辅，终末期患者可选择肝移植
预后判断	较好，多数可经手术或药物治愈	较差，早期根治性切除病灶可治愈

知识点9：肝囊型包虫病的非手术治疗　　　　　副高：熟练掌握　　正高：熟练掌握

药物治疗是手术前后重要的辅助治疗手段。

手术中应常规使用抗过敏药物（如氢化可的松或地塞米松）和做好抢救过敏性休克的准备。常用的抗包虫病药物有苯丙硫咪唑类（阿苯达唑）及吡喹酮片剂等。

（1）甲苯达唑：100～200mg，tid，口服，3～4周为1疗程，需反复治疗。

（2）阿苯达唑：20mg/（kg·d），bid，口服，4周为1疗程，需反复治疗。

（3）吡喹酮：10～20mg/kg，顿服，10天为1疗程，疗效好，严重心、肝、肾及精神病患者慎用。

知识点10：肝囊型包虫病的手术治疗　　　　　副高：熟练掌握　　正高：熟练掌握

主要的治疗方法是手术摘除包虫。手术治疗原则是清除棘球蚴，防囊液污染，缩小或消灭外囊残腔。常用的手术方法有：

（1）肝囊型包虫外囊完整剥除术：主要适应证为：①无心、肺、肾等脏器严重疾病或全身严重疾病，且可耐受麻醉和手术者；②原发性包虫囊肿部分突出肝表面者；③手术或穿刺治疗后复发或胆瘘包虫囊，但周围组织粘连尚可分离者。相对禁忌证为：①钙化型并与周围粘连紧密难以分离的各型包虫囊者；②包虫囊肿巨大使手术操作空间窄小，不能充分显露手术视野者；③多发囊肿并邻近大血管或胆道。

（2）肝囊型包虫外囊次全切除术：鉴于部分包虫囊由于钙化或手术而与周围粘连紧密，难以剥离者，尤其包虫囊肿紧贴肝门主要血管胆管，而分离困难者可实施外囊次全切除术仍可取得较理想效果。

（3）肝囊型包虫内囊摘除术：手术适应证为：①肝脏各种类型的囊性包虫病；②手术后复发的囊性包虫病；③已破裂或感染的囊性包虫病；④钙化型包虫囊肿；⑤贴近大血管的包虫囊肿。术中用浸有高渗盐水纱布包绕囊肿，做仔细的手术野保护，置残腔外引流前检查外囊壁瘘口胆管，经胆囊管注射亚甲蓝确认胆瘘部位和瘘口大小，若明显胆瘘需缝合胆瘘并行胆囊切除经胆囊管置引流管胆总管减压，术后明显减少了原位复发、腹腔播散、胆瘘，缩短带引流管时间。

（4）肝切除术：对下列情况患者，行肝叶分切除可取得满意效果：①包虫囊肿局限在肝脏边缘或局限在肝左或右叶单侧；②囊肿壁厚（＞0.3cm）而且囊肿内呈混浊影像；③手术复发的厚壁包虫囊肿合并囊内感染或血性肉芽肿；④外囊残腔内胆瘘长期带管或反复清创不愈者。

（5）肝移植术：适用于全肝多房性囊肿。

知识点11：肝囊型包虫病的术中注意事项　　　　　副高：熟练掌握　　正高：熟练掌握

（1）切口部位和长度要以充分显露囊肿为原则。

（2）手术中抗过敏药物预防性使用氢化可的松（100mg），准备抢救过敏休克，甚至心跳、呼吸骤停的严重事件。

（3）预防囊液外溢和原头节播散措施：①用浸有高渗盐水纱布包绕囊肿，做仔细的手术野保护。②在负压吸引下行囊肿穿刺，钳夹提起囊壁后再切开外囊，并用套管吸引器头迅速吸尽残腔囊液。

（4）局部杀虫剂应用：①种类选择，杀灭原头节可用15%～20%的高渗盐水和/或95%医用酒精。②囊腔内注入局部杀虫剂必须保留10分钟，方能达到有效杀死原头节目的。

（5）引流管应用：手术中吸出黄色液体时应检查外囊壁瘘口胆管，可用纱布仔细擦拭或经胆囊管注射亚甲蓝，确认胆瘘部位和瘘口大小，实施缝合并置管引流；若合并严重感染者可置"双管对口引流"以缩短外引流时间；术后1周，若无胆汁样液，可尽早拔管以免逆行感染；严重感染的残腔，术中反复清洗并置外引流管则需延长引流时间，拔管指征应该是引流物尚清亮而且日引流量应＜10ml。

| 知识点12：肝囊型包虫病的术后注意事项 | 副高：熟练掌握　正高：熟练掌握 |

（1）密切观察患者生命体征，术后24小时注意引流管颜色，判断有无腹腔出血。

（2）患者液体补充应考虑纠正电解质紊乱，维持出入量平衡、营养支持、负氮平衡等。

（3）控制感染，发现可疑感染，监测体温。如出现体温高，应结合血常规等检查除外可能存在的感染，常见的有肺部、泌尿系统、导管相关的感染。与手术相关的应注意伤口感染和腹腔感染。腹腔感染可能由于胆瘘，应观察腹腔引流的颜色、性状和引流量，必要时可行病原学培养，并应用敏感抗生素。严重时不排除再次手术可能。拔出引流管后的腹腔感染不易发现，可行超声或CT检查以明确。

| 知识点13：肝囊型包虫病患者术后服用抗包虫药物原则 |
| 副高：熟练掌握　正高：熟练掌握 |

（1）根治性切除者（包括外囊完整剥除和肝叶切除）定期随访（3～6个月）复查超声或CT，随访时间2年以上。

（2）内囊摘除者术后预防性用药时间根据其囊肿分型不同而不同，囊肿实变型和钙化型定期随访，无须口服抗包虫药，而单囊型、多子囊型和内囊塌陷型服药3～6个月。

（3）患者有严重心、肺功能不全，不能耐受麻醉和手术者，原发或复发病灶＜5cm者建议长期口服药物治疗，随访期间定期复查超声或CT，以判定疗效和用药时间。

| 知识点14：肝囊型包虫病的术后随访 | 副高：熟练掌握　正高：熟练掌握 |

肝囊型包虫预后较好，于术后1周、术后1个月、术后3个月、术后6个月进行复查，复查内容包括血常规、肝肾功能，超声影像结果，特殊病例需复查CT等。

| 知识点15：肝泡型包虫病的诊断 | 副高：熟练掌握　正高：熟练掌握 |

（1）有流行病学接触史（狐、狼和啮齿类动物）。

（2）早期无明显自觉症状，以后病灶增大，逐渐出现右上腹肿块伴胀痛不适、纳差、消瘦，中晚期出现梗阻性黄疸，晚期出现门静脉高压症状。

（3）B超、CT、MRI等影像学检查可显示肝脏内高密度占位性病灶，"不规则坏死液化腔及散在或不规则片状钙化灶"为其典型的影像学特征。晚期可见肺、脑转移。

（4）所有囊型包虫病免疫检测方法均适用于泡型包虫病的免疫诊断，其中以Em2和

Em18特异性诊断抗原ELISA法、免疫印迹法或金标渗滤法为有效的诊断方法，其诊断敏感性和特异性均＞90%。

| 知识点16：肝泡型包虫病的治疗原则 | 副高：熟练掌握 正高：熟练掌握 |

（1）治疗肝泡型包虫病的有效方法是肝部分切除，但就诊患者多属中晚期，已失去根治性肝切除机会，故只能实施针对病灶的姑息性不规则肝切除。

（2）肝移植是针对晚期患者，尤其伴有下腔静脉阻塞或梗阻性黄疸的最后治疗手段。

（3）阿苯达唑、甲苯咪唑等长期药物治疗可抑制病灶发展，延长病程。

第十八章 门静脉高压症

第一节 门脉高压症

知识点1：门脉高压症的概念　　　　　　　　副高：熟练掌握　正高：熟练掌握

门脉高压症是门静脉系统血流受阻或血流量增加所致的以门静脉压力升高、脾大、脾功能亢进、食管-胃底静脉曲张和腹水为特点的临床综合征，是肝硬化最为常见的并发症之一。门脉高压症引起的上消化道出血的主要原因是食管-胃底静脉曲张破裂出血和门脉高压充血性胃病。

知识点2：门脉高压症的病因及分类　　　　　副高：熟练掌握　正高：熟练掌握

按门静脉血流受阻部位不同，门静脉高压症可分为肝前型、肝内型和肝后型3类。肝内型在我国最常见，占95%以上。在肝内型，按病理形态的不同又可分为窦前阻塞、肝窦和窦后阻塞3种。窦前型以及窦后型梗阻可以发生在肝内或肝外。

（1）肝前型：常见病因有：①先天性畸形，如门静脉主干闭锁、狭窄或门静脉血管瘤样变。②新生儿脐静脉炎。③腹腔内感染或创伤引起的门静脉主干血栓形成。④肝动脉与门静脉系统之间动静脉瘘形成。

（2）肝后型：常见病因包括肝静脉和/或其开口及肝段下腔静脉阻塞病变（如血液高凝状态导致的肝静脉血栓形成所致、下腔静脉发育异常）、各种原因造成的肝静脉和/或其开口以上的下腔静脉段狭窄或阻塞等。

（3）肝内型

1）肝内窦前型梗阻：常见病因是血吸虫病性肝硬化，主要发生于我国长江中下游地区。血吸虫在门静脉系内发育成熟、产卵，形成虫卵栓子，顺着门静脉血流抵达肝小叶间汇管区的门静脉小分支，引起这些小分支的虫卵栓塞、内膜炎及其周围的纤维化，以致门静脉血流阻力增大、门静脉压力增高。窦前阻塞继续发展，可引起肝细胞营养不良和肝小叶萎缩。

2）肝内窦型梗阻：是由乙型、丙型病毒性肝炎和急性酒精中毒引起的肝硬化发展而来，多表现为窦前型、窦型、窦后型的复合型梗阻。主要病变是肝小叶内纤维组织增生和肝细胞再生。由于增生纤维素和再生肝细胞结节（假小叶）的挤压，使肝小叶内肝窦变或闭塞，以致门静脉血不易流入肝小叶的中央静脉或小叶下静脉，血流淤滞，门静脉压就增高。又由于很多肝小叶内的肝窦变窄或闭塞，导致部分压力高的肝动脉血流经肝小叶间汇管区的动静脉交通支而直接反注入压力低的门静脉小分支，使门静脉压增高。

3）肝内窦后型梗阻：病因包括酒精性和坏死后性肝硬化以及血红蛋白沉着症。病理表现主要是酒精性肝炎引起中心玻璃样硬化以及再生结节压迫肝实质导致小叶内肝小静脉消失。

知识点3：门静脉高压症的发病机制　　　　　副高：熟练掌握　　正高：熟练掌握

门静脉系统血管无瓣膜，其与腔静脉系之间有胃底、食管下段交通支，直肠下段、肛管交通支，前腹壁交通支，腹膜后交通支，这些交通支正常情况下很细，血流量小。正常入门静脉压力为 $13 \sim 24cmH_2O$，平均为 $18cmH_2O$，门静脉入肝的血液平均为1125ml/min。当门静脉系统血流受阻或血流量显著增多时，引起门静脉及其分支的压力升高，达 $25 \sim 50cmH_2O$ 时可导致临床上出现脾大和脾功能亢进、食管-胃底静脉曲张破裂所致呕血和/或黑便、腹水。

知识点4：门脉高压症的病理　　　　　　　副高：熟练掌握　　正高：熟练掌握

（1）脾大、脾功能亢进：门静脉系压力增高，加之其本身无静脉瓣，血流淤滞，可出现充血性脾大。长期的脾窦充血引起脾内纤维组织增生和脾组织再生继而发生不同程度的脾功能亢进。长期的充血还可引起脾周围炎，发生脾与膈肌间的广泛粘连和侧支血管形成。

（2）交通支扩张：由于正常的肝内门静脉通路受阻，门静脉又无瓣膜，为了疏通淤滞的门静脉血到体循环去，门静脉系和腔静脉系间存在的4个交通支（胃底、食管下段交通支，直肠下端、肛管交通支，前腹壁交通支，腹膜后交通支）大量开放，并扩张、扭曲形成静脉曲张。

（3）腹水：门静脉压力升高，使门静脉系统毛细血管床的滤过压增加，组织液吸收减少并漏入腹腔而形成腹水，特别在肝窦和窦后阻塞时，肝内淋巴液产生增多，而输出不畅，促使大量肝内淋巴液自肝包膜表面漏入腹腔，是形成腹水的另一原因。但造成腹水的主要原因还是肝损害，血浆清蛋白合成减少，引起血浆胶体渗透压降低，而促使血浆外渗。

（4）门静脉高压性胃病：约20%的门静脉高压症患者并发门静脉高压性胃病，并且占门静脉高压症上消化道出血的5%。门静脉高压时，胃壁淤血、水肿，胃黏膜下层的动-静脉交通支广泛开放，胃黏膜微循环发生障碍，导致胃黏膜防御屏障的破坏，形成门静脉高压性胃病。

（5）肝性脑病：门静脉高压症是自身门体血流短路或手术分流，造成大量门静脉血流绕过肝细胞或因肝实质细胞功能严重受损，导致有毒物质（如氨、硫醇和 γ-氨基丁酸）不能代谢与解毒而直接进入人体循环从而对脑产生毒性作用并出现精神神经综合征，称为肝性脑病，或称门体性脑病。

知识点5：门脉高压症的临床表现　　　　　副高：熟练掌握　　正高：熟练掌握

（1）症状：①脾大，脾功能亢进；②门-体侧支循环建立和开放；③上消化道出血和腹水是门静脉高压症的主要临床表现。肝功能减退的临床表现常为伴随症状。多数患者有肝炎、血吸虫病、黄疸、药物中毒、消化不良、消化道大出血等病史；有酗酒嗜好；有鼻出血、牙龈出血、女性患者有月经过多病史。

（2）体征：查体时可能发现患者有肝病面容、黄疸、肝掌、蜘蛛痣。可以存在腹壁静脉曲张，如存在则应注意其血流方向（于病因诊断有助），脐周可闻及静脉杂音。患者可有肝大或萎缩，脾大，有腹水时可能有移动性浊音阳性。双下肢可以出现水肿或静脉曲张。

知识点6：门脉高压症的实验室检查   副高：熟练掌握   正高：熟练掌握

（1）血常规：脾功能亢进时，血细胞计数减少，以白细胞减少至3×10^9/L以下和血小板减少至80×10^9/L以下最为明显。

（2）肝功能检查：血浆清蛋白降低，球蛋白增高，白/球比例倒置，部分患者还存在血清胆红素、转氨酶增高。

（3）凝血分析：凝血酶原时间延长，凝血酶原活动度降低，纤维蛋白原定量降低。

（4）其他：肝炎病毒指标、甲胎蛋白、自身抗体检测等。术前应测定肝炎病毒DNA和RNA定量。

知识点7：肝功能检查结果分级   副高：熟练掌握   正高：熟练掌握

Child肝功能分级

项　　目	A	B	C
血清胆红素（mg/dl）*	< 2.3	2.3～3.0	> 3.0
血清蛋白（g/L）	> 35	30～35	< 30
腹水	无	易控制	难控制
神经系统损害	无	轻微	重度
营养状况	佳	尚可	衰竭

注：*：1mg/dl = 17.1μmol/L

肝脏指数分级法

肝脏指数	0	1	2	3	4
BSP滞留率（%）	< 4	< 10	< 20	< 30	> 30
清蛋白（g/L）	> 40	35～40	30～35	25～30	< 25
胆红素（μmol/L）	< 17.1	17.1～25.7	25.7～51.3	51.3～102.6	> 102.6
碱性磷酸酶（U）	< 4	4～6	6～15	15～30	> 30
凝血酶原活动度（%）	> 80	60～80	40～60	20～40	< 20

我国门静脉高压肝脏功能分级

项　　目	Ⅰ级	Ⅱ级	Ⅲ级
血清胆红素（μmol/L）	＜20.5	20.5～34.2	＞34.2
血清清蛋白（g/L）	≥35	26～34	≤25
凝血酶原时间延长（s）	1～3	4～6	＞6
CPT（U）			
金氏法	＜100	100～200	＞200
赖氏法	＜40	40～80	＞80
腹水	无	少量，易控制	大量，难控制
肝性脑病	无	无	有

知识点8：门脉高压症的辅助检查　　　　副高：熟练掌握　正高：熟练掌握

（1）彩色多普勒超声：了解门静脉系统情况，其血流方向，血流量，有无血栓形成；肝动脉血流量代偿增加情况，检查肾静脉情况及下腔静脉情况。了解肝、脾的大小，有无肝硬化、腹水及其严重程度。有无并发肝癌。

（2）放射学检查：上消化道钡剂观察有无食管-胃底静脉曲张，了解病变范围和程度，有无合并消化性溃疡。有条件时可行肝静脉造影并测定肝静脉楔入压，可区别窦前或窦后梗阻，术前间接评估门静脉压力。

（3）CT检查：了解肝脾的病变情况，显示侧支循环，有无合并其他肝脾病变，尤其是肝癌。了解下腔静脉有无阻塞狭窄，门静脉系统内有无血栓形成。有条件时测量肝体积用于术前评价。

（4）核素心肝比值测定：是目前术前唯一无创性的测量门静脉压力的方法，有条件时可采用。

（5）纤维胃镜检查：直视下观察食管-胃底曲张静脉的程度和范围，用于明确诊断，评估曲张静脉破裂出血的危险性，且可测量曲张静脉压力。急性大出血时可进行紧急硬化剂注射止血和预防再出血。了解胃底曲张静脉情况，有无门静脉高压性胃病及其严重程度等。

（6）肝脏储备功能：测定吲哚菁绿（ICG）法进行肝脏储备功能评价，用于术前对患者的肝功能状态进行综合评估。

（7）细针穿刺肝活检：必要时用于术前明确肝硬化及其类型。

知识点9：食管曲张静脉程度的X线分度　　　　副高：熟练掌握　正高：熟练掌握

患者做X线钡剂检查显示食管-胃底曲张静脉的程度和累及范围，用来预测曲张静脉破裂出血的可能性，是非手术治疗还是手术治疗以及手术疗效评价或复发再出血的参考。一般将食管曲张静脉程度分为轻度、中度、重度。

（1）轻度：食管曲张静脉累及中下段，表现为黏膜皱襞增宽，略有凹凸不平或稍有迂曲；管腔边缘略不平整，可见多发性小凹陷或锯齿状边缘；钡剂通过顺利。

（2）中度：食管曲张静脉累及中下段，静脉增粗迂曲而突入管腔内，正常平行黏膜消失，出现小的圆形或环状透亮区及串珠状或蚓蚓状充盈缺损，食管收缩欠佳，排空稍延迟。

（3）重度：食管曲张静脉扩展到全食管，由于肌肉退化，食管明显扩张，不易收缩，腔内出现大小、形状不一，圆形、环状或囊状的充盈缺损，多数缺损相互衔接如虫蚀状或曲张影像。食管收缩明显减弱，钡剂排空延迟。

多数外科医生认为，对中度和重度食管静脉曲张者，可做预防性手术，以降低出血率。

| 知识点10：食管静脉曲张的内镜诊断标准 | 副高：熟练掌握　正高：熟练掌握 |

纤维内镜检查可了解患者是否有曲张静脉存在和曲张静脉的程度。为了对曲张静脉易出血做出评价，日本门静脉高压研究会于1979年规定静脉曲张内镜所见记载的标准见下表。

食管静脉曲张的内镜诊断标准

判断因素	符　号	分　　级
基本颜色	C	CW：白色静脉曲张
		CB：蓝色静脉曲张
发红所见	RC sigh	RC（-）：未见黏膜发红的曲张静脉
		RC（+）：发现黏膜发红的曲张静脉
		（1）蚓蚓样斑纹症（+）（++）（+++）
		（2）樱桃红样黏膜所见（+）（++）（+++）
		（3）血疱样所见
		（4）弥漫性发红所见
		如有明显扩张毛细血管爬行于静脉曲张之上以及纤维素栓塞者需记载
形态（同X线分级）	F	F1：呈线状扩张的蛇形静脉曲张
		F2：串珠样静脉曲张
		F3：结节状静脉曲张
部位（同X线分级）	L	L1：局限于下段食管的静脉曲张
		Lm：涉及中段食管的静脉曲张
		Ls：达上段的食管静脉曲张
		如有胃静脉曲张则记录为Lg
并发食管炎	E	有明确的糜烂、白苔者记录为E

一般认为，蓝色静脉曲张、蚓蚓样红斑症（++、+++）、血疱样改变是易出血的危险征兆，对曲张静脉的直径而言直径较小者较易出血。

知识点11：门脉高压症的血管造影　　　　　　　　副高：熟练掌握　正高：熟练掌握

选择性经股动脉插管做腹腔动脉或肠系膜上动脉造影，如数字减影血管造影（DSA）。通过计算机进行图像处理，使图像分辨率增强，能依次连续显示动脉像、毛细血管像和静脉像（门静脉、脾静脉、肠系膜上静脉和胃左静脉），并清楚地观察到造影剂在门静脉内流动的动态情况，为鉴别门静脉高压的类型、明确出血部位以及门静脉疾病的诊断和手术选择提供依据。

知识点12：门脉高压症的三腔二囊管检查　　　　　副高：熟练掌握　正高：熟练掌握

急性上消化道大出血因血液循环不稳定，或无急诊纤维胃镜检查经验，应用简单的三腔二囊管压迫食管，胃底出血停止，食管吸液中无新鲜血液，基本确定为食管-胃底曲张静脉破裂出血。气囊填塞法既是暂时止血措施，又是简单的鉴别方法。

知识点13：肝血流量指标评价　　　　　　　　　　副高：熟练掌握　正高：熟练掌握

（1）Warren分期：根据测定自由门静脉压（FPP）、肝侧门静脉闭塞压（HOPP）、脏侧门静脉闭塞压（SOPP）、肝脏门静脉最大灌压（MPP）及肝静脉楔压（MHVP）的结果，将肝硬化门静脉高压分三期（见下表）：①Ⅰ期：门静脉血流动力学改变最少，肝硬化属早期，肝功能正常，适合断流术，不宜行分流术；②Ⅱ期：全肝血流量中度下降，肝动脉代偿较好，适合行分流术；③Ⅲ期：门静脉血流是离肝的、肝窦血。

Warren血流动力学的分期

血流动力学	Ⅰ期	Ⅱ期	Ⅲ期
WHVP（kPa）	＜2.0	2.0~2.7	＞2.7
FPP（kPa）	＜2.0	2.0~2.7	＞2.7
HOPP（kPa）	＜1.3	1.3~27	＞2.7
MPP（SOPP-HOPP）（kPa）	＞1.3	0.5~1.3	＜0.5

（2）Smith分期（见下表）：①Ⅰ期：门静脉灌注良好；②Ⅱ期：门静脉灌注受阻，但肝动脉灌注良好；③Ⅲ期：门静脉与肝动脉灌注均明显减弱。

Smith分期

项　　目	Ⅰ期	Ⅱ期	Ⅲ期
估计全肝血流量K值*（EHBF）	＞16%	12%~16%	＜12%
脾内压（SP）（kPa）	＜3.43	3.43~4.41	＞4.41

续　表

项　　目	Ⅰ期	Ⅱ期	Ⅲ期
门静脉血流（PVF）	0～1级	1～2级	2～3级
WHVP（kPa）	<1.96	1.96～2.94	>2.94
FPP（kPa）	<3.43	3.43～3.92	>3.92
MPP（kPa）	>1.72	0.49～1.72	<0.49
肝动脉血流/门静脉血流（HAF/PVF）	<0.5	0.5～1.0	>1.0

注：*：K值为每分钟全肝血流量占每分钟心排血量的百分比。术前估计全肝血流量K值基本正常者，不宜做门腔静脉分流术，应做选择性分流或断流术

知识点14：门脉高压症的诊断标准　　　　　副高：熟练掌握　　正高：熟练掌握

（1）有血吸虫病、肝炎及嗜酒史。

（2）贫血面容、蜘蛛痣、腹壁静脉曲张、肝脾大、腹水及下肢水肿。

（3）白细胞及血小板减少，严重者红细胞及血红蛋白也减少。低蛋白血症、肝功能异常、凝血酶原时间延长。脾大伴白细胞和血小板减少，甚至红细胞及白细胞减少等，可明确诊断门静脉高压。但需排除血液系统疾病。

（4）食管－胃底静脉曲张和/或呕血、黑便史，可以明确诊断门静脉高压合并食管－胃底静脉曲张和/或合并食管－胃底曲张静脉破裂出血。

知识点15：门脉高压症合并食管－胃底曲张静脉破裂大出血的鉴别诊断
　　　　　　　　　　　　　　　　　　　副高：熟练掌握　　正高：熟练掌握

（1）胃、十二指肠溃疡病并发出血：①有溃疡病史，发病年龄较轻；②上消化道出血多以便血为主，呕血量较少，有近期溃疡病症状加重现象。

（2）胃癌并发出血：①发病年龄多数在50岁以上，有或无溃疡病史；②以便血为主，多数无休克症状。

（3）胆管出血：①有感染史症状，腹痛、发热，甚至有轻度黄疸现象；②巩膜轻度黄染，右上腹扪及肿大的胆囊。

知识点16：胃、十二指肠溃疡病并发出血，胃癌并发出血，胆管出血合并上消化道出血的鉴别方法
　　　　　　　　　　　　　　　　　　　副高：熟练掌握　　正高：熟练掌握

（1）超声波检查：无肝硬化及脾大。

（2）纤维内镜检查：发现胃或十二指肠溃疡部位或胃新生物，无食管－胃底静脉曲张，若有食管－胃底静脉曲张，也有20%～50%是食管、胃及十二指肠炎或溃疡出血，并非食管－胃底曲张静脉出血。

（3）血化验：白细胞及血小板计数减少和肝功能异常是门静脉高压症脾功能亢进和肝硬化的特点。

知识点17：门脉高压症伴脾大、脾功能亢进的鉴别诊断
副高：熟练掌握　正高：熟练掌握

（1）血液系统疾病：溶血性贫血、血小板减少性紫癜、慢性白血病、淋巴瘤、骨髓异常增生综合征等。

（2）感染性疾病：败血症、伤寒、传染性单核细胞增多症、亚急性细菌性心内膜炎、疟疾、结核病、黑热病、HIV感染等。

（3）脾脏占位性病变所致的脾大：脾囊肿、脾脓肿、脾肿瘤、脾动脉瘤等。

病史结合骨髓检测等辅助检查可对以上疾病进行鉴别。

知识点18：门脉高压症伴腹水的鉴别诊断　副高：熟练掌握　正高：熟练掌握

（1）肝源性：重症肝炎。

（2）心源性：充血性心力衰竭、缩窄性心包炎等。

（3）肾源性：肾病综合征、肾功能不全等。

（4）其他：营养不良、黏液性水肿、静脉阻塞等。

病史结合其他辅助检查可对以上疾病进行鉴别。

知识点19：门脉高压症的一般处理　副高：熟练掌握　正高：熟练掌握

（1）建立两条静脉通道：一条通道输复方氯化钠溶液或止血药；另一条通道输新鲜血。

（2）急做血常规、血小板、出血及凝血时间、凝血酶原时间、血细胞比容、肾功能和血氨等化验检查。根据检查结果估计患者失血量、凝血功能和肝功能的情况。

（3）严密监护生命体征，观察血压、脉搏、中心静脉压及尿量的变化，维持血压在12kPa左右，中心静脉压在0.1~1.0kPa，血细胞比容在25%~30%。根据这些测定指标，估计患者血液循环的变化和失血量，适当调整输液和输血的速度，维持血液循环的相对稳定。

知识点20：门脉高压症的药物治疗　副高：熟练掌握　正高：熟练掌握

（1）垂体升压素：属半衰期很短的肽类，有强烈收缩内脏血管、减少心排血量、降低门静脉血流量和压力的作用。即10%葡萄糖溶液200ml+垂体升压素20U，20分钟内静脉滴注完，以后可4小时重复1次。亦可以每分钟0.2~0.4U/ml的速度维持24小时。为减少不良反应，可加入硝酸甘油，开始每分钟100~200μg静脉注射，或舌下含服硝酸甘油。

（2）三甘氨酰赖氨酸加压素：是一种长效剂，常用量首次1~2mg静脉注射（超过1分钟），每6小时1次，平均用药7mg±3mg，有效率约70%。为减少不良反应，也可用硝酸甘

油静脉滴注。

（3）生长激素释放抑制素：属多肽激素，半衰期仅2～4分钟。首次剂量生长抑制素100μg+10%葡萄糖溶液100ml，10～15分钟滴注完，然后用500μg+10%葡萄糖溶液1000ml维持24小时，第2～6天每天100μg静脉滴注。

（4）生长抑制素（合成肽类激素施他宁）：合成的十四肽，首次静脉推注250μg，然后以250μg/h静脉滴注，出血停止后再维持48～72小时。

（5）普萘洛尔：为非选择性β肾上腺素能受体阻滞剂，初用量为40mg，每天2～3次，以后增至每天140～280mg，心率减少20%为宜。

（6）巴曲酶（立止血）：1000U静脉滴注，重者1000U每6小时1次，或2000U，每日2次。

（7）凝血酶：仅口服或局部应用，用注射用水或生理盐水溶解凝血酶，配成50～500U/ml的溶液，每次2000～20000U，严重者可1～6小时口服或灌注。

（8）洛塞克：40mg静脉注射，或法莫替丁40mg静脉注射。

知识点21：门脉高压症的三腔二囊管压迫 副高：熟练掌握 正高：熟练掌握

应用三腔二囊管压迫胃底和食管下段的出血部位，止血率达60%～80%，再出血率为21%～46%。应用前检查管道是否通畅，气囊是否漏气等。一般先将胃气囊充气150～200ml，用300g重物牵引（如空盐水瓶加水200ml），若无再出血，食管气囊不再充气。若继续出血则将食管气囊充气150ml（3.99kPa）。牵引约12小时，或24小时后松牵引带10～15分钟。

三腔管压迫止血的常见并发症有：①曲张静脉因受压腐蚀再度出血；②胃底黏膜因压迫糜烂而引起继发感染；③气囊压迫呼吸道引起窒息；④胃囊进入食管导致食管破裂；⑤反流呕吐引起吸入性肺炎。

知识点22：门脉高压症的内镜硬化剂注射治疗 副高：熟练掌握 正高：熟练掌握

（1）硬食管内镜注射：在长50cm的Negus食管镜末端加一个槽，每次注射突入槽内的曲张静脉后，旋转食管镜压迫曲张的静脉，防止出血和药物流失，使其硬化。优点是注射准确、出血少，但需全麻。

（2）光导纤维内镜注射：单独用一般内镜进行注射的方法称为一般法。在内镜前端1～2cm以后附加一气囊及注气导管进行压迫食管静脉，使其怒张明显，防止栓子流入体循环，穿刺后可将气囊推向穿刺点压迫止血的方法，称气囊压迫法。还有用Olympus生产的ST-EI型开窗导管套在内镜外，使曲张静脉在导管开窗孔内突出，注射针经导管壁的注射针引导管平行注射静脉腔内，再转动开窗导管压迫注射点防止出血。常用硬化剂有1%乙氧硬化醇，日本多采用5%氨基乙醇，欧洲多用5%鱼肝油酸钠等，可单独或联合用。注射方法可分为静脉内或旁注射，现多用联合注射方法。每次可注射不同平面3～4处，每处注射硬化剂2～5ml，总量20～30ml。反复注射直至曲张静脉消失为止。适用于不适合急诊手术、肝功能属Child分级C级及手术后再出血者。

| 知识点23：经颈静脉肝内门体分流术 | 副高：熟练掌握 正高：熟练掌握 |

经颈静脉肝内门体分流术（TIPS）是采用介入放射方法，经颈静脉途径在肝内肝静脉与门静脉主要分支间建立通道，置入支架以实现门体分流，展开后的支架口径通常为7～10mm。TIPS实际上与门静脉-下腔静脉侧-侧吻合术相似，只是操作较后者更容易、更安全，能显著地降低门静脉压，控制出血，特别对顽固性腹水的消失有较好的效果。

（1）适应证：TIPS适用于食管-胃底曲张静脉破裂出血经药物和内镜治疗无效，肝功能失代偿（Child C级）不宜行急诊门体分流手术的患者。TIPS最早用于控制食管-胃底曲张静脉破裂出血和防止复发出血。特别适用于出血等待肝移植的患者。

（2）禁忌证：①绝对禁忌证：右心衰竭中心静脉压升高，严重的肝衰竭，没有控制的肝性脑病，全身细菌或真菌感染以及多囊肝；②相对禁忌证：肝肿瘤和门静脉血栓。

（3）治疗目的：对于经内镜硬化或结扎治疗效果不满意，肝功能储备较差（Child属B级或C级患者）或不能耐受手术治疗的患者，可采用TIPS治疗。TIPS治疗的目的是控制出血和等待肝移植的过渡治疗。

| 知识点24：门脉高压症的手术治疗 | 副高：熟练掌握 正高：熟练掌握 |

（1）预防性手术的适应证：①门静脉高压症合并脾大和脾功能亢进，或非手术治疗无效者；②门静脉高压症合并食管-胃底静脉中重度曲张者；③患者肝功能分级按Child属A级和B级者；④患者的年龄不限，70岁以上者应慎重。

（2）预防性手术方法的选择：①单纯脾切除术（开腹或腹腔镜方法）；②贲门周围血管离断术；③贲门周围血管缝扎术。

（3）急诊手术适应证：①门静脉高压合并食管-胃底曲张静脉破裂大出血；②患者肝功能分级为Ⅰ级和Ⅱ级（或Child分级A级和B级）；③患者年龄一般＜50岁；④患者经非手术治疗，每日出血量在500～800ml者，或患者血液循环系统出现轻度波动；⑤医院内无内镜硬化剂注射等有效的非手术疗法设备条件者。

（4）择期手术适应证：①门静脉高压合并食管-胃底曲张静脉破裂出血间歇期；②门静脉高压合并食管-胃底曲张静脉和/或脾大及脾功能亢进；③患者肝功能分级为Ⅰ级和Ⅱ级（或Child分级A级和B级）。

（5）手术方法：①脾切除术；②贲门周围血管离断术；③胃贲门区静脉栓塞术；④分流术：根据患者血管情况及手术者的经验选择分流术式。

| 知识点25：门体分流术的适应证 | 副高：熟练掌握 正高：熟练掌握 |

（1）食管-胃底曲张静脉破裂急性出血时，经药物、内镜或TIPS等治疗无效。

（2）肝移植术前准备。

（3）非肝硬化门静脉高压症患者或有食管－胃底曲张静脉破裂出血史、肝功能属Child A级的肝硬化门静脉高压症患者。

（4）急性Budd-Chiari综合征。

知识点26：断流术的优点　　　　　　　副高：熟练掌握　正高：熟练掌握

（1）断流术是一种针对脾胃区，特别是胃左静脉高压的手术，通过直接截断门奇静脉间的侧支循环控制食管－胃底曲张静脉破裂出血。

（2）断流术阻断了门奇静脉间的血流，既防止曲张静脉破裂出血，又能保持甚至增加门静脉的入肝血流，从而有利于肝细胞的再生和其功能的改善。

（3）术后肝性脑病发生率和死亡率较低。

（4）手术创伤较小，手术操作相对容易，易于推广。

知识点27：脾切除在门脉高压症治疗中的作用　　　副高：熟练掌握　正高：熟练掌握

（1）切除了巨大的脾脏，不仅可以治疗脾功能亢进，而且可减少约40%的门脉血供，降低部分门静脉压力。

（2）切除了脾脏亦即切断了胃短血管，在一定程度上可降低脾胃区的高压状态。

（3）单纯的脾动脉结扎不能彻底纠正脾功能亢进现象，而脾切除后则不仅脾功能亢进能得到矫正，且对食管静脉曲张及腹水等也有间接的帮助。

知识点28：肝储备功能与手术预后的关系　　　副高：熟练掌握　正高：熟练掌握

门静脉高压症患者在经历了麻醉、手术的应激后，将导致术后肝功能负担的进一步加重。在肝储备功能差时，自体难以代偿肝脏负担的加重，遂引起肝功能的急剧恶化，从而序贯的影响心、肺、肾等其他脏器的功能，导致MODS的发生，危及患者生命。据统计，Child-Pugh C级患者手术死亡率高达60%～70%。因此术前肝储备功能的评估与手术预后有着密切的关系。

知识点29：门脉高压症并发大出血时的治疗　　　副高：熟练掌握　正高：掌握

（1）建立有效的静脉通道，扩充血容量，采取措施监测患者生命体征。

（2）常用止血的药物有垂体后叶素、三甘氨酰赖氨酸加压素和生长抑素类药物。①垂体后叶素：一般剂量为20U溶于5%葡萄糖溶液200ml内，20分钟内静脉滴注完毕。合用某些α受体阻滞剂，如酚妥拉明或硝酸酯类药物可提高疗效；②生长抑素类药物：疗效比较可靠，首次剂量250μg静脉冲击注射，以后静脉微量泵控制注入。生长抑素8肽衍生物（奥曲肽）1mg溶入38ml生理盐水，24小时均匀输注，连续2～5天。

（3）三腔两囊管压迫止血是一种有效的暂时止血手段，使用时安置方法必须正确，严格按照操作规范进行，需注意误吸和窒息等严重并发症。

（4）内镜下硬化剂注射、曲张静脉套扎术、曲张静脉栓堵术在初步止血措施奏效后可选择采用，同时对明确出血部位和原因有帮助。

（5）经处理出血停止，应积极进行保肝治疗，根据对患者血流动力学评价结果、门静脉高压症的类型、肝功能储备情况，选择适当的手术类型择期手术。

（6）如患者以往有大出血的病史，或本次出血来势凶猛，出血量大，或经短期积极止血治疗，仍有反复出血者，应考虑急诊手术止血或行经颈内静脉肝内门体分流术（TIPSS）。急诊手术止血以贲门周围血管离断术为首选。

知识点30：门脉高压症的术后处理要点　　　　副高：熟练掌握　　正高：熟练掌握

除术后注意维持水和电解质平衡、补充热量、纠正凝血紊乱、预防感染等措施外，无论是行门体分流术还是门奇断流术，均应注意术后患者的肝功能变化，留意转氨酶、胆红素、凝血功能的变化，有无严重腹胀、大量腹水形成等临床表现。这些临床征象可能提示肝功能的恶化，除术前患者肝脏储备功能不佳可能导致出现这些征象外，尤应注意有无并发门静脉系统血栓形成或者病毒性肝炎转为活动性。超声多普勒或增强CT检查门静脉系统以除外门静脉系统内血栓形成；复查肝炎病毒DNA定量，检测患者凝血功能变化可以及时发现肝炎病毒活动，并可早期进行抗病毒和抗凝治疗干预。术后2～3天患者情况稳定后，给予低分子肝素可以减少门静脉系统血栓形成的发生。若术后患者的肝炎病毒DNA复制活跃，即应进行抗病毒治疗。

知识点31：门静脉高压症的术后随访　　　　副高：熟练掌握　　正高：熟练掌握

门静脉高压症的随访对观察原发病的进展、并发症的发生以及早期肝癌的发现有着重要的意义。通常术后每3个月门诊复查一次，复查的内容包括血常规、生化检查、肿瘤标志物、胸片、超声，必要时可行腹部增强CT及内镜检查。需强调终生随诊。

第二节　巴德-吉亚利综合征

知识点1：巴德-吉亚利综合征的概念　　　　副高：熟练掌握　　正高：熟练掌握

巴德-吉亚利综合征（BCS）是指不论发生在什么水平或由什么原因使肝静脉流出道和/或肝段下腔静脉梗阻所引起的下腔静脉高压、门脉高压及肝功能损伤的一类临床表现复杂的疾病。BCS分为原发和继发，原发指肝静脉或下腔静脉终末段血栓或隔膜形成；继发指这些静脉受良性或恶性肿瘤、脓肿、囊肿等外压或浸润产生的一系列症状。依病变部位不同，表现为门静脉高压症候群和下腔静脉高压症候群，或二者同时存在。

知识点2：BCS的病因　　　　　　　　　　副高：熟练掌握　正高：熟练掌握

（1）先天性下腔静脉发育异常：我国和东方国家多见。先天性静脉发育异常，腔内出现膜状、筛状或蹼状隔膜，致下腔静脉不连或连接不全。

（2）下腔静脉和/或肝静脉内血栓形成：可能与血液高凝状态或炎性病变有关。下腔静脉血栓形成或肝静脉内血栓向下腔静脉蔓延，致肝静脉、下腔静脉回流障碍。

（3）肿瘤：肿瘤压迫下腔静脉或肝癌浸润肝静脉或下腔静脉，致下腔静脉、肝静脉回流障碍。

（4）血管壁病变：贝赫切特综合征、过敏性血管炎、全身免疫性疾病等。

知识点3：BCS的病理　　　　　　　　　　副高：熟练掌握　正高：熟练掌握

下腔静脉内隔膜常位于膈肌下肝静脉开口上、下段，多为光滑、有弹性的膜状，由胶原纤维及少量弹性纤维组成，有的隔膜中间有孔或筛状，以后也可因纤维化而闭合，少数隔膜可厚至数厘米。肝静脉血栓形成或肝静脉出口上段下腔静脉阻塞均可因肝静脉回流受阻而致肝淤血、肿大，最终致肝硬化、脾大及食管-胃底静脉曲张、难以消退的腹水等门静脉高压症状及下腔静脉回流障碍所致的双下肢水肿、会阴部水肿、胸腹壁静脉曲张、下肢静脉曲张及小腿溃疡等一系列临床症状。

知识点4：BCS的分型　　　　　　　　　　副高：熟练掌握　正高：熟练掌握

根据血管阻塞的部位和范围，分为三型：①Ⅰ型：以隔膜为主的局限性狭窄或闭塞型，约占57%；②Ⅱ型：弥漫性狭窄或闭塞型，约占38%；③Ⅲ型：肝静脉型，约占5%。

知识点5：BCS的临床表现　　　　　　　　副高：熟练掌握　正高：熟练掌握

（1）门静脉高压症候群：门体侧支循环建立和开放，呕血，柏油样便；肝大，腹水；脾大及脾功能亢进。

（2）下腔静脉高压症候群：双下肢静脉曲张，色素沉着，皮肤溃疡经久不愈，严重时双小腿皮肤呈树皮样变。胸腹壁、腰部静脉曲张，血流方向向上。

知识点6：BCS的辅助检查　　　　　　　　副高：熟练掌握　正高：熟练掌握

（1）B型超声或彩色超声多普勒：诊断本病的首选检查，准确率90%以上，可显示肝静脉和下腔静脉的狭窄段。

（2）上下腔静脉联合造影：可清楚地显示病变部位、阻塞程度、类型和范围，对治疗具有指导意义。

（3）经皮经肝穿刺肝静脉造影：显示肝静脉有无阻塞。

（4）CTV和MRV：对诊断有一定意义，不如（2）、（3）准确。

知识点7：BCS的诊断　　　　　　　　　　　副高：熟练掌握　　正高：熟练掌握

（1）门静脉高压症状。

（2）双下肢静脉及胸、腹壁、腰背部静脉曲张、双下肢肿胀。

（3）超声检查：可探测肝静脉及下腔静脉的直径、狭窄程度、闭塞的部位、范围，并可探测血流方向。

（4）下腔静脉双向造影和测压：分别经股静脉及颈静脉向下腔静脉插入导管，分别测量两侧压力，阻塞远端压力明显升高。达3.0kPa，甚至更高。测压后，经2根导管同时注入造影剂，可明确显示病变部分及狭窄或阻塞的类型、长度、范围，对手术治疗有指导意义。

（5）如下腔静脉造影未能显示肝静脉，可试行经下腔静脉向肝静脉插管造影，或行经皮肝穿肝静脉插管造影并测压。

（6）CT或MRI检查。

知识点8：BCS的血管腔内治疗　　　　　　　副高：熟练掌握　　正高：熟练掌握

血管腔内治疗简便易行，损伤小，但易发生再度狭窄，常使用球囊导管扩张及内支架置入术。

（1）适应证：①下腔静脉及肝静脉膜状隔膜者；②局限性下腔静脉阻塞或狭窄者。

（2）禁忌证：下腔静脉长段阻塞者。

（3）方法：选用经颈静脉或股静脉入路，用Seldinger技术插入球囊导管，造影证实导管位置正确后，球囊注水，扩张狭窄段，反复数次。如多次扩张仍有静脉回流障碍则可扩张后放置合适的内支架，以稳定疗效。

（4）疗效判定：球囊扩张或置入内支架后，应再注入造影剂复查，可见造影剂通过顺利，侧支循环减少。测压可见明显的压力下降。

知识点9：BCS的手术治疗　　　　　　　　　副高：熟练掌握　　正高：熟练掌握

（1）经右心房破膜术：此术式远期疗效欠理想。如同时置入内支架，可获较稳定疗效。①适应证：下腔静脉内隔膜厚度＜2cm者；肝静脉开口处隔膜者；介入治疗中导管不能通过隔膜者；②方法：经右前第4肋间进胸，切开心包，左手示指经右心耳插入，撕裂隔膜，用手指或球囊导管扩张管腔。手指下伸，可触到肝静脉开口，如有膜状阻塞，可同时穿破扩张。手法应轻柔、避免静脉损伤。

（2）隔膜切除术：①适应证：隔膜较厚及下腔静脉狭窄者；长段下腔静脉阻塞者；②方法：正中劈胸入路，显露并切开右心房下部和下腔静脉，将隔膜切除。需在体外循环下进行。

（3）下腔静脉-右心房转流术：①适应证：用于下腔静脉隔膜较厚，或静脉内血栓形成，肝静脉通畅者；②禁忌证：下腔静脉广泛阻塞、狭窄或有炎症；肝肾功能不良；③方法：胸腹联合切口；于肾静脉以下分离下腔静脉前壁，与人造血管行端侧吻合；左右前膈肌处戳口，引出人造血管，近端与右心房行端侧吻合；术后需抗凝治疗。

此外，肠系膜上静脉－右心房转流术、门静脉－右心房转流术、脾静脉－右心房转流术均有一定疗效。

（4）肝移植术：下腔静脉通畅、肝静脉回流障碍致肝功能衰竭、肝昏迷者，可考虑肝移植术。

| 知识点10：BCS 的非手术治疗 | 副高：熟练掌握　正高：熟练掌握 |

非手术治疗用于一般情况极差，不能耐受手术者。方法为护肝、利尿，部分病例可试用溶栓治疗。

第十九章　胆管疾病

第一节　胆囊结石

知识点1：胆囊结石的概念　　　　　　　　副高：熟练掌握　正高：熟练掌握

胆囊结石是胆管系统最常见的疾病，女性多于男性，随年龄增长发病率增加，故多见于中老年人。

知识点2：胆囊胆固醇结石的发病机制　　　　副高：熟练掌握　正高：熟练掌握

（1）胆汁中胆固醇过饱和：胆汁中的"微胶粒"不能使胆固醇全部溶解，胆汁呈过饱和状态，从而析出胆固醇结晶，形成胆固醇结石。

（2）促成核因子的存在：正常情况下，胆囊胆汁中存在促/抗成核因子，且两种因子力量相对平衡；当包括胆囊黏蛋白和钙在内的促成核因子增加时，则发生胆囊结石。

（3）胆囊功能异常：胆囊黏膜功能异常、胆囊收缩功能异常等，可以导致胆囊胆固醇结石的发生。

知识点3：胆囊胆色素结石的形成机制　　　　副高：熟练掌握　正高：熟练掌握

胆色素结石以"胆色素钙"为主要成分，胆色素成分高于胆固醇成分。胆囊中的胆色素结石又按其临床特点分为2类，即棕色胆色素结石和黑色胆色素结石。棕色胆色素结石的形成机制与反复胆管感染有关，而黑色胆色素结石则无反复发作的胆管感染史，黑色胆色素结石中含有较多的糖蛋白等蛋白质。

知识点4：胆囊结石的临床表现　　　　　　　副高：熟练掌握　正高：熟练掌握

（1）症状：①慢性结石性胆囊炎时右上腹隐痛，餐后感上腹闷胀不适；②结石嵌顿于胆囊颈部或胆囊管可引起剧烈胆绞痛，常在饱食或进食油腻食物后，部分患者夜间发作，常伴有恶心、呕吐。嵌顿结石因改变体位或使用解痉药物梗阻解除，则绞痛即可缓解；如发病时间短，无感染，可无发热、寒战，当结石梗阻不解除或伴感染时，则引起急性胆囊炎；③小的结石排至胆总管时，形成继发胆总管结石症，引起皮肤、巩膜黄染及发热、剧烈右上腹疼痛。

（2）体征：一般无阳性体征，许多无症状的胆囊结石只是在体检或因其他疾病做B超检查时才被发现。多数胆囊结石患者体征不明显，可有右上腹深压痛，部分患者可扪及肿大胆囊，如出现急性胆囊炎发作可有右上腹压痛、反跳痛，Murphy征阳性等表现。如合并Mirizzi综合征，引起梗阻性黄疸，可有皮肤及巩膜黄染表现。

知识点5：胆囊结石的影像学检查　　　　　　　副高：熟练掌握　　正高：熟练掌握

（1）超声检查：B超是诊断胆囊结石的首选检查方法，能较清晰显示胆囊大小、壁厚及胆囊结石所特有的高密度强光团回声。

（2）口服胆囊造影和静脉胆管造影：对胆结石的诊断准确率仅为50%，故阴性结果不能排除结石。口服胆囊造影对了解胆囊的功能有帮助。直接胆管造影仅在判断有无继发胆管结石或Mirrizi综合征时有效。

（3）CT检查：不受骨骼、厚层脂肪组织、胃肠道内积气的影响，分辨率高，与超声检查有较好的互补性。尤其利于观察是否存在胆囊结石的并发症，如继发性胆管结石、急性胰腺炎等。但对于与胆汁密度相近的胆囊结石，CT易于漏诊。

（4）MRI检查：MRI可结合超声检查应用于胆囊结石的诊断，主要优势在于可判断胆管内是否存在结石，从而避免遗漏胆管结石，而超声检查用于胆总管下段结石的检查时极易受肠气干扰而失败。

（5）磁共振胰胆管造影（MRCP）：能较清晰显示胆囊及肝外胆管结石病变及梗阻部位。

知识点6：胆囊结石的鉴别诊断　　　　　　　　副高：熟练掌握　　正高：熟练掌握

（1）急性胆囊炎：判断胆囊结石是否并发急性胆囊炎关系到治疗方法的不同，故应予鉴别。急性胆囊炎除腹痛外可出现发热，体格检查可出现Murphy征阳性、右上腹明显压痛，甚至出现肌紧张和反跳痛。辅助检查可出现白细胞增多，超声检查显示胆囊增大、胆囊壁增厚，甚至出现"双边征"，CT及MRI也可显示胆囊呈炎性改变。

（2）胆囊息肉：胆囊息肉也可以出现上腹部不适，并表现为胆囊内占位性病变，但很少发作典型的胆绞痛；超声检查无典型的结石声影，且不随体位变化移动；CT及MRI也有助于二者的鉴别。

（3）胃炎等消化系统疾病：症状不典型的胆囊结石常被误诊为"胃病"，行超声、胃镜等检查易于二者的鉴别。

知识点7：胆囊结石的非手术治疗　　　　　　　副高：熟练掌握　　正高：熟练掌握

（1）无症状的胆囊结石是否需治疗目前仍有争论。

（2）药物溶石治疗：口服鹅去氧胆酸（CDCA）溶解胆固醇结石，1～15mg/kg，每日3次，饭后服用，连服12～24个月；或用熊去氧胆酸（UCDCA）8～13mg/kg，服法与CDCA

同；或CDCA与UDCA各取半量联合应用。药物溶石适用于肝功能正常、胆囊功能良好、结石直径＜1cm的阴性结石。此法疗程长、药费贵，停药后结石复发率高。

（3）中医中药利胆化瘀治疗：可减轻症状、减少发作次数。

知识点8：胆囊结石的手术治疗——胆囊切除术　　　副高：熟练掌握　正高：熟练掌握

（1）适应证：①存在症状的胆囊结石；②虽无症状但合并糖尿病的胆囊结石；③胆囊结石直径＞2cm；④瓷化胆囊；⑤充满型胆囊结石。

（2）手术方式：

1）腹腔镜胆囊切除术：腹腔镜胆囊切除术（LC）基本取代开腹胆囊切除成为治疗胆囊结石、胆囊息肉等胆囊良性疾病的首选术式，其适应证包括有症状的胆囊结石、无症状胆囊结石但合并糖尿病等情况及胆囊息肉需手术治疗者。心肺功能差、无法耐受全麻、凝血功能不全、肝肾等重要脏器功能不全、胆囊癌、中晚期妊娠等为该手术的禁忌证。上腹部手术史、急性胆囊炎、合并急性胆管炎、胰腺炎、肝硬化合并门静脉高压症、Mirizzi综合征、病态肥胖等为其相对禁忌证。

2）开腹胆囊切除术：当由于不能耐受气腹、胆囊炎症严重等原因无法实施腹腔镜胆囊切除术时，开腹胆囊切除术仍是治疗胆囊结石的重要方法。

知识点9：腹腔镜胆囊切除术的并发症　　　　　副高：熟练掌握　正高：熟练掌握

（1）肝外胆管损伤：LC手术的患者肝外胆道基本正常，由于手术中使用电刀分离，因此，胆道损伤不但有切割伤、撕裂伤同时往往合并热损伤，行胆管吻合或胆肠吻合后吻合口容易狭窄，常反复发作胆管炎，导致肝功能损害，引起肝硬化甚至门静脉高压症。发生与术中过度牵拉胆囊、胆道变异、胆囊炎症重、出血、手术操作不规范，粗心大意，盲目自信等情况有关。

（2）胆瘘：多为胆囊管夹闭不全或夹子脱落，胆管损伤或迷走胆管损伤所致。

（3）术后出血：术中电凝钩电凝止血而未用Hem-o-lok夹夹闭胆囊动脉所致，胆囊床止血不彻底亦可引起术后渗血，肝硬化或凝血功能障碍患者多见。另外手术结束拔除腹壁Trocar后应仔细检查各戳孔处有无出血，避免术后出血。

（4）十二指肠穿孔：术中游离胆囊过程中电凝钩或分离钳误伤十二指肠，或助手显露过程中按压十二指肠过度用力或长时间压迫导致十二指肠缺血坏死穿孔。

（5）腹腔穿刺相关并发症：穿刺气腹针或Trocar时动作粗暴、术者经验不足、腹腔粘连等可损伤肠管、大网膜、腹腔及腹膜后血管，严重者损伤腹主动脉或下腔静脉可引起大出血、失血性休克，甚至死亡。因此对拟开展腹腔镜胆囊手术的医师应进行严格的培训，使其掌握腹腔镜基本技术，建立准入制度，持证上岗，减少并发症的发生。

（6）气腹相关并发症：如高碳酸血症、皮下气肿、气体栓塞等。

（7）腹壁切口疝：如患者肥胖、腹壁薄弱，腹壁戳孔处有发生切口疝的可能，因此，对于10mm戳孔应缝合白线及腹直肌前鞘。

（8）胆总管、胆囊管残余结石：术前检查发现胆囊管有结石时术中应敞开胆囊管，用钳子反复夹胆囊管，把结石挤出，使胆汁流出，以防结石残留胆囊管。如果胆囊内多发小的结石时，手术中牵拉胆囊要轻柔，以防把小的结石挤到胆总管。

知识点10：胆囊结石的溶石治疗　　　　副高：熟练掌握　　正高：熟练掌握

考虑试用溶石治疗的情况：①年老、心脏病或因其他重要脏器疾病不能接受手术者；②胆囊造影显影，胆囊仍保存其浓缩功能；③结石能透过X线，无钙影；④体积小的多发性胆固醇性结石，立位X线片时结石能浮起；⑤临床症状轻微；⑥肝功能正常；⑦女性患者应确定不再妊娠，因此类药物可能有致畸胎的不良反应。

知识点11：胆囊结石的体外碎石治疗　　　　副高：熟练掌握　　正高：熟练掌握

体外碎石治疗仅用于无法耐受胆囊切除术的患者。采用体外震波碎石者一般应符合以下的条件：①有症状的胆囊胆固醇性结石；②胆囊的功能正常；③单个的胆固醇结石，体积<20mm³；④3个以内胆固醇结石体积的总和<20mm³。

当有以下的情况时，一般不宜采用体外震波碎石：①口服法胆囊造影胆囊不显示；②多数性结石或结石的总体积>30mm³；③体积>30mm³的单个胆固醇结石；④急性胆囊炎或胆管炎；⑤胆管梗阻；⑥急性胰腺炎；⑦合并其他生理或病理情况，如妊娠、心血管病、抗凝治疗、携带心脏起搏器或因以往手术或其他情况肠管粘连覆盖于胆囊的前方；⑧X线阳性结石。

知识点12：胆囊结石的并发症　　　　副高：熟练掌握　　正高：熟练掌握

（1）结石性急性胆囊炎：20%的胆囊结石患者并发急性胆囊炎，可以导致胆囊坏疽、胆囊穿孔。

（2）继发性胆管结石：胆囊内的结石下降至胆总管，即导致继发性胆管结石，约占胆囊结石患者的14%。可出现梗阻性黄疸、急性胆管炎的表现。

（3）急性胰腺炎：胆囊结石经胆管排出或嵌顿于壶腹部可引起急性胰腺炎，其中微小结石所致者占70%。

（4）Mirizzi综合征：是胆囊管结石或胆囊颈部结石压迫胆总管或肝总管所引起的反复腹痛、发热、寒战、黄疸等一系列胆管炎和梗阻性黄疸的症候群，使胆囊切除术变得复杂和困难。

（5）胆囊肠道瘘：胆囊结石梗阻于胆囊颈处，结石的压迫、胆囊壁的炎症，使胆囊破溃至肠腔内，较常见的是胆囊与十二指肠或横结肠间的内瘘。较大的结石可以引起机械性肠梗阻，表现为胆囊积气和肠道内结石影。

第二节 肝内胆管结石

| 知识点1：肝内胆管结石的概念 | 副高：熟练掌握 正高：熟练掌握 |

肝内胆管结石又称肝胆管结石，病因复杂，主要与胆管感染、胆管寄生虫、胆管解剖变异、营养不良等有关。肝内胆管结石常呈肝段、肝叶分布，但也有多肝段、肝叶结石，多见于左外叶和右后叶。肝内胆管结石形成后进入胆总管，可并发肝外胆管结石。

| 知识点2：肝内胆管结石的病因 | 副高：熟练掌握 正高：熟练掌握 |

肝内胆管结石的发病原因与胆管的细菌感染、寄生虫感染及胆汁滞留有关。此外，胆汁中的黏蛋白、酸性黏多糖、免疫球蛋白等大分子物质，炎性渗出物，脱落的上皮细胞、细菌、寄生虫、胆汁中的金属离子等，均与肝内胆管结石的形成有关。

| 知识点3：肝内胆管结石的病理 | 副高：熟练掌握 正高：熟练掌握 |

肝内胆管结石病理变化的实质是肝内胆管梗阻、肝内胆管化脓性炎症和肝细胞损害，也是远期出现肝内胆管狭窄和胆管癌的基础。

| 知识点4：肝内胆管结石的临床表现 | 副高：熟练掌握 正高：熟练掌握 |

（1）症状：间歇期可有肝区和胸背部不适和胀痛，急性发作时则有肝区胀痛和发热。双侧胆管被结石阻塞时出现黄疸。并发胆管化脓性感染时尚有寒战、高热、休克和精神症状等急性梗阻性化脓性胆管炎的表现。并发肝脓肿时出现相应症状和体征，可向膈下、胸腔，甚至肺脏穿破，形成胆管支气管瘘。结石或胆道内炎症刺激，导致血管壁破裂可出现胆管出血。晚期出现胆汁性肝硬化，导致门静脉高压症，出现相应的临床表现；也可诱发胆管癌。

（2）体征：无胆道梗阻及感染的肝内胆管结石患者，多无明显的腹部体征。部分患者可有肝区叩击痛或肝大。肝内胆管急性梗阻并感染患者，多有皮肤、巩膜黄染，右上腹及右肋缘下压痛、肌紧张或肝大。晚期患者如合并肝功能不全，可有移动性浊音、肝掌、蜘蛛痣等表现。

| 知识点5：肝内胆管结石的辅助检查 | 副高：熟练掌握 正高：熟练掌握 |

（1）实验室检查：并发感染时白细胞及中性粒细胞增多，血胆红素升高呈波动性，肝功能有一定程度的损害。血气分析对合并代谢平衡紊乱具有诊断价值。

（2）辅助检查：①B超检查：可以定性地对肝内胆管结石做出诊断，一定程度上了解结石的分布情况和胆管病变；②CT：优于B超的诊断价值，除定性诊断外，可以较全面地了解肝内胆管结石的分布情况，肝脏组织有无继发改变，指导手术方案的制订；③MRI和MRCP：MRI诊断肝内胆管结石具有明显优势，行MRCP能全面了解结石的分布情况。与CT联合应用对手术方式的选择有帮助；④PTC：比较直观地显示肝内胆管结石的分布情况和肝内胆管的狭窄或扩张情况，对诊断和治疗具有指导意义。结合B超和CT检查结果，更有价值。必要时可以行PTCD引流减压胆管；⑤ERCP：肝外胆管无阻塞时可显示肝内结石的情况。有诱发胆管感染的可能。

知识点6：肝内胆管结石的诊断和鉴别诊断　　　**副高：熟练掌握　正高：熟练掌握**

对于自幼有偶发上腹痛或呕吐蛔虫史、此后间歇性发作上腹痛伴发热的青壮年患者，要考虑到肝内胆管结石的可能，结合血清学、B超、MRCP、CT等检查，不难得出诊断。一个完整的肝内胆管结石的诊断需要判断胆道梗阻的部位、程度、范围、数目、各病灶部位肝实质受累情况。

对于无梗阻性黄疸、无胆管炎发作表现的病例，或有梗阻性黄疸但无剧烈腹痛且以胆汁性肝硬化和门脉高压症为主要表现者，需要与慢性胃炎、肝炎、肝胆管癌等疾病进行鉴别。

知识点7：肝内胆管结石的手术治疗　　　　**副高：熟练掌握　正高：熟练掌握**

手术是治疗肝内胆管结石、预防其并发症最好的方法。手术治疗的原则是去除病灶、取尽结石、矫正狭窄、通畅引流、防止复发。有以下几种手术方式。

（1）肝胆管切开取石术：单纯取石仅用于急性和重症病例，是治疗肝胆管结石的基本手段。

（2）肝部分切除术：切除病变肝段，以最大限度的清除含有结石、狭窄和扩张胆管的病灶，是治疗肝内胆管结石、预防其并发症最有效的手段。主要手术适应证为：①局限于一侧或一叶的肝内胆管结石，难以用一般技术清除者；②局限于一侧或一叶的肝内胆管结石和/或狭窄，伴肝组织萎缩者；③局限于一侧或一叶的肝内胆管结石和/或狭窄，伴多发性肝脓肿或胆管积脓、胆瘘形成者；④局限于一侧或一叶的肝内胆管结石伴癌变者；⑤局限于肝一段的肝内胆管结石和/或狭窄者；⑥泛发型肝内胆管结石以一侧较为集中或肝损害较为严重，可一侧行肝部分切除术、另一侧行肝胆管切开取石术；⑦肝门部胆管结石和/或狭窄，为了显露和解剖肝门结构，需切除部分增生、增大的肝左内叶者。对于适合的病例，肝部分切除术可以在腹腔镜下完成。

（3）肝门部胆管狭窄修复重建术：肝门部胆管狭窄多由于胆道感染、胆管壁溃疡，病程长者可以出现胆汁性肝硬化、门脉高压症等，故需手术治疗。手术方式包括肝门部肝管成形术、高位肝管空肠吻合术等。值得注意的是，肝门部胆管狭窄修复重建术只能在已经去除病灶、解除梗阻、矫正狭窄的基础上应用。

（4）肝移植术：对于病变范围广泛、合并胆汁性肝硬化和门脉高压症的患者，肝移植术是唯一有效的治疗手段。

知识点8：肝内胆管结石的并发症　　　　副高：熟练掌握　正高：熟练掌握

（1）急性期并发症：主要是胆道感染，包括急性梗阻性化脓性胆管炎、胆源性肝脓肿及伴随的感染性并发症。感染的诱因与结石的梗阻和胆道的炎性狭窄有关。

（2）慢性期并发症：包括全身营养不良、贫血、低蛋白血症、慢性胆管炎和胆源性肝脓肿、多发性肝胆管狭窄、肝叶纤维化萎缩、胆汁性肝硬化、门脉高压症、肝功能失代偿，以及与长期胆道感染和胆汁滞留有关的肝胆管癌。

第三节　肝外胆管结石

知识点1：肝外胆管结石的概念　　　　副高：熟练掌握　正高：熟练掌握

肝外胆管结石是指发生在左、右肝管汇合部以下的胆管结石。原发于胆管系统的结石称为原发性肝外胆管结石，胆囊结石排出至胆总管内称为继发性肝外胆管结石。结石嵌顿于壶腹部可致胆管梗阻，并发感染导致急性梗阻性化脓性胆管炎及上行性肝脓肿，尚可以诱发胆源性胰腺炎。

知识点2：肝外胆管结石的流行病学　　　　副高：熟练掌握　正高：熟练掌握

肝外胆管结石包括原发性肝外胆管结石和继发性肝外胆管结石。原发性肝外胆管结石指结石原发于胆道内而非自胆囊排出。结石成分以胆红素钙为主，常呈棕色形状不规则的结石。根据外观不同可将原发性肝外胆管结石分为两类。①胆红素钙结石：最常见，棕色、易碎、形状不规则，其中胆红素含量＞30%；②纯胆色素性结石：又称黑结石，胆红素含量低于胆红素钙结石，平均为12.4%，半数可在X线上显示。原发性肝外胆管结石多见于我国西南、南方、沿海、长江流域等地区，尤其常见于农村中；在日本、东南亚等地区也较常见。随着人民生活水平的提高，原发性肝外胆管结石的发病率有明显下降趋势。

继发性肝外胆管结石是胆囊内的结石下降并停留在胆总管内，其性质与胆囊结石完全相同，多为胆固醇性结石。约14%的胆囊结石造成继发性肝外胆管结石。

知识点3：肝外胆管结石的病因　　　　副高：熟练掌握　正高：熟练掌握

原发性肝外胆管结石与胆管的慢性炎症、细菌感染、胆汁淤滞、营养因素等有关。常见的致病因素有复发性化脓性胆管炎、胆管阻塞、胆管寄生虫病。黑结石常发生于合并有肝硬化、慢性溶血性贫血、人工心脏瓣膜安置术后的患者。

知识点4：肝外胆管结石的临床表现　　　　副高：熟练掌握　正高：熟练掌握

（1）症状：如结石不阻塞胆管可无症状。结石阻塞胆管，先出现上腹部阵发绞痛，伴恶心、呕吐，随即出现寒战，高热（体温39℃以上）和黄疸，即典型的Charcot三联征。症状可反复出现。

（2）体征：上腹和剑突下有深压痛，症状严重时有肌紧张，肝大，肝区叩痛，胆囊可扪及。患者如有梗阻性黄疸或胆管炎，可有皮肤巩膜黄染、右上腹压痛及反跳痛，严重者可有弥漫性腹膜炎及感染性休克体征。

| 知识点5：肝外胆管结石的辅助检查 | 副高：熟练掌握　正高：熟练掌握 |

（1）实验室检查：并发胆管炎时白细胞及中性粒细胞增多。血清胆红素、转氨酶和碱性磷酸酶可有升高，尿中胆红素升高。

（2）影像学检查：①B超检查：可发现十二指肠以上段胆管内结石及胆管扩张；②CT：对胆总管下段结石的诊断较B超好；③MRCP：对胆管结石的诊断特异性、敏感性均佳，可以明确诊断，并有利于手术方式的选择；④PTC：可明确结石的诊断，了解其部位，严重胆管感染时可留置导管引流胆管；⑤ERCP：诊断胆管结石准确率高，有诱发急性胰腺炎的可能。也可经十二指肠乳头置管引流胆管，并可行EST和经内镜套取胆管内结石。

| 知识点6：肝外胆管结石的诊断及鉴别诊断 | 副高：熟练掌握　正高：熟练掌握 |

（1）诊断：多见于青壮年，有长期反复发作的胆管炎或胆道蛔虫病史。出现上腹痛、寒战高热、黄疸，大多伴恶心、呕吐，病情严重时可有意识障碍和血压降低；查体上腹压痛，有时可触及增大的胆囊；白细胞计数升高、核左移，并可见中毒颗粒。B型超声、MRCP等影像学检查支持肝外胆管结石的诊断。

（2）鉴别诊断：上腹痛等症状需要与急性胆囊炎、急性胰腺炎、溃疡病穿孔等急腹症进行鉴别；梗阻性黄疸表现除需要与胆管癌、胰头癌、壶腹周围癌等进行鉴别外，还需与可以导致黄疸的内科及传染科疾病进行鉴别。

| 知识点7：肝外胆管结石的治疗原则 | 副高：熟练掌握　正高：熟练掌握 |

（1）胆总管结石并有胆囊结石的治疗：①常规开腹手术：胆囊切除术+胆总管切开取石术+T管引流术；②腹腔镜胆囊切除术：若胆总管直径＞1cm，行胆总管切开探查，术中纤维胆管镜检查取石；若胆总管直径＜1cm，则应通过胆囊管用纤细胆管镜取石。

（2）胆囊已切除，胆总管结石治疗方法：①常规开腹手术，切开胆总管取石，加T管引流；②经十二指肠做ERCP检查，并做十二指肠Oddi括约肌切开术（EPT）取石；③采用中西医结合治疗：排石总攻疗法；④有Oddi括约肌狭窄者，可考虑ERCP或EST施行Oddi括约肌成形术治疗；⑤T管引流应于胆管造影术后依据胆管内有无残余结石而决定是否拔管；若有胆总管残余结石，应于术后6周考虑做术后胆管镜取石术。

知识点8：肝外胆管结石的内镜介入治疗　　　　副高：熟练掌握　正高：熟练掌握

经内镜乳头括约肌切开术（EST）是应用纤维十二指肠镜、纤维子母镜完成十二指肠乳头切开，然后经内镜治疗孔以取石网篮取石。对于较大结石，可以结合机械、微波、液电、激光等碎石后取出结石，随后辅以经内镜鼻胆管引流（ENBD）。

（1）适应证：①60岁以上的老年患者；②无肝内胆管结石或胆管狭窄；③既往曾行手术治疗的再发结石，再次手术困难；④结石直径＜3cm。

（2）禁忌证：①肝内胆管结石；②肝管严重狭窄；③十二指肠乳头旁憩室者；④有出血倾向者；⑤伴有严重心肺疾患者。值得注意的是，年轻患者行FST术后发生胆总管狭窄和胆管癌的概率明显增加。

知识点9：肝外胆管结石的并发症　　　　　　　副高：熟练掌握　正高：熟练掌握

肝外胆管结石病急性期并发症主要是梗阻性黄疸和胆管感染。梗阻性黄疸可以进而导致严重的肝损害；胆管感染则包括急性梗阻性化脓性胆管炎，胆源性肝脓肿及伴随的感染性并发症，常成为胆管结石致死的主要原因。

肝外胆管结石病慢性期并发症有慢性胆管炎、胆源性肝脓肿、胆汁性肝硬化、门脉高压症、肝功能失代偿以及与长期胆管感染和胆汁滞留有关的胆管癌。

第四节　急性胆囊炎

知识点1：急性胆囊炎的概念　　　　　　　　　副高：熟练掌握　正高：熟练掌握

急性胆囊炎是胆囊发生的急性化学性和/或细菌性炎症。约95%的患者合并胆囊结石，称为结石性胆囊炎，另外5%不合并胆囊结石，称为非结石性胆囊炎。前者常导致病情反复发作，最终成为慢性胆囊炎；后者病情严重，常见于长期禁食、妊娠时，穿孔发生率高。

知识点2：急性胆囊炎的病因　　　　　　　　　副高：熟练掌握　正高：熟练掌握

（1）胆囊管梗阻：90%是结石嵌顿在胆囊颈或胆囊管引起机械性梗阻所致。其他因素还有胆囊管扭曲、粘连或炎性狭窄、蛔虫堵塞等。当胆囊管梗阻后，胆汁浓缩，高浓度的胆盐可刺激胆囊黏膜上皮，引起炎症变化。

（2）细菌感染：大多致病菌来自肠道，通过胆管逆行入侵胆囊，也有来自血循环的入侵者。致病菌主要为革兰阴性杆菌，如大肠埃希菌、变形杆菌、产气杆菌、铜绿假单胞菌等。

（3）创伤、化学刺激：严重创伤和大手术后胆囊收缩功能低、胆汁淤滞、胆盐浓度升高，刺激胆囊黏膜致病。胰液外流入胆囊损害胆囊黏膜，也可引起急性非结石性胆囊炎。

知识点3：急性胆囊炎的病理　　　　副高：熟练掌握　正高：熟练掌握

（1）单纯性胆囊炎：胆囊壁充血、水肿、稍增厚，胆汁外观尚正常或略呈混浊呈脓样胆汁，细菌培养常为阳性。

（2）化脓性胆囊炎：胆囊明显增大，表面有脓苔，胆囊壁水肿，充血明显，胆汁混浊呈脓样胆汁，细菌培养常为阳性。

（3）坏疽性胆囊炎：胆囊极度增大，胆囊内压高，压迫囊壁致血循环障碍，引起组织坏死。如囊壁坏死、穿孔，可导致胆汁性腹膜炎。

知识点4：急性结石性胆囊炎胆绞痛的发生过程　　副高：熟练掌握　正高：熟练掌握

胆囊内的小结石可嵌顿于胆囊颈部，引起临床症状，尤其在进食油腻食物后胆囊收缩，或睡眠时由于体位改变使症状加剧。当结石嵌顿于胆囊颈部时造成急性梗阻，导致胆囊内压增高，胆汁不能通过胆囊颈、胆囊管排出。梗阻后局部释放炎性因子，包括溶血卵磷脂、前列腺素A等，引起急性炎症；肠道内的革兰阴性杆菌、厌氧菌等细菌经胆囊管逆行进入胆囊或经血液循环入侵，胆囊排出不畅或梗阻时，胆囊的内环境则有利于细菌的生长，引起急性炎症。

知识点5：急性结石性胆囊炎的病理进程　　　副高：熟练掌握　正高：熟练掌握

急性结石性胆囊炎的起始阶段，胆囊管梗阻、内压升高、黏膜充血水肿、渗出增多，此时为急性单纯性胆囊炎。

如果病因没有解除，炎症发展，病变可累及胆囊壁的全层，白细胞弥漫浸润，浆膜也有纤维性和脓性渗出物覆盖，成为急性化脓性胆囊炎，还可引起胆囊积脓。

如果胆囊内压继续升高，导致囊壁血液循环障碍，引起胆囊壁组织坏疽，为急性坏疽性胆囊炎。

胆囊壁坏死穿孔，会导致胆汁性腹膜炎，穿孔部位常发生在胆囊底部或颈部；如若胆囊坏疽穿孔发生过程较慢，被周围器官（大网膜、十二指肠、横结肠）粘连包裹，形成胆囊周围脓肿。

知识点6：急性胆囊炎的临床表现　　　　副高：熟练掌握　正高：熟练掌握

（1）症状：胆绞痛症状持续6小时以上，常在进脂肪餐后或夜间发作，典型表现为右上腹的剧烈绞痛或胀痛，疼痛常放射至右肩背部，伴恶心、呕吐。疼痛间歇期不明显或呈阵发加剧。患者可出现寒战、发热和黄疸。

（2）体征：右上腹可有不同程度、不同范围的压痛、反跳痛和肌紧张，Murphy征阳性，有些患者可扪及肿大的胆囊。肝区叩击痛阳性。部分患者可见皮肤、巩膜黄染。

知识点7：急性胆囊炎的辅助检查　　　　副高：熟练掌握　正高：熟练掌握

（1）实验室检查：白细胞及中性粒细胞增多，一般为（10～15）×10⁹/L，急性化脓性胆囊炎和胆囊坏疽时可＞20×10⁹/L。血清胆红素超过85μmol/L，提示胆总管结石或胆管炎合并肝功能损害的可能。血清转氨酶和碱性磷酸酶亦可升高。血清淀粉酶常呈不同程度的升高。

（2）辅助检查：①B超检查：是诊断急性胆囊炎最常用的检查方法，可见胆囊肿大，壁厚呈双边征，结石光团和声影，胆汁淤积；②X线腹平片：有时可显示胆囊区结石影，急性气肿性胆囊炎时，可见胆囊壁及胆囊周围积气，合并胆囊十二指肠瘘时，胆囊内有可能见气体；③⁹⁹ᵐTc-EHIDA检查：胆囊不显影；④CT：对合并胆管继发结石，怀疑合并胆囊肿瘤时诊断价值优于B超；⑤MRI和MRCP：对胆囊结石和胆管结石诊断的特异性、敏感性均佳，合并黄疸、怀疑并存胆管继发结石时诊断意义大。

知识点8：急性胆囊炎的鉴别诊断　　　　副高：熟练掌握　正高：熟练掌握

（1）溃疡病穿孔：也可表现为上腹痛，但腹痛多为突发，可出现板状腹和肝浊音界消失，立位腹部X线片可见膈下游离气体。

（2）急性胰腺炎：急性胰腺炎患者的血清淀粉酶升高程度较急性胆囊炎高，有可能较早出现多器官障碍甚至休克，腹部CT对二者的鉴别也有较大作用。

（3）急性阑尾炎：高位阑尾炎或低位胆囊炎时二者易混淆，结肠充气试验阳性提示阑尾炎的诊断；B超检查也有较好的鉴别作用。

（4）其他疾病：急性胆囊炎尚需与急性心肌梗死、大叶性肺炎、膈胸膜炎、右肾及输尿管结石等相鉴别。

知识点9：急性胆囊炎的治疗原则　　　　副高：熟练掌握　正高：熟练掌握

（1）非手术治疗：包括全身支持，纠正水、电解质和酸碱平衡紊乱，禁食和胃肠减压，解痉镇痛，使用抗生素。治疗伴发疾病。急性结石性胆囊炎经非手术治疗，60%～80%的患者可获缓解。

（2）择期手术：经非手术治疗，病情稳定并缓解者，在度过急性期后宜择期手术。适用于大多数患者。

（3）急诊手术指征：①寒战，高热，体温升达39℃以上，白细胞＞20×10⁹/L；②黄疸持续加重；③胆囊肿大，张力高，出现局部腹膜刺激征并有扩大趋势；④60岁以上老人及合并糖尿病患者宜早期手术治疗；⑤急性非结石性胆囊炎，应尽早手术。

（4）手术方式选择：①开腹胆囊切除术（OC）是急性胆囊炎、胆囊结石的常规术式。但随着腹腔镜胆囊切除术（LC）的普遍应用，手术器械的发展和手术技巧的提高，使急性胆囊炎已不再是LC绝对手术禁忌。②若发病时间短，疼痛较轻，影像学检查示胆囊内结石较小，胆囊周边渗出少，胆囊颈部或胆囊管内无结石嵌顿，患者可耐受全麻和气腹，先行腹腔镜探查，评估能否行LC。若LC过程中发现胆囊炎症重、与周边组织粘连致密、解剖结构不清等，应果断中转开腹，确保安全。③对于一般情况差、高龄、合并心肺等重要器官功能障碍，诊断为急性化脓性胆囊炎的患者，可先行超声引导下经皮经肝胆囊置管引流（PTGBD），待一般情况改善后择期行手术治疗。④对于受医疗条件所限、无法行PTGBD，且患者一般情况差、无法耐受胆囊切除术时，可一期行胆囊造瘘术，择期再行胆囊切除术。

知识点10：急性胆囊炎的并发症　　　　副高：熟练掌握　正高：熟练掌握

（1）胆囊穿孔：急性胆囊炎穿孔可有以下几种形式。①急性穿孔至游离腹膜腔：引起弥漫性胆汁性腹膜炎，占25%，常发生在发病的72小时内；②亚急性穿孔：胆囊已与邻近组织形成粘连，穿孔后为周围组织所包裹，形成胆囊周围脓肿，占50%，多发生在发病后2周；③慢性穿孔形成胆囊内瘘：常见的是形成胆囊十二指肠、胆囊结肠瘘或胆囊胆总管瘘。

（2）胆囊内瘘：当结石嵌顿于胆囊颈部时胆囊壁可发生坏疽、穿透，并使与其紧贴着的器官发生破溃，从而使胆囊与十二指肠等器官的管腔沟通。最常见的是胆囊十二指肠瘘，较少见的是胆囊横结肠、胃、小肠、胆管瘘。结石巨大时胆囊内瘘可引起胆结石性肠梗阻。有时，当结石破溃入十二指肠时，亦可以发生消化道大出血。

（3）急性气肿性胆囊炎：是厌氧菌在胆囊壁内滋生并产生气体的结果。多见于年老的糖尿病患者。临床表现类似一般重症的急性胆囊炎，但在X线片上可见胆囊壁及胆囊内积气；晚期气体扩散至胆囊周围组织。急性气肿性胆囊炎的X线影像需与胆囊肠道内瘘或Oddi括约肌关闭不全时胆道积气相鉴别。此症的病死率较高，应选用一些对厌氧菌感染和梭状芽胞杆菌感染有效的抗生素。

（4）其他：包括胆囊积脓、膈下脓肿、肝脓肿等。

第五节　慢性胆囊炎

知识点1：慢性胆囊炎的概念　　　　　副高：熟练掌握　正高：熟练掌握

慢性胆囊炎多由急性胆囊炎反复发作引起，也有一部分患者没有急性发作病史。有70%～95%的慢性胆囊炎患者合并胆囊结石。

知识点2：慢性胆囊炎的病因　　　　　副高：熟练掌握　正高：熟练掌握

（1）胆囊结石：绝大多数慢性胆囊炎患者合并胆囊结石。

（2）感染：胆汁潴留时会有不同程度的感染存在，包括细菌、病毒、寄生虫在内的病原体可以直接或间接侵袭胆囊壁导致慢性炎症改变。

（3）化学因素：胆汁浓缩后的胆盐对胆囊黏膜有强烈的刺激作用；当存在胆胰管汇合异常时，胰液反流至胆囊内，也可引起胆囊炎性改变。

（4）其他：妊娠期性激素的改变、胃大部切除术导致迷走神经的切断等均可导致胆囊排空延迟，造成胆汁浓缩和胆囊的炎性改变。

知识点3：慢性胆囊炎的病理　　　　副高：熟练掌握　正高：熟练掌握

胆囊的病理改变可以从轻度的胆囊壁的慢性炎性细胞浸润直至胆囊的组织结构破坏、纤维瘢痕增生、完全丧失其生理功能，甚至合并有胆囊外的并发症。慢性胆囊炎可表现为一些特殊的形态，如胆固醇沉积症、瓷器样胆囊等。

知识点4：慢性胆囊炎的临床表现　　　　副高：熟练掌握　正高：熟练掌握

（1）症状：慢性胆囊炎的症状常表现为上腹部或右季肋部隐痛，胀痛或右腰背部不适，程度不一，类似上消化道症状，常误诊为胃病。进食油腻食物时上述症状明显或可诱发。可有或无胆绞痛史。胆绞痛典型表现为右上腹绞痛发作，放射至右肩背部，伴恶心、呕吐，持续数分钟至数小时。临床上具有反复发作的特点。部分患者可无任何症状，仅在B超检查时发现。

（2）体征：可无任何体征，部分患者有上腹部或右上腹部压痛。有时可扪及肿大的胆囊。

知识点5：慢性胆囊炎的辅助检查　　　　副高：熟练掌握　正高：熟练掌握

（1）实验室检查：只有在慢性胆囊炎急性发作时，白细胞、中性粒细胞分类及肝功能才会明显变化。当胆红素、谷氨酰转肽酶（GGT）或碱性磷酸酶（ALP）升高时，应警惕胆管结石或Mirizzi综合征的可能。

（2）影像学检查：①B超检查：为首选检查手段，检查正确率达95%；表现为胆囊正常或缩小、胆囊壁增厚，囊内透声差，常可见结石回声光团；②CT检查：用于明确诊断时无优势，怀疑胆囊合并其他病变时选用；③MRI检查：临床怀疑继发胆总管结石时选用。

知识点6：慢性胆囊炎的诊断及鉴别要点　　　　副高：熟练掌握　正高：熟练掌握

慢性胆囊炎的诊断主要根据进食油腻后上腹部隐痛、不适和消化不良的症状，必要时结合B超检查和口服胆囊造影协助诊断。需与消化性溃疡、慢性胃炎、胃肠神经综合征、慢性肝炎、慢性胰腺炎和十二指肠憩室等相鉴别。

知识点7：慢性胆囊炎的治疗原则　　　　副高：熟练掌握　正高：熟练掌握

（1）非手术治疗：无症状的胆囊结石，或并存严重器质性疾病确实不能耐受手术者，可以暂不手术治疗，定期随访即可。忌食油腻食物，可服消炎利胆药和熊去氧胆酸。

（2）手术治疗适应证：有症状的慢性胆囊炎胆囊结石应手术治疗。或虽无症状但合并糖尿病、严重心肺疾病，或其他严重系统性疾病，应在合并的系统性疾病病情平稳可控，手术耐受力最佳时手术切除胆囊。胆囊无功能、钙化者及胆囊壁明显增厚不能除外恶变时应采取手术治疗。

（3）手术治疗方法：①腹腔镜胆囊切除术：与经典开腹胆囊切除手术同样有效，而且痛苦小，恢复快，住院时间短，适用于大部分患者。已经成为无严重局部合并症胆囊切除的首选术式。合并急性胆囊炎时中转开腹手术的概率升高。合并胆囊穿孔，胆囊内瘘及怀疑胆囊癌时不宜采用；②开腹胆囊切除术：也是治疗本病的常用方法。预计腹腔镜胆囊切除不能完成手术，或术前判断不宜采用腹腔镜进行手术，或腹腔镜胆囊切除术中遭遇不可克服的困难时需采用开腹胆囊切除；③经皮胆镜胆囊切开取石术：顾忌术后可能的结石复发，一度不为主流外科界接受。长期前瞻性的研究正在进行中。术后长期服用利胆药物和改变饮食习惯可能对延缓结石复发有帮助。

第六节　急性梗阻性化脓性胆管炎

知识点 1：急性梗阻性化脓性胆管炎的概念　　副高：熟练掌握　正高：熟练掌握

急性梗阻性化脓性胆管炎（AOSC）是由于胆管梗阻、胆汁滞留及细菌感染相互作用下发生的急性化脓性感染，也被称作急性重症胆管炎（ACST），是胆道感染疾病中的严重类型，也是胆道外科患者死亡的最重要、最直接的原因。本病的发病基础是胆道梗阻和胆道细菌感染，严重时可以危及患者生命。

知识点 2：AOSC 的病因　　副高：熟练掌握　正高：熟练掌握

（1）胆道梗阻：胆道梗阻导致胆汁引流不畅是本病发生的基本因素。梗阻的原因依次为结石、蛔虫、纤维性狭窄等，医源性胆管损伤、十二指肠乳头旁憩室及壶腹周围癌也是胆道梗阻的病因。

（2）病原菌的感染：病原菌以大肠埃希菌等革兰阴性杆菌比例最高。需氧菌和厌氧菌多种菌属混合感染是本病的特点。上行性污染是细菌进入胆道的主要途径。

知识点 3：AOSC 的临床表现　　副高：熟练掌握　正高：熟练掌握

（1）症状：①病史：常有反复发作的胆绞痛、胆管感染病史或胆管手术史；②腹痛：突发剑突下或右上腹胀痛或绞痛，伴恶心、呕吐；③寒战、高热：体温升高＞39℃，呈多峰弛张热型；④黄疸：患者多有不同程度的黄疸；⑤休克：病程晚期出现脉搏细数，血压下降，发绀，进展迅速者，甚至在黄疸之前即出现，少尿；⑥精神症状：于休克出现前后出现烦躁不安、嗜睡、谵妄、神志恍惚，甚至昏迷等中枢神经系统症状；⑦出血征象。腹痛、寒战高热、黄疸、休克和精神症状称 Reynold 五联征。

（2）体征：腹部检查可见右上腹及剑突下明显压痛和肌紧张，肝大，压痛，肝区叩击痛，有时可触及肿大的胆囊。皮肤、巩膜可见明显黄疸，严重时皮肤可见散在出血点。休克时出现循环系统不稳定的临床表现，神志可淡漠、谵妄、恍惚或昏迷。

知识点 4：AOSC 的辅助检查　　　　　　副高：熟练掌握　　正高：熟练掌握

（1）实验室检查：白细胞可 > 20×10^9/L，升高程度与胆管感染的严重程度成正比。中性粒细胞比值明显升高。肝功能常异常，血清胆红素不同程度升高。代谢性酸中毒和低血钾较常见。尿中可有蛋白和颗粒管型。

（2）影像学检查：①B超检查：可见胆管明显增粗，管壁增厚，有时可见胆囊肿大及胆管内结石；②CT 和 MRI：对诊断有价值，同时可以了解梗阻部位和原因；③PTC：可以明确梗阻部位，对了解胆管内部情况十分重要，病情严重时可同时行 PTCD 引流胆管，缓解症状；④ERCP：对了解胆管病变有帮助，并可同时进行经内镜胆管置管引流。

知识点 5：AOSC 的诊断要点　　　　　　副高：熟练掌握　　正高：熟练掌握

根据化脓性感染中毒症状、局部症状和体征，结合B超等辅助检查，多数患者可获诊断。国内常用于诊断急性梗阻性化脓性胆管炎的客观标准的指标：①体温 > 39℃；②心率 > 120次/分；③白细胞 > 20×10^9/L；④感染中毒性休克，动脉收缩压 < 70mmHg；⑤意识障碍；⑥血培养阳性；⑦胆管内压力明显增高，胆汁呈脓性。

知识点 6：AOSC 与其他疾病的鉴别诊断　　　副高：熟练掌握　　正高：熟练掌握

（1）重症急性胰腺炎（SAP）：属于急性胰腺炎的特殊类型，是一种病情险恶、并发症多、病死率较高的急腹症，70%～80% 的重症急性胰腺炎是由于胆道疾病、酗酒和暴饮暴食所引起的。SAP 可有腹痛、休克、呼吸窘迫、神志改变等表现。血、尿淀粉酶常有升高。起病之初及部分严重病例淀粉酶可能不升高。增强 CT 为诊断胰腺坏死的有效方法。

（2）消化性溃疡穿孔：患者多有溃疡病史，临床表现为突然发生上腹剧痛，并向全身扩散，疼痛难忍，可有恶心、呕吐、面色苍白、呼吸运动变浅、腹式呼吸消失、手足凉、出冷汗和血压下降等症状。继而体温升高，白细胞增多，全腹有明显压痛及反跳痛，腹肌强直呈板样硬，肝浊音界缩小或消失。X线检查可见膈下游离气腹征。部分患者在穿孔前溃疡底部已与周围组织或邻近器官粘连，故在穿孔时不发生弥漫腹膜炎的症状，但可引起较剧的上腹持续性痛，当穿透至胰腺时则背后疼痛明显，亦可有一定程度的胰腺炎。

（3）急性化脓性或坏疽性胆囊炎：急性胆囊炎患者很少出现黄疸或轻度黄疸，如果嵌顿于胆囊管或 Hartmann 囊的结石引起胆囊炎，同时压迫胆总管，引起胆总管堵塞。或者结石嵌顿入肝总管，产生胆囊胆管瘘，引起胆管炎或黄疸，称为 Mirizzi 综合征，表现为反复发作的胆囊炎、胆管炎及阻塞性黄疸。

知识点7：AOSC的手术治疗　　　　　　副高：熟练掌握　　正高：熟练掌握

（1）手术治疗的原则：清除病因，解除梗阻，通畅引流，预防复发。

（2）手术时机选择：①对伴有休克的AOSC患者应积极加强围术期抗休克、抗感染、补充血容量和调整酸碱平衡等治疗，待患者一般情况好转立即手术；②围术期准备2～4小时后，休克症状未见明显缓解且血压不稳定，亦应慎重选择手术，但手术宜简单有效，必须保证梗阻近端胆管充分引流；③病情较稳定者，可以进一步明确病因和行充分的围术期准备，亦可以手术；④经保守治疗24～36小时后，仍未见好转者亦应手术治疗。

（3）手术方式：①胆总管切开取石+T形管减压、引流，如患者一般情况良好，又多次反复发作胆管结石，对取石后施行胆肠吻合术，如胆总管空肠Roux-Y吻合术应慎重；②若患者一般情况差，不能耐受较大且时间长的肝胆管取石手术，在结石上方胆总管或肝管做切开胆管置T形管减压引流术；③胆囊结石伴有炎症，若病情允许可同时行胆囊切除术；④患者病情稳定，肝内结石限于左外侧叶合并肝脏萎缩，可在胆总管切开引流的同时，行肝左外叶切除术。

知识点8：AOSC术后的主要并发症　　　　副高：熟练掌握　　正高：熟练掌握

（1）多器官功能衰竭（MOF）：是AOSC患者死亡的主要原因。发生MOF的主要原因是：①严重感染：AOSC的病变可累及整个胆道系统，使大量肝实质受损害，导致严重肝功能障碍，可引起弥散性血管内凝血（DIC）和急性呼吸窘迫综合（ARDS）。术后腹腔内感染及严重的全身性感染均能引起多脏器功能衰竭。②梗阻性黄疸：急性肾衰竭是重度黄疸患者手术后死亡的重要原因。胆红素能增加肾血管上皮对缺氧性损害的敏感性，因而当术中出现低血压、低血容量等情况时，均能因减少肾皮质的灌流而产生肾损害。内毒素血症也直接损害肾血管。重症梗阻性黄疸患者出现多脏器功能衰竭时首先表现为肝功能的进一步受损，然后是肾衰竭和胃肠道出血等。

（2）胆道出血：AOSC由于胆管阻塞并感染，大量细菌和毒素进入血液循环，导致凝血因子破坏，术后可能渗血较多。动脉性出血，尤其出血量大时，需肝动脉结扎或栓塞治疗，来自门静脉或肝静脉分支出血者，必要时行肝叶或肝段切除。

（3）胆瘘：主要由于胆管切开T管固定缝合处因炎性水肿致胆汁渗漏，表现为自腹腔引流管或T管周围渗出黄色胆汁样液体。

（4）十二指肠穿孔：术中游离胆囊或显露胆管过程中误伤十二指肠，或助手显露过程中按压十二指肠过度用力或长时间压迫导致十二指肠缺血坏死穿孔。

（5）腹腔感染：常由于无菌技术操作不严格、胆汁渗漏、胆道出血等引起腹腔感染。

（6）肺部感染：由于AOSC患者病情严重，多数年老体弱，常合并多种基础疾病，术后切口疼痛，患者害怕疼痛，不敢或无力咳嗽、误吸等均易诱发肺部感染。

知识点9：AOSC的非手术治疗　　　　　　副高：熟练掌握　　正高：熟练掌握

（1）全身支持治疗：①抗休克：扩充血容量，纠正酸中毒。必要时可以给予肾上腺皮质激素和升压药物；②抗感染：大剂量联合应用广谱抗生素；③解痉镇痛，补充维生素K 40mg和维生素C 3g。

（2）合理应用抗菌药物：①对大肠埃希菌敏感抗生素：待有细菌培养和药敏试验报告后再调整；②对厌氧菌敏感抗菌药物：甲硝唑100～200mg/d。

（3）抗休克治疗：升压药可选用多巴胺40～80mg加入250～500ml盐水中静脉滴注。同时，用肾上腺素皮质激素地塞米松10毫克/次，静脉给药。

（4）胆管引流方法：①经皮肝穿刺插管引流（PTCD）；②内镜引流术（EID）：应用十二指肠镜寻找十二指肠乳头，经检查孔插入引流管，引流管的两端带有方向相反的倒钩，可防止引流管上下移位，至能容纳引流管置入；然后，向胆管内插入金属丝的导管（Teflen导管）使其穿过梗阻部位，随后再用一推管将内引流管沿导管推入，使导管头端位于梗阻部上端，末端游离在十二指肠腔内1～2cm，在电视下可见胆汁溢出，方可将导管和内镜取出；③经鼻外引流术（ENBD）：做ERCP检查，探查十二指肠乳头，经内镜治疗孔道将导丝插入胆总管内，使其越过胆管梗阻狭窄段，随后再沿导丝放一引流管，其顶端超过梗阻部位放在肝总管内，然后将引流管末端自鼻腔引出并固定之。

第七节 原发性硬化性胆管炎

| 知识点1：原发性硬化性胆管炎的概述 | 副高：熟练掌握 正高：熟练掌握 |

原发性硬化性胆管炎（PSC）是一种少见的、病因尚不明确的特殊类型的慢性胆管炎。男性多见。其可能与细菌或病毒感染、自身免疫等有关。可发生于肝内或肝外胆管。病理特征为胆管的慢性、进行性、弥漫性炎症和纤维化，引起胆管腔狭窄、梗阻、肝淤胆。临床主要表现为慢性、进行性梗阻黄疸，晚期可出现胆汁性肝硬化、肝衰竭。本病常伴有炎症性肠道疾病，最多见的是慢性溃疡性结肠炎。

| 知识点2：原发性硬化性胆管炎的病因 | 副高：熟练掌握 正高：熟练掌握 |

（1）溃疡性结肠炎：原发性硬化性胆管炎与溃疡性结肠炎之间有密切的联系。

（2）感染：消化道的细菌和毒素通过门静脉引起胆管周围炎症也可能是本病的病因。另外，呼吸道肠道病毒Ⅲ型和巨细胞病毒的感染也被认为可能与本病的发生有关。

（3）自身免疫：原发性硬化性胆管炎患者可有血清免疫球蛋白升高，并伴有腹膜后纤维化症、红斑狼疮、类肉瘤病、硬化性甲状腺炎等自身免疫性疾病。本病的发生与细胞免疫和体液免疫均有一定关系。

（4）遗传因素：遗传因素可能参与了原发性硬化性胆管炎的发生。

| 知识点3：原发性硬化性胆管炎的病理 | 副高：熟练掌握 正高：熟练掌握 |

病理变化的程度和累及范围可因病程早晚、发展速度和个体差异的不同而异。通过肝穿

刺活检，早期组织学病理改变仅为胆管壁、汇管区内炎性细胞浸润；随着纤维化持续发展，胆管壁增厚变硬，管腔狭窄、闭塞。Ludwig作出的分期反映了组织学的改变程度：Ⅰ期：门脉期炎性细胞浸润和水肿，胆管改变轻微；Ⅱ期：门脉区点、片状坏死及周围纤维化，胆管病变明显；Ⅲ期：肝纤维化加重形成隔或桥；Ⅳ期：胆汁性肝硬化。

知识点4：原发性硬化性胆管炎的临床表现　　　副高：熟练掌握　正高：熟练掌握

（1）症状：可以是多样化的，其主要表现是缓慢波动性进行性的胆管梗阻及胆管炎，常伴有疲倦、乏力、体重减轻，有时起病之初亦可表现有急性腹痛，伴有间歇性不规则的发热等胆管炎症状。患者常表现有慢性的、持续性的梗阻性黄疸，黄疸可以在一定范围内波动、起伏，并伴有皮肤瘙痒。因本病常合并溃疡性结肠炎，故患者可出现腹痛、脓血便等溃疡性结肠炎的症状。

（2）体征：体格检查主要发现肝、脾大；晚期患者常有重度黄疸、严重肝损害、胆汁性肝硬化、门静脉高压症的表现。

知识点5：原发性硬化性胆管炎的辅助检查　　　副高：熟练掌握　正高：熟练掌握

（1）实验室检查：①胆红素明显升高，以直接胆红素为主，肝功能异常；②血浆铜、血清铜氧化酶、尿铜增加。

（2）免疫检查：IgM水平升高。

（3）ERCP或PTC造影检查：原发性硬化性胆管炎的胆道造影表现：①受累的胆管管腔变狭窄，但表面平滑，其范围可以遍及全部肝内、外胆管，也可以局限性存在，常见于肝总管上段及左、右肝管的开口处；有时狭窄部亦可以是多发性的，分别在肝内、外胆管。②肝内胆管的分支减少、僵直，呈修剪后的树枝状。③有时肝内胆管呈串珠状，表示胆管的不匀称性的受累。④狭窄部上方，有时可见胆管扩张，甚至呈囊状扩张，内有胆泥淤积或色素性结石。

知识点6：原发性硬化性胆管炎的临床诊断标准　　　副高：熟练掌握　正高：熟练掌握

原发性硬化性胆管炎的临床诊断标准：①进行性阻塞性黄疸及胆管炎；②胆管壁增厚、弥漫性管腔狭窄；③无胆管手术史；④不合并胆结石。既往认为，存在胆管结石便应排除原发性硬化性胆管炎的诊断，但目前认为，胆管结石是本病发展过程中的一部分，长期淤胆和继发感染可以导致胆道结石。因此，当合并胆管结石时，应结合其他几项诊断标准综合考虑本病的诊断。

知识点7：原发性硬化性胆管炎的鉴别诊断　　　副高：熟练掌握　正高：熟练掌握

（1）胆管结石：发病年龄较轻，可有反复发作的胆绞痛病史，无疲倦、乏力、体重减轻等症状，辅助检查发现胆管结石，胆管造影不符合原发性硬化性胆管炎的表现。

（2）胆管癌：发生于肝管分叉部的节段性原发性硬化性胆管炎，在临床表现和影像学诊断上难与硬化型胆管癌相鉴别，甚至在冷冻切片时，仍无法与硬化型胆管癌区别。胆管癌胆管造影表现为狭窄近端胆管全面扩张，不同于原发性硬化性胆管炎肝内外胆管弥漫性受累的表现。经内镜刷取病变组织行细胞学检查或夹取组织活检是重要的鉴别手段，但对胆管癌的患者可出现假阴性。

（3）先天性肝胆管囊性扩张症（Caroli病）：多在儿童、青少年发病，反复的胆管感染是其临床特征。Caroli病的胆管造影表现为肝内胆管球形或卵圆形扩张，扩张处远近段的胆管内径基本正常，不同于原发性硬化性胆管炎多发性胆管狭窄的表现。

（4）原发性胆汁性肝硬化（PBC）：临床表现、生化检查，甚至肝组织学检查均与本病相近，但90%原发性胆汁性肝硬化患者外周血中出现抗线粒体抗体，血清免疫球蛋白以IgM升高最为显著，汇管区常出现肉芽肿。最重要的鉴别依据仍是胆管造影。

知识点8：原发性硬化性胆管炎的治疗　　　　副高：熟练掌握　　正高：熟练掌握

（1）药物治疗：包括泼尼松、硫唑嘌呤、甲氨蝶呤、青霉胺、普乐可复在内的免疫抑制药。

（2）内镜治疗：包括经十二指肠镜Oddi括约肌切开、探条或球囊扩张狭窄段胆管、狭窄处放置内支架等，能有效解除主要胆管狭窄、阻塞和控制胆管感染。但内镜治疗肝内胆管的高位狭窄仍无能为力。

（3）手术治疗：①常规性手术：原发性硬化性胆管炎的外科治疗主要是根据病变的类型及病变的范围。手术方式包括胆管切开减压、胆道扩张后留置T形管或U形管外引流、狭窄段胆管切除或胆肠吻合术等。②肝移植术：是彻底治疗晚期原发性硬化性胆管炎和预防癌变的最理想方法，适用于失代偿性肝硬化、门脉高压和高位胆管狭窄所致反复发作的胆管炎。

知识点9：原发性硬化性胆管炎的并发症　　　　副高：熟练掌握　　正高：熟练掌握

（1）胆管感染：是原发性硬化性胆管炎最常见的并发症，可反复发作，严重者可发展为急性梗阻性化脓性胆管炎，最终导致患者死亡。

（2）胆管结石：继发于胆管狭窄和反复胆管感染，可加重胆管的梗阻，有时胆管结石的存在会造成原发性硬化性胆管炎诊断的困难，从而延误其治疗。

（3）胆汁性肝硬化、肝衰竭、门脉高压症和上消化道大出血：胆汁性肝硬化和随之出现的肝衰竭是导致原发性硬化性胆管炎患者死亡最主要的原因。门脉高压症和其导致的上消化道大出血也同样严重威胁患者的生命。

（4）胆管癌：原发性硬化性胆管炎患者死于胆管癌者多达8%，因为很多死于其他并发症的患者未进行尸检，继发胆管癌的比率可能＞8%，所以应重视这一致命并发症的早期诊断与治疗。

第八节　胆管寄生虫病

知识点1：胆管寄生虫病的病理　　　　副高：熟练掌握　　正高：熟练掌握

　　蛔虫钻入胆管后，其机械性刺激引起Oddi括约肌的强烈痉挛而发生剧烈的绞痛。当蛔虫全部进入胆管内后，持续性绞痛可以突然停止，并转为阵发性绞痛。进入胆管内的蛔虫，可以停留在胆总管内，或继续向上至肝内胆管，以左侧肝内胆管较为常见，蛔虫经过胆囊管进入胆囊腔内者较少见。蛔虫在胆管内生存时间通常为1周至1个月，即使死亡并逐渐解体，其角皮层仍可保存较长的时间，并作为异物成为形成胆结石的核心。雌性蛔虫进入胆管内后，仍可继续排卵，故可在引流的胆汁中找到蛔虫卵，蛔虫卵亦可存在肝组织内，刺激周围组织反应，引起肝的蛔虫性肉芽肿。进入胆管的蛔虫数量多为1条，常不超过10条。未合并胆管感染的胆管蛔虫病，临床上一般不出现黄疸或黄疸很轻；当合并胆管的化脓性感染时黄疸加重。

知识点2：胆管寄生虫病的临床表现　　　　副高：熟练掌握　　正高：熟练掌握

　　（1）症状：患者常有呕吐蛔虫或粪便排出蛔虫的病史。患者在发病之前可以毫无症状，随即突然发生强烈的上腹部绞痛，疼痛位于剑突下方，持续性、可以为强烈的"钻顶样"疼痛，可向右肩背部放射，程度剧烈，以致患者坐卧不安。上腹部持续绞痛经过一段时间或经过抗痉挛药物治疗后，绞痛可能突然停止，经过片刻绞痛又发作。疼痛剧烈时常可伴有恶心、呕吐，有时可见呕吐的胃内容物中有蛔虫。发热、寒战等胆道感染症状并不常见，在儿童出现较早。由于蛔虫不易引起胆总管完全梗阻，黄疸较少见，且程度较轻并存在波动。

　　（2）体征：查体见体征轻微，腹部柔软，合并胆管感染者可有剑突下轻微压痛及轻度梗阻性黄疸。

知识点3：胆管寄生虫病的辅助检查　　　　副高：熟练掌握　　正高：熟练掌握

　　（1）实验室检查：通常无异常。合并胆管感染时可见白细胞增多、血胆红素轻度升高。

　　（2）影像学检查：①B超检查：可以发现胆总管内典型的平行双边条形影，对临床诊断帮助较大；②CT和MRI：对诊断明确有帮助，B超不能明确诊断时可选用；③纤维十二指肠镜检查：起病早期诊断不明时选用，有时可发现蛔虫部分虫体仍在十二指肠内；④ERCP：对诊断有帮助。

知识点4：胆管寄生虫病的鉴别诊断　　　　副高：熟练掌握　　正高：熟练掌握

　　（1）急性胰腺炎：也表现为持续性腹痛，但其性质为刀割样而非钻顶样疼痛，腹部体征较明显，血清淀粉酶升高。CT等检查可见急性胰腺炎相关表现。值得注意的是，胆管蛔虫病可合并急性胰腺炎存在。

（2）急性胆囊炎、胆绞痛：腹痛多为间断性，腹部体征较明显，结合B超等检查易于诊断。

（3）溃疡病穿孔：也表现为起病急骤的持续性腹痛，但有板状腹等明显的腹部体征，立位腹部X线片可见膈下游离气体。

（4）急性胃肠炎：疼痛不如胆管蛔虫病剧烈，常伴腹泻，听诊肠鸣音活跃，粪便常规可有阳性发现。

知识点5：胆管寄生虫病的治疗原则　　　　副高：熟练掌握　正高：熟练掌握

（1）非手术治疗：早期的胆道蛔虫病一般采用中西医结合非手术治疗，治疗方法包括：①解痉镇痛，可针刺鸠尾、上脘、足三里、太冲、肝俞、内关等穴位，药物可用阿托品、山莨菪碱（654-2）、颠茄等，必要时给予哌替啶（度冷丁）；②药物驱蛔，应在症状缓解期进行，如枸橼酸哌嗪（驱蛔灵）、阿苯达唑（肠虫清）等；③中药利胆排蛔方剂。

（2）内镜治疗：胆管蛔虫急性发作时，行纤维十二指肠镜检查，若发现蛔虫尚未完全进入胆管，可用钳夹取出。蛔虫完全进入胆管，可切开Oddi括约肌，以异物钳伸入胆总管取出蛔虫。并发胆管感染时，可顺行ERBD。

（3）手术治疗：非手术治疗症状不缓解，或治疗失败，以及出现并发症时，应及时中转手术治疗。手术指征：①早期十二指肠镜取虫失败者；②非手术治疗3天以上症状仍未缓解者；③并发急性胆囊炎或急性梗阻性化脓性胆管炎；④腹膜刺激征明显者；⑤合并肝脓肿或急性胰腺炎，疑有胰管蛔虫者；⑥合并胆管结石及明显梗阻性黄疸；⑦有胆管出血并发症。常采用胆总管切开取虫、T形管引流术。术毕放置管径较粗的T形管，以便于手术后胆管内蛔虫排出和经皮窦道胆道镜检查及治疗。由于肠管内蛔虫可以在手术后再次进入胆管内，手术后应定期驱蛔治疗。

知识点6：胆管寄生虫病的并发症　　　　副高：熟练掌握　正高：熟练掌握

胆管蛔虫病未能得到及时处理，可引起严重的并发症，其中肝脓肿居首位，还可见胆囊和胆管化脓性炎症、胆管出血、胆管穿孔、急性胰腺炎、感染中毒性休克、慢性胆囊炎、胆管结石、肝硬化等。

第九节　胆囊息肉样病变

知识点1：胆囊息肉样病变的概念　　　　副高：熟练掌握　正高：熟练掌握

胆囊息肉样病变是指在致炎因子或其他因素长期作用下，上皮、腺体或肉芽组织增生所形成的结节。由于B超的应用，其检出率明显升高，但不能确定良、恶性，多数需密切观察，以正确决定治疗方法。

知识点2：胆囊息肉样病变的病理　　　副高：熟练掌握　正高：熟练掌握

对胆囊息肉样病变的分类见下表。

胆囊息肉样病变的分类

胆囊息肉样病变	
良性肿瘤	
上皮来源	乳头状与非乳头状腺瘤
间质来源	血管瘤、脂肪瘤、平滑肌瘤、颗粒状肌母细胞瘤、纤维瘤、神经纤维瘤、副神经节瘤、黏液瘤、软骨瘤
瘤样病变	
增生	腺肌增生症、腺瘤样增生
异位	胃、肠黏膜、胰、肝、肾上腺、甲状腺组织
息肉	胆固醇性、炎性
其他	

　　胆囊息肉样病变中胆固醇性息肉比例最高，其发病机制与胆固醇代谢紊乱有关，息肉的形成是由于胆囊黏膜固有层下大量吞噬胆固醇结晶的单核细胞聚集。腺瘤性息肉属于癌前病变。炎性息肉不属于真正意义上的肿瘤，其发生是由于胆囊黏膜固有层的炎性细胞慢性浸润，形成慢性肉芽肿并向腔内凸起。

知识点3：胆囊息肉样病变的临床表现　　　副高：熟练掌握　正高：熟练掌握

　　一般无症状，常在体检或其他疾病行B超检查时发现。少数病例有疼痛，当合并胆囊结石、胆囊炎，病变位于胆囊颈部和/或脱落而引起胆囊管梗阻时发生疼痛，疼痛性质为胀痛、钝痛或绞痛。

知识点4：胆囊息肉样病变的辅助检查　　　副高：熟练掌握　正高：熟练掌握

　　（1）B超检查：①超声图像可发现胆囊腔内光团回声，光团性质可为强回声、等回声或异常回声；②可见光团位置（胆囊体部或颈部）、光团个数（单个或多个）；③光团与胆囊壁相连，相连处为蒂（同时测量蒂的宽、窄）或广基；④光团的大小、轮廓（整齐或分叶）；⑤是否合并结石；⑥胆囊腔大小、胆囊壁厚度。

　　（2）胆囊造影：胆囊造影可以发现胆囊腔内有负影，圆形或不规则。同时可了解胆囊有无功能。

　　（3）CT扫描：CT扫描一般不如B超检出率高，仅在息肉病变较大时CT扫描加增强有利于帮助确定病变性质。

知识点5：胆囊息肉样病变的治疗原则　　　副高：熟练掌握　正高：熟练掌握

胆囊息肉样病变的首选治疗方法是腹腔镜胆囊切除术。手术适应证：①有明显症状；②合并胆囊结石；③直径在1.0cm以上的单发息肉；④不能除外胆囊癌。对于没有临床症状、直径在1.0cm以下的息肉可以严密观察，若病变有迅速增大趋势再行手术治疗。

知识点6：胆囊息肉样病变的并发症　　　副高：熟练掌握　正高：熟练掌握

癌变是胆囊息肉样病变最为人们关注的并发症。胆固醇性息肉和炎性息肉没有恶变的危险，而腺瘤性息肉属于癌前病变，有癌变的危险。以下情况时腺瘤性息肉的癌变率较高：①中年以上患者；②位于胆囊颈部；③单发；④直径＞1.0cm；⑤基底宽；⑥合并胆囊结石。

第十节　胆　囊　癌

知识点1：胆囊癌的概念及病因　　　副高：熟练掌握　正高：熟练掌握

胆囊癌是胆管最常见的恶性肿瘤，无明确病因。胆囊癌起病隐匿，早期无特异性的临床表现，且常合并胆囊疾病，50%～95%胆囊癌患者合并胆囊结石。由于多年胆囊疾病发作史的干扰，易延误诊断，多数胆囊癌确诊时已属中晚期，早期诊断率低。胆囊癌的高危因素有：①50岁以上的女性胆囊结石患者。②胆结石病程＞5年或结石直径＞2cm。③胆囊颈部结石或Mirizzi综合征。④超声提示胆囊壁不均匀、局限性增厚或萎缩。⑤胆囊腺肌症、胆囊息肉样病变，尤其发生在颈、体部，直径＞1cm者。⑥瓷样胆囊者。⑦曾行胆囊造瘘术者。⑧异常胰胆管连接者。

知识点2：胆囊结石与胆囊癌的关系　　　副高：熟练掌握　正高：熟练掌握

胆囊结石与胆囊癌的发生关系密切。有胆囊结石者发生胆囊癌的危险性较无胆囊结石者高出6～15倍，50岁以上的胆囊结石患者中6%～10%可发生胆囊癌，发病年龄越早胆囊癌发病风险越大。Mirizzi综合征的胆囊癌发病率为27.8%，显著高于一般胆结石患者的胆囊癌发病率。胆囊结石诱发胆囊癌的进程：胆石症/胆囊炎→胆囊黏膜上皮增生→部分不典型增生出现→轻者引起原位癌，重度不典型增生则引发浸润癌。

知识点3：胆囊癌的临床表现　　　副高：熟练掌握　正高：熟练掌握

（1）症状：早期胆囊癌缺乏典型特异性的临床症状。合并胆囊结石的胆囊癌患者常表现为胆石症的临床症状，程度加重或持续存在，或疼痛性质、发作频率改变。晚期胆囊癌主要症状是右上腹痛、黄疸、体重下降、幽门梗阻等。

（2）体征：早期胆囊癌无明显阳性体征，晚期胆囊癌查体可有右上腹包块，皮肤黏膜黄染等。

知识点4：胆囊息肉样病变与胆囊癌　　　副高：熟练掌握　　正高：熟练掌握

胆囊息肉样病变系指胆囊黏膜局限性隆起或向胆囊腔内隆起的病变，包括胆固醇性息肉、炎性息肉、胆囊腺肌增生症等良性息肉和腺瘤、平滑肌瘤、脂肪瘤等肿瘤性息肉。其中单发、无蒂、直径＞1cm的腺瘤具有明显的癌变趋向。胆囊息肉样病变恶变的高危因素包括：①单发病变，直径＞10mm，蒂粗大者，尤其是位于胆囊颈部或底部；②多发病变，伴有胆囊结石，有症状，年龄＞50岁；③病变有增大趋势或形态有变化；④超声检查病变有丰富血供提示为恶性新生物；⑤CA19-9、CEA明显升高且除外其他胃肠道肿瘤者；⑥胆囊息肉样病变，有明显症状且反复发作者。对胆息肉样病变不要盲目施行胆囊切除术，无上述指征者，仅需定期B超随访观察。

知识点5：胆囊癌的淋巴结转移　　　副高：熟练掌握　　正高：熟练掌握

淋巴转移是胆囊癌最常见的转移方式，对胆囊癌的手术方式选择及预后判断具有重要影响。胆囊癌的淋巴结转移第一站为胆管旁淋巴结、肝门淋巴结（包括肝动脉、门静脉周围淋巴结）；第二站为胰头后、十二指肠、肠系膜上血管、肝总动脉周围、腹腔动脉周围淋巴结；第三站为腹主动脉和腔静脉周围淋巴结。

知识点6：胆囊癌的大体形态分型　　　副高：熟练掌握　　正高：熟练掌握

（1）孔头状癌（肿块型）：占所有胆囊癌的15%，表现为息肉样肿块，预后较好。

（2）硬癌（浸润型）：最为常见，占胆囊癌的75%～80%，肿瘤发展迅速，易周围侵犯，预后差。

（3）胶质癌（黏液型）：占5%～8%，瘤组织内含大量黏液呈胶胨状，胆囊壁常有癌浸润。

（4）混合型：较少见。

知识点7：胆囊癌的组织学分型　　　副高：熟练掌握　　正高：熟练掌握

（1）腺癌：胆囊癌约80%为分化不同程度的腺癌，腺癌的预后与肿瘤的类型和分期有关，其中乳头状腺癌预后最好，而巨细胞型腺癌较差。

（2）低分化癌：多表现为实体状生长，有时可见小区域内有腺管样结构。

（3）未分化癌：癌细胞失去上皮形态，占10%，恶性度高，预后差。

（4）腺鳞癌：同时有鳞癌结构和腺癌结构，较少见，约占3%。

（5）鳞癌：是由于胆囊黏膜鳞状上皮化生后癌变而成，较少见，占2%～3%。

（6）其他：其他组织学分型还包括类癌、癌肉瘤、恶性淋巴瘤、胚胎型横纹肌肉瘤、网状细胞肉瘤、纤维肉瘤、恶性组织细胞瘤、腺棘皮瘤等。

知识点8：胆囊癌的分期　　　　　　　　　　副高：熟练掌握　正高：熟练掌握

国际上常用的胆囊癌有Nevin分期和TNM分期两种，美国癌症联合委员会（AJCC）与国际抗癌联盟（UICC）联合制定的恶性肿瘤TNM分期系目前应用最广泛的分期标准（见下表）。

胆囊癌的分期

	2010年第7版AJCC分期		Nevin分期
0	Tis	I	癌组织仅限于黏膜内，即原位癌
I A	$T_{1a}N_0M_0$	II	侵及黏膜层或肌层
I B	$T_{1b}N_0M_0$		
II	$T_2N_0M_0$	III	癌组织侵及胆囊壁全层
III A	$T_3N_0M_0$		
III B	$T_{1\sim3}N_1M_0$	IV	侵及胆囊壁全层合并周围淋巴结转移
IV	$T_4N_{0\sim1}M_0$，$T_{1\sim4}N_2M_0$，$T_{1\sim4}N_{1\sim2}M_1$	V	直接侵及肝脏或转移至其他脏器或远处转移

TNM分期：Tis：原位癌；T_1：肿瘤侵犯固有层（T_{1a}）或肌层（T_{1b}）；T_2：侵犯胆囊壁肌层周围结缔组织，未侵及浆膜层或肝脏；T_3：肿瘤侵透浆膜层和/或直接侵犯肝脏和/或一个邻近器官或结构，如胃、十二指肠、结肠、胰腺、肠系膜、肝外胆管；T_4：指肿瘤侵犯门静脉主干、肝动脉或侵犯两个及两个以上的肝外器官或结构；N_1：肝门淋巴结：胆囊管淋巴结，胆总管、肝动脉、门静脉旁淋巴结；N_2：其他区域淋巴结：腹腔干、十二指肠旁、胰腺旁及肠系膜上动脉淋巴结；M_0：无远处转移；M_1：有远处转移。

知识点9：胆囊癌的辅助检查　　　　　　　　副高：熟练掌握　正高：熟练掌握

（1）实验室检查：CEA、CA19-9、CA125等肿瘤标志物均可升高，以CA19-9最敏感，但特异性不强。

（2）影像学检查：①B超检查：诊断胆囊癌的首选检查，敏感度为70%～100%。可见胆囊壁不规则增厚，凸向胆囊腔内，侵犯肝脏时见肝内与胆囊界限不清楚的低回声区，侵犯胆管引起胆管梗阻时可见梗阻部位以上胆管扩张。合并胆囊结石时，有相应的表现。②CT和MRI：对于明确胆囊癌的诊断价值优于B超。可以对病情进行评估，判断肿瘤与周围受累器官的关系，有助于手术方式的确定和术前对肿瘤进行分期。③MRI：诊断价值与CT相仿。同时行MRCP对出现梗阻性黄疸的患者价值较大。④血管造影、螺旋CT或MRI：可以显示门静脉和肝动脉是否受侵。

知识点10：胆囊癌的诊断及鉴别要点　　副高：熟练掌握　正高：熟练掌握

根据患者出现的症状、体征和典型影像学检查结果，对诊断有较大帮助。胆囊癌合并坏死、感染时需与胆囊炎、脓肿相鉴别。胆囊癌还易被误诊为胰腺癌、胆总管结石或胆囊积水等。肿瘤标志物可有升高，但特异性不强。必要时可以在B超CT引导下行细针穿刺活检。术后病理是最终诊断。

知识点11：意外胆囊癌　　副高：熟练掌握　正高：熟练掌握

意外胆囊癌系术中或术后病理报告为胆囊癌，发生率0.3%～2.9%，如术中发现下列情况要考虑有胆囊癌的可能：①萎缩或硬化明显的胆囊壁；②胆囊壁部分不均匀增厚；③胆囊组织纤维化；④黏膜颜色改变；⑤巨大息肉；⑥不能解释原因的胆囊切除困难。必要时进行术中病理检查，明确诊断及分期进行相应治疗。如病理报告为Tis和T_{1a}期，单纯的胆囊切除已足够，T_{1b}期则需应进行胆囊癌根治术。如术后才确诊，则应根据分期选择是否再次手术，再手术时间不宜超过2个月。

知识点12：胆囊癌的治疗原则　　副高：熟练掌握　正高：熟练掌握

（1）手术切除是胆囊癌唯一有效的治疗方法。对于T_1期的胆囊癌患者，胆囊切除术即可。术前怀疑胆囊癌的患者应开腹行胆囊切除。肿瘤侵犯超过胆囊肌层的患者（Ⅱ期和Ⅲ期）有较高的局部淋巴结转移率，应行扩大的胆囊切除术，包括清除胆囊周围、胆管周围、门静脉周围、胰十二指肠后方的淋巴结。手术目的是要达到R0切除。胆囊管切缘阳性的患者，需切除胆总管，然后行Roux-en-Y重建；扩大的胆囊切除术需包括肿瘤边缘2cm范围的肝脏。肿瘤较小时，可行肝脏的楔形切除术。对于较大的肿瘤，则需行解剖性的肝切除来获得切缘的组织学阴性。

手术前应行腹腔镜探查为肿瘤进行临床分期。根据术前病变分期和术中所见，可行单纯胆囊切除加区域淋巴结清扫；胆囊和邻近肝组织切除加区域淋巴结清扫；胆囊切除加区域肝段、肝叶切除或半肝切除并区域淋巴结清扫。

（2）无法手术切除时应考虑姑息治疗。可通过内镜或经皮穿刺途径放置支架以解除胆管梗阻；经皮穿刺腹腔神经节阻滞可缓解疼痛，并能减少麻醉药的用量。

（3）通常胆囊癌的放疗、化疗效果有限。

第十一节　胆　管　癌

知识点1：胆管癌的病因　　副高：熟练掌握　正高：熟练掌握

（1）胆管结石：约1/3的胆管癌患者合并胆管结石，反之，胆管结石的患者中5%～10%会发生胆管癌。

（2）华支睾吸虫：可导致胆汁淤滞、胆管感染、胆管周围纤维化和胆管上皮增生，成为诱发胆管癌的原因之一。

（3）先天性胆管囊状扩张症：先天性胆管囊状扩张症癌变率在6%～38.5%，是正常人群的5～35倍，且随患儿年龄增长而增加。癌变的原因包括结石、化学刺激、囊肿壁受慢性炎症长期刺激及解剖异常等。

（4）原发性硬化性胆管炎：因原发性硬化性胆管炎死亡或行肝移植术的病例分别有40%和9%～36%被证实存在胆管癌。

（5）致癌物质：石棉等化学药品、亚硝酸胺、放射性核素、异烟肼等药物均可能是导致胆管癌的病因。

（6）其他：结直肠癌根治术后、溃疡性结肠炎，伤寒携带者等均与胆管癌的发生有关。

知识点2：胆管癌的病理类型　　　　副高：熟练掌握　正高：熟练掌握

（1）硬化型：是肝门部胆管癌最常见的类型。此型胆管癌虽然分化较好，但易于沿胆管壁向上及向胆管周围组织、血管、肝实质和神经淋巴间隙侵犯，故术后预后仍较差。

（2）结节型：多发于中段胆管，肿瘤呈结节样向管腔内突出，此型肿瘤生长缓慢，向血管和周围组织浸润程度较轻，手术切除率高，预后较好。

（3）乳头状：好发于下段胆管，肿瘤呈息肉样突入胆管腔内。此型肿瘤较少向血管和周围组织浸润，故手术切除率高，预后较好。

（4）弥漫型：较少见，广泛侵犯肝内外胆管，手术切除率低，预后差。

知识点3：肝门胆囊癌的生物学特征　　　　副高：熟练掌握　正高：熟练掌握

肝门胆管癌具有多极化浸润转移的生物学特性，癌肿可沿胆管树轴向近端和远端胆管浸润，同时可突破胆管树向侧方侵犯邻近的门静脉、肝动脉和肝脏实质，且常发生区域性淋巴结和神经丛转移。位于肝门区的尾状叶容易受到肿瘤侵犯。

知识点4：胆管癌的临床表现　　　　副高：熟练掌握　正高：熟练掌握

（1）梗阻性黄疸：见于90%～98%的患者，呈进行性加深的黄疸，可伴皮肤瘙痒、尿色深染、陶土样粪便。部分患者可以触及增大的肝。

（2）腹痛：仅45%的患者出现上腹痛，可伴有腹部包块和发热。

（3）胆管感染：胆管感染见于36%的患者，可出现典型的腹痛、寒战、高热和黄疸的胆管炎的表现。

（4）胆囊增大：中下段胆管癌患者可触及增大胆囊。

（5）其他：患者可出现体重下降、乏力、厌食、贫血等表现。

知识点5：胆囊癌根据解剖学部位的分类　　　　副高：熟练掌握　正高：熟练掌握

　　根据解剖学部位，以二级肝胆管为界，胆管癌分为肝外胆管癌和肝内胆管癌，其中肝外胆管癌占80%～90%。肝外胆管癌根据Longmire分类，可分为上段胆管癌（胆囊管开口以上）、中段胆管癌（胆囊管开口至胰腺上缘）及下段胆管癌（胰头内部分至穿入十二指肠壁之前）。其中肝门部胆管癌约占肝外胆管癌的70%，中下段胆管癌约占30%。肝内胆管癌是指左右肝管汇合部以上、肝内二级胆管上皮细胞起源的恶性肿瘤。因肝内胆管癌位于肝内，影像学上常常表现为类似于肝细胞癌的肝脏包块，但其在病因、发病机制、临床表现和治疗上均与原发性肝癌不同，其恶性程度高、临床症状隐匿，预后也较肝细胞癌差。

知识点6：近端胆管癌的辅助检查　　　　副高：熟练掌握　正高：熟练掌握

　　（1）实验室检查：血清总胆红素升高，1分钟胆红素高出总胆红素的50%以上。碱性磷酸酶升高，癌胚抗原（CEA）水平升高，约50%的患者粪便潜血阳性。

　　（2）影像学检查：①B超检查：为首选检查项目，也是最重要的检查方法，可以发现并判定阻塞以上胆管扩张及胆管的肿瘤性病变，其准确率达86%～98%；同时可了解肿瘤大小、肿瘤与肝动脉和门静脉的关系；②CT扫描：同样可以清晰判断阻塞以上胆管扩张及胆管肿瘤性病变，与B超配合可以提高胆管癌的诊断率；③经皮肝穿胆管造影（PTC）及胰胆管造影（ERCP）：经皮肝穿胆管造影可以清楚显示梗阻以上扩张胆管、梗阻部位及范围、程度和原因。特别是在B超或CT引导下对扩张胆管穿刺造影，成功率达98%。PTC为有损伤的检查，需谨慎施行。胰胆管造影（ERCP）为无损伤性检查，主要了解梗阻以下胆管的病变，同时配合活检了解十二指肠乳头部、胆管下端及肝管的病变。如胆囊管未梗阻则可显示胆囊，以了解胆囊的病变情况。连续施行PTC及ERCP检查能清楚了解梗阻上、下胆管的病变情况，对进一步诊断胆管癌及抉择手术方法有重要价值。

　　（3）其他检查：MRCP可以清楚地显示梗阻部位、梗阻程度和范围，同时了解肿瘤的位置、大小及可能侵犯的位置。选择性肝动脉、肠系膜上动脉造影及经肝门静脉造影可以了解肿瘤是否已侵犯肝动脉、门静脉及其分支，显示肿瘤大小、范围及与周围大血管的关系。

知识点7：近端胆管癌的分型　　　　副高：熟练掌握　正高：熟练掌握

　　（1）Ⅰ型：癌肿位于左、右肝管汇合处以下的肝总管，左、右肝管相通。
　　（2）Ⅱ型：癌肿已向上侵犯左、右肝管分叉处，致使左、右肝管不相通。
　　（3）Ⅲ型：①Ⅲa型：癌肿位于肝总管及右肝管；②Ⅲb型：癌肿位于肝总管及左肝管。
　　（4）Ⅳ型：癌肿已侵犯肝总管，左、右肝管，并达更高部位。

知识点8：近端胆管癌的鉴别诊断　　　　副高：熟练掌握　正高：熟练掌握

　　因本病最早表现为无痛性黄疸、肝大、上腹不适、消化不良或呕吐，故早期易误诊为病毒性肝炎、中毒性肝炎、毛细胆管性肝炎、硬化性胆管炎，以致延误治疗。本病除癌胚抗原可早期升高外，其症状、体征及实验室其他检查很难早期做出鉴别，因此，尽早、重复B超检查能及时、较早发现胆管癌病例。此外，应与胆囊癌相鉴别。胆囊癌早期无症状，直至发生肝门转移出现梗阻性黄疸才引起注意并做出诊断。对胆囊癌而言常已至晚期，而近期出现黄疸的胆管癌则病期较早，在依靠B超检查判定胆囊的病变情况，如患者表现为无痛性、进行性加深阻塞性黄疸这一独特症状体征时还需要与肝门部转移癌、肝细胞性肝癌（肝门部的）、肝门淋巴结转移癌或淋巴瘤相鉴别。近端胆管癌常合并有胆囊结石、肝胆管结石，胆管癌梗阻性黄疸合并感染时可出现胆管炎的症状、体征。在B超检查中结石是容易发现的，故对梗阻性黄疸的患者不论是否伴有疼痛，不应该轻易地满足于胆管结石或胆管炎性狭窄的诊断。

知识点9：近端胆管癌的治疗　　　　副高：熟练掌握　　正高：熟练掌握

原则上以手术治疗为主，术后辅以放疗或化疗。

（1）加强术前准备：包括护肝，改善凝血机制，维持水、电解质平衡，营养支持。注意老年患者合并心血管系统的潜在病变，术前检查并予以纠正，对耐受一个较大的手术是十分重要的。

（2）基本术式选择：①Ⅰ型：胆囊、胆总管、肝门部胆管连同肿瘤一并切除，左、右肝管空肠吻合术；②Ⅱ型：胆囊、胆总管、肝门部胆管连同肿瘤及受累的肝叶（肝方叶、尾状叶、右前叶）部分切除术，附加肝胆管空肠吻合术；③Ⅲa型：胆囊、胆总管、肝门部胆管连同肿瘤及右三叶、尾状叶切除，附加左肝管空肠吻合术；④Ⅲb型：胆囊、胆总管、肝门部胆管及肿瘤、左三叶及尾状叶切除，附加右肝管空肠吻合术；⑤Ⅳ型：肝移植。

（3）不能切除的胆管癌的外科处理。

1）经扩张的肝内胆管-空肠旁路手术：治疗的目的是减黄。①经肝左外叶下段胆管途径行左侧扩张的胆管-空肠Roux-Y吻合术；②经肝右叶第Ⅴ段胆管途径行右侧扩张胆管-空肠Roux-Y吻合术，此法最多可以暂时引流1～2个肝段的胆管，实际价值有限。

2）经胆总管、肿瘤间隙、肿瘤上方扩张的胆管至左或右肝膈面置U形管引流，附加胆总管-空肠Roux-Y吻合术，U形管分别经肝膈面及空肠引出腹腔。作用：①减压、减黄及后期治疗；②根据肿瘤大小、范围、狭窄情况，可以更换不同粗细的引流管，以达有效的减压和减黄；③手术时在肿瘤下缘放置银夹做标志，术后经U形管行腔内放疗；④必要时留置双侧U形管，同时引流左、右肝管。

3）置管外引流：治疗目的是减黄、改善生存质量。①经胆总管-肝门部肿瘤间隙-扩张的肝内胆管置管引流；②经肝表面-扩张的肝左叶或右叶胆管置管引流。

知识点10：近端胆管癌术前减黄的标准及方式　　　副高：熟练掌握　　正高：熟练掌握

根据患者年龄、胆红素水平、黄疸持续时间、肝肾功能、体能和营养状况、预计手术方式等综合判断是否需要术前胆道引流。对血清胆红素＞200μmol/L且同时需要大范围肝切除（切除肝叶＞全肝体积60%），或合并胆管炎，或营养不良，或需做选择性门静脉栓塞的患者应考虑给予术前胆道引流。方法包括经皮肝穿刺置管（PTCD）、经内镜鼻胆管引流（ENBD）、内镜逆行胆管支架引流（ERBD）等。PTCD因操作相对简单，并发症较少，较常采用。一般首选预留肝叶单侧胆管引流，减黄的同时增加预留侧肝叶功能代偿。但对手术方式难以确定的患者，或在单侧引流后血胆红素降低缓慢、并发胆管炎者，应实施双侧胆管完全引流。

知识点11：近端胆管癌的淋巴结和神经廓清	副高：熟悉　正高：掌握

近端胆管癌淋巴结转移发生率为30%～60%，胆总管旁淋巴结是近端胆管癌淋巴转移途径中最关键的一站，从该站转移至门静脉旁、肝总动脉旁和胰头周围淋巴结，再转移至腹主动脉旁淋巴结是主要的淋巴转移途径。

近端胆管癌神经浸润发生率为28%～100%，最常见浸润方式为沿神经周围间隙生长，肿瘤细胞也可在神经纤维内部以"跳跃"方式扩展并发生远处转移，此特点成为难以根治和复发率高的重要原因。因此，对肝十二指肠韧带进行廓清时，应紧贴血管外膜剥除周围的神经纤维组织，以防肿瘤浸润神经组织的残留和术后局部复发。

知识点12：远端胆管癌的概念	副高：熟练掌握　正高：熟练掌握

远端胆管癌为原发于胆总管下端及胆管壶腹部的肿瘤。此外，来自十二指肠黏膜的壶腹癌、壶腹周围癌、胰头癌等，虽来源不一，但引起的症状、体征都有相似之处，其治疗措施也基本一致。

知识点13：远端胆管癌的临床表现	副高：熟练掌握　正高：熟练掌握

（1）症状：①逐渐加深的阻塞性黄疸（个别胆总管下端乳头状瘤所引起的黄疸，有时表现为间断发生梗阻性黄疸）及进行性体重下降为主要症状；②继发出血：表现为贫血、消化道出血；③如同时有胰管梗阻可出现血糖过高或过低、脂肪性腹泻；④可出现持续性背部隐痛，如合并结石可出现胆绞痛。

（2）体征：主要为全身性皮肤及巩膜黄染、胆囊肿大、肝大。

知识点14：远端胆管癌的检查	副高：熟练掌握　正高：熟练掌握

（1）化验检查：主要为总胆红素及1分钟胆红素升高，碱性磷酸酶升高。

（2）B超：为首选检查，提示肝内、外胆管扩张，胆囊增大。进一步检查常可发现胰管扩张、胰头部及胆总管下端病变。

（3）MRCP：显示肝内、外胆管扩张情况、程度、梗阻部位及胰头、壶腹周围病变情况。

（4）CT检查：提示肝内、外胆管扩张，胆囊肿大，胰头及胆总管下端病变及胰管扩张。

（5）PTC及ERCP检查：提示肝内、外胆管扩张，扩张的肝外胆管下端突然中断或狭窄，胆管壁不规则或充盈缺损，胆管变形等。同时了解是否合并结石。经纤维十二指肠镜可发现十二指肠乳头部病变，附加活检以做病理组织学定性。

| 知识点15：远端胆管癌的治疗 | 副高：熟练掌握　正高：熟练掌握 |

以手术治疗为主，应有充分的术前准备。

（1）胰十二指肠切除或扩大的胰、十二指肠切除术，即同时清除肝门部、胆管周围、腹主动脉旁、腹腔动脉、肝动脉、肠系膜上动脉周围淋巴结。如肠系膜上静脉、门静脉部分受累，技术条件允许时可考虑行与肿瘤相连的肠系膜上静脉、门静脉部分切除（节段），附加门静脉、肠系膜上静脉重建或人造血管移植术。

（2）对不能行胰、十二指肠切除者尽可能行胆肠旁路手术，以减黄、改善生活质量为目的。①肝总管、胆总管、空肠Roux-Y吻合术；②胆囊、空肠Roux-Y吻合术：此术简单易行，要求胆囊肿大且胆囊管通畅，最好胆囊管在胆管的开口与肿瘤距离较远，术后可获得较好的减黄效果。

（3）如患者情况极差、胆肠旁路手术有困难可行胆总管外引流或PTCD，以暂时减黄、缓解症状。

第十二节　胆管出血

| 知识点1：胆管出血的原因及特点 | 副高：熟练掌握　正高：熟练掌握 |

胆管出血是因创伤、结石感染、肿瘤、血管疾病或其他因素致使肝内、肝外血管与胆管、胆囊相通致血液经胆管入十二指肠。临床表现以胆绞痛、上消化道出血、黄疸三大症状为其特点。

| 知识点2：胆管出血的临床表现 | 副高：熟练掌握　正高：熟练掌握 |

胆管出血前患者常有肝、胆手术及肝穿刺、肝外伤病史，或者有胆石症、胆管蛔虫、肝肿瘤病史。临床表现为：

（1）腹痛或胀痛：上腹或右上腹绞痛或胀痛，并向右肩背部放射。

（2）呕血及黑便：常在上腹绞痛后出现呕血、黑便，或仅有黑便。出血后疼痛暂时缓解，常是周期性发作，每隔数日或1周左右重复发作。放置T形管或U形引流管者，常可见鲜血经T管或U形管周围涌出。已行胆肠内引流者，发生胆管大出血时，大量鲜血经吻合口直接进入肠道，常无典型的胆绞痛发生，如出血不能控制，常易发生失血性休克。

（3）黄疸：多数患者可出现全身皮肤、巩膜黄染及不同程度的低热，合并感染时则出现寒战、高热。

（4）体征：贫血貌，巩膜及全身皮肤黄染；右上腹不同程度的压痛或肌紧张，肝及胆囊肿大；有T形管者可见大量鲜血经引流管或周围涌出，出血量大者可出现休克。

| 知识点3：胆管出血的辅助检查 | 副高：熟练掌握　正高：熟练掌握 |

（1）实验室检查：血常规表现为红细胞及血红蛋白减少、白细胞增多，特别是合并感染时白细胞增多；血总胆红素及1分钟胆红素升高。

（2）B超检查：可发现肝内、外胆管扩张，胆囊及肝胆管结石，肝、胆、胰的占位性病变。

（3）选择性肝动脉造影：可发现肝内占位性病变、肝动脉的瘤样病变、肝动脉胆管瘘、肝动脉门静脉瘘及肝动脉的异常病变。选择性肝动脉造影的阳性结果可为胆管出血提供治疗依据。

（4）纤维内镜检查：内镜下发现血液自壶腹开口处流出，则可确诊为胆管出血。同时了解并排除食管、胃及十二指肠的出血病变。

（5）其他检查：如肝脏CT扫描、磁共振（MRI）及放射性核素扫描，可适当选择应用。带有T形管的患者，在出血停止期可行T形管造影；未经手术的病例在出血停止期可行ERCP检查，有助于寻找出血原因。

| 知识点4：胆管出血的非手术治疗 | 副高：熟练掌握　正高：熟练掌握 |

非手术治疗包括输血、用止血药物、补液抗休克及营养支持治疗，应用足量的广谱抗生素，同时做好手术前的准备。非手术治疗的适应证：①出血量不大或首次出血；②出血前无梗阻性黄疸或化脓性胆管炎病史者；③已行手术探查，经选择性动脉造影、T形管造影、纤维内镜检查出血病灶仍不明显者；④全身情况差不能耐受手术者。

| 知识点5：选择性或超选择性肝动脉栓塞术 | 副高：熟练掌握　正高：熟练掌握 |

选择性肝动脉造影及栓塞术是胆管大出血诊断及治疗的重要方法。胆管大出血经非手术治疗出血不能控制，即应考虑肝动脉造影，经肝动脉造影证实为肝动脉病变所致胆管出血者，可行选择性或超选择性肝动脉栓塞术。

| 知识点6：胆管出血的手术治疗 | 副高：熟练掌握　正高：熟练掌握 |

（1）适应证：①出血量大，伴出血性休克且不易纠正者；②合并梗阻性化脓性胆管炎，非手术治疗不能控制者；③肝动脉栓塞无效者；④有原发病灶需手术处理者；⑤胆囊内病变引起出血者。

（2）手术时机：①如出血病灶定位明确，术前准备已做好，可择期或出血间歇期手术；②非手术治疗中出血周期越来越短，或出血量大伴有休克，抗休克治疗难以纠正，应急诊手术。

（3）手术探查：①目的：进一步明确是否胆管出血；明确是肝内、肝外胆管出血或胆囊出血；明确出血来自哪一侧肝内胆管，或两侧肝内胆管；了解出血原因；②方法：肝表面、胆囊、肝外胆管的视诊、触诊：了解肝脏是否肿大，有无局部隆起、肿块、结石、肿瘤、血肿、脓肿、搏动性肿块，肝外胆管是否扩张，胆囊是否肿大或有积血，有无肝动脉震颤或搏动性包块；胰腺是否肿大，有无结节、包块；胆总管探查：清除积血或血块，明确出血来自哪一侧胆管，借助术中胆管镜或术中胆管造影辨明出血部位、出血原因。

（4）手术方法：依照病变及出血部位是否明确、技术条件是否具备依次考虑手术方法。①肝动脉结扎术：适用于不能切除的肝肿瘤或胆管癌所致的出血；出血虽来自一侧叶、肝段，但患者情况差，不宜行肝叶、肝段切除者；术中出血已停止，但对出血部位判断不清的肝内胆管出血；②肝叶、肝段切除：适用于病变局限于一侧、一叶、一段，并确认出血来自于一侧、一叶、一段胆管，可行相应的肝叶、肝段切除术；③胆囊切除术：针对胆囊内出血者。

（5）后续治疗：①水、电解质补充及纠正；②广谱抗生素的应用；③护肝治疗；④营养支持；⑤密切观察疗效。

第二十章 胰腺疾病

第一节 急性胰腺炎

知识点1：急性胰腺炎的概念　　　　　副高：熟练掌握　正高：熟练掌握

急性胰腺炎（Ap）是胰管引流不畅，胰管内压力突然升高或胆汁、十二指肠液反流导致腺泡损伤、胰酶被激活而造成的胰腺急性炎症，是外科急腹症中较常见的疾病。与饮酒有关的胰腺炎首次发作的患者大多数是男性，其高峰年龄是18～30岁，而由胆管因素引起的急性胰腺炎患者多数是女性，发病高峰年龄是50～70岁。重症患者的病情凶险，并发症发生率及死亡率很高。

知识点2：急性胰腺炎的病因　　　　　副高：熟练掌握　正高：熟练掌握

（1）梗阻因素：胆结石、胆管感染、胆管蛔虫症、Oddi括约肌痉挛、先天性胰胆管异常、胰管结石等均可引起胆管共同开口处梗阻。

（2）酒精中毒：酒精通过刺激胰液分泌增加引起Oddi括约肌痉挛水肿和对胰腺腺泡的直接毒性作用导致胰腺炎发生。

（3）饮食因素：暴饮暴食可刺激大量胰液分泌，从而导致胰腺炎。

（4）外伤和手术。

（5）代谢性疾病：高脂血症、高钙血症患者易发生胰腺炎。

（6）其他：胰腺血管的病变、急性细菌或病毒感染、药物过敏、自身免疫性疾病、妊娠等也是引起急性胰腺炎的原因。

知识点3：急性胰腺炎的病理　　　　　副高：熟练掌握　正高：熟练掌握

（1）急性水肿性胰腺炎：病变轻，多局限在体尾部。胰腺肿胀变硬，充血，被膜紧张，其下可有积液。腹腔内的脂肪组织，特别是大网膜可见散在粟状或斑块状的黄白色皂化斑（脂肪酸钙）。腹水为淡黄色，镜下见间质充血、水肿，并有炎性细胞浸润。有时可发生局限性脂肪坏死。

（2）急性出血坏死性胰腺炎：病变以胰腺实质出血、坏死为特征。胰腺肿胀，呈暗紫色，分叶结构模糊，坏死灶呈灰黑色，严重者整个胰腺变黑。腹腔内可见皂化斑和脂肪坏死灶，腹膜后可见广泛组织坏死。腹腔内或腹膜后有咖啡或暗红色血性液体或血性混浊渗液。

镜下可见脂肪坏死和腺泡细胞破坏，腺泡小叶结构模糊不清。间质小血管壁也有坏死，呈现片状出血，炎细胞浸润。晚期坏死组织合并感染形成胰腺或胰周脓肿。

知识点4：急性胰腺炎的分类　　　　　　　副高：熟练掌握　　正高：熟练掌握

急性胰腺炎临床表现为急性、持续性腹痛（偶无腹痛），血清淀粉酶活性增高≥正常值上限3倍，影像学提示胰腺有或无形态学改变，应排除其他疾病。可有或无其他器官功能障碍。少数病例血清淀粉酶活性正常或轻度增高。急性胰腺炎分为两种临床类型，轻型急性胰腺炎（MAP）约占80%，重症急性胰腺炎（SAP）约占20%。

（1）轻型急性胰腺炎：具备急性胰腺炎的临床表现和生化改变，而无器官功能障碍或局部并发症，对液体补充治疗反应良好。Ranson评分＜3，或APACHEⅡ评分＜8，或CT分级为A级、B级、C级。

（2）重症急性胰腺炎：具备急性胰腺炎的临床表现和生化改变，且具备下列之一者：局部并发症（胰腺坏死、假性囊肿、胰腺脓肿）、器官衰竭、Ranson评分≥3、APACHEⅡ评分≥8、CT分级为D级或E级。常见腹部体征有上腹部明显的压痛、反跳痛、肌紧张、腹胀、肠鸣音减弱或消失等。可以有腹部包块，偶见腰肋部皮下淤斑征（Grey-Tumer征）和脐周皮下淤斑征（Cullen征）。可以并发一个或多个脏器功能障碍，也可伴有严重的代谢功能紊乱。

在重症急性胰腺炎患者中，凡在起病72小时内经正规非手术治疗（包括充分液体复苏）仍出现脏器功能障碍者，可诊断为暴发性急性胰腺炎。

知识点5：急性胰腺炎的临床表现　　　　　副高：熟练掌握　　正高：熟练掌握

（1）症状：①腹痛：突发性上腹剧痛，多向左腰背部放射，腰部可呈束带样疼痛，胆源性胰腺炎腹痛也可起源于左侧，多数患者有暴饮暴食、酗酒、高脂饮食的诱因；②腹胀：腹胀与腹痛同时存在，程度多较严重，其对患者困扰程度甚至超过腹痛；③恶心、呕吐：开始较早，呕吐后不能使疼痛缓解；④发热：体温开始在38℃左右，若继发感染，常出现弛张型高热；若合并胆管感染，可有寒战、高热；⑤休克：部分严重患者有不同程度的休克表现；⑥呼吸困难：严重患者可表现为呼吸频率增快、呼吸浅快等呼吸困难的临床表现；⑦少尿：严重患者可出现少尿甚至无尿。

（2）体征：①患者有不同程度的腹膜刺激症状，压痛、反跳痛和肌紧张多位于左上腹，严重者可波及全腹；②出血性坏死型胰腺炎患者表现为脐周皮下出现淤斑（Cullen征）或者腰肋部皮下出现淤斑（Grey-Turner征）；③患者多有明显肠胀气，肠鸣音减弱，部分病例移动性浊音阳性；④合并胆管梗阻或者胰头水肿压迫胆管可出现黄疸；⑤水肿型胰腺炎血压、脉搏、呼吸多无变化；出血坏死性胰腺炎可有血压下降、脉搏和呼吸加快，甚至出现休克。

知识点6：急性胰腺炎的实验室检查　　　　副高：熟练掌握　　正高：熟练掌握

（1）血清淀粉酶：发病2小时后开始升高，24小时到达高峰，可持续4～5天，超过正常值2倍以上才有诊断意义。

（2）尿淀粉酶：发病24小时后开始升高，可持续1～2周，升高2倍以上才有诊断意义。

（3）血清钙：常降低，若＜2mmol/L，提示病情较为严重。

（4）血脂肪酶：有较高特异性。

（5）白细胞计数：增多，多＞$12×10^9$/L。

（6）血糖测定：血糖升高较为常见，若血糖持续升高难以下降，提示病情较重。

（7）变性血红蛋白、弹力蛋白酶、载脂蛋白A_2（Apo-A_2）以及C-反应蛋白有助于胰腺坏死的诊断。

（8）动脉血氧分析：PaO_2＜8.0kPa（60mmHg），若同时呼吸＞35次/分，要考虑急性呼吸窘迫综合征（ARDS）的可能。

（9）诊断性腹腔穿刺：急性出血坏死性胰腺炎可见红褐色腹水，同时可通过其性状与消化道穿孔等急腹症进行鉴别诊断。

知识点7：急性胰腺炎的影像学检查　　副高：熟练掌握　正高：熟练掌握

（1）B超检查：急性胰腺炎时往往腹胀严重，不利于B超检查，但应检查胰腺肿大程度、有无囊性病变、腹腔渗液、有无胆囊和胆管结石、胆管有无扩张等项目，可以作为辅助诊断手段之一。

（2）腹部X线平片：可见横结肠、胃等充气扩张，或有左侧膈肌上升，左下胸腔积液等。

（3）CT：动态增强CT是目前诊断胰腺坏死及胰外病变的首选检查。主要表现为胰腺肿大，胰腺部分区域密度减低、胰周边缘模糊，严重者出现小网膜囊、肾周区、结肠后区和肠系膜血管根部区等水肿或密度改变。在增强的情况下可以更为容易判断密度减低的坏死区。根据CT表现可作Balthazar评分及分级见下表。

急性胰腺炎Balthazar分级

分级	表现与评分
A级	胰腺正常，为0分
B级	胰腺局限性或弥漫性肿大，为1分
C级	除B级病变外，还有胰周炎性改变，为2分
D级	除胰腺病变外，胰腺有单发性积液区，为3分
E级	胰腺或胰周有2个或多个积液积气区，为4分

胰腺坏死程度及评分

坏死程度	评分
无坏死	0分
坏死范围≤30%	2分
坏死范围≤50%	4分
坏死范围＞50%	6分

CT严重程度指数＝急性胰腺炎分级＋胰腺坏死程度

严重度分为3级：Ⅰ级：0～3分；Ⅱ级：4～6分；Ⅲ级：7～10分。Ⅱ级以上为重症。

知识点8：急性胰腺炎的临床诊断与分级标准　　　副高：熟练掌握　正高：熟练掌握

（1）急性胰腺炎没有局部并发症和脏器功能不全者，属于轻型急性胰腺炎，仅出现极轻微的脏器功能紊乱，没有严重的腹膜炎体征，对及时液体治疗反应良好，临床体征和实验室检查迅速恢复正常。

（2）急性胰腺炎伴有功能障碍，或合并坏死、脓肿或假性囊肿等局部并发症，腹膜刺激征明显者属于重症急性胰腺炎。在重症急性胰腺炎中没有脏器功能障碍者属Ⅰ级，有脏器功能障碍者属Ⅱ级。凡有条件的单位，对重症急性胰腺炎严重程度还可采用临床APACHE Ⅱ评分（＞8分）及Balthazar CT分级（＞Ⅱ级）。

知识点9：重症急性胰腺炎病程分期的临床特点　　　副高：熟练掌握　正高：熟练掌握

重症急性胰腺炎临床病程通常分3期：

（1）急性反应期：自发病至2周左右，主要并发症有休克、肾功能衰竭、呼吸功能衰竭、胰性脑病等。

（2）全身感染期：2周至2个月左右，以全身细菌感染、深部真菌感染（后期）或双重感染为其主要临床表现。

（3）腹膜后残腔感染期：时间在发病2～3个月以后，主要临床表现为全身营养不良，存在后腹膜残腔，通常引流不畅，少数患者伴有消化道瘘。

所有的重症急性胰腺炎患者均有急性反应期，继发感染则进入全身感染期，若做手术治疗而引流不畅则进入腹膜后残腔感染期。

知识点10：急性胰腺炎的鉴别诊断　　　副高：熟练掌握　正高：熟练掌握

（1）急性胆囊炎、胆石症：有胆绞痛、寒战、高热、Murphy征阳性、胆囊肿大。

（2）胃十二指肠溃疡急性穿孔：有溃疡病史，腹肌呈板状硬，肝浊音区缩小或消失，有膈下游离气体。

（3）急性肠梗阻：阵发性腹痛、腹胀、呕吐，可见肠型，听诊有气过水音或金属音，肠腔有气液面。

（4）心肌梗死：有冠心病史，突然发病，有时疼痛限于上腹部。心电图示心肌梗死图像，血清心肌酶升高。血、尿淀粉酶正常。

知识点11：轻型急性胰腺炎的非手术治疗　　　副高：熟练掌握　正高：熟练掌握

轻型急性胰腺炎的治疗原则是尽量减少胰液分泌，即胰腺休息疗法。防止感染，防止向重症发展。具体的治疗措施包括：①禁食、胃肠减压；②抑制胰液分泌及抗胰酶的药物，如生长抑素、5-FU、尿蛋白酶抑制剂等应用；③H_2受体阻滞剂和质子泵抑制剂的使用；④镇痛和解痉；⑤支持治疗每日输液应根据液体出入量计算，维持水、电解质平衡；⑥合并有明显感染征象的患者可考虑使用能够透过血胰屏障的药物，如喹诺酮和头孢三代抗生素等，一般不需要预防性抗感染治疗；⑦中医中药治疗。

知识点12：重症急性胰腺炎的营养支持治疗　　副高：熟练掌握　　正高：熟练掌握

营养支持治疗是重症急性胰腺炎综合治疗中非常重要的一个环节，需要个体化、阶段性实施。一般模式是全肠外营养、肠内营养+肠外营养和全肠内营养，直至完全恢复经口饮食。

营养支持的开始时机：当内环境紊乱纠正后，就可以开始营养支持治疗。

肠道功能恢复前先选用全肠外营养。发病早期，由于腹腔内腹膜后大量炎性介质渗出，患者往往存在肠麻痹、腹胀，肠道功能未恢复，应选用肠外营养。但长期使用全肠外营养，会导致胆道系统胆汁淤积与肝脏损害、肠道细菌移位导致感染等问题。

一旦肠功能恢复，应尽早实施肠内营养，实现肠内外营养联合使用。肠内营养一般采用鼻空肠营养管输注法，可以通过X线引导或胃镜引导，将营养管末端放置到距屈氏韧带20cm以上的近段空肠后开始肠内营养。根据肠道功能状况，选用合适的配方，注意控制浓度、速度和温度，并逐步加量。肠内营养符合正常生理，真正实现从门脉系统供给营养底物，可以防止肠道黏膜萎缩和肠道细菌移位。

发病后期积极实施肠内营养，直至完全恢复经口饮食。

知识点13：急性胆源性胰腺炎的治疗　　副高：熟练掌握　　正高：熟练掌握

（1）胆管无梗阻并以胆囊疾病为主的类型：主要先采用非手术治疗，方法与治疗轻型急性胰腺炎相同。待急性炎症消退后，再计划处理胆管病变，如做择期胆囊手术，避免再次发作。

（2）胆管有梗阻并以胆管疾病为主的类型：当保守治疗无效，考虑急性胆管炎发展为化脓性胆管炎的可能时，应急诊手术解除胆管梗阻，如胆总管切开取出结石、T形管引流，可同时切除胆囊。手术中在处理好胆管病变后，再沿胃结肠韧带打开小网膜腔，探查胰腺，做小网膜腔灌洗引流。若技术条件允许，可考虑行内镜下Oddi括约肌切开取石和鼻胆管引流术。有时胆管梗阻的表现不典型、胆管轻度扩张及肝功能指标轻度升高均应引起注意。

（3）临床症状以胰腺炎为主的类型：这类胰腺病变往往不属于重症急性胰腺炎伴有感染病例，需要控制患者全身情况后择期手术，在处理胰腺病变以后，再处理胆管病变，探查胆总管，并做胆管引流。

知识点14：重症急性胰腺炎急性反应期治疗　　副高：熟练掌握　　正高：熟练掌握

急性反应期以液体复苏、器官功能监测与维护为主，同时强调早期肠内营养支持，防止肠道菌群移位和条件致病菌感染。

（1）积极进行重症监护及早期目标指导的液体复苏治疗，纠正毛细血管渗漏导致的血流动力学异常。早期液体复苏的目标为平均动脉压＞65mmHg，尿量＞0.5ml/h，中心静脉压8～12mmHg；有条件医院可监测中心静脉血氧饱和度（ScvO₂）、经皮氧分压、胃黏膜pH值及外周微循环激光多普勒。

（2）通过膀胱压间接监测腹腔压力，必要时行血液滤过治疗（CVVH）以减少液体在第三间隙的积聚并廓清炎性细胞因子，减轻脏器水肿。

（3）肾功能不全时行肾替代治疗（CRRT）。

（4）有早期ARDS症状时，进行呼吸机支持治疗。

（5）可在B超引导下行腹腔穿刺引流。

（6）在起病3～5天内以调整代谢紊乱为主，急性反应缓解以后可考虑开始肠外营养支持；在肠道功能部分恢复以后，可开始联合肠内营养。肠内营养以半要素或者要素饮食为主，逐渐过渡到全肠内营养，直至经口进食。

（7）发病2周内出现感染征象者多考虑呼吸道和尿道感染，应通过细菌培养来明确病原菌，并根据药敏试验选择敏感抗生素。

知识点15：重症急性胰腺炎全身感染期治疗　　　　副高：熟练掌握　　正高：熟练掌握

（1）对有感染征象的患者，积极采集腹腔引流物、深部痰液、尿液及深静脉导管等临床标本进行细菌培养及药敏试验，有针对性地选择敏感、能透过血-胰屏障的抗生素。广谱抗生素使用1周以上要警惕二重感染及深部真菌感染；根据药敏更换抗生素和选用敏感抗真菌药物。

（2）结合临床征象做动态CT监测，有条件时在CT或B超引导下穿刺获取胰腺组织，以明确感染性坏死。对非感染性胰腺组织的患者以积极的支持治疗和微创穿刺引流为主，待假性囊肿形成后行手术治疗较好。对感染性胰腺坏死患者，在支持治疗同时根据药敏选择合适抗生素，同时可行CT或超引导微创引流，在患者全身情况稳定的状况下等待坏死组织充分液化并与周围正常组织分界清楚，以期一次手术彻底清除坏死感染病灶，手术时机通常在6周以后。如患者情况迅速恶化，或积极抗生素治疗仍无缓解，也需及时考虑行胰腺坏死组织清除术。

（3）对于估计恢复病程较长的病例，在清除术后可做空肠造瘘，并在术后早期开始肠内营养。

（4）术中可放置多根引流，通过引流管可以进行腹腔灌洗，减少有害物质的吸收。如果术中肠管胀气或水肿严重，可行损伤控制性手术，不必强行关腹，可用腹膜补片暂时封闭腹腔，待肠管水肿、肠胀气消退二次关闭腹腔，避免发生腹腔间隔综合征，加重对机体的损害。

知识点16：重症急性胰腺炎腹膜后残余感染期治疗　　　副高：熟练掌握　　正高：熟练掌握

腹腔出血、胰瘘和肠瘘在腹膜后残余感染期较为常见。对于腹腔出血可通过增强CT和血管造影明确出血部位及血管，并进行栓塞治疗，对于多次栓塞治疗无效患者可考虑手术缝扎止血。对于肠瘘通过加强全身支持疗法，改善营养状况，多数患者可以愈合。对于胰瘘可采用生长抑素和生长激素序贯疗法进行保守治疗，必要时可行手术治疗。

| 知识点17：急性胰腺炎针对不同病因的治疗方案 | 副高：熟练掌握　正高：熟练掌握 |

（1）急性胆源性胰腺炎：关键是明确是否有胆道梗阻。如果胆管有梗阻，就要解决胆道梗阻。首选方法是十二指肠镜下行 Oddi 括约肌切开取石及鼻胆管引流；内镜治疗失败者，可开腹手术行胆囊切除、胆总管切开引流、胆道镜探查及取石，胰腺受累明显者可加行小网膜囊胰腺区引流。如果胆管无梗阻，先行非手术治疗，待胰腺炎病情稳定后行腹腔镜胆囊切除术。

（2）高血脂性急性胰腺炎：多数患者三酰甘油 > 11.3 mmol/L，需在短时间内降至 5.65mmol/L 以下。这类患者必须限用脂肪乳剂，避免应用可能升高血脂的药物。可以采用小剂量低分子肝素和胰岛素，增加脂蛋白酶的活性，加速乳糜微粒的降解；快速降脂技术有血脂吸附和血浆置换。

（3）酒精性急性胰腺炎：强调减少胰液分泌、胃酸分泌、改善十二指肠酸化状态。

（4）高钙血症性急性胰腺炎：大多与甲状旁腺腺瘤继发甲状旁腺功能亢进有关，需降钙治疗、避免使用钙剂、相应的甲状旁腺切除手术。

（5）其他病因：对于其他能发现的病因，要及时针对病因治疗。对于病因不明者，在按照病程分期选择相应治疗时，仔细观察有无隐匿病因出现。

| 知识点18：急性胰腺炎的局部并发症 | 副高：熟练掌握　正高：熟练掌握 |

（1）急性液体积聚：发生于胰腺炎病程的早期，位于胰腺内或胰周，无囊壁包裹的液体积聚。通常靠影像学检查发现。影像学上为无明显囊壁包裹的液体积聚。急性液体积聚多会自行吸收，少数可发展为急性假性囊肿或胰腺脓肿。

（2）胰腺及胰周组织坏死：是指胰腺实质的弥漫性或局灶性坏死，伴有胰周脂肪坏死。根据感染与否，又分为感染性胰腺坏死和无菌性胰腺坏死。增强 CT 是目前诊断胰腺坏死的最佳方法。在静脉注射增强剂后，坏死区的增强度不超过 50Hu（正常区的增强为 $50 \sim 150$ Hu）。坏死感染的特点是临床出现脓毒综合征，增强 CT 证实坏死病灶存在，有时可见气泡征。包裹性坏死感染，临床表现为不同程度的发热、虚弱、胃肠功能障碍、分解代谢和脏器功能受累，多无腹膜刺激征，有时可以触及上腹部或腰胁部包块，CT 扫描主要表现为胰腺或胰周包裹性低密度病灶。

（3）急性假性胰腺囊肿：是指急性胰腺炎后形成的由纤维组织或肉芽囊壁包裹的胰液积聚。急性胰腺炎患者的假性囊肿少数可通过触诊发现，多数通过影像学检查确定诊断。常呈圆形或椭圆形，囊壁清晰。

（4）胰腺脓肿：发生于急性胰腺炎胰腺周围的包裹性积脓，含少量或不含胰腺坏死组织。脓毒综合征是其最常见的临床表现。它发生于重症胰腺炎的后期，常在发病后 4 周或 4

周以后。有脓液存在，细菌或真菌培养阳性，含极少或不含胰腺坏死组织，这是区别于感染性坏死的特点。胰腺脓肿多数情况下是由局灶性坏死液化继发感染而形成的。

知识点19：局部并发症的治疗原则　　　　　　　副高：熟练掌握　正高：熟练掌握

（1）急性液体积聚：可在CT及B超引导下行穿刺引流，以减轻腹腔压力及引流坏死组织和毒性渗出物。中药芒硝外敷可加速其吸收，500g芒硝装在棉布袋内做腹部大面积外敷，每天更换2次。

（2）急性胰腺假性囊肿：对于直径＜6cm的囊肿，通常无明显临床症状，可随访观察。若直径＞6cm，且有压迫症状或继发感染，可行胃镜下双J管引流、腹腔镜下内引流或手术引流。

第二节　慢性胰腺炎

知识点1：慢性胰腺炎的概念和分型　　　　　　　副高：熟练掌握　正高：熟练掌握

慢性胰腺炎（CP）是指各种原因引起的胰腺实质慢性持续性炎性损害，可导致胰腺实质纤维化、胰管扩张、胰管结石或钙化等不可逆性形态改变，并可引起顽固性疼痛和永久性内、外分泌功能损失。临床表现为反复发作上腹疼痛，伴程度不同胰腺内外分泌功能减退。分类常表现为3种类型：①慢性阻塞性胰腺炎；②慢性钙化性胰腺炎；③慢性炎症性胰腺炎。

知识点2：慢性胰腺炎的病因　　　　　　　　　　副高：熟练掌握　正高：熟练掌握

（1）急性胰腺炎：可能与急性胰腺炎遗留的某些病理改变有关，如胰管的梗阻、继发性感染及胰腺的纤维化等。

（2）胆管疾病：常见的胆管疾病包括胆石症、胆管蛔虫及炎症、肿瘤、畸形、纤维狭窄等。

（3）酒精性胰腺炎：为欧美国家最常见原因。

（4）胰管结石：可引起导管上皮损伤、导管阻塞等改变。

（5）其他因素：腹部外伤及手术、高脂血症、高钙血症以及遗传、免疫等均被认为是引起慢性胰腺炎的病因之一。

知识点3：慢性胰腺炎的临床表现　　　　　　　　副高：熟练掌握　正高：熟练掌握

（1）症状：①腹痛：是最主要症状之一，平时为隐痛，发作时剧烈，持续性无阵发加剧。疼痛位于上腹部剑突下或稍偏左，向腰背部放射呈束腰带状。发作渐频繁至疼痛持续不止。有些患者长期用强烈镇痛剂而产生依赖；②消瘦：患者体重明显减轻，与发作次数和持续时间有明显关系；③腹胀、不耐油腻和脂肪泻：是疾病发展到胰外分泌减少所致，脂肪泻特征是粪便不成形，有油光、恶臭，有时可见油滴浮在水面；④糖尿病：疾病后期，因内分泌腺大量破坏，胰岛素分泌减少所致；⑤黄疸：少数患者出现黄疸，为胰头纤维增生压迫总胆管下端所致。

（2）体征：慢性胰腺炎患者多无典型体征，患者为缓解疼痛，喜取蜷曲体位。部分胰头炎性包块又伴明显消瘦者可于上腹触及包块。

| 知识点4：慢性胰腺炎的实验室检查 | 副高：熟练掌握　　正高：熟练掌握 |

（1）血、尿淀粉酶：早期病例，在急性发作期可以增高；后期病例，可不增高或增高不明显。

（2）粪便脂肪球检查：粪便检查，直接在显微镜下找到脂肪球，也可用定量分析方法测定粪便中的脂肪含量。

（3）胰腺功能测定：有代表性的方法有：①促胰酶素-胰泌素（P-S）试验：空腹，十二指肠插管，在注射胰泌素和/或促胰酶素后收集十二指肠液测定胰液分泌量、碳酸氢盐浓度与胰淀粉酶3个指标。当慢性胰腺炎发展到胰腺腺泡广泛破坏或胰管阻塞时，以上2个指标均异常低下。②Lundh试餐试验：空腹插测试管到十二指肠或空肠上部，受试者口服试餐（含一定比例的脂肪、蛋白质和糖）300ml，再从测试管定时收集十二指肠液或空肠液，测胰蛋白酶活力。胰功能不全的患者胰蛋白酶测定值低下。③葡萄糖耐量试验：疾病后期，胰岛逐步被破坏，患者可出现葡萄糖耐量试验结果异常。

| 知识点5：慢性胰腺炎的辅助检查 | 副高：熟练掌握　　正高：熟练掌握 |

（1）腹部X线：可发现胰腺部有钙化斑，或沿胰管方向有胰石影。

（2）ERCP：可显示胰管狭窄、扩张、阻塞，或呈串珠样改变，以及胰石、胆石、胆管下端狭窄等改变。诊断价值高。

（3）B超或内镜超声：可以显示胰腺实质呈纤维化、钙化表现，胰管节段性扩张或狭窄，可显示胰石存在。

（4）CT及MRI检查：显示胰腺外形不规则，质地不均，可发现钙化斑或结石影，发现胰腺假性囊肿。并可以显示胰腺和周围脏器的关系，又无并发胰源性门静脉高压症。在本病的诊断中有特殊重要的意义。

（5）其他：需要时可行[75]Se-蛋氨酸或[67]Ga胰腺扫描、选择性血管造影等。

| 知识点6：慢性胰腺炎的鉴别诊断 | 副高：熟练掌握　　正高：熟练掌握 |

（1）胰头癌：该病常合并慢性胰腺炎，而慢性胰腺炎也有演化为胰腺癌的可能，不易鉴别。胰头癌无反复发作史，必要时行细针穿刺组织学检查。

（2）胆管疾病：胆管疾病与慢性胰腺炎常同时存在并互为因果，需依靠B超、胆管造影、ERCP等进行鉴别。

（3）消化性溃疡：消化性溃疡与该病的临床表现常类似，需依靠详细的病史、消化道钡剂造影及内镜进行鉴别。

知识点7：慢性胰腺炎的非手术治疗　　　　　副高：熟练掌握　　正高：熟练掌握

（1）进低脂易消化饮食，切勿暴饮暴食，严格禁酒。服用胰酶制剂和补充多种维生素以弥补胰腺外分泌之不足。高血脂诱发的胰腺炎需要内科疗法降低血脂；自身免疫引起的慢性胰腺炎须给予糖皮质激素。

（2）给予适量制酸剂和抗胆碱能药物。高血糖者，应用适量胰岛素或降糖药物。

（3）急性发作时应按急性胰腺炎治疗。

（4）根据辨证施治原则，选用疏肝理气、健脾和胃、活血止痛等中药。并可使用针灸或穴位封闭法。

（5）控制腹痛时禁用吗啡和可待因，可使用阿托品、溴丙胺太林、哌替啶或用针灸或穴位封闭镇痛。神经节毁损可能有效。胸腔镜胸交感神经链切断对部分患者有效，但仍需大样本随即对照研究证实疗效。使用胰酶和生长抑素类药物减轻腹痛疗效尚需进一步明确。

（6）内镜治疗仅用于部分Oddi括约肌狭窄、胰腺分离症或胰管末端结石的患者。疗效尚需评价。

知识点8：慢性胰腺炎的术前准备　　　　　　副高：熟练掌握　　正高：熟练掌握

（1）纠正贫血、脱水和电解质紊乱，适量输全血和血浆，以纠正低蛋白血症。

（2）术前有黄疸者，应注意保肝治疗，并控制因黄疸导致的凝血机制障碍。

（3）有糖尿病或其他并发症者，应给予适当治疗，待症状得到控制后方可手术治疗。麻醉宜采用气管内插管静脉复合麻醉或持续硬膜外麻醉。

知识点9：慢性胰腺炎的手术治疗　　　　　　副高：熟练掌握　　正高：熟练掌握

（1）手术适应证：对慢性胰腺炎的手术治疗持慎重态度。手术有时不能缓解慢性胰腺炎引起的顽固性疼痛，也不能阻止慢性胰腺炎的病理进程。术前应对所采取的手术措施审慎评估疗效，与患者和患者家属深度交流。手术指征包括：①合并胆管疾病，非手术治疗未能治愈或持续性黄疸者；②有胰石或胰管狭窄而反复发作者；③压迫邻近器官引起胆管狭窄、十二指肠狭窄或胰源性门静脉高压症导致上消化道出血者；④发现必须外科手段干预的胰腺假性囊肿、胰脓肿、胰瘘等并发症者；⑤不能除外胰腺恶性肿物者；⑥顽固腹痛药物治疗无效者。

（2）手术选择：①胰管减压术：适用于胰管扩张的慢性胰腺炎。方法有胰尾切除，胰腺空肠吻合术（Duval手术）；胰管全程剖开，取出结石，胰管-空肠侧侧吻合术（Partinyton手术，即改良的Puestow手术）；②胰腺切除术：适用于胰腺实质有广泛纤维化或钙化的病例，方法有保留十二指肠的胰头次全切除术（Beger手术）；胰头部分切除术，胰管-空肠侧侧吻合术（Frey手术）；胰十二指肠切除术；胰头次全切除术，胰体尾广泛去神经术（Warren手术）；全胰切除术；③对于顽固腹痛药物治疗无效者：排除药物依赖因素后可考虑行胸腰交感神经切除，胰腺周围神经切断等；④并存病的治疗：如胆石症、胆管狭窄、Oddi括约肌狭窄等的治疗。

（3）手术注意事项：①根据胰腺病变的部位、胰管扩张的程度选择不同的手术方式；②当发现胰腺局限性坚硬病灶时，应进行细针穿刺活检或切取部分组织活检，以明确是否恶性病变；③对胰管内结石，应彻底清除沉淀物，做到充分减压；④行保留十二指肠的胰头切除术时，应保留十二指肠旁3～5mm厚的一层完整胰腺组织；⑤胰腺残端、胰管边缘的出血，应用细丝线缝合，不能钳夹；⑥手术后均应放置引流物。

知识点10：慢性胰腺炎的术后处理　　　副高：熟练掌握　　正高：熟练掌握

（1）禁食并胃肠减压，待肠鸣音恢复后，拔除胃管，进少量高热量、低脂流食。

（2）维持水、电解质平衡，补充足够的热量和维生素。必要时可用胃肠外营养。

（3）如无胰瘘，腹腔引流一般在手术3～5天后拔除。

（4）治疗并存的糖尿病。

知识点11：慢性胰腺炎的并发症　　　副高：熟练掌握　　正高：熟练掌握

（1）假性胰腺囊肿：是急慢性胰腺炎、胰腺外伤和手术创伤后的一种并非少见的后遗症，它可发生在胰腺实质内、胰腺外小网膜内或胰腺周围腹膜后间隙内，是一种严重的并发症，可迅速恶化，出现严重的感染中毒症状，病死率高，常常需及时行囊肿外引流术。

（2）胰瘘：往往发生于慢性胰腺炎的急性发作胰管破裂所致。胰腺的内瘘导致胰源性腹水，大部分是外瘘，多是手术后胰液从伤口或引流管漏出。如果胰管的连续性可以重建、感染可被控制、营养支持足够，有些胰瘘是可以自愈的。大部分患者不需要肠外营养。大部分导致胰源性腹水的内瘘，外瘘持续1年以上，或者因解剖异常妨碍自愈的（如胰管梗阻）都需要手术治疗。大部分行胰管空肠Roux-en-Y吻合，成功率＞90%。

（3）胆管狭窄或梗阻：慢性钙化性胰腺炎患者中1/3并发黄疸，尤其在急性发作时胰腺水肿明显。大部分因急性炎症消退缓解，10%患者遗留胆总管梗阻，是由于胰头的纤维化导致经过胰腺部分的胆总管狭窄，MRCP或ERCP上表现为对称的长段狭窄，近端胆道和胆囊扩张，但是与恶性梗阻不同的是胆道不是完全梗阻。胆肠Roux-en-Y吻合是有效的治疗方法。

（4）肠道梗阻或狭窄：少数患者并发十二指肠第二段和第三段的梗阻，需要内镜和CT检查排除并发胰腺肿瘤的可能。胃空肠吻合可以解除梗阻。慢性胰腺炎也可并发结肠梗阻（多为横结肠或结肠脾曲）。如果是急性炎症导致的梗阻，可能会缓解；如果是持续的，应该行结肠镜检查排除恶性病变的可能。持续的梗阻需要切除受累的结肠和端端吻合。

（5）胰腺癌：长期慢性胰腺炎患者10%发生胰腺癌的可能。需要手术的慢性胰腺炎患者影像学上局灶性改变可能提示恶性的可能。其他的临床表现也可能提示恶性的可能，如CA19-9的明显升高、疼痛的改变、体重的急剧下降等。

第三节　假性胰腺囊肿

知识点1：假性胰腺囊肿的概念	副高：熟练掌握　正高：熟练掌握

假性胰腺囊肿是在胰腺炎、胰腺坏死、外伤和胰管近端梗阻等致胰腺实质或胰管破坏的基础上，由外漏的胰液、血液和坏死组织等包裹而形成的囊肿，囊壁由肉芽组织或纤维组织等构成，无上皮细胞内衬。囊肿形成时间一般在疾病发生2周以上，囊壁成熟则需4～6周或更长，可达3个月之久。一般多见于女性。

知识点2：假性胰腺囊肿的病因	副高：熟练掌握　正高：熟练掌握

（1）炎症后假性囊肿：包括急、慢性胰腺炎。
（2）外伤后假性囊肿：包括钝性外伤、穿透外伤及手术，约占10%。
（3）肿瘤所致假性囊肿：是胰管阻塞产生胰腺炎所致。
（4）寄生虫性假性囊肿：如蛔虫性及棘球蚴性囊肿，是寄生虫引起局部坏死而形成囊肿。
（5）特发性或原因不明。

知识点3：假性胰腺囊肿的形成	副高：熟练掌握　正高：熟练掌握

假性胰腺囊肿多因胰腺急性、慢性炎症或胰腺外伤所致胰液外溢致周围组织纤维增生而成，囊壁无上皮细胞覆衬，故称为假性囊肿。假性囊肿形成一般在2周以上，囊壁成熟需要4～6周。假性胰腺囊肿的部分后壁与胰腺相连，囊壁的其他部分由胰腺周围的脏器，如胃、横结肠以及其相关的韧带和系膜组成。部分囊肿与胰管相通，囊液含蛋白质、坏死组织、炎性细胞和纤维素等，淀粉酶含量很高。

知识点4：假性胰腺囊肿的临床表现	副高：熟练掌握　正高：熟练掌握

（1）有程度不同的腹胀和腹部钝痛，常牵扯至左肩部。
（2）胃肠道症状：上腹饱胀不适，食后加重；食欲不振，时有恶心、呕吐。
（3）可在上腹部扪及肿块，圆形或椭圆形，边界不清，不随呼吸移动，巨大囊肿可引出囊性感。
（4）压迫胆管和十二指肠可出现黄疸和不全肠梗阻。
（5）囊肿并发感染时可伴有发热、寒战。
（6）囊肿内形成假性动脉瘤，破裂后发生急性出血，表现为囊肿迅速增大和休克等出血征象。

（7）囊肿破裂可引起腹膜炎和休克。

知识点5：假性胰腺囊肿的实验室检查　　副高：熟练掌握　　正高：熟练掌握

（1）可有血白细胞计数轻度增多。
（2）部分患者血清、尿淀粉酶水平升高。
（3）合并有慢性胰腺炎者可有脂肪泻、血糖升高。

知识点6：假性胰腺囊肿的影像学检查　　副高：熟练掌握　　正高：熟练掌握

（1）X线检查：可见胃和结肠移位，胃肠钡剂造影则可见到胃、十二指肠、横结肠移位及压迹。
（2）B超检查：可以明确显示肿物为囊性，并可确定其大小、部位、有无钙化及囊内有无分隔，以及囊肿与周围组织器官的关系。可用于随诊观察，也可作为采用非手术疗法和手术治疗的指导。
（3）CT和MRI：除有B超的特点外，其假性囊肿影像可更清晰明确，并可了解胰腺破坏的情况以及假性囊肿和周围脏器的关系。
（4）其他：必要时行逆行胰胆管造影，观察囊肿与胰管是否相通，也可同时置管引流。

知识点7：假性胰腺囊肿的鉴别诊断　　副高：熟练掌握　　正高：熟练掌握

（1）胰腺潴留性囊肿：属于胰腺真性囊肿的一种，由于胰管狭窄或阻塞引起胰液潴留而成，较为少见，且一般较小，多为单发，且位于胰腺实质内，其囊壁完整且有单层立方或扁平上皮覆衬，囊内为富含胰酶的清亮液体。
（2）胰腺囊性肿瘤：①胰腺浆液性囊性肿瘤：多见于胰头颈部，典型CT表现为多个直径＜2cm的囊构成边界清楚的蜂窝状结构，伴有中央有星状瘢痕、中央型钙化。②胰腺黏液性囊性肿瘤：多见于胰腺体尾部，为巨囊或多房性，囊腔多＞2cm，CT特征为单房或多房性低密度肿瘤，内有纤维分隔，囊壁较厚，可有结节，偶见钙化影。如囊壁不规则，分隔厚而不均匀，有乳头状突起，强化明显，钙化明显甚至囊壁呈蛋壳样钙化者或者浸润周围者，提示恶性可能。③胰腺导管内乳头状黏液性肿瘤（IPMN）：基本病理特征是胰管内出现分泌黏液的异常上皮，导致胰管内大量黏液潴留、胰液淤积和胰管扩张。分为主胰管型、分支胰管型和混合型。主胰管型的CT表现为主胰管节段性和弥漫性扩张，并可见扩张的胰管内充满低密度黏液或多发乳头状结节。分支胰管型的CT表现为分叶状囊性肿物，包膜薄，境界清，与胰管相通。④胰腺实性假乳头状瘤：属于交界性或低度恶性肿瘤，好发于中青年女性，以膨胀性生长为主，为实性或囊实性，多有包膜。CT表现取决于肿瘤实性结构和囊性结构比例和分布。在囊性为主和囊实比例相仿的病变中，CT往往表现为伴有附壁结节的囊性肿瘤或囊实性相间分布；在实性为主的病变中，CT表现为囊性部分位于包膜下或散在分布于实质病变中。

| 知识点8：假性胰腺囊肿的非手术治疗 | 副高：熟练掌握　正高：熟练掌握 |

在囊壁尚未成熟以前，如无严重感染、囊肿较小且增大不显著等，可随诊观察，多数能吸收消散。

（1）经皮穿刺置管引流（PCD）：仅作为临时治疗的急症：①囊肿巨大产生压迫症状；②有破裂可能；③合并感染。

（2）经内镜引流：假性囊肿与胃或十二指肠粘连时，可在内镜下，在囊肿和胃或十二指肠间制造一瘘，使囊液向胃或十二指肠内引流；也可经内镜做囊肿-胃或囊肿-十二指肠吻合。此两种方法尚不成熟，有待进一步研究。

| 知识点9：假性胰腺囊肿的手术治疗 | 副高：熟练掌握　正高：熟练掌握 |

手术疗法是治疗胰腺假性囊肿的主要方法，对非手术疗法无效的病例，应进行手术治疗，择期手术一般在发病后6周以上为宜；等待过程中出现紧急情况则中转急诊手术。

（1）手术分类：①急症手术：适用于出现危及生命的并发症，如囊肿破裂、出血、继发重症感染等；②早期手术：适用于有胆管梗阻、十二指肠小肠梗阻者；③择期手术：适用于病情稳定，囊壁已成熟者，经过充分准备，进行内引流术。

（2）手术方式：①外引流术：作为急症手术用以治疗囊肿破裂、出血及感染。术后可能形成胰瘘或囊肿复发，而需再行内引流术，部分患者可自愈；②内引流术：内引流的主要术式有囊肿-胃吻合、囊肿-十二指肠吻合和囊肿-空肠Roux-en-Y吻合术。可经由经典开腹手术和腹腔镜手术完成。如果患者一般状况佳，技术条件许可，有些操作也可在内镜下进行；③囊肿切除术：只限于胰体尾部粘连少的小囊肿，有的需行胰体尾切伴或不伴脾切除。

（3）手术注意事项：①先行囊肿穿刺，抽取部分囊液送淀粉酶测定；②对囊腔应做全面探查，发现赘生物应行冷冻切片检查，同时切取部分囊壁做冷冻切片，确定是否囊腺瘤和有无恶变，并除外腹膜后肿瘤或恶性肿瘤坏死后囊性变；③如发现囊内有分隔，应将其分开，变成单囊后再做引流术；④囊肿-空肠Y形吻合时，吻合口的位置应处于囊肿的最低位，吻合口应足够大，旷置的空肠长度以50～60cm为宜。

| 知识点10：假性胰腺囊肿的并发症 | 副高：熟练掌握　正高：熟练掌握 |

（1）囊内出血：胰周一些血管常构成囊壁的一部分如胃左动静脉、脾动静脉等，血管壁被激活的胰酶和感染侵袭，可突然发生破裂出血。患者可突然出现剧烈的持续性腹痛，腹部包块急剧增大，且有刺激征，常表现内出血症状，很快进入休克状态。

（2）囊肿破裂：囊肿破裂后腹部包块突然消失，囊液如进入腹腔可发生全腹持续性剧痛引起急性弥漫性腹膜炎，个别囊肿可破向胃、十二指肠、胸腔，形成胰内瘘。

（3）囊内感染：囊肿并发感染时通常出现腹痛发热、白细胞计数增高等征象。急性假性胰腺囊肿继发感染应与重症急性胰腺炎坏死合并感染鉴别。

（4）囊肿对周围的压迫：巨大囊肿压迫胃及十二指肠或结肠，可发生胃肠道梗阻；压迫胆总管可出现阻塞性黄疸；压迫静脉或形成静脉血栓。

第四节　胰　腺　癌

知识点1：胰腺癌的概念　　　　　　副高：熟练掌握　正高：熟练掌握

胰腺癌是一种较为常见的恶性肿瘤，是发生于胰腺导管上皮（少数起源于腺泡）的恶性肿瘤。其中约70%发生在胰头，其余在胰腺体尾部，个别病例肿瘤占据全胰。40岁以上好发，男性比女性多见。胰腺癌的恶性程度很高，5年生存率仅10%～15%。

知识点2：胰腺癌的病因　　　　　　副高：熟练掌握　正高：熟练掌握

胰腺癌好发于高蛋白、高脂肪摄入及嗜酒、吸烟者。长期接触某些金属、石棉、N-亚硝基甲胺、β-萘酚胺的人群及糖尿病、慢性胰腺炎，其胰腺癌的发病率明显高于一般人群。胰腺癌的亲属患胰腺癌的危险性增高，约有10%的胰腺癌是通过遗传形成的。

知识点3：胰腺癌的筛查原则　　　　副高：熟练掌握　正高：熟练掌握

40岁以上患者有下列任何表现需高度怀疑胰腺癌的可能性，如果患者是嗜烟者更应高度重视：①不明原因的梗阻性黄疸。②近期出现无法解释的体重下降>10%。③近期出现不能解释的上腹或腰背部疼痛。④近期出现模糊不清又不能解释的消化不良症状，内镜检查正常。⑤突发糖尿病而又无诱发因素，如家族史、肥胖。⑥突发无法解释的脂肪泻。⑦自发性胰腺炎的发作。

知识点4：胰腺癌的高危人群　　　　副高：熟练掌握　正高：熟练掌握

中华医学会胰腺外科学组提出的胰腺癌高危人群：①年龄>40岁，有上腹部非特异性不适者；②有胰腺癌家族史者；③突发糖尿病者，特别是不典型糖尿病，年龄>60岁，缺乏家族史，无肥胖，很快形成胰岛素抵抗者，40%的胰腺癌患者在确诊时伴有糖尿病；④慢性胰腺炎，目前认为慢性胰腺炎在小部分患者中是一个首要的癌前病变，特别是慢性家族胰腺炎和慢性钙化性胰腺炎；⑤导管内乳头状黏液瘤也属癌前病变；⑥患有家族性腺瘤息肉病者；⑦良性病变行远端胃大部切除者，特别是术后20年以上的人群；⑧胰腺癌的高危因素有吸烟、大量饮酒以及长期接触有害化学物质等。

知识点5：胰腺癌的病理　　　　　　　　　　　副高：熟练掌握　　正高：熟练掌握

80%～90%的胰腺癌为导管腺癌，系从导管的立方上皮细胞发生而来，这种癌的特点为长成致密的纤维性硬癌或硬纤维癌，肿瘤硬实，浸润性强而没有明显界限，切面常呈灰白色。小胰癌，指肿瘤最大瘤径＜2cm，无论有无淋巴结转移。早期胰腺癌是指肿瘤直径＜2cm，无淋巴结转移，无胰腺被膜浸润和胰腺后方浸润，没有血管和邻近脏器侵犯的Ⅰ期癌，或者是肿瘤直径＜1cm的微小胰腺癌、胰腺原位癌、胰腺导管内癌。几种特殊的导管腺癌：泡沫腺体型、大导管型、空泡型、实性巢状型。胰腺癌细胞特别容易侵犯神经和神经周围淋巴管。胰头癌远处转移较少而局部浸润早，常早期浸润胆总管、门静脉和转移至局部淋巴结，晚期可转移至肝。而胰体尾癌易侵入血管，尤其是脾静脉而较易发生广泛的远处转移。

知识点6：胰腺癌的临床表现　　　　　　　　　　副高：熟练掌握　　正高：熟练掌握

（1）症状：①上腹饱胀不适和上腹痛：是最早出现的症状。由于胰管梗阻引起胰管内压力增高而出现上腹饱胀不适或上腹痛，并向肩背部或腰胁部放射。胰体尾部癌出现腹痛症状时已属晚期，是癌肿侵及腹膜后神经组织所致。晚期胰腺癌呈持续性腹痛，并出现腰背痛，常取膝肘位以求缓解。②消化道症状：早期上腹饱胀、食欲缺乏、消化不良，可出现腹泻。腹泻后上腹饱胀不适并不消失。后期肿瘤浸润或压迫胃十二指肠，可出现恶心、呕吐、呕血或黑便。③黄疸：胰头部癌常首先出现梗阻性黄疸，黄疸呈进行性加重，尿呈红茶色，粪便呈陶土色，出现皮肤瘙痒。④消瘦乏力：是胰腺癌患者主要临床表现之一，与消耗过多、饮食减少、消化不良、睡眠不足和恶性肿瘤消耗能量密切相关。随着病程的进展，患者消瘦乏力、体重下降症状越来越严重，同时伴有贫血、低蛋白等营养不良症状。⑤其他：患者可出现发热、胰腺炎发作、糖尿病、脾功能亢进以及游走性血栓性静脉炎。

（2）体征：胰腺癌患者病变初期缺乏特异性体征，出现体征时多为进展期或晚期。由于胆总管下段梗阻，多数患者可触及无痛性肿大胆囊，称为Courvoisier征。胰腺癌患者触及腹部肿块多为晚期，极少能行根治性手术切除。癌细胞腹膜广泛播散时可出现大量癌性腹水。

知识点7：胰腺癌的生物化学检查　　　　　　　　副高：熟练掌握　　正高：熟练掌握

（1）血、尿淀粉酶和脂肪酶检查：胰腺癌导致胰管梗阻的早期血，尿淀粉酶和脂肪酶可升高，对胰腺癌早期诊断有一定价值。

（2）血糖和糖耐量检查：由于肿瘤破坏胰岛细胞，胰腺癌患者中约40%可出现血糖升高及糖耐量异常。

（3）肝功能检查：胰腺癌伴胆道梗阻患者的血清胆红素可升高，且常超过427μmol/L，高于胆石症、慢性胰腺炎所致的胆道梗阻。转氨酶和碱性磷酸酶多明显升高。

（4）胰腺外分泌功能检查：约80%胰腺癌患者可出现外分泌功能低下。胰头癌引起的胰管梗阻比胰体尾癌严重，因而胰腺分泌障碍也比较明显。

知识点8：肿瘤标志物的检测意义　　　　副高：熟练掌握　正高：熟练掌握

血清肿瘤相关抗原的检查对胰腺癌的诊断有一定帮助，如癌胚抗原（CEA）、胰胚抗原（POA）、胰腺癌相关抗原（PCCA）、糖链抗原（CA19-9）及由人体癌细胞制备的单克隆抗体（Du-PAN-2）等在晚期胰腺癌时有较高的反应，但在其他消化道肿瘤阳性率也较高，特异性差。相对而言，CA19-9对胰腺癌的诊断比较敏感、特异性好，目前临床上应用得比较广泛。此外，肿瘤切除后CA19-9浓度下降，如再上升，则表示复发可能，因此可作为术后随访的指标。

知识点9：胰腺癌的辅助检查　　　　副高：熟练掌握　正高：熟练掌握

（1）X线钡剂造影：50%胰头癌患者有十二指肠曲增宽，仅3%～5%的患者在十二指肠降部可出现"倒3征"。

（2）B超：可了解肿物部位、大小，以及胆管、胰腺情况，了解有无转移。

（3）CT：对明确临床诊断，了解肿瘤和周围组织器官的关系、有无转移，对手术有指导价值。

（4）MRI和MRCP：价值与CT相似，并可同时显示胆管和胰管梗阻受累情况，了解有无转移。MRCP能显示胰、胆管梗阻的部位和胰胆管扩张的程度，且具有无创伤、多维成像、定位准确的特点，故优于单纯MRI。目前已基本替代ERCP检查。

（5）ERCP：可显示胰管狭窄变形、阻塞、造影剂漏出管外等，对鉴别诊断有一定的价值。必要时可同时置入支架引流胆管。

（6）PTC：可显示胆总管下端梗阻及其近侧扩张情况，但易引起胆管感染，故应慎重选择病例。必要时可行PTCD或置入支架引流胆管。

（7）胰腺针吸细胞学检查：在B超引导下进行，可在不同部位、不同方向和深度穿刺，有助于确诊。

（8）^{75}Se标记蛋氨酸或^{67}Ga胰腺扫描：有占位性病变。

知识点10：胰腺癌的诊断及鉴别诊断　　　　副高：熟练掌握　正高：熟练掌握

根据临床症状、体征及影像学表现，胰头癌主要表现为无痛性阻塞性黄疸，进行性加重，伴消瘦、白陶土样大便，查体可以发现无痛增大的胆囊，结合CT检查和CA19-9升高，诊断并不困难。胰体尾癌临床症状不明显，一般没有明显黄疸，CA19-9升高也不明显，只有依靠CT等影像学检查。需与胰腺癌相鉴别的疾病：

（1）壶腹周围癌：包括壶腹癌、胆管下端癌、十二指肠乳头周围癌。壶腹癌黄疸出现相对早，可有波动。便潜血可为阳性。肝内、外胆管扩张而胰头不大。ERCP可见壶腹部隆起或菜花样肿物，取病理活检可确诊。胆管下端癌患者可有深度黄疸，且可有波动，消化道症状轻，影像学检查对诊断有帮助。对十二指肠乳头周围癌进行十二指肠镜检时，可见乳头周围的病变，并可经活检证实。

（2）胆总管结石：患者有反复的右上腹痛发作病史，可伴寒战、发热及黄疸。查体可以发现右上腹压痛，有时可触及肿大触痛的胆囊。B超可发现结石影像，不难鉴别。有时胆总管下端因十二指肠积气而不易发现结石，此时行PTC或ERCP对诊断有帮助。

（3）胰腺良性肿瘤：一般不会出现黄疸，无明显消瘦，CA系列不升高，CT表现大多有完整包膜，与周围胰腺组织界限较清楚，无侵袭性生长。胰腺内分泌肿瘤还可以有血清内分泌激素水平的升高。

（4）急性及慢性胰腺炎：急性胰腺炎有发病诱因，明显的腹痛，部分还有恶心、呕吐的消化道症状，腹部有明显压痛和反跳痛，血尿淀粉酶明显升高，急性胰腺炎时血象明显升高，而CA系列变化不大。影像学检查显示胰腺均匀增大。慢性胰腺炎有反复上腹部疼痛症状，病史较长，经影像学检查不难鉴别。但与胰头慢性局限性胰腺炎不易鉴别。可行CA19-9、CEA、CA50等辅助检查，必要时可在B超或CT引导下做细针穿刺细胞学及基因检测，对高度怀疑为肿瘤的病例应剖腹探查。

知识点11：胰腺癌的手术治疗　　　　　副高：熟练掌握　正高：熟练掌握

（1）手术选择：①胰十二指肠切除术：适用于胰头痛，切除范围为胰腺头部、胃远端、十二指肠全部、空肠上端10cm和胆总管远侧1/2，胆囊一般不予保留。然后行胰肠吻合、胆肠吻合和胃肠吻合；②全胰十二指肠切除术：适用于胰头及胰腺体尾多发癌；③胰腺体尾切除术：适用于胰腺体尾癌。一般连同脾脏一并切除，胰腺残端缝合；④内引流术：适用于无法切除而患者已有严重黄疸或十二指肠梗阻，或病情危重不能耐受大型手术。根据情况可行胆总管空肠吻合、胆囊-十二指肠吻合或胆囊空肠吻合、胃空肠吻合等；⑤放射性核素粒子植入：对不能切除的病变，可在行各类引流手术的同时，进行放射性核素粒子植入。

（2）手术注意事项：术中探查明确病灶大小、范围、确切部位、与周围组织器官尤其是肠系膜上血管之粘连是否严重、是否可能切除肿瘤，并力争活检病理证实胰腺癌的存在。

（3）术后处理：除一般性处理外，手术近期应注意维持生命体征的稳态，维持心血管、肺功能、肾功能、凝血机制等的正常状态，以防止多系统功能衰竭。术后应用制酸剂、生长抑素等以抑制胃酸、其他消化液及胰腺外分泌液的产生，从而减少应激性溃疡及胰瘘、胆瘘的发生。同时注意水、电解质平衡及营养的补充。

（4）术后辅助性放化疗：术后患者可单独应用5-FU或吉西他滨化疗或化疗与放疗联合应用。

（5）不能切除又伴有顽固性疼痛者：需给予对症治疗。药物阶梯镇痛、体外放疗或神经节毁损。

知识点12：胰腺癌根治性手术的切除指征　　　副高：熟练掌握　正高：熟练掌握

胰腺癌根治性手术切除指征：①年龄＜75岁，全身状况良好。②临床分期为Ⅱ期以下的胰腺癌。③无肝脏转移，无腹水。④术中探查癌肿局限于胰腺内，未侵犯肠系膜门静脉和肠系膜上静脉等重要血管。⑤无远处播散和转移。

知识点13：根治性胰腺癌切除应掌握的原则　　　副高：熟练掌握　正高：熟练掌握

（1）无瘤原则：包括肿瘤不接触原则、肿瘤整块切除原则及肿瘤供应血管的阻断等。

（2）足够的切除范围：胰十二指肠切除术的范围包括远端胃的1/3～1/2、胆总管下段和/或胆囊、胰头切缘在肠系膜上静脉左侧／距肿瘤3cm、十二指肠全部、近段15cm的空肠；充分切除胰腺前方的筋膜和胰腺后方的软组织；钩突部与局部淋巴液回流区域的组织、区域内的神经丛；大血管周围的疏松结缔组织等。

（3）安全的切缘：胰头癌行胰十二指肠切除需注意6个切缘，包括胰腺（胰颈）、胆总管（肝总管）、胃、十二指肠、腹膜后（是指肠系膜上动静脉的骨骼化清扫）、其他的软组织切缘（如胰后）等，其中胰腺的切缘要＞3cm，为保证足够的切缘可于手术中对切缘行冰冻病理检查。

（4）淋巴结清扫：理想的组织学检查应包括至少10枚淋巴结。如少于10枚，尽管病理检查均为阴性，N分级应定为pN_1而非pN_0。胰腺周围区域包括腹主动脉周围的淋巴结腹主动脉旁淋巴结转移是术后复发的原因之一。

知识点14：胰腺癌的分期治疗模式　　　副高：熟练掌握　正高：熟练掌握

（1）可手术切除胰腺癌，可以考虑术后4～8周辅以同步化放疗。

（2）可手术胰腺癌术后有肿瘤残存，建议术后4～8周同步化放疗。

（3）如果术中发现肿瘤无法手术切除或无法彻底手术时，可考虑术中局部照射再配合术后同步化放疗。

（4）不可手术切除局部晚期胰腺癌，无黄疸和肝功能明显异常患者人身体状况较好，建议穿刺活检，再给予同步化放疗。

（5）局部晚期不可手术患者，存在黄疸和肝功能明显异常者，胆管内置支架或手术解除黄疸梗阻，改善肝功能后，如果患者身体状况允许，建议（5-FU/吉西他滨）同步化放疗/单纯化疗。

（6）术后局部复发患者，无黄疸和肝功能明显异常，身体状况较好，建议（5-FU/吉西他滨）同步放化疗；存在胆道梗阻和肝功能异常者先解除胆道梗阻，改善肝功能再考虑治疗。

（7）不可手术晚期胰腺癌出现严重腹痛、骨或其他部位转移灶引起疼痛，严重影响患者生活质量时，如果患者身体状况允许可考虑同步化放疗或单纯放疗以减轻症状，改善生活质量。

知识点15：胰腺癌的术后辅助治疗　　　副高：熟练掌握　正高：熟练掌握

胰腺癌术后辅助化疗可延长生存期。常用化疗药物为吉西他滨$1000mg/m^2$，静脉滴注＞30分钟，每周1次，用2周停1周，21天一个周期，总共4周期（12周）。

辅助化疗注意事项：胰腺癌的辅助化疗应当在根治术后1个月左右开始；辅助化疗前准备包括：腹部盆腔增强CT扫描，胸部正侧位像，外周血常规、肝肾功能、心电图及肿瘤标志物CEA、CA19-9等。化疗中及时观察并处理化疗相关不良反应。

其他辅助治疗还包括放射治疗、免疫治疗、靶向治疗、中医中药治疗等。近年来对于HER-2蛋白经免疫组化或FISH检测为阳性的患者，给予曲妥珠单抗联合化疗取得了不错的疗效。

知识点16：胰腺癌的术后随访　　　副高：熟练掌握　正高：熟练掌握

对于新发胰腺癌患者应建立完整的病案和相关资料档案，治疗后定期随访和进行相应检查。治疗后2年内每3个月、2年后每6个月随访一次，复查血常规、肝肾功能、血清肿瘤标志物、腹部CT/B超、胸片直至5年，以后每年复查1次，复查血常规、肝肾功能、血清肿瘤标志物、腹部CT/B超、胸片。

第五节　胰腺囊性肿瘤

知识点1：胰腺囊性肿瘤的分类　　　副高：熟练掌握　正高：熟练掌握

胰腺囊性肿瘤较少见，但近年有增多趋势，其治疗原则与其他胰腺囊肿性疾病不同。通常分为浆液性囊腺瘤、黏液性囊腺瘤、黏液性囊腺癌。

知识点2：胰腺囊性肿瘤的临床表现　　　副高：熟练掌握　正高：熟练掌握

（1）腹痛常为最早出现和最主要的临床表现，可在餐后加重或伴有腹胀，上腹不适等。
（2）上腹部可有压痛，程度不一，多不伴有肌紧张。
（3）上腹部可扪及无压痛的肿块，稍活动，可出现腹水和脾大。
（4）肿瘤压迫胆管、十二指肠，可以出现相应器官的梗阻表现。

知识点3：胰腺囊性肿瘤的辅助检查　　　副高：熟练掌握　正高：熟练掌握

（1）实验室检查：常无异常结果。
（2）辅助检查：①B超：肿块多呈圆形，可见包膜高回声，内部回声可呈多房性，也可为局限性蜂窝状；②CT和MRI：可了解肿瘤的大小、部位、内部情况和比邻关系。胰腺浆液性囊腺瘤典型表现为半球状肿物，内含水样密度物质，中央可见钙化斑；胰腺黏液性囊腺瘤表现为体积较大的多房性囊性占位。

胰腺囊性肿瘤病理学分类（2000年WHO肿瘤分类）

浆液性囊性肿瘤（SCN）	黏液性囊性肿瘤（MCN）
微小囊性腺瘤	黏液性囊腺瘤
少囊囊性腺瘤	交界性黏液囊腺瘤
导管内乳头黏液瘤（IPMN）	黏液性囊腺癌
腺瘤	非侵袭性（原位癌）
交界性	侵袭性癌
原位癌	
侵袭癌	

根据典型的影像学检查结果，诊断一般无困难，但有时囊腺瘤和囊腺癌的鉴别较难，也应注意与其他胰腺肿瘤相鉴别。建议术前在B超或CT引导下行细针诊断性穿刺进行细胞学检查，术后病理可明确诊断。

手术切除是胰腺囊腺瘤（癌）的唯一治疗方法。肿瘤一般与周围组织粘连较少，切除不难。因囊腺瘤（癌）的囊腔较大及多房性，故不能做外引流术和内引流术，避免感染或遭遇恶性病变而贻误治疗时机。

（1）手术方式：位于胰体尾者，可做胰体尾切除，一般同时行脾切除术；术中冷冻切片为良性者，可考虑行保留脾脏的胰体尾切除术；位于胰头者，可行胰十二指肠切除术或单纯肿瘤摘除术（限术中冷冻切片良性者）。

（2）手术注意：术中探查加病理检查，如疑胰腺囊腺瘤恶变应多处取材病检，注意局部恶变的可能。

第六节　胰岛素瘤

胰岛素瘤为胰岛B细胞肿瘤，占胰岛细胞肿瘤的70%～75%，80%以上为良性，85%为单发，男性多于女性，分别为65.3%和34.7%，肿瘤位于胰头、体、尾部分别占27.7%，35%和36%。

知识点2：胰岛素瘤的临床表现 副高：熟练掌握 正高：熟练掌握

典型症状为Whipple三联征。

（1）自发性、周期发作的低血糖症状、昏迷及神经精神症状，多于空腹或劳累后发作。

（2）空腹或发作时血糖＜2.78mmol/L。

（3）口服或静脉注射葡萄糖后，症状可立即消失。

低血糖造成的脑部症状，表现为头痛、复视、焦虑、饥饿、行为异常、神志不清、昏睡以至昏迷，或一过性惊厥，甚至诊断为癫痫发作或癔病。

知识点3：胰岛素瘤的辅助检查 副高：熟练掌握 正高：熟练掌握

（1）激发试验：激发试验适用于无典型发作而需进一步做出诊断的患者。①饥饿法：患者持续禁食48～72小时，此期间医护人员密切观察有无低血糖症状出现，如出现立即测血糖，然后静脉注射葡萄糖溶液以终止试验；②甲苯磺丁脲（D_{860}）试验：D_{860} 20～25ml/kg溶于等渗盐水10～20ml，缓慢静脉注射，每30分钟测血糖1次，出现低血糖为阳性。

（2）实验室检查：①空腹或发作时血糖＜2.78mmol/L，糖耐量呈低平曲线；②血清胰岛素水平高于正常，血清胰岛素与血糖（mg/dl）比值＞0.3（1mmol/L＝18mg/dl）。

（3）特殊检查：①B超和CT检查：B超确诊率约30%，增强CT或应用腹腔动脉和肠系膜上动脉插管注射造影剂与CT联用可明显提高诊断率；②选择性动脉造影：阳性表现为肿瘤充盈染色、血管扭曲增多，诊断率为50%～80%；③经皮肝穿刺门静脉置管抽血测定胰岛素：可直接测定胰腺回流的静脉血中胰岛素水平，准确性高，如分段取血还有助于肿瘤定位诊断。

知识点4：胰岛素瘤的定性诊断 副高：熟练掌握 正高：熟练掌握

（1）符合Whipple三联征［反复发生低血糖；发作时血糖＜2.5mmol/L（45mg/dl）；进食或补充葡萄糖后症状迅速缓解］。

（2）同步血清胰岛素浓度≥36pmol/L，血清胰岛素水平和血糖比值＞0.3；C肽浓度≥200pmol/L，胰岛素原≥5pmol/L。

（3）必要时可在密切监护下进行延长至72小时的饥饿试验。

（4）建议测定血清钙、PTH、促胃液素、PRL等激素水平，以排除多发内分泌肿瘤。

知识点5：胰岛素瘤的定位诊断 副高：熟练掌握 正高：熟练掌握

（1）上腹部B超。注意大量饮水后半卧位检查，有条件时行六氟化硫微泡造影。

（2）上腹部薄层CT或MR平扫加增强，扫描间距3～5cm。对CT应增强多期动脉薄层扫描，对MR建议采用频率选择预饱和法抑脂技术和动态增强FSRPGR序列扫描。在明确胰腺病变应同时注意有无肝脏转移性病灶。

（3）有条件时可行内镜超声胰腺扫描，必要时内镜超声定位行肿瘤细针穿刺细胞学检查。

（4）无创检查不能明确定位的病例，建议进行选择性动脉插管静脉采血（ASVS）测定胰岛素水平。也可以经皮经肝穿刺门静脉分段采血（PTP）测定胰岛素水平。

知识点6：胰岛素瘤的鉴别诊断	副高：熟练掌握　正高：熟练掌握

胰岛素瘤患者多于空腹或运动、劳累后发病，应与其他原因致低血糖相鉴别，如胃切除术后、慢性胰腺炎、慢性肾上腺功能不全、注射胰岛素过量、胰岛增生等。

知识点7：胰岛素瘤的外科治疗	副高：熟练掌握　正高：熟练掌握

（1）术中定位：很重要，可借助以下几种方法：①触诊检查：正确率在75%～95%。只有少数位于胰头或胰尾仅几毫米直径的小肿瘤易于漏诊。应常规切开胰腺下缘的后腹膜，钝性分离胰腺。将拇指放在胰腺前面，示指和中指放在胰腺背面，仔细触诊，并观察其表面有无隆起或变色处。②术中B超：可发现头钩部的小肿瘤，且有助于手术时避免损伤大血管及主胰管。③细针穿刺细胞学检查：对胰组织深部的可疑小结节行细针穿刺涂片细胞学检查是简单、安全、可靠的确诊方法，正确率＞90%。

（2）术式选择：①肿瘤摘除术：为最常用方法，对单发或散在的、不大而表浅的肿瘤，不论在何种部位均宜采用；②胰腺或远侧胰切除术：对胰体和胰尾较大而深在的肿瘤、多发瘤及胰岛增生病例可行胰体尾或胰尾切除术；③胰腺局部切除术：切除肿瘤和肿瘤周围的一部分正常胰腺组织。该法对胰腺损伤大，术后并发症多，已较少采用；④胰十二指肠切除术：只适用于巨大的胰头钩部肿瘤和恶性胰岛素瘤。

知识点8：胰岛素瘤的内科治疗	副高：熟练掌握　正高：熟练掌握

内科治疗适用于术前准备期间、术中未能发现的隐匿性胰岛细胞瘤患者，以及无法切除的恶性胰岛细胞瘤和无法手术治疗的患者。

（1）饮食治疗：及时进食，增加餐次，多食含糖食物；随身携带糖果，当感到即将发作时立即服用。

（2）长效生长抑素类药物。

知识点9：胰岛素瘤术后并发症的处理	副高：熟练掌握　正高：熟练掌握

（1）术后反跳性高血糖：胰岛素瘤患者由于胰岛素瘤细胞不断分泌大量胰岛素，造成患

者体内肿瘤以外的正常B细胞长期处于被抑制状态；一旦切除肿瘤后，由于正常胰岛的分泌尚未及时恢复，加上手术创伤刺激，会出现术后反跳性高血糖。90%以上术后出现高血糖反应，持续时间在2周以内。应常规使用胰岛素，将血糖维持在正常范围。

（2）胰瘘：保持引流通畅，应用生长抑素等抑酶药物。必要时再次手术。

（3）应激性溃疡：应用抑酸药物预防。

（4）术后出血：出血少者可予以止血药物保守治疗，出血量大、甚至影响循环稳定者需紧急手术探查止血。胰瘘出血死亡率高。

（5）感染：应用抗生素并保持引流通畅。

第七节　促胃液素瘤

知识点1：促胃液素瘤的概念　　　　　副高：熟练掌握　正高：熟练掌握

促胃液素瘤又称胃泌素瘤或佐林格-埃利森综合征，其来源于G细胞，在胰腺内分泌瘤中发病率仅次于胰岛素瘤；60%~70%为恶性，常伴有淋巴结或肝转移；25%~30%的患者同时存在其他内分泌肿瘤（多发性内分泌瘤病Ⅰ型）；部分肿瘤位于胰腺外，十二指肠为其好发部位。

知识点2：促胃液素瘤的临床表现　　　　副高：熟练掌握　正高：熟练掌握

85%患者有消化性溃疡存在，一般内科治疗不能缓解，部分病例发生多次溃疡性出血和穿孔，溃疡最常见于十二指肠球部。约半数患者有腹泻，与胃酸高分泌有关，有些患者可有脂肪泻。部分患者胃大部切除后发生吻合口溃疡。

有下列情况应疑为本病：溃疡病术后复发、溃疡病伴腹泻、大量胃酸分泌、溃疡病伴高钙血症、多发溃疡或远端十二指肠和近端空肠溃疡、有多发性内分泌瘤病家族史等。

知识点3：促胃液素瘤的辅助检查　　　　副高：熟练掌握　正高：熟练掌握

（1）实验室检查：①胃液分析：无胃手术史者BAO超过15mmol/h，胃大部切除术后患者BAO超过5mmol/h，或BAO/MAO＞0.6时支持本病诊断；②促胃液素水平测定：当患者有高胃酸分泌或溃疡病，且空腹血清促胃液素超过1000pg/ml（正常值100~200pg/ml）时可确定诊断，不少患者血清促胃液素为200~1000pg/ml；③促胰液素刺激试验：当促胃液素水平较试验前增高200pg/ml时可确诊本病。

（2）影像学检查：①消化道钡剂检查：可见胃内大量胃液潴留，发现消化道溃疡，尤其对十二指肠球部以下大的溃疡更应怀疑有胃泌素瘤的存在。②选择性血管造影（SAG）：可见肿瘤征象以及肝脏转移征象，结合CT增强扫描，可提高阳性率。③经皮肝穿门静脉置管抽血促胃泌素测定：根据静脉引流区域可大致推测肿瘤所在部位。④放射性核素标记生长抑素扫描：水中定位阳性率100%，但费用高、操作复杂。⑤B超：通常只能发现胰腺较大肿痛和较大的肝脏转移灶，而术中B超对发现胰腺内病变效果好。

知识点4：促胃液素瘤的定性诊断　　副高：熟练掌握　正高：熟练掌握

（1）对经正规药物治疗或手术治疗后仍反复发作的消化性溃疡、少见部位的消化性溃疡、消化性溃疡伴腹泻、多发内分泌肿瘤Ⅰ型患者需怀疑促胃液素瘤可能。

（2）血清促胃液素浓度＞1000pg/ml，胃酸pH＜2。

（3）对血清促胃液素浓度＞200pg/ml，但＜1000pg/ml，进行促胰液素或钙离子激发试验，即注入2μg/kg的促胰液素后30分钟内，促胃液素水平上升＞200pg/ml或3小时内静脉滴注54mg/（kg·h）的葡萄糖酸钙，促胃液素＞395pg/ml，可诊断促胃液素瘤。

（4）建议测定血清钙、PTH、促胃液素、PRL等激素水平，以排除多发内分泌肿瘤。

知识点5：促胃液素瘤的定位诊断　　副高：熟练掌握　正高：熟练掌握

（1）上腹部薄层CT或MRI平扫加增强，扫描间距3～5mm。明确胰腺病变的同时注意有无肝转移性病灶。

（2）有条件时可行内镜超声胰腺扫描和奥曲肽核素扫描。

（3）无创检查不能明确定位的病例，建议进行ASVS测定促胃液素水平。

（4）十二指肠镜检：排除十二指肠内病灶。

知识点6：促胃液素瘤的鉴别诊断　　副高：熟练掌握　正高：熟练掌握

首先应与能引起高促胃泌素血症的疾病鉴别，如伴高胃酸分泌的胃窦G细胞增生、残留胃窦综合征、短肠综合征、高钙血症、甲状旁腺功能亢进等。伴有腹泻者还应与胰性霍乱和胃肠功能紊乱相鉴别。

知识点7：促胃液素瘤术中探查阴性的处理　　副高：熟练掌握　正高：熟练掌握

①术前药物治疗有效者可行高选择性胃迷走神经切断术，可减少术后治疗药物的用量；②术前药物治疗无效者可行全胃切除术。

知识点8：促胃液素瘤的治疗原则　　副高：熟练掌握　正高：熟练掌握

（1）外科治疗：促胃液素瘤60%～70%为恶性，即或是良性也需手术治疗。已有肝转移的患者如能将原发肿瘤切除也可能长期存活。在胰头部的肿瘤可考虑行胰十二指肠切除。肿瘤广泛浸润致切除困难者，则要考虑做全胃切除，使患者症状消失、营养改善。

（2）药物治疗：如患者不能耐受手术，可给予链脲素及西咪替丁、奥曲肽等，常可获得较长时间生存。

第八节　胰高血糖素瘤

| 知识点1：胰高血糖素瘤的概念 | 副高：熟练掌握　正高：熟练掌握 |

胰高血糖素瘤是起源于胰岛细胞的一种内分泌肿瘤，很少见，均为单发，60%～70%为恶性；平均发病年龄54岁，男女发病比率为1：（2～3）。

| 知识点2：胰高血糖素瘤的临床表现 | 副高：熟练掌握　正高：熟练掌握 |

（1）糖尿病：常为轻度，是血浆胰高血糖素水平升高引起。

（2）皮疹：坏死性迁徙性红斑为本病所特有，常侵犯下腹部和会阴，不少患者有口角炎及舌炎。低氨基酸血症是皮疹发生的原因。

（3）贫血：为大多数患者的症状之一，其真正原因不明。

（4）体重下降：56%的患者有体重下降。

（5）其他：少数患者有抑郁症、静脉血栓形成或腹泻。

| 知识点3：胰高血糖素瘤的辅助检查 | 副高：熟练掌握　正高：熟练掌握 |

（1）实验室检查：①血红蛋白及骨髓象：40%的患者有正色素性贫血；②血浆胰高血糖素测定：可达500ng/L以上（正常为50～250ng/L）；③血糖：轻度升高，或仅糖耐量曲线不正常。

（2）影像学检查：①B超、CT和选择性造影检查对胰高血糖素瘤的定位诊断价值较大；②选择性肝穿刺插管进入门静脉和脾静脉，对分段取血的标本进行胰高血糖素测定，对定位也有一定价值。

| 知识点4：胰高血糖素瘤的诊断 | 副高：熟练掌握　正高：熟练掌握 |

（1）定性诊断：对发生坏死性游走性红斑的糖尿病患者需考虑胰高血糖素瘤。血清胰高血糖素浓度＞800pg/ml时建议进行红斑处活检。建议测定血清钙、PTH、促胃液素、PRL等激素水平，以排除多发内分泌肿瘤。

（2）定位诊断：上腹部薄层CT或MRI平扫加增强。明确胰腺病变同时注意有无肝转移性病灶。进行奥曲肽核素扫描。

| 知识点5：胰高血糖素瘤的治疗 | 副高：熟练掌握　正高：熟练掌握 |

手术切除肿瘤是最有效的治疗方法，单个肿瘤切除后症状很快消失。恶性病变，即使已有转移，也应争取将胰腺原发肿瘤切除，术后可加用化疗。如肿瘤无法切除，应用全身或动

脉灌注化疗亦可获得良好姑息效果。

第九节　胰致腹泻瘤（肠肽瘤）

| 知识点1：血管活性肠肽瘤的概念 | 副高：熟练掌握　正高：熟练掌握 |

血管活性肠肽瘤（vipoma）又称Vemer-Morrison综合征或腹泻低钾无胃酸（WDHA）综合征，是一种起源于胰岛D细胞的内分泌瘤；61%为恶性，可发生于任何年龄，中年女性多见。

| 知识点2：血管活性肠肽瘤的临床表现 | 副高：熟练掌握　正高：熟练掌握 |

（1）水泻：为本病的主要和特征性症状，开始为发作性或间歇性，以后发展为典型的持续性水泻。

（2）低血钾：血钾平均2mmol/L，最低可达1.2mmol/L。低血钾可引起肌无力、周期性肌麻痹、手足搐搦、腹胀、肠麻痹、假性肠梗阻等。

（3）低胃酸或无胃酸：无胃酸为本病另一特征性表现，但低胃酸比无胃酸更常见，有70%患者有此表现。

（4）其他：可表现为消瘦、腹痛、皮肤潮红、头晕或眩晕样发作等。

| 知识点3：血管活性肠肽瘤的辅助检查 | 副高：熟练掌握　正高：熟练掌握 |

（1）实验室检查：①血浆VIP测定：正常人<170ng/L，本病患者升高，平均值可达675~965ng/L；②激发试验：用五肽促胃液素进行激发试验为阳性，而肿瘤切除后激发试验为阴性。

（2）影像学检查：对直径>3cm的VIP瘤，CT、MRI、超声、血管造影总检出率>80%，应用放射性核素标记五肽生长抑素扫描进行胰腺内分泌肿瘤的定位效果较好。

| 知识点4：血管活性肠肽瘤的鉴别诊断 | 副高：熟练掌握　正高：熟练掌握 |

本病需要与各种病因所致的分泌性腹泻相鉴别，包括神经内分泌瘤，如促胃液素瘤、甲状腺髓样瘤、类癌等。此类患者腹泻较轻，多伴有各自特征性临床表现。

| 知识点5：血管活性肠肽瘤的治疗 | 副高：熟练掌握　正高：熟练掌握 |

（1）补液、纠正电解质失衡，并补充血浆，注意补钾及镁。

（2）手术切除肿瘤，如未发现肿瘤可做胰腺远侧大部分切除，肿瘤切除后腹泻及其他症状很快消失。

（3）对不能进行手术或手术不彻底而有症状的患者，可进行长期内科治疗，包括：①化疗；②有条件时亦可长期进行Octreotide治疗。如Octreotide治疗无效，可考虑使用皮质激素泼尼松60~100mg/d，以后酌减。

第十节　胰腺内分泌肿瘤

知识点1：胰腺内分泌肿瘤的概念及分类　　　　　　副高：熟练掌握　正高：熟练掌握

胰岛内有许多细胞具有分泌不同激素的功能，由这些细胞发展而成的肿瘤称胰腺内分泌肿瘤（PNEN），有两大类：①有分泌功能的肿瘤：根据其分泌的主要激素进行命名；②血清激素正常、无临床症状的肿瘤：称无功能胰岛细胞瘤。

知识点2：胰腺内分泌肿瘤的类型及产生的临床综合征

**　　　　　　　　　　　　　　　　　　　　　　副高：熟练掌握　正高：熟练掌握**

PNEN类型及产生的临床综合征

肿瘤名称	细胞类型	分泌激素	综合征	部　位
胰岛素瘤	B	胰岛素	低血糖	胰岛
胃泌素瘤	G	促胃液素	胰源性溃疡	胰岛、胃、十二指肠
胰高糖素瘤	A	胰高糖素	糖尿病	胰岛
			坏死性迁移性红斑	个别为肺、肾
血管活性肠肽瘤	D1	血管活性肠肽	胰性腹泻	胰岛、神经节母细胞
生长抑素瘤	D	生长抑素	抑制综合征	胰岛、小肠
胰多肽瘤	PP	胰多肽	无症状或有腹泻	胰岛
神经降压素瘤	NT	神经降压素	低血压	血管舒张等胰交感神经链
类癌	EC	5-羟色胺	类癌综合征	胰岛、消化道

知识点3：胰腺内分泌肿瘤的诊断　　　　　　　　　副高：熟练掌握　正高：熟练掌握

胰腺内分泌肿瘤的诊断包括定性诊断和定位诊断两部分，对于功能性的内分泌肿瘤独特的临床综合征是定性诊断的关键。定位诊断包括CT、MRI、超声和血管造影等在不同程度上有助于诊断，近年来，生长抑素受体核素显像、超声内镜和PET被认为是很有价值的影像检查。

知识点4：胰腺内分泌肿瘤的治疗　　　　　　　　副高：熟练掌握　正高：熟练掌握

　　良性的胰腺内分泌肿瘤主要是手术切除。大部分恶性胰腺内分泌肿瘤的恶性程度较低，肿瘤生长缓慢。手术切除也非常重要，对于不能切除的可以行减瘤手术。此外，肝动脉栓塞及化疗和药物治疗还可以延长患者的生存时间、提高患者的生活质量。

第二十一章 脾脏疾病

第一节 脾功能亢进

知识点1：脾功能亢进的概念　　　副高：熟练掌握　正高：熟练掌握

脾功能亢进是一种综合征，临床表现为脾大、外周血中一种或多种血细胞减少，而骨髓造血细胞则呈增生现象，脾切除后血象可恢复正常或接近正常。

知识点2：脾功能亢进的原因　　　副高：熟练掌握　正高：熟练掌握

脾功能亢进分为原发性和继发性两种。不能确定导致脾功能亢进原发因素者，称原发性脾功能亢进，临床上较少见。多见的是继发性脾功能亢进，其常见病因：①门静脉高压症：各种原因所致的肝硬化、门静脉或脾静脉血栓形成、肝静脉阻塞；②感染性疾病：疟疾、血吸虫病、黑热病、病毒性肝炎、亚急性感染性心内膜炎等；③造血系统疾病：慢性粒细胞白血病、慢性淋巴细胞白血病、毛细胞白血病、恶性淋巴瘤、恶性组织细胞病、骨髓纤维化、重型珠蛋白生成障碍性贫血、遗传性球型细胞增多症等；④类脂质沉积症：Gaucher病、Niemman-Pick病；⑤结缔组织病：系统性红斑狼疮、Felty综合征等。

知识点3：特发性血小板减少性紫癜脾切除的指征　副高：熟练掌握　正高：熟练掌握

①慢性病程达6个月以上，内科治疗无效或应用激素有禁忌者；②急性病程，应用大剂量激素和丙种球蛋白等治疗无效，严重出血不能控制，危及生命者。

知识点4：原发性脾功能亢进的临床表现及治疗　　　副高：熟练掌握　正高：熟练掌握

原发性脾功能亢进又称原发性脾源性中性粒细胞减少症和全血细胞减少症，原因不明，是一种以中性粒细胞减少和脾大为主要表现、行脾切除治疗有效的综合征。主要表现为单纯性中性粒细胞减少或全血细胞减少，骨髓正常或增生。临床上大都为慢性病程，除苍白、乏力外，可有发热、反复感染、出血性紫癜和左上腹痛等表现。脾均增大。脾切除有时有良好疗效。

第二节 游 走 脾

知识点1：游走脾的概念　　　　　　　　副高：熟练掌握　正高：熟练掌握

脾脏脱离正常解剖位置而位于腹腔的其他部位者，称脾脱垂或异位脾；脾脏既有脱垂又能复位，呈活动或游走状者，称为游走脾。中年以上经产妇产后发病率较高，女性发病率可高于男性13倍，儿童期也有发生。

知识点2：游走脾的临床表现　　　　　　　副高：熟练掌握　正高：熟练掌握

临床表现可因病理变化的不同而有很大差别，但主要取决于脾蒂有无扭转和扭转的程度。患者可以没有明显的症状，或者可出现邻近脏器被牵扯或其脱垂所在周围器官被压迫的症状。如游走脾本身发生扭转，则可产生不同的表现。通常如脾周围无粘连而脾活动度大时，患者可无明显的自觉症状，但也可能发觉腹内有能移动的肿物，重者可感左上腹有不适或疼痛，卧床时消失，起立时加重。牵扯症状主要涉及胃部，可有恶心、呕吐、胀闷和嗳气等现象。压迫症状则视其被累及器官而异：压迫肠道者可引起急、慢性的机械性梗阻症状；压迫盆腔者可有里急后重，排便不畅或便秘症状；膀胱或子宫受压者可有排尿困难或月经不调等症状。脾蒂扭转的快慢和程度对症状的影响很大，急性扭转多因突然体位变换、外伤、妊娠晚期等诱发，可产生剧烈腹痛并伴恶心、呕吐等消化道症状，甚至出现休克状态。但慢性不完全性扭转可以没有自觉症状，或仅有轻微腹痛。

知识点3：游走脾的诊断要点　　　　　　　副高：熟练掌握　正高：熟练掌握

（1）腹部游走性肿块，有时可出现左上腹闷胀不适或隐痛，立位时加重，平卧时消失。

（2）急性脾蒂扭转时可表现为急腹症。

（3）腹部检查可扪及似脾脏外形的肿块，可在较大范围内自由推动，并能复位到正常脾脏的位置。

（4）超声波检查、放射性核素扫描、CT、MRI或选择性腹腔动脉造影检查都可辅助诊断。

知识点4：游走脾的治疗原则　　　　　　　副高：熟练掌握　正高：熟练掌握

（1）无任何症状的患者应向其交代发生蒂扭转及脾梗死的可能，并试行手法复位。在移位脾被还纳回左上腹脾窝后，以腹带稍加压力外固定。此法对体态消瘦者可暂时有效，但易复发。

（2）育龄期妇女为防止增大子宫诱发脾破裂或增加脾蒂扭转机会，应积极手术切除脾脏。盆腔部位游走脾亦应切除，以减少并发症可能。

（3）急性脾蒂扭转时，须行急诊脾切除术。

第三节　脾　囊　肿

知识点1：脾囊肿的病因及分类　　　　副高：熟练掌握　正高：熟练掌握

脾囊肿是脾脏组织的瘤样囊性病变，较为少见，主要分为真性与假性两类。真性脾囊肿内壁有内皮或上皮覆盖，如皮样囊肿、表皮样囊肿、淋巴管囊肿及单纯性囊肿，可为单个或多个。寄生虫性脾囊肿亦为真性，如脾包虫病。另外，还有先天性多囊肝、多囊肾，偶可同时存在多囊脾。假性脾囊肿内壁无内皮或上皮覆盖，多为损伤后脾脏陈旧性血肿或脾梗死灶液化后形成。真性囊肿也可因囊内压力高或继发炎症等病变，使内壁细胞被压扁或破坏，则在病理形态上不易与假性囊肿区别。

知识点2：脾囊肿的临床表现　　　　副高：熟练掌握　正高：熟练掌握

小的囊肿可无临床症状，常在体检B超时发现，但囊肿块增大压迫和刺激邻近脏器时，才产生器官受压症状，以左上腹不适或隐痛最多见，有时亦可累及脐周或放射至右肩及左腰背部；如果压迫胃肠道，可有腹胀、恶心、呕吐或消化不良、便秘等。脾上极囊肿可致膈肌上升，出现咳嗽、呼吸困难、心律失常等症状。多数患者在左上腹或肋下可触及光滑肿物。

知识点3：脾囊肿的辅助检查　　　　副高：熟练掌握　正高：熟练掌握

（1）生化检查：无特殊改变。
（2）B超检查：可见脾区内有液性囊性病变。
（3）CT检查、核素脾脏扫描及选择性腹腔动脉造影：可显示脾内周界清晰的占位病变。
（4）X线平片检查：假性囊肿及脾包虫囊肿壁钙化时，X线平片可显示环形钙化影。

知识点4：脾囊肿的诊断　　　　副高：熟练掌握　正高：熟练掌握

真性囊肿发病年龄较小，其中寄生虫性囊肿以中青年多发，非寄生虫性囊肿以青少年多发，如X线平片见左上腹包块阴影中有钙化，在排除胰腺囊肿、左肾囊肿后应怀疑脾包囊虫性囊肿。当今医学影像，如腹部B超、CT、MRI等对诊断脾脏囊肿都非常有价值。

知识点5：脾囊肿的治疗　　　　副高：熟练掌握　正高：熟练掌握

无任何症状，查体时发现脾的小囊肿，可以随访观察不予治疗。大的脾囊肿有并发感染和破裂的危险，可继发腹膜炎或穿破膈肌致胸膜炎或脓胸，可根据不同情况分别予以处理。

（1）囊肿摘除或切开引流：囊肿摘除适用于寄生虫性囊肿，孤立的位于脾被膜下且易游离的寄生虫性囊肿适宜手术完整摘除，创面可用医用胶贴敷再加大网膜覆盖固定即可。孤立性囊肿不易游离完整切除时，也可切开引流，尽量切除囊壁，残留囊壁可用碘酒或生理盐水处理。

（2）部分脾切除术：部分脾切除适宜于脾上极或下极的单纯性脾囊肿。

（3）脾切除术：位于脾门部位或占脾较大范围的囊肿有破裂和感染的危险，应考虑全脾切除。对于大的寄生虫性囊肿，游离脾时挤压囊肿有破裂引起过敏性休克或种植的危险。因此，切脾前在囊肿四周以湿纱布包围，并于囊壁上做荷包缝合，在其中心切开吸引出囊内液体并收紧荷包线，再游离和切除脾，然后可考虑正常脾组织切片在大网膜上固定种植以保留部分的脾功能。

（4）保留脾的胰体尾切除术：对位于胰尾内的副脾表皮样囊肿，术中应保护脾和脾血管不受医源性损伤，行保留脾脏和脾功能的胰体尾部切除术。

第四节 脾 肿 瘤

知识点1：脾脏良性肿瘤的分类　　　　副高：熟练掌握　正高：熟练掌握

脾脏肿瘤发生率低，以良性肿瘤居多，根据起源组织的不同主要分为3大类。

（1）脾错构瘤：极罕见，其构成成分和脾正常成分相一致，又称脾内副脾、脾结节状增殖，也有文献称为脾脏缺陷瘤，发生基础是脾脏胚基的早期发育异常使脾正常构成成分的组合比例发生混乱。瘤内主要是由失调的脾窦构成脾小体，很少见到脾小梁。

（2）脾血管瘤：由海绵样扩张的血管构成，又称海绵状血管瘤、脾海绵状错构瘤。其发生基础系脾血管组织的胎生发育异常所致，临床上也罕见。

（3）脾淋巴管瘤：在良性肿瘤中最常见，占2/3。脾淋巴管瘤系由囊性扩张的淋巴管构成，又称脾海绵状淋巴管瘤或脾囊性淋巴管瘤。其发生基础是先天性局部发育异常阻塞的淋巴管不断扩张所致。

知识点2：脾脏良性肿瘤的临床表现　　　　副高：熟练掌握　正高：熟练掌握

因为脾脏隐藏于膈肌下方且周围被骨骼保护，所以脾脏良性肿瘤早期一般不易被发现，多在其他疾病的诊治过程中或健康检查时被意外发现。有症状者多为脾肿瘤较大，有左上腹包块引起的压迫症状，如肿块轻度疼痛及左后背不适，食后饱胀感及心悸、气短等症状。

知识点3：脾脏良性肿瘤的诊断　　　　副高：熟练掌握　正高：熟练掌握

腹部X线平片可见脾影增大及脾周局部受压征象，如左膈肌升高、胃底及胃大弯受压、结肠脾曲右移等；脾血管瘤可出现脾影中钙化斑；肾盂静脉造影显示左肾受压下移；B超显示脾实质不均匀或结节状低回声改变；CT检查可显示肿块、脾门及脾本身的变化。

知识点4：脾脏良性肿瘤的治疗　　　　副高：熟练掌握　正高：熟练掌握

因为脾脏良性肿瘤与恶性肿瘤鉴别困难，伴有脾功能亢进者可引起贫血，且增大后可引起压迫症状，甚至破裂出血，所以发现后应积极行脾脏切除术。而对较小的或位于上下两极的病变，特别是年轻患者，在保证足够切除病变的前提下，可考虑行脾脏部分切除或脾切除后行脾片自体移植。

知识点5：脾原发性恶性肿瘤的分类　　　　副高：熟练掌握　正高：熟练掌握

（1）脾原发性恶性淋巴瘤：原发于脾脏的恶性淋巴瘤相对少见，其发病率不足恶性淋巴瘤总数的1%。虽然如此，脾脏原发性恶性淋巴瘤仍然是脾脏原发性恶性肿瘤中发生率最高者，约占脾脏恶性肿瘤的2/3以上，主要包括脾原发性霍奇金淋巴瘤和脾原发性非霍奇金淋巴瘤。

（2）脾血管肉瘤：脾血管肉瘤发病罕见，系脾窦内皮细胞发生的恶性肿瘤，瘤组织内出现髓外造血是脾血管肉瘤的特点。

（3）脾原发性恶性纤维组织细胞瘤：又称恶性黄色纤维瘤或纤维黄色肉瘤，是由成纤维细胞、组织细胞及畸形的巨细胞组成。

知识点6：脾原发性恶性肿瘤的临床表现　　　　副高：熟练掌握　正高：熟练掌握

部分患者以腹部肿块、左上腹发胀、饭后饱满感、倦怠、乏力和消瘦而就诊。84%以上的脾原发性恶性肿瘤伴有脾大，且常伴不同程度的脾功能亢进症状，如贫血、血小板减少等。血小板低下可有鼻出血、齿龈出血、皮肤紫癜等症状，外周血白细胞总数及淋巴细胞分数可正常或稍多。部分患者就诊常呈晚期癌症表现，除体重减轻、贫血、不规则发热外，脾常呈进行性增大，质硬，表面不平，活动度差，并有触痛。如未发现其他部位原发癌，应考虑脾原发性恶性肿瘤。

知识点7：脾原发性恶性肿瘤的诊断及鉴别诊断　　　　副高：熟练掌握　正高：熟练掌握

脾区最早出现临床症状和体征，排除身体其他部位的原发癌后就可考虑本病。

X线腹部片可发现脾影增大及局部压迫征象，B超可确定脾有无肿块，但难以区分良恶性。CT、MRI和数字血管造影等不仅能显示脾本身的实质性占位病变，还可同时显示肿块与附近脏器的关系。

根据病史以及实验室、影像学等检查，综合分析，再与脾良性肿瘤、脾囊肿以及邻近脏器肿瘤相鉴别，一般可明确诊断。

知识点8：脾原发性恶性肿瘤的治疗　　　　副高：熟练掌握　正高：熟练掌握

脾原发性恶性肿瘤确诊后应及时手术治疗，手术原则是完整切除脾脏而不造成脾或肿瘤破裂，如侵犯周围脏器可行联合脏器切除，切除与肿瘤相连的组织，必要时清扫脾门淋巴结。脾原发性恶性淋巴瘤预后相对较好，对于有淋巴结转移者术后应辅以放、化疗；血管肉瘤的预后较恶性淋巴瘤差。因此，早期诊断、早期治疗对提高生存率及改善预后有重要意义。

知识点9：脾转移性肿瘤　　　　　　副高：熟练掌握　　正高：熟练掌握

脾转移性恶性肿瘤少见，发生率占脾恶性肿瘤的2%～4%，以广泛转移及未分化型癌肿为多见。原发病灶为肺、胃、胰腺、结肠，其次为绒毛膜上皮癌、恶性黑色素瘤及乳癌等。除血行转移外，亦可由邻近脏器癌肿直接侵入或经淋巴逆行转移。因临床上转移性恶性肿瘤很少发展到脾大到能扪及的程度，故多由尸检发现。不论是恶性肿瘤直接侵入或血行转移到脾，均说明已属晚期，不适用于外科治疗。

第五节　脾 动 脉 瘤

知识点1：脾动脉瘤的概念　　　　　　副高：熟练掌握　　正高：熟练掌握

脾动脉瘤是内脏动脉中最常见的动脉瘤，占腹腔内脏动脉瘤的50%以上。其实质并非肿瘤，但临床上仍主张将其归类于脾脏良性肿瘤。脾动脉瘤发病率较低，不易诊断，故大多未引起注意，仅在手术过程中或病理解剖时才发现。脾动脉瘤虽属少见，但实际发病率要比所知的高。

知识点2：脾动脉瘤的临床表现　　　　　副高：熟练掌握　　正高：熟练掌握

脾动脉瘤的症状可为上腹部疼痛、阵发性绞痛、恶心、呕吐、脾大，甚至肠梗阻；约10%的病例可触及肿块，6%有搏动感和猫喘音。然而有多数病例可能不具有明显症状，直到动脉瘤破裂到胃、肠或腹腔以后才通过手术探查得到诊断，未破裂前就有正确诊断的病例不到10%。破裂后的症状则有上腹部剧痛、左肩部放射痛（Kehr征）和左肋缘下的腹壁触痛，同时还伴有恶心、呕吐和其他的出血表现。脾动脉瘤还可与门静脉系统形成内瘘，引起腹水、肝脾大等门静脉高压症表现。

知识点3：脾动脉瘤的诊断要点　　　　　副高：熟练掌握　　正高：熟练掌握

（1）多发生于妇女，尤其多次妊娠者，多数无症状，部分患者可有左上腹疼痛，并向左肩胛区放射。

（2）偶可触及左上腹搏动性肿块。

（3）脾动脉瘤起病隐匿，故绝大多数患者是在非针对性的腹部摄片检查中偶尔发现患有此疾。典型征象是左上腹曲线样或环形的钙化影。

（4）B超检查可发现典型的动脉瘤表现，在囊性的暗区内存有血流。彩色Doppler能进一步明确血管内血流速度和是否存有栓塞现象。

（5）CT、MRI可帮助识别肿瘤与毗邻脏器的关系，为手术提供极大方便。

（6）脾动脉造影仍然是诊断内脏动脉瘤的"金标准"，其可揭示动脉瘤的确切位置，帮助判别是否存有其他动脉瘤。当动脉瘤位于大血管主干时，造影压力和流速应相应减小，以防动脉瘤破裂。

知识点4：脾动脉瘤的治疗原则	副高：熟练掌握　正高：熟练掌握

（1）最理想的治疗方法是在动脉瘤未破裂前行手术切除。有症状、体征，患有该病的孕妇或即将妊娠的妇女，瘤体已破裂等是手术治疗的绝对指征。如瘤体直径≥3cm，则发生破裂的风险很大，即使没有症状，也应积极手术治疗。对部分直径<3cm的无症状脾动脉瘤且脾脏不大者可严密随访观察，如有增大趋势，应果断予以切除。

（2）术式取决于动脉瘤的发生部位，如瘤体远离脾门，在脾动脉的起始部，可行单纯瘤体近、远段动脉结扎术或动脉瘤切除、脾动脉重建术，保留脾脏。

（3）如瘤体靠近脾门，则行脾动脉瘤与脾脏切除术。

（4）如动脉瘤位于脾动脉中远段与胰腺及脾静脉关系密切，可单纯绕扎瘤体近、远段动脉，阻断其血供，瘤体不必强行切除。

（5）如瘤体与胰体尾紧密粘连，近、远段动脉结扎亦存在困难，强行分离容易引起大出血，可考虑行动脉瘤连同胰体尾及脾脏的联合切除。

（6）如脾动脉瘤与门静脉间有内瘘，应在阻断瘤体血供后予以切开，修复瘘口后，再切除瘤体。

（7）门静脉高压症并有脾动脉瘤，不仅要处理动脉瘤，还需治疗门静脉高压症的并发症，如行门奇静脉断流术、脾肾静脉分流术等。

第六节　脾　脓　肿

知识点1：脾脓肿的概念及病因	副高：熟练掌握　正高：熟练掌握

脾脓肿是一种较少见但致命的疾病，常为全身感染的并发症，多经血行感染。脾中央型破裂、脾梗死、脾动脉结扎或脾动脉栓塞术后均可能继发感染而形成脾脓肿。感染也可从邻近器官侵入。此外，脾功能亢进、粒细胞缺乏症、异常血红蛋白病可能为易感因素。脓肿可为单发或多发。其致病菌常为葡萄球菌、链球菌、肠球菌、大肠埃希菌等。结核杆菌和放线菌也可成为致病菌。免疫抑制的患者可能会出现真菌感染，典型的为假丝酵母菌感染。

知识点2：脾脓肿的临床分型	副高：熟练掌握　正高：熟练掌握

（1）转移性脾脓肿：多为继发性感染，往往是全身感染性疾病的并发症，当体质衰弱、

慢性疾病、脾囊肿、脾栓塞时，致病菌，如伤寒杆菌、肺炎链球菌和金黄色葡萄球菌引起的败血症或脓毒血症、心内膜炎和产褥热等，均可使脾固有的防御能力下降，从而引起脾脓肿，此型常见，约占脾脓肿的75%。

（2）外伤性脾脓肿：脾外伤或手术时损伤脾，细菌可直接进入受伤脾内，被膜下血肿或脾内血肿继发感染也可引起脾脓肿，脾动脉的栓塞、结扎及脾梗死区的坏死、感染均可导致脾脓肿，此型占脾脓肿的10%～15%。

（3）邻近脏器的化脓性感染直接侵入脾引起脾脓肿：此型约占10%。

（4）免疫抑制或缺陷：获得性免疫缺陷综合征患者可能发生脾的感染和脓肿。

知识点3：脾脓肿的临床表现　　　　　　副高：熟练掌握　正高：熟练掌握

脾脓肿临床发病较少，早期无特殊表现，脓肿形成后通常有寒战、高热、左上腹痛、脾大等症状和体征。

（1）发热：绝大多数患者感染中毒症状明显，表现畏寒、发热，体温多在38～39℃或以上，呈弛张热型，亦可高达39℃以上呈稽留热型。大多数患者在发热数天后即出现脾脓肿，少数发热与脾脓肿诊断可相隔数周、数月。

（2）腹痛：大部分患者有左上腹疼痛，呈持续性钝痛或隐痛，呼吸时加重。疼痛表示已累及脾被膜，并有脾周围炎。约1/3患者疼痛向左侧肩背部放射，提示炎症侵及膈肌或膈下。

（3）脾大：大约50%以上的患者在左上腹可触及肿大的脾，局部触痛，腹肌紧张，甚至左上腹或左季肋部皮肤水肿。

知识点4：脾脓肿的辅助检查　　　　　　副高：熟练掌握　正高：熟练掌握

（1）血常规检查：白细胞计数及中性粒细胞显著增多，并可出现核左移。

（2）X线胸腹部检查：可见左膈升高、膈肌运动受限、脾脏阴影扩大。

（3）B超、CT检查：均可见脾区肿块及液性暗区，确诊率高，同时也可明确脓肿部位、大小及与周围组织粘连情况。还可在B超或CT引导下行穿刺抽液术，在明确诊断的同时还可行细菌培养及药敏试验，指导抗生素的使用。

知识点5：脾脓肿的治疗原则　　　　　　副高：熟练掌握　正高：熟练掌握

（1）全身支持治疗：给予充分营养，纠正水及电解质平衡紊乱，高热时给予物理降温，疼痛及呕吐给予对症处理。必要时多次小量输血或血浆。

（2）抗生素治疗：首先选用广谱抗生素及抗厌氧菌抗生素，若有条件行脓液细菌培养或血培养检查，则根据细菌培养及抗生素敏感测试结果选用有效的抗生素。

（3）穿刺引流术：单发脾脓肿可行超声或CT引导下的穿刺引流术。

（4）脾脏切除术和脾脓肿切开引流术：穿刺引流失败或效果不佳，或多发脾脓肿，及早行包括脓肿在内的脾切除术，术后留置左上腹引流；对于脾周围粘连严重、行脾切除术困难者，或全身情况差不能耐受者，可行脾脓肿切开引流术。

第七节　脾　梗　死

知识点1：脾梗死的病因及病理学变化　　　　副高：熟练掌握　正高：熟练掌握

引起脾梗死的疾病常为二尖瓣疾病、骨髓增生性疾病、动脉炎、脾动脉瘤、动脉硬化等疾病。当有门静脉高压等导致脾增大时，更易出现脾梗死。

脾梗死的病理学变化为贫血性梗死。脾淤血时，贫血性梗死病灶周围有出血带。梗死的病灶常为多发，表现为尖端朝向脾门的楔状分布。有时脾梗死还可伴发脾内出血。

知识点2：脾梗死的临床表现　　　　副高：熟练掌握　正高：熟练掌握

本病可以无临床症状，也可以引起左上腹痛。小范围的脾梗死可表现为低热、白细胞计数增多而无疼痛症状。范围广泛的脾梗死可突发左上腹胀痛或撕裂样疼痛，并向左肩放射，伴恶心、呕吐、高热。如果伴有纤维性脾周围炎，则听诊可闻及脾区摩擦音。

知识点3：脾梗死的诊断要点　　　　副高：熟练掌握　正高：熟练掌握

（1）常继发于镰形红细胞性贫血、慢性粒细胞性白血病、骨髓纤维化、亚急性感染性心内膜炎、心房纤颤等可引起动脉栓子的疾病。

（2）小范围的脾梗死可表现为低热、白细胞计数增多而无疼痛症状。范围广泛的脾梗死可突发左上腹疼痛，向左肩放射并伴高热。

（3）伴有纤维性脾周围炎者，听诊可闻及脾区摩擦音。

（4）梗死区坏死后可形成假性囊肿，也可继发脾脓肿。

（5）B超、CT、MRI等影像学检查支持脾梗死的诊断。

知识点4：脾梗死的治疗原则　　　　副高：熟练掌握　正高：熟练掌握

（1）一般处理：包括吸氧、镇痛，静脉注射罂粟碱解除脾痉挛。

（2）溶栓治疗：发病6小时内可予尿激酶100万～150万U静脉滴注，然后采用肝素或华法林抗凝治疗，总疗程2～3个月。

（3）保守治疗：脾梗死一般以保守治疗为主，继发脾脓肿时需行脾切除术。

（4）手术治疗：对脾梗死面积较大，并发脾内大出血、脾破裂、失血性休克、脾脓肿者应尽早行脾切除术。由镰形红细胞性贫血、骨髓纤维化等引起的脾梗死，由于脾区有严重、持续疼痛，或脾梗死反复发作，亦需行脾切除术。

第八节 脾 破 裂

知识点1：脾破裂的概念   副高：熟练掌握　正高：熟练掌握

脾破裂是最常见的腹部实质性脏器损伤，常造成大出血。单纯脾破裂的死亡率为10%；多发脾破裂死亡率达15%～25%。按损伤原因分为创伤性、医源性和自发性。

知识点2：脾破裂的病因   副高：熟练掌握　正高：熟练掌握

脾破裂按病因可分为创伤性、医源性和自发性破裂3种。

（1）创伤性破裂：占绝大多数。穿透性损伤伴有邻近器官如胃、肠、膈肌、胸膜等的损伤。

（2）医源性损伤：多由胃或左半结肠手术中过分牵拉胃脾韧带或脾结肠韧带、粗暴的手法探查或牵拉器官直接施压引起。纤维结肠镜强行通过结肠脾曲、复苏时猛烈的胸外按压和左季肋部穿刺也偶可伤及脾脏。

（3）自发性破裂：发生于病理性肿大的脾，如肝硬化、疟疾、血吸虫病或造血和淋巴系统恶性疾病时，可能有腹压骤增的诱因如打喷嚏、呕吐，但也可无任何诱因。

知识点3：脾破裂的病理分型   副高：熟练掌握　正高：熟练掌握

（1）中央破裂：指脾实质中央区破裂，多为局限性出血，常无明确失血表现。

（2）被膜下破裂：指脾被膜下实质裂伤，但被膜保持完整，多于包膜下形成血肿。临床可无明确腹腔出血表现，但左季肋区疼痛较明显。

（3）真性破裂：是指脾脏实质和被膜同时破裂，具有典型的腹腔内出血表现，是临床上最为常见的一种类型。

（4）迟发性破裂：中央破裂和被膜下破裂可继续发展导致实质及被膜破裂，即成为真性破裂。

知识点4：脾破裂的病理分级   副高：熟练掌握　正高：熟练掌握

（1）Ⅰ级：脾被膜下破裂或被膜及实质轻度损伤，手术所见脾裂伤长度≤5.0cm，深度≤1.0cm。

（2）Ⅱ级：脾脏裂伤总长度>5.0cm，深度>1.0cm，但脾门未受累及，或脾段血管受累。

（3）Ⅲ级：脾脏破裂伤及脾门部分或脾部分离断，或脾叶血管受损。

（4）Ⅳ级：脾脏广泛破裂，或脾蒂、脾动静脉主干受损。

知识点5：脾破裂的临床表现　　　　　　　副高：熟练掌握　正高：熟练掌握

（1）症状：脾破裂的临床表现主要取决于脾破裂的性质及程度、出血量的多少与快慢以及合并伤的类型。起源于左上腹部的疼痛，慢慢涉及全腹，但仍以左上腹最为明显。出血量少而慢者症状轻微，除左上腹轻度疼痛外无其他明显体征，随时间的推移，出血量越来越多，出现休克前期表现，继而发生休克。患者可出现烦躁、口渴、心悸、乏力等症状。

（2）体征：查体时可发现患者神志淡漠、血压下降、脉搏增快，如腹腔出血量较多，可表现为腹胀，同时有腹部压痛、反跳痛和腹肌紧张，并以左上腹为著。叩诊时腹部有移动性浊音，听诊肠鸣音减弱。直肠指诊时Douglas腔饱满。有时因血液刺激左侧膈肌致左肩牵涉痛，深呼吸时此种牵涉痛加重，此即Kehr征。

知识点6：脾破裂的辅助检查　　　　　　　副高：熟练掌握　正高：熟练掌握

（1）实验室检查：腹腔内出血时可有红细胞计数、血红蛋白含量严重降低，或动态红细胞计数、血红蛋白、血细胞比容检测呈进行性下降。

（2）X线检查：须在病情允许下方可进行。患者可有左侧膈肌抬高、活动受限，左侧肋膈角变钝，脾区阴影扩大，左侧肾脏、腰大肌及腹脂线阴影不清等征象。行钡剂透视，可见胃被推向右前方、胃泡影与膈肌间距增大、胃大弯呈锯齿状受压及结肠脾区推移向下等影像学改变。若发现左下胸肋骨骨折或左侧胸腔积液，除考虑胸腹联合伤外，应警惕脾破裂的可能。

（3）诊断性腹腔穿刺：患者取仰卧位，无菌操作下行右下腹穿刺，缓慢进针，有突破感即进入腹腔，如抽出新鲜不凝固血液或血性液体为腹腔内出血的可靠证据。必要时可右侧腹或左下腹多点穿刺。此法检出率可达90%，但阴性结果不能排除脾破裂的可能，应进一步行诊断性腹腔灌洗。

（4）诊断性腹腔灌洗：如有下列情况之一即为阳性：①灌洗液含有肉眼可见的血液；②显微镜下红细胞数超过$100×10^9/L$或白细胞计数超过$0.5×10^9/L$；③淀粉酶超过100U/L（Somogyi法）。应用本法检出率可高达97%。

（5）B超检查：对判断腹腔内有无积血、脾脏有无损伤有很大帮助。目前已将B超检查作为腹部损伤患者的常规检查项目。尤其对怀疑有脾破裂且血流动力学指标不稳定者，应首选B超检查。脾破裂的B超征象有：脾周出现液性暗区或血凝块，其大小常与出血量有关；脾被膜断裂，脾实质内出现不规则的裂隙暗带。B超检查对判断被膜下血肿及动态观察血肿吸收情况有重要的意义。

（6）CT检查：对临床表现不典型、胸腹部X线或腹部B超检查均未能明确诊断的闭合性腹部损伤病例，应进一步行肝脾CT检查。CT可清晰地显示脾的外形与解剖结构，对脾破裂诊断准确率可达90%以上。另外，CT检查还可判断腹腔内的出血量，对实质脏器损伤程度进行伤情分析。

（7）腹腔镜检查：对有腹部外伤史但临床表现不典型、一时难以诊断者，可直接明确诊断，可以清楚地了解有无脾破裂及脾损伤程度、类型、出血多少等。还可对较轻的脾破裂行电凝止血。

（8）诊断性剖腹探查术：对腹部外伤后不能排除脾破裂可能，而又无条件进行特殊检查，且病情有逐渐恶化趋势的少数病例，此时为了明确诊断、及时治疗乃至挽救生命，必要时应果断采取剖腹探查术，以免贻误抢救时机。

知识点7：脾破裂的诊断　　　　　　副高：熟练掌握　正高：熟练掌握

根据外伤史、伤后腹痛、左上腹压痛、腹膜刺激征、可能存在的失血性休克等，诊断脾破裂并不困难。非腹腔手术引起的医源性脾破裂的诊断有赖于对患者情况的严密观察及医生的警觉性，自发性脾破裂诊断较困难，渐趋明显的内出血表现是主要线索。少数病例因外伤史不明确，出血量少，症状、体征均不典型，诊断有一定困难，需严密观察全身情况、心率、血压、血红蛋白以及血细胞比容等变化。上述辅助检查，尤其是腹腔穿刺或灌洗常在诊断中起决定作用。

知识点8：脾破裂的鉴别诊断　　　　　副高：熟练掌握　正高：熟练掌握

（1）肝脏损伤：早期的主要症状为腹腔内出血。肝脏损伤多发生在肝右叶，常伴有右下胸、右上腹的严重钝挫伤。症状以右上腹部和右胸部疼痛为主，可向右肩放射。疼痛因腹腔内大量出血或外溢胆汁的刺激而迅速扩散至全腹，并呈休克状态。查体时，右上腹有明显压痛、反跳痛、肌紧张、移动性浊音阳性、肠鸣音减弱或消失等。腹腔穿刺抽出的血性腹腔液常含有胆汁。有时肝、脾损伤可同时存在，为诊断带来一定困难。

（2）左肾损伤：主要表现为肉眼血尿、左腰部疼痛、腰肌紧张和左肾区叩击痛，偶尔可触及包块。单纯性肾脏损伤一般无腹膜刺激症状。轻者腹部X线片常无阳性发现，重者可见左肾阴影扩大、腰大肌阴影消失等改变。B超、CT检查可准确判定肾损伤的伤情，排泄性尿路造影对判定伤情、肾脏功能形态有重要价值，仍有疑问者可选择肾动脉造影。

（3）胰腺损伤：单纯胰腺损伤临床上并不多见，其损伤位置常与暴力作用部位有关。如暴力作用于上腹部中线，多伤及胰腺颈部和体部；暴力偏向脊柱左侧可伤及胰腺体、尾部及脾脏；暴力偏向右侧或右，上腹则可引起胰腺头部和/或十二指肠损伤。如腹腔穿刺所得血性液体或血尿淀粉酶升高，应考虑胰腺损伤的可能。但术前往往难以做出准确判断。

（4）腹膜后巨大血肿：患者左肋部疼痛、肿胀或皮下淤血、叩击痛，休克出现多缓慢，血红蛋白伤后2~3天降至最低水平，随后回升。腹部X线片可见左侧腰大肌阴影模糊，健侧腹腔穿刺阴性。

（5）其他原因：异位妊娠、腹主动脉瘤、腹腔内恶性肿瘤等破裂出血，也有误诊为脾破裂的可能，需详细询问病史和全面仔细的体格检查加以鉴别。

知识点9：脾破裂的处理原则　　　　　副高：熟练掌握　正高：熟练掌握

①抢救生命第一，保留脾脏第二；②年龄越小越尽可能行保留脾脏手术，防止网状内皮

系统发育不健全而产生凶险性感染（OPSI）；③保留的脾脏组织应具备足够的脾功能；④根据损伤的类型和程度选择恰当的保脾术式或多种方法的联合应用。

知识点10：脾破裂的非手术治疗   副高：熟练掌握   正高：熟练掌握

（1）适应证：①4岁前的婴幼儿，其脾包膜较柔韧，脾髓发育尚未成熟，间质相对较丰富，而且婴幼儿外伤常较轻，在证实无其他内脏损伤、血流动力学一直保持稳定的情况下，方可考虑采用。②成人、非老年患者、外伤轻、排除其他内脏伤、腹内失血量少、全身血流动力学一直维持稳定者，与脾损伤相关的输血量少于2U，有连续检测条件，随时可手术治疗。③来院时已超过24小时，一般情况良好，无合并伤，也无继续出血征象，可在做好一切术前准备情况下，进行观察治疗。④CT或B超检查证实为0～Ⅰ级脾损伤。⑤患者神志清楚，有利于观察腹部体征变化。

（2）一般症状治疗：确定非手术治疗以后注意患者要绝对卧床、禁食、补液，必要时输血，动态观察腹部体征及监测循环稳定情况，辅助腹穿、B超、CT和诊断性腹腔灌洗检查。若病情稳定，住院治疗2～3周，出院限制活动3个月。如在观察中有继续出血的表现，应及时中转手术。保守治疗应严格选择病例。

（3）脾动脉栓塞：是另一种比较安全的非手术治疗方法。选择性腹腔动脉造影诊断脾破裂的准确性颇高，经皮脾动脉栓塞治疗脾破裂取得较好的效果，应严格掌握适应证。方法：采用Seldinger技术经股动脉穿刺插管，进行选择性脾动脉造影，明确脾破裂活动性出血后，用较大的栓塞材料如不锈钢螺网及明胶海绵条进行脾动脉近端栓塞，远离脾门，栓塞后造影，若未发现造影剂外溢，说明出血停止，栓塞治疗成功。

知识点11：脾破裂的保脾手术治疗   副高：熟练掌握   正高：熟练掌握

保脾手术方法较多，临床医生应根据脾脏外伤的程度及性质做出针对性的选择，应尽量保留不低于正常人的1/3脾脏体积和良好血运，才能有效维持脾脏的正常功能。

（1）局部物理或生物胶止血技术：对于裂口小而浅的Ⅰ级脾外伤，可采用微波或氩气刀、明胶海绵、止血纱布、生物黏合胶等方式止血，同时可利用附近的筋膜、网膜定向加固、封闭止血。

（2）单纯脾修补术：在确认为Ⅰ～Ⅱ级脾外伤、脾被膜裂伤、脾实质裂伤仅达脾实质周围区并伴有少量新鲜活动出血。或使用局部止血药不能确认止血效果时，可采用脾修补术。

（3）脾动脉结扎+脾修补术：在确认为Ⅱ～Ⅲ级脾外伤，脾实质裂伤伴有新鲜活动出血，且单纯性脾修补不能控制损伤创面出血时，可同时行脾动脉主干远端结扎，应尽可能保留胃网膜左及胃短血管，结扎脾动脉前应先阻断脾动脉，观察脾脏血运，并尽可能保留脾周围韧带。脾动脉结扎后，一般不会引起脾梗死，其血运可由周边韧带的血管进行代偿。

（4）脾部分切除（脾段切除）：用于脾上极或下极严重的深度撕裂伤或碎裂伤或脾门处某一叶、段血管损伤无法修补或修补失败者。

（5）全脾切除+自体脾移植：脾外伤有腹腔出血较多，患者伤情危重的Ⅲ级伤或Ⅳ级脾损伤时,应快速行全脾切除控制出血,同时将切除脾脏修剪成2.0cm×2.0cm×0.5cm的去被膜脾片,将脾片植入大网膜内,折叠缝合大网膜后将大网膜移至脾窝。如果患者病情严重,对于腹腔严重污染、病理性脾破裂等不宜行脾移植术。

知识点12:脾破裂的全脾切除术治疗	副高:熟练掌握 正高:熟练掌握

全脾切除术与保脾手术相比,操作相对简单,而且排除了保脾手术后脾脏再出血的可能,同时在"抢救生命第一,保留脾脏第二"的原则指导下,全脾切除术不失为治疗脾破裂的较安全手术方案。其手术指征:①血流动力学不稳定,并有腹腔内继续出血;②广泛的脾实质损伤;③脾蒂撕裂或断裂;④病理性脾脏损伤,包括伴有脾功能亢进、充血性脾大和肿瘤的脾脏。

第二十二章　上消化道大出血

知识点1：上消化道大出血的概念　　　　副高：熟练掌握　　正高：熟练掌握

上消化道是指 Treitz 韧带以上的消化道，包括食管、胃、十二指肠、空肠上段和胆管。上消化道大出血一般是指上消化道在数小时内失血量超出 1000ml 或超出总血容量的 20%，主要表现为呕血或黑便，往往伴有血容量减少引起的急性周围循环障碍。

知识点2：上消化道大出血的病因　　　　副高：熟练掌握　　正高：熟练掌握

（1）胃十二指肠溃疡：占上消化道大出血的 50%～60%，其中十二指肠溃疡出血占 3/4 以上。

（2）门静脉高压：食管下段及胃底曲张静脉破裂出血约占上消化道大出血的 20%。

（3）急性胃黏膜病变：纤维胃镜广泛应用以来，发现本类病变并不少见，可占上消化道出血临床病例的 20%～25%，其中有近一半病例为急性大出血。

（4）胆管出血：源自肝内感染性病灶、肝肿瘤、肝损伤的出血可破入胆管。

（5）胃肿瘤：胃癌、胃平滑肌（肉）瘤、胃淋巴肉瘤等均可因累及较大血管而发生上消化道大出血。

（6）其他：食管贲门黏膜撕裂症、胃黏膜血管畸形、胃肠吻合术后的空肠溃疡和吻合口溃疡、器械检查或异物引起的损伤、全身出血性疾病（如血液病、尿毒症、结缔组织病等）、胰腺疾病累及十二指肠、胸或腹主动脉瘤破入消化道、纵隔肿瘤或脓肿破入食管等，均少见。

知识点3：上消化道大出血的发病机制　　　　副高：熟练掌握　　正高：熟练掌握

消化道疾病引起出血的病因中，80% 以上的出血疾病位于上消化道，仅 20% 位于下消化道。在上消化道疾病中，按发病率高低依次为溃疡病、急性胃黏膜病变、食管静脉曲张和胃癌；下消化道疾病依次为息肉、癌症、炎症性肠病和血管畸形。由于病因不同，发病机制亦不同，但共同点在于保护机制被削弱。

知识点4：引起消化性溃疡出血的因素　　　　副高：熟练掌握　　正高：熟练掌握

①胃酸和胃蛋白酶的侵袭作用：是主要因素。②幽门螺杆菌感染及侵袭作用：此菌含尿素酶、空泡毒素、细胞毒素基因相关蛋白等，破坏黏膜上皮细胞。③精神因素：人在精神

创伤应激状态下，交感神经兴奋，动脉血管收缩，黏膜血流下降。溃疡面黏膜缺血坏死引起出血。④胆盐的刺激作用：胆汁、胰液尤其是去氧胆酸可以改变胃黏膜的理化性质，使胃黏膜上皮细胞表面的脂蛋白膜受到损害，破坏胃黏膜屏障。氢离子逆弥散，刺激肥大细胞释放组胺，使黏膜下血管扩张，毛细血管渗透性增加，组织充血、水肿、出血等。⑤药物：尤其是非甾体抗炎药，直接刺激溃疡面，引起出血。⑥吸烟影响溃疡愈合及促进溃疡复发，诱发溃疡出血。⑦饮食因素、酒精、咖啡、浓茶、可乐等刺激胃酸分泌增多，同时直接刺激溃疡面，加重充血、水肿、出血。

知识点5：参与应激性溃疡出血的因素　　副高：熟练掌握　正高：熟练掌握

①应激状态下，ACTH及肾上腺皮质激素分泌增加，使胃酸分泌增加，黏液分泌减少，H^+回渗；②肥大细胞释放组胺与5-羟色胺；③应激状态时，人体酸碱代谢紊乱，破坏胃黏膜内酸碱平衡，碱循环障碍，黏液及碳酸氢盐分泌减少，黏液碳酸氢盐屏障破坏，产生溃疡出血；④应激状态时，由于缺血、缺氧等因素影响，胃黏膜上皮细胞增生减慢，DNA和RNA合成速率降低，EGF合成减少，上皮细胞更新受限，损伤不易修复而出血。

知识点6：非甾体类抗炎药诱发溃疡出血的途径　　副高：熟练掌握　正高：熟练掌握

非甾体类抗炎药除具有直接刺激作用外，主要通过以下途径：①阻断胃黏膜内源性前列腺素的合成，削弱对黏膜的保护作用；②阿司匹林使细胞的氧化磷酸化解离并降低细胞的磷酸肌酸水平，使上皮细胞的能量代谢发生障碍，H^+逆流，刺激黏膜内肥大细胞释放大量的组胺类物质，引起黏膜充血水肿、血浆外渗，上皮细胞肿胀死亡，黏膜损伤；③阿司匹林在酸性条件下，促使胃黏膜血管内形成白色血栓，直接影响胃黏膜微循环，能明显减少基础条件下和五肽促胃液素刺激下的胃黏膜血流量，使胃的微小动脉血管直径缩小约40%；④阿司匹林减少内源性前列腺素的合成，从而减少碳酸氢盐和黏液的分泌，使黏液层变薄，H^+反渗，胃蛋白酶分解蛋白活性增强，使黏液层的大分子蛋白减少，胃黏液和碳酸氢盐屏障降低。

知识点7：促使食管静脉曲张形成和破裂的因素　　副高：熟练掌握　正高：熟练掌握

（1）食管静脉邻近门静脉，最直接受到门静脉高压的影响。

（2）曲张静脉位于黏膜下层，由于黏膜层薄，缺乏周围组织的支持和保护，严重时在曲张静脉表面有网状的毛细血管（所谓红色征）。

（3）食管静脉除受门静脉高压的影响，呼吸时因胸腔负压的影响，胃冠状静脉的血间歇地被吸入食管静脉使静脉曲张加重。

（4）粗糙食物及频繁的食管收缩、恶心、呕吐，或胃酸的反流、腐蚀作用极易损伤曲张静脉。

（5）如果肝硬化并发门静脉内膜炎及血栓形成，则在肝内梗阻基础上，再加上肝外门静脉梗阻因素，门静脉压力必进一步增高，更易引起食管静脉曲张破裂。

（6）胃酸反流可产生食管炎而侵袭静脉。肝硬化合并消化性溃疡或肝衰竭时，并发胃黏膜糜烂或凝血障碍，亦可发生出血。

①肿瘤组织本身血管丰富、质脆，易出血，表面变性坏死时更易出血；②恶性肿瘤时，机体凝血机制发生障碍，主要与肿瘤刺激产生抗凝物质有关，或血管内凝血和纤维蛋白增多症出现DIC有关；③肿瘤侵袭正常组织，破坏其黏膜的完整性，导致黏膜溃疡出血糜烂等；④癌栓引起血栓性静脉炎，致黏膜梗死、坏死，甚至出血；⑤瘤体中心坏死，瘤体破裂出血；⑥肿瘤表现以溃疡的形式，可出现大出血或反复出血。

（1）呕血和黑粪：上消化道出血的特征性表现。上消化道大量出血之后，均有黑粪。一般来说，幽门以上出血常伴有呕血，若出血量较少、速度慢亦可无呕血。幽门以下出血表现为黑粪，但出血量大、速度快，可因血液反流入胃腔引起恶心、呕吐而表现为呕血。呕血多为咖啡渣样，如出血量大，未经胃酸充分混合即呕出，则为鲜红或有血块。出血量少时表现为黑色成形的黑粪，出血相对较多时表现为具有稀、黏、黑、亮特点的柏油样便，当出血量大，血液在肠内推进快，粪便可呈暗红甚至鲜红色。

（2）失血性周围循环衰竭：一般表现为头晕、心悸、乏力、口渴，突然起立发生晕厥、肢体冷感、心率加快、血压偏低等，严重者呈休克状态。

（3）发热：上消化道大量出血后，多数患者在24小时内出现低热，持续3～5天后降至正常。发热原因可能与周围循环衰竭导致体温调节中枢功能障碍有关。

（4）贫血和血常规变化：急性大量出血后均有失血性贫血。但是在出血的早期，血红蛋白浓度、红细胞计数与血细胞比容无明显变化。出血后，组织液渗入血管内，使血液稀释，一般须经3～4小时后才出现贫血，出血后24～72小时血液稀释到最大限度。急性出血患者为正细胞正色素性贫血，出血后骨髓有明显代偿性增生，可暂时出现大细胞性贫血，慢性失血则表现为小细胞低色素性贫血。急性出血24小时内网织红细胞即见增多，出血停止后逐渐降至正常。上消化道大量出血2～5小时，白细胞计数轻度至中度增多，出血停止后2～3天恢复正常。但在肝硬化患者，如同时有脾功能亢进，则白细胞计数可不增多。

（5）氮质血症：上消化道大量出血后，由于大量血液蛋白质的消化产物在肠道吸收，血中尿素氮浓度可暂时增高，称肠源性氮质血症。一般在出血后数小时血尿素氮开始上升，24～48小时可达高峰，3～4日后降至正常。

（1）纤维内镜：可帮助明确出血部位和性质，并可同时进行镜下治疗（电凝、套扎、放置钛夹）。有条件的情况下应首选早期进行（24小时内），阳性率高达95%。

（2）选择性血管造影：可选择腹腔干、肠系膜上动脉、肝动脉造影，对于每分钟出血＞0.5ml可以显示造影剂外溢，提示出血部位。

（3）^{99m}Tc核素扫描：对出血速度在0.05～0.1ml以上的部位可显示放射性浓聚，敏感性高，特别对间歇性出血阳性率可达90%以上。

（4）X线钡剂检查：在出血停止后早期检查，对食管-胃底静脉曲张有一定的诊断意义。

（5）B超、CT、MRI：对于肝胆系病灶，腹部实体肿瘤有诊断意义，同时是了解腹腔血管情况很好的无创检查方法。

知识点11：上消化道大量出血的早期识别　　　　副高：熟练掌握　　正高：熟练掌握

少数急性上消化道出血患者早期并无呕血或黑粪，仅表现为急性周围循环衰竭征象，须经相当时间才能排出暗红色或柏油样便，因此，大量出血的早期识别非常重要，以下各点常提示有消化道大量出血。

（1）反复呕血或持续黑粪，或粪便呈暗红色伴肠鸣音亢进。肠鸣音亢进可能是出血或再出血的表现之一。

（2）周围循环衰竭症状，如头晕、心悸、口渴、黑矇、晕厥、皮肤湿冷苍白、精神萎靡、烦躁不安、意识障碍等。

（3）快速输血补液后血压不易上升，脉搏仍细数，中心静脉压波动不稳。

（4）红细胞、血红蛋白与血细胞比容持续下降。

（5）原无肾病患者，出血后尿素氮持续上升，＞10.7mmol/L。

知识点12：上消化道出血严重程度的估计　　　　副高：熟练掌握　　正高：熟练掌握

成人每日消化道出血5～10ml粪便潜血试验阳性；每日出血量50～100ml可出现黑粪；胃内积血量在250～300ml可引起呕血；一次出血量＜400ml，一般不引起全身症状；出血量400～500ml，可出现头晕、心悸、乏力等全身症状；短时间内出血量＞800ml，可出现周围循环衰竭表现。

急性大出血时评估出血严重程度最有价值的指标是周围循环衰竭的临床表现，如果患者由平卧位改为坐位时出现血压下降（下降幅度15～20mmHg）、心率加快（＞10次/分），已提示血容量明显不足，如收缩压低于90mmHg、心率＞120次/分，并伴有面色苍白、四肢湿冷、烦躁不安或神志不清则已进入休克状态，属严重大量出血，需积极抢救。呕血与黑粪的频度与量对出血量的评估也有一定帮助，因为出血大部分积存于胃肠道，且呕血与黑粪分别混有胃内容物与粪便，所以不可能据此对出血量作出精确的评估。此外，血常规检验的变化在急性失血后不能立即反映出来，而且检验值还受到出血前有无贫血的影响，因此，也只能提供参考。

知识点13：上消化道出血是否停止的判断　　　　副高：熟练掌握　　正高：熟练掌握

（1）上消化道大出血经过恰当的治疗，可在短时间内停止出血。肠道内积血需经数日才能排尽，故不能以黑粪作为判断指标。临床上出现下列情况应考虑继续出血或再出血：①反复呕血，或黑粪次数增多、粪质稀薄，伴有肠鸣音亢进；②经充分补液输血，周围循环衰竭的表现未见明显改善，或虽暂时好转而又恶化；③血红蛋白浓度、红细胞计数与血细胞比容继续下降，网织红细胞持续增多；④补液与尿量足够的情况下，血尿素氮持续或再次增高。

（2）更可靠的判断方法：①胃管抽吸液和灌洗液情况；②急诊内镜观察出血病灶情况；③选择性动脉造影和核素扫描。前二者临床中应用较多，也是临床研究中公认的客观指标，后者多用于诊断疑难病症，一般不作为判断活动性出血的首选检查。

知识点14：上消化道出血的病因诊断　　　　　　副高：熟练掌握　　正高：熟练掌握

病史、症状与体征可为出血的病因诊断提供重要线索，但确诊出血的原因与部位需进一步行辅助检查。

（1）溃疡病导致的出血：常有典型的溃疡病史，或X线检查证明有胃十二指肠溃疡的病史；食管-胃底静脉曲张破裂出血可有肝炎、血吸虫病或酗酒病史，体检时可发现蜘蛛痣、肝掌、腹壁静脉曲张、肝脾大、腹水、黄疸，血常规和肝功能试验结果异常；急性胃黏膜病变者有酗酒史，使用非甾体抗炎药物、肾上腺皮质激素，创伤或手术史；胃、十二指肠肿瘤患者可有肿瘤引起的消瘦、乏力、贫血等症状；胆管出血者常有肝内局限性感染、肝癌、肝血管瘤以及肝外伤病史，周期性出现胆绞痛、高热、黄疸，查体发现胆囊肿大。需要指出，上消化道出血的患者即使确诊为肝硬化，不一定都是食管-胃底静脉曲张破裂出血，约有1/3患者的出血源于消化性溃疡或门脉高压性胃病，应做进一步检查，以确定病因诊断。

（2）胃镜检查：是目前诊断上消化道出血病因的首选检查方法，多主张在出血后24～48小时内进行，可提高出血病因诊断的准确性。急诊胃镜检查可确定其出血部位，判断是否继续出血或评估再出血的危险性，并同时进行内镜止血治疗。检查前需先纠正休克、补充血容量。如有大量活动性出血，可先置胃管抽吸胃内积血，并用生理盐水灌洗，以免积血影响观察。

（3）上消化道造影检查：主要适用于存在胃镜检查禁忌证或不愿进行胃镜检查者，但对经胃镜检查出血原因未明，疑病变在十二指肠降段以下小肠段，则有特殊诊断价值。检查一般在出血停止数天后进行。

（4）选择性腹腔动脉造影、放射性核素扫描、胶囊内镜及小肠镜检查等：主要适用于不明原因的消化道出血。因胃镜检查已能彻底搜寻十二指肠降段以上消化道病变，故上述检查很少应用于上消化道出血的诊断。但在某些特殊情况，如患者处于上消化道持续严重大量出血紧急状态，以至胃镜检查无法安全进行或因积血影响视野无法判断出血灶，而患者又有手术禁忌，此时行选择性肠系膜动脉造影可能发现出血部位，并根据情况进行介入治疗。

知识点15：常见上消化道急性大出血疾病的鉴别诊断

副高：熟练掌握　正高：熟练掌握

常见上消化道急性大出血疾病的鉴别诊断

疾　病	病　史	出血特点	临床症状	辅助检查
溃疡病	溃疡病史	呕血、便血，出血量较大	出血前腹痛加剧，出血后缓解	胃镜：可见溃疡
门静脉高压	肝病史、血吸虫病史、嗜酒史	便血，止血不易	大量呕鲜血，肝、脾大、腹水，腹壁静脉曲张，蜘蛛痣、黄疸	肝功能重度损害 胃镜：食管-胃底曲张静脉
急性胃黏膜病变	严重创伤、感染、休克、大手术、阻塞性黄疸，药物，酗酒	呕血、便血	原发病表现，上腹仅有轻度疼痛或不适	胃镜：多病灶黏膜糜烂、浅表溃疡、出血
胃癌	无规律性上腹痛	呕血、便血，量较少	消瘦、贫血、腹块	胃镜：肿瘤表现
胆管出血	胆管感染疾病，肝损伤、肝穿刺史	间歇性便血	黄疸、发热、胆绞痛	肝功能可有损害：血管造影

知识点16：急性上消化道出血的急诊处理　　　副高：熟练掌握　正高：熟练掌握

对于失血性休克患者，应立即开放两条静脉通路，最好有中心静脉通路。以利于快速输液、输血，并监测中心静脉压。应留置尿管观察尿量。监测生命体征。留置鼻胃管可观察出血情况，也可经胃管给药。

在稳定生命体征的同时，采集病史，查体，做血常规、血型、肝肾功能、电解质、血气、凝血功能测定，有助于进一步评估病情和出血原因。

知识点17：上消化道大出血的一般治疗　　　副高：熟练掌握　正高：熟练掌握

（1）卧床休息：发生呕血和便血的患者，均应住院卧床休息。

（2）监测生命体征：包括血压、脉搏、呼吸、体温、尿量。

（3）吸氧（必要时）。

（4）镇静（必要时）。

（5）饮食原则：①休克状态或胃胀满、恶心者应禁食；②溃疡病非大量出血，呕血停止12～24小时，可先进清流，后进半流；③食管静脉破裂曲张出血，一般在出血停止后2～3天，保蛋白流质饮食为妥；④食管贲门黏膜撕裂出血，暂禁食，出血停止后24～48小时可进食全流食，逐渐过渡到半流食；⑤出血合并幽门梗阻时，即使出血停止亦应禁食。

知识点18：急性上消化道出血的非手术止血疗法
副高：熟练掌握 正高：熟练掌握

（1）胃腔内局部止血方法：①经鼻胃管以10～14℃冷盐水反复灌洗胃腔，直至无血凝块抽出；②去甲肾上腺素8mg加入冷盐水150ml分次口服；③凝血酶2000～5000U加盐水50ml口服；④云南白药3g口服；⑤孟氏（碱式硫酸铁）液20ml稀释1倍后口服；⑥视情况可在3～4小时后重复给予上述疗法。

（2）止血药物：酚磺乙胺0.25～0.75g，维生素K_1 10mg，每4～6小时肌内注射或静脉滴注；酚磺乙胺1～2U肌内注射或静脉注射，每日1～2次。

（3）抑制胃酸分泌：法莫替丁40mg加入10%葡萄糖溶液250ml中静脉滴注，或奥美拉唑40mg静脉推注等，均为每日1次。

（4）生长抑素及其衍生物：奥曲肽（善得定）、施他林等近年来成功地用于上消化道大出血的治疗，尤其对食管-胃底曲张静脉破裂出血及急性胃黏膜病变出血有效。施他林先静脉缓慢注射250μg，后以250μg/h静脉滴注维持48小时以上。奥曲肽则可每4～6小时皮下或静脉注射0.1mg。

（5）经内镜直视止血：有条件及有经验时应积极采用经内镜直视止血。①前述各种局部止血用药均可经内镜直接向出血灶喷洒；②直视下高频电灼血管止血；③食管静脉曲张的内镜下硬化剂注射和圈扎术。

（6）食管静脉曲张出血的非手术治疗：①三腔二囊管压迫：是一种有效的止血方法，近期止血率达90%。但有呼吸道阻塞、食管壁缺血坏死、吸入性肺炎等并发症，应尽量避免。②药物治疗：以降低门静脉压力为目的，减少出血流量。a. 血管升压素及其衍生物，如垂体后叶素以0.4U/min速度静脉滴注，可降低门静脉压力85%，止血有效率为50%～70%；b. 生长抑素类药物；c. 血管扩张剂，一般与血管升压素合用，常用的有硝酸甘油5mg加入10%葡萄糖溶液500ml中静脉滴注。③经内镜止血。④经皮肝穿刺胃冠状静脉栓塞止血：操作复杂，较少采用。适用于食管-胃底静脉曲张破裂出血已用升压素或气囊填塞止血失败者。

知识点19：上消化道大出血的手术治疗
副高：熟练掌握 正高：熟练掌握

（1）消化性溃疡出血：多发生在胃、十二指肠，首选胃大部切除术，切除出血的溃疡部位，同时可以预防再出血。如果十二指肠溃疡位置较低，可以缝合溃疡面，结扎胃十二指肠动脉，旷置溃疡，再施行胃大部切除。

（2）食管-胃底静脉曲张破裂出血：应视肝功能情况决定处理方法。Child分级B级或A级，应积极手术。常用术式为贲门胃底周围血管离断术，相对术式简单；还可采取门体分流术，再出血率低，但有一定比例患者发生肝性脑病；常用术式有限制性门腔静脉分流，远端脾肾分流，近端脾肾分流，肠系膜上静脉下腔静脉分流术等。

（3）急性胃黏膜病变：当非手术治疗无法控制出血，考虑手术治疗，包括迷走神经切断加半胃切除，出血点缝扎、迷走神经切断加幽门成形，胃周围血管结扎术，胃全切或次全切。

（4）胃癌：诊断明确，应尽早手术，行根治性胃大部或全胃切除。

（5）胆管出血：反复大量出血可考虑手术。确定病变部位后可行肝叶切除。

（6）病因不明的上消化道出血：经积极充分的非手术治疗仍不能止血，最大程度地改善全身情况，依据具体的医疗条件决定术式，急诊手术以止血为目的，条件允许时可行针对病因治愈性手术，探查手术必要时结合术中内镜检查以防遗漏；①探查手术适应证：急性大出血引起休克，经积极非手术治疗不能纠正者，经非手术治疗止血后再出血者，慢性反复出血病因不明者；②探查的次序：a. 肝脏有无肿大、硬化、肿瘤、脓肿、裂口等；b. 胃小弯、胃窦及十二指肠前壁有无溃疡瘢痕或肿瘤；c. 切开胃结肠韧带，探查胃后壁，并进一步探查贲门、胃底；d. 肝外胆管（包括胆囊）有无扩张、积脓、积血；e. 切开十二指肠侧腹膜，探查十二指肠降段及横部，并结合检查胰腺；f. 探查空肠上段，必要时检查全部小肠及结肠；g. 胃腔内探查：胃窦体部前壁纵行切开，切口要大，以便能充分显露贲门及十二指肠壶腹腔；h. 若能术中结合纤维胃镜窥视整个上消化道，则最为理想。

附录一 高级卫生专业技术资格考试大纲
（普通外科专业——副高级）

一、专业知识

（一）本专业知识

1. 熟练掌握外科的基本理论和基础知识，并对相关问题在普通外科专业领域中的实际应用有比较深入的认识和比较丰富的经验，包括外科患者的体液失调、外科输血、外科休克、多器官功能障碍综合征、围术期处理、外科患者的营养支持、外科感染、创伤、复苏等。

2. 熟练掌握普通外科常见疾病的诊疗理论与规范。

3. 熟练掌握普通外科专业相关的外科手术学知识，熟练掌握重症监护及治疗学、急救医学、肿瘤治疗学、移植学等知识。

4. 熟练掌握普通外科专业相关的物理诊断学、检验诊断学、影像诊断学、内镜诊断及治疗学等知识。

5. 熟练掌握普通外科专业领域中各系统、脏器疾患相关的流行病学、病因学、病理学和病理生理学知识。

6. 掌握普通外科专业相关的解剖学、生理学、组织胚胎学、遗传学、免疫学等知识。

7. 掌握开展普通外科专业临床科学研究的组织和管理方法，掌握医学统计学基本理论。

8. 熟悉普通外科专业相关的麻醉学、药理学、药代动力学等知识。

（二）相关专业知识

1. 掌握消化内科学、头颈外科学、胸外科学、泌尿外科学、妇产科学、显微外科学等相关学科专业的基本理论及相关知识。

2. 熟悉医学心理学、医学伦理学等学科的基本理论及相关知识，熟悉我国的各项相关法律法规的条款。

3. 了解骨外科学、心外科学、神经外科学、心血管内科学、呼吸内科学、内分泌内科学、血液内科学等学科的基本理论及相关知识。

二、学科新进展

1. 熟练掌握及时、主动获取国际和国内普通外科专业临床医疗与相关研究领域中最新进展的方法，初步具备把握最新研究进展并指导临床实践的能力。

2. 掌握普通外科专业国际和国内发展现状及发展趋势。

3. 熟悉普通外科专业领域中不断出现的新理论、新知识、新技术和新方法。

4. 了解普通外科专业相关基础研究领域的最新进展。

5. 了解与普通外科专业实践和科学研究密切相关的其他学科的最新重要进展。

三、专业实践能力

1. 熟练掌握普通外科专业领域中各种常见病、多发病的流行病学特点、病因及发病机制、病理特征、临床特点、诊断和鉴别诊断、治疗原则以及主要治疗手段。

2. 熟练掌握普通外科专业领域中各种常见病、多发病的外科治疗（以手术为主）的适应证、禁忌证、操作技术规范。

3. 熟练掌握外科治疗（以手术为主）相关并发症的预防措施、发生原因、早期特点、临床表现、诊断和处理原则。

4. 熟练掌握普通外科专业领域中各种常见病、多发病的预后状况，能够正确制订随访方案。

5. 掌握普通外科危重患者的监测手段、抢救和综合治疗原则，熟练掌握多器官功能障碍综合征的诊断与处理。

6. 掌握普通外科急症患者的临床特点、诊断、鉴别诊断、紧急救治和综合治疗原则。

7. 掌握普通外科专业领域中腹腔镜手术的应用指征、禁忌证和操作规范。

8. 熟悉普通外科专业领域中各种少见病、罕见病和疑难病症的临床特点、诊断和鉴别诊断、治疗原则以及主要治疗手段。

9. 熟悉普通外科专业领域中各种常见病、多发病的常见误诊、误治原因，能够正确加以判断和处理。

10. 熟悉普通外科专业领域中常用药物的合理应用原则、常见副作用的临床表现、诊断和治疗。

11. 熟悉普通外科专业领域中各种少见病、罕见病和疑难病症的流行病学特点、病因及发病机制、病理特征。

12. 熟悉现代普通外科常用的诊疗技术的基本原理、应用范围、适应证、禁忌证、操作要领、结果判定、常见并发症的诊断和治疗。

13. 了解普通外科专业领域中器官移植的基本原则。

14. 了解普通外科专业领域中内镜外科的基本原理、治疗措施和操作原则。

15. 了解普通外科相关的介入放射诊断和治疗的基本原理、应用范围和操作原则。

16. 了解普通外科相关的疼痛治疗原则和手段。

四、本专业病种

1. 颈淋巴结核
2. 颏下皮样囊肿
3. 甲状腺舌囊肿
4. 胸腺咽管囊肿
5. 颈部囊状淋巴管瘤
6. 单纯性甲状腺肿
7. 甲状腺功能亢进
8. 亚急性甲状腺炎
9. 慢性淋巴细胞性甲状腺炎
10. 甲状腺腺瘤
11. 甲状腺癌
12. 甲状旁腺功能亢进
13. 多乳头、多乳房
14. 男子乳房发育症
15. 急性乳腺炎
16. 乳房结核
17. 乳房囊性增生病
18. 乳房纤维腺瘤
19. 叶状囊肉瘤
20. 管内或囊内乳头状瘤
21. 乳癌
22. 湿疹样乳癌
23. 炎性乳癌
24. 男子乳癌
25. 乳房肉瘤
26. 血栓闭塞性脉管炎

27. 急性动脉栓塞
28. 周围动脉瘤
29. 单纯性下肢浅静脉曲张
30. 原发性下肢深静脉瓣膜功能不全
31. 血栓性浅静脉炎
32. 急性深静脉血栓形成
33. 下肢深静脉血栓形成综合征
34. 腹股沟斜疝
35. 腹股沟直疝
36. 股疝
37. 腹壁切口疝
38. 脐疝
39. 白线疝
40. 闭孔疝
41. 腹壁损伤
42. 肝脏损伤
43. 肝外胆管损伤
44. 脾脏损伤
45. 胃损伤
46. 十二指肠损伤
47. 胰腺损伤
48. 小肠与肠系膜损伤
49. 结肠、直肠和肛管损伤
50. 横膈损伤
51. 腹膜后血肿及大血管损伤
52. 继发性腹膜炎
53. 原发性腹膜炎
54. 结核性腹膜炎
55. 膈下脓肿
56. 盆腔脓肿
57. 腹膜假黏液瘤
58. 腹膜间皮细胞瘤
59. 大网膜扭转
60. 大网膜囊肿
61. 大网膜粘连综合征
62. 肠系膜囊肿和肿瘤
63. 肠系膜血管疾病
64. 腹膜后出血
65. 腹膜后感染
66. 髂窝脓肿

67. 腹膜后纤维化
68. 原发性腹膜后肿瘤
69. 胃和十二指肠溃疡
70. 瘢痕性幽门梗阻
71. 消化性溃疡出血
72. 消化性溃疡急性穿孔
73. 应激性溃疡
74. 胃息肉
75. 胃肉瘤
76. 胃癌
77. 胃间质瘤
78. 急性胃扩张
79. 胃扭转
80. 胃结核
81. 十二指肠结核
82. 胃、十二指肠异物
83. 胃憩室
84. 十二指肠憩室
85. 十二指肠血管压迫综合征
86. 粘连性肠梗阻
87. 小肠扭转
88. 成年人肠套叠
89. 腹内疝
90. 肠堵塞
91. 功能性肠梗阻（肠麻痹）
92. 血运性肠梗阻
93. 慢性小肠假性梗阻
94. 肠系膜血管缺血性疾病
95. 克罗恩病
96. 急性出血性肠炎
97. 抗生素相关性肠炎
98. 肠结核
99. 肠伤寒穿孔
100. 小肠憩室
101. 盲袢综合征
102. 短肠综合征
103. 肠外瘘
104. 黑斑息肉病
105. 结肠扭转
106. 结肠憩室病

107．溃疡性结肠炎

108．结肠息肉

109．家族性腺瘤性息肉病

110．类癌和类癌综合征

111．结肠肿瘤

112．急性阑尾炎

113．慢性阑尾炎

114．阑尾肿瘤

115．直肠和肛管损伤

116．肛裂

117．肛管、直肠周围脓肿

118．痔

119．直肠脱垂

120．肛门失禁

121．直肠癌

122．直肠类癌

123．肛管及肛门鳞状上皮细胞癌

124．肛管及肛门基底细胞癌

125．肛管及肛门恶性黑色素

126．肛周Paget病

127．细菌性肝脓肿

128．阿米巴性肝脓肿

129．肝结核

130．原发性肝癌

131．继发性肝癌

132．肝海绵状血管瘤

133．肝腺瘤

134．肝囊肿

135．肝包虫病

136．门脉高压症

137．巴德-吉亚利综合征

138．胆囊结石

139．肝内胆管结石

140．肝外胆管结石

141．急性胆囊炎

142．慢性胆囊炎

143．急性梗阻性化脓性胆管炎

144．Oddi括约肌狭窄与缩窄性Vater乳头炎

145．原发性硬化性胆管炎

146．胆道寄生虫病

147．胆囊肿瘤

148．胆管肿瘤

149．外伤性胆道出血

150．感染性胆道出血

151．先天性环状胰腺

152．先天性异位胰腺

153．急性胰腺炎

154．慢性胰腺炎

155．假性胰腺囊肿

156．胰腺癌

157．胰腺囊腺癌

158．胰岛素瘤

159．促胃液素瘤

160．胰高血糖素瘤

161．胰致腹泻瘤（肠肽瘤）

162．多发性内分泌综合征MEN Ⅰ型

163．多发性内分泌综合征MEN Ⅱ型

164．副脾和脾发育不全

165．脾功能亢进

166．游走脾

167．脾囊肿

168．脾肿瘤

169．脾动脉瘤

170．脾脓肿

171．脾梗死

172．脾破裂

173．上消化道大出血

附录二　高级卫生专业技术资格考试大纲
（普通外科专业——正高级）

一、专业知识

（一）本专业知识

1. 熟练掌握外科的基本理论和基础知识，并对相关问题在普通外科专业领域中的实际应用有深入的认识和丰富的经验，包括外科病人的体液失调、外科输血、外科休克、多器官功能障碍综合征、围术期处理、外科病人的营养支持、外科感染、创伤、复苏及重症监测等。

2. 掌握普通外科专业领域中各系统、脏器疾病相关的流行病学、病因学、病理学和病理生理学知识。

3. 熟练掌握普通外科常见疾病的诊疗理论与规范。

4. 掌握普通外科专业相关的物理诊断学、检验诊断学、影像诊断学、内镜诊断及治疗学等知识。

5. 熟练掌握普通外科专业相关的外科手术学、掌握重症监护及治疗学、急救医学、肿瘤治疗学、移植学等知识。

6. 熟悉普通外科专业相关的解剖学、生理学、组织胚胎学、遗传学、免疫学等知识。

7. 熟悉开展普通外科专业临床科学研究的组织和管理方法，掌握医学统计学基本理论。

8. 了解普通外科专业相关的麻醉学、药理学、药代动力学等知识。

9. 了解开展普通外科专业相关基础科研工作的组织和管理方法，了解相关的分子生物学知识。

（二）相关专业知识

1. 掌握消化内科学、头颈外科学、胸外科学、泌尿外科学、妇产科学、显微外科学等相关学科专业的基本理论及相关知识。

2. 熟悉医学心理学、医学伦理学等学科的基本理论及相关知识，熟悉我国的各项相关法律法规的条款。

3. 了解骨外科学、心外科学、神经外科学、心血管内科学、呼吸内科学、内分泌内科学、血液内科学等学科的基本理论及相关知识。

二、学科新进展

1. 熟练掌握及时、主动获取国际和国内普通外科专业临床医疗与相关研究领域中最新进展的方法，切实具备把握最新研究进展并指导临床实践的能力。

2. 掌握普通外科专业国际和国内发展现状及发展趋势，熟悉不断出现的新理论、新知识、新技术和新方法，并主动应用于医疗实践和科学研究。

3. 了解普通外科专业相关基础研究领域的最新进展。

4. 了解与普通外科专业实践和科学研究密切相关的其他学科的最新重要进展。

※三、专业实践能力

1. 熟练掌握普通外科专业领域中各种常见病、多发病的流行病学特点、病因及发病机制、病理特征、临床特点、诊断和鉴别诊断、治疗原则以及主要治疗手段。

2. 熟练掌握普通外科专业领域中各种常见病、多发病的外科治疗（以手术为主）的适应证、禁忌证、操作技术规范。

3. 熟练掌握普通外科专业领域中各种外科治疗（以手术为主）相关并发症的预防措施、发生原因、早期特点、临床表现、诊断和处理原则。

4. 熟练掌握普通外科专业领域中各种常见病、多发病的预后状况，能够正确制订随访方案。

5. 掌握普通外科危重患者的监测手段、抢救和综合治疗原则，熟练掌握多器官功能障碍综合征的诊断与处理。

6. 掌握普通外科急症患者的临床特点、诊断、鉴别诊断、紧急救治和综合治疗原则。

7. 熟悉普通外科专业领域中各种少见病、罕见病和疑难病症的临床特点、诊断和鉴别诊断、治疗原则以及主要治疗手段。

8. 熟悉普通外科专业领域中各种常见病、多发病的常见误诊、误治原因，能够正确加以判断和处理。

9. 熟悉普通外科专业领域中常用药物的合理应用原则、常见副作用的临床表现、诊断和治疗。

10. 掌握普通外科专业领域中腹腔镜手术的应用指征、禁忌证和操作规范。

11. 熟悉普通外科专业领域中各种少见病、罕见病和疑难病症的流行病学特点、病因及发病机制、病理特征。

12. 熟悉现代普通外科常用的诊疗技术的基本原理、应用范围、适应证、禁忌证、操作要领、结果判定、常见并发症的诊断和治疗。

13. 了解普通外科专业领域中器官移植的基本原则。

14. 了解普通外科专业领域中内镜外科的基本原理、治疗措施和操作原则。

15. 了解普通外科相关的介入放射诊断和治疗的基本原理、应用范围和操作原则。

16. 了解普通外科相关的疼痛治疗原则和手段。

17. 了解普通外科相关的人工组织和人工器官的应用。

18. 了解普通外科专业领域中常用药物的药理及药代动力学。

四、本专业病种

1. 颈淋巴结结核
2. 颏下皮样囊肿
3. 甲状腺舌囊肿
4. 胸腺咽管囊肿
5. 颈部囊状淋巴管瘤
6. 单纯性甲状腺肿
7. 甲状腺功能亢进
8. 亚急性甲状腺炎
9. 慢性淋巴细胞性甲状腺炎
10. 甲状腺腺瘤
11. 甲状腺癌

12. 甲状旁腺功能亢进
13. 多乳头、多乳房
14. 男子乳房发育症
15. 急性乳腺炎
16. 乳房结核
17. 乳房囊性增生病
18. 乳房纤维腺瘤
19. 叶状囊肉瘤
20. 管内或囊内乳头状瘤
21. 乳癌
22. 湿疹样乳癌

23．炎性乳癌

24．男子乳癌

25．乳房肉瘤

26．血栓闭塞性脉管炎

27．急性动脉栓塞

28．周围动脉瘤

29．单纯性下肢浅静脉曲张

30．原发性下肢深静脉瓣膜功能不全

31．血栓性浅静脉炎

32．急性深静脉血栓形成

33．下肢深静脉血栓形成综合征

34．腹股沟斜疝

35．腹股沟直疝

36．股疝

37．腹壁切口疝

38．脐疝

39．白线疝

40．闭孔疝

41．腹壁损伤

42．肝脏损伤

43．肝外胆管损伤

44．脾脏损伤

45．胃损伤

46．十二指肠损伤

47．胰腺损伤

48．小肠与肠系膜损伤

49．结肠、直肠和肛管损伤

50．横膈损伤

51．腹膜后血肿及大血管损伤

52．继发性腹膜炎

53．原发性腹膜炎

54．结核性腹膜炎

55．膈下脓肿

56．盆腔脓肿

57．腹膜假黏液瘤

58．腹膜间皮细胞瘤

59．大网膜扭转

60．大网膜囊肿

61．大网膜粘连综合征

62．肠系膜囊肿和肿瘤

63．肠系膜血管疾病

64．腹膜后出血

65．腹膜后感染

66．髂窝脓肿

67．腹膜后纤维化

68．原发性腹膜后肿瘤

69．胃和十二指肠溃疡

70．瘢痕性幽门梗阻

71．消化性溃疡出血

72．消化性溃疡急性穿孔

73．应激性溃疡

74．胃息肉

75．胃肉瘤

76．胃癌

77．胃间质瘤

78．急性胃扩张

79．胃扭转

80．胃结核

81．十二指肠结核

82．胃、十二指肠异物

83．胃憩室

84．十二指肠憩室

85．十二指肠血管压迫综合征

86．粘连性肠梗阻

87．小肠扭转

88．成年人肠套叠

89．腹内疝

90．肠堵塞

91．功能性肠梗阻（肠麻痹）

92．血运性肠梗阻

93．慢性小肠假性梗阻

94．肠系膜血管缺血性疾病

95．克罗恩病

96．急性出血性肠炎

97．抗生素相关性肠炎

98．肠结核

99．肠伤寒穿孔

100．小肠憩室

101．盲袢综合征

102．短肠综合征

103．肠外瘘

104．黑斑息肉病

105．结肠扭转

106．结肠憩室病

107．溃疡性结肠炎

108．结肠息肉

109．家族性腺瘤性息肉病

110．类癌和类癌综合征

111．结肠肿瘤

112．急性阑尾炎

113．慢性阑尾炎

114．阑尾肿瘤

115．直肠和肛管损伤

116．肛裂

117．肛管、直肠周围脓肿

118．痔

119．直肠脱垂

120．肛门失禁

121．直肠癌

122．直肠类癌

123．肛管及肛门鳞状上皮细胞癌

124．肛管及肛门基底细胞癌

125．肛管及肛门恶性黑色素

126．肛周 Paget 病

127．细菌性肝脓肿

128．阿米巴性肝脓肿

129．肝结核

130．原发性肝癌

131．继发性肝癌

132．肝海绵状血管瘤

133．肝腺瘤

134．肝囊肿

135．肝包虫病

136．门脉高压症

137．巴德-吉亚利综合征

138．胆囊结石

139．肝内胆管结石

140．肝外胆管结石

141．急性胆囊炎

142．慢性胆囊炎

143．急性梗阻性化脓性胆管炎

144．Oddi 括约肌狭窄与缩窄性 Vater 乳头炎

145．原发性硬化性胆管炎

146．胆道寄生虫病

147．胆囊肿瘤

148．胆管肿瘤

149．外伤性胆道出血

150．感染性胆道出血

151．先天性环状胰腺

152．先天性异位胰腺

153．急性胰腺炎

154．慢性胰腺炎

155．假性胰腺囊肿

156．胰腺癌

157．胰腺囊腺癌

158．胰岛素瘤

159．促胃液素瘤

160．胰高血糖素瘤

161．胰致腹泻瘤（肠肽瘤）

162．多发性内分泌综合征 MEN Ⅰ 型

163．多发性内分泌综合征 MEN Ⅱ 型

164．副脾和脾发育不全

165．脾功能亢进

166．游走脾

167．脾囊肿

168．脾肿瘤

169．脾动脉瘤

170．脾脓肿

171．脾梗死

172．脾破裂

173．上消化道大出血

附录三　全国高级卫生专业技术资格考试介绍

为进一步深化卫生专业技术职称改革工作，不断完善卫生专业技术职务聘任制，根据中共中央组织部、人事部、卫生部《关于深化卫生事业单位人事制度改革的实施意见》（人发〔2000〕31号）文件精神和国家有关职称改革的规定，人事部下发《加强卫生专业技术职务评聘工作的通知》（人发〔2000〕114号），高级专业技术资格采取考试和评审结合的办法取得。

一、考试形式和题型

全部采用人机对话形式，考试时间为2个小时（卫生管理知识单独加试时间为1时）。考试题型为单选题、多选题和案例分析题3种，试卷总分为100分。

二、考试总分数及分数线

总分数450～500分，没有合格分数线，排名前60%为合格。其中的40%为优秀。

三、考试效用

评审卫生高级专业技术资格的考试，是申报评审卫生高级专业技术资格的必经程序，作为评审卫生高级专业技术资格的重要参考依据之一，考试成绩当年有效。

四、人机对话考试题型说明

副高：单选题、多选题和案例分析题3种题型。

正高：多选题和案例分析题2种题型。

以实际考试题型为准。

五、考试报名条件

（一）正高申报条件

1. 取得大学本科以上学历后，受聘副高职务5年以上。

2. 大学普通班毕业以后，受聘副高职务7年以上。

（二）副高申报条件

1. 获得博士学位后，受聘中级技术职务2年以上。

2. 取得大学本科以上学历后，受聘中级职务5年以上。

3. 大学普通班毕业后，受聘中级职务5年以上。

4. 大学专科毕业后，取得本科以上学历（专业一致或接近专业），受聘中级职务7年以上。

5. 大专毕业，受聘中级职务5年以上。

6. 中专毕业，受聘中级职务7年以上。

7. 护理专业中专毕业，从事临床护理工作25年以上，取得护理专业的专科以上学历，受聘中级职务5年以上，可申报副主任护师任职资格。